中国中医科学院名医名家学术传薪集

主 编 张伯礼 王志勇

医案集·内科

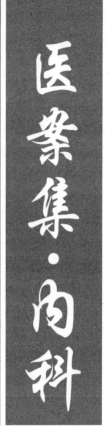

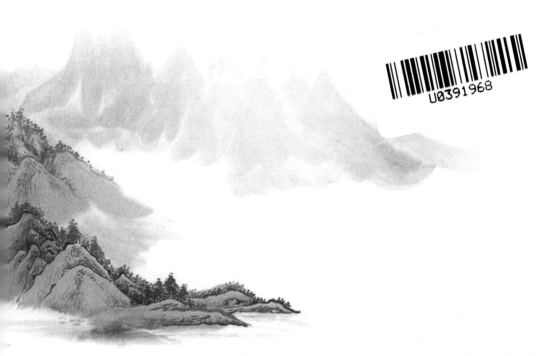

U0391968

人民卫生出版社

图书在版编目（CIP）数据

中国中医科学院名医名家学术传薪集．医案集．内科 /
张伯礼，王志勇主编．—北京：人民卫生出版社，2015
ISBN 978-7-117-21544-2

Ⅰ. ①中…　Ⅱ. ①张…②王…　Ⅲ. ①中医内科学 –
医案 – 汇编 – 中国 – 现代　Ⅳ. ①R2 ②R25

中国版本图书馆 CIP 数据核字（2015）第 244630 号

人卫社官网　www.pmph.com	出版物查询，在线购书	
人卫医学网　www.ipmph.com	医学考试辅导，医学数据库服务，医学教育资源，大众健康资讯	

医案集·内科

主　　编：张伯礼　　王志勇
出版发行：人民卫生出版社（中继线 010-59780011）
地　　址：北京市朝阳区潘家园南里 19 号
邮　　编：100021
E - mail：pmph @ pmph.com
购书热线：010-59787592　　010-59787584　　010-65264830
印　　刷：北京盛通印刷股份有限公司
经　　销：新华书店
开　　本：787×1092　1/16　　印张：30
字　　数：693 千字
版　　次：2015 年 12 月第 1 版　2016 年 9 月第 1 版第 2 次印刷
标准书号：ISBN 978-7-117-21544-2/R·21545
定　　价：76.00 元

打击盗版举报电话：010-59787491　　E-mail: WQ @ pmph.com
（凡属印装质量问题请与本社市场营销中心联系退换）

《中国中医科学院名医名家学术传薪集》丛书编委会名单

编纂指导委员会

编 写 人 员:（按姓氏笔画排序）

王义军　王莹莹　毛丽军　叶永铭　吕文良
朱立国　刘　颖　刘　静　刘如秀　刘宏潇
刘朝晖　李　汀　李亚俐　李秋艳　李彩芬
李鸿涛　杨　峰　杨　薇　杨秋莉　肖海燕
吴　洁　余仁欢　宋　坪　张　红　张　英
张　晋　张　维　张广德　张世民　张兴平
张志强　张京春　张润顺　陆永辉　陈子燕
苗　青　周彩云　孟　宏　赵兰才　胡镜清
侯　炜　侯小兵　饶向荣　徐世杰　高　峰
高　瞻　高荣荣　郭兰萍　唐旭东　崔　云
崔炳南　隋　峰　巢国俊　提桂香　蒋科卫
韩　斐　韩　颖　韩学杰　程　明　焦拥政
靳　冰　熊　云　潘　璐　薛燕星　魏军平

编委会办公室:（按姓氏笔画排序）

丁京生　王　凌　尹仁芳　白　玉　白卫国
李　亮　李　燕　杨　硕　张秀刚　张润顺
郎　娜　荆志伟　侯　乐　姜秀新　郭玉峰
彭　锦　董永丽　蔡静怡

研究承担单位

中国中医科学院西苑医院
中国中医科学院广安门医院
中国中医科学院望京医院
中国中医科学院眼科医院
中国中医科学院中医基础理论研究所
中国中医科学院针灸研究所
中国中医科学院中药研究所
中国中医科学院中医药信息研究所
中国中医科学院中医临床基础医学研究所
中国中医科学院艾滋病中心
中国中医科学院中药资源中心

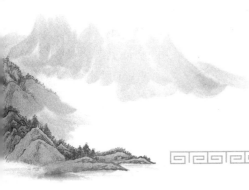

张伯礼院士序

岁月如梭，甲子荣光。中国中医科学院自 1955 年成立以来，至今已度过六十年的风雨历程。作为中医药研究的国家队，几代中医人艰苦奋斗，开拓进取，以继承发扬祖国医药学为己任，创造出令人自豪的辉煌业绩。在中医药事业和科研领域中占据着举足轻重的地位，发挥着骨干带头作用，担负起历史使命。

新世纪以来，随着国家经济社会快速发展，中医药迎来了难得的发展机遇，但也面临着新的挑战，而有一种挑战来源于我们自身，即能否在发展中坚守中医的根基，传承中医的命脉，保障可持续发展。我们深知，在西医占主流的社会背景下，传承对于中医药的生存和发展具有重大意义。

中医药事业蓬勃发展取得了突出成绩，而理论传承创新却一直难尽人意。多年前，吴仪同志就曾指出，中医理论传承薄弱，理论创新滞后。要求大力加强古典医籍文献、历代医家医案、传统制药技术经验等系统研究，深入总结中医药学发展历史上重大学术创新的规律。

各个学科都有传承发展的问题，但对中医来说更加重要。传承是几千年来中医药发展的基石和形式，师徒相授、历代沿袭、薪火相传，延续了学术生命；传承是中医药的基础，没有了基础就如空中楼阁，就没了根基。重视传承工作就抓住了根本，事业越是发展，越要坚守住学术的本底，不能漂移无所依，不能忘了自我。王国强部长指出要高度重视传承工作，继承是坚守中医药精髓的前提，也是中医药科技创新的不竭源泉。

作为国家级中医药科研机构，中国中医科学院从建院之日起，就汇集了众多知名的中医药学家，经过几十年的积淀，中医科学院享誉海内外的专家遍布科研、医疗、教育等各个领域。这些专家在各自的专业和学术领域潜心钻研，多有创见，极大地丰富和深化了中医药理论与实践，有力地推动了中医药学术进步。如今，他们大多年事已高，不少老专家已经离世，而其宝贵的学术精华尚未得到系统整理，其学术传承面临断代、失传的危险。为全面系统整理名老中医学术思想和特色经验，促进青年中医的培养和中医药学术理论提升，我院组织了第一批"名医名家传承"项目。通过充分调研和网上申报等程序，收集到 118 位名老中医药专家及其传承情况，再经过二级遴选审核、专家把关等程序，共有 47 个课题被列为名医名家传承项目。"名医名家传承项目"属于研究型继承，重点进行名老中医特殊辨证方法、特色疗法、特效方药的整理和名老中医诊疗思路研究。研究人员从研究性继承视角更能把握名老中医临证思维方法，抓住本质，诠释内涵，升华理论。经过三年的辛勤工作，《中国中医科学院名医名家学术传薪集》丛书编撰完成，洋洋百余万言，整理了自建院以来部分名医名家临床经验和学术思想。既有名医名家们各具特色的临证病案,有观点鲜明的临证见解、鲜活的用药经验,又有师徒之间学术观点的切磋,更为可贵的是名医名家无私地献出了毕生的临床经验方,不仅为后学留下了宝贵的知识财富,也为年轻中医工作者树立了楷模,让我们倍感钦佩。在这里我也向为这套丛书做出贡献的老中青专家、名医的亲属、职能部门的组织者及出版社老师们表示衷心的感谢和敬意!

通过以上工作,也让我们对中医药传承工作有了更多的体会和感悟。主要是要正确认识和处理好传承工作中的几种关系。

第一、传承与文化自觉。中医药学凝聚着中华民族的智慧,是优秀文化的杰出代表。中医药临床疗效确切,预防保健作用独特,治疗方式灵活,费用比较低廉,特别是随着疾病谱和医学模式的转变,中医药越来越显示出独特优势和不可替代的作用。中医药学以整体观念为指导,追求人和自然和谐共生,从整体上系统把握人体健康;在生理上,以脏腑经络、气血津液为基础,主张阴阳平衡,气血畅通;在治疗上以辨证论治为特点的个体化诊疗,重视个体差异和疾病的动态演变;在方药上,根据药物性味归经,运用七情和合的配伍法则,使用方剂起到减毒增效的作用。这些特点符合现代医学发展的理念和方向,其科学内涵不断得到诠释,彰显了中医药学的科学性、先进性。现代生命科学所遇到的诸多困难和挑战,将从中医药学中找到解决的思路和方法。我们幸运地成为中华民族文化瑰宝的传承人和守护神。三年时间,几十位名医名家传承研究组的同仁们就是以这种高度的文化自觉,怀着敬畏虔诚的态度、以科学严谨的精神做好这项传承工作。文化自觉的前提是自信,只有怀着对中医药优势和特色的自信,才能自觉地去传承和发扬;在自觉的基础上,通过深入研究,建立标准,才能使中医引领世界,使中医药为全球共享。

第二、传承与创新的关系。早在 20 年前,前任卫生部陈敏章部长就提出"继承不泥古,发扬不离宗"的指导思想。传承与创新是中医药发展始终不能偏离的主线,传承是创新的基础,创新是传承的动力,必须传中有创,创植根于传,二者相辅相成,不可割裂。只有一手抓传承、一手抓创新,传承与创新共举,才能促进中医药事业的长久健康发展。中医药学博大精深,几千年积累了丰富的经验,是伟大的宝库。我院屠呦呦研究员从《肘后备急方》记载的"绞取汁"中得到启迪,发明了青蒿素温提方法,并推动青蒿素系列制剂研制成功,挽救了全球数百万人的生命,使亿万人免除疟疾的伤害,获得了 2015 年诺贝尔医学奖,这是成功发掘中医药伟大宝库的很好例证。当前,传承更有急迫性,甚至是抢救性的,先守住、不能丢,才能保障不竭的创新源泉。

这套丛书中比较集中体现了我院在传承中创新,在创新中传承的互动互补、相互促进的经验,这一点是最为可贵的。

第三、传承与应用的关系。中医药传承必须坚持面向需求,要在解决当前生命科学重大难题中做好传承工作。中医典籍浩如烟渺,中医理论百家争鸣,中医药经验更是不可胜数。从哪入手做好传承工作呢? 基于实际需求,从问题入手。现代很多生活方式疾病仍没有好的解决办法,老年退行性疾病缠绵难愈,传染性疾病变化多样、时时来袭,中药从野生到家种有众多问题需要解决,针灸作用原理至今仍需要深刻揭示,养生保健技术仍有待规范和评价……

从临床难点入手,解决问题是最大动力。本书较全面反映了我院在近几十年来,针对重大临床需求的研究取得的一批成果:活血化瘀方药治疗心脑血管疾病、甲流(H1N1)防治、扶正祛邪法治疗肿瘤、通络解毒方药治疗脑血管疾病、补肾方药治疗内分泌疾病等等。这些成果无一不是针对临床问题,学习、整理、挖掘历代典籍,潜心钻研、认真梳理相关知识,从而受到启迪、或理清了思路、或寻到了方向。带着问题研读经典,传承经验,按历史脉络进行梳理,不但看到学术发展演变的过程,还能掌握多种破题的思路和方法。由于历史时代和知识背景的不同,我们还会得到诸多新的感悟。

在传承工作中也应坚持“实践是检验真理的标准”,传承的东西在应用中才能给予评价,加以取舍扬弃,才能深刻理解、更好应用,才能创新促进发扬。感觉到了的东西往往不能深刻理解它,只有理解了的东西才能更深刻地感觉它。所以,我们必须坚持在实践中传承,在传承中提高。

《中国中医科学院名医名家学术传薪集》正式出版发行,是六十周年学术院庆最宝贵的一件礼物。它一方面检验近些年来传承工作的成果,另一方面总结了临床人才传承培养的机制和经验,这不仅是一项具有重要意义的传承工作,更是一份当代中医临床学术成果的集中展现。希望借丛书的出版,不仅能带动中国中医科学院的学术传承发展,促进中青年骨干人才的成长,而且对全国的中医药学术传承发展和临床人才培养,也将起到积极的推动作用。

几千年来,中医药薪火相传,历久弥新。在历史长河中,六十年时间虽然很短暂,但传承创新取得的成绩却是丰硕的。尤其在西医为主流的社会背景下,探索出一条中医药发展之路则更为宝贵!在新的历史时期,中医药充满了发展机遇,也面临着巨大挑战。但历史的经验告诉我们,认真做好传承创新工作,机遇大于挑战,成功胜于风险。面向医改持续深化、产业转型发展及行业科技进步的重大需求,既往开来,求真务实,努力工作,就会取得实实在在的进展。在全面建成小康社会的进程中,中医药大有作为,大有可为。让我们共同努力,在实现两个百年伟大目标的历史进程中,再铸中医科学院新甲子的新辉煌!

谨呈此文为序。

中国工程院　　院士
中国中医科学院　院长
天津中医药大学　校长

张伯礼

2015·秋

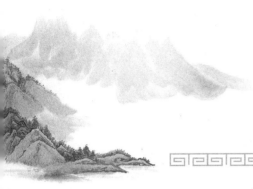

王永炎院士序

　　光阴荏苒,斗转星移,中国中医科学院已完整度过了花甲岁月。恰逢中医药事业处于求生存奔向谋发展的转型期,于1955年以毛泽东、周恩来一代无产阶级革命家英明决策鼎力支持,中央人民政府议决成立中医中药科学研究与高等教育机构,我院应势应时诞生,确是新中国的伟大创举,从全国调集的名医名家群聚我院,尽心竭力为国医国药之学翻开了崭新的篇章。追思上世纪1929年南京伪政府废止旧医案曾激发全国人民和中医药界的极大公愤,一辈先贤反击胜利,曾定"三·一七"为国医节。吾辈学人忆往昔当永志不忘,为国医国学之发展鞠躬尽瘁。

　　进入新世纪,一代学人当以文化自觉弘扬中华美德,致力中医药学学科进步与事业发展,在传承的基础上创新。传承是一个永恒的主题。中华文明历久弥新,国医国药尤以国学为指针,尤其重视传承。中医药学是具有中国特色的生命科学,是科学与人文融合得比较好的学科。《黄帝内经》灵素之学法于上古晚周,儒道互补,奠定了理论体系的基石,两汉至今其医学发展得益于坚持中医药学的自身发展规律,正确处理理论与实践,传承与创新的关系。对中医药学而言,仁心是灵魂,临床是根本,传承是基础,创新是归宿。先贤倡导的"继往圣,开来学";"勤求古训,博采众方",道出传承与创新的真谛。人类的宝贵财富都需要这种传承以发扬光大,古今中外概莫能外。

　　"传承",中国传统文化又称之为"传薪",在佛学中称之为"传灯",两者表述有异,核心相同。"传薪"源于《庄子·养生主》。其云:"指穷于为薪,火传也,不知其尽也。"传薪者,传火于薪,前薪尽而火又传于后薪,火种传续不绝,薪尽而火传,绵延不绝也。

　　因何以"传薪""传灯"譬之? 这缘于灯与火是人类文明的象征。一经点燃,就拥有了生命。火的使用最终把人和动物分开,使人类走出蒙昧,走向光明;传薪与传灯,使学问与技术得以升华,从一般的个体经验上升为完整的学术体系,使之具备完整的结构,普适的价值和永续的动力。譬如,金元大家刘河间自述"法之与术,悉出《内经》之玄机",倡导"六气皆从火化",阐发火热病症脉治,创立脏腑六气病机、玄府气液理论,是深谙经典,勤于临证,发皇古义,传承创新的典范,值得我们景仰与膜拜。

　　"一灯能破千年暗,一智能消万世愚"。灯与火是智慧的象征,光明的使者。灯灯相传,心心相印,薪尽火传,绵延不绝。每个人心中拥有的无上智慧就是一盏明灯,它可以驱散黑暗,永葆光明。所以,以"传薪""传灯"比喻中医药学术之传承,形象生动,贴切传神。中医药学源远流长,皆因于历代名家薪火传承。宏富的中医典籍,就是先贤们传给我们的"薪"

与"灯"。他传递给我们知识,教会我们技能,开启我们的智慧,点燃我们心中的信念之火。历代名医大家无不循此路径而登堂入室,最终达到事业的高峰。

中国中医科学院名家众多。他们不惟有扎实的理论、独到的经验和识证、组方、遣药的心法秘诀需要传承,其传承创新之举,悟道导航之功,甘为人梯之德,破策问难之论,诚心待人,博极医源,淡定淡雅,精进沉潜,惟仁惟学的精神,志笃岐黄,熟谙经典,汲取新知,善于思考,勇于探索的诸多美德,堪为师表,也是后学的典范,更值得薪火相传。

读经感悟:"譬如一灯燃百千灯,冥者皆明,明终不尽。"名医名家犹如一盏指路的明灯,具体而言,他们的经验和智慧,能让人少走弯路,寻捷径而登堂入室;大而言之,他们开风气之先,启智慧之门,引领着中医药学术的发展。名医名家似火种,在燃烧自己的同时,还义无反顾,去照亮、点燃莘莘学子、同仁同道,以期"灯灯相传",实现中医药学术的光明灿烂,服务人类健康。

"传薪"与"传灯"是保持中医药学术长盛不衰的关键。《大智度论》云:"为令法不灭,当教化弟子,弟子展转教,如灯燃余灯"。其终极思想与核心目标都是在以正法传人育人,传递永恒的真理之灯,传播不灭的精神之火,传承无上的智慧之光。生生不息的生命历史长河,需要"传灯"以指引,高尚的思想与人文情操、伟大的智慧、优良的品质、精湛的技能需要"传薪"以留存。"天长地久有时尽,薪火传承无绝期"。

一门技术、一个学科、一个国家、一个民族,如果忘记历史,忽视传承,前景堪忧。诸多先贤警示:"见传灯之欲灭,感大宅之先坏。"中医学人当有危机意识,必须传承与发展并重。崇尚国故,追思前贤,立德修身不断提高"悟性",以期完整准确继承;慎思明辨,融汇新知,凝练理论内涵,提高临床疗效,成为新一代明医再图创新。

俗话说"道门深远,传承不易"。作为具有独特认识论、方法论、实践论知识体系的中医药学,做好"传薪""传灯""传承"工作,还需要吾侪同仁付出艰苦卓绝的努力,以筚路蓝缕之力,期投石问路之功,方能探微索赜,触类旁通,精勤修学,证法实性,穷儒释道学理,业已达如灯传照的境界。

"世界开新逢进化,贤师受道愧传薪"。今天中医药学欣逢良好的发展机遇,然而乍暖还寒,期科学求真、人文求善,科学人文和合共进。中医药学天人相应、辨证论治、形神一体的理论精髓与原创优势,蕴藏着丰富的哲学、史学、逻辑、心理等学科内涵,而体现在中医中药的理法方药之中。因此,自立自强、我主人随,加强中医药学知识体系、学术本质、理论精髓、特色优势的阐述和传承,引导中医药学术创新的方向,促进中医药事业的发展、提高国际影响力都具有积极的促进作用。

欣逢中国中医科学院建院60年华诞,院方组织编写《中国中医科学院名医名家学术传薪集》,这实在是一件功德无量的大好事。此项工作,继往圣、开来学、弘医道、造福祉、利众生,必将国学国医国药发扬光大,彰显薪火相传之效力,亦将培养出更多的中医药名家。

回首建院60周年的历程,早期西学东渐在还原论盛行时,中华传统的农耕文化遭遇冷漠的年代,我院前辈学者于坎坷中负重而奋勉前行。今天13亿人口的大国复兴时代的到来,东学西学兼收并蓄,高概念的核心是生命科学与人文科学的融通,为中西医学整合创造了条件,中医原创象思维与临床辨证论治的优势,将为中医药学的科学研究拓宽了时空间,整体论能以包容还原分析成果。直面复杂系统科学多基因组学网络,可能促成学术的进步和学科框架的更新。在整体论设计的前提下,以大数据技术的支撑,寻求中医、西医学理上的契合点,可能遇到数以千次的擦肩而过,付出百年以上的努力,一旦突破则有望为实现统一的新医药学奠基。

"悬记千秋事,医王亦有初。"冀望中医界学人,中道和合,青出于蓝又胜于蓝,事业中兴发展,学科首善常青。让吾辈追思前贤,立德养性,唯道是从,团结一切关心、参与中医药事业发展的相关学科的智者仁人,互相勉励,倡导勤奋治学迎难而上的精神,为人类健康事业与生命科学的发展,向着光明未来迈进。

《中国中医科学院名医名家学术传薪集》业已完成,主编及整理编纂团队邀我作序。感编者之仁心,念传灯之迫切,澄怀以观道,积学以储宝,厥功甚伟,幸甚至哉,不敢懈待,自我励勉,寥志数语,乐观厥成。

中央文史研究馆馆员
中国工程院院士
中国中医科学院名誉院长　王永炎

2015 年 5 月 16 日

编写说明

中医药学源远流长,皆因于历代名家薪火传承。中国中医科学院作为国家级中医药科研机构,从建院之日起,就汇集了众多全国知名的中医药专家,经过六十年的积淀和学术积累,享誉海内外的专家遍布科研、医疗、教育等领域,这些专家的从医、从研、从教经验是我院的宝贵财富。为促进学术传承,中国中医科学院"十二五"期间实施了"中国中医科学院名医名家传承项目",系统地整理挖掘中国中医科学院名医名家的学术观点、临证经验,为我院学术传承发展和人才培养提供支撑。

"中国中医科学院名医名家传承项目"的传承方法汲取国家中医药管理局组织的"十一五"国家科技支撑计划名老中医传承系列项目的相关研究成果和成熟经验,遵循传统方法与现代方法结合、个体经验总结和群体规律探索结合的原则,充分利用现代科学技术,全面采集名老中医诊疗、成才、养生等综合信息的基础上,从临床经验、学术思想、医德医风等多个方面,研究其临证经验、思辨特点和学术思想,挖掘个性特点,总结共性规律,提炼学习观点,进而开展临床应用研究,为提高中医临床疗效和理论创新研究奠定基础。该项目经过反复调研论证,于2012年启动,首批立项43位名医名家传承研究组,其中36项在2013年获滚动支持,2014新增立项20项,每个研究组6至8名传承人,总计约460位传承人,围绕我院63位名医名家的学术思想、经验方、典型医案、特色诊疗技术、传承脉络等进行系统地传承,在两年的时间,累积收集临证医案4670例,经验方90例及相关视频与音频资料。

在传承研究过程中,各研究组悉心接受名医名家老师的"传道、授业、解惑",无论是从师病历、成才要素、学术流派等信息的获取,还是典型医案和经验方的整理、临床辨证诊治方法的制定,都与传承老师充分沟通与交流,研究结果得到名医名家的认可。同时,为了确保传承工作质量,中国中医科学院加强组织协调,成立了名医名家传承研究平台的优化与技术服务、名医名家学术传承专辑及临证思辨系列丛书出版指南研究组,建立了名医名家项目在线工作平台,为传承团队进行病案整理与学习、临床数据分析提供了便捷和实时共享的条件。

项目实施以来,名医名家学术经验得到了系统整理和抢救挖掘,通过跟师学习和传承项目的有机结合,形成了典型医案、经验方、传承脉络、成才之路、策论等多种形式的传承成果,探索了中医药科研院所名医名家传承的新模式。

为了使我院众多名医名家宝贵的学术思想得以薪火相传,推广传承成果,并作为向我院建院六十周年的学术献礼,我院组织力量编撰名医名家传承项目系列丛书——《中国中医科学院名医名家学术传薪集》,该系列丛书包括《杏林耕耘录》《医案集》《验方集粹》,以及

《中国中医科学院名医临证精要》。《杏林耕耘录》整理、汇集我院名医名家63位，以人物为主线，根据名医名家的特点，从成才之路、策论、传承脉络等方面进行编撰。《医案集》精选、研究了我院52位名医名家，典型医案794则，涉及病症209种，按学科分类编辑成内科、外科、妇科、儿科、骨伤科、肿瘤科及五官科、针灸推拿8个分册，计88万字，多方位、多层次、多角度地展示了当代名老中医临证思辨特点和处方用药特点。《验方集粹》分析、撷取我院名医名家50位的经验用方240首，按照统一内容和格式，依"方名"、"处方来源"、"组成"、"功能"、"方解"、"主治"、"临床应用及加减化裁"、"验案举要"、"注意事项"及"参考资料"等内容进行整理研究，既是实践经验的凝炼，也是理论认识的结晶。《中国中医科学院名医临证精要》，为名医名家个人单行本，以临床经验为主，根据专家特点分为医论医话、方药心悟、医案精选等方面，重点收载名医名家关于中医基础理论、中药学、方剂学知识及部分疾病治疗经验的论述，以及名医所经治的内、妇、儿科疾病及其他杂病案例，附有简明按语，反映名家学术思想和诊疗特点。

名老中医和名老专家是将中医药学基本理论、前人经验与当今实践相结合，解决临床疑难问题的典范，代表着当前中医学术和临床发展的最高水平，是当代中医药学术发展的杰出代表。将他们毕生积累的学术经验进行传承，是中医药学术进步的重要内容。中国中医科学院高度重视名老中医专家学术思路传承工作，《中国中医科学院发展"十二五"规划》明确提出加强名老中医药专家学术思路传承，将《中国中医科学院名医名家学术传薪集》丛书出版作为落实《规划》的重要举措与重点工作之一。《中国中医科学院名医名家学术传薪集》是学习、研究中国中医科学院名老中医学术思想与临证经验的范本，对指导临床、培养中医临床学科带头人具有重要意义，同时对于加强中医药学知识体系、学术本质、理论精髓、特色优势的阐述和传承，引导中医药学术创新的方向，促进中医药事业的发展都具有积极的促进作用。

编委会
2015年4月12日

目 录

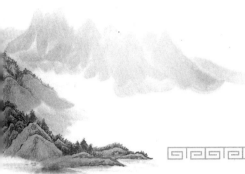

第一章 外感时令疾病

第一节 感 冒

【概述】感冒是感受风邪或时行病毒,引起肺卫功能失调,出现鼻塞、流涕、喷嚏、头痛、恶寒、发热、全身不适、脉浮等为主要临床表现的一种外感病证。病位主要在肺卫。病邪传变,由表入里,可涉及内在脏腑。多因六淫、时行之邪,侵袭肺卫,以致卫表不和,肺失宣肃而为病。临证分为风寒束表、风热犯表、暑湿伤表、虚体感冒等证型论治。

名医案例

1. 高荣林医案(2 则)

案一:宣肺清化治疗感冒

上呼吸道感染少阳郁热、兼夹痰湿之感冒,以宣肺清化之剂收效。

个人信息:宇某,女,41 岁。

初诊:2010 年 5 月 10 日。

主诉:感冒,咽痛、咳嗽 1 周。

现病史:因其子女罹患肺炎后,患者亦于上周开始出现发热,咽痛,体温最高 37.9℃,曾在东方医院诊治,昨天开始体温恢复正常。刻下症:咽痛,有痰,无发热,少许汗出,稍恶寒,咽到两耳连线处觉疼痛,稍觉急躁,恶心,胃脘不适,腰痛隐隐,疲乏,纳可,二便调。

检查:舌尖红、苔黄厚,脉左关弦滑,右沉细。神清,面红。

中医诊断:感冒,属少阳郁热,兼夹痰湿。

西医诊断:上呼吸道感染。

治法:宣肺清化。

方药:蒿芩清胆汤加减。青蒿 10g,黄芩 10g,柴胡 10g,法半夏 9g,竹茹 9g,枳实 10g,陈皮 10g,茯苓 15g,草河车 6g,玄参 30g,桔梗 10g,甘草 6g,栀子 3g。7 剂,水煎服,日一剂分两次服。

二诊(2010 年 5 月 17 日):服药 5 剂,病告痊愈,今携其子女前来就诊。

按:患者中年女性,既往体健,自疑时疫病因,发热后缓解,但咽到两耳连线处觉疼痛,腰痛隐隐,患者少阳郁热,故见急躁,少许汗出,稍恶寒。加之恶心有痰,胃脘不适,知其兼夹痰湿。综合舌脉,病属感冒,辨证为少阳郁热,兼夹痰湿,病位在胆、三焦,预后一般。患者感受外邪,内蕴痰湿,湿遏热郁,阻于三焦,三焦气机不畅,少阳枢机不利,诸症得见,治疗以蒿芩清胆汤泻胆火,和胃化痰,佐以桔梗甘草汤和玄参、草河车清利咽喉,使胆热清,痰湿化,气机畅,胃气和,咽喉利,诸症均解。

(整理:饶向荣　审阅:高荣林)

案二:清热宣肺治疗咽炎

咽炎、支气管炎外感风寒化热之感冒,以清热宣肺之剂收效。

个人信息:王某,女,8岁,病历号:4611465。

初诊:2012年10月26日。

主诉:感冒,咽痛、咳嗽1周。

现病史:患者于2012年10月24日因感受风寒出现流黄绿涕,喑哑,偶咳嗽,有痰,目眵多,纳可。服感冒清热颗粒,疗效不明显。刻下症:鼻流黄绿涕,伴喑哑,偶咳嗽,有痰,目眵多,精神可,纳可,睡眠正常,大便正常,小便正常。

检查:舌质淡红,苔薄黄,脉浮。

中医诊断:感冒,属外感风寒化热证。

西医诊断:咽炎。

治法:宣肺清化。

方药:桑菊饮合白牛宣肺汤加减。法半夏3g,黄芩5g,党参6g,桑叶10g,菊花6g,前胡6g,牛蒡子6g,僵蚕10g,芦根30g,杏仁3g,甘草3g,柴胡6g。7剂,水煎服,日一剂分两次服。

二诊(2012年12月7日):发热3天已退,咳嗽,无咽干咽痛,流涕,纳少,大便3日一次,不干,小便正常。舌红绛苔黄,脉沉细。余邪未尽,肺气不宣,痰热内阻。中医诊断:咳嗽,属风热犯肺。西医诊断:支气管炎。治法:清热宣肺。白牛宣肺汤加减。炙麻黄2g,桃仁5g,杏仁5g,牛蒡子10g,僵蚕10g,前胡6g,黄芩6g,浙贝10g,玄参30g,青黛1g,海蛤6g,芦根15g,炒莱菔子10g。7剂,水煎服,日一剂分两次服。

三诊(2012年12月19日):患者病情好转。无发热,时咳嗽,咽中不利,喑哑,无咽痛,无流涕,呃逆,纳可,二便调。舌红苔薄黄,脉沉细。余邪未尽,肺失清肃。治法:清热宣肺。原方加减。柴胡6g,法半夏3g,黄芩6g,太子参6g,杏仁3g,僵蚕10g,牛蒡子10g,前胡6g,芦根15g,白茅根15g,炙麻黄2g,木蝴蝶2g,桔梗6g。7剂,水煎服,日两次。

守法调理,服药7剂后病告痊愈。

按:此例感冒病例展现了外感风寒,入里化热,娇脏受损的病理过程。患者年幼,正气不足,感受风寒,风寒袭表,风邪犯肺,肺失清肃,先以桑菊饮合白牛宣肺汤宣肺清化,守法调理,清热宣肺,效果佳。

(整理:饶向荣　审阅:高荣林)

2. 王书臣医案（1则）

案一：益气固表、疏风清肺法治疗老年感冒

上呼吸道感染肺卫不固、风邪袭表之感冒，以益气固表、疏风清肺之剂收效。

个人信息：张某，女，67岁。

初诊日期：2013年2月19日。

主诉：反复恶寒、流涕、咳嗽1个月。

现病史：患者1个月前受凉后出现恶寒，鼻流清涕，微咳，痰白或黄，自服感冒清热颗粒、白加黑等多种中西抗感冒药，易汗出，恶风寒，上述症状时轻时重，迁延至今，现来诊。现恶寒，时有汗出，鼻塞，时流清涕，偶咳，咳少量黄白痰，饮食二便一般，夜眠欠安。高血压病史，血压平稳。

检查：舌质淡红，苔薄黄，脉弦细。体格检查：咽部微充血，双侧扁桃体不大，心肺未见异常。

中医诊断：感冒，属肺卫不固、风邪袭表。

西医诊断：上呼吸道感染。

治法：益气固表，疏风清肺。

方药：炙黄芪30g，白术15g，防风10g，银花20g，连翘15g，板蓝根20g，黄芩10g，杏仁10g，茯苓15g，柴胡10g，炙甘草10g。5剂，水煎服，日2次。并嘱其停服一切中西成药。

二诊（2013年2月26日）：服药后诸症消失。

按：感冒是临床常见病，其起病急，病程短，容易受到人们的忽视。感冒也是老年人常常罹患的疾病之一，易引起基础疾病加重或变生他病，及时医治很重要，在临床上有一些老年人感冒后虽及时用药，却往往迁延不愈，应引起临床医师的重视。王老师认为其原因是因为发汗太过。门诊就诊的老年感冒患者中，大部分人感冒后，先自服中西抗感冒药，西药抗感冒药大多为解热镇痛抗炎药，患者服用后易出汗；中医则使用中成药或汤剂辛散发汗，这些方法对年轻体盛者能够驱邪外出，促进疾病痊愈，但对老年人却不合时宜，老年人是一个特殊的人群，体弱多病，免疫力低下，卫阳不足、腠理疏松而易感外邪，尤其是对那些有慢性呼吸道疾病的患者来说，长期的咳喘病史导致体质虚弱，对这些病人，若感冒后再用发汗，势必引起腠理不固，皮毛开泄，汗出不止，甚或汗出当风，其后果是反复受邪，疾病迁延不愈。临床上此类患者往往有"外出就感冒，服药后好转，反复感冒，一直服药而未见痊愈"的主诉。这时的治疗重点就不应是辛散解表，而是益气固表，玉屏风散之类主之。正如《证治汇补·伤风》所云："如虚人伤风，屡感屡发，形气病气俱虚者，又当补中，而佐以和解，倘专事发散，恐脾气益虚，腠理益疏，邪盛虚人，病反增剧也。"方中玉屏风散益气固表，银花、连翘、板蓝根清其余邪，黄芩、杏仁清肺止咳。五剂后上述诸症消失，疾病痊愈。

王师点评：老年人本已体虚，如果和年轻人一样用解表剂，就会伤正气，出现反复感冒，补气药的剂量要根据该患者身体状况而定。

（整理：崔云 审阅：王书臣）

3. 周文泉医案（1则）

案一:寒温并用治疗老年感冒

上呼吸道感染外邪未尽之感冒,以散寒解表之剂收效。

个人信息:屈某,女,85岁。

初诊:2013年11月11日。

主诉:感冒3天。

现病史:感冒3天,咳嗽而喘,有痰色白,食管灼热感,口干,纳呆,食欲一般,大便可,小便频,夜寐欠佳,须服地西泮辅助睡眠,怕冷。既往老慢支,冠心病史。

检查:舌略黯干少津液,苔薄微黄有裂纹。脉浮细。

中医诊断:感冒,属外邪未尽。

西医诊断:上呼吸道感染。

治法:散寒解表。

方药:淡豆豉10g,荆芥穗10g,桑叶12g,桂枝12g,连翘15g,黄芩12g,桑白皮15g,地骨皮15g,杏仁12g,生石膏30g,鱼腥草15g,苏子12g,生龙牡^各30g,款冬花12g。水煎服,日一剂。

二诊(2013年11月18日):服药后咳嗽减轻,不喘,痰量减少,口鼻干燥,纳食可,小便频,大便可,夜寐欠佳,胸骨后仍热辣,但较前减轻。舌黯红干燥少津有裂纹,苔薄少。脉沉细滑。此为肺热蕴盛证。方药如下:桑白皮15g,杏仁12g,北沙参15g,淡豆豉12g,栀子12g,紫菀15g,桑叶12g,地骨皮15g,浙贝母12g,生石膏30g,白芍15g,酸枣仁20g,夜交藤30g。水煎服,日一剂。

三诊:(2013年11月25日):咳嗽,痰多色白,牙痛,口干口渴,大便可,夜寐一般。舌黯紫,苔薄白,边有齿痕。脉细数。此为上焦蕴热证。方药如下:当归6g,黄连12g,生地12g,丹皮10g,生石膏20g,陈皮12g,黄芩12g,柴胡12g,党参30g,麦冬12g,五味子10g,丹参30g,木香12g,砂仁10g。水煎服,日一剂。

四诊(2013年12月2日):牙疼、口干口渴消,口腔灼热感,纳食可,二便可,夜寐一般。舌质黯红,苔白微腻。脉细数。此为胃火未尽证。方药如下:当归12g,生地12g,白芍15g,柴胡15g,生石膏30g,党参30g,麦冬12g,五味子10g,酸枣仁20g,柏子仁15g,远志12g,夜交藤30g。

五诊(2013年12月9日):精神好转,无口干口渴,纳食可,二便可,不怕冷。舌质黯红边有齿痕,苔白。脉沉细。此为心气不足证。方药如下:党参30g,麦冬12g,五味子10g,丹参20g,酸枣仁20g,柏子仁15g,远志12g,茯神15g,珍珠母15g,当归12g,白芍15g,炒白术12g,陈皮12g,合欢皮30g。水煎服,日一剂。

六诊(2013年12月16日):症状平稳,无不适,口不干不渴,纳食香,二便调,夜寐可。舌黯红苔薄白。脉沉细。此为气血不足证。方药如下:黄芪30g,当归12g,白芍15g,川芎12g,党参30g,麦冬12g,五味子10g,丹参30g,木香10g,砂仁10g,知母12g,生石膏30g,陈皮12g,合欢皮30g。水煎服,日一剂。

　　按:患者既往有慢支病史,初诊时内有宿痰,感冒受邪后,邪气引宿痰扰肺,肺失宣降,而咳嗽、喘。患者怕冷,提示表寒未尽,食管灼热、口干,提示温邪上受,胸中热,提示肺中有热,为寒温合邪,肺内有热。舌略黯干少津液,苔薄微黄有裂纹,提示内热伤津。辨证为外邪未尽证。治当寒温合法,以淡豆豉、荆芥穗、桂枝散外之寒邪,连翘、桑叶散温邪,泻白散加生石膏、黄芩、鱼腥草清肺,加生石膏清热保津液。杏仁宣肺气,苏子降肺气,款冬花润肺止咳,生龙牡安神。二诊时患者诉服药后不怕冷,咽中灼热感消失,仍口鼻干燥,胸骨后仍热,但较前减轻,从症状分析,外邪基本已除,仍有肺热,辨证为肺热蕴盛。治疗清肺润肺,止咳化痰,安神。处方以桑杏汤合泻白散加减,桑杏汤清肺润肺化痰,泻白散泻肺热,加生石膏清肺生津,白芍养阴敛营,酸枣仁、夜交藤安神。三诊时患者牙痛,口干口渴,提示病位从太阴肺转到阳明胃。但仍有痰,咳嗽,肺火仍在。辨证为上焦蕴热。处方清胃散加减,加陈皮健脾防寒凉药物伤脾。加柴胡、黄芩清少阳之热,少阳为枢,希冀邪从少阳转出,患者年高,热邪最易伤津耗气,且有冠心病病史,食纳一般,因此加生脉饮、丹参饮益气养阴,和胃活血通络。四诊时患者牙疼消,口腔仍觉灼热,口不干不渴,辨证为胃火未尽。处方以生石膏、生地清肺、胃之热,养胃阴,当归、白芍养血敛阴和营,柴胡散热,生脉饮加酸枣仁、柏子仁、远志、夜交藤益气养心安神。五诊时患者精神好转,无口干口渴,因热邪留内多日,热邪最易伤津耗气,加上是年高之人,辨证为心气不足。治疗仍以生脉饮加酸枣仁、柏子仁、远志、茯神、珍珠母养心安神,加当归、白芍、炒白术、陈皮、合欢皮健脾养血活血。六诊时患者症状平稳,无不适,纳食香,大便成形,夜寐可。舌黯红苔薄白。此为气血不足证。处方以当归补血汤、四物汤、生脉饮、丹参饮加生石膏、知母合方益气养血活血,加生石膏、知母清热以反佐,陈皮、合欢皮健脾化痰。

　　患者从寒温合邪感冒,到太阴肺、阳明胃之传变,与伤寒论六经传变相符合,寒温合邪的治疗有别于伤寒论的单纯辛温解表治疗,有温邪外犯,上先受之,辛凉散邪的方法;在阳明胃火牙痛的治疗时,有柴胡、黄芩从少阳解散之治法;结合病史,考虑患者为高龄老年人,温热之邪伤津耗气的特点,治疗时须注重顾护津液,及对心气、心阴的顾护,针对夜寐欠安的特点,注重养心的同时安神,药物丝丝入扣,考虑周全,体现了周老师治病的特点:伤寒与温病、祛邪与扶正的有机结合,时时顾护老年人的生理病理特点,使患者得到全面的治疗,获得满意的疗效。

(整理:韦云)

第二节　风　温

　　【概述】风温是由风热病邪引起的急性外感热病。多发生于春冬季节,起病较急,初起以发热、微恶寒、头痛、咳嗽等肺卫证候为主要特点。其发于冬季的又称冬温。因春季阳气升发,温暖多风,最易形成风热病邪,若此时起居不慎、寒暖失调,使外邪侵入则发为风温。

💬 名医案例

路志正医案（1则）

案一：扶正托邪、清肺凉肝息风法治疗风温

支气管肺炎郁热于肺、肝热生风之风温，以扶正托邪、凉肝息风之剂收效。

个人信息：修某，男，1岁。病历号：12405。

初诊：1960年5月25日。

主诉：发热、咳嗽10余天，气喘4天。

现病史：发热、咳嗽10余天，4天来气喘，痰多，曾呕吐1次带血，近1周大便稀溏，日行4~5次，持续高热不退，烦躁不宁，自入院以来经用青霉素、链霉素、金霉素、磺胺药等治疗无效，体温持续于38.2~39.4℃之间，四肢较凉，面色稍青紫，于24日因高热而突然昏厥、抽搐2次，心率146次/分。刻诊：患儿高热稽留，昏睡无神，面㿠，唇淡，疲乏无力，手足发凉，喉中痰哮，呼吸低微，小便黄。

检查：舌红无苔，指纹淡青，脉沉弦数。

中医诊断：风温，属郁热于肺、脾虚邪陷、肝热生风。

西医诊断：幼儿支气管肺炎。

治法：益气运脾、清肃肺金、凉肝息风。

方药：党参3g，生黄芪6g，白术3g，茯苓9g，地骨皮9g，桑白皮4.5g，杏仁6g，陈皮4.5g，钩藤（后下）6g，天麻3g，清半夏3g，甘草3g。1剂，水煎浓缩，分4次服。

二诊（1960年5月26日）：患儿于昨日静脉输液、并服中药后，今日体温已降正常，精神好转，胃纳少开，呼吸平稳，喉中痰哮减少，无抽搐。仍困倦无神，面色萎黄，舌质淡、苔薄白，指纹淡青，脉弦细数。仍以昨日方照服1剂。5月28日出院。

按：本案幼儿春天急性发病，属中医风温，系经济困难年代患儿营养不良、气血素虚、正不胜邪，外感风温、郁热于肺，脾虚邪陷，逆传厥阴，蒙蔽心包、热盛动风，致使病情危重。急治以扶正托邪，拟益气运脾、清肃肺金、凉肝息风法。方选六君子汤加生黄芪，益气运脾化痰、扶正托邪，合泻白散加杏仁，清肃肺热、化痰平喘，重用地骨皮甘寒清润、善清营阴伏热，钩藤、天麻凉肝息风。服药1剂病势大减，住院4天痊愈出院。由此显示，在幼儿急性支气管肺炎及肺炎、虚实错杂的危重病情中，高精准中医辨证论治，特别是扶正祛邪思想，凸显其治疗优势。

（整理：杨凤珍 审阅：高荣林）

第三节 外感发热

【概述】外感发热是指感受六淫之邪或温热疫毒之气，导致营卫失和，脏腑阴阳失调，出现病理性体温升高，伴有恶寒、面赤、烦躁、脉数等为主要临床表现的一类外感病证。外感发

热,古代常名之为"发热"、"寒热"、"壮热"等。

名医案例

1. 张贻芳医案（1 则）

案一：宣发肺气、扶正逐邪兼养阴治疗热证

呼吸道病毒感染外感风热之热证,以宣发肺气、扶正逐邪兼养阴之剂收效。

个人信息：王某,女,47 岁。

初诊：2013 年 2 月 5 日。

主诉：发热半个月。

现病史：患者于 2013 年 1 月 17 日因家人感冒传染出现发热、恶寒、头身痛,体温最高37.5℃,自服阿奇霉素片,治疗 3 天,症状无好转,其后坐飞机到美国,症状加重,伴有咽痛身感烘热,美国医生给予口服萘普生 500mg,日两次。在美国 2 天后返回国内,在清华大学玉泉医院就诊,诊断为病毒感染,予输液利巴韦林 0.1 克 / 日,喜炎平 375 毫克 / 日,并静点赖氨匹林,口服蓝芩口服液等,治疗六天,症状无缓解,出现咳嗽,咽痒,后到眼科医院就诊,服用汤药(小柴胡汤合三仁汤加味)三剂,体温仍不降,每天下午及夜间升至 37.3℃ 左右,伴有乏力、腰酸痛。

检查：舌微黯,苔白腻,脉弦小。形体稍肥胖,面色微红,心肺(-)。辅助检查：2013 年 2 月 2 日,EB 病毒、巨细胞病毒、风疹病毒、单纯疱疹病毒(lgG)、肺炎衣原体抗体均阳性;抗体滴度值分别为 688.0u/ml、7.21u/ml、31.70u/ml、30.60u/ml、92.10u/ml。

中医诊断：热证,属外感风热,内蕴肺热,气阴两虚。

西医诊断：呼吸道病毒感染。

治法：宣发肺气,扶正逐邪,兼清热养阴。

方药：玉屏清补汤。连翘 12g,荆芥 12g,防风 10g,生黄芪 15g,白术 12g,苏叶 12g,香附12g,紫菀 12g,百部 12g,黄芩 12g,黄连 9g,黄柏 10g,川贝 12g,金银花 15g,百合 15g,知母12g,锦灯笼 12g。7 剂,水煎服,日一剂。

二诊(2013 年 2 月 19 日)：患者病情明显好转。服上方一剂后,热退,心烦燥热感大减。舌微黯,苔薄白腻,脉弦小。方药：玉屏清补汤加减。生黄芪 15g,白术 12g,防风 10g,黄芩 12g,黄连 6g,黄柏 12g,川贝 12g,紫菀 12g,百部 12g,桔梗 12g,甘草 6g,生石膏 12g,柴胡12g,赤芍 15g,淡竹叶 12g。7 剂,水煎服,日一剂。中成药：牛黄蛇胆川贝液 3 盒,1 支 / 次,3次 / 日,口服;双黄连颗粒 3 盒,1 袋 / 次,3 次 / 日,口服。

三诊(2013 年 2 月 26 日)：患者周身阵发烘热减轻,仍自汗出,咳嗽减轻,后背腰痛身重。舌黯红苔白腻,脉细滑。玉屏清补汤加减。生黄芪 12g,白术 12g,防风 10g,金银花 15g,连翘 12g,荆芥 10g,苏叶 10g,香附 10g,蝉蜕 10g,白鲜皮 12g,蒺藜 12g,草薢 12g,公英 20g,黄芩 12g,黄连 6g,败酱草 15g。7 剂,水煎服,日一剂。

四诊(2013 年 3 月 5 日)：患者身热已退,体温正常,腰痛乏力明显减轻,仍自汗,手臂疼,手指尖麻木,咳嗽减轻。停经数月后近几日来月经,经色经量正常。舌嫩红苔薄白,脉细滑。

玉屏风汤加减。白术 12g,防风 10g,黄芩 12g,黄连 6g,浮小麦 30g,甘草 6g,大枣 15g,萆薢 12g,蝉蜕 12g,地肤子 12g,天花粉 15g,生地 15g,桔梗 12g,玄参 12g,栀子 10g,生黄芪 15g。7 剂,水煎服,日一剂。

按:多种病毒及衣原体感染,西药抗生素、抗病毒药治疗无效,文献中少有中医治疗的报道,张老师根据患者体胖正虚感邪的特点,立法以扶正祛邪并举的方法,立方屏风清补汤,方以玉屏风汤为君药,臣以黄芩、黄连、玄参、桔梗清肺利咽,佐以紫菀、百部、川贝母、百合止咳化痰,金银花、连翘、荆芥、苏叶疏风解表,甘草调和诸药,诸药共奏扶正祛邪、清肺补虚之效,药后症状减轻,复诊随症加减,烦热加生石膏,湿热下注、腰痛身重、苔腻加萆薢、白鲜皮、败酱草等,疗效较好,体质恢复,月经来潮,可以验证方药是对症有效的。

(整理:赵兰才　审阅:张贻芳)

2. 周文泉医案(1 则)

案一:疏风解表治外感发热案

不明原因发热风邪外犯少阳之外感发热,以疏风解表之剂收效。

个人信息:帕某,女,15 岁。

初诊:2013 年 10 月 28 日。

主诉:发热、头痛十余天。

现病史:患者 2 年前曾因持续发热在当地西医院就诊,但检查未见明显异常,发热断断续续持续近 1 年,后服用汤药热退病愈。后身体状况一直良好,无发热。今年 9 月 10 日患者受凉后再次出现发热,鼻塞,咳嗽等症状,服用柴胡类、桂枝汤等疏风散寒汤药后,症状一度缓解。持续约 5 天后,无明显诱因体温再次升高,多方就诊疗效不显。症见:患者仍有发热,发热无规律,体温最高可达 39℃,头痛重,以太阳穴痛为主,手足凉,无口干口渴,无汗,无鼻塞流涕,无咳嗽咳痰,纳食一般,喜热食,眠可,大便干,小便可,月经持续 9~10 天,经期略感腹痛。

检查:舌尖红,苔白。脉弦。

中医诊断:外感发热,属风邪外犯少阳。

西医诊断:不明原因发热。

治法:疏风解表。

方药:川芎 12g,荆芥穗 10g,防风 10g,白芷 10g,柴胡 15g,黄芩 12g,半夏 10g,藁本 12g,蔓荆子 12g,僵蚕 12g,全蝎 6g,连翘 15g,秦艽 12g,生石膏 30g,鱼腥草 30g。水煎服,日一剂。

患者未复诊,通过电话随访了解患者情况如下:患者服用上药 3 剂后体温逐渐下降,头痛逐渐减轻,到第 5 剂后体温完全正常,头痛也已缓解。病情已愈,无反复。

按:从西医讲,不明原因的发热,是一个难以解决的问题,不能单纯从感染、肿瘤、自身免疫疾病和血液病等方面的疾病进行解释,就更无从下手进行针对性的治疗。此时中医通过症状及舌脉进行辨证论治,有时可突显疗效。发热原因,分为外感、内伤两类。外感发热,因感受六淫之邪及疫疠之气所致;内伤发热,多由饮食劳倦或七情变化,导致阴阳失调,气血虚衰所致。外感发热多实,见于感冒、伤寒、温病、瘟疫等病证;内伤多虚,有阴虚发热、阳虚发热、血虚发热、气虚发热、虚劳发热、阳浮发热、失血发热等多种证型。发热类型,有壮热、微热、恶热、发热恶寒、往来寒热、潮热、五心烦热、暴热等。以发热时间分,有平旦热、昼热、日晡发热、夜热等。交互错杂,加大了内伤发热的治疗难度。

一诊时患者此次发热是因受凉诱发,故属"外感发热"范畴。患者受凉后已用疏风散寒之品,曾一度有效,体温下降正常。但5天之后再次发热,就诊时发热,伴有太阳穴头痛,无汗,无明显恶寒,表明此时表邪未尽,入里化热。患者头痛明显,以太阳穴为主,为少阳经脉循行部位,《冷庐医话·头痛》"痛在头角部",故为少阳头痛。周老师抓住头痛这一主症,选用川芎茶调散加减运用。川芎茶调散主治风邪头痛。其中川芎祛风活血而止头痛,为"诸经头痛之要药";荆芥、防风疏风散寒止痛、清利头目;白芷、藁本祛风散寒、通窍止痛;上述药物以散未解之表邪。柴胡、黄芩、半夏清少阳半表半里之邪,清热燥湿;连翘、生石膏、秦艽、鱼腥草清热解毒;蔓荆子清利头目;共奏清里热之效。《医林改错》指出"通则不痛,不通则痛"。其头痛,经期略有腹痛,有血瘀之象,故予搜风通络止痛之力较强的全蝎治疗头痛;僵蚕祛风、散热、止痛,加强全蝎止痛之力。全方配伍,既有疏风散寒解表,清余邪之品;有清热解毒,清里热之品;又有清少阳之邪,透里出表,给邪以出路;以及搜风活血通络止痛之品。全方集祛风解表,清热解毒,通络止痛药于一方,升散中寓有清降,疏风止痛而不温燥。用药后疗效显著。

此外周师认为:不同地域,不同民族,生活习惯不同,用药也应不同,这些因素在辨证论治时都应考虑到。由于患者形体偏胖,平素嗜食牛羊肉等食物,素体湿与热偏盛,但目前患者的舌苔情况不支持湿浊重,故不从湿论治。

（整理:韦云）

第二章　脑系疾病

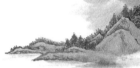

第一节　眩　晕

【概述】眩晕是一种常见自觉症状,"眩"指眼花,轻者稍作闭目即可恢复,重者两眼昏花缭乱,视物不明。"晕"指头晕,轻者如坐舟车,飘摇不定;重者旋摇不止,难于站立,昏昏欲倒,胸中泛泛,恶心呕吐。耳源性眩晕、脑动脉硬化、高血压、心血管病、贫血、神经衰弱等引起眩晕均属本证范畴。

名医案例

1. **安效先医案**(1则)

案一:平肝息风法治疗眩晕

脑震荡肝风内动之眩晕,以平肝息风之剂收效。

个人信息:王某,女,10岁。医案编号:1029H0137。

初诊:2010年5月22日。

主诉:头晕2周。

现病史:患儿2周前头部摔伤出现头晕、恶心呕吐、反酸,复视,怕噪音,不能阅读。外院头颅CT检查未见异常,诊断为轻度脑震荡,未给予药物治疗。

体格检查:舌红,苔白。咽红,心肺腹检查未见异常,神经系统检查未见异常。

中医诊断:眩晕,属肝风内动。

西医诊断:脑震荡。

治法:平肝息风。

中药处方:天麻钩藤饮加减。天麻10g,钩藤10g,白菊花10g,僵蚕10g,夏枯草10g,蒺藜10g,法半夏10g,茯苓10g,竹茹10g,枳壳10g,陈皮6g,丹参15g,制首乌15g,生龙骨30g,生牡蛎30g。上方7剂,水煎服,日1剂,分2次服,每次150ml。中成药:羚羊角胶囊,0.15g,日2次,口服。

二诊(2010年5月29日):服药后晨起纳差,胃反酸,头晕时欲吐,自觉头有时有"分裂成几瓣,有触电感",大便干,精神可。心肺腹检查未见异常,神经系统检查未见异常。舌红苔白,脉滑。予黄连温胆汤加减。法半夏10g,茯苓10g,陈皮6g,竹茹10g,枳壳10g,黄连

3g,煅瓦楞子 30g,木香 5g,炒枣仁 10g,钩藤 10g,苍术 10g,白术 10g,石菖蒲 10g。上方 7 剂,水煎服,日 1 剂,每日 2 次,每次 150ml。

电话随诊,头痛头晕消失。

按:小儿眩晕临床诊治要结合现代医学检查方法明确诊断,患儿因外伤导致眩晕等轻微脑震荡症状,头颅 CT 检查未见异常,提示无明显器质性病变。祖国医学认为,眩晕可由风、痰、虚引起,故有"无风不作眩"、"无痰不作眩"、"无虚不作眩"的说法。患儿因外伤导致眩晕,审证求因病位主要在脑、肝、脾胃诸脏。治疗原则应为平肝息风、化痰祛瘀。二诊时头晕减轻,主要表现为反酸、呕吐、纳差等,方用黄连温胆汤,清热和胃化痰。黄连温胆汤的主要作用是燥湿化痰、清热除烦,可治痰热内扰所致多种病症。

(整理:潘璐 审阅:安效先)

2. 陈鼎祺医案(2 则)

案一:滋补肝肾,平肝潜阳息风治疗眩晕

高血压病肝肾阴虚、肝风内动之眩晕,以滋补肝肾、平肝潜阳之剂收效。

个人信息:刘某,女,43 岁。

初诊:1998 年 1 月 15 日。

主诉:头晕 10 年,加重半个月。

现病史:患者 10 年前体检时发现血压高(具体数值不详),间断服用牛黄降压丸,血压控制在 130~140/90~95mmHg 之间,偶有头晕症状。就诊前半个月因生气出现头晕目眩,伴胸部憋闷,少寐多梦,口苦纳呆,大便稍干,小便偏黄。

检查:舌质红,苔薄黄,脉弦数。诊见面色赤红,测血压为 185/135mmHg,查尿蛋白 >300mg/dl,心电图示左室肥厚劳损。

中医诊断:眩晕,属肝肾阴虚,肝阳上亢,肝风内动。

西医诊断:高血压病。

治法:滋补肝肾,平肝潜阳息风。

方药:陈氏"平压方"加减。天麻 10g,钩藤 10g,菊花 10g,白蒺藜 10g,寄生 15g,决明子 12g,川芎 10g,郁金 10g,苍白术各 10g,车前子 20g,夏枯草 10g,夜交藤 20g。水煎服,7 剂。并配以降压 0 号,每日 1 片口服。

二诊:药后头晕目眩及口苦症状减轻,大便次数增多,每日 4 次,尚成形。余症同前,血压降为 150/100mmHg,颜面赤红亦有所好转。前方稍事增损,去决明子、车前子,加苦丁茶 10g,生石决明 30g、灵磁石 30g、猪茯苓各 15g,继进 7 剂。

三诊:药后大便恢复正常,继续在原方基础上加减进退,共服药 84 剂,至 1998 年 5 月诸症消失,仅以降压 0 号,每日 1 片维持,血压控制在 130/90mmHg 以下。

按:"平压方"为陈师治疗高血压病的经验方。其组成是:天麻 10g、钩藤 12g、菊花 10g、白蒺藜 10g、夏枯草 10g、寄生 15g、决明子 12g、生地 15g、生龙牡各 30g、生石决明 30g、灵磁石 30g、葛根 15g。陈师认为,肝为风木之脏,内寄相火,体阴而用阳,主升主动,素体阳盛之人,肝

阳偏亢,亢极化火生风,风生火动,上扰清窍则为眩晕;或长期忧郁恼怒,肝气郁结,郁久化火,使肝阴暗耗而阴虚阳亢,风阳升动,亦致眩晕;如肾阴素亏或纵欲伤精,水不涵木,肝失所养,以致肝阴不足,肝阳上亢,也可发为眩晕。正如《类证治裁》所云:"头为诸阳之会,阳升风动,上扰巅顶,耳目乃清空之窍,风阳旋沸,斯眩晕作焉。良由肝胆乃风木之脏,相火内寄,其性主升主动。"临床实践中也发现高血压患者中以肝阳上亢、肝风内动、肝肾阴虚证型最为多见,由此,陈师积多年的临床经验,创制了以平肝、潜阳、养阴、息风为主要治则的治疗高血压病的验方"平压方",用于临床,颇有效验。方中天麻、钩藤平肝息风;石决明、菊花、白蒺藜、夏枯草、决明子、灵磁石平肝潜阳;桑寄生补肝肾。从上述病案中可以看出,患者显然已出现了早期心衰的表现,故给予车前子以利尿减轻心脏负荷,二诊出现了脾虚固摄失职的症状,故去掉具有通便作用的决明子,而加用猪苓、茯苓以健脾利湿实大便;因血压尚未降至理想水平,故给予石决明、灵磁石等重镇潜阳之品以增强降压之力。用药层次分明,故收到较好疗效。

(整理:刘宗莲　审阅:陈鼎祺)

案二:平肝息风,调补阴阳,理气活血治疗眩晕

高血压病阴阳两虚,肝风内动之眩晕,以平肝息风、调补阴阳之剂收效。

个人信息:王某,女,50 岁。

初诊:1997 年 6 月 10 日。

主诉:头晕 1 年,加重伴右侧颜面麻木半个月。

现病史:患者 1996 年夏天无明显诱因出现头晕,测血压为 170/105mmHg,间断服用复方降压片,每日 1 片治疗,症状时轻时重,1997 年 5 月 25 日因受风寒出现头晕加重,伴右侧颜面麻木,感觉障碍,时流口水,在我院针灸科诊为面神经麻痹而行针灸治疗,颜面麻木稍有减轻,但仍头晕耳鸣。现症:右侧颜面感觉迟钝,麻木,右眼睑下垂,右上肢有一局限性麻木区域,伴烦躁易怒,手足心热,腰膝酸软,汗出背寒,喜太息,二便尚调,绝经半年。

检查:舌黯红,苔薄黄,脉弦细。血压:150/95mmHg,头颅 CT 正常,心电图示左室肥厚。

中医诊断:眩晕,面瘫,属阴阳两虚,肝风内动,气滞血瘀。

西医诊断:高血压病,面神经麻痹,更年期综合征。

治法:平肝息风,调补阴阳,理气活血。

方药:二仙汤合天麻钩藤饮加减。仙茅 10g,仙灵脾 10g,巴戟天 10g,天麻 10g,钩藤 12g,菊花 12g,葛根 20g,菖蒲 12g,当归 10g,知母 10g,黄柏 10g,怀牛膝 10g,川芎 10g,郁金 10g,柴胡 10g,枸杞 10g。7 剂,水煎服。

二诊:药后头晕耳鸣明显减轻,心悸易紧张,口干欲饮,汗多,纳可,二便调。舌黯红,苔白,脉弦细。血压降至 130/80mmHg,既见效机,守法再进。上方去仙灵脾,加浮小麦 20g,煅龙牡各 30g,继进 7 剂。

以后在此方基础上加减进退,共服药 35 剂,面瘫消失,余症减轻或消失。

按:患者既有头晕耳鸣,颜面肢体麻木等肝风内动之象,又有手足心热、腰膝酸软、汗出背寒等阴阳两虚表现,还有烦躁易怒,舌黯等气滞血瘀之征,故给予平肝息风、调补阴阳、理

气活血之法,加用活血化瘀药既可治疗瘀血之征,又可预防脑血栓等并发症的发生,体现了陈师"见肝之病,知肝传脾,当先实脾"的治未病思想,还寓"治风先治血,血行风自灭"之意。理法合拍,收效甚显。

（整理：刘宗莲　审阅：陈鼎祺）

3. 高普医案（2则）

案一：补益气血、健脾益肾治疗眩晕

贫血气血不足、脾肾亏虚之眩晕,以补益气血、健脾益肾收效。

个人信息：张某,女,73岁。

初诊：2013年5月27日。

主诉：头晕6个月。

现病史：患者高血压病史8年,平素素食为主,身体瘦弱。近半年晨起头晕眼花,心悸气短,活动后眩晕加重,不能站立,恶心呕吐,自觉脑内空虚,腰膝酸软,视物模糊,耳鸣耳聋。

检查：舌质淡嫩,苔薄而腻,脉右弦左虚。面色萎黄,唇甲淡白。血压130/80mmHg;血象：血红蛋白90g/L,白细胞计数3×10^9/L。

中医诊断：眩晕,属气血不足,脾肾亏虚。

西医诊断：贫血;脑动脉供血不足。

治法：补益气血,健脾益肾。

方药：归脾汤加减。党参25g,白术10g,炙黄芪30g,当归15g,白芍15g,茯苓15g,熟地20g,制首乌15g,远志10g,丹参20g,天麻10g,陈皮10g。水煎服,每日1剂,10剂。

二诊（2013年6月10日）：头晕诸症减轻,继服上方。

随访：服用上方1个月余,随访6个月眩晕未发作。

按："诸风掉眩　皆属于肝",眩晕证多属肝风上扰,但也有很多是脾虚痰阻,气血亏虚者,故仍需详查舌脉,辨证施治。老年人多虚实夹杂,治疗上尤其注意补虚,如气虚、血虚、肾虚,正气复邪气始克祛除。《灵枢·海论》认为："髓海不足,则脑转耳鸣,胫酸眩冒,目无所见。"朱丹溪提出"无痰不作眩"。该患者年事已高,老年脾虚,营养不良,以致气血亏虚,脏腑失养,气化不力,痰湿内阻导致脑窍失营,脑髓不充,出现眩晕之症。方中党参、黄芪、白术、茯苓补气生血;当归补营血;熟地黄、首乌益精血;远志、丹参、陈皮、天麻化痰活血通络。

其中天麻是治疗眩晕的圣药,张元素讲本药"治风虚眩晕头痛"。虽云天麻对各型眩晕疗效都佳,但《本经逢原》云："天麻性虽不燥,毕竟风剂,若血虚无风,火炎头痛、口干便闭者,不可妄用。"另外,甘草虽称国老,但其甘而腻湿,对气血亏虚而兼痰湿证者,高师最反对应用此药。

衰老是生物的必然规律。高师注重"七七"、"八八"之数,在老年人治疗上既重视补气血、精气之虚,又不忽视痰瘀之实,合理选药配伍,不忽略勿而勿滞、攻而勿伐这一原则。

（整理：靳冰　审阅：宋芊）

案二:平肝补肾、活血通络治疗眩晕

高血压肝阳上亢、肝肾阴虚之眩晕,以平肝补肾、活血通络收效。

个人信息:杨某,女,54 岁。

初诊:2014 年 5 月 14 日。

主诉:阵发头晕 2 年,加重 1 个月。

现病史:患者 2 年前测血压为 160/80mmHg,此后一直口服氨氯地平,每次 5mg,每日 1 次,血压控制较平稳。1 个月前,患者因情绪焦虑出现头晕、头胀等症状,伴有面部潮热,心烦,口干,汗出等症状,睡眠差,多梦易醒,小便色黄,偶有大便干燥。

检查:舌质黯红,苔黄少津,脉细弦。血压 165/80mmHg,心率 70 次 / 分。

中医诊断:眩晕,属肝阳上亢,肝肾阴虚。

西医诊断:高血压。

治法:平肝补肾,滋阴清热,活血通络。

方药:天麻 15g,钩藤 15g,柴胡 15g,黄芩 15g,白芍 15g,当归 12g,菊花 15g,桑寄生 15g,杜仲 15g,赤芍 15g,川芎 10g,珍珠母 12g,酸枣仁 30g,生代赭石 15g,石决明 15g,玄参 30g,茯神 15g,焦三仙 90g,炙甘草 10g。水煎服,日 1 剂,共 14 剂。

二诊:2 周后复诊,测血压 130/80mmHg,头晕好转,汗出症状好转,睡眠改善,但仍偶有头痛,心烦,舌质黯红,苔薄白,脉细。原方基础上减茯神,续进巩固疗效,半个月后复诊,未诉明显不适。

按:高老师治疗高血压时特别重视肝的疏泄作用。老年肝肾亏虚,肝本脏血虚,肝失疏泄,气机逆乱,甚或肝阳上亢是高血压的常见病机,即病位在肝,病本在肾。肝脏虽称将军之官,并非纯属刚脏,法当柔润,其病机虚证、实证各半,肝藏血,其体为阴,喜调达,主疏泄。治疗中要注意育阴潜阳,滋补肝肾,肝阴足则肝阳自平,而非一味应用镇肝之品,故常用柴胡配当归、白芍,疏肝、柔肝、养血。此治病求本之法。高老师治疗高血压还特别善用降逆之品,五脏是互相影响的,例如肝气可随胃气下降而下降,故可加生枇杷叶、半夏等降胃气之品。高老师常用四生汤(生牡蛎、生龙骨、生石决明、生赭石)也是这个含义,对高血压兼失眠属阴虚阳亢者每收良效。

(整理:靳冰 审阅:宋芊)

4. 孔令诩医案(1 则)

案一:清热化痰,息风定眩治疗眩晕

不明原因头晕痰热动风之眩晕,以清热化痰息风收效。

个人信息:胡某,女,50 岁。医案编号:1017Q0047。

初诊:2010 年 5 月 5 日。

主诉:眩晕 3 个月,甚则昏仆抽搐。

现病史:患者 3 个月前出现头晕、心慌,甚则昏仆、抽搐,健忘。

检查:舌质红,舌苔满,脉弦。

中医诊断:眩晕,属痰热动风证。

西医诊断:头晕、抽搐待查。

治法:清热化痰息风。

方药:天麻钩藤饮合半夏白术天麻汤加减。杭菊 10g,黄芩 10g,白蒺藜 15g,法半夏 10g,天麻 10g,瓜蒌 15g,焦白术 10g,茯苓 15g,杭芍 15g,钩藤 10g(后下),僵蚕 10g,竹叶 15g,莲子心 5g,石菖蒲 10g,生甘草 3g,石决明 30g(先煎)。7 剂,水煎服,每日 1 剂,早晚分服。

二诊(2010 年 5 月 12 日):服药后症减,头晕减,抽搐未作,纳食转好。仍觉心悸,活动则加重。舌红苔白腻,脉弦滑。服药后症减,续用清热化痰,息风止悸。上方加焦槟榔 10g,内金 15g,知母 5g,丹参 10g。21 剂,水煎服,每日 1 剂,早晚分服。

按:孔老师重视经典,喜用东垣、丹溪、叶天士治病之法。《内经》言:"诸风掉眩,皆属于肝",《临证指南医案》言:"所患眩晕者,非外来之风,乃肝胆之风阳上冒耳,甚则有昏厥跌仆之虞……此症之原,本于肝风,"丹溪言:"无痰不作眩"。患者头晕甚则昏仆、抽搐,证属肝风内动。患者舌红苔腻,脉弦滑有力,是痰热之象。综合舌脉症,辨证为痰热化风。天麻、钩藤、石决明平肝潜阳息风,半夏、瓜蒌取小陷胸之意,清热化痰,半夏、白术、天麻、茯苓化痰息风。菊花"能明目而清头风"。

(整理:李娟　审阅:徐世杰)

5. 刘志明医案(2 则)

案一:气血双补治疗眩晕

气血亏虚之眩晕,以气血双补之剂收效。

个人信息:王某,女,35 岁。医案编号:1006H0022。

初诊:1993 年 2 月 25 日。

主诉:低热 5 个月,头晕头鸣,耳鸣伴头痛 3 个月。

现病史:患者于 1992 年 9 月生气后出现全身不适,继而出现低热,体温一般为 37.2~37.3℃,偶尔高达 37.4℃。自觉全身乏力。查 CT 及肝功能,胸片等多项检查未发现异常。未作特殊治疗而发热自行缓解。于去年 11 月末出现头晕头鸣,枕骨后头痛,呈持续性发作。无恶心呕吐晕倒史,故来就诊。刻下症:头晕、头鸣、头痛,伴心烦心悸,眼花流泪,头胀,怕冷,腰酸痛,怕冷以双下肢更甚,用脑过度或遇风眼花、头胀、流泪加重,睡眠欠佳,食欲可,大便有时稀,小便如常,月经一月一行,每次历时 10~15 天,有时淋漓不尽(上环以后出现)。

检查:舌尖稍红,苔少,脉细弦。面色稍白,精神尚可,唇色欠红润。

中医诊断:眩晕,属气血亏虚。

西医诊断:头晕(待查)。

治法:气血双补。

方药:加味四物汤。太子参 12g,当归 9g,生薏苡仁 18g,茯苓 12g,酸枣仁 9g,丹参 9g,白芍 9g,吴茱萸 6g,麦冬 9g,阿胶 9g(烊化),川芎 5g,生地 12g,甘草 6g。15 剂,水煎服,日一剂,

2次/日。

二诊(1993年2月12日):患者月经恢复正常,低热除,头晕痛耳鸣症状明显改善,血压恢复正常。近日稍感前额痛,失眠,大便有时稀。检查:精神可,舌红,苔薄白微黄,稍干燥,脉细弱。原方10剂,水煎服,日一剂,早晚分服,2次/日,服药后随访患者头晕痛及耳鸣消失,低热未再发作。

按:"头晕"一证多因血瘀、血虚所致,不通则痛,不荣则痛,一实一虚。《证治汇补·眩晕》:"血为气配,气之所丽,以血为荣,凡吐衄崩漏,产后亡阴,肝家不能收摄荣气,使诸血失道妄行,此眩晕生于血虚也。"患者长期经量多,加久病,耗伤气血,以致气血均虚,遂致上证。故运用补血之四物汤,加活血养血益气之白芍、阿胶、川芎、太子参等,使气血得补而不瘀滞,眩晕症状得以缓解。

(整理:刘如秀 审阅:刘志明)

案二:益气健脾治疗眩晕

气血亏虚之眩晕,以调补气血收效。

个人信息:庞某,女,55岁。医案编号:1006H0028。

初诊:1993年3月12日。

主诉:头晕、颈部胀痛1年余,加重1周。

现病史:患者于1年前无明显诱因出现头晕、头痛,颈部胀痛,以后颈部为主,当时无明显恶心、呕吐,无视物旋转,无意识丧失,伴有心烦,失眠,腹胀,吐酸水,进食后加重,饭后数小时可稍缓解,无呃逆,生气后上述症状加重。本次因1周前与家人发生口角生气,上述症状加重,服中西药无效而前来就诊。

检查:舌质淡胖,苔白黄腻,脉细弦。慢性病容,表情痛苦,精神忧郁,语音低沉,面色㿠白。

中医诊断:眩晕,属脾胃不和、气血亏虚。

西医诊断:头晕(待查),慢性胃炎,慢性胆囊炎,胆结石。

治法:调补气血,健脾和胃,佐以安神。

方药:四君子汤合当归补血汤加减。党参12g,厚朴12g,半夏10g,白术9g,茯苓12g,当归9g,黄芪15g,甘草6g,珍珠母15g,酸枣仁12g,菖蒲9g,钩藤12g。5剂,水煎服,日1剂,2次/日。

二诊(1993年3月19日):服上方后,头晕、颈胀、失眠、心烦、腹胀、吐酸水等明显缓解,乏力减轻,食欲好转,饮食量增加。检查:面色转红,精神好转,舌质淡,苔黄白腻,脉弦稍细。守方续服月余后随访,纳食正常,反酸腹胀消失,精神佳,头晕未再发作。

按:眩晕的病因病机在《内经》中有外邪致病,有因虚致病,"髓海不足,则脑转耳鸣,胫酸眩冒",此外还与肝有关,"诸风掉眩,皆属于肝"。从本案症状分析,主要体现在气虚则清阳不展,血虚则脑失所养,故头晕、头痛;心主血脉,其华在面,血虚则色㿠白;血不养心,心神不宁,故失眠心烦;气虚则神疲懒言,饮食减少;中气不足,则运化失权,而出现腹胀,吐酸,进食加重。舌质淡,脉细弦均为气血两虚之象。即用四君子汤、黄芪、当归等益气养血,俟气血得充,眩晕症状随之减轻。

（整理：刘如秀　　审阅：刘志明）

6. 卢志医案（1 则）

案一：平肝息风、降逆化湿治疗眩晕合并水肿

高血压肾病肝风内动之眩晕,以平肝息风之剂收效。

个人信息:贾某,男,16 岁。医案编号:1010Q0034。

初诊:2002 年 3 月 10 日。

主诉:下肢浮肿,伴头晕头痛 2 年余。

病史:患者于 2 年前感冒咽痛以后出现双下肢浮肿,伴有头晕头痛,未引起重视。3 个月后因暴怒而症状加重,于当地医院治疗,诊断为"肾炎"、"高血压",经抗生素、降压药、利尿药治疗,诸症稍见好转,1 年以来,血压持续超过正常范围,双下肢浮肿亦时轻时重。去年因工作劳累,头痛加重,经当地医院治疗过程中,突然出现语言謇涩,左上肢无力,神志尚清,经急救而恢复,仍见下肢浮肿,头痛、头晕目眩,走路蹒跚,耳聋耳鸣,治疗未见显效,前来求治。患者双下肢轻度浮肿,头晕头痛,耳聋耳鸣,双目视物昏花,头重脚轻,走路蹒跚,全身乏力,脘腹胀满,胸胁胀痛,恶心欲呕,纳食不香。

检查:舌体胖大,舌苔黄厚而腻,脉象弦滑。

中医诊断:眩晕、水肿,属肝风内动,痰湿中阻。

西医诊断:肾性高血压,慢性肾炎综合征。

治法:平肝息风,降逆化湿。

方药:以镇肝熄风汤加减:怀牛膝 30g,生赭石^(先煎)30g,生龙骨^(先煎)15g,生牡蛎^(先煎)30g,生杭芍 15g,生龟板^(先煎)15g,玄参 15g,天冬 10g,炒陈皮 6g,清半夏 9g,紫苏子 9g,枳实 9g,泽泻 9g,姜厚朴 9g,炒谷麦芽^各15g,30 剂,水煎服,早晚分服。

二诊(2002 年 4 月 11 日):遵上法随证加减连服 30 余剂后,头晕头昏,耳聋耳鸣,走路蹒跚诸症好转,腹胀纳呆,恶心欲呕之证亦随之减轻,舌苔黄厚已退,但口干不欲饮水,夜寐不实,脉象沉弦,知其肝风稍息,胃逆已降,湿浊消退,但肾阴不足之象已露端倪,宜滋肾阴,柔肝木,即潜阳息风之法治之,方用镇肝熄风汤合六味地黄汤加减。原方加熟地黄 24g,山萸肉 12g,怀山药 12g,茯苓 9g,泽泻 9g,牡丹皮 9g,炒枣仁 12g,40 剂,水煎服。

三诊(2002 年 5 月 15 日):上方随证加减连服 30 余剂,头晕耳鸣,走路蹒跚进一步好转,脉象由沉弦转为沉缓,全身乏力,心悸健忘,睡眠不实,手足麻木,纳呆食少,可见肝肾阴虚,肝阳偏亢虽见好转,气血不足,血不营心突出,治宜补益气血,清心安神,兼潜阳息风为法,方用归脾汤化裁:上方加石菖蒲 9g,制远志 9g,当归 9g,党参 9g,炒白术 9g,茯苓 9g,天麻 9g,生黄芪 30g,钩藤^(后下)15g,30 剂,水煎服。

四诊(2002 年 6 月 14 日):遵前法随证加减,连服 20 余剂,全身乏力减轻,心悸失眠亦见好转,但因再次暴怒,又见头晕头昏加剧,头痛连及两目,胃脘堵闷,微有呕恶,脉象弦滑,

舌赤苔白,知其肝胃之气又复上逆,内风萌动,湿浊化热,急宜平肝息风,清热化湿,和胃降逆之法:前方减熟地黄、山萸肉、怀山药、茯苓;加绵茵陈9g,龙胆草9g,30剂,水煎服。

五诊(2002年7月18日):上方累有增减,连服30余剂,诸症逐渐减轻,但仍有头晕目眩,耳鸣耳聋,夜卧失眠等症,脉象弦缓,舌赤苔白腻,此胃逆已降,湿浊已退,然肾阴虚,肝木旺,风阳上扰之症仍在,继以柔肝息风,滋阴潜阳之法治之,耳聋左慈丸加减:熟地黄24g,山萸肉12g,怀山药12g,茯苓9g,泽泻9g,牡丹皮9g,炒枣仁12g,百合9g,生龙骨^(先煎)15g,生牡蛎^(先煎)30g,灵磁石^(先煎)15g,珍珠母^(先煎)15g,制远志9g,当归9g,五味子6g,30剂,水煎服。

六诊(2002年8月20日):遵上法,随证加减连服30余剂,头晕头痛明显减轻,耳聋耳鸣消失,走路蹒跚好转,唯见神疲乏力,纳呆食少,心悸自汗,头晕目眩,时见半身不遂,畏寒怕冷,脉象沉弦,舌红苔薄白。宗舌脉分析,肝阳亢逆虽减,然久病正气亏虚,卫气不固,络脉瘀阻,法当益气活血,方用补阳还五汤化裁:赤芍9g,川芎6g,当归9g,地龙6g,炙黄芪60g,桃仁9g,红花6g,石菖蒲9g,制远志9g,杜仲9g,怀牛膝9g,钩藤^(后下)15g,明天麻9g,上方随证加减连服50余剂,诸症逐渐好转,精神转佳,食欲增多,心悸自汗,畏寒怕冷均见减轻,病情稳定,未见反复。

按:本案以平肝潜阳,滋补肝肾二法为主,首诊以平肝息风,降逆化痰为法,方用镇肝熄风汤,当肝风稍息,胃逆已降,湿浊渐退之后,肾阴不足之象逐渐显露,再以益气活血,归脾汤加味;患者由暴怒后,肝风内动诸症再现,四诊之后,仍宗平肝息风法治之;五诊柔肝息风,滋阴潜阳,耳聋左慈丸治之;六诊时肝肾阴虚均见好转,久病正气亏虚显露,再以益气活血法,方用补阳还五汤加减,前后六易其法,谨守病机,随拨随应。

(整理:韩斐　审阅:卢志)

7. 沈绍功医案(8则)

案一:祛痰化瘀、平肝潜阳治疗眩晕

高血压病Ⅰ级痰瘀互结、肝阳上亢之眩晕,以祛痰化瘀、平肝潜阳之剂收效。

个人信息:邵某,男,51岁。

初诊:2013年4月11日(清明)。

主诉:血压升高伴头胀痛3年。

现病史:患者于3年前,无明显诱因出现头胀痛,血压升高至140/90mmHg。在某医院诊断为高血压病,予盐酸贝尼地平片,2粒,每日一次,血压波动于125/88mmHg上下。近期加重,遂来就诊。母亲有高血压病史。刻下症:头胀痛,伴眩晕健忘,精神疲劳,纳差腹胀,腰酸,阴囊潮湿,精子畸形率高,眠中多梦,二便自调。

检查:舌质黯红,苔薄黄,脉弦。脉搏:57次/分,血压:130/90mmHg。

中医诊断:头痛;眩晕。属痰瘀互结,肝阳上亢。

西医诊断:高血压病Ⅰ级。

治法:祛痰化瘀,平肝潜阳。

方药:自拟祛痰平肝汤合《三因极一病证方论》温胆汤化裁。钩藤30g^{后下},泽泻10g,川芎10g,莱菔子10g,竹茹10g,枳壳10g,茯苓10g,陈皮10g,炒苍术10g,肉桂2g,黄柏10g,牛膝15g,白花蛇舌草30g,薏苡仁10g,红花10g,穿山甲粉3g^{包煎}。14剂,水煎服,日一剂,每日两次。同时口服强力定眩片,6粒/次,每日两次。

二诊(2013年4月25日):服药后,血压明显降低,一周前自停西药降压药。头胀痛、疲劳、阴囊潮湿减轻,仍眩晕,纳差腹胀,眠中多梦,腰酸健忘,精子畸形率高,便溏。脉搏:64次/分,血压:120/80mmHg,舌尖红,苔薄黄,脉弦。效不更法,便溏加白豆蔻10g温中行气、化湿止泻;天麻10g,葛根10g助平肝潜阳之力。14剂,水煎服,日一剂,每日两次。同时口服强力定眩片,6粒/次,每日2次。

三诊(2013年5月9日):服药后,患者血压稳定。眩晕、纳差、腹胀已无,眠中多梦减轻,头胀痛加重,伴阴囊潮湿,疲劳,腰酸健忘,精子畸形率高,便溏。近来颈部僵硬。脉搏:68次/分,血压:110/80mmHg,舌质淡黯,苔薄黄,脉弦。痰瘀之象渐祛,上方去泽泻、川芎、莱菔子,加桑枝10g疏通经络,蔓荆子10g清利头目,赤灵芝5g补气安神。25剂,水煎服,日一剂,每日两次。同时口服强力定眩片,6粒/次,每日2次。

四诊(2013年6月3日):服药后,血压稳定。睡眠转佳,眠中多梦已无,颈部僵硬已无,头胀痛、阴囊潮湿减轻,仍感疲劳健忘,精子畸形率高,腰酸便溏。脉搏:64次/分,血压:110/75mmHg,舌质淡黯,苔薄黄,脉弦。痰瘀之象已退,肝肾亏虚之象渐显,故上方温胆汤易为调肾阴阳方,去红花、桑枝、天麻、葛根,加升麻10g,广藿香10g升阳化湿止泻,白芷10g祛风止痛,为治头痛之要药,石决明30g平肝潜阳,水蛭3g降低精子畸形率。14剂,水煎服,日一剂,每日两次。同时口服强力定眩片,4粒/次,每日2次。

五诊(2013年6月17日):服药后,血压稳定。头胀痛、疲劳已无,腰酸健忘减轻,仍感阴囊潮湿,精子畸形率高,便溏。脉搏:64次/分,血压:120/80mmHg,舌质淡黯,苔根部薄黄腻,脉弦。效不更法,随症加减。上方去薏苡仁、蔓荆子、豆蔻,加五味子10g涩肠止泻,丹参30g养血活血。同时口服强力定眩片,4粒/次,每日两次。仍在门诊治疗中。

按:高血压病并非只见肝阳上亢证,痰瘀互结证亦不在少数。本案患者纳差腹胀,阴囊潮湿,舌质黯红,为痰瘀互结之象;腰酸健忘,精神疲劳属肝肾亏虚,病机性质属虚实夹杂。沈师治疗高血压病主张先祛痰后调肾,祛痰化瘀开胃为先,补虚调肾在后,为本案特色之一。故初诊时祛痰化瘀为主,投自拟祛痰平肝汤合温胆汤为主方;四诊时痰瘀退,胃口开,主方易为调肾阴阳方。

用药特色:①钩藤平肝潜阳,治肝风之标,药理研究表明其有明显的降压作用。主要成分钩藤碱,不宜久煎,宜后下取效。《本草汇言》云:"钩藤,久煎便无力,俟他药煎熟十余沸,投入即起,颇得力也"。②临床实践发现,水蛭、穿山甲是提高精子活力,降低精子畸形率的有效药物。穿山甲研粉包煎有利于有效成分的溶出。③四妙丸引药下行,清利下焦湿热。④中药汤剂联合中成药配合使用是治疗高血压病的增效之举。诸药合用,效果显著,停服西药,中成药减量,血压稳定。

(整理:韩学杰、信富荣 审阅:沈绍功)

案二:祛痰化瘀、清肝泻火治疗眩晕

高血压病Ⅱ级痰瘀互结、肝火炽盛之眩晕,以祛痰化瘀、清肝泻火之剂收效。

个人信息:翟某,女,56岁。

初诊:2012年12月29日(冬至)。

主诉:血压升高3年,加重2天。

现病史:患者于3年前无明显诱因出现血压升高,140/90mmHg,无头晕头痛,唯觉口干口苦。未正规治疗,自服罗布麻片、丹参片等,血压控制不稳定,近2天生气后血压明显升高,遂来就诊。刻下症:血压升高,伴口干口渴,怕热,气短,眼分泌物多,晨起口苦,精神尚可,纳可眠佳,二便正常。

检查:舌质黯红,苔黄腻,脉弦。脉搏64次/分,血压160/100mmHg。

中医诊断:眩晕,属痰瘀互结,肝火炽盛。

西医诊断:高血压病Ⅱ级。

治法:祛痰化瘀,清肝泻火。

方药:《三因极一病证方论》温胆汤合自拟降压汤加减。竹茹10g,枳壳10g,茯苓10g,陈皮10g,钩藤30g后下,泽泻10g,川芎10g,莱菔子10g,丹皮10g,栀子10g,夏枯草10g,石决明30g,菊花10g,红花10g,芦根10g,决明子30g。14剂,水煎服,日一剂,每日两次。中成药强力定眩片6粒,每日两次,口服。

二诊:(2013年1月12日):服药后,血压下降,眼分泌物减少,气短减轻,唯感口渴口干,晨起口苦,怕热。查体:脉搏64次/分,血压150/100mmHg,舌质黯红,苔中根部厚腻,脉弦。效不更法,上方加葛根10g,灵芝10g,佩兰10g。14剂,水煎服,日一剂,每日两次。继续给予强力定眩片6粒,每日两次口服。

三诊:(2013年1月26日):服药后,血压明显降低,眼分泌物、气短减轻,仍感口干口渴,晨起口苦。查体:脉搏64次/分,血压140/90mmHg,舌质黯红,苔薄黄微腻,舌下络脉紫粗,脉弦。上方去泽泻、川芎、佩兰,加海藻10g加大祛痰力度,加牛膝10g以活血化瘀,加天花粉15g以生津止渴。14剂,水煎服,日一剂,每日两次。继续给予强力定弦片6粒,每日2次口服。

四诊:(2013年2月9日):患者因生气后口干口渴、晨起口苦加重,血压升高,160/100mmHg,大便偏干,舌质黯红,苔黄腻,舌下络脉紫粗。上方去灵芝,莱菔子改为20g以通便,加紫草10g以增强清热之功,继续给予口服强力定弦片6粒,每日2次口服。服药14剂后,血压降低,口干口渴、晨起口苦减轻,大便正常,血压140/90mmHg,舌质黯红,苔薄黄,舌下脉络紫粗。后随症加减治疗月余,门诊期间血压平稳下降,未再复诊。

按:世人治疗高血压病多从肝阳化风,水不涵木论治,本案患者血压升高,伴口干口渴,晨起口苦,怕热,眼分泌物多,舌质黯红,苔黄腻,脉弦。辨证属痰瘀互结,肝火亢盛,治以祛痰化瘀,清肝泻火,方选温胆汤、丹栀逍遥散加减。用药特色:①自拟降压汤是沈老治疗高血压病痰瘀互结证常用方,方中钩藤平肝,治肝风之标;川芎化瘀,升清透窍;莱菔子、泽泻祛痰,且分利两便,使邪从两便而解。尤其要指出的是钩藤必要后下才可收效。②海藻祛痰、软坚散结,对于降舒张压有显著疗效。③中药汤剂配合中成药同服是本案特色之一,中药汤剂药专力宏,而中成药作用持久而稳定,二者同用,疗效确切。

(整理:韩学杰、信富荣 审阅:沈绍功)

案三:祛痰清热法治疗眩晕合并肺岩

高血压病Ⅱ级痰浊内蕴、郁而化热之眩晕合并肺岩,以祛痰清热之剂收效。

个人信息:沈某,女,69岁。

初诊:2013年2月21日(雨水)。

主诉:间断性眩晕头痛6年,加重2周。现病史:患者于6年前感冒后出现眩晕头痛,血压高达170/105mmHg,无恶心呕吐,一天后恢复正常,其后血压间断性升高,未予治疗。近来眩晕头痛加重,血压升高,遂来门诊求治。既往肺癌术后半年,现服用吉非替尼片,1片/次,1次/日。无饮酒史,吸烟50年,20支/日,已戒烟半年余。家族无高血压病史。刻下症:眩晕头痛,伴胸闷心悸,后背疼痛酸胀,咽干疼痛,口干,精神倦怠,纳差,入睡难,眠中易醒,大便正常,夜尿1~2次。

检查:舌质黯红,苔薄黄,脉弦。心率110次/分,血压150/90mmHg。

中医诊断:眩晕;头痛;肺岩。属痰浊内蕴,郁而化热。

西医诊断:高血压病Ⅱ级;肺癌。

治法:祛痰清热。

方药:《温病条辨》三仁汤合《三因极一病证方论》温胆汤化裁。杏仁10g,豆蔻10g,薏苡仁10g,竹茹10g,枳壳10g,茯苓10g,陈皮10g,石菖蒲10g,郁金10g,白花蛇舌草30g,苏木10g,丹参30g,莱菔子10g,山茱萸10g,钩藤30g[后下],芦根10g,薄荷10g[后下],赤灵芝5g。21剂,水煎服,日一剂,每日两次。

二诊(2013年3月14日):服药21剂后,血压降低,纳食转佳,精神好转,眩晕减轻,患者自觉舌痛难忍,仍感头痛,胸闷心悸,后背疼痛酸胀,咽干疼痛,口干,入睡难,眠中易醒。脉搏87次/分,血压135/75mmHg,舌质黯红,苔薄黄,脉弦。患者痰浊稍退,热象加重,故易方为元参汤,增强养阴清热之力。玄参10g,枳壳10g,茯苓10g,陈皮10g,石菖蒲10g,郁金10g,升麻10g,葛根10g,连翘10g,金银花10g,芦根10g,薏苡仁10g,赤灵芝5g,莱菔子10g,丹参30g,钩藤30g[后下],白花蛇舌草30g。28剂,水煎服,日一剂,每日两次。

三诊(2013年4月11日):服药后,血压升高,精神好转,眩晕已无,头痛、舌痛、胸闷减轻,口干、咽干疼痛减轻,后背疼痛酸胀减轻,仍感心悸,入睡难,眠中易醒。脉搏90次/分,血压145/90mmHg,舌质黯红,苔薄白,脉细弦。患者自觉眼睛不适,上方加菊花10g,赤芍10g清肝明目;三七粉6g[冲服]助活血化瘀之力;夜交藤60g宁心安神。21剂,水煎服,日一剂,每日两次。

四诊(2013年5月2日):续服后,患者血压稳定,精神佳,无入睡难、眠中易醒,无后背疼痛酸胀,舌痛、咽干疼痛、胸闷减轻,仍感头痛,心悸,口干。脉搏81次/分,血压140/90mmHg,舌质黯红,苔薄黄,脉细弦。效不更法,二诊方去石菖蒲、郁金,加浙贝10g清热化痰,桔梗 10g 利咽兼引药上行。21 剂,水煎服,日一剂,每日两次。

五诊(2013 年 5 月 23 日):续服后,患者血压降低,胸闷已无,头痛、咽干疼痛减轻。唯感舌痛,心悸,口干,脉搏 76 次/分,血压 124/70mmHg,舌质黯红,苔薄黄,舌下络脉粗,脉左寸小滑,右脉弦。二诊方去金银花,加天花粉 10g 清热生津止渴。一月后门诊随访,病情稳定,血压 127/76mmHg,心率 81 次/分,咽干疼痛已无。仍在门诊治疗中。

按:高血压病历来主张从肝阳化风或水不涵木论治,重点均在肝上。中医治疗高血压病不应一味平肝息风,取效关键在于辨证论治。本案患者初诊胸闷心悸,精神倦怠,纳差,咽干疼痛,舌质黯红,苔薄黄,脉弦为痰热内蕴之证,故选用温胆汤合三仁汤为基础方,祛痰清热。二诊时痰浊渐退,患者舌痛难忍,咽干疼痛,口干,入睡难,眠中易醒,热象明显,方选元参汤,养阴清热。用药特色:①本案为痰热内蕴之证,沈师认为痰浊日久必兼血瘀,加苏木、丹参化瘀以助祛痰。②赤灵芝补气而不滋腻,兼可安神助眠,一药而兼两用。③钩藤平肝潜阳,治肝风之标,药理研究表明其有明显的降压作用。钩藤降压须注意后下取效,不宜久煎。④菊花、赤芍清肝明目,为治疗眼部疾患的有效药对。全方立法扣证,用药精妙,收效明显。

(整理:韩学杰、信富荣 审阅:沈绍功)

案四:调肾阴阳、活血通络治疗眩晕合并乳岩

高血压病Ⅰ级阴阳两虚、经脉瘀滞之眩晕合并乳岩,以调肾阴阳、活血通络收效。

个人信息:刘某,女,63 岁。

初诊:2012 年 10 月 18 日(寒露)。

主诉:头晕伴乳腺癌术后 2 年。

病史:患者因头晕呕吐,血压 180/130mmHg,诊断为原发性高血压 20 年,口服苯磺酸氨氯地平片 1 片,富马酸比索洛尔 1 片,每日 1 次,血压控制在 120~130/60~70mmHg,3 年前停服富马酸比索洛尔,血压偶有升高。乳腺癌术后 2 年,头晕,心动过速,经友介绍,前来诊治。

刻下症:头晕,心悸,眠中易醒,耳内闷堵感,食纳尚可,大便质软,日 1~2 次。

检查:舌质淡黯,苔薄黄,脉细弦,心率 98 次/分,血压 140/56mmHg。轻度脂肪肝。

中医诊断:眩晕;乳岩。属阴阳两虚,经脉瘀滞。

西医诊断:高血压病Ⅰ级,乳腺癌术后。

治法:调肾阴阳,活血通络。

方药:自拟经验方"调肾阴阳方"合"降压四味汤"。枸杞子 10g,菊花 10g,生地黄 10g,黄精 10g,生杜仲 10g,桑寄生 10g,钩藤 30g后下,泽泻 10g,川芎 10g,莱菔子 10g,山茱萸 10g,赤灵芝 5g,三七粉 3g冲服,丹参 30g,浙贝 10g,赤芍 10g,磁石 30g,蝉蜕 5g,天麻 10g,夜交藤 60g,白花蛇舌草 30g,芦根 10g,苦参 5g。30 剂,水煎服,日一剂,每日两次。

二诊(2012 年 11 月 17 日):服药后,血压 122/65mmHg,头晕减轻,耳内闷堵感已无,心率 81 次/分,舌质淡黯苔薄黄,脉细弦。上方去蝉蜕、灵磁石、芦根加佩兰 10g,薏苡仁 15g 清热利湿以助祛痰。续服 30 剂。

三诊(2012 年 12 月 17 日):服药后,血压 118/59mmHg,头晕减轻,心率 78 次/分,仍有

早醒,近周上火,口腔溃疡,肝区胀痛,舌质淡黯、苔薄黄、脉细弦,上去调肾阴阳方、泽泻、川芎、佩兰,三七粉改 6g 冲服,加元参汤 4 味滋阴清热,连翘 10g 清热解毒。续服 30 剂。

四诊(2013 年 1 月 16 日):服药后,血压 108/63mmHg,头晕已无,心率 84 次/分,口腔溃疡反复,肝区胀痛减轻,舌质淡黯苔薄黄,脉细弦,上方加金银花 10g 清热泻火,薄荷 10g^{后下}清泄肺热,豆蔻 10g 行气宽胸,蚕砂 15g^{包煎}通络止痛,嘱苯磺酸氨氯地平片减半。随访 3 个月,血压稳定,控制在 100~125/70mmHg。

按:本案属中医"眩晕"、"头痛"范畴,临床多见,有虚有实,错综复杂,此案即是如此,有阴阳两虚之证,又有痰瘀互结之证。沈师认为舌脉应当列作金标准,本案患者舌质淡黯、苔薄黄,脉细弦皆为虚证之象,治疗应及时补虚。《景岳全书》亦曰:"无虚不作眩",沈师补虚主张调肾,自拟"调肾阴阳方","阳中求阴","阴中求阳",阴阳平衡,其虚乃除。体虚日久,气机不畅,易致血脉瘀滞,痰瘀互结,痰瘀同治以增效,故合"降压四味汤"祛痰平肝,升清降浊,方中钩藤平肝,治肝风之标;川芎化瘀,升清透窍;莱菔子、泽泻分利两便,使邪从两便而解。三七粉、丹参、浙贝、赤芍活血化瘀,软坚散结,以防乳腺癌术后复发。蝉蜕、天麻、灵磁石升降气机,为治疗耳鸣耳聋的有效药对,证药相符,效果显著,西药减量,血压正常。

(整理:韩学杰、王凤　审阅:沈绍功)

案五:祛痰化瘀、交通心肾治疗眩晕合并失眠

高血压病Ⅰ级痰瘀互结、心肾不交之眩晕合并失眠,以祛痰化瘀、交通心肾收效。

个人信息:娄某,女,59 岁。

初诊:2013 年 3 月 9 日(惊蛰)。

主诉:眩晕阵发性发作,头目不清,伴入睡困难 2 年。

病史:患者 1982 年行乳腺纤维瘤手术,1998 年因子宫平滑肌瘤行子宫全切术,2011 年 11 月反流性食管炎,2012 年 12 月检查显示存在脑膜瘤,均未给予药物治疗。2 年前因过度劳累后,自觉眩晕,头重脚轻,血压 150/90mmHg,某西医院诊断为高血压病Ⅰ级,口服奥美沙坦半片,血压控制在 110~130/80~90mmHg。刻下症:眩晕头昏,视物模糊,怕冷腰酸,偶有心悸耳鸣,入睡困难,眠中醒后不易入睡,食纳尚可,二便自调。

检查:舌质紫黯,苔薄黄腻,脉沉细。血压 150/90mmHg,心率 82 次/分。

中医诊断:眩晕;不寐。属痰瘀互结,心肾不交。

西医诊断:高血压病Ⅰ级,失眠。

治法:祛痰化瘀,交通心肾。

方药:《三因极一病证方论》温胆汤合《韩氏医通》交泰丸加减。竹茹 10g,枳壳 10g,茯苓 10g,陈皮 10g,石菖蒲 10g,郁金 10g,肉桂 2g,黄连 5g,夜交藤 60g,天麻 10g,葛根 10g,钩藤 30g^{后下},三七粉 6g^{冲服},薏苡仁 10g,浙贝 10g,赤芍 10g,赤灵芝 3g。14 剂,水煎服,日一剂,每日两次。

二诊(2013 年 3 月 23 日):服药后,血压 125/80mmHg,心率 78 次/分。入睡好转,眠中易醒,心悸耳鸣明显减轻,仍有头晕昏蒙,视物模糊,腹胀矢气多,大便不成形,日 1~2 次,舌

质紫黯，苔薄黄腻，脉沉细，效不更法，加大痰瘀同治之力，上方去石菖蒲、郁金加丹参30g活血化瘀，牡蛎30g软坚散结，祛痰除腻。14剂，水煎服，日一剂，每日两次。

三诊（2013年4月6日）：续服后，血压120/80mmHg，心率74次/分。二便自调，腹胀矢气已无，心悸耳鸣、腰酸均明显减轻，仍有头晕昏蒙，视物模糊，偶有入睡困难，眠中易醒，舌质紫黯，苔薄黄微腻，脉细弦。上方去牡蛎加红花10g活血化瘀，炒酸枣仁30g宁心安神，豆蔻10g温中行气。14剂，水煎服，日一剂，每日两次。配合强力定眩胶囊6粒/次，日两次，定眩降压，辅助治疗。

四诊（2013年4月20日）：续服后，血压120/70mmHg，心率72次/分。心悸耳鸣已无，睡眠转佳，唯有早醒，仍有头晕昏蒙，视物模糊，偶有手足麻木，手麻甚，舌质黯红苔薄黄，边有瘀斑，脉细弦。上方去薏苡仁、豆蔻加桑枝10g祛湿通络，引药入上肢，合欢皮10g和血宁神。21剂，水煎服，日一剂，每日两次。配合强力定眩胶囊6粒/次，日2次。

五诊（2013年5月11日）：续服后，血压120/80mmHg，心率72次/分。自停奥美沙坦2周，头晕已无，视物模糊减轻，手足麻木减轻，早醒已无，偶有入睡困难。舌质黯红苔薄黄，边有瘀斑，脉细弦。上方去合欢皮加远志10g安神定志，交通心肾，地龙10g活血通络。续服14剂，唯有视物模糊，遇事偶有入睡困难，余症皆除，上方加石决明30g清肝明目，合欢皮10g宁心安神。配合强力定眩胶囊6粒/次，日两次。续服14剂，未在复诊。

按：沈师认为高血压病不能框于"肝火上扰"、"水不涵木"等证类，不可一味"平肝息风"、"滋水涵木"，还应辨证论治，此案便是例证，患者眩晕头昏，舌质紫黯，苔薄黄腻，为痰瘀互结，蒙蔽清窍之象，脉虽沉细，但无症舌验证，不能视为虚证。治当以痰瘀同治，透窍行气为法。方拟温胆汤加减，竹茹功专清热祛痰为君药；枳实消积泻痰为臣药，因其破气太甚而易为枳壳；云苓健脾渗湿，陈皮理气祛痰，以截"生痰之源"，均为必用的辅佐药；4味连用现温胆汤的祛痰之功。痰蒙清窍宜豁宜行，加入开窍化湿的石菖蒲，行气活血的广郁金。瘀阻常致癥瘕积块，活血化瘀，和血通络选加三七粉、丹参、赤芍、红花、地龙等，以防包块再生。活血化瘀药久服必伤心气，加赤灵芝、炒酸枣仁防其伤正。患者入睡困难，眠中易醒，合交泰丸中黄连清心降火，肉桂引火归元，二药合用，交通心肾，使肾水上承，心火下降，为治疗失眠的效药，选加夜交藤、炒酸枣仁、远志、合欢皮以增加安神之效。辨证论治，药证对应，西药已停，血压正常，痰瘀同治，收效显著。

（整理：韩学杰、王凤　审阅：沈绍功）

案六：调肾阴阳、调和营卫治疗眩晕

继发性高血压病肾阳亏虚、阴阳失调之眩晕，以调肾阴阳、调和营卫收效。

个人信息：宋某，女，70岁。

初诊：2013年3月6日初诊（惊蛰）。

主诉：眩晕头痛阵发性发作40年。

病史：患者40年前妊娠后血压时有升高，最高达240/140mmHg，诊断为高血压病，未经治疗，直至2008年因血压升高，头胀乏力于某社区医院就诊，给予口服非洛地平缓释片，氯沙坦钾片每日各 1 粒,血压控制在 130~140/70~76mmHg 左右。高脂血症史,颈部椎间管狭窄史,经友介绍遂来求诊。刻下症:眩晕头痛,心前区发紧,怕冷腿凉,腰背凉痛,盗汗,口干口渴,疲劳气短,眠中易醒,食纳尚可,大便自调,遇凉易腹泻,小便频数,夜尿 2 次。

检查:舌质淡红,苔薄黄,脉沉细。

中医诊断:眩晕,腰痛,属肾阳亏虚,阴阳失调。

西医诊断:继发性高血压病。

治法:调肾阴阳,调和营卫。

方药:沈氏经验方"调肾阴阳方"合《伤寒论》桂枝汤加减。枸杞子 10g,菊花 10g,生地黄 10g,黄精 10g,生杜仲 10g,桑寄生 10g,桂枝 10g,白芍 10g,葛根 10g,天麻 10g,钩藤 30g[后下],续断 10g,老鹳草 10g,鸡血藤 10g,红花 10g,白花蛇舌草 30g,决明子 15g。14 剂,水煎服,日一剂,每日两次。

二诊(2013 年 3 月 20 日):服药后,血压 120/70mmHg,眩晕头痛减轻,仍有腰椎及后背凉痛,怕冷腿凉,眠中易醒,舌质黯红、苔薄黄、脉细弦,上方加仙灵脾 10g,补骨脂 10g 温补肾阳,夜交藤 30g 宁心安神。14 剂,水煎服,日一剂,每日两次。

三诊(2013 年 4 月 3 日):服药后,血压 120/70mmHg,腰痛加重,前胸后背疼痛,大便溏稀 2~3 次 / 日,怕冷,舌质淡红,苔薄白,脉细弦。上方去决明子,桂枝,白芍,加附子 10g[先煎],细辛 3g 温通止痛,豆蔻 10g 温中和胃,豨莶草 10g 祛风止痛。14 剂,水煎服,日一剂,每日两次。

四诊(2013 年 4 月 17 日):服药后,血压 130/70mmHg,腰痛腰凉,足跟疼痛,前胸疼痛,夜尿频,大便溏稀,2~3 次 / 日,舌质黯红,苔薄白,脉弦,一诊方去桂枝,决明子,加附子 10g[先煎],细辛 3g,蚕砂 15g[包煎],乌药 10g,益智仁 10g。白芍改为 30g 增柔肝止痛之力。14 剂,水煎服,日一剂,每日两次。

五诊(2013 年 5 月 1 日):服药后,血压 120/70mmHg,肝区疼痛,左足跟疼痛,舌质黯红,苔薄白,脉细弦,上方加赤芍 10g,生蒲黄 10g[包煎],元胡 10g 活血理气止痛。续服 14 剂。一诊方随证加减,胸痛气短选加苏木、蚕砂、山茱萸、刘寄奴。胃脘凉痛选加木香、砂仁、高良姜、豆蔻、乌药。眩晕头痛选加白芷、蔓荆子、荆芥。随访 3 月,血压稳定在 120/70mmHg,诸症皆减,仍在门诊治疗中。

按:本案患者年逾古稀,病久体弱,舌脉均为阴阳失调之证,治疗当选用沈师经验方"调肾阴阳方",张景岳言:"善补阴者,必于阳中求阴;善补阳者,必于阴中求阳"。方中组成:枸杞子、野菊、生地黄、黄精、生杜仲、桑寄生。阴阳双补,阴阳得调。患者眩晕头痛,心前区发紧,怕冷腿凉,腰背凉痛,既有阴阳两虚,又有营卫不和,故合桂枝汤调和营卫,温通心肾之阳。前胸后背疼痛,腰痛腰凉加重,便溏怕冷,舌质淡红苔薄白,脉细为心肾阳虚,阴寒凝滞之象,非大热大补之品不能解除,故用麻黄附子细辛汤辛热之剂温通经脉,然而麻黄具有升压之弊,故弃而不用,用辛热之剂时间过长则易耗伤阴液,故中病即止。虚久必瘀,故选加红花、赤芍、鸡血藤等活血化瘀药改善血瘀状态,增加血脉运行,以增其效。方证相应,阴阳平衡,血压自调。

(整理:韩学杰、王凤　审阅:沈绍功)

案七:滋阴清热、宁心安神治疗眩晕

高血压病Ⅰ级阴虚火旺,热扰心神之眩晕,以滋阴清热、宁心安神收效。

个人信息:孙某,女,50岁。

初诊:2012年12月29日(冬至)。

主诉:头晕头痛阵发性发作4月余。

病史:患者2009年体检时发现甲状腺功能低下,口服左甲状腺素钠片治疗,高脂血症、糖尿病饮食控制,未予药物治疗。2011年9月进行乳腺癌切除术,化疗后口服抗癌药巩固治疗。2012年9月因阵发性头晕头痛,医院检查血糖升高,加服二甲双胍0.25g,日两次。监测血压在140~150/80~90mmHg左右波动,诊断为2型糖尿病,高血压病Ⅰ级。刻下症:时有头晕头痛,心慌胸闷,乏力,入睡困难,烦躁易怒,口黏口苦,咽干口渴,怕热,大便不成形,1~2次/日,量少不畅。

检查:舌尖红,质黯红,苔薄黄,脉细弦,血压130/90mmHg,心率78次/分,空腹血糖6.1mmol/L,餐后血糖9.0mmol/L,糖化血红蛋白7.3mmol/L。

中医诊断:眩晕;不寐;消渴;乳岩。属阴虚火旺,热扰心神。

西医诊断:高血压病Ⅰ级,失眠,2型糖尿病,乳腺癌术后,甲状腺功能低下。

治法:滋阴清热,宁心安神。

方药:自拟经验方"元参汤"加减。元参10g,枳壳10g,茯苓10g,陈皮10g,石菖蒲10g,郁金10g,山茱萸10g,刘寄奴10g,夜交藤60g,炒酸枣仁15g,赤灵芝5g,苏木10g,佛手10g,丹参30g,薏苡仁30g,山楂10g,连翘10g,白花蛇舌草30g,决明子10g,芦根10g,钩藤30g后下。14剂,水煎服,一日一剂,每日两次。伍强力定眩胶囊,4粒/次,日两次,诺迪康胶囊2粒/次,日两次。

二诊(2013年1月12日):服药后,血压120/80mmHg,心率72次/分,心悸胸闷、咽干口渴、口黏口渴均已消失,偶有头晕头痛,乏力明显减轻,入睡困难同前,现觉腹胀不适,大便不成形,量少不畅,舌尖红苔薄黄,脉细弦。上方去石菖蒲、郁金、连翘,加牡丹皮10g清热泻火;紫苏梗10g行气宽胸。7剂,水煎服,一日一剂,每日两次。伍强力定眩胶囊,4粒/次,日两次,诺迪康胶囊2粒/次,日两次。

三诊(2013年1月19日):服药后,血压135/90mmHg,心率72次/分,偶有头晕头痛,入睡困难,腹胀不适,大便成形,量少不畅,余症皆除,舌尖红质黯红苔薄黄,脉细弦。上方去佛手、丹参、紫苏梗,加肉桂2g引火归元,黄连5g清心泻火,决明子改30g润肠通腑,炒酸枣仁改30g增加安神之效,14剂,水煎服,一日一剂,每日两次。伍强力定眩胶囊,4粒/次,日两次,正心泰胶囊2粒/次,日两次。

四诊(2013年2月2日):服药后,血压120/80mmHg,心率72次/分,头晕头痛已无,入睡困难减轻,但觉多梦,仍有腹胀,大便转畅,舌尖红苔薄黄,脉细弦,上方去苏木、山楂,加栀子10g清泻心火,合欢皮10g宁心安神,丹参30g活血化瘀。14剂,水煎服,一日一剂,每日两次。伍强力定眩胶囊,4粒/次,日两次,正心泰胶囊2粒/次,日两次。

五诊(2013年2月16日):服药后,血压120/80mmHg,心率72次/分,头晕头痛1月未见,入睡快,多梦减少,大便通畅,腹胀已无,舌尖红苔薄黄,脉细弦。上方去合欢皮,加生鸡内金30g健胃消癥,伍诺迪康胶囊,4粒/次,日两次,正心泰胶囊4粒/次,日两次补益心气。续服7剂,未有不适,自行停药。随访2个月,血压稳定在120/80mmHg左右。

按:本案患者舌症均为阴虚火旺、热扰心神之象,故用元参滋阴清热,热易生痰伍以枳壳、茯苓、陈皮理气祛痰,健脾和胃,以截生痰之源。且茯苓、薏苡仁有降糖之效。交泰丸中黄连清心降火,肉桂引火归元,二药合用,为治疗失眠的效药,选加夜交藤、炒酸枣仁、合欢皮宁心安神,专治虚烦不得眠。山茱萸、刘寄奴为治疗心病的有效药对。虚久必瘀,故加丹参、山楂、苏木、牡丹皮等活血化瘀药,改善瘀血状态,增加血脉运行,且山楂药理研究具有强心、降压、降脂之效。活血化瘀药久服必伤心气,伍赤灵芝补心气防伤正,且消脂又抗癌。生薏仁、白花蛇舌草清热利尿,虽寒但不伤胃,解毒抗癌而用于各类癌瘤;芦根清热生津,为热病伤津要药,药理证实亦有祛痰抗癌作用。诸药合用预防乳癌复发。钩藤具有明显降压作用,普遍用治高血压病,但其活性成分为钩藤碱,用于降压时不宜久煎,要后下取效。配伍中成药辅助治疗以增效。证药相符,血压正常,症状消失,疗效显著。

(整理:韩学杰、王凤 审阅:沈绍功)

案八:益气养阴、化瘀清热治疗眩晕合并心悸

高血压病气阴两虚,心脉瘀滞之眩晕,以益气养阴、化瘀清热收效。

个人信息:王某,女,45岁。

初诊:2013年2月7日(立春)。

主诉:眩晕阵发性发作半年,伴心悸多汗加重1周。

病史:半年前患者因劳累、生气后头晕头痛,血压120/90mmHg,心悸气短,时有心前区疼痛,在某西医院就诊,检查诊断为高血压病,服用富马酸比索洛尔片,每日半片,血压控制120/78mmHg。三尖瓣少量反流,窦性心律不齐,心动过速,偶发房性早搏,未经药物治疗。近周来阵发眩晕耳鸣,心悸汗出加重,经友介绍,前来门诊治疗。刻下症:时有眩晕耳鸣,心悸气短,前胸、后背发紧疼痛,动则多汗,怕冷腿软,胃胀不适,多梦易醒,食纳尚佳,二便自调。

检查:舌质黯红,苔薄黄,左脉沉细,右脉弦,血压120/80mmHg,心率77次/分。

中医诊断:眩晕;心悸。属气阴两虚,心脉瘀滞。

西医诊断:高血压病,心律失常。

治法:益气养阴,化瘀清热。

方药:沈氏经验方"三参饮"化裁。元参10g,苦参10g,丹参30g,枳壳10g,茯苓10g,陈皮10g,山茱萸10g,刘寄奴10g,天麻10g,葛根10g,桑叶10g,牡蛎30g,佛手10g,苏木10g,夜交藤30g,莱菔子10g,白花蛇舌草30g。14剂,水煎服,日一剂,每日两次。

二诊(2013年2月21日):服药后,血压106/76mmHg,心率75次/分。多汗明显减轻,头晕耳鸣、心悸气短减轻,心前区、后背发紧疼痛、多梦易醒仍有,胃胀同前。舌质黯红,苔薄黄,左脉沉细,右脉弦,上方夜交藤改为60g助宁心安神之力,加珍珠母30g镇静安神,钩藤

30g^{后下}平肝降压,乌药10g行气止痛,蚕砂15g^{包煎}通络止痛,14剂,水煎服,日一剂,每日两次。嘱西药减半,加服强力定眩胶囊4粒/次,每日两次,稳定血压。

三诊(2013年3月1日):服药后,血压125/80mmHg,活动后心率84次/分。多汗已无,仍有多梦易醒,余证皆减,舌质黯红苔薄黄,脉沉细。一诊方去苏木,夜交藤改为60g,加钩藤30g^{后下},石决明30g,牡丹皮10g清肝泻火。21剂,水煎服,日一剂,每日两次。强力定眩胶囊4粒/次,日两次。

四诊:(2013年3月22日):服药后,血压116/80mmHg,心率77次/分。唯时有胃胀,偶发心慌气短,余症皆除。舌质黯红,苔薄黄微腻,脉细弦。上方加佩兰10g化湿和中,豆蔻10g温中行气。28剂,水煎服,日一剂,每日两次。强力定眩胶囊4粒/次,日两次。

五诊:(2013年4月19日):服药后,血压110/80mmHg,心率74次/分,胃胀已无,晨起饭后偶有心慌气短。舌质淡红苔薄黄,脉细弦。三诊方加赤灵芝5g补心益气,炒酸枣仁15g宁心安神,麦冬10g滋养心阴,泽兰10g活血利尿。强力定眩胶囊4粒/次,日两次。续服14剂,血压110/80mmHg,心率76次/分,已无明显不适,服用强力定眩胶囊4粒/次,日两次,巩固疗效,未在复诊。

按:《景岳全书·眩运》指出"眩运一证,虚者居其八九",强调"无虚不能作眩",沈师认为高血压病不能框于"肝火上扰"、"水不涵木"等证类,还应辨证论治,此案便是。三参饮(党参、丹参、苦参)为沈师治疗心律不齐常用方剂。沈师主张"舍症从舌"。患者舌质黯红,苔薄黄,故用元参易党参滋阴清热;苦参抗心律失常,但苦寒而燥,药量不能过大应在10g以内,防其伤胃;气虚日久必见血瘀,丹参既活血化瘀,又能引药入心。三药之功正合本案。山茱萸、刘寄奴为治疗心病的常用有效药对。气虚必生痰浊伍以枳壳、茯苓、陈皮、莱菔子理气祛痰、健脾和胃,以截生痰之源。钩藤近代药理证实有明显降压作用,故普遍用治高血压病,但其活性成分为钩藤碱,不宜久煎,用于降压时要后下方能取效,且能改善血液动力学,抗心律失常。在辨证论治基础上选加钩藤、天麻、葛根、莱菔子等具有降压作用的药物以增效。诸药合用,辨证精当,论治灵活,疗效显著。为防血压反复,稳定期以成药巩固疗效。

(整理:韩学杰、王凤　审阅:沈绍功)

8. 王今觉医案(2则)

案一:活血祛风除湿治眩晕

眩晕之血瘀湿浊夹风证,以活血祛风除湿剂收效。

个人信息:陈某,男性,48岁。病案号:2319871。

初诊:2012年10月25日。

主诉:头晕阵作1周。

现病史:1周来无明显诱因头晕阵作,于夜间如厕或晨起时发作较多,2~3秒可缓解,前天于大会讲演时又发,目前食纳可,二便调。

检查:舌淡粉黯,苔白厚,脉沉滑。BP:120/80mmHg,在协和医院做脑CT、脑血管多普勒、颈椎片等,均无异常。

中医诊断:眩晕,属血瘀湿浊夹风。

西医诊断:眩晕待查。

治法:活血祛风除湿。

方药:取四物汤之意加减。当归9g,赤芍12g,生地黄12g,川芎6g,黄芩6g,僵蚕6g,天麻12g,干石斛15g,三七末3g(冲服),天竺黄6g。3剂,水煎服。

二诊(2012年10月8日):起床已无头晕,但讲话多则头沉不适,上午腿软,舌颤淡黯,胖嫩,边有齿痕,苔白润,脉搏细滑,右沉细涩尺沉,结合望目,辨证属气血不足,肝肾血瘀,夹湿夹风,上方加天竺黄9g,苍术6g,山萸肉15g,生黄芪18g,白菊花9g,牡蛎30g(先煎)。4剂,继服。

三诊(2012年11月1日):药后未再眩晕,今午后头沉,略腿软,舌淡胖嫩,齿痕,略颤,苔白润,脉细滑。结合望目,辨证属肝肾气血虚,血瘀夹湿夹风,在上方基础上加白茅根60g,知母6g,麦冬6g,郁金6g。继服3剂而愈,随访头晕未再发作。

按:王今觉教授通过望目结合舌脉辨证属湿浊夹瘀夹风,处方以三七合四物汤活血化瘀,加天麻、僵蚕活血祛风,天竺黄化痰祛湿。3剂后头晕减轻,但觉讲话多则头沉,上午腿软,考虑是为湿祛后气虚症状显现,遂加用补气之黄芪,三诊时肝肾阴虚证明显,又加用补肝肾之阴药物而愈,随访至今未复发。

(整理:提桂香、王斌　审阅:王今觉)

案二:补肾活血、祛风除湿治疗眩晕

颈椎病肾虚血瘀眩晕,以补肾活血、祛风除湿剂而收效。

个人信息:蔡某,女性,45岁。病案号:A038906。

初诊:2004年4月19日。

主诉:头晕月余。

现病史:患者1个月来头晕,呈持续性,无恶心呕吐,伴乏力,记忆力差,不欲饮食,大便少,小便调,月经18天左右一行,量少色黯红,有血块。

检查:舌黯粉苔白厚,脉沉细。在宣武医院做头CT、脑血管多普勒,无异常发现,颈椎片示曲度变直。

中医诊断:眩晕,属肾虚血瘀夹湿夹风。

西医诊断:颈椎病。

治法:补肾活血,祛风除湿。

方药:以天麻钩藤饮合圣愈汤加减。当归12g,赤芍9g,生熟地各12g,川芎6g,天麻12g,僵蚕6g,生苡仁60g,枸杞子30g,怀牛膝12g,川断12g,桑寄生18g。7剂,水煎服。

二诊(2004年4月29日)服上药共10剂,头晕明显减轻,仍乏力,记忆力差,不能正常阅读,舌黯浅齿痕苔白润,脉细。上方加煅龙骨15g,炙龟板15g,石菖蒲15g,五味子15g,远志9g,生蒲黄6g,改枸杞子60g,继用7剂。

三诊(2004年5月10日)药后记忆力明显增强,已可阅读,偶有头晕,腿胀,二便调,月经至,色黯红,血块减少。舌黯粉浅齿痕,苔白润,脉细。效不更方,上方枸杞子90g,7剂继服。

四诊(2004年5月20日)头晕无,记忆力大增,可正常阅读,偶有双腿乏力,余症无,舌黯粉,脉细。继服上方7剂而愈。随访至今未复发。

按:王今觉教授临床治疗疾病,提倡辨病证论治,辨病即是根据临床经验,总结有治疗眩晕病的基础方,辨证是在辨清病的前提下,辨明证候,处方用药。王今觉教授认为眩晕之为病,虚证为主,当前多以虚实夹杂常见。苔白润,脉搏细滑,右沉细涩尺沉,结合望目,辨证属气血虚,主要是血虚血瘀夹风。总结有治疗眩晕的基础方,以血虚为主者,主要药物如下:当归、赤芍、生熟地、川芎、天麻、僵蚕等,肝阳亢盛者,加黄芩、钩藤,肝肾阴虚者,加枸杞子、干石斛,肾虚为主者,加寄生、川断、怀牛膝,气虚者,加黄芪、党参,夹痰者,加天竺黄,夹湿者,加生薏仁、苍白术、泽兰等。

(整理:提桂香、王斌　审阅:王今觉)

9. 翁维良医案(5则)

案一:平肝潜阳治疗眩晕

高血压肝阳上亢,肝肾不足之眩晕,以平肝潜阳,平补肝肾之剂收效。

个人信息:刘某,女,60岁。医案编号:1022H0004。

初诊:2009年5月21日初诊。

主诉:发现血压高10年。

现病史:高血压病史10年,最高血压180/100mmHg,目前血压145~160/90~95mmHg,且血压波动,血压高时伴头晕,偶有腰酸,睡眠好,大便正常,余无明显症状。既往高脂血症4年。

检查:舌苔白,有裂纹,脉弦,尺脉不足。血压160/95mmHg。

中医诊断:眩晕,属肝阳上亢,肝肾不足。

西医诊断:高血压病。

治法:平肝潜阳,平补肝肾。

方药:天麻钩藤饮加减。天麻12g,钩藤12g,杜仲12g,桑寄生12g,狗脊12g,葛根12g,赤芍12g,枣仁15g,茯苓12g,黄芩12g,荷叶12g,炒莱菔子12g。水煎服,日1剂,连服14天。

二诊(2009年6月4日):患者病情好转,血压135/85mmHg。未诉头晕,睡眠好,舌苔薄黄腻,舌质黯红,脉弦。患者肝肾阴亏症状缓解,略有湿热之象,中医诊断:眩晕(肝阳上亢,兼有湿热)。上方加入清热化湿、清解暑热之品,处方:天麻12g,钩藤12g,夏枯草12g,珍珠母20g,黄芩12g,藿香12g,佩兰12g,土茯苓15g,荷叶15g,五味子10g,郁金12g,杜仲12g。水煎服,日1剂,分早晚2次温服。

按:高血压日久,肾阴已虚,肝阳上亢,血压不稳定,以清热平肝、祛暑为主要治法,血压稳定,阳亢症状缓解,气候转凉后再考虑滋阴补肾,乃急则先治标。患者年过半百,病程较长,偶有腰酸,脉弦尺脉不足,辨证肝阳上亢,肝肾不足。以天麻、钩藤平肝,杜仲、桑寄生、狗脊平补肝肾,佐以赤芍活血,枣仁安神,茯苓、莱菔子、荷叶祛湿化痰,黄芩清肝热,全方药味不多,但主次分明;二诊:患者血压平稳,肝肾不足得以改善,但正复则邪有欲出之势,故二诊以祛湿清热为主,天麻、钩藤平肝,夏枯草、黄芩、藿香、佩兰、土茯苓、荷叶清热祛湿,五味子安心,郁金活血,杜仲仍兼顾扶正。

(整理:李秋艳　审阅:翁维良)

案二:平肝活血治疗眩晕

高血压病肝阳上亢,痰瘀互阻之眩晕,以平肝活血,兼以化痰之剂收效。

个人信息:黄某,女,60岁。医案编号:1022H0005。

初诊:2009年4月9日。

主诉:妊娠发现高血压30余年。

现病史:30年前妊娠期间发现高血压,最高血压200/100mmHg,用多种西药控制不稳定。现患者头晕,头胀、心烦、心悸、背痛,大便每日三次,质溏,时有早搏,目前血压150/100mmHg。既往发现脂肪肝5年。

检查:舌质紫红,舌苔薄白腻,脉结。

中医诊断:眩晕,属肝阳上亢,痰瘀互阻。

西医诊断:高血压病。

治法:平肝活血,兼以化痰。

方药:天麻钩藤饮合冠心2号方加减。天麻12g,钩藤12g,丹参15g,川芎12g,赤芍12g,红花12g,郁金12g,元胡12g,陈皮10g,半夏10g,焦三仙15g,玉竹10g,莲子心6g。14剂,水煎服,日1剂,分早晚2次温服。

二诊(2009年4月23日):患者病情好转,诸症减轻,早搏减少。Bp:140/90mmHg,舌质紫红,舌苔薄白,脉沉。处方:天麻12g,钩藤12g,丹参15g,川芎12g,赤芍12g,红花12g,郁金12g,元胡12g,焦三仙15g,玉竹10g,莲子心6g,珍珠母20g。14剂,水煎服,日1剂,分早晚2次温服。诸症明显改善,此后间断服药1月余,停药随访未见复发。

按:瘀痰同源,临床上多见,根据痰、瘀程度不同,用药有所不同,本例血瘀重于痰浊,以理气活血为主。患者头晕、头胀、背痛、心悸,脉结,舌质紫红,舌苔薄白腻,为肝阳上亢,痰瘀互阻之证,尤其舌质紫提示瘀血较重,翁老以天麻、钩藤平肝,丹参、川芎、赤芍、红花、郁金、元胡活血化瘀,陈皮、半夏化痰,焦三仙和胃,莲子心清心,珍珠母安神,玉竹防止药味过燥,全方以平肝活血为主,不但使血压下降,早搏减轻,同时起到了治未病的作用。

(整理:李秋艳　审阅:翁维良)

案三:平肝清热治疗眩晕

高血压病肝阳上亢之眩晕,以平肝清热,佐以安神之剂收效。

个人信息:朱某,女,52岁。医案编号:1022H0006。

初诊:2008年12月4日。

主诉:发现高血压10年。

现病史:患者患高血压病 10 年,反复更换多种降压药物,血压一度控制良好。但近年来逐渐出现头晕、头胀等症状,视力减退明显。烘热、出汗等症状,睡眠好,大便正常,血压 160/100mmHg 左右。

检查:舌质红,苔黄腻,脉细弦。

中医诊断:眩晕,属肝阳上亢。

西医诊断:高血压病。

治法:平肝清热,佐以安神。

方药:天麻钩藤饮加减。钩藤 12g,葛根 15g,黄芩 12g,菊花 12g,白薇 12g,杜仲 12g,赤芍 12g,郁金 12g,川芎 12g,珍珠母 20g,枣仁 15g,五味子 10g,天麻 12g。7 剂,水煎服,日 1 剂,分早晚 2 次温服。

二诊(2008 年 12 月 10 日):患者病情好转,Bp:120~140/70~90mmHg,头晕减轻,头痛,视物不清,睡眠好,心不烦,苔薄黄腻,脉细。患者肝阳上亢,兼有湿热之象,上方加入利湿清热之品,处方:天麻 10g,钩藤 12g,葛根 15g,黄芩 12g,杜仲 12g,珍珠母 20g,枣仁 15g,五味子 10g,土茯苓 12g,泽泻 12g,菊花 12g,谷精草 12g,决明子 12g。7 剂,水煎服,日 1 剂,分早晚 2 次温服。患者症状明显改善,此后间断服药,停药随诊未见复发。

按:本案证属阴虚阳亢,治宜滋阴平肝,佐以安神之五味子、枣仁。患者头晕、头胀、舌红、苔黄、脉弦为肝阳上亢,内蕴肝热之证,天麻、钩藤、葛根、黄芩、菊花、白薇平肝阳、清肝火,患者虽然没有睡眠障碍,翁老仍然用了珍珠母、枣仁、五味子安神养心,意在神安使血脉和顺,赤芍、郁金、川芎活血调血以助血脉条畅。复诊血压下降,但湿热仍盛,故加土茯苓、泽泻等清利湿热。

(整理:李秋艳   审阅:翁维良)

案四:活血通络治疗眩晕

高血压瘀血阻络,肝肾阴虚之眩晕,以活血通络,理气养阴之剂收效。

个人信息:肖某,女,51 岁。医案编号:1022Q0169。

初诊:2011 年 1 月 2 日。

主诉:多发性大动脉炎 26 年,血压再次升高 2 月余。

现病史:患者于 2 个月前无明显诱因出现头晕。1983 年发现血压突然升高,190/(100~110)mmHg 左右,伴剧烈头痛、左侧桡动脉不可扪及,于兰州军区第一医院住院 1 周后,突发左心衰,病情稳定后转兰州军区总医院。3 个月后行全身动脉造影,显示肾动脉、腹主动脉、颈动脉、升主动脉均有不同程度狭窄。诊断大动脉炎。当时血压持续升高,数次出现高血压危象,行左肾切除术后,血压平稳,症状未再发。1983 年北京 301 就诊时,医生建议中医治疗。当时血压平稳,但偶有头痛,心悸,左手无力,右脉细,左无脉。后间断服用中药至 1987 年,病情一直平稳,服药三年后左手桡动脉可轻微触及。后间断服用中药治疗,无明显异常。2010 年 11 月停经,血压升高至 160/70mmHg(右侧),90/60mmHg(左侧),口腔溃疡反复发作,睡眠差,烦躁易怒,出汗,潮热,大便干。

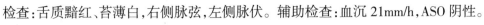

检查:舌质黯红、苔薄白,右侧脉弦,左侧脉伏。辅助检查:血沉21mm/h,ASO阴性。

中医诊断:眩晕,属瘀血阻络,肝肾阴虚。

西医诊断:高血压;全身大动脉炎;围绝经期。

治法:活血通络,理气养阴。

方药:自拟方。柴胡10g,生地20g,丹参15g,赤芍10g,白芍10g,穿山龙15g,黄芩15g,酸枣仁20g,五味子6g,红花12g,川牛膝12g,天麻12g,旱莲草15g,黄柏12g,知母12g,玄参15g,女贞子15g,白花蛇舌草12g。30剂,水煎服,日1剂,分早晚2次温服。

二诊(2011年10月23日):服药28剂,患者病情明显好转。烘热汗出减轻,烦躁易怒,大便时溏,纳可,乏力,睡眠差,易醒,活动尚可,血压134/74mmHg(右侧),90/60mmHg(左侧),无发热,血沉18mm/h,ASO正常,舌质黯红苔薄白,右侧脉弦,左侧脉伏。处方:柴胡10g,青蒿10g,玄参12g,丹参10g,川牛膝10g,赤芍12g,生黄芪12g,旱莲草12g,菟丝子12g,红花12g,姜黄12g,黄芩15g,生山楂15g,佛手12g,桂枝10g。30剂,水煎服,日1剂,分早晚2次温服。

按:全身大动脉炎,证属瘀血阻络证,治宜活血通络;围绝经期,肝肾阴虚,宜理气养阴。多发性大动脉炎的病因复杂,临床症状涉及广泛,预后不良,是临床上较常见的疑难病症。多见于青年女性,发病年龄多在20~30岁。主要病变在主动脉弓和从它发出的动脉,如无名动脉、颈总动脉或锁骨下动脉等。西医治疗该病尚无特效方法,而中医辨证论治多发性大动脉炎有明显的优势。翁老认为本病总属本虚标实之证,因虚致瘀为其根本病机。治疗上采取扶正祛邪、标本兼治的原则,以活血通络为基础。临证多采用丹参、当归、川芎、赤芍、川牛膝活血,且多选用藤类药物络石藤、海风藤、路路通或穿山龙、广地龙入络活血;针对围绝经期女性肝肾阴亏的特点,在活血通络的基础上疏肝理气、补益肝肾之品,予柴胡、佛手、郁金疏肝理气,夏枯草、天麻、钩藤平肝潜阳,黄芩、黄连、黄柏、白花蛇舌草清热解毒,旱莲草、女贞子、菟丝子补益肝肾。本例患者先天禀赋不足,后天脾胃失调,以致气血亏虚,复因外邪侵袭,致使脉道受损,经络阻塞,气血凝滞为瘀;女子七七过后,肝肾开始亏虚,主要表现为肝肾阴虚,肝体阴用阳,阴虚不足则阳亢于上,表现头晕不适,血压升高;肝气失于疏泄,气滞血瘀日久化火,表现急躁易怒,口腔易生溃疡;阴虚则生内热,表现盗汗、潮热、便干;阴虚血瘀,心神失养,则不寐。证属瘀血阻络,肝肾阴虚。

(整理:李秋艳　审阅:翁维良)

案五:平肝潜阳、活血安神治疗眩晕

高血压肝阳上亢瘀血阻络之眩晕,以平肝潜阳,活血安神之剂收效。

个人信息:郑某,男,79岁。医案编号:1022Q0172。

初诊:2013年3月7日。

主诉:发现血压升高30余年。

现病史:患者于30年前无明显诱因出现血压升高,此后阵发性头晕,站立时明显,晨起血压偏高,中午降低,波动幅度较大,血压控制不稳定,最高可达160~105/70~40mmHg。四肢麻木2年余,失眠,大便偏溏泄,每日2~3次,小便正常,饮食尚可,偶有咳嗽。既往冠心病心绞痛病史30年,2000年肝脓肿手术,2005年结肠肿瘤手术。西医治疗阿托伐他丁钙片、阿司匹林、单硝酸异山梨酯片。

检查:舌苔黄腻,略干,中间有裂纹,舌质黯红,脉弦。

中医诊断:眩晕,属肝阳上亢、瘀血阻络。

西医诊断:高血压。

治法:平肝潜阳,活血安神。

方药:天麻钩藤饮合杞菊地黄汤加减。天麻10g,钩藤12g(后下),生黄芪12g,杜仲12g,黄芩12g,丹皮12g,赤芍12g,郁金12g,五味子6g,酸枣仁15g,生地15g,红花12g,茯苓15g。14剂,水煎服,日1剂,分早晚2次温服。

二诊(2013年3月21日):患者病情明显好转。血压110~150/32~60mmHg,睡眠改善,每晚可睡6小时,服药前为3~4小时,头晕减轻,心肌缺血,下肢麻木,舌苔根部黄腻,舌质黯红,脉弦。处方:天麻10g,钩藤12g(后下),生黄芪12g,杜仲12g,黄芩12g,丹皮12g,赤芍12g,郁金12g,五味子6g,酸枣仁15g,菊花12g,红花12g,茯苓15g。14剂,水煎服,日1剂,分早晚2次温服。

按:老年高血压患者,证属肝阳上亢、瘀血阻络,治宜平肝潜阳,活血安神。患者老年男性,脏腑功能减退,肝肾亏虚,气血阴阳失调,阴虚不能制阳亢,上扰清窍致头晕;气虚血运不畅,脉道受阻,肢体失于濡养,可见四肢麻木;气血亏虚,心神失养,阳亢扰乱心神致眠差。证属肝阳上亢、瘀血阻络。老年高血压病人多为肾阴不足,肝阳上亢或阴虚阳亢,治以滋阴补肾为本,平肝潜阳为标,方用天麻钩藤饮和杞菊地黄汤加减以治本;气虚日久瘀血阻络,四肢失于濡养,表现四肢麻木,治疗宜益气活血通络,丹皮、赤芍、红花、川芎活血,生黄芪、党参、白术益气;心神失养,郁阻脉络致心神不宁,夜不能寐,翁老以珍珠母、枣仁、五味子安神养心,意在神安使血脉和顺;高血压30余年,久病必瘀,且舌苔腻,痰瘀兼夹,头晕反复发作,宜天麻钩藤饮加活血、祛痰之剂,多用陈皮、半夏理气化痰;夏季用藿香、佩兰清暑湿;对于脾虚湿盛的溏泄,合并参苓白术散加减。

(整理:李秋艳 审阅:翁维良)

10. 薛伯寿医案(1则)

案一:温中补虚,降逆止呕治疗眩晕

神经官能症肝胃虚寒、浊气上逆之眩晕,以温中补虚、降逆止呕收效。

个人信息:黄某,女,39岁。

初诊:2003年10月14日。

主诉:反复头晕、头痛一年余,加重一周。

现病史:一年前出现头痛、头晕伴恶心欲吐,烦躁,反复发作,甚时不能正常工作,有时一周犯3~4次,多次测血压均在正常范围,多方检查无异常发现。曾服中药30余剂未效,近一周发作频繁。现症:头晕,左侧偏头痛,恶心,泛吐清水,阵发性耳鸣,天旋地转,如坐舟车,犯

病时手足冰凉,入睡困难,噩梦纷纭,无寒热,汗不多,大便调,小便常。

检查:舌淡红、苔薄白,脉沉弦。

中医诊断:眩晕,属肝胃虚寒,浊气上逆。

西医诊断:神经官能症。

治法:温中补虚,降逆止呕。

方药:吴茱萸 10g,党参 12g,生姜 5 片,大枣 16 枚(掰开)。4 剂。

二诊(2004 年 5 月 11 日):药后七个月未犯病。最近因心情不畅,头晕,目眩又作,伴恶心,胃上泛清水甚多,吐甚口中有酸苦味,耳鸣,手足冷。舌淡苔薄白,舌尖略红,脉沉弦。守上方加黄连 2g。药进 6 剂诸症皆消。

按:"食谷欲呕,属阳明也,吴茱萸汤主之。""干呕,吐涎沫,头痛,烦躁欲死者,吴茱萸汤主之。"头痛,恶心,泛吐清水,犯病时手足冰凉,证属肝胃虚寒,浊气上逆。方用吴茱萸辛苦温为主药,以调肝温胃,降逆止呕,配以生姜辛温散寒止呕,党参、大枣补虚和中。薛教授善用经方,药虽四味,辨证准确,故而显效,二诊加少量黄连清心平肝,取效亦速。

(整理:陈劲松、薛燕星　审阅:薛伯寿)

11. 余瀛鳌医案(1 则)

案一:平肝理气,育阴清肝治疗眩晕

原发性高血压病肝郁气滞、阴虚阳亢之眩晕,以平肝、宽胸理气之剂收效。

个人信息:牛某,女,64 岁。

初诊:1994 年 3 月 11 日。

主诉:高血压病 10 余年。

现病史:自述患高血压 10 余年,素赖西医降压药予以控制,但血压控制不稳定,时常波动于 170~200/100~120mmHg 之间。近日症状加重,头痛眩晕,耳鸣耳痛,胸闷短气,心悸烦躁,舌红苔白,脉沉弦。就诊时血压为 180/100mmHg。

中医诊断:眩晕,头痛。属肝郁气滞,阴虚阳亢。

西医诊断:原发性高血压病。

治法:平肝、宽胸、理气为主,兼以育阴清肝。

方药:夏枯草 18g,车前草 15g,生石决(先煎)18g,杜仲 12g,黄芩 10g,瓜蒌 10g,紫苏子 10g(包煎),薤白 10g,枳壳 4g,木香 5g,太子参 15g,麦冬 10g,赤芍、白芍各 12g,生地 24g。14 剂,水煎服,每日 1 剂。

二诊(1994 年 3 月 25 日):患者药后血压降至 160/90mmHg。原方去黄芩、苏子,余药各 4 倍量共研细末,炼蜜为丸,丸重 10g,每服 1 丸,每日 2 次,温开水送服。

2 个月后经电话追踪询访,患者病情稳定,头晕头痛症状消失,血压稳定。嘱续服一料以资巩固。

按:本例患者,中医辨证为肝郁气滞、阴虚阳亢,治疗当以清肝平肝、宽胸理气为主,兼以育阴和阳。方中夏枯草、车前草、杜仲、生石决清肝、平肝降压;瓜蒌、薤白宽胸理气;太子参、木香、枳壳、赤芍、白芍调理气血,生地、麦冬滋阴养液,以蜜制丸,缓缓见功。

(整理:李鸿涛　审阅:余瀛鳌)

12. 周文泉医案(1则)

案一:活血化瘀法治疗眩晕

高血压病肝郁血瘀之眩晕,以疏肝活血之剂收效。

个人信息:黎某,男,58岁。

初诊:2014年3月10日。

主诉:头晕2年。

现病史:头晕2年,偶有口干口渴,纳食可,眠可,二便可。既往冠心病、糖尿病、颈动脉硬化斑块史。

检查:舌淡黯,苔根腻略黄。脉沉弦。

中医诊断:眩晕,属肝郁血瘀。

西医诊断:高血压病。

治法:疏肝活血。

方药:当归12g,生地12g,桃仁12g,红花10g,枳壳12g,赤芍15g,柴胡15g,桔梗12g,川怀牛膝^各12g,地龙12g,郁金12g,姜黄12g,土鳖虫6g,合欢皮30g。水煎服,日一剂。

二诊(2014年3月10日):睡眠可,二便调,纳食可,夜间尿频。舌黯,苔根黄略腻。脉沉弦。方药:当归12g,桔梗12g,白芍15g,细辛3g,草豆蔻12g,薏苡仁12g,石菖蒲12g,丹参30g,姜黄12g,生地12g,红花10g,桃仁12g,地龙12g,合欢皮30g。水煎服,日一剂。

三诊(2014年4月14日):多数时间血压正常,无明显不适,舌淡黯,苔根微腻。脉沉弦。方药:白蔻仁12g,薏苡仁12g,杏仁12g,厚朴12g,桂枝10g,白芍15g,炙甘草10g,当归12g,丹参30g,地龙12g,红花10g,桃仁12g,陈皮12g,合欢皮30g。水煎服,日一剂。

按:本案患者初诊时舌淡黯,苔根腻略黄,辨证为血瘀证。处方以血府逐瘀汤加减活血化瘀,加郁金、姜黄行气活血,土鳖虫、地龙搜风通络活血,合欢皮为活动药,调和药物。二诊时患者有困倦,结合舌根腻,舌质黯,辨证为湿浊血瘀证。处方以桃红四物汤加减,加地龙、姜黄、丹参活血通络,草豆蔻、薏苡仁、石菖蒲化痰化湿开窍,桔梗载药上行通血脉、开脑窍,细辛辛开化浊,合欢皮疏肝化痰。三诊时患者诉多数时间血压正常,无明显不适,舌淡黯,苔根微腻。辨证为痰浊血瘀。处方以三仁汤合桂枝汤、桃红四物汤加减以祛湿化痰活血,白蔻仁、薏苡仁、杏仁、厚朴化湿,桂枝、白芍调和营卫,当归、丹参、地龙、红花、桃仁活血,陈皮、合欢皮健脾化痰。

本患者既往高血压、冠心病、糖尿病、动脉硬化斑块形成史,属中医痰浊血瘀内停,与舌质黯、苔腻相符合,辨病结合辨证,从化痰、化湿、活血治疗,患者血压自然下降。提示活血化痰化湿治疗可以使血脉通,血为气之母,血行则气机通畅,血压也被控制。

(整理:韦云)

第二节 中 风

【概述】中风,又名"卒中",多由忧思郁怒、饮食不节、恣酒纵欲等原因,以致机体阴阳失调、脏腑气偏、气血错乱而发病。临床以猝然昏倒、不省人事、痰涎壅盛、口眼㖞斜、半身不遂等为主要表现。古人因其起病急骤、变化迅速,与自然界善行而数变之风邪相似,故名之为中风。中风的病因,归纳起来不外风、火、痰、虚四个方面。

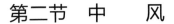 名医案例

1. 刘志明医案(1则)

案一:益气活血、祛痰化浊治疗中风

脑梗死气虚血瘀、痰浊互阻之中风中经络,以益气活血、祛痰化浊之剂收效。

个人信息:赵某,女,54岁。医案编号:1006Q0061。

初诊:2009年5月5日。

主诉:头晕伴左侧肢体麻木、活动不利3年。

现病史:患者近3年来一直间断出现头晕,伴左侧肢体麻木,活动不利,无饮水呛咳,无胸闷气短,无咳嗽、咳痰,曾查头颅CT示:腔隙性脑梗死。症状时重时轻,近来自觉加重不缓解,头晕,左侧肢体麻木、沉重,行路不稳,纳食二便可。既往有高血压,高脂血症。

检查:舌质淡红,苔薄黄,脉弦。血压:130/85mmHg。

中医诊断:中风中经络,属气虚血瘀,痰浊互阻。

西医诊断:脑梗死(后遗症期),高脂血症,高血压3级(很高危组)。

治法:益气活血,祛痰化浊。

方药:补阳还五汤合六味地黄丸加减。生黄芪18g,葛根15g,羌活10g,当归15g,生地15g,泽泻10g,丹皮10g,茯苓15g,赤芍15g,白芍15g,川芎15g,红花10g,石菖蒲10g,防风15g,细辛3g。7剂,水煎服,日1剂,分2次服。

二诊(2009年5月12日):患者服药后头晕,肢体麻木好转,仍有肢体活动不利,肢体乏力,其余无明显不适。守方加牛膝15g。7剂,水煎服,日1剂,分2次服。

三诊(2009年5月19日):患者服药后,头晕,肢体麻木明显减轻,但易出汗,面部发热,其余无明显不适,舌苔淡红,脉弦细。治以益气敛汗,活血化瘀。升麻葛根汤加减。升麻10g,葛根15g,牛膝12g,柴胡12g,天麻10g,半夏9g,茯苓15g,枳壳10g,赤芍12g,白芍12g,生甘草6g,浮小麦30g,珍珠母30g,石菖蒲10g。7剂,水煎服,日1剂,分2次服。服药后随访,头晕,左侧肢体麻木基本消失,活动自如,出汗亦有减少。

按:眩晕乃临床常见内科疑难病证,患者甚众,深受医家重视。历代医者对眩晕论述颇多,《内经》有"诸风掉眩,皆属于肝"及"上气不足"、"髓海不足"等论述;河间崇风火,丹溪力倡痰,景岳独主虚;然归纳之无非风、火、痰、虚、瘀五端。本例患者为中老年女性,平常操劳过度,耗伤气血,遂导致气虚血瘀,气虚则见头晕,血留经络,经脉失养,则见伴左侧肢体活

动不利,麻木沉重,气虚血瘀,肢体失于濡养,则见行走不稳。气虚血瘀,无力推动水液运行,水液停留则成痰化浊。治疗采用补阳还五汤和六味地黄汤加减,黄芪、葛根益气固表实卫,生地滋肾阴,川芎、红花活血化瘀,石菖蒲化痰浊。经治疗后头晕、肢体麻木明显好转,三诊有汗出,活动后为甚,可知此种汗出是气虚不摄,给予益气敛汗之品,明显好转。

（整理:刘如秀　审阅:刘志明）

2. 路志正医案（1则）

案一:清心化痰、柔肝息风治疗中风

脑梗死恢复期肝阳上亢、痰蒙清窍之中风,以清心化痰、柔肝息风收效。

个人信息:张某,男,52岁。

初诊:1983年5月4日。

主诉:右侧肢体半身不遂,舌强语謇半年。

现病史:病起于去年11月9日,因工作疲劳,晚间觉舌强,2天后右侧肢体偏枯不用,伴失语,即到友谊医院住院,诊断脑梗死,经治疗20余天后肢体功能有所恢复,2个月后出院,出院后曾采用针灸、中药汤剂及安宫牛黄丸、麝香,并肌注维脑路通。至4月26日夜间3时许,突然抽搐,舌被咬破出血,当时血压160/120mmHg,经及时治疗病情缓解,其后睡眠时常右下肢抽搐。刻诊:右侧肢体偏枯不用,舌强语謇,心烦易怒,时作胸闷、心悸,汗出,痰多难咯,夜寐易惊,大便先干后溏有黏液、日1行,小便黄。

检查:面红目赤,表情淡漠,舌红绛、苔黄,脉弦劲有力。

中医诊断:中风,胸痹;属肝阳上亢,火升风动,气血逆乱,夹痰上蔽清窍、阻于经络。

西医诊断:高血压病,脑梗死恢复期,冠心病。

治法:清心化痰、柔肝息风。

方药:钩藤^{后下}12g,蝉衣9g,桑叶6g,白芍12g,生地12g,黄芩6g,胆星3g,天竺黄3g,茯苓12g,枳壳4g,生龙骨^{先煎}、生牡蛎^{先煎}各15g,怀牛膝12g,丹参12g,竹沥水^{兑服}30ml。4剂,水煎服,日1剂,分2次服。配合针灸推拿、功能锻炼;忌恚怒,饮食宜清淡,忌辛辣烟酒。

二诊(1983年5月11日):进上药7剂,心烦易怒,面红升火,咳痰不爽诸症明显好转,唯夜卧手足蠕动,并有消渴之疾,舌质红,苔白而腻,脉沉弦而数。既见效机,当守方消息之,佐益肝肾之品。钩藤^{后下}12g,蝉衣9g,桑叶6g,黑芝麻10g,生地12g,黄芩9g,胆南星3g,制首乌12g,茯苓12g,炒枳壳4g,生龙骨^{先煎}、生牡蛎^{先煎}各15g,白芍12g。4剂,水煎服。

三诊(1983年5月18日):药后精神好,已无烦躁,面亦不红,汗出少,唯急躁时汗出,小便不黄,大便通畅、日1行。舌黯红、苔薄白微黄,脉左寸滑、关尺沉弦、结代。治以平肝息风,清心化痰,佐益肝肾。钩藤^{后下}12g,蝉衣10g,杏仁^{后下}9g,炒竹茹12g,半夏9g,黄芩9g,胆南星3g,地龙15g,旋覆花^包9g,制首乌12g,怀牛膝12g,炒枳壳9g,竹沥水30ml分冲为引。7剂,水煎服。

四诊(1983年5月25日):近日症情较平稳,偶有急躁,易汗出,左眼发麻,下肢抽动减少,时作呃逆,痰量减少,较易咯出,大便不爽、不成形,排便需用开塞露。左脉沉弦小滑、右沉弦小数,舌质黯红、边有齿痕,苔薄黄。血压110/80mmHg,心率120次/分。治以柔肝息风,滋养肝肾,佐以通络。①汤剂:蝉衣10g,桑叶6g,杏仁^{后下}9g,半夏9g,茯苓12g,川芎6g,地龙15g,制首乌12g,枸杞子12g,白芍12g,炒苏子9g,牛膝12g,竹沥水30gml兑服为引。7剂,水煎服。②天麻粉10g,蝉衣12g,天竺黄9g,地龙15g,三七粉30g,广木香6g,白芍15g。共为细末,装胶囊,2g/次,2~3次/日,温开水送服。

五诊(1983年6月1日):药后病情稳定,诸症减轻,宗前方加减续服。予方药:炒桑枝12g,柴胡9g,黄芩10g,半夏9g,蝉衣9g,川芎6g,地龙15g,胆南星4.5g,白芍12g,炒苏子9g,牛膝12g,茯苓15g,竹沥汁^{分冲}30ml。7剂,水煎服。

六诊(1983年6月9日):近日夜眠安静,右手肿胀见消,右上肢活动改善,言语不利,左眼睑不适,时有烦躁,二便正常。舌质略黯红、边有齿痕,苔薄白微黄,脉左手滑小数、右手弦滑。血压110/70mmHg。治以镇肝息风、清心祛痰,佐以养血通络、滋补肝肾。予方药:钩藤^{后下}15g,蝉衣9g,川芎6g,生地12g,黄芩12g,莲子肉12g,制首乌12g,山药15g,片姜黄10g,地龙15g,怀牛膝12g,生龙骨^{先煎}、生牡蛎^{先煎}各15g,竹沥汁^{分冲}30ml。6剂,水煎服。

七诊(1983年6月16日):进上药,诸症见缓,病情稳定,唯时有烦躁,言语不利,右手持物无力,舌质略黯红、边有齿痕,苔薄白,右脉仍弦滑,左脉沉弦小数。标邪已蠲,正虚当顾,仿黄芪桂枝五物汤意息之。予方药:生黄芪20g,当归10g,桑枝18g,白芍12g,赤芍12g,山甲珠^{先煎}9g,地龙12g,片姜黄10g,麦冬12g,天竺黄6g,菖蒲10g,郁金9g,胆南星8g,生龙骨^{先煎}、生牡蛎^{先煎}各15g。6~15剂,水煎服。随访:停药观察,3个月后告以康复。

按:本案患者年逾五旬,素体肝旺阳亢,时值秋冬,肺肾主令,机体当阳敛阴生,然素体阳亢则阴亏不藏;更因烦劳诱使阳气外张,心肝火旺,木火侮金,肺失清肃,炼液生痰,阳升风动,气血逆乱,遂致风火痰瘀上蔽清窍、阻于经络,发为中风而偏瘫、失语、神情淡漠。虽中风已半年,但病势未减,值春而阳升风动,再次急性发病,突发抽搐,血压骤升,面红目赤;痰热阻肺,则痰多难咯;痰瘀痹阻心脉,发为胸痹、心悸;痰热内扰、心胆不宁,则心烦易怒,夜寐不安、易于惊醒;大便先干后溏有黏液,系痰浊湿邪阻滞中州;小便黄乃心火下移小肠、膀胱;舌红绛、苔黄,脉弦劲有力,系热在厥阴、痰热内盛、肝阳亢盛之象。急当"实则泻其子",治宜清心化痰、柔肝潜阳息风,仿羚角钩藤汤意加减。先后以钩藤、蝉衣、桑叶、黄芩,平肝息风、清热肃肺;胆南星、天竺黄、竹沥水、竹茹清心豁痰、定惊息风;茯苓、半夏、枳壳、杏仁、旋覆花、健脾运湿、降气化痰;白芍、生地、怀牛膝、黑芝麻、制首乌,滋补肝肾、引血下行;生龙骨、生牡蛎益阴潜阳、重镇安神;生地、丹参、地龙凉血活血、通络搜风。前法药用3周,烦躁抽搐、夜惊不安、面红目赤、痰多不爽诸症明显改善,病趋稳定。继以柔肝息风、滋养肝肾,佐以顺气化痰、活血通络,汤剂、散剂并用平调3周。偏瘫、语謇好转,病情稳定,标邪已蠲,正虚当顾,最后仿黄芪桂枝五物汤、补阳还五汤意消息之。方中以生黄芪、当归、白芍补气血、濡筋脉;桑枝、姜黄、赤芍、山甲珠、地龙,活血化瘀、搜风通络;天竺黄、胆南星、菖蒲、郁金,清心化痰、通心开窍;麦冬养心阴,生龙骨、生牡蛎益肝肾、潜肝阳,合方补益气血、化痰活络,标本、虚实、五脏兼顾,共使元气充、痰热清、血瘀通、心肾交。中风病治疗全程分为初期(急性期)、中期、后期三个阶段,共治近3个月而获显效。

(整理:杨凤珍、郑昭瀛　审阅:高荣林)

3. 周绍华医案(2则)

案一:化痰解语法治疗中风失语

脑梗死痰热之中风中经络,以清热化痰、息风解语法收效。

个人信息:刘某,女,84岁。病历号:B94974 医案编号:1024H0044。

初诊:2008年12月3日。

主诉:突发言语不利3小时。

现病史:患者于3小时前无明显诱因出现言语不利。15分钟后言语不利自行缓解,半小时后因再次出现言语不利,右侧肢体力弱而收入院。

查体:言语謇涩。舌红苔黄,脉沉细。

中医诊断:中风中经络,属痰热证。

西医诊断:脑梗死。

治法:清热化痰,息风解语。

方药:涤痰汤合菖蒲郁金汤。橘红10g,茯神30g,胆南星10g,竹茹10g,人工牛黄1g,黄芩10g,白附子10g,僵蚕10g,石菖蒲10g,郁金10g,枳实10g,甘草10g,天麻10g,法半夏10g。7剂,水煎服,每日一剂。中成药:牛黄清心丸,每次1丸,每日两次。

二诊:患者右手力弱稍缓解,言语謇涩同前,夜尿多。舌淡黯,苔薄白,中间黄润,脉沉。治以息风解语,活血通络,佐以补气固肾。解语丹和缩泉丸加减化裁。白附子10g,僵蚕10g,郁金10g,石菖蒲10g,天麻10g,川芎10g,人工牛黄1g(冲服),当归12g,党参15g,益智仁12g,覆盆子12g,附子10g(先煎),桑螵蛸12g。7剂,水煎服,2次/日。

三诊:患者言语不利及右手力弱明显好转,夜尿多同前。舌黯苔黄少津,脉沉。上方加减。白附子10g,僵蚕10g,郁金10g,石菖蒲10g,天麻10g,川芎10g,人工牛黄1g(冲服),当归12g,党参15g,益智仁12g,覆盆子12g,附子10g(冲服),桑螵蛸12g,胆星10g,鹿角霜30g。

按:该患者突发言语不利,右侧肢体活动不利症状,神志尚清,属风中经络。结合舌红苔黄,脉沉细,属痰热之象。辨为中风中经络之痰热证。痰邪为病,随气升降,无处不到,伏于一侧肢体则偏身活动不利,水液不归正化,泛溢肌表则见面目浮肿,痰热熏蒸于舌,则见舌红苔黄,"诸脉得沉,当责有"脉象沉细,亦是印证。首诊选用涤痰汤加减合用牛黄清心丸清热化痰。方中茯神、甘草补心益脾而泻火,陈皮、南星、半夏利热燥而祛痰,竹茹清燥开郁,枳实破痰利膈,菖蒲、郁金开窍通心,白附子、僵蚕、天麻息风化痰止痉,诸药合用使痰消火降,经脉通利而肢和舌柔。二诊舌淡黯苔薄白中间黄润,脉沉,乃热渐去、痰渐清之象,苦寒不免伤阳,故治疗加减上除息风解语、活血通络外,佐以扶阳固本,解语丹为主加减,三诊舌苔黄少津,乃邪祛正气渐复之象,故上方加胆星、鹿角霜巩固治疗。

(整理:洪霞　审阅:毛丽军)

案二:滋阴潜阳、化痰通络治疗中风

脑梗死肝肾阴虚、夹风夹痰中风中经络,以滋阴潜阳、化痰通络之剂收效。

个人信息:王某,女,80 岁。医案编号:0115488。

初诊:2008 年 12 月 17 日。

主诉:左上肢麻木力弱、头晕 20 天。

现病史:患者于 2008 年 11 月 27 日无明显诱因出现一过性言语不利,1 小时后缓解,次日出现头晕,视物旋转,不能站立,左上肢麻木持物不稳,左下肢力弱,走路左偏。

检查:舌质红,苔薄黄少津,脉左沉细,右弦细。

中医诊断:中风中经络,属肝肾阴虚,夹风夹痰。

西医诊断:脑梗死,高血压。

治法:滋阴潜阳,化痰通络。

方药:方选镇肝熄风汤加减。川牛膝 15g,麦冬 12g,天冬 12g,醋龟板 30g(先煎),白菊花 12g,炙杷叶 10g,胆南星 10g,青蒿 15g,牡丹皮 10g,黄芩 12g,当归 12g,赤芍 12g,桑枝 30g,羌活 12g,草决明 15g,生龙骨 30g(先煎),生牡蛎 30g(先煎),地龙 10g。7 剂,水煎服,日 1 剂,分两次服用。

二诊(2008 年 12 月 24 日):头晕、头痛缓解,能自己行走,左侧肢体麻木好转。舌质红苔黄少津,脉弦细。上方去炙杷叶 10g,胆南星,加用知母 10g 清虚热。7 剂,水煎服,日 1 剂,分两次服用。

按:患者为老年女性,肝肾阴虚日久,阴不制阳,阳亢化风,风阳上扰,故见头晕,风性走窜,风邪走窜四肢加之阴虚血少,筋脉失去濡养,则见肢体麻木,本病阴虚为本,风动为标,治以滋阴潜阳为主,方选镇肝熄风汤,既可息风止晕,又可滋阴息风,使筋脉得养。阴虚生内热,热炼液为痰,痰堵咽喉,机窍不利,结合舌红,苔薄黄,考虑痰热的存在,加用枇杷叶化痰以利机窍,胆南星清热化痰镇惊,青蒿、丹皮、黄芩清在血分之热,患者证见肢体麻木、力弱,予桑枝、羌活、地龙活血通络以利关节。标本兼治,服药 1 周后效果显著,诸症缓解,无咳嗽、咳痰,故去炙杷叶、胆南星,加知母加强滋阴之力。全方共奏滋阴潜阳,化痰通络作用。

(整理:洪霞 审阅:毛丽军)

第三节 痫 病

【概述】痫病是一种短暂性反复发作性神志异常疾病,多因脏腑功能失调,风痰闭阻,痰火内盛,心脾两亏,心肾亏虚,造成清窍被蒙,神机受累,元神失控而引发痫病。

名医案例

1. 王今觉医案(1 则)

案一:养阴活血、祛风化痰治疗痫证

脑囊虫病(活动期)血虚血瘀、湿痰夹风之癫痫,以养阴活血,祛风化痰剂收效。

个人信息:鲍某,男性,13 岁。病案号:A048354。

初诊:2004 年 4 月 19 日。

主诉:癫痫两个月,发作 3 次。

现病史:患者自 2004 年 2 月 5 日于正常活动时突发抽搐倒地,口吐白沫、两目上吊、伴小便失禁,约 1 分钟后自行缓解,醒后呕吐,乏力,欲睡。2 月内发作 3 次,平时如常人。刻下症见:体胖,面赤,声音洪亮,4 月 17 日发作后,至今仍疲乏,欲睡,纳呆,恶心欲呕,便干,2 日一行。

检查:体胖,面赤。舌粉黯,苔白,左侧中部苔薄,脉沉滑。曾在安徽医科大学附属医院、首都医科大学附属宣武医院神经内科就诊,磁共振显示:左侧额叶囊虫病(活动期),左外侧裂蛛网膜囊肿。

中医诊断:痫证,结合望目,辨证为血虚血瘀,湿痰夹风。

西医诊断;脑囊虫病(活动期),继发癫痫。

治法:养血活血化瘀,散风化痰祛湿。

处方:以血府逐瘀汤合地黄饮子加减。生地黄 12g,赤芍 9g,当归 9g,川芎 6g,枳壳 6g,陈皮 12g,柴胡 6g,生姜 12g,桃仁 6g,红花 6g,僵蚕 6g,白芥子 6g,天麻 12g,钩藤 9g。水煎服,患者回原籍连服上方 20 剂。

二诊(2004 年 5 月 10 日):癫痫未作,但恶心,呕吐,便溏,日三次,舌粉略黯,苔白,脉沉滑,寸关尤沉。上方加醋制鳖甲 15g,天竺黄 6g,继服。

三诊(2004 年 9 月 5 日)患者家属介绍其他癫痫病人来诊,诉患者一直服药至今,癫痫未再发作,精神好,已正常上学。

按:本例患者诊断及病因明确,未用杀虫剂治疗(其父顾虑药物副作用明显而未用),王今觉教授依据望目之血络、斑点等,结合舌脉辨证为血虚血瘀,痰湿夹风,用生地、当归养血和血,赤芍、川芎、桃仁、红花活血化瘀,僵蚕散风活血,白芥子、天麻、钩藤祛风化痰,枳壳、陈皮、柴胡、生姜和胃止呕,醋制鳖甲、天竺黄养阴化痰,祛痰而不伤阴。观其全方,以活血祛痰为主而收全效。

(整理:提桂香、王斌 审阅:王今觉)

2. 余瀛鳌医案(1 则)

案一:潜镇止痫、化痰通络治疗痫证

原发性癫痫肝脾失和、痰瘀阻络之痫证,以潜镇止痫、化痰通络醒窍收效。

个人信息:刘某,男,39 岁。

初诊:2012 年 3 月 15 日。

主诉:癫痫反复发作 1 年,加重两个月。

现病史:患者无癫痫家族史,因感冒静脉滴注时受刺激后患病,平均每 3~4 个月发作一次。近两个月,每半个月即发作 1 次,每次发作昏厥 5~10 分钟,喉中痰鸣明显。平素睡眠较差,入睡困难,怕冷,血压 110/90mmHg,大便正常,脉微数,有弦意,舌苔厚边齿痕,咽中有痰。

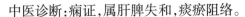

中医诊断:痫证,属肝脾失和,痰瘀阻络。

西医诊断:原发性癫痫。

治法:潜镇止痫,化痰通络,醒窍宁神。

方药:生牡蛎 30g(先煎),生龙齿 24g(先煎),生白矾 2.5g(先煎),郁金 10g,桃仁 10g,杏仁 10g,竹茹 10g,胆南星 6g,制半夏 6g,丹参 18g,赤芍 10g,远志 10g,石菖蒲 10g,炒枣仁 20g。24 剂,水煎服。

二诊:以此方加减服用至 2013 年 8 月 7 日。服药期间病情平稳,发作次数明显逐渐减少,仅在 2013 年 3 月发作一次,痰较前减少,继予原方。

三诊:2013 年 10 月 15 日复诊,近期无发作,偶尔有痰,痰已不多,食纳、大便均可,白天尿频,但不起夜,眠易打鼾,饮水正常,较易口腔溃疡,脉势微滑,苔微腻,治宗前法,加强化痰,处方以前方去赤芍、远志、石菖蒲,加僵蚕 6g,黛蛤散 6g(包煎),苍术 10g,生苡仁 20g。24 剂,水煎服。

四诊:2014 年 1 月 15 日复诊:前次药白矾未先煎,混入其他药中一起煮 45 分钟,服后身大热烦躁,欲脱衣站立户外,过时则缓。癫痫症状未再发作。腑行或干,前半夜约睡 5 小时,仍有因欠觉而头晕,膝微痛,右脉微滑,苔薄腻,舌尖红。治宜:潜镇止痫,化痰通络。处方:生牡蛎 30g(先煎),生龙齿 24g(先煎),生白矾 2.5g(先煎),郁金 10g,桃仁 10g,杏仁 10g,竹茹 10g,胆南星 6g,陈皮 6g,制半夏 6g,丹参 18g,川贝母、浙贝母各 6g,炒枣仁 20g,麻仁 20g,远志 10g。24 剂,水煎服。

五诊:2014 年 4 月 16 日复诊:近一年来未发作,大便时干时稀,排便不爽,纳食可,眠或欠宁,右腿膝关节登楼时疼痛,偶有痰涎,或有头晕,偶觉心烦易怒,右脉沉滑,苔腻已减。治宗前法,前方去川浙贝、远志、麻仁,加炒白术 10g,山药 20g。24 剂,水煎服,继续巩固治疗。

按:癫痫属中医"痫证"范畴,属发作性神志异常重症。余老师通过多年的临床实践,体会到本病所谓风邪与肝风均不是主要病因病机。发病主要与脑、肝、脾有关,病机为脾虚酿痰,肝气郁积而化阳上亢,夹痰上冲脑窍,脑络瘀阻,神机失用;病性实证多于虚证,虚实夹杂者亦每有实多于虚;热证多于寒证,寒热错杂者亦存在热多于寒。病理要素以痰、瘀为主。针对如上病机,余老师认为,临床中可暂不分缓急标本,概以调理肝脾为主,针对主要病理要素,直捣病邪巢穴,祛邪方能安正。治疗原则当遵泻实补虚,泻多于补;调和阴阳,潜多于滋。因此拟定:潜镇止痫、化痰通络为主治法。此外,余老师对原发性癫痫注重开窍、醒神、宁心。对继发性癫痫注重治疗针对病因。方中白矾能化顽痰,郁金开郁散结,二药相伍,则痰去窍开,神清病愈。此外,余老师认为,白金丸药物用量比例是有讲究的,通过几十年临证探索和体会,他认为郁金和白矾比例宜按 4:1,更合适一些。同时,强调白矾一定要先煎,这样可以去其火气而增强治效。生牡蛎平肝潜阳、重镇宁神,生龙齿镇惊安神、宁心潜阳;杏仁降气化痰,半夏燥湿化痰,竹茹、胆南星清火化痰镇惊,抗惊厥,兼治头风;桃仁、丹参、鸡血藤活血通络化瘀。随症加减之黛蛤散亦有清肝化痰散结之效。

(整理:李鸿涛 审阅:余瀛鳌)

第四节 面 瘫

【概述】面瘫是以口、眼向一侧歪斜为主要表现的病症,又称为"口眼㖞斜",本病可发生于任何年龄,多见于冬季和夏季。病位在面部;病因病机为风寒或风热乘虚入中面部经络,致气血痹阻,经筋功能失调,筋肉失于约束;临床特点为发病急速,口眼向一侧歪斜。临证分为:风邪袭络、风寒阻络、风热阻络、风痰阻络、肝胆湿热、气血亏虚、肝郁气滞、瘀血阻络、肝阳上亢等。西医学的面神经麻痹、面神经炎、贝尔麻痹等属于本病范畴。

名医案例

魏子孝医案(1则)

案一:养血祛风、清热化湿治疗面瘫

面神经炎气血痹阻证夹湿热之面瘫,以养血祛风、清热化湿收效。

个人信息:庞某,男,61岁。医案编号:161191。

初诊:2015年5月28日。

主诉:口眼歪斜4天。

现病史:患者6天前无明显诱因出现口眼歪斜,左侧额纹、鼻唇沟消失,左眼睑闭合困难,就诊于急诊,诊断为"面神经麻痹",予腺苷钴胺肌内注射及口服营养神经药物治疗后,症状缓解不明显,现症见:左眼睑闭合困难,左眼干涩,口角流涎,左侧鼓腮无力,可缓慢少量进食,进食量尚可,体力尚可,无四肢麻木感,无耳鸣,无视物模糊,二便调,夜眠安。

检查:舌尖红、薄黄微腻,脉滑。头颅CT:未见明显异常。既往2型糖尿病5年,现查糖化血红蛋白14.30%。颈部血管超声示:①双侧动脉粥样硬化;②双侧椎动脉超声未见明显异常。腹部超声示:①胆囊扩张;②双肾弥漫性病变、右肾囊肿、右肾结石可能。下肢血管超声示:①下肢动脉轻度粥样硬化改变;②下肢深静脉超声未见明显异常。

中医诊断:面瘫,气血痹阻,夹湿热证。

西医诊断:①面神经炎;②2型糖尿病。

治法:养血祛风、清热化湿。

方药:四物汤及牵正散加减。丹参20g,川芎12g,鸡血藤15g,防风10g,白芷10g,羌活12g,白蒺藜12g,苍术12g,黄芩10g,板蓝根20g,僵蚕12g,白附子6g,全蝎6g。水煎服,日1剂,连服7天。配合西医降糖、营养神经治疗。

二诊(2015年6月4日):服药后患者流口水症状消失,吐痰无力,左侧鼓腮恢复,仍口角歪斜,左眼睑闭合困难,三多症状不明显,体力尚可,夜眠安,小便调,大便干。舌尖红苔薄黄微腻,脉滑。调整用药,上方去鸡血藤、羌活,加荆芥穗15g、地龙12g。患者症状已明显缓解,鼓腮恢复,流涎症状消失,仍需进一步维持治疗,出院调息。

按:本案患者症见口眼歪斜,左眼睑闭合困难,左眼干涩,口角流涎,左侧鼓腮无力,临床症状典型,面神经炎诊断明确,属中医"面瘫"范畴,证属气血痹阻。"面瘫"症状的记载可见

于《灵枢·经筋》足阳明经筋疾病论述"卒口僻,急者目不合"。魏教授认为,本病发生多因正气不足,风邪入脉络,气血痹阻所致,一般急性期以祛风为主,恢复期以养血为重,活血化瘀通络贯通于全过程的始终。此患者急性发病,当从"风"论治,然风有内风、外风之分。唐宋以前,以"外风"学说为主,多从"内虚邪中"立论,如《灵枢》所说"真气去,邪气独留",治疗上主要以疏风散邪,扶助正气为法;唐宋以后,特别是金元时期,突出以"内风"立论,金元四大家分别提出火热、心火暴盛、正气自虚、湿痰内生等认识,至清叶天士明确以"内风"立论,《临证指南医案·中风》中阐述:"精血衰耗,水不涵木……肝阳偏亢,内风时起"。魏教授认为,此患者当从内风论治,内风多责之于肝,肝体阴而用阳,治风先治血,血行风自灭,故治疗以养血祛风为主,佐以清热化湿。方用四物汤合牵正散之意化裁应用,四物汤补血而不滞血,行血而不破血,补中有散,散中有收,养肝体,调肝用;牵正散祛风化痰止痉,全方养血活血,化痰祛风,佐以清热化湿,收效明显。

（整理:邵鑫、张广德　审阅:魏子孝）

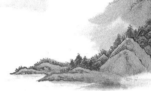

第三章　心系病证

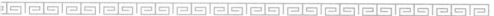

第一节　心　悸

【概述】心悸是指病人自觉心中悸动、惊惕不安、甚则不能自主的一种病证。病情较轻者为惊悸,病情较重者为怔忡。西医学的心律失常包括窦性心动过缓、窦性心动过速、房性早搏、室性早搏、室上性心动过速、室性心动过速、房室传导阻滞等,以及部分心肌病变,以心中悸动不安为主要表现者,均属本病范畴。

❤ 名医案例

1. 陈鼎祺医案(4 则)

案一:益气养阴、活血利水治疗心悸

冠心病气阴两虚、血瘀水停之心悸、胸痹,以益气养阴、活血利水之剂收效。

个人信息:钟某,女,76 岁。

初诊:1997 年 7 月 5 日。

主诉:胸闷 5 年,心悸 4 年,加重 1 周。

现病史:患者素有冠心病史 5 年,1993 年开始出现房颤,曾在我院住院治疗,诊为"冠心病,心律失常—房颤,心包积液,心衰Ⅲ°;高血压病Ⅲ期;脑梗死",好转出院后间断服用地高辛、双氢克尿噻、氨苯蝶啶等药物治疗,病情时轻时重。1997 年 4 月开始服用地高辛 0.25mg,每日 1 次。近 1 周无明显诱因出现心悸,胸闷加重,气短乏力,稍动则明显,夜不能卧,伴双上肢颤动,纳谷呆滞,大便干,小便少,双下肢浮肿。舌质红,苔少。陈师诊脉发现患者脉呈结代,结合病史,考虑为洋地黄过量,即行心电图检查,为房颤,心室率 47 次 / 分,Ⅱ° 房室传导阻滞,左室肥厚劳损,证实为洋地黄中毒。

中医诊断:心悸,胸痹,属气阴两虚,血瘀水停。

西医诊断:洋地黄过量,冠心病,心律失常——心房纤颤,Ⅱ° 房室传导阻滞,心功能Ⅳ级。

治法:益气养阴,活血利水。

方药:生脉散加味。生黄芪 15g,太子参 15g,麦冬 10g,五味子 6g,生地 15g,茯苓 15g,瓜蒌 15g,内金 10g,白蔻仁 10g,郁金 10g,川芎 10g,丹参 15g,柏子仁 15g。并嘱患者暂停地高辛。

二诊:药进14剂后,心悸胸闷明显减轻,已能平卧,纳食见增,双下肢浮肿有所减轻,舌质红,苔薄白,脉细结。复查心电图示:房颤,心室率为88次/分。既已取效,仍宗前法。上方加玉竹15g,坤草15g继服。并嘱患者加服地高辛0.125mg,每日1次以控制心衰,至1998年2月5日患者因泌尿系感染再次就诊时,问知心衰一直控制较好,心室率维持在75~90次/分之间。

按:患者年逾古稀,加之久病体弱,又常服利尿之剂,致气阴两虚,药物过量更伤心气,气虚帅血无力,致瘀血内停;脾气虚运化无权则水肿,纳呆。故给予益气养阴,活血利水之法,使气复、阴充、瘀去、水消,药物中毒得以纠正。二诊给予现代药理证实有正性肌力作用的玉竹,既能养阴生津,又能增强心肌收缩力,控制心衰,从而减少地高辛的用量,避免中毒的再次发生。

(整理:刘宗莲 审阅:陈鼎祺)

案二:益气温阳,活血利水治疗心悸

病态窦房结综合征心肾阳虚之心悸,以益气温阳、活血利水之剂收效。

个人信息:刘某,女,59岁。

初诊:1997年7月19日。

主诉:心悸气短1年余。

现病史:患者1年前无明显诱因出现心悸气短,心率最慢达36次/分,在阜外医院行电生理检查,诊为病态窦房结综合征,建议安装起搏器,病人因惧怕手术转而求诊于中医。症见:心悸气短,胸闷憋气,倦怠乏力,四肢不温,口干欲饮,下肢浮肿,眠差。

检查:舌黯红,苔薄白,脉沉缓。心电图示:窦性心动过缓(50次/分)。

中医诊断:心悸,属心肾阳虚,心气不足,心血瘀阻。

西医诊断:病态窦房结综合征。

治法:益气温阳,活血利水。

方药:麻黄附子细辛汤加味。生黄芪20g,太子参15g,制附子6g,炙麻黄9g,细辛6g,川芎10g,丹参10g,郁金10g,炒枣仁10g,夜交藤20g,玉竹15g,云苓15g,泽泻15g,龙齿20g。

二诊:上方7剂后,心悸气短有所减轻,但劳累后上述症状复作,大便稍干,舌黯红,苔薄白,脉沉细缓。心率升为59次/分。药中病机,效不更方,上方加肉苁蓉10g,桂枝6g,继进7剂。

三诊:患者心悸症状大减,心率已增至62次/分,但口干症状明显,舌脉如前,上方去泽泻,加花粉15g、石斛15g,继服7剂。

之后一直以此方增损,直到目前仍间断服用中药汤剂,心率始终保持在60~70次/分之间,避免了安装起搏器之苦。

按:本例病态窦房结综合征表现为窦性心动过缓,这种缓慢性心律失常的脉象多为迟、缓、结、涩,陈师宗《诊宗三味》:"迟为阳气失职,胸中阳气不能敷布之候",以及张秉成"若肾阳气馁,脉皆为迟"之说,认为缓慢性心律失常病位在心,病本于肾,盖因肾阳为诸阳之本,心脉循行自然也"资始于肾",肾中真阳不足,则心阳衰微,不能温运血脉而成迟、缓、结、涩之象,故心肾阳虚是本病共同的病理基础。另外,"气为血之帅",气虚无力温运血行,不能鼓动于脉,亦可见迟、缓、结、涩之象。故治疗上当宗《内经》"虚者补之,寒者温之"的原则,以益心气、温肾阳、化瘀滞、通血脉、定心志为法,方选麻黄附子细辛汤为主化裁;二诊增强了温肾通阳之力,且现代药理研究证实麻黄、桂枝均有增快心率作用;三诊出现口干加重,已有阴伤之虞,故去掉利湿的泽泻,加用花粉、石斛以养阴生津。间断服药年余,适时维护气、血、阴、阳的平衡,虽服药日久,亦未见不良反应发生。

（整理:刘宗莲　审阅:陈鼎祺）

案三:益气养阴,活血利水治疗心悸合并水肿

高血压性心脏病气阴两虚、心血瘀阻之心悸,以益气养阴、活血利水之剂收效。

个人信息:邵某,男,44 岁。

初诊:1998 年 8 月 8 日。

主诉:喘憋气短 6 年。

现病史:患者素有高血压病史 10 年,血压最高达 210/120mmHg,平时常在 180/100mmHg 左右,因无明显症状,未予相应治疗。1992 年开始出现胸闷、气短,活动后尤甚,1993 年曾在驻地医院住院治疗,诊为高血压性心脏病、心衰,给予常规治疗后好转出院。1997 年后反复出现急性左心衰竭,每因劳累而诱发,曾在几家医院多次住院治疗,症状控制后出院。现仍有胸闷、心悸、气短,稍动则加重,伴倦怠乏力,纳谷呆滞,夜眠欠安,五心烦热,双下肢稍肿,大便常干,小便短少。

检查:舌质黯、舌尖红、苔白,脉沉偶结。查体:血压 165/100mmHg,心界向左下扩大,心率 90 次 / 分,律不齐,偶闻早搏,$P_2 > A_2$,心尖部可闻及 3 级收缩期杂音;双肺(−);腹软,肝脾未及,双下肢按之稍凹陷。心电图示:窦性心律不齐,左心室肥厚劳损,偶发室性早搏。

中医诊断:心悸,水肿,属气阴两虚,脾虚不运,心血瘀阻,水气内停。

西医诊断:高血压性心脏病,心脏扩大,心律失常——偶发室早,心功能 3 级。

治法:益气养阴,活血利水。

方药:生脉散合天王补心丹加减。生黄芪 15g,太子参 15g,北沙参 15g,天麦冬各 10g,五味子 10g,黄精 15g,泽泻 15g,猪茯苓各 15g,车前子 20g(包),郁金 10g,益母草 15g,丹参 15g,柏子仁 10g,夜交藤 20g,天麻 10g,钩藤 12g,木香 9g。水煎服,共 7 剂。

二诊:药后胸闷心悸气短明显减轻,尿量增多,五心烦热好转,舌尖红、苔薄白,脉沉。守法再进,上方加赤芍 10g,夏枯草 12g,再进 7 剂。

三诊:胸闷、心悸基本未作,偶在劳累后气短,水肿已消,夜眠转安,舌黯红、苔薄白,脉弦。浮肿既消,故去泽泻、车前子以削减利水之力,加炒白术 12g 以增强健脾之功。因患者要离京,故带方回当地继续调治。随访半年,病情稳定,未再出现急性左心衰竭,血压亦控制在正常范围。

按:心力衰竭一般多以益气温阳利水为法,认为脾肾阳虚、水泛凌心为其基本病理,验之临床多有效验。陈老认为,本病脾肾阳虚固属多见,而气阴两虚亦不乏其人,尤其是本病后

期,水肿明显,中西利尿剂迭进,加之温阳药的应用,使得阴津更伤,因此临证在利水的同时应注意养阴,常选用生脉散加味治疗。本例患者胸闷、心悸、气短、动则加重、五心烦热显由气阴两虚所致;纳食呆滞、下肢浮肿、大便常干、小便短少为脾虚不运,水湿内停之象,舌、脉又现瘀血之征,故而治予益气养阴、健脾化湿、活血利水之法。另外,考虑到本例患者的原发病为高血压,故又加天麻、钩藤、夏枯草以平肝潜阳,降低血压,使标本兼治,心脾同调而收功。

(整理:刘宗莲 审阅:陈鼎祺)

案四:益气养阴,利水渗湿治疗心悸合并喘证

先天性心脏病气阴两虚、水湿内停之心悸,以益气养阴、利水渗湿之剂收效。

个人信息:杜某,女,42 岁。

初诊:1998 年 6 月 22 日。

主诉:气短乏力 2 年,加重伴喘憋 1 周。

现病史:患者有先天性心脏病,主动脉缩窄病史,因长期自觉症状不显,未予治疗。近 2 年开始出现气短乏力;3 周前因过度劳累出现喘憋、气急、心悸,未予重视;近 1 周喘憋明显加重,不能平卧,心悸气短,心中烦热,眼睑及腰以下浮肿,按之没指,纳谷不馨,咳嗽频作,咯吐大量白黏痰,体倦乏力,大便秘结,小便黄少。

检查:舌黯红,苔少,脉沉细促。查体:血压:90/60mmHg,口唇紫绀,颈静脉怒张;心界向两侧明显扩大,心率 124 次 / 分,心律绝对不齐,$P_2>A_2$,心尖部及胸骨左缘可闻及 4 级收缩期杂音;双肺呼吸音粗,双肺底可闻及中小水泡音;肝大,剑突下 7cm,右肋下 5cm,质地较硬,有触痛,肝 - 颈静脉反流征(+),腰以下可见凹性浮肿。心电图示:快速心房纤颤,左心室肥厚,肢导低电压,ST-T 改变。心脏超声示:全心扩大,主动脉缩窄,左心室肥厚,室壁运动下降,二尖瓣反流,射血分数(EF)40%。腹部 B 超示:肝大,肝瘀血。

中医诊断:喘证,心悸,水肿,属气阴两虚,脾胃虚弱,水湿内停。

西医诊断:先天性心脏病,主动脉缩窄,心脏扩大,心律失常——快速房颤,心衰Ⅲ度。

治法:益气养阴,健脾宁心,利水渗湿。

方药:生脉散合五苓散化裁。太子参 15g,麦冬 10g,五味子 6g,猪茯苓各 15g,车前子 20g(包),泽泻 15g,薏苡仁 15g,青陈皮各 6g,炒枣仁 10g,柏子仁 12g,夜交藤 20g,鸡内金 10g,炒三仙各 10g,茵陈 15g,败酱草 15g。水煎服,7 剂。

二诊:水肿明显减轻,尿量增多,喘憋、心悸好转,纳谷见增,大便通畅。仍有咳嗽,白黏痰较多。效不更方,原方加炙枇把叶 10g,杏仁 10g,继进 7 剂。

三诊:水肿已消,喘憋、心悸明显减轻,已能平卧,纳食尚可,咳嗽、咯痰好转,二便已调。舌质红,苔少,脉沉细结。上方去泽泻、车前子、薏苡仁,加桑白皮 15g 继服。

以后在此方基础上加减进退共服药 35 剂,患者心衰得到控制,心率 70~90 次 / 分,肝脏缩小至剑突下 3cm,右肋下 2cm,射血分数(EF)增加至 55%。随访 1 年,患者病情稳定,并能从事一般家务劳动。

按:本例先天性心脏病心衰,因长期失于治疗,加之过度劳累,发病较急,来势凶险,病情危重。中药予生脉散合五苓散化裁以益气养阴,利尿消肿。利尿药常选用猪苓、茯苓、泽泻、冬瓜皮、车前子、葶苈子等,利尿而不伤阴,且不易造成低钾、缺水等水、电解质紊乱。根据患者肝大及口唇紫绀的瘀血体征给予茵陈、败酱草以疏利肝胆、祛瘀止痛,防止心源性肝硬化的发生。

(整理:刘宗莲　审阅:陈鼎祺)

2. 孔令诩医案(1 则)

案一:清心平肝,和胃化滞治疗心悸

心律失常心热肝郁胃滞之心悸,以清心平肝、和胃化滞止悸之剂收效。

个人信息:刘某,男,40 岁。医案编号:1017Q0051。

初诊:2010 年 5 月 12 日。

主诉:心悸,食后显著 1 个月,查无异常。伴眠差,胃不适。

检查:舌红尖赤苔薄黄,脉弦滑而细。

中医诊断:心悸,属心热肝郁胃滞。

西医诊断:心律失常。

治法:清心平肝,和胃化滞,止悸安神。

方药:自拟方。珍珠母 30g,生龙骨 15g(先煎),炒栀子 10g,酒黄芩 10g,杭芍 10g,竹叶 15g,橘络 20g,灯心草 3g,枳实 15g,槟榔 10g,合欢皮 10g,黄柏 5g,炒枣仁 15g,丹参 10g,莲子心 5g,五味子 3g。7 剂,水煎服,每日 1 剂,早晚分服。

按:心悸,食后著,是实证。脉弦滑,弦脉属肝,辨为肝郁胃滞。舌尖赤,有心火,心火扰神故失眠。《灵枢·经别》"足阳明之正……上通于心",胃病可影响心,出现心悸、失眠等。大承气汤治阳明腑实之神昏谵语即一例。《素问·逆调论》"胃不和则卧不安",故失眠,胃不适并见。本案心、肝、胃并治。虽未复诊,仅示一法,以知孔老师辨证之灵活。

(整理:李娟　审阅:徐世杰)

3. 刘志明医案(1 则)

案一:滋阴清热、养心安神治疗心悸

窦性心动过速心肾不交、阴虚火旺之心悸,以滋阴清热、养心安神收效。

个人信息:赵某,女,39 岁。病历号:医案编号:1006H0080。

初诊:1993 年 6 月 10 日。

主诉:阵发性心慌 5 年,加重 1 个月。

现病史:患者于 5 年前因情志不舒出现心慌,经休息及服药后病情好转。后心慌反复发作,曾多次行心电图检查为窦性心动过速,T3、T4 无异常,长期间断服普萘洛尔,病情无明显好转,且每逢情绪不愉快时病情加重。近 1 个月以来,由于工作不顺心,心慌频发,伴有失眠,头晕,四肢麻木,劳累后加重,起病以来口干,腰酸腿软,食欲不佳,大便干,小便正常,月经量少,周期正常。刻下症:心慌,失眠,头晕,四肢麻木,劳累后加重,口干,腰酸腿软,食欲不佳,大便干,小便正常,月经量少。

检查:舌质黯红,苔少,脉细弦数。慢性病容,精神欠佳,面色稍黑,体形瘦,稍气急,心率120 次 / 分,早搏 2~3 次 / 分。

中医诊断:心悸,属心肾不交,阴虚火旺。

西医诊断:心律失常,窦性心动过速,室性早搏。

治法:滋阴清热,养心安神。

方药:天王补心丹加减。茯苓 9g,生地 15g,当归 9g,丹参 9g,党参 9g,酸枣仁 9g,柏子仁 9g,远志 9g,天冬 9g,麦冬 9g,玄参 9g,五味子 6g,桔梗 9g,生龙骨 12g,生牡蛎 12g。7 剂,水煎服,二次 / 日。

二诊(1993 年 6 月 22 日):患者病情好转。心悸缓解,精神好转。现症:偶有心悸,口干。舌质红,苔少,脉细数。守方 10 剂,水煎服,二次 / 日。药后随诊,患者一直病情稳定心悸缓解,心率自测在 80~90 次 / 分。

按:《景岳全书》曰:"阳统乎阴,心本乎肾,所以上不宁者,未有不由乎下,心气虚者,未有不因乎精。"本病属肾阴不足,水不济火,不能上济于心,以致心火内动,心火不降,独亢于上,则头晕、口干、便干;舌质红,脉细弦数,均为心肾不交,阴虚火旺之象。治疗宜以滋阴清火,养心安神为法。予天王补心丹加减,用天冬、麦冬、生地、玄参滋养心阴,兼补肾阴;当归、丹参补血养心;党参、茯苓、五味子补益心气;远志、枣仁、柏子仁、生龙骨、生牡蛎宁心安神;桔梗一味,乃舟楫之药,载药入胸,正如明代医家李中梓在《摄生秘剖》中言:"以桔梗为使者,欲载诸药入心,不使之速下也"。治疗 10 余剂后心悸明显缓解。

(整理:刘如秀　审阅:刘志明)

4. 翁维良医案(5 则)

案一:活血祛痰治疗心悸

扩张型心肌病痰瘀痹阻心脉之心悸,以活血祛痰之剂收效。

个人信息:张某,男,57 岁。医案编号:1022H0001。

初诊:2008 年 9 月 4 日。

主诉:心悸胸闷 3 年,加重 1 年。

现病史:患者于 2005 年 9 月出现心悸、胸闷、气短、双下肢水肿等症,在阜外医院确诊为"扩张型心肌病",予西药对症治疗。2007 年以来病情加重,检查发现"肺淤血、全心增大、心功能减低"等,西药疗效欠佳。心悸时发,活动后气短、胸闷,咳嗽,痰量一般,夜间能平卧,心烦,出汗多。体型肥胖,双下肢微肿,口唇紫绀。

检查:舌体胖大,舌质紫黯,舌底脉络纡曲,舌苔黄腻,脉沉细。

中医诊断:心悸,属痰瘀痹阻心脉。

西医诊断:扩张型心肌病。

治法:活血祛痰。

方药:自拟方。生黄芪15g,土茯苓15g,全瓜蒌15g,薤白12g,陈皮10g,法半夏10g,丹参15g,川芎12g,红花12g,炒白术12g,太子参15g,苦杏仁10g,猪苓12g。水煎服,日1剂,连服14天。

二诊(2008年9月18日):患者精神略有改善,活动量较前增加,水肿消失,咳嗽明显减轻,痰易咳出,时有心悸、胸闷、乏力、汗多。患者病情略有缓解,治法以补气活血为主。生黄芪20g,丹参15g,川芎12g,红花12g,赤芍12g,白术12g,太子参15g,苦杏仁10g,茯苓15g,郁金12g,桔梗15g,防风10g。水煎服,日1剂,连服14天。

按:肥人多痰湿,乃血瘀、气虚、痰湿,治疗多益气活血、健脾祛痰。患者体型肥胖,平素嗜食肥甘厚味,易生痰湿,痰浊闭阻脉络,致血脉不通而瘀血内生;痰湿困脾则损伤脾胃,脾气不足推动无力,亦可导致痰浊瘀血阻滞。痰瘀痹阻心脉,损伤心气心阴,从而产生各种并发症。通过化痰逐瘀补气治疗,达到祛邪扶正,疏通经络的作用。

(整理:李秋艳　审阅:翁维良)

案二:益气养阴治疗心悸

扩张型心肌病气阴两虚、痰瘀互阻之心悸,以益气养阴、活血化瘀收效。

个人信息:魏某,男,55岁。医案编号:1022H0002。

初诊:2008年9月4日。

主诉:心悸胸闷20年,加重4年。

现病史:患者于1990年开始反复出现心悸、气急、胸闷、双下肢水肿、纳差、乏力等,2004年症状最重。先后在唐山各大小医院诊治,检查发现心律失常,包括室性心动过速、室性传导阻滞等,疗效欠佳。今年在阜外医院诊断为扩张性心肌病,给予强心、利尿、扩管等治疗,并建议做心脏移植手术,病情略好转,但劳累或感冒后上述症状发作。来诊时症见心悸、气急、胸闷,动则气喘,下肢水肿、胃胀、纳差、乏力、口干、咳嗽痰多,色白质黏,口唇指甲紫绀。

检查:舌质紫黯少津,舌苔微黄腻,脉细涩。

中医诊断:心悸;水肿,属气阴两虚,痰瘀互阻。

西医诊断:扩张型心肌病。

治法:益气养阴,活血化瘀。

方药:处方一:自拟方。黄连40g,元胡80g,郁金80g,三七20g,枣仁30g。处方二:生脉散合冠心2号加减。麦冬10g,五味子10g,川芎15g,丹参15g,地龙12g,红花12g,珍珠母20g,陈皮12g,法半夏10g,胆南星10g,苦参12g,莲子心12g,太子参12g。水煎服,日1剂,连服14天。

二诊(2008年9月18日):患者病情明显好转。水肿、腹胀明显减轻,心悸次数减少,无气急,夜间咳嗽,痰量减少,仍感疲乏明显,不能活动,动则气喘,睡眠差,食纳少,口渴明显,舌质紫黯少津,舌苔少,脉细涩。处方一:自拟方。西洋参30g,赤芍80g,元胡100g,郁金 100g,三七 30g,枣仁 100g。处方二:生脉散合冠心 2 号加减。麦冬 10g,五味子 10g,玉竹 15g,丹参 15g,当归 12g,红花 12g,珍珠母 20g,车前草 15g,柏子仁 15g,北沙参 12g,姜黄 12g,白术 12g,太子参 15g。

按:扩张型心肌病伴有频发性室性心动过速,乃气虚血瘀,治宜益气活血,用生脉散合冠心 2 号加减,加用养心安神的宁心散。本患者患病 10 余年,久病伤及气阴,病情迁延,致气阴两虚。心气不足,不能主令血脉则血脉受阻,脾气亏虚,运化失司,气血生化不足,气虚则不能行血,加重血脉受阻;阴虚则出现津液不能上承等。故症见心悸、气急、纳差、口渴、失眠、乏力、下肢水肿,舌质紫黯少津,脉细涩等。病机关键在气阴不足,瘀血阻滞,故治疗始终以益气养阴,活血化瘀为法。

(整理:李秋艳 审阅:翁维良)

案三:益气活血治疗心悸

窦性心动过缓气虚血瘀之心悸,以益气活血之剂收效。

个人信息:李某,女,67 岁。医案编号:1022Q0163。

初诊:2013 年 9 月 26 日。

主诉:间断性心悸不适十余年。

现病史:患者于 2012 年 8 月因无明显诱因出现心悸,胸闷,左肩背部疼痛,头晕。自年轻时自测心率小于 50 次/分。2012 年 8 月:心悸就诊于阜外医院急诊,怀疑房颤,但因心率过缓未予药物治疗。2012 年 11 月:心悸于 466 医院就诊,ECG:阵发性房颤,输液治疗后症状好转(药物具体不详)。2012 年 12 月:心悸不适再次发作,予稳心颗粒两袋,半小时后症状好转。后口服中成药及中药治疗,心律失常症状改善不明显,心悸胸闷,左肩背部疼痛,头晕,纳可,眠差,入睡困难,二便调。

检查:舌质黯红,边有齿痕,舌苔黄腻,脉沉细缓。

中医诊断:心悸,属气虚血瘀证。

西医诊断:窦性心动过缓。

治法:益气活血。

方药:自拟方。蜜麻黄 3g,黑附片 10g(先煎),细辛 3g,高良姜 6g,郁金 12g,黄连 10g,苦参 10g,陈皮 10g,远志 10g,赤芍 12g,五味子 10g,珍珠母 20g(先煎),丹参 15g,红花 12g,酸枣仁 15g,续断 12g,茯苓 15g。30 剂,水煎服,日 1 剂,分早晚 2 次温服。

二诊(2013 年 11 月 29 日):患者,药后症减,平均心率:51 次/分,最低心率 38 次/分。舌质黯红,边有齿痕,苔白腻,脉细缓。治疗继以益气活血为法,处方:党参 12g,麦冬 10g,五味子 10g,远志 10g,茯苓 15g,郁金 12g,黄连 10g,莲子心 5g,桂枝 12g,高良姜 6g,细辛 3g,丹参 15g,菟丝子 12g,狗脊 15g,续断 12g,枸杞子 12g,合欢皮 15g。30 剂,水煎服,日 1 剂,分早晚 2 次温服。

按:窦性心动过缓,心肾阳虚,气虚血瘀证,治宜温通心肾,益气活血。患者素体心肾阳虚,心气鼓动无力,表现心悸胸闷;气虚血液运行无力,瘀阻心脉,不通则痛,表现左肩部疼痛;心气不足,心神失养,表现头晕、眠差。脉沉,病在少阴,舌黯红边有齿痕,为气虚血瘀。窦性心动过缓,证属心肾阳虚,气虚血瘀,方以麻黄附子细辛汤加减,温通心肾,益气活血。麻黄附子细辛汤始于仲景的《伤寒论》,为治疗"少阴病,始得之,反发热脉沉者"之阳虚外感的主方。麻黄辛温性清扬,不但可以解在表之寒邪,还可以温通心脉,选用蜜麻黄,缓其清扬之性;细辛为少阴经引经药,温通心肾,通达内外。附子为大辛、大热之品,走十二经,不但可以温补心肾之阳,还可以助麻黄、细辛温通心脉。良姜、桂枝、肉桂辅助温阳,郁金、黄连、苦参、莲子心清心,反佐制过于温燥,党参、生黄芪、茯苓益气,赤芍、红花、丹参活血通脉,麦冬、五味子、玉竹、远志、珍珠母、酸枣仁、合欢皮养心镇静安神,菟丝子、狗脊、枸杞子、续断补益肝肾。

(整理:李秋艳　审阅:翁维良)

案四:益气养阴活血治疗心悸

房室传导阻滞阴阳两虚、瘀血痰浊阻滞之心悸,以温阳活血、养阴化痰收效。

个人信息:杨某,男,19岁。医案编号:1022Q0170。

初诊:2008年12月11日。

主诉:胸闷心悸2月余。

现病史:患者于2个月前无明显诱因出现心悸不适。患者8岁(1997年)时,因感冒、发烧就诊,发现心电图、心肌酶异常,诊断"病毒性心肌炎",于当地医院住院治疗,1个月后出院,无不适症状。2005年10月,正读高二,无明显诱因出现心慌、胸闷,伴体位变动后有眩晕,就诊时诊断为"二度Ⅰ型房室传导阻滞",住院治疗一月余,西医专家建议安装心脏起搏器。考虑患者年龄较小,专家建议中医治疗。

检查:舌淡,苔白腻,脉沉缓。Holter:24小时心率99813次,平均心率69.8次/分(44~126次),最大R-R间期2.0秒,室性期前收缩83次,二度Ⅰ型房室传导阻滞。

中医诊断:心悸,属阴阳两虚、瘀血痰浊阻滞。

西医诊断:二度Ⅰ型房室传导阻滞。

治法:温阳活血、养阴化痰。

方药:自拟方。处方一:太子参12g,麦冬12g,百合15g,莲子心10g,苦参10g,陈皮10g,法半夏10g,白术12g,茯苓15g,红花12g,姜黄10g,生黄芪12g,桂枝12g,炮附子10g(先煎),桔梗12g。14剂,水煎服,日1剂,分早晚2次温服。处方二:红参30g,五味子40g,玉竹50g,良姜30g,延胡索100g,赤芍80g,三七粉30g,郁金100g,黄连80g。1剂,研为细粉,每次3g,每日3次。

二诊(2009年2月19日):患者病情好转,胸闷、气短好转,舌尖红,苔薄白,脉沉缓。处方一:太子参12g,麦冬12g,百合15g,莲子心10g,苦参10g,红花12g,姜黄10g,生黄芪12g,桂枝12g,炮附子10g(先煎),桔梗12g,黄精15g。14剂,水煎服,日1剂,分早晚2次温服。处方二:人参50g,郁金100g,延胡索100g,五味子30g,三七30g,良姜30g,荜茇25g。1剂,研为细粉,每次3g,每日3次。

按:二度 I 型房室传导阻滞,证属阴阳两虚、瘀血痰浊阻滞;治宜温阳活血,养阴化痰。心阴阳气血不足、心脉失养,有形实邪阻滞从而出现心悸等症状。治疗当正邪兼顾。本例即以生脉、百合滋心阴;桂枝、附子温阳;姜黄、红花活血;陈皮、法半夏、白术、茯苓健脾豁痰。散剂入药,服法简便,节省药材,患者依从性好,是翁老喜用的有效治疗手段之一。本例患者所服散剂益气温阳活血,补汤剂之不足,从而取得了较好效果。

(整理:李秋艳　审阅:翁维良)

案五:益气活血温阳治疗心悸

冠心病气虚血瘀之心悸,以益气活血温阳之剂收效。

个人信息:郭某,男,80 岁。

初诊:2013 年 1 月 24 日。

主诉:心慌胸闷反复发作 15 年,加重 3 个月。

现病史:于 1998 年出现持续房颤,口服乙吗噻嗪 100mg,每日 3 次,后房颤缓解转为窦律,一直口服乙吗噻嗪抗心律失常治疗。2012 年出现阵发房颤,加大乙吗噻嗪用量,心律控制尚可,在 2012 年 10 月底发现心率过慢(<50 次/分),停用乙吗噻嗪,停药后房颤恢复,平素一直口服他汀类降脂药、降压药及参松养心胶囊治疗,病情持续无好转,故来我院门诊求治。刻下症感乏力明显,活动后心慌胸闷憋气,气短,无胸痛,纳食可,眠可,二便可。

检查:舌黯红,苔中间黄,脉结代缓。辅助检查:2012 年 11 月 22 日动态心电图:最慢心率 34 次/分,最快心率 100 次/分。2013 年 1 月 15 日心电图:房颤,T 波改变,心率:53 次/分。

中医诊断:心悸,属气虚血瘀。

西医诊断:心房纤颤,冠心病,高血压,高脂血症。

治法:益气温阳,活血化瘀。

方药:北沙参 12g,丹参 15g,赤芍 12g,郁金 12g,陈皮 10g,法半夏 10g,桂枝 12g,细辛 3g,炒白术 12g,高良姜 10g,玉竹 12g,红花 12g,党参 12g,麦冬 10g,茯苓 15g,酸枣仁 15g。

二诊(2013 年 2 月 21):服上方后心慌乏力减轻,上楼后气短症状减轻,小便可,大便有便不尽感,纳可,眠可。舌黯红,苔黄腻,脉结代。心电图:房颤,ST-T 改变。

处方:生黄芪 12g,党参 12g,北沙参 12g,玉竹 12g,五味子 10g,元胡粉 5g^{冲服},莲子心 5g,茯苓 15g,陈皮 10g,法半夏 10g,郁金 12g,黄连 10g,酸枣仁 15g,丹参 15g,百合 15g,珍珠母 20g,元参 12g,炒白术 12g。(加五味子、元胡、莲子心、百合、珍珠母、元参,去赤芍 12g,桂枝 12g,细辛 3g,高良姜 10g,红花 12g,麦冬 10g)

三诊(2013 年 3 月 21 日):现患者诸症平稳,脉搏可增至 60 次/分,自觉症状改善,现活动有增,走路较前快,纳可,眠安,大便日 3 次,成形,小便调,舌黯红,苔薄黄,脉结代。2013 年 3 月 19 日心电图:房颤,心率 60 次/分,ST-T 改变。处方:生黄芪 12g,党参 15g,北沙参

12g,麦冬 10g,五味子 10g,玉竹 12g,桂枝 12g,郁金 12g,细辛 3g,高良姜 6g,陈皮 10g,法半夏 10g,元胡粉 5g^{冲服},珍珠母 20g^{先煎}。

四诊(2013 年 4 月 10 日):病情稳定,仍活动后不适,大便次数频,舌黯红,苔薄白,脉结代。处方:生黄芪 12g,党参 15g,北沙参 12g,麦冬 10g,五味子 10g,玉竹 12g,桂枝 12g,郁金 12g,细辛 3g,高良姜 6g,陈皮 10g,元胡粉 5g^{冲服},珍珠母 20g^{先煎},炒白术 15g,黄连 6g。

从 2013 年 5 月 8 日至 2015 年 4 月 26 日患者病情稳定,定期复诊,共复诊 34 次,继续以益气温阳,活血化瘀为法治疗,在上方基础上根据患者病情的微小变化进行加减变化治疗。

三十九诊(2015 年 4 月 26 日):患者急走时有气短症状,夜间 2~3 点自觉胸闷,含服速效救心丸能改善,纳眠可,夜尿 2 次,大便干,舌淡红,苔白,脉弦滑。心电图:房颤,ST-T 改变。2015 年 4 月 17 日阜外医院动态心电图:房颤,平均心率 46,最慢心率 30,最快心率 100,偶发室早,部分 ST-T 改变,大于 2 秒停搏 221 次,最长 RR 间期 2.3 秒。处方:三七粉 3g,生黄芪 15g,黄精 12g,北沙参 12g,玄参 10g,麦冬 10g,五味子 10g,玉竹 15g,丹参 15g,川芎 12g,红花 12,赤芍 12g,郁金 12g,元胡 15g,茯苓 15g,黄连 10g,细辛 3g,苦参 10g,高良姜 6g,萆薢 6g,生薏米 15g,生地 20g,火麻仁 15g。

宽胸丸:每次 1 丸,2 次 / 日(8am~4pm)口服。

四十诊(2015 年 7 月 17 日):患者心脏症状稳定,近一月汗出较多,舌红,苔黄腻,脉结代缓。上方加藿、佩各 10g,浮小麦 30g,麻黄根 10g。

四十一诊(2015 年 8 月 27 日):目前服药后胸闷明显减轻,不需要服用速效救心丸,中等速度行走可,咳嗽有痰,难咯出,睡眠可,大便 2~3 次 / 日,成形,汗出多,颈部、腋下、大腿根汗出尤多,舌黯红,苔白腻,脉结代。2015 年 8 月 19 日我院动态心电图:房颤,平均心率 46 次 / 分,最小心率 30 次 / 分,最大心率 83 次 / 分,大于 2 秒停搏 1 次,最大 RR 间期 2038 毫秒。超声心动图:二三尖瓣反流(少量),左心及右房扩大,肺动脉高压(轻度),EF:60%。方药:三七粉 3g^{冲服},生黄芪 15g,麦冬 10g,五味子 10g,北沙参 12g,刺五加 10g,丹参 15g,川芎 12g,红花 12g,赤芍 12g,郁金 12g,元胡 15g,黄连 10g,细辛 3g,高良姜 12g,萆薢 10g,蜜麻黄 6g,炒白术 10g,炒神曲 15g,地龙 12g,陈皮 10g。宽胸丸:每次 1 丸,2 次 / 日(8am~4pm)口服。

按:翁老师认为冠心病的病理基础是血瘀,可因气虚、阴虚、阳虚、血虚由虚至瘀;也可因气滞、寒凝、痰湿等由实至瘀。因此活血化瘀是贯穿冠心病治疗的主线。人体阴阳平和,阴平阳秘,则健康无疾。阴阳失调,则疾病丛生,阴虚则阳亢,阳虚则阴盛。中医认为色泽鲜明者属阳,晦黯者属阴;语声高亢洪亮者属阳,低微无力者属阴;呼吸有力、声高气粗者属阳,呼吸微弱、声低气怯者属阴;口渴喜冷者属阳,口渴喜热者属阴;脉之浮、数、洪、滑等属阳,沉、迟、细、缓等属阴。患者气短乏力明显,活动后发作心慌胸闷憋气,脉结代缓,均为阳气不足之象,故翁老师益气温阳,活血化瘀为法治疗:党参、玉竹、北沙参、麦冬益气养阴,桂枝、细辛、高良姜温阳,丹参、赤芍、郁金、红花活血化瘀,陈皮、法半夏、茯苓、炒白术健脾化湿,顾护脾胃,酸枣仁养心安神。此后一直在此方基础上根据病情变化进行加减治疗,服药 1 年余。患者病情一直稳定。今年 4 月患者病情略有反复,胸闷略有加重,急走时有气短症状,并且复查动态心电图:最小心率 30 次 / 分,最快心率 100 次 / 分,偶发室早,部分 ST-T 改变,大于 2 秒停搏 221 次,最长 RR 间期 2.3 秒。心率过慢及停搏次数过多,患者发生意外的风险较大,但患者不愿安装起搏器,考虑其无眩晕或晕厥发生,故继续中药治疗。细辛、高良姜、荜茇温阳散寒;生黄芪、黄精、北沙参、玉竹、玄参、麦冬、五味子益气养阴,黄连清热燥湿,寒热并用,使温阳而不化热伤阴,平衡阴阳;三七粉、丹参、川芎、红花、赤芍、郁金活血化瘀;元胡行气止痛;茯苓、生薏米健脾化浊;其大便干,加生地、火麻仁润肠通便。

(整理:李岩　审阅:翁维良)

5. 张贻芳医案(1 则)

案一:益气养心、活血宽胸治疗心悸

心律失常气虚血瘀之心悸,以益气养心、活血宽胸收效。

个人信息:孟某,女,62 岁。

初诊:2013 年 11 月 4 日。

主诉:心悸胸闷 10 天。

现病史:患者于 10 天前因劳累出现心悸,胸闷,憋气,神疲乏力,在外院做 24 小时动态心电图示窦性心律不齐,最慢 49 次 / 分,最快 122 次 / 分,室早 306 次 /24 小时,室上性 11 次 /24 小时。未予西药治疗。

检查:一般情况可,口唇紫黯,双肺(-),心律不齐,58 次 / 分,偶闻早搏,舌淡黯,苔薄白,脉细滑结。

中医诊断:心悸(气虚血瘀)。

西医诊断:心律失常,多发室性早搏。

治法:益气养心,活血宽胸。

方药:生脉饮合瓜蒌薤白半夏汤加减。党参 12g,麦冬 12g,五味子 12g,瓜蒌 15g,薤白 12g,法半夏 10g,郁金 12g,枳壳 12g,生黄芪 15g,柏子仁 12g,炒枣仁 15g,丹参 15g,桃仁 12g,苦参 12g。7 剂,水煎服,日一剂。中成药:复方丹参滴丸 2 瓶,10 粒 / 次,日三次,口服。

二诊(2013 年 11 月 11 日):患者病情明显好转。服药后心悸明显改善,次数减少,仍有时心悸,乏力减轻。舌微黯苔薄白,脉细滑。原方加荜茇 10g,生牡蛎 30g。14 剂,水煎服,日一剂。中成药:补心气口服液 2 盒,1 支 / 次,日三次,口服。

三诊(2013 年 11 月 25 日):患者病情好转。心悸每在傍晚发生,有时心前区不适。舌黯淡,苔白略厚,脉细滑。生脉饮加味。党参 12g,麦冬 12g,五味子 12g,生黄芪 15g,补骨脂 12g,当归 15g,枳壳 12g,柏子仁 12g,丹参 15g,赤芍 15g,桃仁 12g,炒枣仁 15g,郁金 12g,黄精 15g。7 剂,水煎服,日一剂。中成药:补心气口服液 3 盒,1 支 / 次,日三次,口服。

按:患心肌炎后,正气损伤,遇劳累正气复伤,气虚血行瘀滞,胸中宗气亏损,心失所养故心悸、胸闷、神疲乏力,舌淡黯唇紫皆为气虚血瘀之征,胸阳闭阻,故胸闷不适,有成真心痛之势,治疗当益气活血,宣痹通阳,张老师用生脉饮合瓜蒌薤白半夏汤以养气阴,宣痹化痰,加丹参、桃仁、郁金活血化瘀,生黄芪助党参益气,枳壳助瓜蒌宽胸,柏子仁、炒枣仁助生脉饮养心安神,用苦参者,因其有减慢心率的作用,实际是符合中医苦味归心养心的药性理论,二诊加用荜茇以温心阳治疗心动过缓,加生牡蛎以镇心安神,三诊时出现入晚心悸明显,辨证属阳虚血瘀,故去瓜蒌薤白半夏汤,加温心阳活血之品而取效。

(整理:赵兰才　审阅:张贻芳)

第二节　胸　痹

【概述】胸痹是指以胸部闷痛,甚则胸痛彻背,喘息不得卧为主症的一种疾病,轻者仅感胸闷如窒,呼吸欠畅,重者则有胸痛,严重者心痛彻背,背痛彻心。多由寒邪内侵、饮食失调、情志失节、劳倦内伤、年迈体虚等引起。西医学的冠状动脉粥样硬化性心脏病(心绞痛、心肌梗死)、心包炎、二尖瓣脱垂综合征、病毒性心肌炎、心肌病、慢性阻塞性肺气肿、慢性胃炎等,出现胸闷、心痛彻背、短气、喘不得卧等症状者,均可参照本病论治。

名医案例

1. 高普医案(3 则)

案一:益气养阴、活血化瘀治疗胸痹

冠心病气阴两虚、痰瘀痹阻之胸痹,以益气养阴、活血化瘀收效。

个人信息:王某,男,72 岁。

初诊:2012 年 5 月 31 日。

主诉:间断胸闷胸痛 10 年,加重 1 天。

现病史:患者冠心病史 10 余年,平素症状稳定,较少发作胸闷胸痛,一天前突发胸闷、胸痛,伴心悸,刻下证见,口干,便秘,头晕,急躁易怒,夜寐差。既往有高血压及 2 型糖尿病史。

检查:舌黯红,苔白腻,脉细。

中医诊断:胸痹,气阴两虚,胸阳不振,痰瘀痹阻。

西医诊断:冠心病,心绞痛。

治法:益气养阴,宣痹通阳,活血化瘀。

方药:生脉饮、瓜蒌薤白半夏汤、丹参饮加减。生黄芪 30g,太子参 30g,麦冬 15g,五味子 9g,瓜蒌 20g,薤白 15g,法半夏 12g,丹参 30g,檀香 9g,砂仁 6g,木香 9g,焦三仙各 30g,远志 12g,茯神 15g,陈皮 15g,炒枣仁 30g,酒军 9g,炙甘草 9g。7 剂。

二诊:服后未再发作胸痛,胸闷、心悸症状基本缓解,夜眠安,仍有口干、便秘,诉腹胀。胸痹缓解,脾虚痰阻未解,以参苓白术散、二陈汤合肉苁蓉、酒军善后。

患者服药后诸证缓解,以膏方调养巩固,随访 3 个月,未发作胸闷胸痛症状。

按:丹参,其味苦,微寒,具有活血祛瘀,通经止痛,清心除烦之功。檀香味辛,性温,具有行气温中,开胃止痛之效,《汤液本草》谓其"善调膈上诸气,散冷气,引胃气上升,进饮食兼通阳明之经"。砂仁味辛,性温,具有化湿开胃,温脾止泻之功效,行气血而不滞。此三药并用,活血化瘀而不留滞,醒脾和胃而不留痰。方中瓜蒌甘、微苦、寒,具有清热涤痰、宽胸散结之功,薤白辛、苦、温,具有通阳散结,行气导滞之效。半夏辛、温,具有燥湿化痰、降逆止呕、消痞散结之功效,《本经》谓其"主伤寒寒热,心下坚,下气"。桂枝辛、甘、温,有温通经脉、通阳化气平冲降气作用。四药合用,一方面宣通胸中之郁阳,振奋阳气,兼以散邪;另一方面清化中上焦之痰饮,兼以行气,共奏通阳散结、宽胸行气之功。

(整理:靳冰　审阅:宋芊)

案二:疏肝解郁、养血理气治疗胸痹

冠心病肝郁气滞之胸痹,以疏肝解郁、养血理气收效。

个人信息:李某,女,69岁。

初诊:2013年1月16日。

主诉:间断胸痛3个月。

现病史:患者3月前因和家人生气后引发胸骨后疼痛,后每遇情绪紧张及劳累便加重,含速效救心丸可缓解。心电图示$V_3\sim V_6$导联ST段水平压低。症见:神情抑郁,嗳气时作,少食即感胸闷憋气,大便干、排出无力。

检查:舌淡,苔薄白,脉弦细。心电图示$V_3\sim V_6$导联ST段水平压低。

中医诊断:胸痹,属肝郁气滞。

西医诊断:冠心病。

治法:疏肝解郁,养血理气。

方药:逍遥散加减。醋柴胡20g,当归15g,白芍15g,炒白术15g,薄荷3g,川芎10g,茯苓15g,陈皮6g,丹参30g,瓜蒌20g,炒枳壳10g,炙甘草10g,生姜10g,制首乌15g,水煎服,日1剂,7剂。

二诊(2013年1月22日):患者5剂后即感胸痛减轻,嗳气已无,食后可作小活动,大便稍畅,舌脉同前。继服7剂。

三诊(2013年1月29日):未再诉胸闷胸痛,复查心电图检查较前有明显改善。嘱其调畅情志,劳逸有度,定期检查心电图,继服7剂巩固。

按:心绞痛其病位在心,病机多为肝脾肾三脏功能失调,寒凝、气滞、血瘀、痰浊等痹遏胸阳、心脉阻滞所致的虚实夹杂之证。临床病因繁杂,而情志刺激常为其主要致病因素之一。该患者因怒而发病,病本在肝,脾土被克又见标证,故用逍遥散之柴胡、丹参疏肝理气、活血祛瘀止痛;瓜蒌助通胸痹、利气宽胸;枳壳、川芎加强疏肝理气行滞之效,川芎、当归加强活血祛瘀之力;白芍柔肝敛阴,配炙甘草缓急止痛;白术、茯苓、陈皮补中理脾、和胃降逆;加薄荷、生姜助本方疏散条达之功。

盖本例方用逍遥散加减,旨在疏肝解郁,抑肝扶脾,缓急止痛。逍遥丸是在补肝血的基础上的疏肝解郁方剂,现代社会很多疾病都是气机逆乱所致。如欲加强疏肝养血之功,必加当归,即柴胡+白芍+当归,最是养血疏肝,对肝血虚,性情急躁,气机逆乱者最为适用。因见肝之病,知肝传脾,故本方加健脾之白术,则气血生化之源得健,为标本兼治之意,高师认为一味疏肝,不如养血柔肝,肝阴肝血充足,则肝其本脏自然调达畅通,气机畅达,反之,肝阴肝血不足,肝失濡润,必然容易出现肝气郁结,机体气机逆乱横生。故补肝血,滋肝阴,健脾益生化之源,则肝郁失其病理基础。故辨证应用逍遥散诸药合用,达疏肝健脾、理气祛瘀止痛之功。

(整理:靳冰 审阅:宋芊)

案三:温通心阳治疗胸痹

冠心病寒凝痹阻、胸阳受遏之胸痹,以温通心阳收效。

个人信息:孙某,男,48 岁。

初诊:2013 年 4 月 25 日。

主诉:间断胸痛 1 年加重 3 天。

现病史:1 年前发作一次心绞痛症状,平时症状相对稳定。3 日前突然左胸疼痛,昨日发作 4 次,来诊当日已发作 3 次。痛连后背,后背发凉,气短。

检查:舌紫黯,苔白,脉细紧。心电图示胸导联 V_{1-5}ST 段明显压低。

中医诊断:胸痹,属寒凝痹阻,胸阳受遏。

西医诊断:冠心病,恶化劳力型心绞痛。

治法:温通心阳。

方药:桂枝汤加减。桂枝 12g,赤芍 12g,炙甘草 10g,生姜 10g,大枣 10g,薤白 10g,郁金 10g,茯苓 10g,当归 10g,檀香 9g 丹参 30g,砂仁 6g。

二诊:胸痛症状缓解,舌紫黯减轻,脉同前。守方续进 7 剂。

按《伤寒论》第 21 条指出:"太阳病,下之后,脉促,胸满者,桂枝去芍药汤主之"。本例虽非下后,亦无脉促,但阴邪内踞,胸阳受遏的病机是一致的。其中白芍阴柔收敛,不适用于阳受寒遏之证,故仲景对此种情况用桂枝去芍药汤。因芍药"白补而赤泻,白收而赤散",改用赤芍,取其行散活血之功。寒凝血瘀者,于活血行瘀的同时,必与温药,则阴寒之气得阳热而消,且"血得热则行",可见此证必须温经通阳,用桂枝的目的也在于此。高师认为,赤芍、白芍、生白术、炒白术、瓜蒌皮、瓜蒌,凡此种种均可根据患者的具体情况而灵活应用。瓜蒌可以理解为胸中病引经药,其宣痹开胸,所有胸闷疾病必用此药,例如小陷胸汤、瓜蒌薤白半夏汤、瓜蒌薤白白酒汤,故有谓治疗冠心病必用瓜蒌。但此患者症状、体征均为寒瘀交阻之象,而瓜蒌药性偏寒,故此病人未用仲景治胸痹之瓜蒌薤白半夏汤全方,而仅取薤白以通胸阳。檀香辛温,《本草备要》谓其"调脾胃,利胸膈,为理气要药",以其性温而行气,为高师治疗冠心病的必用药味。

(整理:靳冰 审阅:宋芊)

2. 高荣林医案（2则）

案一：益气化痰、宽胸散结治疗胸痹

冠心病气虚痰阻之胸痹，以益气化痰、宽胸散结收效。

个人信息：马某，男，79岁。病历号：1491133。

初诊：2011年7月6日。

主诉：活动后胸闷、气短10余年。

现病史：患者于10年前因劳累，出现胸闷，气短乏力，无心前区疼痛。

刻下症：胸闷，动则气喘，伴乏力，虚汗，烦热，纳差，眠可，大便可，小便可。

检查：舌淡红苔薄，脉脉细。

中医诊断：胸痹，属气虚痰阻。

西医诊断：冠心病。

治法：益气化痰，宽胸散结。

方药：六君子汤合瓜蒌薤白半夏汤加减。生黄芪15g，党参10g，炒白术10g，茯苓15g，法夏9g，陈皮10g，瓜蒌15g，枳实10g，薤白10g，焦山楂10g，丹参10g，黄连6g。7剂，水煎服，日两次。

二诊（2011年7月13日）：胸闷好转，乏力减轻，汗出多，气短，烦热，纳差，睡眠好转，大便4~5日一行，面色黄。舌淡红苔薄，脉沉细。六君子汤合增液汤加减。生黄芪30g，党参10g，炒白术10g，茯苓15g，法夏9g，陈皮10g，丹参30g，知母10g，熟大黄6g，麦冬15g，生地30g，牛膝15g。7剂，水煎服，日两次。

三诊（2011年7月20日）：胸闷好转，汗出减少，乏力气短，善太息，梦减少，痰白黏少，易咯出，烦热急躁，纳差，眠差，大便可，小便可。舌红苔薄有裂纹，脉细缓。上方增强化痰养阴之力。生黄芪30g，党参10g，炒白术10g，茯苓15g，法夏9g，白芍15g，当归10g，陈皮10g，牡丹皮10g，火麻仁12g，炒莱菔子10g，山萸肉15g，麦冬15g，炒栀子6g，酸枣仁15g，牛膝15g。7剂，水煎服，日两次。

四诊（2011年7月27日）：胸闷较前明显缓解，头晕，纳少，乏力气短，痰白黏，心烦，眠可，小便调，大便2~3日一行。舌红苔薄，脉沉细。生脉散合半夏白术天麻汤加减。党参10g，炒白术10g，茯苓15g，麦冬10g，五味子6g，天麻10g，法夏9g，川芎10g，陈皮10g，白芍15g，牡丹皮10g，白蒺藜9g，熟地10g，砂仁3g，牡蛎30g（先煎），火麻仁12g。7剂，水煎服，日两次。

五诊（2011年8月3日）：无明显胸闷，汗出减少，乏力气短，头晕，纳少，胃脘不适，眠可，耳鸣，心烦急躁，痰白黏，大便2~3日一行。舌红少苔，脉沉细。生脉散合柴胡疏肝散加减。麦冬10g，五味子10g，柴胡10g，白芍15g，香附10g，法半夏9g，当归10g，焦神曲10g，焦麦芽10g，焦山楂10g，黄芩10g，炒白术10g，陈皮10g，熟大黄3g，党参10g。7剂，水煎服，日两次。

六诊（2011年8月17日）：无明显胸闷，伴头晕目昏，腿软乏力，咳嗽，白黏痰，纳可，眠可，小便调，大便可。舌红少苔，脉沉细。六君子汤合生脉饮。熟地10g，当归10g，法夏9g，陈皮

10g,茯苓 15g,党参 10g,麦冬 10g,五味子 10g,黄芪 15g,山茱萸 10g,火麻仁 10g,牛膝 15g。7 剂,水煎服,日两次。

按:本患者病程日久,病情复杂,虚实交杂。《金匮要略·胸痹心痛短气病脉证并治》:胸痹之病,喘息咳唾,胸背痛,短气,寸口脉沉而迟,关上小紧数,瓜蒌薤白白酒汤主之;胸痹不得卧,心痛彻背者,瓜蒌薤白半夏汤主之。胸痹为胸阳不振,痰浊水饮上居胸位所致,本方主治胸痹而痰饮壅盛,胸闭塞较甚之候。同时以六君子汤健脾,杜绝生痰之源。后根据辨证,用药加减变化,但始终以健脾化痰贯穿始终,使患者病情得以稳定。

(整理:饶向荣　审阅:高荣林)

案二:行气活血化痰治疗胸痹

冠心病气滞痰阻血瘀之胸痹,以行气活血化痰收效。

个人信息:刘某,男,41 岁。病历号:1602101。

初诊:2012 年 1 月 9 日。

主诉:偶有胸闷 2 年余。

现病史:患者于 2 年前因生气出现胸闷短气。就诊于当地医院,诊断为"冠心病",口服单硝酸异山梨酯片治疗,效不佳。刻下症:胸闷,气短,胸部少疼,偏头疼,头晕,有汗出,偶有流鼻血。

检查:舌红苔黄腻,脉弦滑。

中医诊断:胸痹,属气滞痰阻血瘀。

西医诊断:冠心病。

治法:行气活血化痰。

方药:柴胡疏肝散加减。丹参 30g,牡丹皮 10g,柴胡 10g,白芍 15g,当归 10g,延胡索 10g,川楝子 6g,生地黄 15g,炒枳实 10g,瓜蒌 15g,黄连 6g,法半夏 6g,全蝎 3g。7 剂,水煎服,2 次 / 日。

二诊(2012 年 1 月 16 日):患者病情好转,胸闷较前缓解,疼痛消失。舌红苔黄腻,脉弦滑。柴胡疏肝散加减。柴胡 10g,白芍 15g,炒枳实 10g,牡丹皮 10g,蜜麻黄 3g,炒杏仁 9g,桃仁 9g,牛蒡子 10g,炒僵蚕 10g,法半夏 9g,芦根 30g,白茅根 30g,全蝎 3g,丹参 30g,砂仁 3g,川楝子 6g。28 剂,水煎服,2 次 / 日。

服药后,患者胸闷症状基本消失,嘱患者调节情志,少生气。

按:在生理上,足厥阴肝经与手少阴心经、手厥阴心包经均交于心,心主血脉,肝藏血,心肝相互协调则机体功能正常。同时,心主神明,肝主疏泄,调节情志,人精神舒达,则气血运行流畅。气机郁结,则胸阳不运而成胸痹心痛;肝失疏泄,津液输布异常,水湿痰浊阻滞,胸阳不展而成胸痹。治疗应行气活血,则肝主疏泄正常,心脉通畅,则胸痹自除。

(整理:饶向荣　审阅:高荣林)

3. 刘志明医案（1 则）

案一：补肾通阳治疗胸痹

冠心病胸阳不振之胸痹，以益气活血、补肾通阳收效。

个人信息：任某，女，57 岁。医案编号：1006Q0073

初诊：2009 年 12 月 14 日。

主诉：胸闷、胸痛反复发作 1 年，加重 1 周。

现病史：患者于 1 年前无明显诱因出现胸闷、胸痛，就诊于宣武医院，诊断为"冠心病"，并行支架植入术。术后患者症状得到改善，但未消除，时有发作；一周前，患者突觉胸闷、胸痛，虽历时短暂，无放射感，但程度明显较前加重，服用相关药物，缓解不明显，故前来就诊。既往史高血压多年。

检查：舌质淡黯红，苔薄黄，脉沉细弱。血压：150/80mmHg，2009 年 12 月 5 日，心电图：窦性心律，T 波低平。

中医诊断：胸痹，属气虚血瘀，胸阳不振。

西医诊断：冠心病，高血压 3 级（极高危组）。

治法：益气化瘀，补肾通阳。

方药：瓜蒌薤白半夏汤加减。制首乌 15g，桑椹 15g，太子参 20g，全瓜蒌 15g，薤白 12g，法半夏 9g，杏仁 9g，茯苓 15g，枳壳 10g，三七 6g，炙甘草 6g。7 剂，水煎服，日 1 剂，分 2 次服。

二诊（2009 年 12 月 21 日）：患者服上药，胸闷、胸痛明显减轻，肢体困着亦改善，纳可，睡眠一般，二便调。检查：血压：135/90mmHg。守方 14 剂继服，日 1 剂。

三诊（2010 年 1 月 5 日）：患者服上药，胸闷、胸痛进一步减轻，肢体困着消失，纳可，睡眠一般，二便调。检查：血压：115/75mmHg。舌质淡黯红，苔薄，脉细。守方 14 剂继服，药后随访患者胸闷、胸痛消失，血压稳定，病情缓解。

按：冠心病常见于老年人，肾虚是老年人的生理特点和病理基础。张景岳《传忠录》主张"凡欲治病者，必以形体为主，欲治形者，必以精血为先，此实医家大门路也"。本例患者老年女性，平素操劳，气血耗散，故而气虚；气虚则运血无力，故而精血瘀滞脉道之中，不通则痛，因而时有胸闷、胸痛也；今次发病患者尚觉肢体困着，乃邪气阻遏胸中阳气所致，胸中之阳气乃一身之阳气也，因此治当以益气化瘀，振奋胸阳之法治之。方中瓜蒌、薤白、半夏、制首乌、桑椹共奏补肾通阳宣痹之法，杏仁、茯苓、枳壳祛湿化痰，太子参、三七粉益气活血。采用滋肾通阳大法，佐以活血化浊，标本兼顾，攻补兼施，使胸痹胸痛症状缓解。

（整理：刘如秀　审阅：刘志明）

4. 路志正医案（2 则）

案一：滋阴潜阳、疏肝通络法治疗胸痹

胸痹之阴虚阳亢、气滞血瘀证，以滋阴潜阳、疏肝通络收效。

个人信息：木扎某，男，46 岁。

初诊:1973年11月23日。

主诉:左胸闷痛3个月。

现病史:3个月前开始发作性左胸闷痛,心悸气短,近1个月几乎每天心前区发作性针刺样痛及憋闷,伴胃痛反酸,头晕头痛,睡眠欠佳。

检查:面色红赤,舌质红、苔薄白,脉左沉弦滑、右沉细。1973年5月胆固醇7.24mmol/L;1973年9月7日心电图:窦性心动过缓,超低电压,心律不齐,心率44次/分;1973年10月8日心电图:窦性心律,超低电压,正常范围心电图。

中医诊断:胸痹,属气阴两虚、肝旺阳亢、气滞血瘀。

西医诊断:胸痛待查。

治法:补益气阴、理气活血、平肝潜阳。

方药:太子参6g,麦冬9g,玉竹9g,丹参12g,瓦楞子粉^{先煎}15g,檀香^{后下}6g,川楝子9g,赤芍、白芍各9g,醋元胡^打9g,钩藤^{后下}9g,珍珠母^{先煎}24g。3剂,水煎服,日1剂。

二诊(1973年12月6日):方药:太子参6g,菖蒲6g,麦冬、茯神、檀香^{后下}、醋元胡、茜草各9g,玉竹、炒枣仁各12g,丹参15g,珍珠母^{先煎}24g。3剂,水煎服。

三诊(1973年12月12日):方药:丹参15g,何首乌、桑椹、旱莲草、炒枣仁各12g,天仙藤、玉竹、茯苓、元胡各9g,川芎、菖蒲各3g。3剂,水煎服。

四诊(1973年12月16日):方药:何首乌、桑椹各12g,旱莲草、丹参各15g,天仙藤、玉竹、麦冬、元胡、炒枳壳各9g,川芎6g。5剂,水煎服。

五诊(1973年12月23日):方药:酸枣仁、何首乌、桑椹各12g,旱莲草、丹参各15g,天冬、麦冬、沙苑子、郁金、天仙藤、香附各9g,川芎6g。4剂,水煎服。

六诊(1973年12月25日):近1周头痛未作,面红转淡,舌质红,脉稍带缓象,左仍弦滑。再以养阴通络之剂。霜桑叶、橘络各6g,何首乌、旱莲草各12g,桑椹子、麦冬、沙苑子、山药、郁金、赤芍、白芍各9g,丹参15g,豨莶草12g。5剂,水煎服。

七诊(1974年2月4日):胸闷气短、心悸作痛迄今未作,睡眠平稳,纳谷增加,面色仍红,二便正常,舌质红、苔薄白,脉左沉弦小滑、右沉细微带缓象。为巩固疗效,再予前法,佐入祛痰之品。桑叶9g,桑椹子12g,旱莲草12g,何首乌12g,豨莶草12g,胆南星1.5g,杏仁9g,天竺黄3g,佛手片9g。5剂,水煎服。

八诊(1974年2月10日):2周来感冒咳嗽,痰白而黏,胃纳尚可,二便正常,舌红无苔,脉弦滑。治以轻清宣肺、化痰止咳。桑叶9g,桔梗6g,杏仁9g,枇杷叶12g,款冬花9g,白前9g,黄芩6g,天竺黄3g,甘草3g。4剂,水煎服。

随访:服药后感冒咳嗽痊愈,胸痹心痛病情稳定。

按:患者年逾四旬,肝肾阴亏,肝旺阳亢,气滞血瘀,上痹心胸,而致胸痹心痛;木旺克土,胃失和降,则胃痛反酸;肝阳上亢,扰于清空,则头痛头晕、面色红赤;舌红、脉沉弦滑,系阴虚肝旺之象;病久气阴暗耗,心神失养,气虚帅血无力,又见睡眠不安,脉沉细缓。《灵枢·厥病》记载:"厥心痛,色苍苍如死状,终日不得太息,肝心痛也"。盖肝(胆)功能失调所致的胸痹心痛,名以"肝心痛"。本案病机主要为阴虚肝亢、气滞血瘀,属于"肝心痛"范畴。路师治以补益气阴、理气活血、滋阴潜阳、肃肺泻肝、宁心安神等法;选用生脉饮、丹参饮、金铃子散、天麻钩藤汤、二至丸意化裁。方中以太子参、麦冬、菖蒲、茯神、炒枣仁益气养心、通气宽胸、养血安神;钩藤、珍珠母平肝潜阳;桑叶、杏仁、胆南星、天竺黄、清心化痰、肃肺泻肝;以桑椹、旱莲草、何首乌滋肝肾之阴;川楝子、元胡、檀香、橘络、佛手疏肝通络、理气和胃;丹参、赤芍、川芎活血化瘀;天仙藤一味兼具行气活血、通络止痛之功,然而因天仙藤系马兜铃茎叶,含有肾毒性的马兜铃酸,近年较少使用,可考虑以香附、郁金、川楝子、预知子、豨莶草等替代。患者经治疗2月余,胸痹心悸、头痛头晕、胃痛反酸等均趋缓解。该案系路师较早运用《内经》"肝心痛"理论指导治疗胸痹心痛的范例,值得深入研究。

（整理:杨凤珍、张维骏、郑昭瀛　审阅:胡元会）

案二:宣化湿浊、理气通络治疗胸痹

冠心病湿热壅盛、蒙蔽胸阳之胸痹,以宣化湿浊、理气通络收效。

个人信息:余某,男,45岁。

初诊:1983年8月4日。

主诉:发作性胸痛2年,伴心悸2个月。

现病史:患者素喜膏粱厚味,酷嗜烟酒,近2年来偶发心前区闷痛,服消心痛即可缓解。2个月前,突发心前区剧痛,胸闷气短,心悸,急往某医院,检查诊断为冠心病、频发室性早搏,住院治疗月余,症状有所缓解,但心悸气短、胸闷疼痛,仍时有发作,动即尤甚,烦躁不安,太息不已,咳声重浊,痰黄质稠,纳差,脘闷腹胀,大便溏而不爽,神疲乏力,夜梦纷纭,头重如裹,肢体酸楚,口干苦不思饮,小便短赤。

检查:体胖,面浮红,舌胖齿痕,质红而绛,根部苔腻浮黄,脉弦数。

中医诊断:胸痹、心悸,属湿热壅盛、阻滞中焦、蒙蔽胸阳。

西医诊断:冠心病、频发室性早搏。

治法:宣化渗湿、清肝肃肺、理气通络。

方药:甘露消毒丹意化裁。藿梗^{后下}、荷梗^{后下}各9g,佩兰^{后下}9g,法半夏10g,郁金10g,黄芩10g,茵陈15g,枇杷叶9g,杏仁15g,薏苡仁15g,芦根15g,六一散^包15g。6剂,水煎服,每日1剂。戒烟酒、肥甘厚味。

二诊(1983年3月12日):头脑清爽,胸痛消失,余症均有好转。继宗前法,去佩兰,加石菖蒲芳香开窍、畅通心脉,谷芽、麦芽、厚朴和胃宽中。如此进退50余剂,患者诸症若失,复查心电图正常,遂予生脉饮口服,以资巩固。

按语:本案中年男性,素嗜烟酒、膏粱厚味,性情急躁,肝郁化热,熏肺滞胃,肺失清肃,胃失和降,湿热壅盛,阻滞三焦,蒙蔽胸阳,心脉失畅,心神不宁,而致胸痹、心悸。治以宣化渗湿、清肝肃肺、通调三焦、宣窍通络之法。方选甘露消毒丹化裁,以藿梗、荷梗、佩兰、半夏、厚朴、石菖蒲芳香化浊、醒脾和胃;谷芽、麦芽鼓舞胃气、疏达肝气;杏仁、枇杷叶、芦根宣肃肺气;芦根、薏苡仁、茵陈、六一散清利湿热,使邪从小便而出;黄芩、茵陈、郁金清泄肝热、祛湿通络,使肝木不得侮肺乘脾;更用石菖蒲、郁金药对,芳香开窍、畅通心脉。诸药合用,上源得清,下流自畅,脾胃健运,枢机斡旋,肝气舒达,三焦调畅,湿热浊邪无滞留之所,胸阳得以舒展,心君无蒙蔽之患,血脉调畅,胸痹、心悸及三焦诸症得蠲。

（整理：刘宗莲、杨凤珍、郑昭瀛 审阅：胡镜清）

5. **沈绍功医案**（1则）

案一：祛痰化瘀、通脉止痛治疗胸痹

冠心病心绞痛痰瘀互结、心脉痹阻之胸痹,以祛痰化瘀、通脉止痛收效。

个人信息：何某,男,34岁。

初诊：2012年10月20日（寒露）。

主诉：心前区隐痛伴血压不稳定半月余。

现病史：患者4年前无明显诱因出现血压升高,最高可达160/100mmHg,无头晕头痛,无头胀,在某医院诊断为高血压病,予富马酸比索洛尔片、非洛地平缓释片各1粒,晨服,每日一次,血压稳定在120/80mmHg上下。近半月来,心前区隐痛,伴血压不稳,遂来就诊。刻下症：心前区隐痛,腹胀呃逆,倦怠乏力,食纳尚佳,眠中多梦,大便不成形,一日数次,小便频数。

检查：舌质黯红,舌下络脉粗,舌边紫黯,苔薄黄,脉细弦。心率76次/分,血压130/90mmHg。

中医诊断：胸痹；眩晕。属痰瘀互结,心脉痹阻。

西医诊断：冠心病心绞痛；高血压病Ⅱ级。

治法：祛痰化瘀,通脉止痛。

方药：自拟降压汤合《三因极一病证方论》温胆汤化裁。钩藤30g[后下],泽泻10g,川芎10g,莱菔子10g,竹茹10g,枳壳10g,茯苓10g,陈皮10g,石菖蒲10g,郁金10g,天麻10g,葛根10g,山茱萸10g,刘寄奴10g,赤灵芝5g,紫苏梗10g,红花10g,夜交藤30g,三七粉3g[冲服]。14剂,水煎服,日一剂,每日两次。

二诊：（2012年11月3日）：服药后,血压降低,心脏隐痛减轻,大便次数减少,仍感倦怠乏力,腹胀呃逆,眠中多梦,大便不成形,2~3次/日,小便频数。脉搏74次/分,血压110/75mmHg,舌质黯红,苔薄黄,脉细弦。上方去石菖蒲、郁金,加豆蔻10g行气化湿止泻,薏苡仁10g渗湿止泻。30剂,水煎服,日一剂,每日两次。

三诊：（2012年12月3日）：服药后,血压稳定,倦怠乏力、心脏隐痛已无,腹胀呃逆减轻,仍大便不成形,2~3次/日,眠中多梦,小便频数,病人自觉腰酸。脉搏74次/分,血压110/80mmHg,舌尖红,舌质黯红,苔薄黄,脉细弦。痰湿渐祛,患者小便频数,腰酸,舌尖红,肾阴阳失调显现,上方温胆汤易为调肾阴阳方,去泽泻、川芎、莱菔子,加路路通10g疏通经络,牛膝15g补肾兼活血之功。14剂,水煎服,日一剂,每日两次。

四诊：（2012年12月17日）：服药后,血压稳定,腹胀打嗝已无,大便不成形减轻,仍眠中多梦,小便频数,腰酸。脉搏72次/分,血压120/80mmHg,舌质黯红,苔根部微黄,脉细弦。上方夜交藤改为60g增强宁心安神之力,加续断10g助补肾之功；嘱停服富马酸比索洛尔片。续服28剂,血压130/90mmHg,患者偶有手麻,腰酸尿频,上方去天麻、葛根、紫苏梗、豆蔻、薏苡仁、路路通、牛膝,加桑枝 10g 舒筋活络,石决明 30g 平肝潜阳,浙贝 10g,赤芍 10g 祛痰化瘀。续服 14 剂,血压升高至 130/100mmHg,舌质黯红苔黄腻,脉细弦,痰瘀之象显现,调肾阴阳方易为温胆汤,续服 21 剂。大便不成形选加砂仁、豆蔻温中化湿止泻,心脏不适加苏木通脉止痛,随症加减月余,血压稳定于 130/90mmHg,仍在门诊治疗中。

按:世人治疗高血压病多从肝论治,本案患者初诊腹胀呃逆,倦怠乏力,大便溏泄,一日数次,舌质黯红,舌下络脉粗,舌边紫黯,为痰瘀互结之象,故治疗以祛痰化瘀为主,方选温胆汤合自拟降压汤加减。三诊痰湿之象渐除,阴阳失调之象显现,故温胆汤易为调肾阴阳方。先祛痰后调肾是沈老治疗高血压病的特色之一。四诊减服一种降压药后,血压反射性升高,并出现舌质黯红苔黄腻的痰瘀之象,故去调肾阴阳方,以温胆汤为基础方,随症加减治疗,终致血压平稳。本案用药特色:①自拟降压汤是治疗痰瘀互结型高血压病的有效经验方。方中钩藤平肝,治肝风之标;川芎化瘀,升清透窍;莱菔子、泽泻祛痰,且分利两便,使邪从两便而解。②山茱萸、刘寄奴为治疗胸痛的有效药对。③现代药理研究,苏木含苏木精,能增加冠脉流量,降低冠脉阻力,促进微循环血流,对痰瘀互结类胸痹心痛有明显的镇痛作用。全方立法明确,用药精准,西药减量,血压平稳。

（整理:韩学杰、信富荣　审阅:沈绍功）

6. 王今觉医案(2 则)

案一:清肝养阴、活血祛湿治疗胸痛

冠心病阴虚阳亢湿浊夹瘀之胸痹,以清肝养阴、活血祛湿剂收效。

个人信息:崔某,男性,49 岁。医案编号:A054361。

初诊:2005 年 6 月 6 日。

主诉:胸闷胸痛一年,加重半个月。

现病史:患者一年来平卧半小时左右即出现胸闷胸痛,坐起后可缓解。近半月来胸闷胸痛加重,凌晨尤其明显。纳可,二便调。舌淡黯厚颤,浅齿痕,苔白厚,脉细滑,左寸沉。既往有高血压史,间断服用尼莫地平;高脂血症。

检查:舌淡黯厚颤浅齿痕,苔白厚,脉细滑,左寸沉。形体较胖,血压 135/100mmHg,心电图示 PtfV1<-0.04,ST-T 改变。胸透示主动脉纤曲,左室可疑轻度增大。

中医诊断:胸痹,望目结合舌脉,属肝肾阴虚阳亢,湿浊夹瘀。

西医诊断:冠心病,高血压。

治法:平肝养阴潜阳,清热利湿活血。

方药:取天麻钩藤饮之意加减。石决明 60g,钩藤 12g,天麻 12g,僵蚕 6g,白芍 12g,赤芍 9g,生地黄 9g,怀牛膝 15g,川芎 6g,白菊花 12g,夏枯草 12g,生薏仁 30g,泽泻 6g,白茅根 30g,三七末 3g(冲)。水煎服,日 1 剂,连服 3 天。

二诊(2005 年 6 月 9 日)药后已可平卧,未再发胸闷,偶有胸痛,食纳好,大便溏,日 2 次。舌淡黯厚颤,浅齿痕,苔白厚,脉滑细。血压 120/90mmHg,望目结合舌脉,仍属虚实夹杂,上盛下虚证候。上方改石决明 90g,生薏仁 60g,加枸杞子 30g,苏木 3g,7 剂。

三诊(2005年6月16日)近二日已可安然入眠,未再发胸闷不适,舌淡黯颤,浅齿痕,苔白略厚,脉细略滑。上方加白茯苓15g,丹参6g,7剂。

四诊(2005年6月23日)胸闷痛止,晨起头晕,舌淡略黯颤,浅齿痕,苔白厚,左寸沉关尺滑,右滑。实邪渐去而气虚渐趋显著。上方加生黄芪15g,生晒参3g。

五诊(2005年7月4日)胸闷症状几无,或晨起头晕,舌淡黯颤,浅齿痕,苔白厚,脉左寸沉尺滑,右脉滑。辨证为气虚血瘀夹风,肝虚肝郁,湿邪阻滞气机。

至8月中旬,患者在原方基础上加大补气利湿药用量,未复发。

按:该患者西医诊断明确,中医辨证为肝肾阴虚阳亢,郁热夹湿夹风夹瘀。王今觉教授治之取天麻钩藤饮之意,化痰湿清热养肝肾之阴平肝息风。芍药酸泻肝热,泽泻咸寒泻肾热以泻肝,补阴气,生地黄甘寒补肾阴以补肝阴,清肝热敛虚阳,川芎行血中之气,是为佐药。生薏仁甘淡寒,渗湿健脾,白茅根甘寒入血利湿清热。石决明咸寒平肝,天麻辛甘平散郁补肝气,泻肝风,钩藤甘凉清热息风,三药平肝息风。三七补气活血,径直利心通痹。症状缓解后,证候也发生变化,以气阴两虚为主,王今觉教授在首方的基础上加用生黄芪补气,芩连柏泻有余之邪热而起到泻肝热、疏肝气、养肝血和胃的作用,白芍、枸杞养阴以助潜阳息风。诸药合用,共奏平肝养阴、清利湿热、活血祛风之功。

(整理:提桂香、王斌　审阅:王今觉)

案二:养阴活血祛湿治疗胸痛

冠心病阴虚湿浊夹瘀之胸痹,以养阴活血祛湿剂收效。

个人信息:许某,男性,63岁,病案号:A034876。

初诊:2005年5月19日。

主诉:胸痛心悸一年余,加重3个月。

现病史:患者一年前开始每遇劳累、休息不好则发胸痛胸闷心悸,在当地医院诊为"劳力性心绞痛",曾服硝酸酯类药,效果不显。遂来求治中医药。刻下症见:胸痛胸闷、心悸不适频作,偶感心前区发紧,纳差,二便调。

检查:舌淡黯厚颤,浅齿痕,苔白厚,舌前部苔薄,脉细滑时数时缓,左寸沉。当地医院检查血脂正常,颈椎病。

中医诊断:胸痹,望目结合舌脉辨证为阴虚血瘀,湿浊阻滞。

西医诊断:冠心病,劳力性心绞痛。

治法:养心肝肾之阴、活血利湿。

处方:复元活血汤加减。制鳖甲12g,当归6g,赤芍9g,麦冬12g,柏子仁12g,白茯苓15g,枸杞子30g,白菊花12g,三七末3g,琥珀末3g,知母6g。4剂,水煎服。

二诊(2005年5月23日):药后胸闷心悸未作,偶感心前区发紧。舌淡黯浅齿痕颤,苔白厚,脉细滑左寸沉,上方加知母6g,丹参6g,泽泻6g。继服。

三诊(2005年5月26日):心前区已不紧,述已无所苦。舌淡略粉略黯颤,浅齿痕,苔白厚,脉细滑左寸略沉。上方改生薏仁60g加强祛湿之力。

四诊(2005年6月2日):心前区无不适,肩臂后背有时发麻,舌淡黯胖,苔白厚,脉细滑。上方加天麻12g,僵蚕6g,白芍30g,生甘草15g,以养血祛风。

五诊(2005年6月9日):心前区有时紧或麻,活动后可缓解。舌淡黯,浅齿痕,苔白略厚,脉细滑寸沉。上方加理气活血之陈皮9g,苏木3g。7剂,水煎服。

六诊(2005年6月16日):近日天热,动则胸闷,腰痛。舌淡略黯颤,浅齿痕,苔白略厚,脉滑寸沉。上方改僵蚕为9g,白芍60g,生甘草30g,陈皮12g,加佩兰10g,骨碎补9g。14剂,水煎服。

上方调理至7月,胸闷无,腰痛止。随访未复发。

按:王今觉教授认为该患者诊断明确,中医辨证为心肝肾阴虚血瘀,湿浊阻滞气机明显,第一步治疗时先用制鳖甲、麦冬、柏子仁、枸杞子养阴,白茯苓甘淡祛湿,并用赤芍、三七活血祛瘀,琥珀甘平,安神而散瘀血;第二步心肝肾之阴得养,阴血充盈后,则用丹参加强活血之力,并以生薏仁、泽泻、佩兰利湿祛邪;第三步在原方的基础上用知母清郁热,天麻、钩藤、僵蚕平肝活血祛风。综观本案之治疗过程,寓治疗于补益之中,补中有通,祛湿邪不忘扶正。适当掌握湿痰、气血、阴阳、郁风、寒热及轻重先后关系,正气充则邪易去。

(整理:提桂香、王斌　审阅:王今觉)

7. 翁维良医案(4则)

案一:益气活血治疗胸痹

冠心病气虚血瘀之胸痹,以益气活血之剂收效。

个人信息:崔某,男,69岁。医案编号:1022H0007。

初诊:2008年10月23日。

主诉:胸闷、胸痛反复发作近20年,加重4年。

现病史:患者1992年就有过"心绞痛"发作,未予系统治疗,2004年9月诊断"急性下壁心肌梗"在河南某医院住院治疗,出院后仍有阵发胸痛,伴气短、心悸、出汗,活动后尤甚,经常服用速效救心丸,餐后有食管烧灼感,眠安,大便干。既往高血压病史15年,高脂血症10年。

检查:舌苔白,舌质黯红,脉弦。

中医诊断:胸痹,属气虚血瘀。

西医诊断:冠状动脉粥样硬化性心脏病,陈旧性心肌梗死。

治法:益气活血。

方药:自拟方。葛根15g,北沙参12g,丹参15g,川芎12g,红花12g,赤芍12g,郁金12g,全瓜蒌15g,薤白12g,姜黄10g,高良姜10g,路路通15g。水煎服,日1剂,连服14天。

二诊(2008年12月25日):前方服用两个月,胸痛减轻,活动后有胸前发紧,气短减轻,体力好转,口干,下肢痒,舌质黯红,舌苔白少津,脉弦。处方:北沙参12g,丹参15g,川芎12g,红花12g,赤芍12g,郁金12g,全瓜蒌15g,姜黄10g,高良姜10g,桂枝12g,生黄芪12g,地肤子12g,葛根15g。原方续服14剂,日1剂,分早晚2次温服。

三诊(2009年2月20日):患者病情好转,胸痛基本缓解,偶有胸前刺痛,气短改善。餐后走路时有胸前不适,有时乏力,中午尤甚,睡眠约 6 小时,胃胀满,嗳气不反酸,大便日一至两次,舌质黯红,舌苔黄厚腻,脉弦。处方:全瓜蒌 15g,薤白 12g,法半夏 12g,葛根 15g,北沙参 12g,丹参 15g,川芎 12g,红花 12g,赤芍 12g,郁金 12g,玉竹 12g,焦三仙 15g,土茯苓 15g,枣仁 15g。水煎服,日 1 剂,分早晚 2 次温服。

四诊(2009 年 4 月 2 日):患者病情好转,餐后活动时胸痛约一分钟可缓解,走路时尤甚,天气转冷时发作胸痛一次,服用速效救心丸后好转,舌质黯红,舌苔黄少津,脉弦。处方一:生黄芪 15g,北沙参 12g,丹参 15g,川芎 12g,红花 12g,赤芍 12g,郁金 12g,枣仁 15g,神曲 15g,白术 12g,茯苓 15g,葛根 15g,佛手 12g。处方二:散剂。元胡粉 2g。水煎服,日 1 剂,分早晚 2 次温服。

五诊(2009 年 5 月 21 日):患者病情明显好转,胸痛未发,偶有胸前刺痛,食管仍有烧灼感,较前减轻,活动尚可,口干,舌质黯红,舌中黄,脉弦。处方:生黄芪 15g,北沙参 12g,丹参 15g,川芎 12g,红花 12g,赤芍 12g,郁金 12g,白术 12g,茯苓 15g,葛根 15g,焦三仙 15g,香附 10g。水煎服,日 1 剂,分早晚 2 次温服。

按:老年冠心病,病程长,且有心梗史,仍属气虚血瘀之证,以益气活血为主要治法。本例病人翁老无论是应用全瓜蒌、薤白、姜黄、良姜温散化痰,还是应用生黄芪、桂枝益气温通配伍;无论是应用沙参、玉竹、枣仁养心养阴,还是应用佛手、白术疏肝健脾,都应用了红花、赤芍、郁金、川芎、丹参这五味活血药,可见翁老认为活血化瘀是治疗冠心病的基础,并且可以根据病机的变化、病情的轻重、病人的体质灵活加减。

(整理:李秋艳　审阅:翁维良)

案二:平肝潜阳治疗胸痹

冠心病肝阳上亢、血脉瘀阻之胸痹,以平抑肝阳、活血化瘀之剂收效。

个人信息:李某,男,71 岁。医案编号:1022H0015。

初诊:2008 年 12 月 2 日。

主诉:心前区不适反复发作 10 余年。

现病史:冠心病心梗病史 12 年,西医曾建议做支架治疗未做,服用消心痛、阿司匹林等治疗,现仍时有心绞痛发作,胸闷憋气,劳累及生气后易发作,伴气短,头胀,以两侧为主,食纳可,二便调,手足发热。既往高血压病史 20 年。

检查:舌质黯红,苔薄黄,脉弦。

中医诊断:胸痹,属肝阳上亢,血脉瘀阻。

西医诊断:冠状动脉粥样硬化性心脏病,陈旧性心肌梗死。

治法:平抑肝阳,活血化瘀。

方药:自拟方。天麻 10g,葛根 15g,钩藤 12g,丹参 15g,川芎 12g,红花 12g,郁金 12g,赤芍 12g,生黄芪 12g,路路通 15g,川牛膝 15g,姜黄 10g,薤白 12g。14 剂,水煎服,日 1 剂,分早晚 2 次温服。

二诊(2008 年 12 月 16 日):患者病情好转,心绞痛明显缓解,精神体力尚可,睡眠好,微感乏力,血压正常,二便调,舌质黯红舌苔薄白,脉弦。处方:丹参 15g,川芎 12g,红花 12g,赤芍 12g,郁金 12g,路路通 15g,天麻 10g,葛根 15g,桃仁 10g,当归 12g,钩藤 15g,生黄芪 15g。14 剂,水煎服,日 1 剂,分早晚 2 次温服。

三诊(2008 年 12 月 30 日):患者病情好转,心绞痛未发作,左肩上举困难,精神体力好,睡眠佳,纳可,血压稳定。舌质红舌苔薄白,脉弦。处方:生黄芪 15g,丹参 15g,川芎 15g,红花 12g,赤芍 12g,郁金 12g,天麻 10g,葛根 15g,桃仁 10g,当归 12g,元胡 12g,秦艽 12g。30 剂,水煎服,日 1 剂,分早晚 2 次温服。

四诊(2009 年 1 月 29 日):患者病情好转,复查心电图:ST-T 改变,血脂正常,心绞痛未发作,活动基本正常,诸症不明显,睡眠可,血压控制良好,舌质红舌苔薄白,脉弦。处方:生黄芪 15g,丹参 15g,川芎 12g,红花 12g,天麻 10g,葛根 15g,郁金 12g,荷叶 15g,赤芍 12g,络石藤 15g,路路通 15g,薤白 12g。30 剂,水煎服,日 1 剂,分早晚 2 次温服。

按:冠心病陈旧心梗合并高血压病,治宜活血化瘀、平肝通络为主要治法。活血化瘀治疗是翁老治疗冠心病始终坚持的原则,在辨证治疗的基础上,灵活应用活血化瘀药物,能够达到较好疗效。丹参、川芎、红花、赤芍在血瘀证的冠心病人中应用达到 80%。本病人辨证为肝阳上亢,应用天麻钩藤饮以平肝潜阳,薤白宽胸,郁金、姜黄活血,共奏平肝抑阳、活血化瘀功效。

(整理:李秋艳　审阅:翁维良)

案三:益气活血治疗胸痹

冠状动脉粥样硬化性心脏病气虚血瘀之胸痹,以益气活血、温通心脉之剂收效。

个人信息:丑某,男,79 岁。医案编号:1022H0008。

初诊:2008 年 11 月 6 日。

主诉:胸闷胸痛反复发作 20 年。

现病史:患者 20 年前开始间断胸痛,1990 年因心梗入院行冠脉造影,前降支植入 2 个支架,1991 年因心前区不适再次行冠造,回旋支植入 2 个支架。平时规律服用阿司匹林 100mg,每晚一次;硫酸氢氯吡格雷 75mg,每日一次;单硝酸异山梨酯 20mg,每日两次;此后多次因胸痛住院。近两个月来频发心前区疼痛,每日发作 1~2 次,活动后加重,自服硝酸甘油可以好转,每日吸氧 2 次,伴心慌,乏力,头晕,大便便秘,2 日 1 次。既往高血压病史 38 年,最高血压 180/100mmHg,糖尿病病史 2 年,肾功不全病史 1 年,脑梗死病史 3 年,脂代谢异常病史年份不详,吸烟史 20 年,平均每日 5~10 支,已戒 10 年。饮酒史 30 年,白酒多少不等,已戒 10 年。

检查:舌黯红苔薄黄,脉弦。

中医诊断:胸痹,属气虚血瘀。

西医诊断:冠状动脉粥样硬化性心脏病(不稳定性心绞痛、PCI 支架术后),2 型糖尿病,陈旧脑梗死,高血压 3 级(极高危),多发动脉粥样硬化并狭窄,高脂血症,肾功能不全。

治法:益气活血,温通心脉。

方药:自拟方。葛根15g,生黄芪15g,太子参15g,川芎12g,红花12g,郁金12g,丹参15g,赤芍12g,当归12g,高良姜10g,姜黄12g。中成药:宽胸丸,每次1丸,每日3次。14剂,水煎服,日1剂,分早晚2次温服。

二诊(2009年1月19日):服用上方2月余,患者病情好转,白天心绞痛明显好转,但夜间心绞痛发作1~2次,服硝酸甘油可缓解,纳差,大便干,舌黯苔薄黄,脉弦。处方:葛根15g,生黄芪15g,太子参15g,黄精15g,玉竹12g,五味子12g,川芎12g,红花12g,郁金12g,丹参15g,姜黄12g。14剂,水煎服,日1剂,分早晚2次温服。

三诊(2009年2月1日):服药半月,患者病情明显好转,心绞痛好转,大便仍干,纳差,眠可。舌质黯红苔薄黄,脉弦。处方:葛根15g,生黄芪15g,太子参15g,黄精15g,玉竹12g,五味子12g,川芎12g,红花12g,郁金12g,丹参15g,麻仁12g,决明子15g。14剂,水煎服,日1剂,分早晚2次温服。

按:高龄冠心病人,不稳定心绞痛,二次置支架4个术后,心痛发作频繁,治宜益气活血、芳香温通。患者心绞痛频繁发作,随时有发生心肌梗死的可能,因此要迅速有效地控制心绞痛的发作,翁老在益气活血的基础上汤药加良姜10g,姜黄12g,再加宽胸丸芳香通络,温通血脉,心绞痛得以迅速控制;二诊患者夜间心绞痛发作频繁,因此加用养阴之黄精、玉竹,但仍用姜黄温通血脉,使心绞痛进一步得到控制。可见温通心阳对于缓急止痛,迅速缓解心绞痛取得了较好的疗效。

(整理:李秋艳 审阅:翁维良)

案四:益气活血温阳治疗胸痹

冠心病气虚血瘀之胸痹,以益气活血温阳之剂收效。

个人信息:邵某,男,58岁。

初诊日期:2014年6月8日。

主诉:阵发胸闷胸痛、乏力3年余。

现病史:患者3年前劳累后出现胸闷胸痛,汗出,持续无好转,在当地医院就诊,诊断为:急性广泛前壁心梗,共放置支架7个。后在当地医院查超声心动图:左室左房增大、主动脉瓣及二尖瓣钙化反流、室间隔及左室前壁及部分侧壁运动减低,室壁瘤形成,EF:20%。目前口服阿司匹林0.1g,每日一次,曲美他嗪每次1片,每日3次,替米沙坦80mg,每日1次,单硝酸异山梨酯20mg,每日2次,螺内酯20mg,每日2次,比索洛尔5mg,每日2次,瑞舒伐他汀10mg,每晚1次。目前患者偶有胸闷胸痛不适,但气短乏力,体力差,时有早搏,近两个月时会出现咬舌情况,纳眠可,二便调。平素血压90~110/50~70mmHg,午后血压偏低,90/50mmHg。空腹血糖6.5~6.8mmol/L,餐后9.5~9.8mmol/L。既往有脑梗死、高血压、高脂血症病史。

检查:舌紫红有裂纹,苔白腻,寸脉、尺脉沉弦紧,关脉弦浮。

中医诊断:胸痹,属气虚血瘀痰阻。

西医诊断:冠心病,陈旧性广泛前壁心梗,支架术后,室壁瘤形成,心衰。

治疗:益气温阳,活血化湿。

方药:生晒参片 10g^{另煎},三七粉 3g^{冲服},鸡血藤 12g,茯苓 15g,苏木 12g,关黄柏 12g,佩兰 12g,薄荷 3g,玉米须 15g,红花 12g,广藿香 12g,黄连 10g,生黄芪 15g,五味子 10g,郁金 12g,玉竹 15g,银柴胡 10g,莪术 10g,柴胡 10g,北沙参 15g,川芎 12g,丹参 15g,玄参 12g,川牛膝 15g,三棱 10g。

二诊(2014 年 8 月 17 日):药后患者早搏次数明显减少,无咬舌,乏力,头晕,多汗,纳眠可,二便调。舌黯红,体胖大有齿痕,苔白略腻,脉沉弦。血压 100~110/50~65mmHg。

方药:生晒参片 10g^{另煎},三七粉 3g^{冲服},茯苓 10g,鸡血藤 15g,红花 12g,薄荷 3g,关黄柏 12g,鸡血藤 15g,苏木 12g,五味子 10g,佩兰 12g,广藿香 12g,玄参 12g,川牛膝 15g,川芎 12g,三棱 10g,丹参 12g,玉竹 15g,北沙参 15g,郁金 12g,生黄芪 20g,银柴胡 10g,莪术 10g,柴胡 10g。

三诊(2014 年 10 月 18 日):服药后目前无胸痛胸闷,有时心慌,为早搏,乏力减轻,纳眠可,二便调,舌淡红胖大,苔黄,脉弦。2014 年 10 月 15 日心脏超声:左室左房增大、主动脉硬化改变、主动脉瓣及二尖瓣钙化反流、室间隔及左室前壁及部分侧壁运动减低——考虑心梗后改变、左心功能减低。

方药:丹参 15g,北沙参 15g,玉竹 15g,川芎 12g,三棱 10g,赤芍 12g,郁金 12g,银柴胡 10g,莪术 10g,柴胡 10g,麦冬 10g,生黄芪 20g,五味子 10g,肉桂 6g,红花 12g,关黄柏 10g,鸡血藤 15g,三七粉 3g^{冲服},黑附片 10g^{先煎}。

四诊(2014 年 12 月 28 日):药后 2 月余,未停药。无明显诱因胸痛(隐痛)发作 1 次,持续 5 天,吸氧后缓解。劳累后易心慌,可步行 45 分钟,纳眠可,右侧躯体怕冷,咽中有痰,夜尿频(4 次)。连续 2 次测空腹血糖在 7~7.25mmol/L。血压 110/70mmHg,脉搏 61 次/分。舌体胖大,边有齿痕,苔薄黄,脉弦滑。

方药:三棱 10g,丹参 15g,川芎 12g,川牛膝 12g,赤芍 12g,北沙参 15g,郁金 12g,柴胡 10g,红花 12g,青蒿 10g,生黄芪 15g,银柴胡 10g,黄连 10g,莪术 10g,黄芩 12g,姜黄 10g,地龙 12g,三七粉 3g^{冲服},关黄柏 10g,络石藤 15g,桂枝 12g,肉桂 6g。

五诊(2015 年 3 月 1 日):药后 2 月,未停药。药间胸痛未发作。早搏次数较前增多,易心慌伴右侧躯体发冷,平地可活动 40 分钟,可上 2 层楼,纳可,眠可,夜尿频 3 次。血压控制在 126/72mmHg,心率 58 次/分。空腹血糖 6.3~6.5mmol/L。舌黯红,边有齿痕,苔薄黄,脉沉弱。

方药:三七粉 3g^{冲服},生黄芪 15g,玄参 12g,玉竹 15g,麦冬 12g,五味子 10g,合欢皮 15g,酸枣仁 15g,柴胡 10g,银柴胡 10g,青蒿 10g^{后下},郁金 12g,丹参 15g,川芎 12g,红花 12g,赤芍 12g,三棱 10g,莪术 10g,地龙 12g,黄连 10g,关黄柏 10g,黄芩 10g,茯苓 15g,玉米须 15g。

六诊(2015 年 5 月 14 日):药后 2 月余,早搏明显减少,基本不出现早搏,原来右侧脉搏摸不到,现在脉搏出现能摸到了,说话有底气了,声音洪亮,纳可,眠可,二便可。舌胖大,质黯红,苔白腻,脉弦滑。解放军 205 医院 2015 年 5 月 12 日生化:GLU:6.44,谷丙转氨酶:43,甘油三酯:1.86,胆固醇:3.23,LDL-C:1.66。方药:太子参 10g,刺五加 10g,生黄芪 20g,玄参 10g,玉竹 15g,麦冬 12g,五味子 10g,葶苈子 12g^{包煎},柴胡 10g,郁金 12g,青蒿 10g^{后下},丹参 15g,川芎 12g,红花 12g,赤芍 12g,三棱 10g,莪术 10g,地龙 12g,车前草 15g,黄连 10g,黄芩

12g,关黄柏 10g,三七粉 3g^{冲服}。

七诊(2015 年 7 月 23 日):行走尚可,可慢慢行走 2~3 公里,上楼不行,一层即喘,早搏基本消失,自感乏力,纳可眠可,二便可,舌胖大,质黯红,苔白,脉弦滑。2015 年 7 月 20 日解放军 205 医院超声心动图:心律不规整,左房、左室增大,主动脉硬化改变,主动脉瓣反流,室间隔及左室前壁运动幅度减低,左室后壁运动节段性减低,二尖瓣反流,左心功能减低,EF:40%。

方药:太子参 10g,生黄芪 20g,刺五加 10g,玄参 10g,五味子 10g,葶苈子 12g^{包煎},玉竹 15g,麦冬 10g,柴胡 10g,郁金 12g,青蒿 10g^{后下},丹参 15g,川芎 12g,红花 12g,赤芍 12g,广藿香 12g,佩兰 12g,薄荷 3g^{后下},黄连 10g,三七粉 3g^{冲服}。

按:室壁瘤是急性心肌梗死较常见的并发症之一。冠心病患者大面积心肌梗死后,梗死区域出现室壁扩张、变薄、心肌全层坏死,坏死的心肌逐渐被纤维瘢痕组织所替代,病变区薄层的心室壁向外膨出,心脏收缩时丧失活动能力或呈现反常运动,形成室壁瘤,严重影响心脏功能,导致心衰发生,翁老师认为此病机为气虚血瘀。心梗后,局部心肌缺血缺氧发生坏死,与中医气虚血瘀证相符,故治疗必须益气活血。通过活血,使痹阻之血脉形成微小络脉,不仅改善了正常心肌的供血及供氧,同时对室壁瘤病变心肌恢复也有一定益处。发生心力衰竭后,患者心肌收缩力下降,活动后气短乏力,为心气虚衰之象,故活血化瘀的同时,要注重益气扶正,标本兼治。

本患者冠心病,大面积心梗后,心肌受损严重,形成室壁瘤,心功能下降明显。气短乏力,体力差,为气虚之象,气虚无力推动血液运行,脾虚水液运化失常,痰湿内蕴,阻滞血液运行,加重血瘀,痹阻脉络,心失所养,故时有早搏,不通则痛,故偶有胸闷胸痛不适;舌紫红有裂纹,苔白腻,为痰瘀互结之象。为加强补气力量,翁老针对心衰患者病情轻重不同,轻者可使用党参、太子参等,病情严重者多使用生晒参益气温阳,加强鼓动心阳的作用,同时配合生黄芪、北沙参、玉竹加强补气之力,为防止药物过于温热,配以关黄柏、黄连清热燥湿,平和药效;三七粉、鸡血藤、苏木、红花、郁金、三棱、莪术、丹参、玄参、川牛膝活血化瘀,银柴胡、柴胡清热疏肝理气,茯苓、佩兰、薄荷、玉米须、广藿香芳香化湿,健脾化湿。全方以益气活血为主,佐以健脾、理气、化湿,寒热温凉并用,扶正祛邪,补泻兼施。

服药数月余,症状较前好转,继续以益气活血为法,在 10 月份由于天气转凉,加用制附子、肉桂或桂枝加强温阳散寒之力,以助心阳。经过冬季之温补,待天气转暖后,去温燥之制附子、肉桂、桂枝,以太子参、刺五加、生黄芪、玄参、玉竹、麦冬、五味子益气养阴,郁金、丹参、川芎、红花、赤芍、三七粉活血化瘀,待进入暑伏天气,加广藿香、佩兰、薄荷、黄连芳香化湿,清热燥湿。

纵观治疗全过程,始终以益气活血为法,根据季节天气寒热暑湿变化,或侧重温阳,或侧重益气养阴,或侧重芳香化湿,因时制宜。经过治疗,患者症状好转,体力增强,行走距离延长,超声心动图未见明显室壁瘤,EF 值从 20% 上升至 40%。无论是症状,还是客观检查指标,心功能都有了显著改善。

(整理:李岩 审阅:翁维良)

8. 薛伯寿医案（1则）

案一：温通血脉、调和营卫治疗胸痹

冠心病心绞痛心阳不振、血脉闭阻之胸痹，以温通血脉、调和营卫收效。

个人信息：贾某，男，58岁。

初诊：1968年7月15日。

主诉：胸闷心悸，阵发心前区痛3年。

现病史：3年前因胸闷心悸，阵发性心前区绞痛，经地区医院心电图检查诊为"冠状动脉供血不足，心绞痛"。近两年来虽经休息治疗，但心绞痛发作仍频繁，有时日发2~3次，伴手足发凉，下肢有对称性大片紫癜。多年来秋冬必犯冻疮，红肿溃烂，常有发生。

检查：舌质黯有紫斑，脉沉细涩。心电图示Ⅱ，Ⅲ，avF，V₅，ST段下降0.05~0.1mv，T波低平或双相。

中医诊断：胸痹心痛，属心阳不振，血脉闭阻。

西医诊断：冠心病心绞痛。

治法：宗"损其心者，调其营卫"之旨，拟温通血脉，调和营卫。

方药：当归四逆汤合失笑散加味。当归9g，桂枝9g，赤芍15g，炙甘草6g，细辛3g，通草4.5g，生姜4片，大枣12枚，生蒲黄9克（包煎），五灵脂9g（包煎），茯苓12g，菖蒲6g，远志4.5g。6剂。

二诊（1968年7月21日）：心绞痛发作次数减少，疼痛减轻，效不更方。

三诊（1968年8月21日）：上方连服1月余，心绞痛控制，心悸胸闷明显减轻，精神愉快。复查心电图明显好转，ST段：Ⅲ，avF下降0.04mv，T波略低。

四诊（1968年12月21日）：服药4个月，双下肢紫癜完全消退，当年即未生冻疮。舌质红润，身体较前健壮。

随访数年，未见复发。

按：《伤寒论》第351条"手足厥冷，脉细欲绝者，当归四逆汤主之。"薛教授认为当归四逆汤有养血复阳之效，能和厥阴以散寒邪，调营卫而通阳气。本案用治血虚寒闭而有瘀阻的冠心病心绞痛兼有冻疮者，亦获良效。

（整理：陈劲松、薛燕星 审阅：薛伯寿）

9. 余瀛鳌医案（1则）

案一：宽胸豁痰、通阳活络治疗胸痹

冠心病心绞痛胸阳不振、痰瘀互结之胸痹，以宽胸豁痰、通阳活络收效。

个人信息：石某，女，68岁。

初诊：1993年10月23日。

主诉：左前胸憋闷疼痛反复发作半年余，加重1周。

现病史：患者1992年4月在某医院确诊为"冠心病"，曾使用过硝酸异山梨酯、地奥心

血康、牛黄清心丸等药,症状稍有缓解,但仍经常发作。现左前胸阵阵憋闷作痛,心悸气短、头晕目眩,喉中似有痰涎,咽痒,口干渴饮,大便燥结,舌体胖大、色紫黯而苔少,脉右弦滑、左弦细。

中医诊断:胸痹,属胸阳不振、痰瘀互结。

西医诊断:冠心病心绞痛。

治法:宽胸豁痰、通阳活络。

方药:瓜蒌仁、杏仁各12g,薤白8g,制半夏6g,木香4g,川楝子10g(打碎),延胡索10g,赤芍、白芍各10g,北沙参12g,太子参12g,丹皮12g,生熟地各15g,黄连10g,麦冬15g,丹参15g,炙甘草10g。14剂,水煎服。

二诊(1993年11月7日):服药后,体力及活动耐量改善,左前胸憋闷疼痛亦有所缓解,心绞痛发作次数减少,大便通畅,仍时有心悸头晕,口干渴症状缓解,前方去川楝子、木香,加五味子10g,郁金10g,继服20剂。

后在此方基础上加减运用,前后治疗约半年,用药80余剂,病情完全获得控制,随访两年心绞痛症状未见复发。

按:冠心病心绞痛多属中医胸痹范畴,余老师每从益气养血、宽胸通痹、化痰通络等方面着手进行治疗,常用瓜蒌薤白汤、桃红四物汤加黄芪、太子参、五味子、酸枣仁、远志、麦冬、丹参、生蒲黄等,如心悸较严重,可加入煅龙骨、煅牡蛎、柏子仁、生杭芍以镇惊安神宁心,效果较为明显。方中共用四组药对,分述如次:瓜蒌仁与杏仁:前者润燥化痰,滑肠通便,又能利气散结而宽胸;后者止咳平喘,润肠通便。两药合用,对于老年津亏肠燥便秘颇为适合。白芍和赤芍:前者养血敛阴,柔肝止痛,以补为功;后者清热凉血,祛瘀止痛,以泻为用。白收而赤散,白补而赤泻;白则养血和营,赤则行血活滞。两者合用,一敛一散,补泻并用,具有养血活血、和营止痛的作用,常用于营血不足兼有血行不畅而出现拘急疼痛一类病证,于此患者正为合拍。沙参和麦冬:沙参质轻气清,具有轻扬上浮之性,多入上焦而清肺中之邪火,养肺中阴液;麦冬甘寒多汁,善入中焦而清胃生津;两者合用,肺胃同治,具有清养肺胃、育阴生津的良好作用。本方用此药对系针对久病阴虚津亏所致的咽干口渴、大便干燥、舌红少苔而设。熟地和生地两者本为一物,因加工炮制不同,其性有寒热之别,其功用也各有所偏。熟地甘而微温,气味俱厚,补血填精必不可少;生地甘而寒凉,性润多汁,凉血育阴恒以为用。两药配对,补血而凉血,滋阴而生津,从而扩大了治疗范围。血虚而兼血热用之最宜,阴亏而津耗者,亦可取用。

(整理:李鸿涛 审阅:余瀛鳌)

10. 周超凡医案(1则)

案一:化痰通阳、益气养阴治胸痹

心绞痛痰遏胸阳、气阴亏虚之胸痹,以化痰通阳、益气养阴收效。

个人信息:程某,女,43岁。

初诊:2014年4月15日。

主诉:胸闷 2 个月。

现病史:胸闷 2 个月,偶有肩胛不舒,少气懒言,神疲乏力。纳可,二便正常,睡眠正常。

检查:舌红苔白,脉弦滑。

中医诊断:胸痹,属痰遏胸阳,气阴亏虚。

西医诊断:心绞痛。

治法:化痰通阳,益气养阴。

方药:生脉饮合瓜蒌薤白半夏汤加减。瓜蒌皮 12g,薤白 12g,清半夏 10g,延胡索 12g,徐长卿 12g,太子参 20g,麦冬 15g,五味子 10g,香附 12g,炙甘草 6g。

二诊:2014 年 4 月 22 日。患者称胸闷症状减轻,略感乏力,嘱继服前方 1 周。

三诊:2014 年 4 月 29 日。患者仅感乏力,问可否不继续服药,嘱患者注意生活饮食起居,如病情无变化可停药。

按:此案主症即胸闷,兼见肩胛不舒。故用瓜蒌薤白半夏汤通阳泄浊,化痰开结。加香附、延胡索、徐长卿,增强瓜蒌薤白半夏汤行气活血,通络止痛之功。结合神疲乏力,少气懒言,舌红的症状,此方尚有心肺气阴不足,故加生脉散益气阴养心神。

瓜蒌具有润肺,化痰,散结,润肠的功效,是治疗胸痹的常用药。药理研究证明,瓜蒌有扩张冠脉的作用,其不同部位的扩冠作用强度为:瓜蒌皮 > 瓜蒌霜 > 瓜蒌子。此外瓜蒌还有一定的抗癌作用,以瓜蒌皮作用最强。周老处方,常结合实际情况将人参易为太子参,太子参以"清补"见长,"益气但不升提、生津而不助湿、扶正却不恋邪、补虚又不峻猛"的特点。与人参相比具有不易上火的优势,但不能大补元气。《神农本草经》记载,五味子"主益气,补不足,强阴,益男子精",药理学研究证明,五味子有扩血管和增强小鼠慢性支气管炎支气管上皮细胞功能的作用。生脉饮三味药,共奏补养心肺气阴的功效,非常巧妙,缺一不可。

(整理:咸庆飞　审阅:周超凡)

第三节　不　寐

【概述】不寐是以经常不能获得正常睡眠为特征的一类病症。每因饮食不节,情志失常,劳倦、思虑过度及病后、年迈体虚等因素,导致心神不安,神不守舍,不能由动转静而致不寐病症。西医学的神经官能症、更年期综合征、慢性消化不良、贫血、动脉粥样硬化症等以失眠为主要临床表现时,可参考本病辨证论治。

名医案例

1. 安效先医案(1 则)

案一:平肝宁心、安神定志治疗不寐

睡眠障碍肝脾不调、心神不宁之不寐,以平肝宁心、安神定志收效。

个人信息:高某,女,15 岁。医案编号:1029H0017。

初诊:2004年3月2日。

主诉:夜间四肢抽动半年。

现病史:患者于2003年9月无明显诱因出现夜间四肢抽动,白天正常,夜间经常哭闹。在外院曾做脑电图、心电图均正常,血铅、血钙亦正常。

检查:舌质淡红,苔薄白,脉细。精神可,心肺腹检查未见异常。

中医诊断:不寐属肝脾不调,心神不宁。

西医诊断:睡眠障碍。

治法:平肝宁心,安神定志。

方药:桂枝龙骨牡蛎汤加减。桂枝6g,白芍15g,大枣10枚,炙甘草6g,淮小麦30g,茯苓10g,法半夏6g,生龙骨24g(先煎),生牡蛎24g(先煎),石菖蒲10g,珍珠母24g(先煎),钩藤10g。上方7剂,水煎服,日一剂,每日2次,每次200ml。

二诊(2004年3月9日):服药后患者病情好转。睡眠明显好转,已不哭,抽动次数明显减少,但眠不实。桂枝6g,白芍15g,炙甘草6g,大枣10枚,淮小麦30g,茯苓10g,法半夏6g,生牡蛎24g(先煎),生龙骨24g(先煎),石菖蒲10g,珍珠母24g(先煎),钩藤10g(后下),炒枣仁10g,夜交藤10g,木瓜10g。上方14剂,水煎服,日一剂,每日2次,每次200ml。

电话随访痊愈。

按:本例睡眠障碍病位与脾胃、心肝有关,儿童心火易盛,肝易阳亢,且易阴虚,运用桂枝加龙骨牡蛎汤加减,"补其不足,泻其有余,调其虚实",能使气血调和,阴阳平衡,脏腑的功能得以恢复,神魂守其舍,从而消除睡眠障碍。本患儿先用桂枝汤调和气血;甘麦大枣汤养心安神;珍珠母、钩藤平肝息风;茯苓、炙甘草、大枣健脾和胃,睡眠好转,抽动减轻。后加用炒枣仁、夜交藤养心安神,则痊愈。

(整理:彭征屏 审阅:安效先)

2. **高普医案**(1则)

案一:清火化痰佐以泻肝化瘀治疗不寐

睡眠障碍痰火内阻之不寐,以清火化痰佐以泻肝化瘀收效。

个人信息:张某,男,70岁。

初诊:2013年5月19日。

主诉:失眠9年。

现病史:2004年1月患脑出血,左半身活动不利9年。平素急躁易怒,彻夜不寐。刻诊:头晕目眩,胸闷心烦,面赤,口苦且臭。

检查:舌质紫,苔白腻,脉弦滑。血压160/90mmHg。

中医诊断:不寐,属痰火内阻。

西医诊断:睡眠障碍。

治法:清火化痰,佐以泻肝化瘀。

方药:温胆汤加减。清半夏10g,陈皮10g,炒枳实10g,龙胆草12g,黄芩10g,竹茹12g,

生牡蛎(先煎)30g,生龙骨(先煎)30g,莲子心 6g,远志 12g,珍珠母(先煎)30g,茯苓神各 12g。日 1 剂,水煎服。

二诊:2 剂后症状明显改善,4 剂后即能正常入眠,后又因琐事复失眠如故,嘱服原方药,又进 3 剂而愈。平素注意饮食清淡,保持情绪舒畅,随诊 1 年如常。

按:本病虚实夹杂,但虚多实少。心本脏之虚以阴虚、血虚多见,实为火、痰、瘀扰及本脏。盖心主血脉,主藏神,为五脏六腑之大主,其他脏腑功能失调均可致大主不安、失养而致失眠。中医治疗失眠不寐,多从肝郁化火、痰热内扰、阴虚火旺、心肾不交、心脾两虚、阳虚以及痰、瘀等辨证施治。《景岳全书·不寐》中云:"盖寐本乎阴,神其主也,神安则寐,神不安则不寐。其所以不安者,一由邪气之扰,一由营气之不足耳。"且引用徐东皋之语:"痰火扰乱,心神不宁,思虑过伤,火炽痰郁而致不眠者多矣。"本例系痰热内扰,兼有肝火血瘀,故以温胆汤开郁化痰佐龙胆草、黄芩、生地龙以泻肝清热;珍珠母、莲子心、生龙骨、生牡蛎清肝热,降心火,安心神。高师临床善用贝类药物,如生牡蛎、生龙骨、生代赭石、生石决明(自拟四生煎)配川怀牛膝治疗高血压,起效快,对伴肝阳症状明显者比较理想。

一般而言,痰浊者舌苔偏腻,夜梦偏多。"百病多由痰作祟"。痰湿为阴邪,其性黏滞,其辨证特点为身沉重,尤其下肢发沉,口干,晨起口干更明显,苔腻,脉滑,脾胃乃痰湿证的要地,脾胃乃一身气机升降之枢纽,一旦脾胃功能失常,痰湿内生,痰湿随气机升降散于全身脏器,百病丛生。对苔厚腻者,以温胆汤、涤痰汤加减治疗此类疾病,往往同时配合加炒神曲、佩兰健脾醒胃、芳香化浊。高师往往茯苓、茯神并用,每收良效。茯神性味同茯苓,功偏宁心、安神。黄宫绣云:"茯神功与茯苓无异,但神抱心以生,苓则不从心抱,故苓能入脾与肾,而神则多入心耳。书曰服此开心益智,安魂定魄,无非入心导其痰湿,故能使心与肾交通之谓耳。"对兼心气虚、胆小易惊失眠者以温胆汤加党参治疗,补泻兼用。

(整理:靳冰　审阅:宋芊)

3. **高荣林医案**(3 则)

案一:理气化痰、和胃安神治疗不寐

失眠脾虚胃滞、痰扰心神之不寐,以理气化痰、和胃安神收效。

个人信息:班某,男,49 岁。

初诊:2009 年 6 月 26 日。

主诉:失眠、焦虑 4 个月。

现病史:近 4 个月由于工作环境变化,情绪出现急躁,影响夜间睡眠,入睡差,需服安眠药物(艾司唑仑片 1mg,每日一次)才能入睡。刻下症:情绪急躁,影响睡眠,入睡需借助安眠药,项部作凉不适,于空调房间则加重,久坐不适,小便黄而不畅,有恐惧焦虑。既往有高血压病史 10 年。

检查:舌红苔薄,脉沉细。

中医诊断:不寐,属脾虚胃滞,痰扰心神。

西医诊断:失眠。

治法:理气化痰,和胃安神。

方药:温胆汤加减。葛根10g,骨碎补10g,竹茹10g,枳实10g,法半夏9g,陈皮10g,牡丹皮10g,炒酸枣仁15g,远志10g,菖蒲10g,白芍15g,龙骨30g,牡蛎30g,黄柏10g,玫瑰花10g。7剂,水煎服,日一剂分两次服。

二诊(2009年7月3日):夜眠差,服药入睡,夜早醒不易再睡,焦虑,急躁,冷汗,背凉,胆小恐惧,大便可,小便或有不畅感。舌淡苔薄,脉沉细。枳实竹茹丸加减。竹茹10g,枳实10g,法半夏9g,陈皮10g,茯苓15g,柴胡10g,白芍15g,骨碎补10g,炒酸枣仁15g,远志10g,菖蒲10g,龙骨30g,牡蛎30g,牡丹皮10g。7剂,水煎服,日一剂分两次服。

三诊(2009年7月10日):服药睡眠,或睡时间短,焦虑好转,对事情兴趣减,胆小恐惧仍在,后背怕冷汗出,小便不畅。舌淡苔薄,脉沉细。逍遥丸加减。柴胡10g,白芍15g,枳实10g,竹茹10g,法半夏9g,陈皮10g,骨碎补10g,香附10g,炒酸枣仁15g,远志10g,菖蒲10g,牡丹皮10g,龙骨30g,牡蛎30g。7剂,水煎服,日一剂分两次服。

四诊(2009年7月17日):夜寐服药睡,心悸胆小,尚可坐住,背仍怕冷,汗出尚有,小便不畅而黄,次数不多,干事少信心。舌淡红裂苔薄,脉沉细。枳实竹茹丸加减。竹茹10g,枳实10g,法半夏9g,陈皮10g,党参10g,骨碎补10g,黄柏10g,玫瑰花10g,炒酸枣仁15g,远志10g,菖蒲10g,龙骨30g,牡蛎30g。7剂,水煎服,日一剂分两次服。

五诊(2009年8月7日):病证好转,恐惧尚在,焦虑好转,胆小,安眠药减量,入睡可,夜醒可睡,白天中午可睡,疲乏,小便黄,口不苦,后背作凉,腰酸,手抖。舌红苔薄黄,脉沉细。柴胡10g,白芍10g,枳实10g,竹茹10g,党参10g,法半夏9g,陈皮10g,骨碎补15g,炒酸枣仁15g,远志10g,菖蒲10g,龙骨30g,牡蛎30g,黄柏10g。7剂,水煎服,日一剂分两次服。

六诊(2009年8月14日):夜眠尚好,恐惧感减轻,疲乏尚可,腰酸左侧不适,后背尚有凉感,汗出,小便黄。舌黯红苔薄,脉沉细。逍遥散加减:柴胡10g,白芍15g,枳实10g,党参10g,法半夏9g,陈皮10g,骨碎补15g,炒酸枣仁15g,黄柏10g,远志10g,菖蒲10g,茯苓15g,龙骨30g,牡蛎30g,牡丹皮10g。7剂,水煎服,日一剂分两次服。

按:该患者失眠由于情致因素所致,脾虚痰湿较重,结合病人表现,符合温胆汤的病机,故以温胆汤为主加减治疗,经过治疗后,焦虑好转,又加入疏肝的柴胡、白芍,通过调肝和脾胃以巩固疗效,取得良好疗效。

(整理:饶向荣 审阅:高荣林)

案二:养血安神治疗不寐

失眠脾虚血亏、心神失养之不寐,以养血安神收效。

个人信息:李某,男,45岁。

初诊:2012年8月16日。

主诉:难以入睡,多梦易醒2年余。

现病史:患者2年前因思虑过度出现入睡困难,多梦易醒,间断服用"艾司唑仑"治疗,不服药时眠差。刻下症:入睡困难,多梦易醒,神疲乏力,心悸,健忘,口干,五心烦热,伴有盗汗,小便不利,大便调。

检查:舌红有裂纹,苔薄黄,脉沉细。

中医诊断:不寐,属脾虚血亏,心神失养。

西医诊断:失眠。

治法:养血安神。

方药:六味地黄汤合归脾汤。生地 10g,丹参 15g,玄参 15g,炒酸枣仁 15g,远志 15g,黄连 6g,肉桂 1g,熟地 10g,石菖蒲 10g,草薢 10g,龙骨 30g,牡蛎 30g。7 剂,水煎服,日 1 剂分两次服用。

二诊(2012 年 8 月 23 日):患者服药后入睡困难有所改善,五心烦热较前减轻,仍梦多,有心悸、健忘,后背时有发凉。舌红有裂纹,苔薄白,少津,脉沉细。二冬汤合归脾汤。生地 10g,天冬 10g,麦冬 10g,丹参 15g,玄参 15g,太子参 15g,炒酸枣仁 15g,远志 15g,熟地 10g,石菖蒲 10g,骨碎补 15g,龙骨 30g,牡蛎 30g。7 剂,水煎服,日 1 剂分两次服用。

三诊(2012 年 10 月 25 日):已能入睡,心悸较前好转,时有梦多,有口干,小便正常,健忘好转。舌红稍有裂纹,苔薄白,脉细数。二冬汤合归脾汤。生地 10g,天冬 10g,麦冬 10g,丹参 15g,玄参 15g,太子参 15g,炒酸枣仁 15g,远志 15g,熟地 10g,石菖蒲 10g,夜交藤 30g,龙骨 30g,牡蛎 30g。7 剂,水煎服,日 1 剂分两次服用。

按:本例不寐,系思虑过重伤脾,脾失健运,气血生化乏源,不能上奉于心,以致心神失养而失眠。故本方以养血安神为法,药后效显,并随证加减,服药共 2 月后,睡眠状况良好。

(整理:饶向荣　审阅:高荣林)

案三:疏肝理气安神治疗不寐

失眠肝气郁结、痰湿中阻之不寐,以疏肝理气、和胃化痰安神收效。

个人信息:李某,女,43 岁。

初诊:2009 年 1 月 22 日。

主诉:失眠,情绪不好 1 年。

现病史:病人 1 年来由于工作压力较大,逐渐出现睡眠不好,情绪低落,有时还有恐惧感,晚上睡觉不实,易醒,醒后尚可再入睡,曾去外院就诊,诊为轻度抑郁状态,为求治疗来诊。刻下症:情绪低落,眠差,晚间易醒,醒后汗出,尚可再入睡,咽中如有痰堵,嗳气,偶有恶心,心悸,大便量少。

检查:舌黯,苔薄白,脉左弦,右沉细。

中医诊断:不寐,属肝气郁结,痰湿中阻。

西医诊断:失眠。

治法:疏肝理气,和胃利胆,化痰安神。

方药:温胆汤加减。柴胡 10g,白芍 15g,枳实 10g,法半夏 9g,陈皮 10g,茯苓 15g,竹茹 10g,黄芩 10g,夜交藤 30g,炒酸枣仁 15g,远志 10g,菖蒲 10g,龙骨 30g,牡蛎 30g。10 剂,水煎服,日一剂分两次服。

二诊(2009年2月3日):服药后症状减轻不明显,经前腰痛,夜寐尚可,但有时多梦,噩梦,头晕。精神差,紧张,善太息,嗳气,舌苔白浊,脉小数,右关滑,左细。温胆汤加减。柴胡10g,白芍15g,枳实10g,法半夏9g,陈皮10g,茯苓15g,竹茹10g,黄芩10g,夜交藤30g,炒酸枣仁15g,远志10g,菖蒲10g,生龙牡各30g,当归10g,牡丹皮10g。7剂,水煎服,日一剂分两次服。

三诊(2009年2月10日):服上药后,睡眠情况明显改善,从晚上11点能睡到第2天早5~6点,期间只有1次腰部不适,白天尿或频,未见噩梦,恐惧感好转。舌黯苔浊,脉左细右滑。丹栀逍遥丸合交泰丸加减。柴胡10g,白芍15g,当归10g,牡丹皮10g,枳实10g,法半夏9g,陈皮10g,竹茹10g,黄芩10g,夜交藤30g,炒酸枣仁15g,远志10g,菖蒲10g,龙骨30g,牡蛎30g,太子参10g。7剂,水煎服,日一剂分两次服。

继续就诊8次,运用此法加减调理4个月而治愈。

按:本病因工作压力大而引起,表现为失眠,多梦,恐惧,胆为中正之官,胆气不足,痰湿内扰,故见恐惧,多梦,治疗以理气化痰,和胃利胆为法。用温胆汤加减,二诊再加养肝血清肝药物,二诊后病人睡眠改善,恐惧感好转,辨证准确,效不更方,故继续用上法治疗,取得良好疗效。

(整理:饶向荣 审阅:高荣林)

4. 孔令诩医案(1则)

案一:平肝清心治疗不寐

睡眠障碍心肝痰热内扰之不寐,以平肝潜阳、清心化痰收效。

个人信息:李某,女,69岁。医案编号:1017Q0046。

初诊:2010年3月24日。

主诉:不寐3个月。

现病史:患者于3个月前出现入睡困难,心悸,乏力,耳鸣,听力下降等。近来症情加重,耳鸣如蝉,耳聋。

既往史:脑梗死。

检查:舌质红,舌尖赤,舌苔白满,脉右滑细,左寸关滑大。

中医诊断:不寐,属心肝痰热内扰。

西医诊断:失眠。

治法:平肝潜阳,清心化痰。

方药:珍珠龙骨竹叶灯心汤。生龙骨15g(先煎),珍珠母30g(先煎),旋覆花10g(包煎),代赭石10g(包煎),竹叶15g,灯心草3g,茯苓15g,丹参15g,杭芍10g,白蒺藜15g,法半夏10g,藿香10g,龙胆草3g,砂仁5g(后下),焦建曲10g,合欢皮10g,五味子3g。7剂,水煎服,每日1剂,早晚分服。中成药:牛黄清心丸,早晚各一粒,随汤药服。

二诊(2010年3月31日):服药后心悸大减,失眠仍重,入睡难。舌黯苔黄干,脉右寸关滑大有力,热重在气分。治法:清心平肝,安神止悸,佐清气分。珍珠龙骨石膏知母汤。生石膏 30g(先煎),知母 10g,地龙 10g,草决明 15g,生龙骨 15g(先煎),珍珠母 30g(先煎),旋覆花 10g(包煎),代赭石 10g(包煎),竹叶 10g,茯苓 15g,丹参 15g,杭芍 10g,白蒺藜 15g,法半夏 10g,龙胆草 3g,砂仁 5g(后下),焦建曲 10g,合欢皮 10g。7 剂,水煎服,每日 1 剂,早晚分服。中成药:牛黄清心丸,早晚各一粒,随汤药服用。

　　按:患者入睡困难 3 个月,心悸,乏力,耳鸣如蝉,耳聋。舌红尖赤,左寸滑大,左寸主心,是心火扰神,故入睡难。胆脉循耳,耳鸣如蝉,耳聋,是肾虚肝火循经上扰。左寸关滑大,乃日久火灼津液为痰,痰火上扰心肝,出现不易入睡、耳鸣耳聋、心慌。辨证属心肝痰热内扰。方药用生龙骨、珍珠母清热平肝,安神止悸。旋覆花代赭石汤方出《金匮要略》,本方降胃止呕,孔老师广其义亦可潜降肝气。成药配合服用增强疗效。二诊时热重在气分,用石膏、知母清肺胃气分之热。龙胆草清肝热,因其苦寒用量较小。砂仁和胃,建曲消食,久病年高之人注重顾护后天之本。

（整理:李娟　审阅:徐世杰）

5. 路志正医案(1 则)

案一:滋肾养心、平冲安神治疗不寐

焦虑症肝肾阴虚、心肾不交之不寐,以滋补肝肾、交通心肾收效。

个人信息:孟某,女,37 岁。

初诊:2000 年 12 月 6 日。

主诉:反复失眠 20 年。

现病史:反复失眠 20 年。全身不舒,烦躁异常,腰痛,自觉下肢有气来回窜动,汗多,经外院治疗半年后,睡眠稍有改善,仍腰痛,近 2 月又觉骶尾部有气团翻动,头目及心胸紧缩感,气上翻动时上述紧缩感稍缓,否则反觉全身不适。

检查:舌质偏红、少苔,脉弦细,身形消瘦。

中医诊断:不寐、奔豚气,属肝肾阴虚,心肾不交,相火妄动。

西医诊断:焦虑症,睡眠障碍。

治法:滋补肝肾、交通心肾、平冲降逆。

方药:①太子参 10g,南沙参 15g,玉竹 9g,黄精 10g,炒柏子仁 12g,仙灵脾 15g,桑寄生 15g,炒杜仲 10g,夜交藤 15g,炒黄柏 9g,珍珠母(先煎)15g,生牡蛎(先煎)20g,沉香(后下)6g,熟地黄 12g,醋香附 9g。7 剂,水煎服。②加味逍遥丸,20 袋,6g/次,2 次/日,白水送下。

　　二诊(2000 年 12 月 15 日):药后睡眠明显改善,每晚入睡 6 小时左右,骶尾部气团翻动及头目、心胸紧缩感消失。仍忧思多虑,腰酸,左下肢有气上冲感。舌质偏红,舌苔薄白,脉弦细。太子参 12g,黄精 12g,丹参 15g,炒柏子仁 12g,桑寄生 15g,炒杜仲 10g,茯苓 15g,仙灵脾 12g,生龙骨(先煎)、生牡蛎(先煎)各 12g,沉香(后下)6g,熟地 12g,磁石(先煎)10g,佛手 9g,怀牛膝 12g,盐黄柏 9g。14 剂,水煎服。

　　三诊(2001 年 1 月 2 日):经过治疗 3 周,纳馨眠安,左下肢唯时有气上冲感,其余诸症消失,舌脉正常。治宗前法,拟制散剂,以资巩固。西洋参 50g,麦冬 40g,黄精 40g,炒柏子仁

60g、远志 20g、丹参 30g、苦参 30g、茯苓 40g、柴胡 30g、白及 40g、枳实 40g、炒白术 50g、泽泻 20g、鸡内金 30g、炒麦芽、炒神曲、炒山楂各 10g、仙灵脾 20g、菟丝子 30g、女贞子 30g、醋香附 30g、知母 20g、牛膝 10g、生龙骨、生牡蛎各 30g。6 剂，研为细末，装胶囊，3 粒（1.5g）/次，日 2 次。连续服用 3 个月而愈。

按：患者素体瘦，忧思多虑，反复失眠，阴血暗耗，为内所因。《景岳全书·不寐》指出："无邪而不寐者，必营气不足也，营主血，血虚则无以养心，血虚则神不守舍。"正常的睡眠需要心肾交通，心位膈上为阳脏，肾居于下为阴脏，心火下降于肾，以温肾阳而肾水不寒，肾水上济于心，以滋心阴而心火不亢。本案久病心肾阴亏，心阴不足致心火亢盛，肾水不足不能上济于心，交通失调，心神失藏而致不寐、烦躁。肾精不足，肾府失养则腰痛。肝肾同源，精血互化。患者肝肾阴亏，易致相火妄动，肝经冲脉奔豚气逆，故见汗出、下肢有气来回窜动，或骶尾部有气团翻动；头目、心胸紧缩感等，为气机郁滞、失于畅达之象；舌偏红少苔，脉弦细，为肝肾阴虚之征。治宜滋阴养心，补肾潜敛，平冲降逆。方中太子参、南沙参、玉竹、丹参、茯苓补益气阴、养心安神；熟地、黄精滋补肾阴，仙灵脾、桑寄生、杜仲、怀牛膝温补肾阳，使阳中求阴、阴中求阳，元气充盛；炒黄柏清降相火；柏子仁、夜交藤滋肾养血安神，生龙骨、生牡蛎、珍珠母、磁石平肝潜镇安神；沉香温肾纳气，醋香附、佛手理气行滞，使冲气和、肾气敛。患者忧思过度，肝郁为标，以加味逍遥丸疏肝解郁，养血理脾。诸药配合取甲乙归藏汤意，共奏滋阴平冲安神之妙。治疗 3 周病愈八九，遂配制散剂，治以益气养阴、疏肝运脾、交通心肾、潜敛安神，缓图收功。

（整理：冉青珍、杨凤珍　审阅：胡镜清）

6. 王今党医案（2 则）

案一·益气活血祛风治疗不寐

自主神经功能紊乱气虚夹瘀夹风之不寐，以益气活血祛风剂收效。

个人信息：钟某，女性，63 岁，病案号：A029874。

初诊：2003 年 12 月 3 日。

主诉：失眠半年，加重 2 个月。

现病史：患者半年来失眠，入睡困难，易醒，近两个月加重。刻下症见：入眠难，易醒，凌晨 0:30~1:00 既醒，尿频，紧张时加剧，口干，乏力，心慌，手颤，畏寒。

检查：舌淡薄、颤，边有齿痕，苔白润，脉沉细，结合望目辨证，气虚夹瘀夹风。尿常规：每高倍视野白细胞 10 个，红细胞 1~2 个，上皮细胞 4~6 个，转氨酶：64U/L。

中医诊断：失眠，证属气虚夹瘀夹风。

西医诊断：①自主神经功能紊乱；②泌尿系感染。

治法：益气活血祛风。

处方：安眠汤加味。酸枣仁 30g、煅龙牡各 15g、枸杞子 60g、石斛 15g、石菖蒲 15g、五味子 6g、白茯苓 12g、远志 9g、当归 6g、党参 12g、川芎 3g、僵蚕 3g、三七末 3g。7 剂，水煎服。

二诊（2003 年 12 月 10 日）：服上药后，入眠难止，尿频止，口干减，心慌减，畏寒减，舌粉黯淡,有齿痕,苔白厚,脉沉滑。望目同前,辨证同前,上方加紫龙齿 15g。7 剂,水煎服。

三诊(2003 年 12 月 17 日):药后入眠可,易醒,畏寒无,头晕无,偶有身热,舌淡粉黯浅齿痕,苔白厚,脉沉滑,通过望目辨证,气虚症状已明显减轻,血瘀症状突出,治疗时加入活血之剂,处方如下:酸枣仁 30g,五味子 30g,紫贝齿 15g,知母 12g,白茯苓 12g,生苡仁 60g,制没药 3g,川芎 3g,枸杞子 60g,生甘草 9g,琥珀末 1.5g,远志 9g。7 剂,水煎服。

四诊(2003 年 12 月 24 日):药后入睡明显改善,乏力,偶有凌晨之前身热,二便调,舌粉黯,浅齿痕,略颤,苔白,脉沉滑,目之血络淡黯,辨证属气虚血瘀,上方加生黄芪 30g,改枸杞子为 90g,酸枣仁 60g,继服 7 剂。

五诊(2003 年 12 月 31 日):患者入眠好,易醒,体力大增,舌淡嫩颤,浅齿痕,苔白,脉细滑,辨证属心肝肾气虚,夹瘀夹湿。上方去生黄芪,继用 7 剂。随访患者已愈。

按:该患者就诊时失眠严重,舌脉症与望目互参,辨证属气虚夹瘀夹风,王今觉教授用安眠汤合菖蒲当归汤(自拟)加味,补肝心脾气虚,安神定志活血化瘀;三诊时气虚症状减轻,血瘀症状明显,加重活血之剂后,诸症改善,但气阴虚症状又见,加入益气养阴之剂而愈。本病案提示我们,临证时首先要辨证准确,之后要有明确的治疗思路,既要分清轻重缓急,又不能急功近利,还要准确掌握药物的性能,才能取得明显疗效。

(整理:提桂香、王斌　审阅:王今觉)

案二:养阴活血治疗不寐

自主神经功能紊乱血虚血瘀之不寐,以养血活血剂收效。

个人信息:张某,女性,42 岁。病案号:A043287。

初诊:2003 年 12 月 3 日。

主诉:眠差 20 年,加重 2 年。

现病史:患者 20 年来睡眠质量较差,眠浅易醒,近 2 年症状加重,每天入睡尚可,但梦多,凌晨 2 时左右即醒,难再入眠,头晕,精神不振,疲乏无力,目干涩,牵掣痛,纳可,大便或干,小便调。月经周期或前或后,量较前明显减少,色黯有块。舌淡黯,苔白厚,脉细滑。面部白较多,面色黯,颧部色素沉着。

中医诊断:失眠。望目结合舌脉,证属血虚血瘀。

西医诊断:自主神经功能紊乱。

治法:养血活血,安神定志。

方药:以酸枣仁汤加减。酸枣仁 30g,紫贝齿 15g,五味子 6g,远志 9g,当归 6g,山萸肉 12g,石菖蒲 15g,杜仲 12g,制没药 3g,琥珀末 1.5g。7 剂,水煎服。

二诊(2003 年 12 月 10 日):目干涩牵掣痛减轻,凌晨 3:50 即醒,可再入眠,但睡不实,白天头昏欲睡,余症存在,舌淡粉,略黯瘦,苔白,脉细滑。上方加白豆蔻 3g。继用 7 剂。

三诊(2003 年 12 月 17 日):睡眠同前,伴有心中不安,项背酸,下肢乏力,发干枯脱发较多,舌粉略黯,苔白,脉左浮濡,右沉滑。辨证属肝脾气虚,心肝肾失调。处方如下:酸枣仁 30g,枸杞子 60g,白茯苓 12g,当归 6g,制香附 6g,制何首乌 15g,高良姜 9g,肉桂 6g,枳壳 6g,

草豆蔻9g,白术12g,干石斛15g,制没药3g,三七粉3g,7剂,水煎服。

四诊(2003年12月24日):服药3剂后,入眠难大减,但仍睡不实,易惊惕,每天可睡4~5个小时,项背酸已无,目干涩或目掣痛大减,脱发亦减,纳可,二便调,舌淡粉略黯,苔白,脉左浮无力,右脉略沉滑。辨证属气虚心肝肾失调,继用上方加白豆蔻3g,白僵蚕3g,白菊花6g。7剂,水煎服。

五诊(2003年12月31日):患者睡眠明显改善,每天可睡6~7小时,脱发减少,目涩痛无,唯关节酸痛,舌淡粉黯,脉细滑尺沉,辨证同前,上方加养血活血通脉之鸡血藤15g,养血和血之当归6g,7剂,水煎服。

患者半个月后因颈椎病来诊,述经过5诊共35剂中药治疗,睡眠已基本正常,每天睡眠时间在7小时左右,精神好。

按:综观本案,王今觉教授根据望目,结合舌脉辨证属血虚血瘀,血虚以肝肾血虚为主,血瘀以肾经血瘀为主。开始治疗时采取急则治标、标本兼顾的办法,首先酸枣仁、五味子、当归、制没药养血活血,山萸肉、杜仲补肝肾之不足,远志、石菖蒲、琥珀末、紫贝齿安神定志;二诊时在原方的基础上加健脾去湿之白豆蔻;三诊时以治本为主,枸杞子、干石斛、制何首乌补肝肾,白茯苓、当归、制香附、高良姜、肉桂、枳壳、草豆蔻、白术、酸枣仁健脾养血以安神;制没药、三七末活血去瘀。四诊时睡眠已明显改善,加白豆蔻、白僵蚕、白菊花增强健脾去湿、活血散风的作用。五诊时睡眠明显改善,每天可睡6~7小时,诸症大减,加养血活血通脉之鸡血藤、养血和血之当归,改善其关节酸痛的症状并巩固疗效。

(整理:提桂香、王斌　审阅:王今觉)

7. 徐凌云医案(10则)

案一:益气健脾、宁心安神治疗不寐

失眠心脾两虚、心神不宁之不寐,以益气健脾、宁心安神收效。

个人信息:时某,男,69岁。医案编号:1014H0149。

初诊:2010年3月5日。

主诉:少寐3年,加重1个月。

现病史:患者睡眠差,夜寐4~5小时,伴神疲,腹胀嗳气,双下肢水肿,纳呆,二便正常。

检查:舌质淡嫩,舌苔薄白,脉沉细弱。

中医诊断:不寐,属心脾两虚、心神不宁。

西医诊断:失眠。

治法:益气健脾、宁心安神。

方药:健脾安神汤(由归脾汤化裁而得)加减。炒白术10g,生黄芪10g,太子参10g,远志10g,云苓10g,干姜3g,枸杞子10g,炒枣仁20g,当归10g,木香5g,炒谷芽15g,炒麦芽15g,黄芩5g,金银花10g,甘草3g。7剂,水煎服,日1剂。

二诊(2010年3月12日):患者诸症好转,现可寐6小时,精神好转,仍有双下肢水肿。舌淡嫩苔薄白,脉沉细弱。原方减黄芩为3g,减金银花为2g,加防己10g,继服7剂。

三诊(2010年3月26日):患者病情好转,药后可寐6.5小时,神疲、腹胀、嗳气均好转,双下肢水肿减轻,纳可,二便可,舌脉同前。上方黄芪、太子参加至12g,加黄连2g、肉桂1g。7剂,水煎服。

后随访,可保证睡眠在7个小时左右。

按:患者年近七旬,平素生活过逸,阳气不振,正气渐虚,日久损及脾脏,气血生化乏源,不能上奉于心,心神失养,故见少寐;脾虚湿困,水湿不布,发为水肿;纳呆、腹胀、舌质淡嫩均为脾虚之象。《类证治裁·不寐》:"脾血亏虚,经年不寐"。治宜健脾益气为主,养血安神为辅,予健脾安神汤加减。脾虚之人,饮食不当,最易食积,炒谷芽、炒麦芽最善健脾消食和胃,用之以防食积,加金银花防其过温;患者水湿较重,下肢水肿,二诊加防己善走下行、利水消肿;三诊加黄连、肉桂取交泰丸之义,交通心肾以助睡眠。

(整理:靳艳果、温蕴洁　审阅:徐凌云、高峰)

案二:清胆和胃、宁心安神治疗不寐

失眠胆热犯胃、心神不宁之不寐,以清胆和胃、宁心安神收效。

个人信息:刘某,男,36岁。医案编号:1014H0152。

初诊:2010年5月20日。

主诉:失眠反复发作1年。

现病史:入睡困难,夜寐2~3小时,口干口苦,口有异味,咽干,胁肋胀满,大便常,小便黄。

检查:舌淡红,苔黄腻,脉弦滑。

中医诊断:不寐,属胆热犯胃、心神不宁。

西医诊断:失眠。

治法:清胆和胃、和解少阳、宁心安神。

方药:小柴胡汤合温胆汤加减。柴胡5g,法半夏9g,黄芩10g,太子参10g,竹茹5g,枳壳5g,炒白术10g,厚朴5g,薏苡仁20g,干姜3g,藿香10g,合欢皮10g,炒枣仁20g,大枣3g,甘草3g。7剂,水煎服,日1剂。

二诊(2010年5月27日):患者病情好转,现可寐3~4小时,余症减,小便黄,大便干。舌淡苔黄腻,脉弦滑。辨证准确,在上方基础上加黄连2g,六一散10g以清利下焦湿热,12剂,水煎服,日1剂。

三诊(2010年6月10日):患者服上方后睡眠时间延长,夜寐5~6小时,近期感冒,偶有腹胀,嗳气,口干、口苦均好转,纳差,小便可,大便干。舌淡苔黄腻,脉弦滑。在二诊方基础上加银花10g清热祛邪,加生地10g养阴生津,加鸡内金10g、莱菔子10g、炒谷芽10g、炒麦芽15g健脾和胃消食。18剂,水煎服,日1剂。

四诊(2010年8月12日):患者诸症好转,睡眠时间6~7小时,腹胀已愈,食纳好转,小便黄,大便干。舌淡嫩苔黄腻,脉弦滑。加火麻仁5g、黄柏5g润肠通便、清热化湿,嘱患者继服7剂以巩固治疗。后随访,睡眠时间在6~8小时左右。

按：患者平素生活劳累，外邪易侵，治疗失宜，邪犯少阳，经气不利，郁而化热，少阳胆热上扰心神，心神不安，而致不寐，此例以小柴胡汤为主方加减。以柴胡透少阳之邪，疏泄气机之郁滞；黄芩清泻半里之热；以半夏、干姜和胃降逆，枳壳、厚朴畅通气机；枣仁、合欢皮宁心安神；藿香芳香化湿、薏苡仁渗湿、竹茹清热降逆；太子参、白术、大枣益气健脾，以扶正祛邪；甘草甘温补益脾气，调和诸药；以和解少阳为主，兼补胃气，使邪得解，枢机得利，胃气调和，诸症可除。后加用金银花清热散邪，鸡内金、莱菔子、炒谷芽、炒麦芽健脾消食通便。随证加减，则阴阳和，眠自安。

（整理：靳艳果、温蕴洁　审阅：徐凌云、高峰）

案三：疏肝理气、益气养阴治疗不寐

失眠肝郁气滞、气阴两虚之不寐，以疏肝理气、益气养阴收效。

个人信息：王某，男，55岁。医案编号：1014Q0188。

初诊：2010年6月4日。

主诉：失眠2年。

现病史：患者于2年前因家事生气后出现失眠，夜寐2~3小时，伴心烦气躁，少气懒言，纳不馨，大便软，日2次，小便正常。舌尖红苔白微腻，脉沉弦细。

中医诊断：不寐，属肝郁气滞、气阴两虚、心神不宁。

西医诊断：失眠。

治法：疏肝理气，益气养阴，宁心安神。

方药：疏肝安神汤加减。当归10g，柴胡3g，茯苓10g，赤芍10g，干姜5g，薄荷5g（后下），丹皮10g，天麻5g，丹参10g，炒白术10g，枸杞子10g，菊花10g，藿香10g，珍珠母15g，酸枣仁20g，甘草3g。7剂，水煎服，日1剂。

二诊（2010年6月11日）：患者自诉服上方后心烦气躁明显减轻，夜寐5小时，精神疲惫缓解，仍感少气懒言，食纳可，二便常，舌质红，苔白微腻，脉沉弦细。辨证准确，继用前法，上方加太子参10g、生黄芪10g、黄连3g、肉桂2g。继服7剂。

三诊（2010年6月25日）：诸症减轻，夜寐6小时，少气、懒言好转，食纳可，二便常。舌红苔白微腻，脉沉弦细。首诊方基础上减酸枣仁为10g，继服7剂。并予加味逍遥丸、杞菊地黄丸调理善后。4个月后门诊随访，失眠未复发，夜寐6~7小时。

按语：患者1年前因生气，肝气不舒，气郁化火，上扰心神，心神不宁，故见少寐；患者素体气阴不足，加至肝郁气滞，予疏肝安神汤疏肝解郁为主，加枸杞子、菊花、珍珠母滋阴清肝安神，肝郁不舒易致肝阳上亢，加天麻平肝潜阳，丹参养血凉血除烦，全方合用以疏肝气、滋肝阴、平肝阳、安心神；二诊：睡眠好转，气虚之象明显，加太子参、黄芪以益气，加交泰丸交通心肾，以调睡眠。三诊：睡眠明显好转，效不更方，继续服用。后以杞菊地黄丸及加味逍遥丸善后，收到良好疗效。

（整理：靳艳果、温蕴洁　审阅：徐凌云、高峰）

案四:滋补肝肾、宁心安神治疗不寐

失眠肝肾不足、心神失养之不寐,以滋补肝肾、宁心安神收效。

个人信息:耿某,女,39岁。医案编号:1014H0187。

初诊:2010年7月22日。

主诉:失眠1年。

现病史:患者于1年前因分娩后出现失眠,夜寐3~4小时,重则彻夜不眠,曾服用艾司唑仑效果不佳,伴精神倦怠,腰背酸痛,纳呆,二便可。

检查:舌质淡红,舌苔薄白,双脉沉细弱,面色㿠白。

中医诊断:不寐,属肝肾不足、气血两虚、心神失养。

西医诊断:失眠。

治法:滋补肝肾、宁心安神。

方药:杞菊地黄丸加减。太子参12g,枸杞子10g,菊花10g,生地20g,熟地20g,山药15g,茯苓10g,山萸肉10g,杜仲15g,益智仁10g,续断15g,白芍15g,枳壳3g,黄芩10g,厚朴3g,炙甘草3g。7剂,水煎服,日1剂。

二诊(2010年7月29日):患者睡眠好转,服药后可睡5~6小时,未发生彻夜不眠,腰酸背痛减轻,饮食增加,食欲好转,进餐后微觉胃脘部胀满不适,夜尿1~2次,大便可,舌脉同前。患者症状好转,辨证准确,继用前法,白芍减量为10g、熟地减至15g以防滋腻碍胃,黄芩减至5g、加干姜3g温胃健脾,厚朴加至5g加强理气作用,加丹参10g,石斛10g以养阴血安心神。10剂,水煎服。

三诊(2010年8月19日):患者睡眠明显好转,服上方后可寐6~7小时,腰背痛明显减轻,纳馨,餐后腹胀减轻,二便常。舌淡红苔白,脉沉细。患者消化系统症状好转,上方微微调整药量,仍将熟地加至20g,太子参加至15g,白芍加至12g,杜仲减至10g,黄芩加至10g,加丹皮10g,继服10剂。

四诊(2010年9月9日):诸症减轻,睡眠保持在6~7小时,食纳可,二便常,舌淡红苔薄白,脉弦细。守方继进,继服10剂,巩固治疗。

按语:该患者产后气血两虚,心神失养,心肾不交,发为不寐,以古方杞菊地黄丸滋补肝肾为主方,患者腰部酸痛,加用续断、杜仲补肝肾、强筋骨,益智仁温补脾肾,白芍缓急止痛;加太子参益气养阴,补益而不滋腻。全方以滋补肝肾为主线,随证加减,调整药物用量,四诊后气血得补,心神得安,睡眠自安。

(整理:靳艳果、温蕴洁　审阅:徐凌云、高峰)

案五:滋补肝肾、宁心安神治疗不寐

失眠肝肾阴虚、心神不宁之不寐,以滋补肝肾、宁心安神收效。

个人信息:卓某,女,61岁,西藏人,久居西藏。医案编号:1014H0156。

初诊:2010年11月9日。

主诉:失眠 20 年。

现病史:患者失眠 20 年,平素服艾司唑仑片 1mg 可寐 5 小时,服 2mg 时心悸,不服药则彻夜不眠,偶有心悸,纳可,大便干,日 1 次,夜尿频。既往有高血压病病史,1982 年在西藏军区总医院行肾复位手术,2007 年行踇外翻矫正术。

检查:舌淡红苔白,脉弦细。

中医诊断:不寐,属肝肾阴虚、心神不宁。

西医诊断:失眠。

治法:滋补肝肾、宁心安神。

方药:补肾安神汤加减。太子参 10g,枸杞子 20g,菊花 10g,生地 10g,熟地 20g,山萸肉 10g,山药 10g,茯苓 10g,当归 10g,合欢皮 10g,丹参 10g,阿胶珠 10g,枳壳 10g,炒枣仁 20g,甘草 3g。7 剂,水煎服,日 1 剂。另予枣仁安神液每日早晚口服 1 支,配合汤剂服用,加强安神之力。

二诊(2010 年 11 月 26 日):患者自觉病情好转,服上方后,每日睡前加服艾司唑仑片 1mg 可寐 8~9 小时,无心悸,二便可,舌淡苔白,脉弦细。症状好转,辨证准确,继用上法,原方基础上调整药量,加干姜 3g 温中健脾,香附 10g 疏肝理气。处方:太子参 12g,枸杞子 20g,菊花 10g,生地 12g,熟地 10g,山萸肉 10g,山药 15g,茯苓 10g,当归 10g,合欢皮 10g,丹参 10g,阿胶珠 20g(烊化),枳壳 5g,炒枣仁 20g,甘草 3g,干姜 3g,香附 10g。12 剂,水煎服。

三诊(2010 年 12 月 10 日):患者睡眠好转,艾司唑仑片已减至半片,可保证睡眠 7 小时,午后乏力,无头晕,右小腿及足跟痛。舌淡苔白,脉弦细。在上方基础上干姜加至 5g,加丹皮 5g、杜仲 12g、牛膝 10g 补肾强骨、活血止痛,加炒谷芽 15g、炒麦芽 15g 补益中焦,以防用药过多有损脾胃。继服 12 剂。

四诊(2010 年 12 月 24 日):诸症平稳,每日睡前口服艾司唑仑半片,夜寐 7 小时,午后乏力明显,无头晕,右小腿及足跟痛略减轻,食纳可,二便常,舌脉同前。上方加黄芪 12g 加强补气作用,牛膝加至 15g,继服 12 剂,巩固治疗。半年后患者因他病来门诊就诊,诉已停安眠药,可保证睡眠时间 6~7 小时。

按语:患者年逾六旬,气阴渐亏,加之两次手术,更伤气耗阴,肝肾阴虚,阴不纳阳,故见失眠;阴津亏虚,心火失于既济,心肾不交,心神不宁,故见心悸;水不行舟,故见大便干。综合脉症,辨证属肝肾阴虚,兼有气虚,心神不宁。治以滋补肝肾,宁心安神为则,以补肾安神汤为主方,加太子参益气养阴,阿胶、当归、丹参以养血养阴;炒枣仁、合欢皮以宁心安神;肾主骨,肾虚骨髓失养,经络不通,故见下肢疼痛,加杜仲、牛膝补肾健骨;患者年老体弱,脾胃已虚,用药过多易伤脾胃,加干姜、炒谷麦芽、香附等以顾护脾胃,补先天之本,护后天之本。药后诸症好转。

(整理:靳艳果、温蕴洁　审阅:徐凌云、高峰)

案六:益气养阴、宁心安神治疗不寐

失眠气阴两虚、心神不宁之不寐,以益气养阴、宁心安神收效。

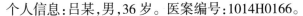

个人信息:吕某,男,36 岁。医案编号:1014H0166。

初诊:2011 年 5 月 27 日。

主诉:少寐 4 月余。

现病史:患者于 4 月前因劳累多虑出现少寐,夜寐 2 小时,伴神疲乏力,纳呆,夜尿频,大便可。

检查:舌淡苔白,脉沉细。

中医诊断:不寐,属气阴两虚、心神不宁。

西医诊断:失眠。

治法:益气养阴、宁心安神。

方药:四君子汤和杞菊地黄丸减。太子参 12g,炒白术 10g,枸杞子 10g,菊花 10g,生地 10g,山茱萸 10g,山药 15g,茯苓 10g,丹皮 10g,炒枣仁 20g,合欢皮 10g,灵芝 10g,生龙齿 10g,藿香 10g,炒栀子 2g,枳壳 3g,甘草 3g。7 剂,水煎服,日一剂。

二诊(2011 年 6 月 10 日):患者病情好转,睡眠时间延长,夜寐 4~5 小时,仍觉入睡困难,时觉心烦气短,食纳可,大便日 2 次,夜尿 2~3 次,舌淡苔白,脉沉细。睡眠好转,辨证准确,继用前法,上方去太子参加党参 15g 以加强补气力度,去炒栀子、藿香、灵芝,加泽泻 10g、白薇 10g。6 剂,水煎服。

三诊(2011 年 6 月 24 日):患者入睡难好转,可寐 5~6 小时,无其他不适,纳可,二便可。舌淡苔白,脉弦细。上方加夜交藤 15g、远志 10g、生牡蛎 20g。继服 7 剂。4 个月后随访,睡眠时间保持在 6 小时以上。

按语:患者中年男性,平素工作劳累,加之思虑过度,伤气耗津,气阴两虚,心神失养,因而不寐;久病气虚,水失运化,气虚失于固摄,故见夜尿频;舌质淡苔白,双脉沉细,为气阴亏虚之象。该患者以气阴两虚为主,以杞菊地黄丸为基本方以补先天之阴,合四君子汤补后天之气,两方共用,气阴双补,直达病所,以收到良好疗效。患者以失眠为主症,先后加用炒枣仁、灵芝、合欢皮、远志、夜交藤养心安神;肾水不足,心阳易亢,后期加生龙齿、生牡蛎重镇宁心安神以助睡眠;阴虚易生内热,加栀子、丹皮、白薇以清热凉血,清透虚热。辨病辨证相结合,全方合用益气养阴安神之法,病情好转。

(整理:温蕴洁、靳艳果   审阅:徐凌云、高峰)

案七:益气健脾、养心安神治疗少寐

失眠脾胃气虚、心神失养之少寐,以益气健脾、养心安神收效。

个人信息:王某,女,30 岁。医案编号:1014Q0013。

初诊:2012 年 8 月 28 日。

主诉:失眠反复发作 5 年余。

现病史:患者于 5 年前因思虑过度出现入睡难,少寐,夜寐 4~5 小时,反复发作,间断服用安眠药物,未取效。后出现胃脘部畏冷不适,时有腹痛,腹部胀满,饮食无味,纳少,二便常。

检查:舌淡红苔白腻,脉弦细。

中医诊断：少寐，属脾胃气虚、心神失养。

西医诊断：失眠。

治法：益气健脾、养心安神。

方药：益气安神汤加减。党参 10g，炒白术 10g，茯苓 10g，乌药 3g，干姜 3g，炒谷芽 20g，炒麦芽 20g，枳壳 10g，炒枣仁 20g，白芍 10g，合欢皮 10g，炙甘草 3g。6 剂，水煎服，日 1 剂。

二诊（2012 年 9 月 4 日）：仍有入睡困难，现可寐 5~6 小时，脘腹胀满，无腹痛及腹冷，胃纳进步，二便可。舌淡红苔白腻，脉弦细弱。上方加黄芩 5g，莱菔子 10g，砂仁 3g。6 剂，水煎服，日 1 剂。

三诊（2012 年 11 月 6 日）：患者药后入睡难好转，可寐 7~8 小时，口干、口涩，餐后腹胀，纳可，大便干。舌淡红苔白微腻，脉弦细。上方加丹皮 6g，火麻仁 5g。6 剂，水煎服，日 1 剂。

四诊（2012 年 11 月 13 日）：患者无入睡难，夜寐安，无口干涩，无餐后腹胀，大便干，小便可。舌淡红苔白微腻，脉弦细。上方火麻仁加至 10g，炒枣仁减至 10g。继服 6 剂，巩固治疗。后随访，患者睡眠时间平均 7~8 小时。

按语：患者 5 年前因思虑过度而出现少寐，思则伤脾，脾虚气弱，运化不健，气血生化乏源，不能上奉于心，以致心神失养而发失眠。治疗当以益气安神汤健脾益气为主，辅以炒谷芽、炒麦芽消食和中，枳壳、乌药以行气除胀止痛，干姜温中散寒，炒枣仁、合欢皮宁心安神。后诊加莱菔子、砂仁以加强行气除胀之功，黄芩、丹皮配伍诸药以清心降火，火麻仁润肠通便。药后心脾两调，神宁寐安。

（整理：靳艳果、温蕴洁　审阅：徐凌云、高峰）

案八：益气健脾、宁心安神治疗不寐

失眠脾胃亏虚、心神不宁之不寐，以益气健脾、宁心安神收效。

个人信息：赵某，男，44 岁。医案编号：1014Q0055。

初诊：2013 年 1 月 29 日。

主诉：失眠 3 年。

现病史：患者失眠，夜寐 1~3 个小时，间断服用安眠药物未取效。口黏，腰腿痛，纳差，大便先干后黏，每日 1 次，小便正常。

检查：舌红苔白，双脉弦细。

中医诊断：不寐，属脾胃亏虚、心神不宁。

西医诊断：失眠。

治法：益气健脾、宁心安神。

方药：方用四君子汤加减。党参 15g，白术 12g，茯苓 10g，当归 5g，干姜 5g，防风 5g，荆芥 3g，银花 3g，菊花 3g，丹参 10g，川芎 3g，炒枣仁 10g，牛膝 10g，柏子仁 5g，杜仲 10g，黄芩 6g，炙甘草 3g。6 剂，水煎服，日 1 剂。

二诊（2013 年 2 月 5 日）：患者现可寐 2~4 小时，口黏，腰腿痛，大便先干后稀，每日 1~2 次，小便正常。舌红苔白，脉弦细。上方加灵芝 10g。6 剂，水煎服，日 1 剂。

三诊(2013年2月19日):药后可寐4~5小时,多梦,耳鸣,纳可,大便软,每日一次,小便正常,双膝凉。舌红苔白,双脉弦细。上方加车前草10g,苍术6g。继服6剂。

1个月后随访,患者睡眠时间平均6小时以上。

按语:患者年逾四旬,思虑太过伤脾,脾气虚弱,失于运化,津血化生不足,不能养心,而致脾胃亏虚,心神不宁,《类证治裁·不寐》:"思虑伤脾,脾血亏虚,经年不寐",故治疗上应益气健脾和胃,宁心安神为则,以四君子汤为主方加减以益气健脾,加用当归、丹参、川芎养血补血,宁心安神;炒枣仁、柏子仁宁心安神,润肠通腑;杜仲、牛膝以强筋骨缓解腰腿痛;荆芥、防风疏风止痛;干姜温补脾胃;黄芩、银花、菊花温补之中佐以清热。二诊病情有所好转,加灵芝补气安神,巩固疗效,加用苍术、车前草以健脾利湿。药后诸症缓解,睡眠得安。

(整理:温蕴洁、靳艳果 审阅:徐凌云、高峰)

案九:疏肝解郁、和胃通腑治疗不寐

失眠肝郁气滞、腑气不通之不寐,以疏肝解郁、和胃通腑收效。

个人信息:衣某,女,28岁。医案编号:1014Q0174。

初诊:2013年7月3日。

主诉:失眠10年余。

现病史:患者入睡尚可,夜间易醒,睡眠时间在3小时左右,伴面色黯黄,易紧张,心烦心慌,偶有头晕,食纳可,尿频,大便干,每日1行。痛经,月经初潮14岁,行经3~5天,周期27~28天,末次月经2013年6月25日。既往有慢性胃炎病史10余年。

检查:舌尖红,舌苔白微黄腻,脉弦细。

中医诊断:不寐,属肝郁气滞、腑气不通、心神不宁。

西医诊断:失眠,慢性胃炎。

治法:疏肝解郁、和胃通腑、宁心安神。

方药:丹栀逍遥散加减。柴胡5g,云苓10g,当归10g,赤芍10g,炒白术10g,干姜5g,薄荷5g,丹皮5g,太子参5g,炒枣仁15g,莱菔子10g,枳壳5g,六一散10g。6剂免煎颗粒,水冲服,日1剂。

二诊(2013年7月10日):患者睡眠好转,夜间醒的次数减少,可寐4~5小时,心慌减轻,已无头晕,仍面色黯黄,食纳可,大便偏干,日一次,舌尖红舌苔白微腻,少津液,脉弦细小数。月经周期正常,痛经。患者睡眠好转,继用前法,原方将丹皮加至6g,太子参加至10g。6剂,水冲服。

三诊(2013年7月17日):患者入睡正常,可寐6~7小时,纳可,心慌减,二便常,痛经减。舌尖红,舌苔白微腻少津液,脉弦细。上方枣仁减至10g,太子参减至6g,加厚朴3g,继服6剂。后门诊随访,失眠未复发,睡眠时间基本在6小时以上。

按语:患者青年女性,长期抑郁,忧思过度,肝气郁结,横逆克脾土,气郁日久化火,肝火扰乱心神,故见不寐。《丹溪心法》云:"气血冲和,万病不生,一有怫郁,诸病生焉。故人生诸病多生于郁"。故治疗上清热疏肝健脾为主,以丹栀逍遥散为主方加减,去栀子防寒凉更伤脾胃,加用炒枣仁"主安五脏,和心志"宁心安神;莱菔子以降气消食化积,枳壳以通腑降气,太子参以益气健脾,六一散以清利小便,给邪以出路。治病求本,患者平素性格抑郁,气机不舒,日久导致不寐,本为肝郁,末为失眠,故治疗以疏肝为主,佐以安神之品,症状好转。

(整理:靳艳果、温蕴洁　审阅:徐凌云、高峰)

案十:健脾化湿、调和肝胃治疗不寐

失眠脾虚湿困、肝胃气滞之不寐,以健脾化湿、调和肝胃收效。

个人信息:王某,女,61 岁。医案编号:1014Q0177。

初诊:2013 年 8 月 21 日。

主诉:少寐 2 个月。

现病史:患者睡眠差,夜寐 4 小时,多梦,伴耳鸣,口苦,食欲不振,头晕,头重,大便软,每日 1 次,小便频,有尿不尽感。既往有慢性胃炎病史 2 年。

检查:舌质淡舌苔白,脉弦细。

中医辨证:不寐,脾虚湿困、肝胃气滞、心神不宁。

西医诊断:失眠。

治法:健脾化湿、调和肝胃、宁心安神。

方药:四君子汤合四逆散加减。太子参 10g,炒白术 10g,云苓 10g,柴胡 5g,枳壳 10g,干姜 5g,白芍 10g,丹参 10g,厚朴花 3g,炒谷芽 10g,炒麦芽 10g,炙甘草 3g。5 剂,水煎服,日 1 剂。

二诊(2013 年 8 月 27 日):服药后诸症减,睡眠改善,无噩梦,现可寐 5~6 小时,前日因与人争执生气,憋闷善太息,食纳可,食后腹胀,嗳气,大便软,日一行,排便不畅,小便改善,舌苔白腻质淡红,脉弦细。此次患者因生气,情绪不畅,肝郁不舒,肝木克脾土为主要表现,辨证为肝胃不和、心神不宁,治疗以疏肝理气为主,培土健脾为辅,处方:柴胡 5g,枳壳 10g,白芍 10g,香附 10g,干姜 5g,莱菔子 10g,炒白术 10g,郁金 10g,厚朴 5g,炙甘草 3g。6 剂,水煎服,日 1 剂。

三诊(2013 年 9 月 4 日):患者现可寐 6 个小时,食纳可,胃脘痞减,善太息已减轻,呃逆消退,二便常,舌苔白质淡红,脉弦细。患者症状改善明显,继用上法,上方枳壳减为 5g,加炒枣仁以养心安神。6 剂,水煎服。后随访,失眠未复发。

按语:患者失眠 2 个月,病程较短,病情不重,既往有慢性胃炎病史,脾胃不和兼有肝郁气滞,治疗以健脾益气、疏肝理气为主,方用四君子合四逆散加减。二诊时患者生气,情志不舒,辨证以肝郁气滞为主,故治疗以四逆散为主方,辅以白术、干姜温中健脾,莱菔子消食降气治疗腹胀,香附、郁金、厚朴行气解郁以助四逆散之功,三诊诸症好转,加炒枣仁养心安神,巩固治疗。

(整理:靳艳果、温蕴洁　审阅:徐凌云、高峰)

8. 周超凡医案（1则）

案一: 清化痰热、疏经安神治疗不寐

失眠痰热蕴结经络、内扰心神之不寐，以清化痰热、疏经安神收效。

个人信息: 桑某，男，51岁。

初诊: 2014年4月20日。

主诉: 睡眠差。

现病史: 睡眠差，一夜醒3次，打呼噜，膝关节不舒。纳可，二便正常，有时不自主咳嗽，咯黄痰。

检查: 胃幽门螺旋杆菌(+)，苔灰腻。脉数。

中医诊断: 不寐，属痰热蕴结，内扰心神。

西医诊断: 失眠。

治法: 清化痰热，疏经安神。

方药: 黄连温胆汤化裁。黄连10g，清半夏10g，陈皮10g，茯苓20g，酸枣仁20g，首乌藤20g，丹参15g，五味子10g，姜黄10g，生甘草6g。七剂。

二诊: 2014年4月27日，患者自述睡眠情况改善，痰少，人也有精神了，关节症状略有好转。继服原方7剂。

三诊: 2014年5月4日，患者睡眠情况基本良好，希望能好好治关节病，故之后主治关节病，在此不做赘述。

按: 睡眠差、膝关节不舒、苔灰腻皆因湿热内扰，蕴于经络脉隧所致。方用黄连温胆汤清化痰热，合五味子、酸枣仁、首乌藤养心；合姜黄、丹参、首乌藤宣通经络。全方"守""走"寒热并用，攻补兼施。首乌藤是周老治疗不寐症的常用药。

周老认为半夏的"化痰降气之功"皆得益于"其开宣滑泄之力"。"怪病多由痰作祟"，对于一些临床上比较棘手的疾病，如肠易激综合征、帕金森病、梅尼埃病等，周老常运用半夏，方法巧妙，效果良好。首乌藤即夜交藤，具有养血安神，祛风通络的功效。用在此处既可安神治疗不寐，又可祛风通络治疗膝关节不舒，非常合适。凡肝生化指标有问题的，应不用首乌藤可改为合欢皮，首乌藤含有首乌成分，对肝功能有影响，故不宜久服。

（整理: 咸庆飞　审阅: 周超凡）

9. 周绍华医案（1则）

案一: 养心血，安心神治疗不寐

睡眠障碍心阴不足之不寐，以养血安神收效。

个人信息: 姜某，女，76岁。医案编号: 1024H0022。

初诊: 2009年2月6日初诊。

主诉: 失眠、心烦20年。

现病史: 患者于20年前无明显诱因出现失眠、心烦，去年9月丈夫病重后去世，因长期

疲劳、紧张导致心烦,记忆力明显下降。近日腰部扭伤,腰疼剧烈,2008 年年底出现失眠及心烦加重,在西苑医院诊断为焦虑症,予劳拉西泮,无效。刻下症:失眠、心烦,伴紧张、腰痛、咯痰,健忘,饮食正常,失眠,大便干。

检查:舌质红苔黄燥,脉弦。

中医诊断:不寐,属心阴不足。

西医诊断:睡眠障碍。

治法:养心血,安心神。

方药:天王补心丹。柏子仁 10g,天冬 12g,麦冬 12g,五味子 10g,柴胡 10g,太子参 12g,玄参 10g,沙参 10g,黄精 30g,丹参 30g,炒枣仁 30g,远志 6g,合欢皮 30g,火麻仁 10g,肉苁蓉 10g,杜仲 10g,川断 10g,金毛狗脊 10g,益智仁 12g,阿胶 10g(烊化)。14 剂,口服,2 次 / 日。

二诊(2009 年 2 月 20 日):患者睡眠好转,紧张明显好转,较轻松,仍有早醒、尿频,健忘,饮食正常,舌质红苔薄白,脉弦。患者尿频,故加益智仁、覆盆子益肾填髓固涩。柏子仁 10g,天冬 10g,麦冬 10g,玄参 10g,北沙参 10g,五味子 6g,太子参 15g,丹参 30g,全当归 12g,火麻仁 10g,肉苁蓉 10g,益智仁 10g,覆盆子 10g,枸杞子 10g,黄精 30g,炒枣仁 30g,远志 6g,合欢皮 30g,生石膏 30g(先煎)。14 剂,口服,2 次 / 日。

按:本案特点患者于发病前曾受到精神刺激,后又因为反复的精神刺激出现抑郁症状加重。思虑日久,耗伤心血,心血不足,心神失养,且心阴虚,日久生内热,热扰心神,使心神不安。主方以天王补心丹加减滋养心阴,心血。患者出现身体疼痛。以肉桂、金毛狗脊温阳散寒止痛,加用酸枣仁养心安神,远志化痰宁心,黄精,益智仁等健脾益肾。服药 14 剂后,患者症状明显改善,复诊时患者主诉夜尿频,加用覆盆子益肾填髓。

(整理:洪霞　审阅:毛丽军)

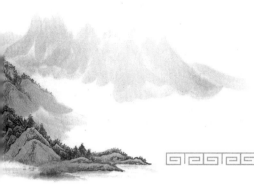

第四章　肺系疾病

第一节　咳　　嗽

【概述】咳嗽是指六淫外邪侵袭肺系,或脏腑功能失调,内伤及肺导致肺失宣降,肺气上逆,冲击气道,发出咳声或伴有咳痰为主要表现的一种病症。

名医案例

1. 陈鼎祺医案(1则)

案一:清热化痰,去瘀通络治疗咳嗽

特发性肺间质纤维化痰瘀阻络之咳嗽,以清热化痰、去瘀通络之剂收效。

个人信息:王某,男,72岁。

初诊:2006年3月19日。

主诉:咳嗽咯痰,伴胸闷气短3月余。

现病史:患者3个月前出现咳嗽,咯吐白黏痰,胸闷气短,住某医院行X线胸片检查示:两侧胸廓对称,两肺纹理广泛增重、粗乱,呈网状改变,以外带明显。两下肺可见斑片状影。两肺门结构模糊;气管居中,纵隔无明显增宽。主动脉弓迂回钙化,左心增大,肋膈角锐利。诊断为两肺慢性支气管炎,两肺间质纤维化合并感染。应用糖皮质激素及抗炎对症治疗后,效不满意,遂求诊于陈老。刻下症见:咳嗽,咯吐少量白黏痰,不易咯出,胸闷气短,面色苍白,精神不佳,夜间平卧时常憋醒,夜尿频,二便可。

检查:舌黯红,苔薄黄,脉沉滑。查体:Bp:140/90mmHg,肺部听诊:呼吸浅促,两肺底可闻及细湿啰音。X线胸片提示:弥漫性肺纤维化合并感染。

中医诊断:咳嗽,属痰瘀阻络。

西医诊断:特发性肺间质纤维化。

治法:清热化痰,去瘀通络。

方药:三子养亲汤合小陷胸汤化裁。莱菔子10g,川贝10g,瓜蒌15g,前胡10g,五味子10g,苏子10g,川芎10g,丹参15g,夏枯草10g,桃仁9g,郁金10g,黄连8g,款冬花10g,车前子20g,生地15g,猪茯苓各15g。7剂,水煎服,每日1剂,并嘱患者递减激素。

二诊:服上方35剂后,患者自觉良好,诸症明显减轻,精神转佳,已停服激素。但时有

胸闷气短、胸部烘热、自汗等症状。守上方加仙茅8g、仙灵脾10g、胆南星5g、煅龙牡各30g。继续服用2个月后,患者症状明显减轻,X线胸片复查提示:两肺间质纤维化,感染消失。随访半年,病情稳定,能从事日常生活。

按:特发性肺间质纤维化的治疗,在清热化痰,止咳平喘等对症治疗的基础上,陈师特别强调"瘀"的重要性。因本病多表现为呼吸衰竭,而呼衰低氧血症所致的口唇紫绀、颜面晦黯等表现正属于中医的瘀血范畴,因此临证要注意痰瘀同治;配以夏枯草软坚散结;对于呼衰所致的水肿应遵守循序渐进的原则,如果过度利尿可使痰液黏稠难以咯出,更加重瘀血表现。还有辨有形之痰的寒热,陈老认为关键在质不在色,稀薄为寒,稠黏属热。本例患者虽痰色白,但稠黏,故属热痰,舌苔薄黄也佐证了这一点。

(整理:何庆勇　审阅:陈鼎祺)

2. 邓成珊医案(1则)

案一:益气补肾调肝、清热化痰止咳治疗咳嗽

过敏性哮喘肺肾气虚、痰热内蕴之咳嗽,以益气补肾调肝、清热化痰止咳收效。

个人信息:刘某,女,16岁。

初诊:2011年12月14日。

主诉:反复咳喘发热伴关节肿痛5年半。

现病史:该患者于2006年6月无明显诱因出现发热、咳喘伴皮肤紫癜,儿童医院支气管灌洗液示嗜酸性粒细胞增多,左肘皮肤活检示:变应性血管炎。2007年8月9日儿童医院检查血常规WBC 16×10⁹/L、Hb 130g/L、Plt 430×10⁹/L,分类嗜酸性粒细胞占45%,计数为7.2×10⁹/L,过敏原检测总IgE 594ku/L↑(<60),免疫球蛋白IgE 522.3IU/ml↑(≤199),CD4/CD8=1.9,给予抗炎抗过敏治疗及中药调理,病情仍反复。2011年10月27日复发加重,胸部CT示双肺炎症,予头孢呋辛、阿奇霉素等静点无明显改善。目前口服环孢素A,25mg,2次/日,泼尼松片10mg/日,白芍总苷胶囊,0.3g,3次/日(白芍扩张平滑肌、抑制免疫)。2011年12月13日查血常规WBC 15.5×10⁹/L、Hb 148g/L、PLT 314×10⁹/L,嗜酸性粒细胞计数0.96×10⁹/L,发热缓解,仍咳嗽咯吐黄白痰。平素易感冒,自幼患过敏性鼻炎、过敏性哮喘。过敏史:过敏原总IgE升高明显,但单个检测均(-),否认明确药物及食物过敏史。

检查:舌红苔薄白,脉细。查体:神清,精神软弱,咽部轻度充血,双扁桃体(-),听诊双肺呼吸音稍粗,未闻及明显干湿性啰音,肝脾不大,双下肢不肿。

中医诊断:咳嗽,属肺肾气虚,痰热内蕴。

西医诊断:①过敏性哮喘;②反应性嗜酸性粒细胞增多症;③过敏性鼻炎。

治法:益气补肾调肝,清热化痰止咳。

方药:生黄芪15g,炒白术10g,防风10g,紫菀10g,百部10g,黄芩15g,鱼腥草20g,白果6g,柴胡10g,乌梅10g,五味子10g,蒲公英10g,金银花15g,猪苓15g,穿山龙15g,紫草12g。每日1剂,水煎,分2次服。

二诊（2011 年 12 月 21 日）：咳嗽咯痰减轻，复查血常规 WBC 8.69×10^9/L、Hb 139g/L、PLT 221×10^9/L，嗜酸性粒细胞占 3.8%，计数为 0.33×10^9/L，舌尖红苔薄黄，脉细稍散。加桂枝 6g、萆薢 15g。

三诊（2011 年 12 月 28 日）：咳嗽缓解，不喘无痰。舌尖红苔薄黄，脉细稍数。去紫菀、百部、黄芩、鱼腥草，加石斛 15g、补骨脂 10g。

四诊（2012 年 1 月 4 日）：无咳嗽喘憋，血象 WBC 8.22×10^9/L、Hb 129g/L、PLT 259×10^9/L，N 65.5%，L 23.2%，嗜酸性粒细胞占 2.4%，计数为 0.2×10^9/L。舌脉同前。加鱼腥草 15g 清余火。

五诊（2012 年 1 月 18 日）：眼痒、咽痒、鼻流清涕，有黄黏痰，舌红苔薄黄，脉细。血象 WBC 7.46×10^9/L、Hb 142g/L、PLT 288×10^9/L，N 65.5%，L 28.2%，EO 1.9%（计数 0.14×10^9/L）。加黄芩 15g、白鲜皮 15g。

六诊（2012 年 2 月 1 日）：眼痒、咽痒消失，流涕、咯痰缓解，复查血常规 WBC 10.36×10^9/L、Hb 131g/L、PLT 233×10^9/L，N 80.2%，L 14%，EO 2.8%（计数 0.29×10^9/L），舌红苔薄黄，脉细稍弦。去白果、补骨脂、白鲜皮，加地丁 15g，公英增为 20g。

七诊（2012 年 2 月 8 日）：无发热咳喘，无咽部不适，无皮疹，舌尖红苔薄白，脉细略弦。血常规 WBC 9.4×10^9/L、Hb 141g/L、PLT 248×10^9/L，N 72.9%，L 16.6%，EO 5.1%（计数 0.46×10^9/L）。目前口服 CsA 25mg/ 天，醋酸泼尼松 10mg/ 天。去鱼腥草、萆薢、地丁，加炒白果 6g、白鲜皮 15g、补骨脂 10g。

八诊（2012 年 2 月 15 日）：后半夜鼻塞，舌红苔薄黄，脉细。血常规 WBC 7.52×10^9/L、Hb 140g/L、PLT 262×10^9/L，N 65.7%，L 24.5%，EO 4%（计数 0.3×10^9/L）。加辛夷 12g。

九诊（2012 年 2 月 22 日）：鼻塞缓解，无痰，舌红苔薄黄，脉细散。血常规：WBC 6.99×10^9/L、Hb 136g/L、PLT 228×10^9/L，EO 1.7%（计数 0.12×10^9/L）。去黄芩、辛夷。

十诊（2012 年 2 月 29 日）：夜间轻度喘促 5 天，无发热咳嗽，舌红绛苔薄黄，脉稍弦数。目前口服 CsA 25mg/ 天，白芍总苷 $0.3g \times 2$ 粒 / 天，醋酸泼尼松 7.5mg/ 天。血常规 WBC 10.01×10^9/L、Hb 140g/L、PLT 263×10^9/L，EO 1.5%（计数 0.15×10^9/L）。加瓜蒌 12g、黄芩 10g。

十一诊（2012 年 3 月 21 日）：凌晨 3 时左右咳喘，较前减轻，但咯痰不爽，舌尖红绛苔黄厚腻，脉弦滑。血常规 WBC 10.99×10^9/L、Hb 150g/L、PLT 226×10^9/L，N 70.9%，L 22.3%，EO 3.8%（计数 0.42×10^9/L）。加炙麻黄 3g、生石膏 15g、知母 10g、川贝 10g。

十二诊（2012 年 4 月 25 日）：咳嗽缓解，无痰，舌尖红苔薄白，脉弦略数。目前已停服 CsA，口服醋酸泼尼松 7.5mg/ 天、白芍总苷 2 粒 / 天。血常规 WBC 7.91×10^9/L、Hb 147g/L、PLT 256×10^9/L，N 70.8%，L 22%，EO 3.8%（计数 0.3×10^9/L）。拟方如下：生黄芪 15g、炒白术 10g、防风 10g、金银花 15g、穿山龙 15g、石斛 15g、白果 6g、百部 10g、黄芩 10g、炙麻黄 3g、生石膏 15g、知母 10g、紫菀 12g、制首乌 15g、补骨脂 15g。每日 1 剂，水煎，分 2 次服。

以后激素逐渐减停，6 月 13 日食生鱼片后咳喘加重，嗜酸性粒细胞增多占 10.4%，计数 0.72×10^9/L，再加以乌梅 10g、五味子 10g 后调服，病情缓解。

按：该患者为青少年，过敏性体质，自幼患过敏性鼻炎、过敏性哮喘，咳喘反复，反应性嗜酸性粒细胞增多,病程日久,迁延不愈,多处求治效果不显。患者舌尖红绛,苔多黄腻,脉弦数,发作时伴发热、咳喘,咯吐黄白痰,素体内热,病久肺肾气虚,肺失肃降,肾失纳气故见咳喘。然不单责之于肺肾,《内经》云"五脏六腑皆令人咳,非独肺也",气机的升降出入,与肝的疏泄功能正常密不可分,肝火旺盛,木火刑金,遂致咳喘,故邓老选用乌梅、五味子、白芍酸甘之品补肝柔肝,柴胡疏肝,肝火得清,肝气得疏,则肺的宣发肃降正常,咳嗽自止。另外,应用五味子、乌梅、白芍之品有"以酸制酸"之意,临证观察,能有效降低嗜酸性粒细胞。本例邓老主要从以下几方面着手:①生黄芪、白术、防风、补骨脂益气扶正固表,能有效抵御外邪入侵,提高免疫力,减少感冒的发生;②麻杏石甘汤合定喘汤加减清热化痰平喘;③乌梅、五味子、白芍补肝柔肝;④补骨脂、五味子补肾纳气;⑤白果配穿山龙,白果敛肺化痰平喘,穿山龙清肺化痰平喘,且药理证实均有调节免疫的作用,二药合用,疗效颇佳。

(整理:肖海燕　审阅:邓成珊)

3. 高荣林医案(3则)

案一:宣肺清热治疗咳嗽

上呼吸道感染外感风寒、痰热内蕴之咳嗽,以宣肺清热、化痰止咳取效。

个人信息:吕某,女,35岁,公司职员。

初诊:2009年1月9日。

主诉:咳嗽半月余。

现病史:半个月前受凉而作咳嗽,流涕鼻塞,身痛,无发热。刻下症:咳嗽,有痰不易咯出,咽部不利,咽痒,声音沙哑,流涕鼻塞,身痛,不恶寒,少汗,胸痛心悸,无心烦急躁,大便调。既往史:患者从十余岁始发咳嗽,感冒则作,不分季节。

检查:舌淡苔黄,脉沉细。神清,面色㿠白。

中医诊断:咳嗽,属外感风寒,痰热内蕴。

西医诊断:上呼吸道感染。

治法:宣肺清热,化痰止咳。

方药:白牛宣肺汤加减。炙麻黄3g,桃杏仁各9g,牛蒡子10g,僵蚕10g,前胡10g,荆芥6g,黄芩10g,桑白皮15g,薄荷6g,太子参10g,白芍10g,甘草6g。7剂,水煎服,日一剂分两次服。

药后诸症尽消。

按:本例病人属外感咳嗽,风寒外束,痰热内蕴,俗谓"寒包火",治以宣肺清热,化痰止咳取效。治咳要点:肺为娇脏,易寒易热,为病广泛,易病难治,治疗要点是:①咳嗽治重宣肺;②止咳必借调肝;③常需清化通润;④务使药力入肺。具体应用,以宣肺散邪为第一要义。日久不愈,咳声重浊,咽喉作痒,为外邪未尽,仍要宣肺,投以白牛宣肺汤(高主任经验方组方:炙麻黄、桃杏仁、牛蒡子、僵蚕、荆芥、薄荷、前胡等)。阵咳呛呛,心烦急躁,甚则面赤汗出,脉左关弦滑者,责之肝侮肺逆,当兼治肝,入黛蛤散、炒栀子、牡丹皮、白芍。治疗咳嗽,清肺用黄芩、生石膏、桑白皮之属;化痰用陈皮、半夏,痰热用胆星、瓜蒌;肺与大肠相表里,凡便秘、大便不畅者,佐以通腑,选熟军、槟榔、火麻仁等药。

（整理：饶向荣 审阅：高荣林）

案二：清热化痰治疗咳嗽

支气管炎、慢性咽炎痰热蕴肺之咳嗽,以清热化痰收效。

个人信息:李某,男,85 岁。

初诊:2012 年 10 月 30 日。

主诉:反复咳嗽 30 余年。

现病史:患者于 30 年前因开始吸烟出现咳嗽,咳黄痰。经各方诊治,效果时好时差。刻下症:咳痰,不易咯,黏,憋,咽痒或甜,行动则喘,少汗恶寒,伴心烦,精神一般,纳少,眠可,大便秘,小便可。

检查:舌红裂,苔黄中稍厚腻,脉双关弦滑。

中医诊断:咳嗽,属痰热壅肺证。

西医诊断:支气管炎,慢性咽炎。

治法:清热化痰。

方药:白牛宣肺汤合三子养亲汤加减。药物如下:芦根 30g,白茅根 30g,桃仁 9g,杏仁 9g,薏苡仁 30g,冬瓜子 15g,僵蚕 10g,牛蒡子 10g,炙麻黄 3g,白芍 15g,牡丹皮 10g,黛蛤散 5g,火麻仁 10g,紫苏子 10g,莱菔子 10g,北沙参 30g,白芥子 3g。7 剂,水煎服,2 次 / 日。

二诊(2012 年 12 月 10 日):咳痰减轻,不易咯,痰黏,胸憋,咽痒,行动则喘,少汗恶寒,伴心烦,精神可,纳可,眠可,大便秘,小便调。舌红裂,苔黄中稍厚腻,脉双关弦滑。原方加减。炙麻黄 3g,桃仁 9g,炒杏仁 9g,僵蚕 10g,牛蒡子 10g,牡丹皮 10g,黄芩 10g,黛蛤散 6g,莱菔子 15g,紫苏子 10g,葶苈子 10g,熟地黄 10g,当归 10g,法半夏 9g,柴胡 10g,陈皮 10g,连翘 10g。7 剂,水煎服,2 次 / 日。

服药 14 剂后诸症皆消。

按:患者老年男性,中气虚弱,运化不健,水谷精微化而为痰,痰壅气逆,肺失肃降,以致食少痰多,咳嗽喘逆等,宿疾本趋平伏,偶感风邪受其勾动,是当先取其表标,后安其根本,故以白牛宣肺汤为主。《韩氏医通》云:"三士人求治其亲,高年咳嗽,气逆痰痞,甚切。予不欲以病例,精思一汤,以为甘旨,名三子养亲汤,传梓四方。"故合用三子养亲汤,方中选用白芥子温肺利气,快膈消痰;紫苏子降气行痰,使气降而痰不逆;莱菔子消食导滞,使气行则痰行。"三子"均系行气消痰之品,根据"以消为补"的原则,合而用之,各逞其长,可使痰消气顺,喘嗽自平。

（整理：饶向荣 审阅：高荣林）

案三：解表化痰治疗咳嗽

慢性咽炎外寒内热之咳嗽,以解表化痰收效。

个人信息:刘某,男,51 岁。病历号:306979。

初诊:2012 年 12 月 11 日。

主诉:感冒 5 天。

现病史:患者于 5 天前因受凉出现恶寒,咳嗽。刻下症:咽中不适,流涕清黄黏,夜间咳嗽,声音沙哑,痰白量不多,胸不憋,伴心烦阵热,汗出而凉,精神一般,纳少,眠可,大便秘日一行,小便可。有吸烟史 20 余年,每日 15 支。

检查:舌颤,舌红裂,苔薄,脉沉细右寸稍浮。

中医诊断:咳嗽,属外寒内热。

西医诊断:慢性咽炎。

治法:解表化痰。

方药:小柴胡加减。柴胡 10g,法半夏 9g,黄芩 10g,党参 10g,僵蚕 10g,蝉蜕 10g,桑白皮 15g,知母 10g,前胡 10g,牡丹皮 10g,白芍 15g,酒大黄 10g。7 剂,水煎服,2 次 / 日。

二诊(2013 年 12 月 18 日):患者病情明显好转。流涕止,咽中不适,夜间咳嗽,声哑,痰白量不多,精神一般,纳可,眠可,大便调,小便调。舌颤,舌红裂,苔薄,脉沉细右寸稍浮。止嗽散加减。紫菀 10g,僵蚕 10g,桔梗 10g,前胡 10g,蜜百部 10g,黄芩 10g,知母 10g,柴胡 10g,白芍 15g,炒酸枣仁 15g,制远志 10g,荆芥 5g,枳壳 10g。7 剂,水煎服,2 次 / 日。

服药 7 剂后诸症皆消。

按:小柴胡汤之主证,医书每将《伤寒论》中"寒热往来,胸胁苦满,默默不欲饮食,心烦喜呕"称为小柴胡汤之"四大主证"。将"口苦、咽干、目眩"二三症称为"提纲证"。然《伤寒论》原文又有"有柴胡证,但见一证便是,不必悉具"之文。本例患者感冒后出现咽中不适,流涕清黄黏,夜间咳嗽,声哑,痰白量不多等外邪未尽、肺气不宣之证,并见心烦阵热汗出,汗出而凉等肝肺不调、郁而化热、表里失和之证,证属外寒内热,故治以解表化痰为法,用小柴胡汤疏肝清热、和解表里。后患者流涕止,夜间咳嗽,声哑,宜宣肺化痰,故用止嗽散加减。《素问病机气宜保命集》云:"咳谓无痰而有声,肺气伤而不清也。嗽是无声而有痰,脾湿动而为痰也。咳嗽谓有痰而有声,盖因伤于肺气、动于脾湿,咳而为嗽也。"实际上,二者往往不能严格分开。咳嗽的发生,总由肺气失宣所致,治疗当以宣肺为主。紫菀、百部止咳化痰;桔梗宣肺理气;荆芥祛风解表,共奏止嗽化痰,宣肺解表之功。全方切中病机,疗效满意。

(整理:饶向荣　审阅:高荣林)

4. 孔令诩医案(1 则)

案一:清热化痰、兼顾气阴治疗咳嗽

肺炎痰热未净、气阴不足之咳嗽,以清热化痰、兼顾气阴收效。

个人信息:滕某,女,80 岁。门诊病历本。

初诊:2013 年 8 月 28 日。

主诉:咳嗽 2 个月。

现病史:患者 2 个月前因咽炎引发肺部感染,发热,住院治疗后热退,出院后仍咳嗽,有痰,欲调理。

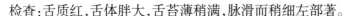

检查:舌质红,舌体胖大,舌苔薄稍满,脉滑而稍细左部著。

中医诊断:咳嗽,属痰热未净,气阴不足。

西医诊断:肺炎。

治法:清热化痰,兼顾气阴。

方药:自拟方。生海蛤 25g(先煎),生石膏 20g(先煎),法半夏 10g,陈皮 10g,竹叶 10g,银花 10g,北沙参 15g,太子参 10g,麦冬 15g,知母 5g,川贝粉 2g(冲),野菊花 10g,生甘草 3g。7 剂,水煎服,每日 1 剂,早晚分服。

二诊(2013 年 9 月 11 日):服药后咳嗽减轻而未止。痰未净,咽部畏刺激,感则咳。舌红苔薄腻满,脉滑细而数。药后症减,方药对症,续用前法,加利咽之品。原方去法半夏、竹叶,加炒槐米 10g,青竹茹 20g,木蝴蝶 10g。14 剂,水煎服,每日 1 剂,早晚分服。

三诊(2013 年 9 月 25 日):服药后咳痰、咽部畏刺激等症已大减。舌红苔尚显薄满,脉右寸细关部弦滑,左寸滑关部细。舌脉症结合,脉细属阴虚,弦属肝脉。据三部脉所主,辨证为:心胃有热,肺肝阴虚。用 8 月 28 日方去太子参、野菊花,加杭芍 10g,生首乌 10g 善后。14 剂,水煎服,每日 1 剂,早晚分服。

按:初诊咳嗽有痰,脉滑而稍细左部著,是痰热伤及气阴。舌红体大,脉右关滑,有胃热。辨证为痰热未净,气阴不足。用生海蛤清热化痰,生石膏、知母清胃热。二诊效不更方,续用前法,咳嗽大减。三诊尚见左寸滑,右关弦滑,乃心肝胃有热。右寸左关细,细属阴虚,肺肝阴虚为本,故加白芍、首乌养阴调理以善后。患者咳久,多虚实夹杂,此案诊治时辨证从脉,治以清热化痰,兼顾气阴。

(整理:李娟　审阅:徐世杰)

5. 刘志明医案(1 则)

案一:益气宣肺法治疗咳嗽

急性上呼吸道感染风寒袭肺之咳嗽,以宣肺解表、化痰止咳、佐以益气之法收效。

个人信息:张某,男,78 岁。医案编号:1006Q0060。

初诊:2012 年 11 月 12 日。

主诉:咳嗽、咳痰 2 天。

现病史:患者于 2 天前因感受风寒出现咳嗽渐起,声重,咽痒,咳痰色白,量多质黏,时有清涕,伴前额疼痛,肢体酸楚,恶寒,无汗,纳可,眠可,二便调。

检查:舌质淡,苔薄白,脉浮紧。体温:36.8℃,血压:140/85mmHg,心率:74 次 / 分,呼吸:19 次 / 分。听诊双肺呼吸音粗,未闻及干湿啰音。

中医诊断:咳嗽,属风寒袭肺。

西医诊断:急性上呼吸道感染。

治法:宣肺解表,止咳化痰。

方药:华盖散和止嗽散加减。前胡 12g,黄芩 10g,瓜蒌 15g,炙麻黄 6g,连翘 15g,生黄芪 30g,苦杏仁 9g,芦根 30g,浙贝 10g,款冬花 30g,荆芥穗 15g,茯苓 15g,紫苏 15g,白芷 12g。7 剂,水煎服,日二次。

二诊(2012 年 11 月 19 日):服药后鼻塞感,流清涕消失,痰量减少,色白,四肢酸楚感减轻,略感乏力及鼻咽干燥。舌质淡,苔薄白,脉浮。守前方去炙麻黄、白芷,加北沙参 15g,麦冬 10g。7 剂,水煎服,日二次。服药后随访诉咳嗽消失,精神体力恢复。

按:该患者 78 岁高龄体弱,风寒袭表,肺失宣降,肺气上逆,故咳嗽;风寒上受,肺窍不利,故鼻塞、流涕;寒邪郁肺,气不布津,化而为痰,故咳痰色白,量多质黏;寒邪凝滞,留于四肢百骸,故肢体酸楚;寒气收引,腠理郁闭,故恶寒、无汗。予以华盖散与止嗽散加减,方中炙麻黄、荆芥、紫苏、白芷祛风散寒解表,前胡、杏仁、瓜蒌、浙贝、款冬花、芦根、黄芩清肺化痰止咳,连翘解毒利咽,茯苓和胃,全方共奏宣肺解表,清肺止咳化痰,和胃利咽解毒之效,同时考虑患者 78 岁高龄体弱,辅以生黄芪 30 克以扶助正气,以其扶正祛邪,邪去正安;二诊时咳嗽明显缓解,略有乏力及鼻咽干燥,气亏阴伤证始现,减麻黄及白芷,加北沙参、麦冬以养阴清肺。全方祛邪扶正、标本兼顾,得获佳效。

(整理:刘如秀　审阅:刘志明)

6. 王书臣医案(4 则)

案一:润肺健脾、疏风止咳治疗久咳

咳嗽变异性哮喘肺脾气虚、风邪袭肺之久咳,以润肺健脾、疏风止咳收效。

个人信息:郭某,男,48 岁。

初诊日期:2013 年 9 月 9 日。

主诉:咳嗽反复加重半年。

现病史:患者半年前因受凉感冒后出现咳嗽,咯少许白稀痰,当时未就诊,自服抗生素及多种中成药,如养阴清肺丸、苏黄止咳胶囊等,咳嗽有所减轻,但未消失,每因吸入异味或受凉则咳嗽明显加重,夜间咳嗽较重,每于清晨 4~5 点咳嗽,影响睡眠,咯少许白稀痰,咽痒则阵发性咳嗽,咳剧时胸闷气短,进食西瓜后咳嗽明显,纳可,眠可,二便调。否认高血压、糖尿病等慢性病史。

检查:舌红、边有齿痕苔白,脉沉滑。体格检查:双肺(-),心界不大,心率 80 次/分,律齐,无杂音,腹部(-),双下肢不肿。辅助检查:气道激发试验:阳性。

中医诊断:久咳,属肺脾气虚、风邪袭肺。

西医诊断:咳嗽变异性哮喘。

治法:润肺健脾、疏风止咳。

方药:南沙参 30g,五味子 12g,姜半夏 10g,化橘红 12g,黄芩 15g,黄连 10g,干姜 10g,苏叶 10g,射干 10g,杏仁 10g,地龙 20g,穿山龙 30g,前胡 15g,蝉蜕 10g,钩藤 30g,僵蚕 30g,仙茅 20g,仙灵脾 20g,桔梗 12g,川贝 12g,百部 15g。7 剂,水煎服,每日 2 次。

二诊(2013 年 9 月 17 日):患者服药后咳嗽及咽喉症状明显减轻,夜间可以完整睡眠,三剂后即无夜间剧烈咳嗽,目前仍有咽痒,少量白痰,舌上苔润,脉弦,上方去沙参、前胡及川贝,加炙杷叶 30g,桑叶 10g,再服七剂以巩固疗效。

按:咳嗽变异性哮喘是导致慢性咳嗽的最常见原因之一,属于中医"久咳"、"久嗽"、"顽固性咳嗽"范畴,因病程较长,在临床上容易被误诊、误治。胸部 X 线正常的患者,应进一步进行肺功能检查和气道激发试验,气道激发试验阳性是其重要的诊断依据之一,应用抗哮喘治疗有效是重要的条件,其中夜间咳嗽是该病的重要特征,约 87% 的 CVA 患者有夜间咳嗽,故为本病特点。中医学对"久咳"、"顽固性咳嗽"等的治疗有一定的优势,尤其对经西医用多种止咳药、吸入激素治疗无效的病人,仍可取得较好疗效。

《杂病源流犀烛·咳嗽哮喘源流》在论述咳嗽的病理时说:"盖肺不伤不咳,脾不伤不久咳,肾不伤火不炽,咳不甚其大较也",指出肺脾肾三脏是咳嗽的主要涉及的脏腑。慢性咳嗽患者除了外感六淫邪气,往往伴有饮食不调,过食肥甘,起居不慎,寒温失宜,使脾虚失运,土不生金,肺卫不固,痰饮内生,肺脾二虚,从而出现自汗、怕风,平素易感,遇冷则咳嗽不止,"稍有风吹草动",如气温变化、闻及异味便喷嚏连作,咳嗽复发,即西医学所谓"气道高反应性",当属于中医学肺脾气虚,卫外不固之候,因此健脾补肺是治疗慢性咳嗽的一个重要方法,王老师同时常加入补肾之品,如二仙汤,是补肾止咳法,并先安未受邪之地,防其深入。

王师点评:任何事物都有其内在的规律性,疾病也是如此,"中医治病必求于本"就是要针对疾病最重要的环节加以治疗,同时要注意因人、因时、因症状转换而治,如是用药方可获效。该方中的钩藤、僵蚕是特用治咳之品,其又是常用之法,咳嗽得治。

(整理:苗青　审阅:王书臣)

案二:补肾养阴、祛风止咳治疗内伤咳嗽

咳嗽变异性哮喘肾不纳气、风邪袭肺之内伤咳嗽,以补肾养阴、祛风止咳收效。

个人信息:周某,女,36 岁。

初诊日期:2013 年 4 月 9 日。

主诉:咳嗽反复发作 4 年,加重 1 周。

现病史:患者 4 年前无明显诱因出现咳嗽,干咳少痰,时轻时重,每遇春秋、异味及着凉后发作,2010 年在某医院做过敏原试验,提示对尘螨、花粉、霉菌等过敏,并做气道激发试验示:强阳性,诊断为:咳嗽变异性哮喘,间断西医对症治疗。7 天前着凉后咳嗽再次加重,遂来我院就诊。刻下症:阵发性咳嗽,咯少量黏液性痰,鼻塞、流涕、色白,咽干咽痒,畏寒、乏力,时有胸闷、胸胁部胀痛,善太息,纳可,小便可,大便偏干,夜眠欠安。过敏性鼻炎病史 10 余年。对尘螨、花粉、霉菌等过敏。

检查:舌淡、苔薄白、边有齿痕,脉沉弦细。体格检查:心肺查体未见异常。辅助检查:气道激发试验:强阳性。

中医诊断:内伤咳嗽,属肾不纳气、风邪袭肺、肝气不舒。

西医诊断:咳嗽变异性哮喘。

治法:补肾养阴、祛风止咳、疏肝理气。

方药:仙茅 20g,淫羊藿 20g,僵蚕 12g,防风 12g,地龙 15g,黄芩 15g,黄连 10g,半夏 10g,干姜 10g,五味子 10g,香附 12g,瓜蒌 30g,厚朴 10g。7 剂,水煎服,每日 1 剂分 2 次服用。嘱

患者尽量远离刺激性气味如花粉、油烟、油漆、辣椒等。

二诊（2013年4月16日）：咳嗽明显减轻，仍有流涕、鼻塞，胸闷、胸胁部胀痛好转，大便已调，夜眠好转，舌脉同前。前方去瓜蒌，加用辛夷10g，苍耳子10g，郁金20g。再服7剂。

三诊（2013年4月23日）：患者偶咳，无痰，鼻塞流涕好转，无咽干咽痒，偶有胸闷、胸胁部胀痛，效不更方，前方继服14剂后，患者上述症状消失。

随访：停药6个月后随访未复发。

按：王老师认为咳嗽变异性哮喘属于"咳嗽"范畴中的内伤咳嗽，虽然与外邪致病有一定关系，但其多为久咳，伤气伤阴，以正虚为主。王老师提出体质的差异性决定着个体对某些疾病的易感性，咳嗽变异性哮喘和哮喘患者同样是内有"宿根"，所谓"宿根"属于中医学特殊禀赋体质类型，即先天肾精不足，通过补益先天之肾精，使"正气存内，邪不可干"；同时根据现代医学补肾可以改善人体内环境，促进皮质激素的分泌，从而减轻气道的变应性炎症和高反应性的观点，治疗时当抓住根源，即从肾论治。

王老师指出风邪在致病中可起到重要作用，治疗时须加以重视，所谓"风盛则痒"，"风盛则挛急"。咳嗽变异性哮喘患者常先表现为咽痒，然后刺激性咳嗽，王老师认为符合风邪致病的特点，患者多因肝肾之阴不足，虚阳之气上浮，虚风内伏于体，又感外邪，外邪引动内风而表现为顽固性咳嗽，即"内外合邪"而致咳；指出所谓"祛风"法既包括祛外风还包括息内风，常以防风、蝉衣等除外在之风邪，以僵蚕、地龙等虫类药物息身体内在之风。

王师点评：咳嗽变异性哮喘属于难治性咳嗽，容易被忽视，反复咳嗽，久治不愈。该病的关键是了解病人咳嗽的特点，不同于慢支和感冒后咳嗽，肺功能检查有助于诊断。

（整理：崔云　审阅：王书臣）

案三：补肾健脾益肺、化痰活血治疗咳嗽

闭塞性细支气管炎肺脾肾虚、痰瘀阻肺之咳嗽，以补肾健脾益肺、化痰活血收效。

个人信息：王某，男，28岁。

初诊日期：2013年10月29日。

主诉：反复咳嗽，咳痰3个月。

现病史：患者2013年2月因骨髓增生异常综合征于北京大学人民医院行异基因造血干细胞移植。自2013年6月起，患者出现反复咳嗽，咳痰，并逐渐出现活动后气短，甚则动则喘息，故就诊于北京人民医院，并收入血液科住院治疗，行HRCT、肺功能等检查后诊断为闭塞性细支气管炎，行激素、免疫抑制剂等治疗（具体治疗方案不详），2周后患者病情稍有好转出院。出院后患者持续口服醋酸泼尼松片40mg，每日1次，环孢素（具体用量不详）以及家庭氧疗。出院后患者仍咳嗽，咳黄白黏痰，痰易咳出，稍动喘息气促，乏力，遂于2013年10月29日就诊。就诊时，患者喘息气促，动则更甚，咳嗽较明显，痰多，不易咳出，心慌、手抖，肌肤甲错，乏力，纳眠尚可，二便调。

检查：舌淡苔白，脉细数。

中医诊断：咳嗽，属肺脾肾虚、痰瘀阻肺。

西医诊断:①闭塞性细支气管炎;②异基因造血干细胞移植术后。

治法:补肾健脾益肺、化痰活血。

方药:炙黄芪60g,炒白术12g,仙茅20g,仙灵脾20g,补骨脂15g,葛根30g,穿山龙30g,地龙20g,黄芩15g,姜半夏10g,丹参30g,赤芍20g,威灵仙30g,紫菀15g,款冬花15g。14剂,水煎服,每日2次。

二诊(2013年11月5日):患者自诉咳嗽、咯痰症状较前减轻,痰量减少,易咳出,乏力好转,仍动则喘息,无心悸,纳眠可,二便调。2013年11月4日,查肝功能示:ALT:79U/L,AST:50U/L,TG:2.47mmol/L,余未见明显异常;查血常规示:WBC:3.46×10^9/L,Hb:88g/L,N%:38.4%,L%:53.4%。于上方去紫菀、款冬花、丹参、赤芍,加用浙贝母20g,胡黄连10g,炒栀子12g。服14剂,水煎服,日一剂。

三诊(2013年11月19日):患者诉夜间仍有短暂咳嗽,晨起有少量白黏痰,易咳出,喘息症状明显好转,纳眠可,大便质稀,日一次,小便调。复查肝肾功能示:ALT:48U/L,AST:30U/L,HDL-C:0.74mmol/L,TG:1.91mmol/L,余未见明显异常;查血常规示:WBC:4.1×10^9/L,Hb:90g/L,N%:50.4%,L%:34.5%;处方:上方去前胡、浙贝母、胡黄连、炒栀子、威灵仙,加用葶苈子20g,秦皮12g,钩藤20g,络石藤20g,继服14剂。患者病情稳定。

按:王老师认为本病以肾、脾、肺俱虚,尤以肾虚为主。肾主骨生髓,病人本身受先天胎毒的影响,正气渐衰,尤其以肾虚表现明显,再加上造血干细胞移植前的大量放、化疗,移植后的大量免疫抑制剂、激素等药的使用,患者体质极度虚弱,全身气血阴阳失调,人体功能严重受损,易受侵袭。久病必及肾,肾为气之根,若肾元不固,摄纳失常,则气不归元,亦可气逆于肺而为喘。久病脾气倦急,脾虚生湿,湿聚成痰,上渍于肺,肺气壅塞,而致喘促。久病耗气伤神,肺为气之主,司呼吸,外合皮毛,内为五脏之华盖,若外邪侵袭,或他脏病气上犯,可使肺失宣降,肺气胀满,呼吸不利而致喘促。且患者多表现为面色晦黯无华,肌肤鳌黑,中医所谓肾色上泛,因此,王老师提出肺病喘促为标,肾精亏虚为发病之根本。《景岳全书·喘促》谓:"虚喘证,若脾肺气虚者,不过中上二焦,化源未亏,其病犹浅。若肝肾气虚,则病出下焦,而本末俱病,其病则深,此当速救其根,以接助真气,庶可回生也"。

据此,王老师提出治当扶正祛邪,提出补肾健脾益肺、解毒化痰活血的治疗大法。肾虚不能纳气归根,故症见喘息气短,动则尤甚,呼多吸少,腰膝酸软,面色鳌黑,反复感冒,抵抗力低下,舌淡苔白,脉沉弱等。肾为气之根,肾虚则不纳气,则气逆于上,而发咳喘,故治以补肾以纳气。肾主骨生髓,诸髓皆为肾中精气所化,故补肾能益精生髓,以促进患者造血功能的恢复,并通过补肾气来提高患者的免疫力。王老师以二仙汤为主方,用仙茅、仙灵脾、补骨脂等补肾纳气,固其根本。《海药本草》记载:"仙茅,主风,补暖腰脚,清安五脏,强筋骨,消食。宣而复补,主丈夫七伤,明耳目,益筋力,填骨髓,益阳。"《分类本草》:"仙灵脾,治咳喉,祛风,补肾而壮元阳。"《本草经疏》记载:"补骨脂,能暖水脏;阴中生阳,壮火益土之要药也。"王老师运用二仙汤来调补肾阳,补骨脂温脾益肾。同时重用黄芪60克以上以升阳补气。王老指出黄芪可以补肺脾之气,补一身之气,但还能够补肾气。《汤液本草》中记载着:"黄芪,治气虚盗汗并自汗,即皮表之药,又治肤痛,则表药可知。又治咯血,柔脾胃,是为中州药也。又治伤寒尺脉不至,又补肾脏元气,为里药。是上中下内外三焦之药。"

王师点评:骨髓移植术后病人体虚明显,虽然咳嗽咳黄痰也不能大用苦寒之药,而且病人气血运行不利,要用通痹之药。

（整理:苗青　审阅:王书臣）

案四:补肾清热、清肺化痰治疗内伤咳嗽

肺部感染肺肾两虚、痰浊壅肺之内伤咳嗽,以补肾清热、清肺化痰收效。

个人信息:韩某,女,32岁。

初诊日期:2012年2月21日。

主诉:间断发热、咳嗽1年,活动后气短6个月,加重10天。

现病史:患者1年前确诊急性粒细胞白血病,2011年3月行异基因骨髓移植术,术后间断出现发热、咳嗽,半年前出现活动后气短,2012年1月12日查肺功能示:通气功能中度减退,以阻塞为主,弥散功能降低,FEV_1 69.5%,FEV_1/FVC 77.46%,多次查血常规提示全血细胞减少,目前口服醋酸泼尼松片15mg,1次/日,10天前无明显诱因患者再次出现发热,咳嗽加重,咳白黏痰,活动后气短明显,查胸部CT示:双肺多发淡片状磨玻璃影,右肺中叶内侧段索条影,双肺数个小结节。在外院诊治静点盐酸左氧氟沙星注射液0.4g,每日1次,8天,热退,咳嗽咳痰略有减轻,仍活动后气短明显,口舌生疮,查血细胞较前下降明显,2012年2月20日血常规:WBC 2.66×10^9/L,RBC 1.91×10^{12}/L,Hb 72g/L,PLT 5×10^9/L,遂来我院就诊。现咳嗽,咳白黏痰,咳痰不利,活动后气短,乏力纳差,时有身热,口舌生疮。1年前确诊急性粒细胞白血病,2011年3月行异基因骨髓移植术。

检查:舌淡苔白,脉细弱略数。体格检查:听诊双下肺呼吸音粗,未闻及干湿啰音。心率90次/分,律齐,未闻及杂音。腹部未见异常。辅助检查:2012年1月12日查肺功能示:通气功能中度减退,以阻塞为主,弥散功能降低,FEV_1 69.5%,FEV_1/FVC 77.46%。胸部CT示:双肺多发淡片状磨玻璃影,右肺中叶内侧段索条影,双肺数个小结节。2012年2月20日血常规:WBC 2.66×10^9/L,RBC 1.91×10^{12}/L,Hb 72g/L,PLT 5×10^9/L。

中医诊断:内伤咳嗽,属肺肾两虚、痰浊壅肺。

西医诊断:①肺部感染;②急性粒细胞白血病;③异基因骨髓移植术后。

治法:补肾纳气,清虚热,清肺化痰。

方药:仙茅20g,仙灵脾20g,补骨脂15g,葛根30g,炙黄芪30g,麦冬20g,金莲花12g,虎杖15g,穿山龙20g,地龙20g,葶苈子20g,赤芍20g,紫菀15g,款冬花15g,南沙参30g,玄参20g,生甘草10g。7剂,水煎服,日2次。并嘱其停用抗生素静点。

二诊(2012年2月28日):诉服药后咳嗽咳痰均有明显改善,呼吸较前通畅,食欲改善,二便正常,口疮基本痊愈,活动后仍有气短,舌淡苔白,脉细滑。

2月27日复查血常规:WBC 3.26×10^9/L,RBC 2.04×10^{12}/L,Hb 77g/L,PLT 7×10^9/L。予上方炙黄芪加量至60g,去紫菀、款冬花15g,加干姜10g,姜半夏10g,再服7剂。

三诊(2012年3月6日):诉咳嗽咳痰较前明显减轻,活动后气短亦有改善,时有心慌,饮食可,舌淡苔白,脉细滑。3月5日复查胸部CT:双肺纹理清晰,原双肺多发淡片状磨玻璃

影较前明显吸收,右肺中叶内侧段索条影、双肺数个小结节无著变。上方去葶苈子、玄参,加黄连 10g,生地 20g,续服 7 剂后病情平稳,门诊随诊。

按:反复呼吸道感染是白血病骨髓移植术后患者常见的肺部并发症,该患者禀赋不足,肾阳虚弱,肾不纳气,日久及肺,肺失宣肃,痰浊壅肺,出现咳嗽咳痰、活动后气短,余毒未清,邪毒内蕴,可见身热、口舌生疮等症,治以补益肺肾、益气养阴,兼以凉血解毒、清肺化痰止咳,方中仙茅、仙灵脾、补骨脂、葛根补肾助阳,炙黄芪、麦冬、南沙参益气养阴,金莲花、虎杖、玄参、赤芍清热凉血解毒,葶苈子、紫菀、款冬花、穿山龙、地龙清肺化痰止咳,全方扶正祛邪、攻补兼施,服用七剂后正气渐盛,邪毒消退,方中炙黄芪加量加强补气升阳作用,加用干姜、姜半夏温中健脾和胃,调补中焦,续服七剂后再加黄连泻火解毒,生地清热凉血养阴,使邪去正安,达到缓解病情的目的。

王师点评:该病是虚实并重的病,患者术后重用激素和抗排异药,体质大虚,但咳吐黄痰,动则喘息,甚至咳血,因此要调整好方子的用药,补不生火,泻不伤正。

(整理:崔云 审阅:王书臣)

7. 许建中医案(5 则)

案一:清肺润燥,祛痰止咳治疗咳嗽

慢性阻塞性肺疾病燥热伤肺,肺失宣降,气机不畅之咳嗽,以清肺润燥,祛痰止咳之剂收效。

个人信息:么某,男,74 岁,门诊病人。

初诊:2011 年 10 月 17 日。

主诉:咳嗽反复发作 10 年余,加重 3 天。

现病史:患者 10 年前无明显诱因出现咳嗽,未经系统治疗,本次入秋后受凉出现咳嗽声重,咯黄痰不易出,咽干、鼻干、口渴,无发热恶寒,纳眠可,大便干,溲赤。

检查:舌红干苔薄黄,脉滑。

中医诊断:咳嗽,属燥热伤肺,肺失宣降,气机不畅。

西医诊断:慢性阻塞性肺疾病。

治法:清肺润燥,祛痰止咳。

方药:自创润肺咳喘丸加减。炙麻黄 10g,杏仁 12g,生石膏 30g,甘草 10g,百合 12g,生地 15g,玉竹 12g,川贝母 6g,麦冬 15g,紫菀 20g,款冬花 10g,枇杷叶 12g,桑叶 12g,金银花 10g,6 剂。

二诊:患者再诊诉咳嗽症状好转,口鼻干燥之症状明显减轻,咯痰量减少,但自汗恶风,舌红苔薄白,脉细滑。治以益气固表,宣肺止咳,方以麻杏石甘汤合玉屏风散加减。生黄芪 20g,防风 15g,炒白术 12g,麻黄 6g,杏仁 12g,生石膏 15g,生地 15g,百合 12g,麦冬 15g,前胡 10g,紫菀 15g,款冬花 15g、枇杷叶 15g、双花 12g。14 剂。

三诊:服用 14 剂汤剂后,咳嗽症状明显好转。

按:此患者咳嗽病史 20 余年,久病肺肾阴虚,肺肾为母子之脏,肺肾阴虚,阴虚生内热,肺失清肃,虚火上炎。嗜烟多年,烟为阳邪,其性温燥有毒,日久烁伤阴津,损伤肺络。适逢

深秋,秋燥来袭,金气清肃,干犯肺脏,肺津亏虚,其气逆满,发为咳喘。许老仿清燥救肺汤之意组成润肺咳喘丸加减,苦温润燥,辛凉清肺,祛痰止咳。方中百合、生地、麦冬养阴润肺;麻黄、杏仁一宣一降,复肺宣降之性,止咳平喘。沙参生津润燥;紫菀、冬花、前胡、白前既佐制麻黄之温燥,又能止咳平喘。全方共奏辛凉宣肺,养阴止咳之功,而无燥烈之弊。

（整理:张文江　审阅:许建中）

案二:清热化痰、肃肺平喘治疗咳喘

慢性阻塞性肺疾病痰热壅肺之咳喘,以清热化痰,肃肺平喘之剂收效。

个人信息:韩某,男性,76 岁,门诊患者。

初诊:2010 年 10 月 20 日。

主诉:咳嗽、喘息反复发作 10 年余,加重 7 天。

现病史:咳嗽、喘息反复发作 10 年余,7 天前受凉后加重,患者曾多次在我院住院治疗,诊断为慢性阻塞性肺疾病,间断服用茶碱及中药治疗。现咳嗽,咯大量黄黏痰不易咯出,身热口干,胸闷胸痛,动辄喘息,时有头晕、乏力,大便干燥。

检查:舌红苔黄腻,脉弦滑。精神弱,桶状胸,听诊双肺呼吸音粗,可闻及散在湿啰音,胸片:慢支,肺气肿。

中医诊断:咳喘,属痰热壅肺。

西医诊断:慢性阻塞性肺疾病。

治法:清热化痰,肃肺平喘。

方药:定喘汤合小陷胸汤加减。炙麻黄 10g、黄芩 12g、杏仁 10g、桑白皮 15g、炙百部 12g、紫菀 15g、款冬花 15g、射干 12g、白果 12g、瓜蒌 30g、半夏 10g、板蓝根 20g、地龙 15g、穿山龙 30g、陈皮 15g,7 剂。

二诊:服药后咳嗽症状好转,咯痰量减少、喘憋气短较前减轻。舌红苔黄,脉弦滑。方药调整为炙麻黄 10g、杏仁 10g、生石膏 20g、甘草 10g、百部 12g、紫菀 15g、款冬花 15g、射干 12g、白果 12g、瓜蒌 30g、半夏 10g、地龙 15g、生黄芪 20g、防风 15g、炒白术 12g、生地 15g、百合 12g、麦冬 15g、玄参 15g,7 剂后患者诸症明显好转。

按《诸病源候论》认为:"久咳嗽者,是肺气极虚故也"。患者久咳必伤及肺脏,肺气亏虚,卫阳受损,每遇感触外邪,咳喘日重;肺气既虚,宣发肃降失司,致使津液凝聚为痰,郁而化热,故见痰黄便干,口燥咽干,舌苔黄腻等症,故以清肺化痰为法;痰热去则肺气宣降。本案用定喘汤合小陷胸汤加减化裁,纵观其方,定喘汤有清热化痰,肃肺平喘。方中麻黄、黄芩、桑白皮、板蓝根宣肺清热止咳,兼清外感余邪;百部、紫菀、冬花、白果润肺止咳,正合肺之喜好;瓜蒌、地龙既祛胸中痰热,兼能活血通络。共成清热化痰、肃肺止咳平喘之功。复诊时,咳嗽已好转,痰少,"缓则治其本",去原方中板蓝根合玉屏风散,加生地、百合、麦冬、玄参养阴清热,润肺化痰,以求巩固。

（整理:张文江　审阅:许建中）

案三:清肺化痰、宣肺止咳治疗咳嗽

支气管扩张痰热壅肺之咳嗽,以清肺化痰,宣肺止咳之剂收效。

个人信息:郑某,女,29岁。

初诊:2011年3月5日。

主诉:咳嗽、咯痰6月余,加重伴咯血5天。

现病史:患者6个月前因发热咳嗽咳痰就诊于我院门诊,行肺部CT提示:左肺中叶支气管扩张,双肺炎性改变,收住院,住院后经抗感染、化痰治疗后无发热,咳嗽咯痰症状缓解后出院。出院后患者咳嗽咯痰时轻时重,未曾服用药物。5天前患者外出游玩后咳嗽咯痰较前加重,伴有咯血,血量少,色鲜红,发热,测体温38.8℃,就诊于我院急诊,予抗感染,化痰止血治疗3天,无发热咳血,仍有咳嗽咯痰,痰黄稠,量少难咳,时感胸脘闷痛。

检查:舌黯红,苔略黄腻,脉弦滑。

中医诊断:咳嗽,属痰热壅肺。

西医诊断:支气管扩张。

治法:清肺化痰,宣肺止咳。

方药:苇茎30g,薏苡仁12g,桃仁12g,冬瓜仁15g,陈皮15g,法半夏10g,云苓15g,炙甘草10g,竹茹15g,枳实12g,板蓝根20g,炙麻黄6g,苦杏仁12g,浙贝母20g,红景天20g,鱼腥草20g。14剂,水煎服。

二诊(2011年3月26日):自诉仍有咳痰,痰色黄,略多,时感疲劳,恶风寒,周身汗出,舌淡苔白,脉无力。治法:益气固表、清肺化痰。生黄芪20g,防风15g,炒白术10g,生地黄10g,熟地黄10g,黄芩12g,栀子10g,苇茎40g,薏苡仁12g,桃仁12g,冬瓜仁12g,陈皮15g,法半夏10g,胆南星12g,竹茹15g,板蓝根30g。14剂,水煎服。服药后症状明显减轻,无自汗,咯痰量减少。

按:本例患者病初为肺热表现,以千金苇茎汤为主方,清肺热化痰为法,复诊时,肺热仍在而正气已虚,如仍一味清热,恐更伤正,故许老清肺热同时加用玉屏风散扶补正气,益气固表补卫。对于腠理不固、易反复外感之人,许老多善用玉屏风散,玉屏风散出自《世医得效方》,元代医家危亦林创制,其组成精干,但其治疗虚证、虚实夹杂之证效果显著。对于年高、过劳、体虚而导致乏力、易于外感、易于疲劳的此类患者运用玉屏风散效果满意,黄芪味甘,微温,可补气升阳,益卫固表,利水消肿,是健脾补气之要药;白术苦甘,温,能补脾益胃,燥湿利水;防风,辛,甘,微温,能祛风解表,胜湿止痛。

（整理:王冰、张文江　审阅:许建中）

案四:宣肺化湿治疗久咳

咳嗽变异性哮喘湿热郁肺之久咳,以宣肺化湿之剂收效。

个人信息:李某,男,35岁。

初诊:2009年12月24日。

主诉:咳嗽3个月,低热半个月。

现病史:患者近3年来,每到秋冬季节就出现咳嗽、并伴低热,且咳嗽往往牵延数月不愈,就诊时咳嗽已经3月余,昼夜咳嗽不止,清晨尤其剧烈,咳少量白黏痰,不易咳出,咽痒,严重影响睡眠,持续低热半月余,午后为甚,体温37.6℃左右,纳食少,二便调,曾服用止咳化痰的中药汤剂及川贝枇杷露、复方甘草片等,并静点阿奇霉素及头孢类抗生素抗感染治疗,咳嗽及发热症状均未见明显减轻。

检查:舌红、苔黄厚腻,脉濡滑。血常规及胸部正侧位片均未见明显异常,肺通气功能检查正常,进一步检查气道激发试验为阳性。

中医诊断:久咳,证属湿热郁肺。

西医诊断:咳嗽变异性哮喘。

治法:宣肺化湿。

方药:麻杏苡甘汤合止嗽散加减。生麻黄6g,杏仁15g,生薏苡仁30g,桔梗15g,藿香10g,黄芩10g,射干15g,浙贝母15g,滑石30g,百部15g,紫菀15g,枇杷叶15g,白前15g,蝉衣10g。7剂,水煎服,每日1剂,分2次服用。

二诊:患者咳嗽明显减轻,尤其夜间咳嗽明显好转,能整夜睡眠而无咳醒,白天咳嗽次数较前减少,仍有少量白黏痰,稍有咽痒,1周内午后低热2次,舌红苔白腻。前方去浙贝母加半夏10g,继服7剂。

三诊:患者仅白天偶有咳嗽,痰少,易咳出,纳眠可,二便调,体温正常,未再出现低热。舌红苔薄白。前方去藿香加桑白皮15g,再服7剂。以巩固疗效。

按:咳嗽变异性哮喘是支气管哮喘的一种特殊类型,临床表现为慢性、持续性或反复发作的咳嗽和气道高反应性,部分患者可发展为典型哮喘,在慢性咳嗽的患者中变异性哮喘(久咳)占32.6%,是慢性咳嗽的最常见病因。本案患者咳嗽3月余,低热,苔黄厚腻,脉濡滑,为湿热闭郁肺经所致,治疗当以开宣肺气,清热化湿为法则。许老治肺必先宣肺,故用生麻黄宣肺散表,开皮毛之闭郁,上行水道,气化湿亦化,为君药;杏仁,开肺气以利气化,降气止咳;生薏苡仁健脾、渗湿为臣;桔梗开宣肺气,祛痰利咽而止咳,加用蝉衣开达上焦,利咽止痒;藿香芳香化湿,《本草正义》言其:"芳香而不嫌其猛烈,温煦而不偏于燥烈,能祛除阴霾湿邪";黄芩清肃肺热;射干、浙贝母清热化痰,开郁散结而清利咽喉;滑石清热渗湿于下;加百部、紫菀、枇杷叶、白前等止咳化痰,共为佐使之品。因甘草味甘有助湿之弊,常去之不用。诸药相合,湿去热除,咳嗽自平。

总之,治疗久咳的方法是宣降并重,且尤其重视宣发肺气。主用麻黄开宣肺气以驱邪外出,配伍灵活,效若桴鼓。需要注意的是麻黄的具体临床中应根据患者的年龄大小,体质强弱,病情轻重缓急,酌情用量,一般常用6~10g。

(整理:丛晓东、张文江 审阅:许建中)

案五:宣肺止咳,益气固表治疗咳嗽

咳嗽变异性哮喘肺脾两虚,痰湿内蕴之久咳,以宣肺止咳,益气固表之剂收效。

个人信息:钱某,男,48岁。

初诊:2011年2月23日。

主诉:感冒后咳嗽3个月。

现病史:患者鼻炎病史20余年,平素体虚易感。3个月前感冒受凉后出现咳嗽,咳嗽间断发作,每遇受凉或闻到刺激性气味后症状加重,咳嗽夜间尤甚,甚至彻夜咳嗽,不能平卧,影响睡眠,曾在外院查血常规、胸片均未见异常,服用止咳糖浆、复方甘草片,静脉滴注头孢菌素及喹诺酮类等多种抗生素治疗,效果不佳,症状时轻时重,遂求诊于中医。就诊时症见:咽干咽痒,咳嗽,咳少量白痰,不易出,夜间平卧咳嗽加重,咳嗽剧烈时伴有呕逆,影响睡眠,易汗出,晨起喷嚏,有清涕,纳食可,二便调。

检查:舌淡苔薄白,边有齿痕,脉弦细。气道激发试验检查(乙酰甲胆碱)示阳性。

中医诊断:久咳,属肺脾两虚,痰湿内蕴。

西医诊断:咳嗽变异性哮喘。

治法:宣肺止咳,益气固表。

方药:止咳方合玉屏风散。生黄芪20g,防风15g,炒白术12g,生地15g,百合15g,麻黄10g,杏仁10g,前胡15g,紫菀15g,款冬花15g,浙贝20g,板蓝根20g。7剂,水煎服,每日1剂。

二诊(2011年3月2日):诉服上方3剂后咳嗽较前明显减轻,咽干咽痒症状缓解,夜间可安静入睡,睡前偶有咳嗽,白天闻到异味后仍有咳嗽,自觉口干渴,遂于上方加天冬12g、麦冬12g,再服7剂。

未再来诊,后电话随访,患者诉基本不咳,病已告愈。

按:本案患者素有鼻炎,平素体虚易感,为肺气虚、卫表不固体质,体虚则自汗,虚人易感受外邪,外邪犯肺,肺气上逆而咳嗽不止,而患者体质虚弱,外邪反复侵犯,留恋于肺,久咳不止。许老治疗久咳时尤其重视健脾补肺,正所谓脾不伤不久咳,故用玉屏风散益气固表止汗。配合止咳方,用麻黄、杏仁疏风宣肺,前胡、紫菀、款冬花、浙贝润肺止咳,患者咽干咽痒,咳痰少不易出,加百合、生地养阴润肺,板蓝根解毒利咽。

(整理:丛晓东、张文江　审阅:许建中)

8. 张贻芳医案(1则)

案一:疏风清热、化痰解痉治疗咳嗽

咳嗽变异性哮喘风热犯肺之咳嗽,以疏风清热、化痰解痉收效。

个人信息:董某,女,40岁。

初诊:2012年10月23日。

主诉:咳嗽9天。

现病史:患者于9天前不明原因(可能与感冒发烧有关)发烧后出现咳嗽,咳声高亢、流涕黏稠、咽痒,自服羚羊清肺丸及鼻炎药症不减。患者过敏性鼻炎史10年,对花粉、螨虫过敏。

检查:咽部充血,双肺偶闻哮鸣音,舌红苔黄薄,脉弦细。

中医诊断:咳嗽,属风热犯肺。

西医诊断:咳嗽变异性哮喘。

治法:疏风清热,化痰解痉。

方药:加味桔甘汤。辛夷 12g,路路通 12g,桔梗 10g,玄参 12g,甘草 6g,紫菀 12g,百部 12g,浙贝母 12g,黄芩 12g,黄连 6g,生薏米 15g,板蓝根 12g,锦灯笼 12g,穿山龙 12g,苍耳子 12g。7 剂,水煎服,日一剂。中成药:清开灵颗粒 2 盒,3 袋/次,3 次/日,口服。

二诊(2012 年 10 月 31 日):患者症状减轻、咽不痒、不流涕。舌红苔薄白,脉弦细。加味桔甘汤。苍耳子 12g,辛夷 12g,路路通 12g,桔梗 10g,玄参 12g,甘草 6g,紫菀 12g,百部 12g,浙贝母 12g,黄芩 12g,黄连 6g,生薏米 15g,板蓝根 12g,锦灯笼 12g,穿山龙 12g。7 剂,水煎服,日一剂。

三诊(2012 年 11 月 6 日):患者近 2 日咳嗽稍重、咽疼,喑哑。舌微红苔薄白,脉小滑。玉屏风散合百合知母汤加味。生黄芪 15g,防风 10g,白术 12g,紫菀 12g,百部 12g,黄芩 12g,黄连 6g,板蓝根 12g,锦灯笼 12g,辛夷 12g,路路通 12g,浙贝母 12g,生山楂 15g,知母 12g,麦冬 12g,百合 12g。7 剂,水煎服,日一剂。

四诊(2013 年 1 月 8 日):患者病情好转。近日患上呼吸道感染,喘息,早晚咳嗽,咽不疼,眠差。舌微黯苔薄腻,脉细滑。加味甘桔汤合百合知母汤加味。辛夷 12g,苍耳子 10g,路路通 12g,百合 12g,知母 12g,板蓝根 12g,桔梗 12g,玄参 12g,甘草 6g,紫菀 12g,百部 12g,沙参 12g,麦冬 12g,茯苓 15g,生薏米 15g。7 剂,水煎服,日一剂。

按:本病患者对粉尘、螨过敏,有时因上感而诱发咳嗽,伴过敏性鼻炎症状,据咽痒、流涕、咳嗽声尖、咳黄痰,舌红苔黄,辨证属风热犯肺、痰热壅肺,治则疏风清热、化痰解痉,用加味桔梗汤,方中苍耳子、辛夷、桔梗、锦灯笼、穿山龙疏风宣肺解痉,玄参、甘草滋阴利咽,紫菀、百部、浙贝、薏仁止咳化痰,黄芩、黄连、板蓝根清肺热,二诊病情好转,遂去宣肺祛风之药,加玉屏风散、百合知母汤以益气养阴,标本兼治;三诊时又因感冒症状复重,加用疏风宣肺之辛夷、苍耳子、桔梗,因眠差、唇干故又加麦冬、沙参、百合、知母以养阴。本案显示张老师治咳嗽变异性哮喘的基本思路即祛风宣肺药与养阴清热药同用,使虚火不升,风热不扰,则肺金不鸣,喘咳自息。

(整理:赵兰才　审阅:张贻芳)

9. 周超凡医案(2 则)

案一:宣肺降气、祛痰止咳治疗咳嗽

上呼吸道感染风热犯肺之咳嗽,以宣肺降气、祛痰止咳收效。

个人信息:项某,女,48 岁。

初诊:2014 年 4 月 20 日。

主诉:咽痒、咳嗽 2 周。

现病史:2 周前感冒后出现发热无汗,头痛,周身酸痛,鼻塞,流涕,咳嗽,自服解热镇痛药后,头痛、发热症状悉除,唯咽痒、咳嗽症状有增无减,咳痰白黏。

检查:舌红苔白,双寸脉浮数。

中医诊断:咳嗽,属风热犯肺。

西医诊断:上呼吸道感染。

治法:宣肺降气,祛痰止咳。

方药:周老自拟前胡咳痰汤加减。前胡 12g,桔梗 12g,苦杏仁 10g,黄芩 10g,鱼腥草 15g,辛夷 12g,白芷 12g,薄荷 12g,莱菔子 10g,清半夏 10g,茯苓 15g,生甘草 6g。连服 5 剂而愈。

按:前胡咳痰汤是周老的经验方,由宣通理肺汤化裁而来,由前胡、桔梗、黄芩、杏仁、半夏、陈皮、茯苓、甘草组成。有清热宣肺、止咳化痰的功效,并能提高机体免疫力、减轻炎症反应、抗病毒。实验表明,前胡咳痰汤可增加肠黏膜中 IgA 的数量,并能减少炎症因子 ICAM-1 的数量,由感冒引发的咳嗽,有时用抗生素及化痰止咳药治疗效果不明显,可予前胡咳痰汤加减治疗。本例患者,黄芩清肺热,白芷、辛夷疏风解表,兼通鼻窍,莱菔子降气祛痰,薄荷疏散风热,利咽止咳。鱼腥草清热解毒、消痈排脓、扶正祛邪,药理学研究证明鱼腥草有抑菌抗病毒的作用,是周老治疗痰热咳嗽常用的一味中药。周老强调,鱼腥草的使用,要抓住水的上源和下源,即水之上源—肺、水之下源—肾。《本草经疏》言"(鱼腥草)治痰热壅肺,发为肺痈吐脓血之要药",即说鱼腥草可治肺病。《分类草药性》言"(鱼腥草)治五淋,消水肿……补虚弱,消膨胀",即说鱼腥草可治肾病。痰从饮来,饮从水来,尿亦从水来。由此可知,鱼腥草是一味上可洁水源,开水闸,宣降肺气,通利水道;下可疏泄膀胱,清热利窍的中药。

(整理:刘颖　审阅:周超凡)

案二:肺气宣降、化痰宽胸治疗咳嗽

慢性咽炎肺失宣肃、痰气郁滞之咳嗽,以肺气宣降、化痰宽胸收效。

个人信息:陶某,男,45 岁。

初诊:2015 年 3 月 15 日。

主诉:早起咳嗽,咽痒痰少。

现病史:早起咳嗽,咽痒痰少,有时痰带黑色,已戒烟 2 年。胸闷,乏力,困倦,饭后即如厕,便稀,大便一日 2~3 次,有慢性结肠炎。颈椎病,后仰头晕。

中医诊断:咳嗽,属肺失宣肃,痰气郁滞。

西医诊断:慢性咽炎。

治法:宣降肺气,化痰宽胸。

方药:前胡咳痰汤加减。前胡 12g,桔梗 12g,苦杏仁 10g,黄芩 10g,锦灯笼 12g,瓜蒌皮 12g,薤白 12g,白芷 12g,川芎 10g,炙甘草 6g。五剂。

一周后电话随访,患者称咳嗽症状消失,身体诸症均有所减轻,但因工作繁忙,不愿继续服药,嘱注意生活起居,可停药。

按:患者由抽烟引起慢性咽炎,虽已戒烟,但咽炎仍未完全治好。主要症状为咳嗽,故针对咳嗽进行辨证论治,宣降肺气,化痰止咳。以前胡咳痰汤为主方,因痰不多,水湿不重,故去半夏、陈皮、茯苓;加锦灯笼清热解毒、镇咳利尿;瓜蒌皮、薤白宽胸除痹;白芷、川芎祛风湿,治疗颈椎病。

前胡咳痰汤是周老的经验方,由前胡、桔梗、黄芩、杏仁、半夏、陈皮、茯苓、甘草组成。有清热宣肺、止咳化痰的功效,并能提高机体免疫力、减轻炎症反应、抗病毒。实验表明,前胡咳痰汤可增加肠黏膜中 IgA 的数量,并能减少炎症因子 ICAM-1 的数量,这可能是前胡咳痰汤提高机体免疫力、减轻炎症反应,从而产生抗病毒、止咳等药理作用的机制之一。

(整理:杨巧丽　审阅:周超凡)

第二节　哮　　证

【概述】哮证是一种发作性痰鸣、气喘疾病,以呼吸急促,喉间哮鸣为主要特征。现代医学的支气管哮喘属于本病范畴,可参照本病辨证治疗。

名医案例

1. 陈鼎祺医案(1 则)

案一:补肺健脾,肃肺化痰治疗哮证

支气管哮喘肺脾气虚、痰浊上犯之哮证,以补肺健脾,肃肺化痰之剂收效。

个人信息:黄某,男,45 岁。

初诊:1997 年 6 月 7 日。

主诉:喘憋胸闷 5 年,复发加重 3 周。

现病史:患者 5 年前因闻及异味出现喘憋胸闷心悸,经治好转,此后每因闻及异味、季节交替或劳累紧张即发作,病情逐渐加重,先后在多家医院求治,诊为:支气管哮喘,心律失常—频发室早。曾服多种抗生素及氨茶碱、心律平等药,效果欠佳。3 周前因劳累诱发喘憋加重,伴心悸气短,动则尤甚,在外院住院治疗后好转出院。为避免再次发作求治于中医。现症见:喘憋胸闷,喉中痰鸣,咳嗽,痰少色白呈泡沫状,心悸气短,倦怠乏力,动则尤甚,纳少,夜眠差。

检查:舌黯红,体胖大有齿痕,苔薄白,脉沉结。听诊双肺可闻及哮鸣音;心率88 次 / 分,律不齐。心电图示:窦律,频发室早。

中医诊断:哮证,属肺脾气虚,痰浊上犯。

西医诊断:支气管哮喘,心律失常—频发室早。

治法:补肺健脾,肃肺化痰。

方药:自拟方。炙甘草10g,太子参15g,麦冬10g,生地15g,五味子10g,茯苓15g,大枣10g,苏子10g,莱菔子10g,杏仁10g,白果9g,瓜蒌15g,炙杷叶10g,浙贝10g。7 剂,水煎服。同时配合中药穴位敷贴,内外兼治,以期快速取效。敷贴方为自制经验方"咳喘膏"(内含细辛、白芥子、苏子、元胡、麻黄、沉香、银花、胆星、白前、连翘、仙鹤草,用生姜汁调),通过对肺俞、心俞、膈俞的敷贴,来达到激发宗气、疏通经络、平衡阴阳、调理气血、止咳平喘的作用。

二诊:喘憋、心悸、喉中痰鸣减轻,偶咳,痰少白黏难咯,时汗出,耳鸣,纳增,眠渐好,二便调,舌黯红,体胖大有齿痕,苔薄白,脉沉结。处方:炙甘草10g,麦冬10g,五味子10g,苏子10g,莱菔子10g,瓜蒌15g,麻黄根10g,白果9g,浙贝10g,木香9g,浮小麦20g,葛根20g,炙杷叶10g,菖蒲10g。7剂,水煎服。外敷"咳喘膏"7次。

三诊:喘憋心悸明显减轻,痰白量少易吐,汗减,已无耳鸣,时心中烦热,手足心热,纳眠可,二便调,舌黯红,体胖大,苔薄白,脉沉偶结。处方:苏子10g,莱菔子10g,白果9g,五味子10g,前胡10g,瓜蒌15g,浙贝10g,丹皮10g,知母10g,地骨皮15g,葛根20g,炙杷叶10g,菖蒲10g,浮小麦20g。7剂,水煎服。再敷"咳喘膏"1周。

四诊:患者已无明显不适,为巩固疗效,上方再服7剂,并加蛤蚧2对,研末冲服,半月后患者告之未复作,故停药。复查心电图已正常。随访1年未再发作。

按:该患者证属气虚,以胸闷喘憋,心悸气短为主证。心气虚,心失所养,则心悸气短;肺气虚,宣降失常,气机不畅,呼吸不利则胸闷喘憋。初诊以益气、复脉、宣肺、平喘为法,二诊以益气、复脉、宣肺、平喘、敛汗为法,三诊加入养阴清热之品,四诊又加纳气归原之蛤蚧。服药同时外敷"咳喘膏",内外合治,收效更快。

(整理:徐淑文 审阅:陈鼎祺)

2. 孔令诩医案(1则)

案一:清和化降,顾本元治疗哮病

过敏性哮喘中上焦滞热内蕴、下元渐显不足之哮病,以清和化降顾本元收效。

个人信息:王某,男,33岁。医案编号:1017Q0052。

初诊:2010年3月3日。

主诉:过敏性哮喘5年,近日复发。

现病史:患者于5年前因过敏性哮喘出现鼻塞,喘息气短,咳嗽咳痰,痰黄带血丝。后每年春天发作至深秋,时轻时重。刻下症:鼻塞气喘,咳嗽咳痰,时带血丝。

检查:舌黯尖红苔重,脉寸关弦滑尺细。

中医诊断:哮病,属中上焦滞热内蕴,下元渐显不足。

西医诊断:过敏性哮喘。

治法:清和化降以平之,兼顾本元。

方药:黛蛤散和小陷胸汤加减。黛蛤散30g(包煎),黄芩10g,瓜蒌15g,清半夏10g,桑白皮10g,桑叶10g,浙贝15g,藕节15g,丹皮10g,蝉衣10g,僵蚕10g,生石膏25g(先煎),葶苈子10g,生地10g,知母5g,黄柏5g,生黄芪10g,玄参10g,刘寄奴10g,半枝莲25g。7剂,水煎服,每日1剂,早晚分服。

二诊(2010年3月31日):患者病情好转,当地沙尘暴起,反应不似旧重。舌红苔尚满,脉滑。药后症状减轻,辨证方药较合病情,效不更方。苔尚满,湿邪尚在。继拟清热化痰。黛蛤散合小陷胸汤加减。僵蚕12g,生石膏30g,大腹皮10g,黛蛤散30g(包煎),黄芩10g,瓜蒌15g,清半夏10g,桑白皮10g,桑叶10g,浙贝10g,蝉衣12g,藕节15g,丹皮10g,葶苈子

10g,生地 10g,知母 5g,黄柏 5g,生黄芪 15g,玄参 10g,刘寄奴 10g,半枝莲 25g。21 剂,水煎服,每日 1 剂,早晚分服。

按:患者咳嗽、痰黄带血丝,是痰热蕴肺。过敏性哮喘 5 年,久病及瘀,故舌黯。病症结合舌黯尖红苔重,脉寸关弦滑尺细,寸关主上焦,尺主下焦。辨证为中上焦滞热内蕴,下元渐显不足。弦脉属肝,当清肝热。根据本案特点,拟祛邪兼顾本元为法。石膏清肺胃之热,黛蛤散清肝化痰,生地、玄参、藕节、丹皮养阴清热活血化瘀,刘寄奴活血消食。蝉衣祛风散热止痉,僵蚕祛风化痰,药理研究蝉衣有免疫抑制和抗过敏作用。

（整理:李娟　审阅:徐世杰）

3. 王书臣医案（2 则）

案一:补肾健脾、疏风解痉法治疗支气管哮病

过敏性哮喘肾气不固、风邪袭肺之哮病,以补肾健脾、疏风解痉收效。

个人信息:孙某,女性,66 岁。

初诊日期:2013 年 5 月 29 日。

主诉:喘息反复发作 5 年,加重 1 周。

现病史:患者 5 年前闻异味后突发喘息胸闷,自行缓解,之后每遇刺激性气味即喘息加重,诊断为:过敏性哮喘,间断服用激素治疗,近 2 年来喘息加重明显,每次加重时需给予激素及支气管扩张剂治疗。1 周前无明显诱因喘息再次加重,有时伴喉间哮鸣,基本不咳,少痰,夜眠差,饮食二便一般。

检查:舌质红,苔白,脉弦滑。体格检查:听诊双肺呼吸音稍粗,偶闻哮鸣音。心腹未见异常。辅助检查:肺功能:FVC 91.9%,FEV$_1$ 91.8%,FEV$_1$/FVC 83.3%。气道激发试验:阳性。

中医诊断:哮病,属肾气不固,痰浊内蕴,风邪袭肺。

西医诊断:过敏性哮喘。

治法:补肾健脾,化痰平喘,疏风解痉。

方药:仙茅 20g,仙灵脾 20g,补骨脂 15g,葛根 30g,苏叶 12g,苏子 12g,杏仁 12g,炒僵蚕 15g,穿山龙 30g,黄芩 15g,黄连 10g,地龙 10g,紫菀 15g,冬花 15g,石韦 30g,厚朴 15g,白果 12g,生甘草 10g。7 剂。

二诊（2013 年 6 月 5 日）:服药后体力增加,仍遇冷空气或刺激性气味即喘息加重,基本不咳,舌红苔白,少津,脉弦滑。原方去苏子 12g,加炙黄芪 30g,麦冬 15g,姜半夏 10g,南沙参 30g,地龙加量至 15g。7 剂。

三诊（2013 年 6 月 12 日）:咳嗽喘息均缓解,遇刺激无明显喘息加重,舌红苔白,少津,脉弦滑。原方续服 7 剂。

按:过敏性哮喘的西医防治原则与其他原因引起的哮喘是一样的,主要是应用糖皮质激素等进行抗炎、抗过敏及一些相应的对症治疗,临床应用有效却不能从根本上改善患者的体质,常常造成用药能控制,停药即复发,长期用药又不良反应多、疗效越来越差的局面。中医辨证治疗过敏性哮喘应区分已发和未发,未发作时以正虚为主,已发作时正虚与邪实并

见,大多数医者遵循"发时治标、平时治本"的原则,王老师认为,脏腑虚弱贯穿此类患者疾病状态的始终,所以无论已发、未发都应注重培补正气,从本调治,根据体质和脏气的不同虚候,采取益肾、补肺、健脾之法,发作时再配合清肺化痰、疏风解痉、行气平喘之法,以冀控制其发作。

临床应用不论新久咳喘均可药用仙茅、仙灵脾、补骨脂、葛根补肾助阳、炙黄芪补气升阳、益卫固表;久病咳喘,多导致肺肾气阴两虚,可见咳喘无力,喘息气短,动则尤甚,或痰少而黏,形体消瘦,舌红少津,脉虚或细数,药用南沙参、麦冬、黄精、女贞子益气养阴,五味子收敛肺气;气机不畅、痰气壅塞,见喘咳胸满,咯痰难出者,加厚朴、白芥子、白果行气平喘。接触过敏原发病,加用地龙、僵蚕、蝉衣疏风解痉、化痰平喘,虫类搜风,现代医学证实,虫类药物有显著的抗过敏作用。

王师点评:我在临证中常常用到地龙、蝉蜕等动物类药物,发现其有明显的抗过敏、调节机体免疫的作用,但在具体应用时也要注意这类药物有可能导致少数患者过敏,应详细询问患者过敏史和服药后的反应。

（整理:崔云　审阅:王书臣）

案二:补益肺肾、清肺化痰法治疗哮病

支气管哮喘肺肾两虚、痰热阻肺之哮病,以补益肺肾、清肺化痰收效。

个人信息:曹某,男,57岁。

初诊日期:2012年8月21日。

主诉:咳喘反复发作30余年,加重7天。

现病史:患者30年前开始每因受凉及感冒后出现咳嗽、咯脓痰,喘息,胸闷,四季均有发作,曾在多家医院住院治疗,诊断为支气管哮喘,间断吸入沙美特罗替卡松、服用茶碱缓释片等,近1周来因外感后咳喘再次加重,咳嗽、气喘、痰少,在社区医院静点甲磺酸左氧氟沙星及氨茶碱3天,症状无明显缓解,咳喘,痰少黏稠、胸闷,气短,活动后加重,夜间可以平卧,口干渴,倦怠乏力,恶寒,大便可。

检查:舌红苔黄腻,脉滑数。体格检查:听诊双肺可闻及散在干啰音。

中医诊断:哮病,属肺肾两虚,痰热阻肺。

西医诊断:支气管哮喘。

治法:补益肺肾,清肺化痰。

方药:仙茅20g,淫羊藿20g,补骨脂15g,姜半夏10g,黄芩15g,黄连10g,杏仁12g,葛根30g,穿山龙30g,冬花15g,紫菀15g,僵蚕30g,干姜10g,白果10g,石韦30g,厚朴12g,南沙参30g。14剂。

二诊(2013年9月5日):药后咳喘明显减轻,肺内啰音消失,舌红苔白,脉弦滑。上方去桑白皮、石韦,加浙贝20g。7剂。

按:王老师认为治疗支气管哮喘的关键是病人存在过敏性体质,遇到外邪、过敏、饮食不慎即可诱发,重要的是改善患者的体质,修补其缺陷,正是由于体质的因素,患者存在着疾病

的易感性,即存在慢性炎症,这是哮喘的根本。而所谓宿根其实就是患者基因缺陷存在,导致易感。故治疗的根本是什么? 本于阴阳,通过补肾、调脾胃,使人的体质达到对立平衡状态。王老师认为以地龙治喘剂量须大,方能平喘。在体外,地龙液对豚鼠离体气管由组胺引起的收缩有明显抑制作用。从地龙提出的含氮成分对大鼠、家兔肺灌注法有显著扩张支气管作用,并能对抗组胺和毛果芸香碱引起的支气管收缩。静注于豚鼠,50%动物可耐受致死量组胺。认为地龙的某种组分可阻滞组胺受体,对抗组胺使气管痉挛及增加毛细血管通透性的作用,此为平喘的主要机制。

王师点评:哮喘病经过大家多年的摸索已经从麻杏石甘汤方中走了出来,认识到它与脾肾的关系很重要。只有从肾治方可得到巩固效果。因为哮喘病都有先天不足和后天失养的问题,宿根内存,遇到一定环境的刺激而发作,只有固本清源方可得以治疗。

（整理:苗青　审阅:王书臣）

4. 许建中医案（5则）

案一:宣肺平喘、健脾化痰止咳治疗支气管哮喘

支气管哮喘痰热阻肺、肺脾两虚之哮病,以宣肺平喘,健脾化痰止咳之剂收效。

个人信息:李某,女,35岁。

初诊:2003年4月12日。

主诉:支气管哮喘10余年,加重1日。

现病史:支气管哮喘10余年。患者10余年前因装修房子闻异味后出现喘憋气短,当时就诊于北医三院诊断为"支气管哮喘",给予万托林、氨茶碱等药物后,症状缓解。平素怕冷,易汗出,每遇异味或花粉,哮喘复发。昨日患者又闻油漆味,喘憋复发。症见:喘憋,胸闷气短,咳嗽咯白黏痰,喘憋影响夜眠,多汗,纳一般,小便可,大便不成形。患者平素怕冷,易汗出,纳食不香,大便不易成形。

检查:舌淡红,苔白有齿痕,脉滑。

中医诊断:哮病,属痰热阻肺、肺脾两虚。

西医诊断为:支气管哮喘。

治法:宣肺平喘,健脾化痰止咳。

方药:麻杏石甘汤合二陈汤加减。麻黄10g,杏仁12g,射干12g,炙甘草6g,陈皮12g,茯苓15g,桔梗15g,前胡15g,冬花15g,穿山龙30g,地龙15g,百合15g,南北沙参各10g,山药12g。7剂。

二诊:服药7剂后,咳嗽已明显减轻,喘憋气短症状好转,痰白易咯出,舌淡红,苔白,脉滑。结合患者症状体征及舌苔脉象,哮喘咳喘症状明显缓解,患者主要以肺脾气虚为主证,治疗以益气健脾化痰为主,方用玉屏风散合二陈汤加减,处方:生黄芪20g,防风15g,炒白术12g,陈皮12g,茯苓15g,炙甘草6g,桔梗15g,前胡15g,紫菀15g,百部20g,穿山龙30g,地龙15g,枇杷叶15g,南北沙参各10g,山药12g。12剂。

三诊:服上方12剂后,患者咳喘已完全控制。

按:辨寒热、辨虚实是治疗哮喘的关键,"急者治标、缓者治本"为其治疗原则。《丹溪心法》将哮喘治法精辟地概括为"未发以扶正气为主,既发以攻邪气为急"。许老在哮喘急性期采取温肺化痰平喘法、清肺利痰平喘法、燥湿化痰平喘法、养阴润肺平喘法等,缓解期则以扶正固本为主要治疗原则,根据不同证型分别采取益气固表法、升阳健脾化痰法、补肾纳气法等,防止哮喘复发或延长缓解期,使病情得到控制,提高了生活质量。

(整理:樊长征、张文江　审阅:许建中)

案二:温肺散寒,止哮平喘治疗支气管哮喘

支气管哮喘寒哮之哮病,以温肺散寒,止哮平喘之剂收效。

个人信息:吴某,男,17 岁。

初诊:2005 年 10 月 11 日。

主诉:胸闷、气喘 10 年余,加重 1 天。

现病史:患者 10 余年前无明显诱因出现胸闷气喘,就诊于北医三院,诊断为"支气管哮喘",以后每遇劳累受凉或闻异味后喘憋发作,平素服用茶碱类药物,症状控制尚可。昨日劳累受凉后喘憋复发。症见:喘憋气短,影响夜眠,咳嗽,咯白稀痰,鼻塞,流清涕,纳可,二便调。

检查:舌淡红,苔白,脉浮数。听诊双肺散在干湿啰音。

中医诊断:哮病,属寒哮。

西医诊断:支气管哮喘。

治法:温肺散寒,止哮平喘。

方药:小青龙汤加减。干姜10g,桂枝10g,麻黄10g,白芍10g,炙甘草10g,细辛5g,半夏10g,五味子12g,生石膏20g,板蓝根20g,陈皮12g,双花20g。7 剂。

二诊:服上方 7 剂后,患者复诊诉喘息较前减轻,听诊双肺干啰音较前减少,舌淡红,苔白,脉滑。考虑患者幼时发病,素体肝肾不足,应配伍补肝益肾之药,治法以温肺散寒,止哮平喘,滋补肝肾,佐以清肺活血为主,原方基础上加女贞子15g、首乌15g。7 剂。

三诊:继服 7 剂后,患者症状得到完全控制。

按:张锡纯称小青龙汤为"治外感痰喘之神方",此方首见《伤寒论》,用于辛温解表兼温化水饮,"伤寒表不解,心下有水气,干呕发热而咳,或渴,或利,或噎,或小便不利,少腹满,或喘者,小青龙汤主之。""伤寒心下有水气,咳而微喘,发热不渴。服汤已渴者,此寒去欲解也。小青龙汤主之。""伤寒表不解""心下有水气"阐明了此证的病机为外寒引动内饮,水寒相搏,与《素问·咳论》中"外内合邪,因而客之,是为肺咳"的阐述不谋而合。《金匮要略》中也多次提及小青龙汤,如痰饮咳嗽病脉证并治中治疗溢饮的原文为:"病溢饮者,当发其汗,大青龙汤主之,小青龙汤亦主之。""咳逆倚息不得卧,小青龙汤主之。"本例许老紧紧抓住患者劳累受凉后喘憋复发,喘憋影响夜眠,但见一症便是,取得良效。

(整理:樊长征、张文江　审阅:许建中)

案三：疏风解表，宣肺平喘治疗支气管哮喘

支气管哮喘风热犯肺之哮病，以疏风解表，宣肺平喘之剂收效。

个人信息：李某，女，42岁。

初诊：2003年11月20日。

主诉：喘促、憋闷20余年，加重伴咳嗽咯黄痰1天。

现病史：患者20余年前因受异味刺激出现喘憋，此后每闻异味或受凉后，喘憋复发，曾多次在我院门诊就诊，诊断为"支气管哮喘"，平素服用氨茶碱类药物，喘憋控制尚可。昨日受凉后喘憋再次复发。症见：喘憋气短，动则加重，并伴有咳嗽，咯黄痰，痰黏不易咯出，无发热，口干，咽痛，纳眠可，二便通畅。

检查：舌红，苔黄厚，脉浮数。

中医诊断：哮病，属风热犯肺。

西医诊断：支气管哮喘。

治法：疏风解表，宣肺平喘。

方药：银翘散加减。银花20g，连翘12g，牛蒡子15g，菊花15g，生地15g，麦冬15g，麻黄10g，杏仁12g，生石膏20g，射干12g，白果12g，瓜蒌15g，地龙15g，穿山龙30g，板蓝根20g，丹参20g。7剂。

二诊：患者复诊诉服上方7剂后，咳喘症状减轻，无咽痛口干，舌红少津，苔薄黄，脉数。可知患者表证已解，患者久病阴液易伤，因此应加养肺阴、清燥热之品，治则以疏风解表，宣肺平喘，养阴润燥为主，改方为桑杏汤加减，处方：桑叶15g，杏仁12g，银花20g，连翘12g，生地15g，百合12g，麦冬15g，麻黄10g，生石膏30g，射干12g，白果12g，瓜蒌15g，板蓝根20g。7剂。

三诊：再服7剂后，患者咳喘得到控制。

按：患者久病咳喘，急性加重，为内有胶固之痰，外有非时之感，外感易驱，胶痰难除。遂宗《素问·至真要大论》："风淫于内，治以辛凉，佐以苦甘"之训，辛以散风，凉以清肺，用银花、连翘、菊花、牛蒡子、板蓝根、生石膏散上焦风热；生地、麦冬、瓜蒌祛胶固之痰，而痰瘀同源，有痰即有瘀，遂加丹参以活血祛瘀；麻黄、杏仁、射干、白果、穿山龙、地龙宣肺平喘止咳。复诊舌红少津，示阴津已伤，重在养阴生津，宗桑杏汤之意，则肺气得宣，肺阴得润，咳喘平复。

（整理：樊长征、张文江　审阅：许建中）

案四：宣肺平喘，清肺止咳治疗支气管哮喘

支气管哮喘痰热阻肺之哮病，以宣肺平喘，清肺止咳之剂收效。

个人信息：李某，女，35岁。

初诊：2005年11月21日。

主诉：喘憋，胸闷气短反复发作10余年，加重1天。

现病史：患者10余年前因装修房子闻异味后出现喘憋气短，当时就诊于北医三院诊断

为"支气管哮喘",给予万托林、氨茶碱等药物后,症状缓解,此后每遇异味或花粉,哮喘复发。昨日患者又闻油漆味,喘憋复发。症见:喘憋,胸闷气短,咳嗽无痰,喘憋影响夜眠,多汗,饮食一般,二便通畅。

检查:舌红,舌薄白,脉滑。

中医诊断:哮病,属痰热阻肺。

西医诊断:支气管哮喘。

治法:宣肺平喘,清肺止咳。

方药:麻杏石甘加减。麻黄10g,杏仁12g,生石膏20g,射干12g,白果12g,瓜蒌15g,前胡15g,冬花15g,百合15g,元参12g,南北沙参各10g,山药12g,板蓝根20g,丹参15g。12剂,水煎服,每日1剂。

二诊:(2005年12月3日):患者诉服上方12剂后,咳嗽已明显减轻,喘憋气短症状好转,舌红,苔薄白,脉浮数。结合患者症状体征及舌苔脉象,哮喘明显缓解,患者主要以肺气虚为主证,治疗以益气养阴,清肺化痰为主,方用玉屏风散加减,处方:生黄芪20g,防风15g,炒白术12g,生地15g,元参12g,百合12g,麻黄10g,杏仁12g,生石膏20g,前胡15g,紫菀15g,冬花15g,百部12g,枇杷叶15g,板蓝根20g。12剂。

三诊:服上方12剂后,患者咳喘已完全控制。

按:许老认为辨寒热、辨虚实是治疗哮喘的关键,"急者治标、缓者治本"为其治疗原则。《丹溪心法》将哮喘治法精辟地概括为"未发以扶正气为主,既发以攻邪气为急"。许老在哮喘急性期采取温肺化痰平喘法、清肺利痰平喘法、燥湿化痰平喘法、养阴润肺平喘法等,而特别强调观察患者是否存在表证,所谓"有一分寒热,有一分表证",如有表证余邪未尽,必先解表散邪;而各型哮喘多存在痰瘀兼症,治疗中适当加用活血化瘀之品。缓解期则以扶正固本为主要治疗原则,根据不同证型分别采取益气固表法、升阳健脾化痰法、补肾纳气法等,防止哮喘复发或延长缓解期。

(整理:樊长征、张文江 审阅:许建中)

案五:清热化痰、宣肺平喘治疗支气管哮喘

支气管哮喘痰热壅肺之哮病,以清热化痰,宣肺平喘之剂收效。

个人信息:唐某,女,47岁。

初诊:1998年7月25日。

主诉:支气管哮喘20余年,加重7天。

现病史:患者20年前无明显诱因出现喘息气短,每遇受凉后症状加重,不能平卧。就诊时症见:喘息气短,喉中哮鸣有声,不能平卧,动则加重,咳嗽咯白痰,容易咯出,时有心悸,纳眠可,二便调。

检查:舌红,苔薄黄,脉滑数。听诊双肺呼吸音粗,散在哮鸣音。

中医诊断:哮病,属痰热壅肺。

西医诊断:支气管哮喘。

治法:清热化痰,宣肺平喘。

方药:定喘汤加减。麻黄10g,白果10g,桑白皮12g,黄芩12g,杏仁10g,苏子15g,紫菀12g,冬花12g,桔梗10g,甘草10g,厚朴10g,穿山龙30g,地龙10g。14剂,水煎服,每日1剂。黄芩清肺,杏仁、冬花化痰,苏子、桔梗降气平喘,穿山龙、地龙祛风平喘,全方共奏宣肺平喘,清肺化痰之效。考虑患者支气管哮喘急性发作,同时予抗感染、平喘对症治疗,必要时配合激素治疗。

二诊(1998年8月6日):诉服上方14剂后咳喘症状好转,咯痰量减少,舌淡红,舌白,脉弦。从患者舌苔脉象及症状看,痰浊壅肺好转,考虑患者素体肺肾两虚,在清热化痰、宣肺平喘的基础上加入益气补肾药物。遂于上方去苏子15g,加生黄芪20g,生地10g,再服7剂。同时给予氨茶碱类支气管扩张剂辅助治疗。嘱患者避风寒,畅情志,适劳作。

随访:电话随访,患者诉长期使用中药汤剂治疗,哮喘发作次数明显减少。

按:患者素体内积痰热,熏灼肺胃,引动宿痰,以气促胸高,喉中哮鸣,张口抬肩,不能平卧,呛咳不利,俗称痰火。病由痰火内郁,风寒外束所致。《医宗必读》卷九:“别有哮证,似喘而非,呼吸有声,呀呷不已,良由痰火郁于内,风寒束于外,或因坐卧寒湿,或因酸咸过食,或因积火熏蒸,病根深久,难以卒除。”治宜清肺泄热,顺气化痰。故必以麻黄、杏仁、穿山龙、地龙、桔梗开肺疏邪;半夏、白果、苏子、厚朴化痰降浊;黄芩、桑皮之苦寒,除郁热而降肺;紫菀、款冬、甘草之甘润,养肺燥而益金,数者相助为理,以成其功。宜乎喘哮痼疾,皆可愈也。

(整理:樊长征、张文江　审阅:许建中)

5. 张贻芳医案(2则)

案一:平肝息风、化痰平喘治疗哮喘

支气管哮喘风痰犯肺之哮喘,以平肝息风、化痰平喘收效。

个人信息:王某,女,70岁。

初诊:2012年10月9日。

主诉:喘息咳嗽伴头痛3年,加重1周。

现病史:患者于3年前因劳累生气出现喘息咳嗽,咳痰,头晕头胀痛,在外院诊断为高血压病,支气管哮喘,一直服用硝苯地平控释片、苯磺酸氨氯地平,喷吸沙美特罗替卡松以维持,平素性情急躁,有高血压病史十余年,家族中有高血压病遗传史。近1周咳喘以及头痛加重,心悸,咳黄痰,质黏难咯,头胀痛,前胸发闷,眠差,晨起喘重,纳呆,鼻塞。

检查:舌红苔薄黄,脉弦滑。面色黯红,血压用降压药维持在140/86mmHg。心肺(-)。

中医诊断:哮喘,属风痰犯肺;头痛,属肝阳上亢。

西医诊断:支气管哮喘;高血压病。

治法:平肝息风,化痰平喘。

方药:验方天麻汤加味。菊花10g,葛根12g,川芎10g,石决明15g,钩藤15g,黄芩12g,炒枣仁15g,甘草6g,法半夏9g,陈皮12g,茯苓12g,黄连6g,紫菀12g,百部12g,路路通12g,辛夷12g,天麻12g。7剂,水煎服,日一剂。中成药:牛黄蛇胆川贝液3盒,1支/次,日三次,口服。

二诊(2012年10月16日):服药后头胀痛减轻,咳痰减少,受凉水或遇到凉气则呛咳,运动后喘息,畏寒,眠差,咳少许白黏痰。舌尖红,苔薄黄,脉弦小滑。二陈汤加味。菊花9g,葛根12g,石决明15g,黄芩12g,炒枣仁15g,川芎6g,法半夏10g,陈皮12g,茯苓12g,甘草6g,黄连6g,紫菀12g,百部12g,路路通12g,辛夷12g。10剂,水煎服,日一剂。

三诊(2012年10月30日):病情继续好转。头晕头痛明显减轻,仍咳嗽,咳少许淡黄色痰,乏力,眠可,大便调,基本不喘。舌淡苔薄白,脉细弦。玉屏风散合二陈汤加味。生黄芪12g,白术12g,防风10g,法半夏9g,陈皮12g,茯苓12g,甘草6g,瓜蒌15g,薤白12g,百部12g,川贝12g,黄芩12g,枇杷叶12g。14剂,水煎服,日一剂。

按:哮喘一病,按病因病机可分为风哮、痰哮、郁哮、虚哮四个基本证型。本病患者即属于风哮合并痰哮,或称风痰哮,所谓风指肝阳化风和非时之风邪,内外风邪常相合致病,宿痰停于肺和隔膜成为内因之主,风与痰兼夹为患,因虚致实,虚实夹杂,治疗宜扶正祛邪并举,初诊以祛邪为主,因标实较急,有中风之虞,拟法平肝息风,疏风化痰,方用经验方天麻汤合二陈汤加味,天麻汤以天麻、钩藤、菊花、葛根、石决明、川芎、黄芩、炒枣仁组成,功用平肝潜阳镇心安神,常用于治疗高血压颈椎病属于肝阳上亢型者,本案以之平肝潜阳,合用二陈汤及紫菀、百部以化痰止咳,加辛夷助葛根、菊花疏散外风以通鼻窍,加黄连助黄芩清心肝之热,增路路通以通肺络,合用牛黄蛇胆川贝液以助化痰热,二诊效不更方,头痛轻故去天麻,三诊头痛头晕大减,以咳嗽咳痰为主症,舌质由红转淡红,舌苔由黄转白,脉由弦滑变为细,说明肝火已清,内风渐平,更方以玉屏风合二陈汤加味,重在扶正,兼以祛邪。

(整理:赵兰才　审阅:张贻芳)

案二:宣降肺气,化痰平喘治疗哮证

过敏性哮喘肺脾肾亏虚,痰阻气逆血瘀之哮证,以宣肺化痰平喘、补肾健脾活血收效。

个人信息:刘某,女,65岁。

初诊:2012年12月11日。

主诉:哮喘反复发作20余年。

现病史:患者于20多年前因劳累受凉引起喘息咳嗽,咳痰,胸闷。在当地多家大医院确诊为过敏性哮喘,查出对螨虫、粉尘、牛肉、花生、花粉等过敏,曾多次住院治疗,用过甲泼尼龙、吸入激素沙美特罗替卡松,静点或口服抗生素,也曾在河南固安县哮喘病医院、山东潍坊哮喘病医院就诊过,给服用含有激素的中成药胶囊,一直服用一年余,体重逐渐增加,胶囊不能撤减,只能维持服用,每天服用6粒,减量后哮喘就加重。

检查:舌黯紫,苔白厚,脉沉细。形体肥胖,激素面容,面色微黄晦黯,口唇略显紫绀,桶状胸,双肺呼吸音粗,可闻及干鸣音,心(-)。辅助检查:心电图:肺型P波,左前分支传导阻滞,T波改变。胸部正侧位片:两肺纹理增多纤细模糊,桶状胸,双肺气肿征,透光度增强。

中医诊断:哮证,属肺脾肾亏虚,痰阻气逆血瘀。

西医诊断:过敏性哮喘;慢性阻塞性肺气肿。

治法:宣肺化痰平喘,补肾健脾活血。

方药:①哮喘灵。炒苏子 10g,炒杏仁 10g,生石膏 15g,甘草 6g,紫菀 12g,百部 12g,黄芩 12g,黄连 6g,黄柏 12g,浙贝母 12g,穿山龙 12g,地龙 12g。7 剂,水煎服,日一剂。早 8 点、下午 4 点服用。②哮喘平。党参 12g,白术 12g,茯苓 12g,甘草 6g,生黄芪 15g,防风 12g,麦冬 12g,五味子 12g,补骨脂 12g,桃仁 10g,丹参 12g,柏子仁 12g,焦山楂 5g,炒麦芽 5g,炒神曲 5g,鸡内金 12g。7 剂,水煎服,日一剂,中午 12 点、晚 8 点服用。

西药:沙美特罗替卡松,1 喷 / 次,3 次 / 日,吸入。

二诊(2012 年 12 月 18 日):患者病情明显好转。喘息明显好转,平静时不喘,已撤掉山东潍坊开的哮喘药,但每日还需喷 3 次左右吸入沙美特罗替卡松。体重较前略下降,可以在家做一些家务,如洗菜洗碗等,咳嗽轻微。舌微黯,质嫩,苔薄白,脉细滑。处方 1:继用哮喘灵方 20 剂,水煎服,日一剂。早 8 点、下午 4 点服用。处方 2:哮喘平加减。药物如下:党参 12g,炒白术 12g,茯苓 12g,生甘草 6g,焦山楂 5g,焦神曲 5g,炒麦芽 5g,鸡内金 12g,补骨脂 10g,桃仁 10g,丹参 12g。20 剂,水煎服,日一剂。中午 12 点、晚 8 点服用。

三诊(2013 年 1 月 8 日):患者病情好转。喘息较前好转,但仍夜间加重痰白量多,咳嗽,激素沙美特罗替卡松每日喷吸两次。形体肥胖较前减轻,双肺可闻及哮鸣音。舌黯红,苔白腻,脉细滑。处方 1:继用哮喘灵方 20 剂,水煎服,日一剂。早 8 点、下午 4 点服用。处方 2:哮喘平加减。药物如下:党参 10g,炒白术 12g,茯苓 12g,甘草 6g,焦山楂 5g,焦神曲 5g,炒麦芽 5g,鸡内金 12g,补骨脂 10g,桃仁 10g,丹参 12g,生黄芪 15g,黄精 15g,当归 12g,赤芍 12g。14 剂,水煎服,日一剂。中午 12 点、晚 8 点服用。

四诊(2013 年 1 月 22 日):患者病情好转。咳喘减轻,仍活动后喘作,头晕,下肢乏力,已停用外院的胶囊和片药,体重下降 10 斤,沙美特罗替卡松每日吸两次。双肺偶闻哮鸣音。舌黯红,苔薄白,脉细滑。处方 1:继用哮喘灵方 14 剂,水煎服,日一剂。早 8 点、下午 4 点服用。处方 2:哮喘平加减:生黄芪 15g,白术 12g,防风 10g,党参 12g,茯苓 15g,补骨脂 12g,菟丝子 12g,黄精 15g,桃仁 10g,川牛膝 12g,赤芍 12g,猪苓 15g,丹参 12g,焦神曲 5g,炒麦芽 5g,焦山楂 5g,鸡内金 12g,甘草 6g。14 剂,水煎服,日一剂。中午 12 点、晚 8 点服用。

五诊(2013 年 3 月 12 日):患者病情好转。咳嗽喘息减轻,体重较初诊时减轻 11kg,感觉轻快很多,每日吸 2 次沙美特罗替卡松。形体适中,唇黯。舌黯红,苔薄白,脉弦细。处方 1:继用哮喘灵方 28 剂,水煎服,日一剂。早 8 点、下午 4 点服用。处方 2:哮喘平加减:生黄芪 15g,防风 10g,炒白术 12g,党参 12g,茯苓 15g,补骨脂 12g,菟丝子 12g,黄精 15g,川牛膝 12g,桃仁 10g,丹参 12g,鸡内金 12g,焦神曲 5g,炒麦芽 5g,焦山楂 5g。28 剂,水煎服,日一剂。中午 12 点、晚 8 点服用。

六诊(2013 年 6 月 18 日):患者病情明显好转。咳喘减轻,体重较初诊时降 14kg,喷吸沙美特罗替卡松每日 2 喷,已完全停用含激素的山东和河南的成药。形体适中,面色略黯,喘息貌,听诊右肺背部可闻及哮鸣音,心率 90 次 / 分。舌黯红,苔白,脉弦细。处方 1:继用哮喘灵方 14 剂,水煎服,日一剂。早 8 点、下午 4 点服用。处方 2:哮喘平加减:生黄芪 15,防风 10g,炒白术 12g,党参 12g,茯苓 12g,甘草 6g,补骨脂 12g,菟丝子 12g,黄精 15g,桃仁 10g,丹参 12g,鸡内金 12g,焦山楂 5g,炒麦芽 5g,焦神曲 5g,石决明 15g,炒枣仁 15g。14 剂,水煎服,日一剂。中午 12 点、晚 8 点服用。

按:对激素依赖性哮喘,反复发作日久不愈的患者,治疗方面颇为棘手,张老师治疗此类病例,主张标本兼治、肺脾肾同调,清热化痰佐以活血化瘀,清热常用三黄,化痰常用紫菀、百部、浙贝母,平喘常用苏子、穿山龙、地龙;补脾肺常用玉屏风散、四君子汤,益肾常用补骨脂、菟丝子、黄精,活血化瘀常用桃仁、丹参、赤芍,治疗过程中始终注意顾护脾胃,常加用鸡内金、焦三仙。本案就是典型成功撤减激素的案例,体重减少 14kg,口服激素完全停用,只用吸入沙美特罗替卡松,每日 1~2 喷。维持哮喘不发,体重减轻后身体轻快,生活质量提高。

(整理:赵兰才 审阅:张贻芳)

第三节 喘 证

【概述】喘证是指由于外感或内伤,导致肺失宣降,肺气上逆或气无所主,肾失摄纳,以致呼吸困难,甚则张口抬肩,鼻翼煽动,不能平卧为临床特征的一种病症。轻者仅表现为呼吸困难,不能平卧;重者稍动则喘息不已,甚则张口抬肩,鼻翼煽动;严重者,喘促持续不解,烦躁不安,面青唇紫,肢冷,汗出如珠,脉浮大无根,甚则发为喘脱。西医学的喘息型慢性支气管炎、肺部感染、肺炎、肺气肿、心源性哮喘、肺结核、矽肺及癔症性喘息等,均属本病范畴,可参考论治。

名医案例

1. 陈鼎祺医案(1 则)

案一:宣肺化痰治疗喘证

慢性喘息性支气管炎并感染痰热犯肺之喘证,以宣肺化痰,止咳平喘之剂收效。

个人信息:梅某,男,65 岁。

初诊:1998 年 7 月 25 日。

主诉:喘憋咳嗽 4 年,加重 3 个月。

现病史:患者素有慢喘支病史 30 余年,每年冬季症状均作,近 4 年不分季节每因感冒受凉上述症状复作,3 月前因感冒出现喘憋、咳嗽加重,曾口服多种抗生素,效果欠佳。现症见喘憋,咳嗽,大量黄白黏痰不易咯出,不能平卧,发热,体温 38.3℃,不恶寒,流清涕,双下肢不肿。

检查:舌红,苔薄白,脉滑数。查体:心界向下扩大,心率:98 次 / 分,律齐,剑下心音 > 心尖心音,$P_2>A_2$,各瓣膜听诊区未闻及杂音;双肺散在哮鸣音,右肺底少量湿啰音;腹软,肝脾未及,双下肢不肿。

中医诊断:喘证,属痰热犯肺。

西医诊断:慢性喘息性支气管炎并感染;阻塞性肺气肿;肺源性心脏病。

治法:宣肺化痰,止咳平喘。

方药:陈氏"咳喘方"加减。苏子10g,莱菔子10g,五味子10g,白果9g,前胡10g,鱼腥草30g,冬瓜仁15g,杏仁10g,双花12g,连翘10g,大青叶15g,黄芩10g,甘草6g,炙麻黄8g,炙杷叶10g,豆豉10g,冬花10g,薄荷9g(后下)。7剂。

二诊:发热已退,已无咽痛,喘憋有所好转,仍大量黄黏痰,已基本能平卧,大便常干。舌红,苔薄白,脉滑。上方去豆豉、薄荷,加胆星6g、柏子仁12g,再进7剂。

三诊:药后症状明显好转,咯痰较前减少,但较难吐,寐差,便秘。舌红,苔薄白,脉滑。上方加炙百部10g、紫菀10g、远志10g。7剂。

四诊:运动后喘憋,气短,咯吐少量白黏痰,已能平卧,二便调。舌红,苔薄黄,脉细滑。处方如下:太子参30g,麦冬15g,五味子9g,苏子10g,莱菔子10g,白果9g,前胡10g,鱼腥草30g,冬瓜仁15g,杏仁10g,黄芩10g,炙杷叶10g,山萸肉12g,郁金10g。7剂。

此后在此方基础上加减进退,间断服用中药汤剂,至今未再出现咳喘大发作。

按:《丹溪心法》云:"凡久咳之证,未发以扶正为主,已发以祛邪为主",肺心病急性发作期以呼吸道感染为主,治疗当以控制感染为关键,用陈氏"咳喘方"加减,在辨证论治、宣肺化痰的基础上加用现代药理研究具有抑菌和抗病毒作用的中草药:双花、连翘、黄芩、大青叶、鱼腥草,既能清热解毒,又可消炎止喘,体现了陈老中医辨证与西医辨病相结合的思路。

(整理:徐淑文　审阅:陈鼎祺)

2. 高荣林医案(1则)

案一:清热化痰、行气和胃治疗喘证

肺间质纤维化痰热壅肺、胃呆肠滞之喘证,以清热化痰、行气和胃收效。

个人信息:刘某,女,55岁。病历号:125668。

初诊:2012年12月1日。

主诉:咳喘气短2年余。

现病史:患者于2年前因受凉后出现频发咳嗽,活动后喘憋气短。患者于外院查胸部CT示:肺间质纤维化,未予系统治疗。刻下症:咳嗽频发,夜间甚,咯少量白痰,动则喘促气短,伴胃胀,精神一般,食纳呆滞,口淡无味,睡眠可,大便不畅,小便可。

检查:舌质红,苔黄腻,脉右关滑,左沉。

中医诊断:喘证,属痰热壅肺,胃呆肠滞。

西医诊断:肺间质纤维化。

治法:清热化痰,行气和胃。

方药:千金苇茎汤合平胃散加减。芦根30g,白茅根30g,桃仁9g,杏仁泥9g,冬瓜子15g,薏苡仁30g,苍术10g,白术10g,厚朴10g,陈皮10g,藿梗10g,荷梗10g,僵蚕10g,牡丹皮10g,白芍20g,火麻仁12g。14剂,水煎服,日1剂,分2次服。

二诊(2013年1月18日):咳喘、气短明显好转。现症:咳喘无痰,伴食后腹胀,恶心反酸,精神可,纳差,眠可,大便干结,小便可。舌黯,边苔稍厚,弦尺沉细。原方去白芍、火麻仁,加焦三仙10g、熟军3g。14剂,水煎服,日1剂,分2次服。

三诊（2013 年 1 月 25 日）：患者病情明显好转，咳嗽减轻，进食稍好，食后腹胀消失，恶心反酸消失，阵发咳嗽，偶有心烦急躁，精神可，纳可，眠佳，大便日 1 次，质软，小便可。舌稍红，苔边黄稍厚，左弦右滑。中医诊断：咳嗽（胃气渐和，肺气失宣，痰热内蕴，肝侮腑滞）。治法：清热宣肺，降逆除烦。千金苇茎汤合黛蛤散加减。芦根 30g，白茅根 30g，桃仁 9g，杏仁 9g，冬瓜子 15g，薏苡仁 30g，僵蚕 10g，牛蒡子 10g，青黛 3g，牡丹皮 10g，白芍 15g，远志 10g，薄荷 6g。14 剂，水煎服，日 1 剂，分 2 次服。

守法加减调治，诸症皆消。

按：本例咳喘，系肺间质纤维化病人。患者年老体虚，又久病耗气，以致肺气不宣，年老脾胃虚弱，故治以清热化痰，行气和胃为法。患者脾胃症状好转后证属胃气渐和，肺气失宣，痰热内蕴，肝侮腑滞，故治以清热宣肺，降逆除烦，继服 14 剂，诸症皆消。

（整理：饶向荣　审阅：高荣林）

3. 孔令诩医案（1 则）

案一：清热化痰，降逆治疗喘证

肺含铁血黄素沉着症痰热阴虚之喘证，以清热化痰、降逆平喘收效。

个人信息：都某，女，1 岁半。

初诊：2010 年 3 月 31 日。

主诉：咳喘，气短，时发高热 1 周余。

现病史：家长代述，患儿 1 周前因咳喘，气短，发热在儿童医院诊为"肺含铁血黄素沉着症"，病情严重，儿童医院、儿研所等医院皆不收治，让回家安排后事，经人介绍来诊。现患儿咳喘憋闷，时发高热，脸色苍白。患儿精神差，不配合无法查舌，脉细滑。

中医诊断：喘证（痰热阴虚）。

西医诊断：肺含铁血黄素沉着症。

治法：清热化痰，降逆平喘。

方药：自拟方。金银花 6g，金银藤 12g，连翘 6g，天竺黄 3g，蝉衣 6g，茅芦根各 9g，瓜蒌皮 6g，桑皮 3g，桑叶 6g，黛蛤散（包）9g，法半夏 3g，苏子 3g，葶苈子 3g，生晒参（先下）3g，天麦冬各 3g，川朴 3g，杏仁 3g，生甘草 2g，地骨皮 3g。7 剂，每日 1 剂，水煎服，早晚分服。

二诊（2010 年 4 月 28 日）：父亲代述女儿服 3 剂药后即咳喘大减，坚持服用，现女儿精神好，喜玩耍。因路途遥远女儿没来，希望再服巩固疗效。效不更方，原方去法夏加橘络 9g，杭芍 3g，大青叶 3g。7 剂，每日 1 剂，水煎服，早晚分服。

按：患儿初诊时喘憋，呼吸困难，面色苍白，精神差。用银花、连翘、蝉衣、桑叶宣散风热，天竺黄、黛蛤散清热化痰，苏子、葶苈子、半夏降气化痰，桑皮、地骨皮、生甘草取泻白散泻肺中伏火，厚朴、杏仁治喘，取自仲景的桂枝加厚朴杏子汤。惜未留联系方式，不能随访。至 2014 年 2 月 19 日，患者未来再诊。

（整理：李娟　审阅：徐世杰）

4. 刘志明医案（1 则）

案一:清肺化痰、宣肺平喘治疗喘证

过敏性哮喘痰热蕴肺之喘证,以清肺化痰、宣肺平喘之剂收效。

个人信息:王某,女,73 岁。医案编号:1006Q0053。

初诊:2009 年 2 月 22 日。

主诉:喘憋反复发作 2 年,加重 1 个月。

现病史:患者于 2 年前无明显诱因出现喘息、憋气,在当地医院抢救治疗后,病情好转,以后反复发作;1 个月前,患者因外感风寒,喘憋加重,现患者呼吸急促,喘息不停,痰黄黏稠,不易咳出,口渴欲饮,纳可,眠差,小便正常,大便偏干。既往有高血压病;胃食管反流;高脂血症。

检查:舌质黯红,苔黄腻,脉弦滑小数。血压:140/90mmHg,听诊双肺呼吸音粗,满布干鸣音及水泡音,双下肢轻度凹陷性水肿。血常规:基本正常。

中医诊断:喘证,属痰热蕴肺。

西医诊断:过敏性哮喘;慢性喘息性支气管炎并感染;阻塞性肺气肿;右肺间质性病变。

治法:清肺化痰,宣肺平喘。

方药:麻杏石甘汤合清金化痰汤。炙麻黄 9g,杏仁 9g,川贝 9g,黄芩 9g,生甘草 6g,前胡 15g,芦根 30g,瓜蒌 15g,沙参 20g,半夏 9g,桔梗 9g,生石膏 30g。4 剂,水煎服,日 1 剂,分 2 次服。

二诊(2009 年 2 月 26 日):患者服药后喘憋症状明显减轻,时有阵发性咳嗽,较前明显减轻,咳痰减少,呼吸趋于平稳,口不甚渴,二便调。检查:听诊双肺呼吸音粗,可闻及少量干啰音,双下肢轻度水肿。舌质黯红,苔黄腻,脉弦滑。守方 4 剂,水煎服,日 1 剂,分 2 次服。

三诊(2009 年 3 月 2 日):患者无明显喘憋,咳痰消失,呼吸平稳,口渴,二便调。检查:听诊双肺呼吸音粗,未闻及干湿啰音,双下肢不肿。舌质黯红,苔薄黄,脉弦细。治以益气养阴,肺肾双补。处方:生脉散合六味地黄汤。药物如下:西洋参 6g,麦冬 12g,五味子 9g,熟地黄 15g,山萸肉 12g,山药 12g,茯苓 9g,丹皮 6g,胡桃仁 9g,泽泻 6g,百合 12g,北沙参 12g。6 剂,水煎服,日 1 剂,分 2 次服。停药后咳喘止,病情缓解。

按:本案为痰热蕴肺型喘证,张介宾说:"实喘有邪,邪气实也"。一般实喘由风寒和火邪引起者居多。故本案立清肺化痰,宣肺平喘为法,方药以麻杏石甘汤合清金化痰汤为主,其中:麻黄宣肺,杏仁、前胡下气,共为平喘;黄芩、石膏清泻痰热;痰热渐甚,痰多黏腻,故加川贝以润痰湿;沙参、芦根养阴以降痰火;半夏燥湿以祛痰液;桔梗入肺,润肺以止痰嗽;甘草凉以清热,甘以和中。三诊痰热渐消,然痰热久蕴,阴液耗伤,故本诊立以益气养阴,肺肾双补为法,方药以生脉散合六味地黄汤为主,其中:西洋参凉以滋补肺阴;麦冬、沙参滋阴润肺,五味子、山萸肉敛阴于内;熟地、胡桃滋补肝肾;山药、茯苓补脾,以促阴液自生;丹皮滋阴,又可清热,合泽泻邪肾中虚火,以防虚火灼阴;百合敛肺止咳;攻补同施,以平喘咳。

(整理:刘如秀 审阅:刘志明)

5. 王书臣医案（1则）

案一:补益肺肾法治疗喘病

肺大泡肺肾两虚之喘病,以补益肺肾收效。

个人信息:李某,男性,11岁。

初诊日期:2012年4月17日。

主诉:活动后气短2年。

现病史:2年前因气胸发现多发性肺大泡,后反复发作气胸多次,并逐渐出现活动后气短,活动耐力下降明显,后辍学在家,偶咳,饮食一般。

检查:舌质淡红,苔白,脉细,尺脉弱。体格检查:形体偏瘦,胸廓对称,听诊双肺呼吸音弱,未闻及干湿性啰音。心率88次/分,律齐。辅助检查:外院胸部CT:双肺多发肺大泡。

中医诊断:喘病,属肺肾两虚。

西医诊断:肺大泡。

治法:补益肺肾。

方药:仙茅12g,仙灵脾20g,补骨脂10g,葛根20g,炙黄芪20g,麦冬12g,五味子10g,穿山龙20g,炒僵蚕20g,海风藤15g,苏叶10g,苏子10g,杏仁10g,紫菀10g,款冬花10g,前胡10g,浙贝母10g,姜半夏6g,橘红10g,南沙参15g,生甘草10g。30剂,水煎服,日一剂。

二诊(2012年5月29日):仍有活动后气短,程度较前减轻,基本不咳,舌质淡红,苔白,脉细,尺脉弱。上方去橘红、前胡、生甘草,加玄参15g,桑白皮15g,紫草10g。60剂,水煎服,日一剂。

随访:电话随访,病情相对稳定。

按:此患者幼年发病,王老师认为,大多数先天性疾患多幼年发病,其内因为先天禀赋不足,脏腑发育未充。肾为先天之本,五脏之根,故肾之阳气虚损、肾精不足是此类患者的共同病因,因此治疗上首当培补肾气,肾之精气充足是病情稳定的基础,否则病情易于变生他证或恶化,药物可选用仙茅、仙灵脾、补骨脂等品。肺大泡病位在肺,再辅以炙黄芪、南沙参、五味子等固肺、润肺、敛肺,尤其在疾病的缓解期,肺肾同治,才能使疾病易于平稳、长治久安。

王师点评:此类病较少见,主要是先天不足,后天失养,每遇外邪咳嗽,使肺损伤而发生此病。该病应用补肾、健脾、润肺取得一些疗效,这是中医辨证治疗的结果。

（整理:崔云　审阅:王书臣）

6. 魏子孝医案（1则）

案一:健脾益肾、化痰降逆平喘治疗喘证

慢性喘息型支气管炎脾肾两虚、痰浊内阻之喘证,以健脾益肾、化痰降逆平喘收效。

个人信息:于某,男,83岁。

初诊:2010年1月11日。

主诉:反复咳嗽咳痰9年余,加重伴喘憋1周。

现病史:患者既往慢性喘息型支气管炎病史9年,平素急性发作时口服茶碱缓释片0.1g,每日2次,氨溴索片30mg,每日3次。1周前患者无明显诱因出现咳嗽,咳痰少,自觉喘憋,活动后明显,日间较夜间明显,无喉中痰鸣,无发热,夜间可平卧,自服消炎及止咳药物后(具体用药不详),症状改善不明显,仍有咳嗽,喘憋,无胸闷、无明显心前区疼痛、肩背部放射性疼痛,大便次数偏多、2~3次/日,腰痛。既往白细胞减少症,糖尿病血糖控制尚可,血压平稳。

检查:肺部干湿性啰音不明显;舌质淡边有齿痕,苔薄腻(白腻苔),脉沉细。血常规:WBC:3.48×10^9/L,RBC:3.99×10^{12}/L HCT:36.9%。心梗三项+BNP:(-)。D-二聚体:(-),痰培养:未见致病菌。

中医诊断:喘证,属脾肾两虚、痰浊内阻。

西医诊断:慢性喘息型支气管炎。

治法:健脾益肾、化痰降逆平喘。

方药:苏子降气汤合四君子汤加减。

苏子10g、法夏12g、当归12g、陈皮10g、生甘草6g、前胡12g、肉桂6g、党参15g、白术15g、茯苓12g、白芥子6g、生莱菔子15g、百部12g,14剂,水煎服,日一剂。

二诊:服上方后,咳嗽、喘息减轻,咳痰容易咯出,仍大便次数偏多,舌质淡边有齿痕,苔薄白微腻,脉沉细。上方加山药12g、莲子肉12g,继服14剂后,大便转为正常,咳喘明显好转,予固本咳喘片善后调理,随访3个月未复发。

按:本案喘证发病与脾、肾关系密切。患者年老病久,脾肾两虚,脾肾虚则运化水液之职失司,水饮停聚成痰,痰阻于肺、肺气不宣则咳嗽、咯痰、喘息;肺与大肠相表里,肺气不宣则大肠传导失司,加之脾肾两虚大便不固,故见大便次数偏多。患者属本虚标实,选用苏子降气汤补肾降逆平喘,四君子汤补脾益气,正如丹溪治疗哮喘所云:"凡人喘未发时,以扶正气为主;已发,以攻邪为主"。二诊时大便次数偏多,仍舌质淡边有齿痕,苔薄白微腻,脉沉细,加山药12g、莲子肉12g以加强健脾益气止泻之功。本病例为喘证的缓解期,喘多为宿疾,基于正气不足的体质,缓解期应调补正气,提高对外邪的抗御能力,预防发病非常重要。从正气而言,痰的形成关乎脾气、肾气;喘的发作关乎肺气、肾气。故魏教授强调在哮喘未发作期间,应注意"治未病",总以健脾补肾相结合为法,六君子汤、玉屏风散、麦味地黄汤、桂附地黄汤、左归丸、右归丸均为据证选用的常用方。

(整理:张广德 审阅:魏子孝)

7. 许建中医案(1则)

案一:燥湿化痰,健脾益气治疗喘证

慢性阻塞性肺疾病痰湿蕴肺之喘证,以燥湿化痰,健脾益气之剂收效。

个人信息:陈某,男,71岁,门诊患者。

初诊:2011年8月20日初诊。

主诉:喘憋反复发作10,加重10天。

现病史:患者10天前受凉后出现喘憋、气短、不能平卧、动则加重,咳嗽、咯白痰容易咯出,乏力、时有心悸、头晕,进食油腻咳喘加重。

检查:舌黯红苔中黄厚,脉弦滑。查体:神清、精神弱,桶状胸,听诊双肺呼吸音粗,左下肺可闻及明显的干湿啰音。心脏向左扩大,四肢水肿。

中医诊断:喘证,属痰湿蕴肺。

西医诊断:慢性阻塞性肺疾病。

治法:燥湿化痰,健脾益气。

方药:六君子汤合小陷胸汤加减。党参20g、茯苓15g、白术15g、甘草10g、半夏15g、陈皮15g、黄连5g、瓜蒌20g、苍术10g、厚朴15g、车前子30g、通草3g,14剂。

二诊:服药后患者诉咳喘症状好转,咯痰量减少,舌红苔白,脉弦滑。继以祛湿化痰,健脾益气。前方加杏仁10g、薏苡仁30g、白蔻仁20g、生黄芪20g,继服7剂。

三诊:服上方7剂后病情明显好转。继用前方治疗。

按:此患者喘咳气逆,倚息难以平卧、胸满闷窒、面目肢体浮肿,尿少,时有心悸,乏力,一派脾肾两虚之象,细观舌脉,舌质黯红,苔中黄厚,脉滑之象。许老方用六君子合小陷胸汤加减,以燥湿健脾,利水消肿为法取效可谓另辟蹊径。患者痰多,壅塞胸中,致咳逆倚息不得卧,痰者,湿也,如《医学入门》所谓:"湿乘肺咳,则身重……洒淅",湿阻脾肾,脾失运化,肾失气化,共致水液代谢失常,上凌心肺而为喘,外溢肌表而为肿。湿邪内蕴,日久化热,故见舌脉热象。治病当治其本,谨守病机,此案为湿邪为祟,当以化湿为主,方以六君子汤合小陷胸汤,以健脾益气,清热祛痰,兼以宣畅气机;复诊时加以性平之杏仁、薏苡仁、白蔻仁、黄芪补肺、脾之气。全方共奏燥湿化痰,止咳平喘,兼补益肺脾。湿证既解,余证自消。

(整理:张文江 审阅:许建中)

8. 张贻芳医案(1则)

案一:益气养阴、化痰活血治疗喘证

闭塞性细支气管炎伴机化性肺炎肺肾亏虚、痰瘀阻肺之喘证,以益气养阴、化痰活血收效。

个人信息:何某,男,52岁。

初诊:2012年10月9日。

主诉:喘咳7年。

现病史:患者于7年前因长期做化学实验出现咳喘,胸闷,活动后气短,干咳痰少,曾于2010年在加拿大做肺穿刺活检,诊断为"闭塞性支气管炎伴机化性肺炎(COP合并BOOP)"给予激素治疗,开始用醋酸泼尼松,30mg/日,逐渐减至每日10mg,维持到今。现咳嗽喘息,活动后气短,咳白痰量少,自汗心悸,大便可,眠可,左手腕肿痛。

检查:舌微红苔薄白,舌下有瘀点,脉弦细。左下肺少许湿啰音。辅助检查:2011 年 10月 18 日,CT:闭塞性支气管炎并支气管末梢炎症,机化性肺病? 亚急性慢性过敏性肺炎,左肺下叶外基底段结节影。

中医诊断:喘证,属虚喘,肺肾亏虚,痰瘀阻肺。

西医诊断:闭塞性细支气管炎伴机化性肺炎。

治法:益气养阴,化痰活血。

方药:生脉饮合并玉屏风散加减。党参 12g,麦冬 12g,五味子 12g,生黄芪 15g,防风10g,白术 12g,瓜蒌 15g,薤白 12g,紫菀 12g,百部 12g,黄芩 12g,苦参 12g,桃仁 10g,丹参12g,当归 12g,元胡 12g。7 剂,水煎服,日一剂。

二诊(2012 年 10 月 29 日):患者胸闷喘息及咳痰减少,干咳,活动后气短。舌淡胖微黯,边有齿痕,苔薄白,脉弦细。玉屏风散加味。生黄芪 15g,防风 10g,白术 12g,生地 20g,熟地20g,山萸肉 12g,山药 20g,枸杞子 12g,黄精 15g,当归 12g,赤芍 15g,桃仁 10g,郁金 12g,苦参 12g,黄芩 12g。14 剂,水煎服,日一剂。中成药:百令胶囊 2 盒,5 粒 / 次,日三次,口服;血府逐瘀口服液 2 盒,1 支 / 次,日三次,口服。

按:本病患者因长期从事病理专业,经常接触有害化学试剂,工作紧张,正气受损,导致肺肾亏虚,肾不纳气,肺虚痰阻,故咳嗽气短、动则尤甚,甚或心悸胸闷自汗,舌下有瘀斑提示有血瘀病机存在,故治疗以补益肺肾、化痰祛瘀为法,用生脉饮和玉屏风散加味,除加止咳化痰之紫菀、百部、瓜蒌、薤白外,加丹参、当归、桃仁等活血化瘀之品,另加百令胶囊以纳肾气,二诊又重加生地、熟地、山萸肉、山药、黄精等药以增补肾气之功,活血化瘀之力也因增加血府逐瘀口服液而增加。

(整理:赵兰才 审阅:张贻芳)

第四节 肺 痈

【概述】肺痈属内痈之一,是内科较为常见的疾病,是指由于热毒瘀结于肺,以致肺叶生疮,肉败血腐,形成脓疡,以发热、咳嗽、胸痛、咯吐腥臭浊痰,甚则咯吐脓血痰为主要临床表现的一种病证。

名医案例

1. 王书臣医案(2 则)

案一:清肺化痰、凉血止血法治疗肺痈

支气管扩张气虚血热、痰热内扰之肺痈,以清肺化痰、凉血止血收效。

个人信息:赵某,男,75 岁。

初诊日期:2014 年 1 月 28 日。

主诉:咳嗽、咳血 3 天。

现病史：患者幼年时患肺炎失治，少年时发现"支气管扩张"，其后每于受凉后反复发作。2012年初于当地医院行CT肺平扫，示双肺中下叶多发囊状扩张，未予系统治疗。3天前因受凉后出现咳嗽加重，咳血，自服莫西沙星、头孢地尼、复方鲜竹沥液及止血药疗效欠佳，今日就诊于我院，刻下见：咳嗽频繁，气急，咳大量淡黄色浓稠痰，每日约500ml，较易咳出，自觉痰有腥味，痰中有鲜红色血液，每日10余口，口干咽燥，纳少，眠可，易疲倦，大便稍稀，小便调。

检查：舌质红，苔黄，脉弦滑。

中医诊断：肺痈，属气虚血热，痰热内扰。

西医诊断：支气管扩张。

治法：清肺化痰、凉血止血。

方药：生黄芪60g，黄芩炭15g，生地炭20g，黄连10g，败酱草30g，穿山龙30g，芦根60g，大小蓟各30g，生苡仁30g，藕节碳20g，前胡15g，浙贝20g，瓜蒌30g，姜半夏12g，仙鹤草30g，白芥子30g。7剂，水煎服，每日2次。

二诊（2014年2月5日）：诉咳嗽明显好转，血痰减少，痰量明显减少，减至每日约200ml，色淡黄，易出，乏力改善，纳仍少，眠可，二便调。舌红，苔黄腻，脉滑。原方去瓜蒌、浙贝母、前胡，加焦三仙各10g、炒白术15g、金荞麦30g。继服14剂。

按：支气管扩张为慢性化脓性疾病，在中医记载中未有与支气管扩张完全对应的病名，但从其临床表现看，支气管扩张当属中医"肺痈"范畴。将支气管扩张分为急性期和缓解期，在急性期，患者往往表现为咳吐大量黄脓痰，王老师认为"火热"为咯血的主要病机，肺热伤络或木火刑金而致肺络受损，血溢脉外。"血随火而升，凡治血证以治火为先。"常选用黄芩炭、大小蓟、藕节等凉血止血；若表现为咯吐黄脓痰为主症者，常选芦根、生苡仁、金荞麦、鱼腥草、黄芩等清热排脓消痈。本案用小陷胸汤合千金苇茎汤加减清热化痰为主，妙在重用一味黄芪，补气摄血，所谓"有形之血不能速生，无形之气所当先固"，佐用凉血止血药物，仅数剂即令血止，火降而痰液减少。

王师点评：急则治标，该患者有支扩并咳血，方中用大小蓟、藕节炭等药，药后血止。

（整理：苗青　审阅：王书臣）

案二：宣肺利湿、清热化痰法治疗肺痈

支气管扩张湿浊内蕴、痰热阻肺之肺痈，以宣肺利湿、清热化痰收效。

个人信息：高某，女，67岁。

初诊日期：2014年1月21日。

主诉：咳嗽喘息反复发作20余年，加重2周。

现病史：患者20年前开始出现咳嗽、咯脓痰，喘息，呼吸困难，曾多次就诊于当地医院，诊断为"支气管扩张、支气管哮喘急性发作"，经治疗好转（具体治疗不详），后每遇着凉感冒、吸入异味，咳喘反复发作，加重时有腥臭脓痰，间断吸入沙美特罗替卡松，服用沐舒坦、茶碱缓释片、补肺活血胶囊等，病情时轻时重。近2周因吸入油漆后咳喘再次发作，咳嗽、气喘、

咳大量黄黏腥臭脓痰,時有痰中带血,胸闷,喘息,活动后加重,二便正常。

检查:舌红苔黄,脉弦滑。体格检查:听诊双肺呼吸音粗,可闻及哮鸣音,双下肺可闻及湿啰音。

中医诊断:肺痈,属湿浊内蕴、痰热阻肺。

西医诊断:支气管扩张、支气管哮喘。

治法:宣肺利湿,清热化痰。

方药:麻杏石甘汤加减。炙麻黄10g,杏仁10g,生石膏30g,生甘草10g,穿山龙30g,黄芩15g,半夏10g,紫菀15g,苏子10g,前胡15g,败酱草30g,仙茅20g,仙灵脾20g,干姜10g,红景天30g,葛根30g,黄连10g,大小蓟各30g,生地炭20g,仙鹤草30g。7剂,水煎服,每日2次。

二诊(2014年2月5日):药后胸闷喘息减轻,患者咳痰量减少,不咳血。舌红苔白腻,脉弦滑。上方去大小蓟、苏子,加炒苡仁60g,玄参20g。14剂。

按:王老师治疗支气管哮喘合并支气管扩张时充分发挥中医药的优势,整体兼顾,常以二仙汤合并半夏泻心汤,补肾阳、调脾胃与化痰解痉平喘并治,但支气管扩张仍属于中医肺痈病,当加入排脓消痈之品,如千金苇茎汤、桔梗汤等,并常加入清热解毒排脓之品,如败酱草、鱼腥草等,常收满意疗效。败酱草为败酱科草本植物黄花和白花败酱的带根全草。《神农本草经》列为上品,为常用的清热解毒药。其性味辛、苦、微寒,有清热解毒、消痈排脓、祛瘀止痛之功,常用于治疗肠痈(阑尾炎)、肺痈(肺脓疡)。《本草纲目》:"败酱草,善排脓破血,故仲景治痈",王老师每每重用至30克。

王师点评:患者此时因外感使病情加重,该方以麻杏石甘汤加味治其标,同时扶正止咳止血以治其本,病情缓解明显。

（整理:苗青　审阅:王书臣）

2. 许建中医案(2则)

案一:疏风清热,宣肺化痰治疗肺痈

支气管扩张症并左下肺肺炎痰热互结,内蕴于肺之肺痈,痰热内蕴、灼伤肺络之咯血,以疏风清热,宣肺化痰,佐以活血凉血止血之剂收效。

个人信息:李某,女,75岁,退休工人。

初诊:2008年12月24日。

主诉:咳嗽咯痰反复发作4年余,加重伴咯血1个月。

现病史:患者反复咳嗽、咯大量黏痰,于2004年于某院门诊行肺部CT提示为支气管扩张,病情时轻时重,反复急性发作,且频繁使用抗生素。1个月前因外出劳累后咳嗽咯痰较前加重,伴有间断咯血,血量时多时少,量多时色鲜红,量少时色黯红,咯黄色浓痰,口中腥味,发热,微恶寒,测体温37.8℃,周身乏力,口干口渴,夜眠可,就诊于当地社区医院,予口服头孢类抗生素、复方鲜竹沥口服液4天,症状未见缓解。患者吸烟10余年,现已戒烟30余年,否认高血压、糖尿病等其他疾病病史。

检查:舌黯红,苔黄燥,脉弦数。听诊左中、下肺可闻及湿啰音,余查体(-)。胸正侧位片提示:支气管扩张并左下肺肺炎。

中医诊断:肺痈,属痰热互结,内蕴于肺;咯血,属痰热内蕴,灼伤肺络。西医诊断:支气管扩张症并左下肺肺炎。

治法:疏风清热,宣肺化痰,佐以活血凉血止血。

方药:银翘散合千金苇茎汤加减。金银花20g,连翘15g,菊花15g,桑叶15g,薏苡仁12g,苇茎45g,丹参15g,陈皮15g,法半夏12g,仙鹤草15g,地榆炭12g,大蓟6g,小蓟6g,苏子15g,白芥子12g,板蓝根20g,生黄芪30g。7剂,水煎服,每日一剂,分二次服。

二诊(2009年1月4日):服药后发热微恶寒消失,咯血量逐渐减少,近1~2日已无咯血,咳嗽咯痰较前有所缓解,咯白色黏痰,不易咯出,无口中腥味,仍觉口干口渴,夜眠安。舌黯红,苔薄白少津,脉弦数。桑叶15g,杏仁12g,苇茎12g,薏苡仁12g,桃仁12g,冬瓜仁15g,陈皮15g,半夏10g,麻黄6g,胆南星12g,竹茹15g,板蓝根20g。再服14剂,水煎服,每日一剂,分二次服。

三诊:服药后患者无咳嗽咯血,咯痰较前好转,痰色白,痰量减少,嘱患者平素避风寒,清淡饮食,每日需锻炼1~2小时,注意多拍背以促进排痰。

按:老年女性,年逾七十,阳气自半,痰饮之邪伏于体内,久伏则化热化火。加之不避风寒,易于外感,外邪入里化热,引动内邪,致痰热互结,内干于肺,肺失宣肃,气机不利,故反复咳嗽咯痰;久病致瘀,郁阻脉络,血不循常道,加之热邪灼伤肺络,故见咯血;火热之邪伤津耗气,故见口干口渴,周身乏力。许老常云表邪未解之时当先解表,或表里同治,支气管扩张症急性期患者就诊时多数表邪尚未清除,故遣方时应注意选用疏风解表之品以散表邪,此处许老选用金银花、连翘、菊花、桑叶等辛凉解表,意在疏风清热,解表散邪;痰饮内伏,百病丛生,千金苇茎汤是治疗肺痈的重要方剂,意在化痰排痰,佐以苏子、陈皮、半夏、白芥子降气化痰,调畅气机以利排痰;丹参、地榆炭、大、小蓟意在活血凉血止血。此可谓表里兼顾,气血同治之方。复诊患者外感症状、咯血消失,唯有咯痰较重,故去金银花、连翘、菊花及地榆炭、大、小蓟,加以杏仁、胆南星、竹茹意在宣肺化痰,治病求本。许老认为咳血主要病机为"火热",肺热伤络或木火邪金而导致肺络受损,血溢脉外。血随火而升,凡治血证以治火为先。常选用黄芩炭、大蓟、小蓟、藕节等凉血止血;若表现为咯吐黄脓痰为主症者,常选芦根、薏苡仁、金荞麦、鱼腥草、黄芩等清热排脓消痈。本案初用银翘散合千金苇茎汤加减清热化痰为主,妙用重在一味黄芪,补气摄血,所谓"有形止血不能速生,无形之气所当必固",佐用凉血止血药物,仅数剂即令血止,火降而痰液减少。

(整理:王冰、张文江　审阅:许建中)

案二:清肺化痰、凉血止血治疗肺痈

支气管扩张合并肺部感染痰热壅肺之肺痈、血热妄行之咳血,以清肺化痰,凉血止血,活血祛瘀之剂收效。

个人信息:刘某,女,44岁。

初诊:2010年12月8日。

主诉:反复咳嗽,咯黄痰10余年,加重伴痰中带血4天。

现病史:患者无明显诱因出现咳嗽咯痰,痰色黄,量多,易可出,痰中带血,血色鲜红,咽喉肿痛,时感心悸,头晕乏力,饮食可,夜眠差。

检查:舌红苔薄润,脉细数。肺部CT:左下叶支气管扩张并感染。血常规:WBC 11.5×10^9/L、N% 75%、余(-)。

中医诊断:肺痈,属痰热壅肺;咳血,属血热妄行。

西医诊断:支气管扩张合并肺部感染。

治法:清肺化痰,凉血止血,活血祛瘀。

方药:苇茎30g,薏苡仁12g,桃仁12g,冬瓜仁15g,葶苈子12g,大枣6枚,陈皮15g,法半夏10g,丹参15g,地榆炭12g,大蓟10g,小蓟10g,红景天20g,鱼腥草20g,板蓝根20g。

二诊(2010年12月24日):自觉服药后诸症减轻,痰中少量血丝,轻咳,痰量较前明显减少,但质黏稠,不易咳出,时感气喘,腰膝酸困,足底疼痛,夜间睡眠差,心烦盗汗,舌红苔少,脉细数。治法:补肾纳气、清肺化痰。生地黄10g,熟地黄10g,山药12g,山萸肉12g,知母10g,黄柏10g,苇茎30g,薏苡仁12g,桃仁12g,冬瓜仁15g,陈皮15g,法半夏15g,板蓝根30g,酸枣仁30g。

按:支气管扩张的病性属本虚标实,痰、热、瘀虽为支气管扩张的主要病理因素,但许老认为素体肺阴亏虚却是本病产生的根本原因。肺阴亏损,久病及脾,脾虚不能运化水湿,聚湿成饮、成痰,脾虚不能布津于肺,痰饮上渍于肺,致使本症患者经常处于痰多状态。若久病及肾,致肾阴不足,阴损及阳,最终阴阳两虚。针对患者咳嗽、咯脓痰、量多不易咯出特点,采用清肺和化痰排痰治法并重,选用千金苇茎汤、知柏地黄丸相加减治疗。苇茎性清肺热,薏苡仁健脾化痰,祛湿排脓,冬瓜仁加强祛痰浊脓血之功,桃仁润肺,祛痰行瘀。四药共用,能使肺热得清,痰液减少,宣肺排痰,使郁积的痰液得以排出,预防排痰不畅导致疾病加重。"血本阴精,不宜动也",生、熟地黄、山药、山萸肉意在滋肾阴,知母、黄柏泻阴火,佐以陈皮、半夏增强化痰排痰之功,酸枣仁养血安神。

(整理:王冰、张文江　审阅:许建中)

3. 张贻芳医案(1则)

案一:扶正祛邪、清肺化痰治疗肺痈

支扩合并铜绿假单胞菌感染正气亏虚、痰浊血瘀之肺痈,以扶正祛邪、清肺化痰收效。

个人信息:崔某,女,55岁。

初诊:2013年1月15日。

主诉:咳嗽、咯痰反复发作10年。

现病史:患者于10年前因劳累感冒出现咳嗽、痰多色黄、发热,在本院呼吸科诊断为支气管扩张并感染,给西药抗生素治疗,病情稳定,其后每遇着凉感冒则咳嗽咳痰发作,曾多次因咳嗽喘息住院治疗,每次住院皆诊断支气管哮喘、支气管扩张,痰培养提示为铜绿假单胞菌,对多种抗生素耐药。近两年主要依靠服用中药控制症状。现咳嗽,咳白黏痰,喘息气短,动则加重,喉中痰鸣,咽干不适,流涕。

检查:一般情况可,双肺呼吸音粗,散在干鸣音,舌微红苔薄,脉细滑。

中医诊断:肺痈、喘证,属正气亏虚、痰浊血瘀。

西医诊断:支扩合并铜绿假单胞菌感染。

治法:扶正祛邪,清肺化痰。

方药:百合知母汤合玉屏风散加味。百合15g,知母12g,板蓝根12g,锦灯笼12g,炒苏子10g,黄芩12g,炒杏仁10g,石膏20g,甘草6g,紫菀12g,百部12g,黄连6g,黄柏12g,浙贝母12g。7剂,水煎服,日一剂。中成药:百令胶囊4盒,5粒/次,日三次,口服;双黄连颗粒4盒,1袋/次,日三次,口服;复方鲜竹沥4盒,1支/次,日三次,口服。

二诊(2013年1月22日):咳嗽喘息减轻,咳黄绿色痰,痰培养查出绿脓杆菌感染。舌嫩苔薄腻,脉细滑。百合知母汤加味。百合15g,知母12g,板蓝根12g,锦灯笼12g,炒苏子10g,炒杏仁10g,生石膏20g,甘草6g,紫菀12g,百部12g,黄芩12g,黄连6g,黄柏12g,浙贝母12g。7剂,水煎服,日一剂。中成药:牛黄蛇胆川贝液3盒,1支/次,日三次,口服;复方鲜竹沥3盒,1支/次,日三次,口服。

三诊(2013年2月5日):咳嗽痰黏,不易咳出,头不晕,咽紧,气短,流涕。血压144/90mmHg。舌淡红苔薄黄,脉细滑。玉屏风散合三子养亲汤加味。生黄芪15g,防风10g,白术12g,炒苏子10g,炒白芥子12g,莱菔子12g,紫菀12g,百部12g,浙贝母12g,黄芩12g,黄柏12g,黄连6g,辛夷12g,路路通12g,丹参12g,桃仁10g。7剂,水煎服,日一剂。

按:本患者基础病较多,病程较长,正气亏虚难复,辨证属于本虚标实,痰浊瘀血酿毒阻肺为标,肺脾肾气阴两虚为本,故治疗以扶正祛邪并举,祛邪以三黄、锦灯笼、石膏、板蓝根、浙贝母及牛黄蛇胆川贝液、复方鲜竹沥、双黄连颗粒等药以去痰热毒邪,扶正以百令胶囊、百合知母汤以及玉屏风散等以益气养阴补肾,并随症加减方得带病延年,提高生活质量。百合知母汤出自《金匮要略》原治疗百合病,发汗后耗伤阴津证,张老师借用此方治疗病属气阴两伤者的咳嗽咳血喘证等,多有卓效,但需加味,养阴加沙参、麦冬、生地、山萸肉、黄精、白芍等,益气加生黄芪、山药、生甘草,化痰止咳加紫菀、百部、浙贝母、桔梗、川贝母等,清肺热加用黄芩、白茅根、天花粉、栀子等,宁络止血用生地、生藕节、生侧柏、侧柏炭、仙鹤草等,经如此加味,则补益正虚不助邪,止血宁络而不留瘀。

(整理:赵兰才　审阅:张贻芳)

第五节　肺　胀

【概述】肺胀是指多种慢性肺系疾患反复发作,迁延不愈,肺脾肾三脏虚损,从而导致肺气胀满,不能敛降的一类病证。肺胀的发生多因先天禀赋不足或喘息、久咳、慢性肺系疾病所引起。

名医案例

1. 王书臣医案(2则)

案一:补肾健脾、祛瘀化痰法治疗肺胀

慢性阻塞性肺疾病脾肾亏虚、痰瘀阻肺之肺胀,以补肾健脾、祛瘀化痰收效。

个人信息:张某,男,69岁。

初诊日期:2012年12月11日。

主诉:咳嗽咯痰反复发作30年,喘息10年,加重1周。

现病史:患者30年前受凉后出现咳嗽咯痰,初起未予重视,此后咳嗽咯痰反复发作,每于受凉后或冬春季节加重,一直未系统诊治,10年前在咳嗽咯痰的基础上出现活动后喘息气短,程度逐年加重,近几年来多次因咳喘加重住院治疗,诊断为:慢性阻塞性肺疾病,给予抗炎平喘治疗后病情可与缓解。1周前患者受凉后咳喘再次加重,自服抗炎平喘药物病情无明显缓解,现来诊。刻下:咳嗽,咯痰清稀,喘息气短,动则加重,自汗,纳呆,便溏,项背发紧,畏风易感,畏寒,手足欠温。吸烟史40余年,平均每天20支,已戒烟3年。否认其他慢性疾病史。

检查:舌质黯红,苔白,脉沉细无力、尺部尤甚。体格检查:桶状胸,听诊双肺呼吸音弱,未闻及干湿啰音。辅助检查:胸部X线片:慢性支气管炎、肺气肿。血常规指标正常。肺功能:FEV_1(一秒钟用力呼气容积)55%,FEV_1/FVC(一秒率)51%,RV(残气容积)/TLC(肺总量)163%。

中医诊断:肺胀,属脾肾亏虚,气虚阳损,痰瘀阻肺。

西医诊断:慢性阻塞性肺疾病。

治法:补肾健脾、祛瘀化痰、止咳平喘。

方药:仙茅15g,仙灵脾15g,黄芪15g,白术20g,茯苓30g,炙甘草10g,半夏12g,陈皮10g,地龙15g,丹参30g,浙贝母15g,厚朴12g,苏子12g,太子参30g。7剂,水煎服,每日2次。

二诊(2012年12月18日):咳喘减轻,纳增,眠差,舌脉同前,前方基础上加用夜交藤20g,酸枣仁20g,养心安神。再服7剂。

三诊(2012年12月25日):患者咳喘明显减轻,咳少量白痰,纳佳,眠可,活动耐力亦明显增加。依前方续服14剂后,复查肺功能:$FEV_1$65%,FEV_1/FVC68%,RV/TLC 147%。

随访:停药6个月后随访病情无明显加重。

按:慢性阻塞性肺疾病(Chronic Obstructive Pulmonary Disease,COPD)是呼吸系统的常见病,多发病,患病人数多,死亡率高。王老师认为本病多属本虚标实之患,本虚以肺脾肾虚为主,标实以痰瘀交阻为多。故在临床辨治中,着重于"痰"、"虚"、"瘀"的治疗,以补肾健脾、祛瘀化痰为治疗大法,采用自拟的补肾健脾祛瘀化痰方随证加减,方中仙茅、仙灵脾为君药相伍为用,意在温肾化痰助阳纳气;黄芪、白术、茯苓、炙甘草四药共为臣,黄芪味甘性微温,归肺脾经,功能补气升阳,益气固表,甘温升补而入肺脾,为补气升阳之良药,善治脾气不足及肺气亏虚之证;白术、茯苓、炙甘草健脾补中,意在益气健脾化痰以堵生痰之源,培土生金;

余药为佐使,其中半夏辛温归脾胃肺经,燥湿化痰止咳;陈皮理气化痰;地龙化痰通络平喘;丹参补血活血祛瘀;浙贝重在清肺化痰。全方共奏补肾健脾、祛瘀化痰之功。

王师点评:本虚标实是该病的特点,因为病人个体差异,虚实状况不同,特别是季节差异和病人来院前的病情是否有变化也要引起关注。如果病人来院前有小感冒症状出现,病情有一些加重,要用些清化热痰的药。

(整理:崔云　审阅:王书臣)

案二:补益肺肾、清肺化痰法治疗肺胀

慢性阻塞性肺疾病肺肾两虚、痰热阻肺之肺胀,以补益肺肾、清肺化痰收效。

个人信息:王某,男,65 岁。

初诊日期:2014 年 1 月 14 日。

主诉:咳吐脓痰并喘息 10 余年,加重 1 周。

现病史:患者 10 年前因感冒后出现咳嗽、喘息,咳吐大量脓痰,就诊于当地医院,诊断为"慢性阻塞性肺疾病、支气管扩张",予以抗感染及对症(具体不详)治疗后症状好转,此后每遇感冒、着凉,咳喘反复加重,从未系统诊治。近 1 周外感后,咳嗽、气喘、吐黄黏痰,量多味腥,在门诊静点头孢菌素 5 天后症状有所缓解,但仍有咳喘,咳黄黏脓痰、胸闷,气短,活动后加重,腹胀,二便正常。曾有长期吸烟史,每天 20 支左右。

检查:舌质红,苔白,脉弦滑。体格检查:听诊双肺呼吸音粗,散在干啰音,双下肺可闻及湿啰音。

中医诊断:肺胀、肺痈,属肺肾两虚,痰热阻肺。

西医诊断:慢性阻塞性肺疾病、支气管扩张。

治法:补益肺肾、清肺化痰。

方药:仙茅 20g,淫羊藿 20g,补骨脂 15g,葛根 30g,炙黄芪 60g,南沙参 30g,麦冬 20g,五味子 10g,干姜 10g,姜半夏 10g,黄芩 15g,黄连 10g,败酱草 30g,苦杏仁 12g,穿山龙 30g,地龙 20g,前胡 15g,浙贝母 20g,蝉蜕 10g,钩藤 30g。14 剂,水煎服,每日 2 次。

二诊(2014 年 1 月 21 日):药后咳嗽、喘息减轻,黄痰减少,腹胀消失。舌红苔白,脉弦滑。上方去地龙,加黄精 20g,水煎服 14 剂。

三诊(2014 年 2 月 5 日):患者诉药后症状大为改善,仍用上方,再服二周。

按:COPD 与支气管扩张是两种不同的疾病,在 COPD 病人中很少伴有咯血者,但如果合并支气管扩张存在,不仅可以常有出血症状,也常令病情复杂难治,现代医学研究常易出现多重耐药菌,如铜绿假单胞菌、鲍曼不动杆菌等,导致用药困难,是现代医学非常棘手的病证。

王老师治疗本病一方面调补脾肾以治其根本,常用半夏泻心汤合二仙汤加减,大便溏者,则加入补骨脂补肾阳,喘证应用葛根则是王老师的独特经验,王老师称受启发于伤寒论葛根芩连汤,治阳明有热者,本方用半夏泻心汤已含有芩连,再加葛根则泻胃热降气而平喘。另一方面,针对肺痈,王老师常加入清热消痈之品,如鱼腥草、败酱等,加蝉衣、地龙、钩藤、穿

山龙者,意在疏风平肝以解痉平喘止咳。

王师点评:该病人正虚邪实都很明显,方中加入了化痰止咳之药,症状改善明显。

(整理:苗青 审阅:王书臣)

2. 许建中医案(2则)

案一:发散风寒、宣肺化痰治疗肺胀

慢性阻塞性肺疾病急性加重肺脾本虚,外感风寒,肺失宣降之肺胀,以发散风寒,宣肺化痰之剂收效。

个人信息:韩某,78岁,男性。

初诊:2011年11月13日。

主诉:喘憋反复发作10年,加重5天。

现病史:患者10年前无明显诱因出现咳嗽喘息,在北大医院诊断为"慢阻肺、肺气肿",服用氨茶碱、抗生素后缓解,其后受凉后反复发作,每年发作3次以上,此次于5天前受凉后再发,喘憋,喉中少许痰鸣,呼吸促迫,咳嗽,咯白稀痰量多,易出,气短乏力,头痛,恶寒无汗,鼻塞流涕,心悸,胸闷,纳可,大便正常。

检查:舌淡苔薄白,滑浮紧。

中医诊断:肺胀,属肺脾本虚,外感风寒,肺失宣降。

西医诊断:慢性阻塞性肺疾病急性加重。

治法:发散风寒,宣肺化痰。

方药:小青龙汤加减。麻黄10g,桂枝10g,杏仁30g,细辛3g,紫菀15g,桔梗15g,法半夏10g,赤芍10g,白芍10g,川芎20g,当归10g,辛夷12g,苍耳子10g,干姜10g,冬花15g,五味子10g,甘草10g。七剂。

二诊:服药7剂后诸症悉减,夜间可以平卧,痰量明显减少。以此方加减继续治疗。

三诊:服药1月余,病情平稳,改服固本咳喘片。

按:此患者年老久病,肺脏素虚,宣发不及,卫外不固,此次风寒上受,内舍于肺,肺气壅塞,痰气不利。所谓"形寒饮冷则伤肺",寒之于肺,颇为亲切,风寒之邪,或从皮毛而入,内合于肺,或从背部腧穴而入于肺。寒为阴邪,肺属清金,寒邪收敛凝闭,肺气清虚,毫发难容,肺伤之则宣降失职,痰饮不化。此案所用小青龙汤,发散风寒,宣肺化痰止咳。方中麻黄、干姜、细辛开宣肺气,温散寒邪;麻黄和杏仁宣肺止咳平喘;紫菀、桔梗、芍药、冬花宽胸宣肺,祛痰止咳;桔梗、川芎上行助肺升发,止痛;苍耳子温肺止涕。共成发散风寒,以复肺气宣发肃降之功。

(整理:张文江 审阅:许建中)

案二:祛瘀通络,益气解毒治疗肺胀

慢性阻塞性肺疾病瘀毒阻络,肺气亏虚之肺胀,以祛瘀通络,益气解毒之剂收效。

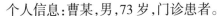

个人信息:曹某,男,73 岁,门诊患者。

初诊:2009 年 11 月 21 日。

主诉:反复咳嗽,咯痰,喘促 30 余年。

现病史:反复咳嗽,咯痰,喘促 30 余年。多次住院治疗,诊断为慢性阻塞性肺疾病。平素规律使用支气管扩张剂配合家庭氧疗,间断使用无创呼吸机。近半年来,活动耐力逐渐下降,吸氧及呼吸机使用时间逐渐延长。刻下症见:间断咳嗽,咯痰,每日 10 余口,白色黏泡痰,动则气喘,神疲乏力,偶有胸闷,咳甚胸痛,善忘,纳可,眠差,二便正常,无发热。既往有吸烟史 40 余年。

检查:查体见面色黧黑晦黯,唇甲青紫,肌肤甲错,舌紫而黯有瘀斑,舌苔垢腻,脉涩。

中医诊断:肺胀,属瘀毒阻络,肺气亏虚。

西医诊断:慢性阻塞性肺疾病。

治法:祛瘀通络,益气解毒。

方药:炙黄芪 40g、川芎 15g、赤芍 15g、当归 15g、金银花 12g、黄芩 18g、苏子 15g、苏梗 15g、丝瓜络 9g、半夏 10g、杏仁 10g、桔梗 10g、桑白皮 15g、紫菀 12g、款冬花 12g、甘草 10g,14 剂。

二诊:咳喘均减,痰量减少,乏力减轻,无胸闷胸痛,面色转好,紫绀减轻,舌黯苔腻,脉涩。守方继服 14 剂。

三诊:药后诸症均减,活动耐力有所增强。

按:在慢性阻塞性肺疾病的病因病机及临床表现中,存在毒和瘀的特征,且它们互为因果,相互转化影响。在慢性阻塞性肺疾病患者气道有内生之毒续生,毒物不仅损伤正气,败坏形体,而且致瘀;正气不足,不仅易再次感邪和导致毒邪留滞肺络,加重病理损害,而且不能及时有效清除内生之毒,这样形成恶性循环,使病情不断加重。因此,在慢性阻塞性肺疾病治疗时不仅要重视活血解毒,还应注意扶正。扶正应为治疗慢性阻塞性肺疾病之大法,亦是活血解毒所必须。总之,从瘀毒论治慢性阻塞性肺疾病是必要的,但临床运用时宜辨证施治,辨明疾病轻重缓急及证候虚实,同时重视扶正祛邪原则在治疗瘀毒中的作用,不可单用一方一法,方能使瘀祛气舒,毒消病安。

（整理:张文江　审阅:许建中）

3. 张贻芳医案（1 则）

案一:益肺脾、化痰瘀治疗肺胀

肺间质纤维化肺脾气虚、痰阻血瘀之肺胀,以标本兼顾、益肺脾、化痰瘀收效。

个人信息:李某,男,65 岁。

初诊:2012 年 11 月 27 日。

主诉:咳嗽咳痰反复发作 15 年。

现病史:患者于 15 年前因感冒后出现咳嗽,咳痰,持续 3 月余,其后每年秋冬发作,逐渐加重,近两年伴有气短喘息,活动后加重,去年 10 月在昌平华医医院拍胸部 CT 示双肺间质纤维化合并感染,双肺上叶多发肺气肿、肺大泡,给予头孢类抗生素治疗效果不显。现咳嗽,咯痰量少,不易咯出,喘息,气短。

检查:形体略胖,面色紫黯,呼吸急促,桶状胸,双肺呼吸音粗,可闻及哮鸣音,心率68次/分。舌黯红苔黄白,舌下脉络粗,脉弦细。

中医诊断:肺胀、肺痿,属肺脾气虚,痰阻血瘀。

西医诊断:肺纤维化,慢性阻塞性肺疾病。

治法:标本兼顾,益肺脾,化痰瘀。

方药:参芪二陈汤加减。丹参12g,生黄芪15g,法半夏9g,陈皮12g,茯苓12g,甘草6g,紫菀12g,百部12g,川贝12g,桃仁12g,当归12g,赤芍12g,黄芩12g,黄连6g,炒枣仁15g。14剂,水煎服,日一剂。

中成药:百令胶囊5盒,每次5粒,日三次,口服;血府逐瘀口服液5盒,每次1支,日三次,口服。

二诊(2012年12月11日):患者服药后咳嗽气短明显减轻,咳痰减少,上楼仍气短喘息。面色黯红,形体肥胖,桶状胸。舌黯红苔薄白,脉弦小。参芪二陈汤合玉屏风散加减。丹参12g,生黄芪12g,法半夏9g,陈皮12g,茯苓12g,甘草6g,白术12g,防风12g,桃仁10g,赤芍15g,紫菀12g,百部12g,浙贝母12g,黄芩12g,黄连6g,炒枣仁15g。14剂,水煎服,日一剂。中成药:百令胶囊5盒,5粒/次,日三次,口服。

三诊(2013年1月8日):咳嗽喘息气短好转,近一周胸骨后痛。面色紫黯,口唇紫绀。舌黯红苔薄黄,脉弦细。2013年1月3日,心电图:ST-T改变,提示心肌缺血。瓜蒌薤白半夏汤合生脉二陈汤加减。瓜蒌15g,薤白12g,法半夏9g,陈皮12g,茯苓15g,甘草6g,党参12g,麦冬12g,五味子12g,丹参12g,桃仁10g,赤芍15g,紫菀12g,百部12g,黄芩12g,黄连6g。14剂,水煎服,日一剂。中成药:宽胸丸2盒,3丸/次,日三次,口服。

四诊(2013年1月22日):咳嗽气短继续减轻,咳少量白黏痰,右前胸及后背痛。舌微红苔薄白,脉弦滑。瓜蒌薤白半夏汤加味。瓜蒌15g,薤白12g,法半夏9g,丹参12g,赤芍12g,桃仁10g,当归12g,姜黄12g,郁金12g,柴胡12g,陈皮12g,茯苓15g,浙贝母12g,砂仁10g,木香10g,枳壳12g。14剂,水煎服,日一剂。中成药:血府逐瘀口服液2盒,1支/次,日三次,口服。

按:咳喘日久,加之长期吸烟导致渐成肺胀肺痿之疾,总以气虚痰阻血瘀为基本病机,治疗上据其气虚痰阻血瘀三者的轻重缓急,而斟酌选方用药,本案初诊痰浊阻滞咳嗽咳痰较重,故先用二陈汤加黄芪、紫菀、百部、川贝母、当归等重在化痰止咳,兼用丹参、桃仁、赤芍等以活血祛瘀,加百令胶囊以益肾气,炒枣仁、黄连清心安神,二诊咳轻痰少,气短恶风寒,提示卫气亏虚,故加用玉屏风散以固表;三诊、四诊出现胸骨后痛、后背痛等胸痹症状,故以活血化瘀,宽胸宣痹为主要着眼点,方用瓜蒌薤白剂重加桃仁、赤芍、郁金、姜黄、当归等以活血化瘀,加枳壳、柴胡、郁金、砂仁等以宽胸理气,化痰止咳仍用贝母、陈皮、瓜蒌、紫菀、百部等;气虚甚则加党参、百令胶囊、五味子等益肺肾而纳气,血瘀明显则加血府逐瘀口服液以活血化瘀,全程时刻以扶正气兼以祛邪为大法,体现了张师善用标本兼治法的临证用药特点。

(整理:赵兰才　审阅:张贻芳)

第六节 肺 痹

【概述】肺痹为五脏痹证之一。主要症状为恶寒、发热、咳嗽、喘息、胸满、烦闷不安等。由外邪闭阻肺气或因"皮痹"日久不愈,病情发展所致。《素问·痹论》:"皮痹不已,复感于邪,内舍于肺。"多因于生活失于调养,精气内损,复感外邪,邪气积于胸中所致。

名医案例

1. 王书臣医案(1 则)

案一:益气温阳、活血通痹法治疗肺痹

特发性肺间质纤维化肺脾肾虚、痰瘀痹肺之肺痹,以益气温阳、活血通痹收效。

个人信息:杨某,男,76 岁。

初诊日期:2014 年 5 月 14 日。

主诉:咳嗽、喘憋 2 年余。

现病史:患者 2 年前因咳嗽,气短、喘憋,在北京大学第三医院住院治疗,曾做气管镜检查,动脉血气分析示低氧血症,PO_2:59mmHg,肺功能检查示限制性通气功能障碍,DLCO 45% 预计值,肺 CT 示双肺弥漫性间质改变,双下肺蜂窝肺,肺大泡。诊断为特发性肺间质纤维化,拒绝用口服激素治疗,出院后每日服用乙酰半胱氨酸,并进行长期家庭氧疗,近 2 个月来病情有加重。刻下咳嗽、气短、喘憋,呼吸困难,动则加重,上楼困难,略白痰少量,伴心悸,纳呆,口干,咽痛,失眠,周身乏力,口唇轻度紫绀,形体消瘦,二便正常。既往有冠心病、胃溃疡病史。

检查:舌质黯红,苔白,脉沉弦。辅助检查:动脉血气分析示低氧血症,PO_2:59mmHg,肺功能检查示限制性通气功能障碍,DLCO 45% 预计值,肺 CT 示双肺弥漫性间质改变,双下肺蜂窝肺,肺大泡。

中医诊断:肺痹,属肺脾肾虚、痰瘀痹肺。

西医诊断:特发性肺间质纤维化(IPF)。

治法:益气温阳、活血通痹。

方药:炙黄芪 60g,麦冬 20g,三棱 15g,莪术 20g,威灵仙 30g,青风藤 20g,蝉衣 10g,鸡内金 10g,穿山龙 30g,地龙 20g,炒僵蚕 30g,酸枣仁 30g,合欢皮 15g,丝瓜络 10g,葶苈子 20g,仙茅 20g,仙灵脾 20g,山豆根 10g,锦灯笼 10g,玄参 15g。14 剂,水煎服,每日 2 次。

二诊(2014 年 5 月 28 日):患者自觉胸闷气短较前有改善,体力较前有所提高,食欲、睡眠好转,咳嗽较前明显减轻,仍有咳嗽,痰少色白不易咯出,早上咯痰稍多,咽痛缓解,舌质黯红,苔白,脉沉弦。效不更方,仍用上方加浙贝 20g,前胡 15g,以化痰止咳,再服 14 剂。

三诊(2014 年 6 月 10 日):患者气短明显减轻,每日下楼活动,咳嗽减轻,食欲好转,无咽喉不适,脉象沉弦,上方去山豆根、锦灯笼,加虎杖 15g。再服 1 个月。

按:特发性肺间质纤维化(IPF)的临床表现常有两种类型,一为进行性加重的呼吸困难,

活动后尤其明显,二为刺激性、剧烈干咳,常伴有口唇爪甲紫绀、杵状指、低氧血症,肺功能表现为以肺容积减少为特征的限制性通气功能障碍,肺 CT 表现为磨玻璃样改变及蜂窝肺,以两下肺及周边、外带为重。近年来资料显示 IPF 患病率呈逐年上升趋势,但确诊后的生存中位数为 3.2 年,5 年存活率仅 30%~50%,因此属于呼吸系统的难治性疾病。

激素治疗往往是 IPF 的首选。但资料显示只有 10%~30% 的 IPF 患者接受激素治疗有效,而长期应用激素等治疗可导致严重的不良反应,且激素治疗不适合高龄、伴随心脏病、糖尿病、骨质疏松等众多基础疾病的患者。2000 年一项研究显示乙酰半胱氨酸有一定疗效,但 2011 年的研究显示乙酰半胱氨酸无效。其他如硫唑嘌呤、环磷酰胺等药物疗效不能令人满意。

IPF 患者主要表现为活动后呼吸困难,并逐渐加重,稍动则气短不能接续,中医归之于肺痿及肺痹之中,但王老师主张归为肺痹更为合理。王老师认为肺间质病的中医病机根本在肾气虚、肾阳虚。《素问·五脏生成论》:"白脉之至也,喘而浮,上虚下实,惊,有积气在胸中,喘而虚,名曰肺痹,寒热,得之醉而使内也"。明确指出肺痹的形成是由于"醉而使内也",因此与肾有密切的联系,在《素问·四时刺逆从论》中指出"少阴有余,病皮痹隐疹,不足,病肺痹"。也就是说肾气足了,邪气就只能侵犯肌表而病皮痹、隐疹,若肾气不足,邪气才会内传或径入于肺脏而形成肺痹。从肺间质病多发于 50 岁以上人群,也反映出该病与中医的肾虚存在关联。若肾气充实,可能就不会发生肺痹。由于是肾不纳气,肺气不能归根于肾,所以这种喘息更确切地讲是气短似喘,呼吸短促,气不接续,坐卧还好,动则喘促尤甚——这是肾气虚的喘。因此,中医治疗的根本是补肾,而瘀血阻络及痰浊闭阻是病理产物而非根本原因,或者说是结果而非病因,目前很多治疗肺间质病的方法和药物局限于活血通络和宣肺化痰。

王师点评:该患者来诊时小有外感、咽痛、干、失眠是其特有之症状,因此,治疗时用山豆根、锦灯笼、炒枣仁以缓解,但大的治疗方向不可以改变。

(整理:苗青　审阅:王书臣)

2. 许建中医案(1 则)

案一:化痰止咳,活血通络,宣肺开痹治疗肺痹

肺间质病变瘀血痰浊互结,肺络凝涩之肺痹,以化痰止咳,活血通络,宣肺开痹之剂收效。

个人信息:安某,女,80 岁。

初诊:1996 年 5 月 17 日。

主诉:气短、喘憋 2 年余,加重 4 天。

现病史:患者 2 年前无明显诱因出现喘憋,曾到我院就诊,经肺功能、胸片、肺 CT 确认为肺间质病变,曾应用糖皮质激素无效。10 天来发作频繁,刻下症:喘憋,动则喘甚,咳嗽,咯黄白痰,黏稠,气短,乏力,纳可,眠差,二便调。

查体:舌黯红,苔白腻,脉沉弦。慢性病容,呼吸促迫,咳声无力。

中医诊断:肺痹,属瘀血痰浊互结,肺络凝涩。

西医诊断:肺间质病变。

治法:化痰止咳,活血通络,宣肺开痹。

方药:麻杏石甘汤合温胆汤加减。麻黄 10g,杏仁 12g,生石膏 20g,陈皮 15g,半夏 10g,云苓 15g,竹茹 15g,枳实 12g,鱼腥草 20g,胆星 12g,瓜蒌 15g,白果 12g,射干 12g,板蓝根 20g,丹参 20g,川芎 12g,红花 12g,玫瑰花 15g,鸡血藤 15g。7 剂,水煎服,一日一剂。

二诊:1 周后复诊,患者服药后喘憋较上次就诊时减轻,夜间可平卧入睡,咳喘缓解,咯痰减少,色白易咳出,舌黯红,苔薄黄,脉沉细。效不更方,再服 1 周。

三诊:服药后患者诸症减轻,精神、体力恢复。后以健脾宣肺为主,以温胆汤为基础随证加减,调治半年余后喘息明显减轻,日常生活基本可自理,疗效满意。

按:肺纤维化早期或急性加重期,应及早清肺化痰、清热解毒,遏制病情发展是十分必要的。该患者虽已高龄,但许教授认为目前疾病正处于急性加重期,邪气偏盛、痰热尤甚,故当先以清热化痰为法,方用麻杏石甘汤,并加用鱼腥草、胆南星、瓜蒌清化痰热,板蓝根清热解毒;考虑患者年高体弱,配以温胆汤以理气化痰、和胃利胆。两者合方,既清化痰热、清热解毒、压制了邪气,又兼顾了脾胃,故患者一周而喘憋、咳痰减轻,而无胃痛、腹泻等副作用。此外,肺纤维化患者多见于年老之人,且病程较长,故久病必致肺气虚弱,气虚则推动无力,亦可使血行瘀滞,阻塞脉络。王清任云:"元气既虚,必不能达于血管,血管无气,必停留为瘀"。同时,肺气不足,气不布津,亦可聚而成痰。许教授在临证过程中,注重痰瘀二者的互相影响而形成肺络痹阻的病机。如唐容川云:"血积既久,亦能化为痰水"。故在该方中,以陈皮、半夏、云苓、鱼腥草、胆星、竹茹、瓜蒌健脾祛痰;丹参、川芎、红花、枳实、玫瑰花、鸡血藤理气活血;麻黄、杏仁、射干、白果宣肺开痹、化痰止咳;生石膏、板蓝根清泻郁热。

(整理:何沂、张文江　审阅:许建中)

3. 张贻芳医案(1 则)

案一:清热化痰、散结通络治疗肺痹

肺结节病气虚痰热阻络之肺痹,以清热化痰、散结通络收效。

个人信息:安某,女,60 岁。

初诊:2012 年 5 月 24 日。

主诉:咳嗽胸闷 2 年。

现病史:患者于 2010 年 1 月因不明原因出现咳嗽,咳少量白痰,胸闷,咽部不适,右胁痛。曾在本院服用理气养阴化痰中药,治疗半年,效果不显,每因情志不畅则加重。

检查:形体略胖,面色稍黯,一般情况可,咽部充血,双颈部可扪及肿大淋巴结如黄豆大数个。双肺(-)。舌黯红苔薄白,脉弦小滑。辅助检查(2012 年 2 月 27 日):CT 示:右肺下叶斜裂胸膜下结节,大小均为 0.5cm。

中医诊断:肺痹,属气虚痰热阻络。

西医诊断:肺结节病。

治法:清热化痰,散结通络。

方药:柴芍生脉饮合百合知母汤加减。赤芍 12g,柴胡 12g,麦冬 12g,五味子 12g,百合 12g,知母 12g,沙参 12g,虎杖 12g,海蛤壳 20g,紫菀 12g,百部 12g,黄芩 12g,海浮石 20g,王不留行 20g。14 剂,水煎服,日一剂。中成药:小金丸 28 盒,3 支/次,日三次,口服。

二诊(2012 年 6 月 12 日):咳嗽减轻,咳痰明显减少,胸部发憋感,气短。舌微黯红,苔薄白,脉弦细。柴芍生脉饮合瓜蒌薤白半夏汤加减。柴胡 12g,赤芍 12g,沙参 12g,麦冬 12g,五味子 12g,瓜蒌 15g,薤白 12g,法半夏 9g,百合 15g,虎杖 12g,海蛤壳 20g,海浮石 20g,王不留行 12g,陈皮 12g,生薏米 15g,桃仁 12g。14 剂,水煎服,日一剂。中成药小金丸继服。

三诊(2013 年 1 月 22 日):病情好转,去年 6 月 12 日方间断服用半年,咳嗽咳痰明显减轻,咽部异物感消失,胸闷感消失。舌黯红苔薄白,脉小滑。柴芍生脉饮加减。赤芍 12g,沙参 12g,麦冬 12g,五味子 12g,海蛤壳 20g,海浮石 20g,王不留行 12g,当归 12g,丹参 12g,桃仁 10g,栀子 12g,柴胡 12g。28 剂,水煎服,日一剂。中成药小金丸继服。

四诊(2013 年 3 月 5 日):上方一直服用,咳嗽基本消失,近日偶感风热,咳痰似有增多,色白或黄,咽干胸闷太息。舌黯红苔薄白,脉细滑。上方加浙贝母 12g,桃仁 10g,板蓝根 12g。28 剂,水煎服,日一剂。

五诊(2013 年 5 月 21 日):病情明显好转。无咳嗽,无咳痰,胸闷太息大减。舌黯红苔薄白,脉细滑。柴芍百合知母汤加减。柴胡 12g,赤芍 12g,百合 15g,知母 12g,海蛤壳 20g,海浮石 20g,当归 12g,王不留行 12g,丹参 12g,浙贝母 12g,丹皮 12g,桃仁 10g,菊花 10g,栀子 10g。14 剂,水煎服,日一剂。

按:肺内结节病以及合并的甲状腺结节、乳腺增生、颈部淋巴结肿大等病,病机总不离气郁气滞,痰阻血瘀,本案初诊咳嗽、咳痰、胸闷、气短、咽部异物感症状,遇情志刺激则症状明显加重,结合舌黯红苔薄黄,脉弦而小滑,辨病属肺痹,证属痰浊化热,痰瘀阻络,肺痹多由皮痹入舍于肺而成。《素问·痹论》:"肺痹者,烦满喘而呕。"《圣济总录·肺痹》:"皮痹不已,复感于邪,内舍于肺,是为肺痹。其候胸背痛甚,上气,烦满,喘而呕是也。"治法多益气养阴,清肺通络,历代医家多用方药如橘皮丸、杏仁丸、五味子汤、泻白散、生脉散、人参平肺散等。本案选方用百合知母汤合沙参生脉饮加味,方中百合、知母、黄芩、虎杖、紫菀、百部、沙参、麦冬清热化痰养阴润肺,柴胡、赤芍、海蛤壳、海浮石、王不留行散结化瘀通络,共奏益气化痰散结之效,其后数诊根据症状变化方药略有加减,胸闷憋气明显则合并瓜蒌薤白半夏汤以宽胸宣痹通阳;舌黯红,胸闷痰黄,则加桃仁、丹参、栀子、板蓝根、浙贝母以加强活血化痰之力,病情渐有好转,末诊已不咳,无痰,唯太息,舌黯红,继用原方加减巩固疗效,本案取效的另一原因是患者能坚持服药,张老师沉着守方,日久血畅痰消,自可见功。

(整理:赵兰才　审阅:张贻芳)

第七节　肺　痿

【概述】肺痿是指肺叶痿弱不用,临床上以咳吐浊唾涎沫为症状,为肺脏的慢性虚损性

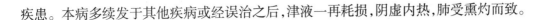

疾患。本病多续发于其他疾病或经误治之后,津液一再耗损,阴虚内热,肺受熏灼而致。

名医案例

1. 许建中医案(1则)

案一:补肺益肾,宣肺止咳,解毒活血治疗肺痿

特发性肺间质纤维化肺肾气阴两虚,毒瘀结聚肺络之肺痿,以补肺益肾,宣肺止咳,解毒活血之剂收效。

个人信息:张某,男,65岁。

初诊:2010年4月21日。

主诉:咳嗽气短反复发作3年,加重1个月。

现病史:患者于3年前无明显诱因出现咳嗽气短,活动后加重,未引起重视。此后每于受凉感冒后反复发作,且气短症状呈进行性加重,平时易感冒,每次发作自行予"消炎药"口服,症状稍有缓解。近1个月来气短逐渐加重,稍活动则喘促气短,时有咳嗽。

检查:舌淡红少苔,脉细。行肺CT检查示:双下肺网格样阴影,其内可见小片状密度增高影;肺功能示:中度限制性通气功能障碍,弥散功能重度减退。

中医诊断:肺痿,属肺肾气阴两虚,毒瘀结聚肺络。

西医诊断:特发性肺间质纤维化。

治法:补肺益肾,宣肺止咳,解毒活血。

方药:生黄芪20g,防风15g,炒白术10g,生熟地各10g,山药12g,山萸肉12g,麻黄6g,杏仁10g,射干12g,穿山龙30g,丹参20g,川芎12g,红花12g,板蓝根30g,15剂。

二诊:服上药后,咳嗽有所减轻,气促稍减,续服15剂。

三诊:服药后,偶有咳嗽,仍有活动后气短、乏力等症,上方去麻黄、生熟地、山药、山萸肉、红花,加苡仁12g。

随后随证加减,调治半年余,活动后气促明显减轻,无咳嗽,未感冒,可以参加一般性体力活动,疗效满意。

按:《杂病源流犀烛·咳嗽哮喘病源流》在论咳嗽病机时说:"盖肺不伤不咳,脾不伤不久咳,肾不伤不喘。"指出肺、脾、肾三脏与本病密切相关,肺间质性疾病随病情发展,肺脾肾虚损加重,出现胸中胀满,痰涎壅盛,上气咳喘,动则尤甚,心悸,面色晦黯,唇舌发绀,至本病的晚期阶段则气津耗伤,肾之阴阳两虚。本案从益气养阴、补肺益肾、活血化瘀、清热解毒的治疗原则辨治肺间质纤维化效果显著。初期以益气养阴为主,兼顾活血化瘀,并加麻黄、杏仁一升一降以宣畅气机,板蓝根清热解毒;二诊时因症状有所缓解,故继服上方;三诊时咳嗽症状明显减轻,故宣肺止咳减用,并加用苡仁健运脾胃、兼以祛湿。本例患者在益气养阴补肾的基础上,加用活血以及清热解毒之品,收到了较好的疗效。在用药上,许教授认为肺间质纤维化稳定期时,由于久病则正气易损、气阴两伤、肾虚不纳,临床常选生地、熟地、山萸肉、山药、枸杞子补肺健脾益肾,太子参、元参、麦冬、五味子、百合、生黄芪、白术益气养阴。临证常选基础方:六味地黄丸、杞菊地黄丸、

知柏地黄丸、玉屏风散等。

（整理：何沂、张文江　审阅：许建中）

2. 张贻芳医案（1则）

案一：清热化痰、益气活血治疗肺痿

弥漫性间质性肺病合并肺部感染气阴两虚、痰瘀阻肺、气虚气逆之肺痿，以清热化痰、益气活血收效。

个人信息：王某，女，57岁。

初诊：2009年10月13日。

主诉：活动后气短喘息7月余。

现病史：患者于2009年3月5日因劳累后受凉出现气短乏力，喘息，低热，盗汗，肩关节痛，体温在37.4~37.8℃，消瘦，烧心感。3月13日到北大医院血液科、呼吸科就诊，查血沉20mm/h，胸片示双下肺可见片状模糊影，给予口服药物治疗效果不佳，于4月7日住院，确诊为双肺弥漫性间质性肺病伴右肺中叶及左肺上叶下叶炎症，给予口服甲泼尼龙片10片（40mg）/日、布地奈德吸入，每日吸2次、别嘌醇每日2片（0.2g）口服；低热、关节痛减轻，出院后激素减至8片/日，以后每月减一片。刻下：语音低弱，时有咳嗽，嗳气反酸。现在每日服4片甲泼尼龙片，布地奈德和别嘌醇仍然维持原剂量。

检查：形体消瘦，精神不振，双肺散在哮鸣音，心（-）。舌尖微红，苔薄白，脉左细滑，右细。实验室检查（2009年10月11日）：血氧分压：67mmHg。

中医诊断：肺痿、胃痞，属气阴两虚，痰瘀阻肺，气虚气逆。

西医诊断：弥漫性间质性肺病，肺部感染，慢性食管反流性胃炎。

治法：清热化痰，益气活血。

方药：紫丹贝二陈汤。丹参12g，川贝12g，紫菀12g，清半夏10g，陈皮12g，茯苓12g，生甘草6g，全瓜蒌15g，薤白12g，百部12g，桃仁10g，旋覆花10g，代赭石20g，黄芩12g，黄柏10g，黄连5g。7剂，水煎服，日一剂。

西药：甲泼尼龙16mg，日一次，口服；普米克都保2喷，每日两次，吸入；别嘌醇0.2g，日一次，口服。

中成药：血府逐瘀口服液3盒，1支/次，3次/日，口服；牛黄蛇胆川贝液3盒，1支/次，3次/日，口服；双黄连颗粒3盒，1支/次，3次/日，口服。

二诊（2009年11月3日）：服药7天后，咳嗽喘息、烧心明显减轻，但自行停药10天后，患感冒，发热身痛头痛，最高体温39℃，经服用泰诺林后烧退身痛去。口唇略紫绀，咳声低沉。舌质微红，苔薄白，脉弦小。辅助检查（2009年11月2日）：X线胸片：双肺间质性病变。2009年11月2日，血气分析：血氧分压80mmHg。苏杏石甘汤加减。炒苏子10g，炒杏仁10g，生石膏12g，丹参12g，桃仁10g，黄芩12g，黄连5g，当归12g，紫菀12g，百部12g，川贝12g，生黄芪15g，乌贼骨30g，陈皮12g，甘草6g。14剂，水煎服，分两次温服，日一剂。西药：甲泼尼龙16mg，1次/日，口服；普米克都保4喷，1次/日，吸入；别嘌醇每次0.2g，1次/日，口服。中成药：血府逐瘀口服液 30 支，1 支 / 次，3 次 / 日，口服。

三诊（2009 年 11 月 17 日）：患者病情明显好转。咳嗽喘息明显减轻，基本不咳，微喘。仍有烧心，气短。面色及口唇较前红润，唇紫减轻。舌质微红苔薄白，脉细滑。苏杏石甘汤加味。炒苏子 10g，炒杏仁 10g，生石膏 12g，丹参 12g，桃仁 10g，当归 12g，紫菀 12g，百部 12g，黄芩 12g，黄连 5g，陈皮 12g，乌贼骨 30g，生黄芪 15g，炒栀子 10g，生甘草 6g。14 剂，水煎分两次温服，日一剂。中成药：血府逐瘀口服液 4 盒，1 支 / 次，3 次 / 日，口服。

四诊（2009 年 12 月 15 日）：患者病情好转。烧心，胃反流及喘息症状减轻。基本不咳，咳痰减少，气短减轻。舌质微黯，苔薄白，脉小滑。2009 年 12 月 13 日，X 线胸片：肺纤维化较前好转。紫丹贝二陈汤加味。紫菀 12g，丹参 12g，川贝 12g，法半夏 10g，陈皮 12g，茯苓 15g，桃仁 10g，降香 15g，旋覆花 10g，代赭石 20g，百部 12g，黄芩 12g，黄连 5g，生甘草 6g。14 剂，水煎分两次温服，日一剂。中成药：血府逐瘀口服液 4 盒，1 支 / 次，3 次 / 日，口服。

五诊（2009 年 12 月 29 日）：患者病情好转。喘息气短减轻。烧心减轻，仍嗳气。舌质嫩微黯苔薄白，脉弦小。药证相对应，舌质微黯提示瘀血阻滞，酌加活血之品。上方加赤芍 12g，党参 12g，白术 12g。14 剂，水煎分两次温服，日一剂。中成药：继服血府逐瘀口服液，加服金水宝胶囊 6 粒 / 次，2 次 / 日。

六诊（2010 年 1 月 12 日）：患者病情好转。烧心喘息减轻，咽部有白痰。舌淡嫩，脉小滑。四逆散加减。柴胡 12g，白芍 12g，枳壳 12g，甘草 6g，旋覆花 10g，代赭石 20g，乌贼骨 30g，桃仁 10g，丹参 12g，降香 15g，法半夏 10g，陈皮 12g，川贝 12g，黄芩 12g，枇杷叶 10g。21 剂，水煎服分两次服，1 次 / 日。西药：甲泼尼龙 12mg，1 次 / 日，口服。中成药继服血府逐瘀口服液。

七诊（2010 年 2 月 9 日）：患者病情好转。烧心减轻，胃食管反流平卧后略有不适，近日偶有咳嗽。舌微红，脉细滑。香砂六君子汤加味。木香 10g，砂仁 10g，党参 12g，白术 12g，云苓 12g，甘草 6g，乌贼骨 30g，旋覆花 10g，代赭石 20g，枳实 10g，郁金 12g，紫菀 12g，百部 12g，黄芩 12g，桃仁 10g，丹参 12g。28 剂，水煎后服分两次服，1 次 / 日。中成药继服金水宝胶囊和血府逐瘀口服液。

诊疗结局及随访：半年一直坚持用香砂六君子汤加减方和旋覆代赭汤加味方交替服用，配合服用金水宝等中成药，病情渐好转喘息减轻，激素量已撤减每日一片，每日吸一次普米克都保，哮喘未大发作。2013 年 5 月复诊，患者一直服用香砂六君子汤加减方治疗，病情稳定，激素量维持在每日口服半片，吸入激素每日吸一次。

按：外感之后，迁延不愈，气阴渐伤，痰瘀阻肺，酿成低热、盗汗、紫绀、咳嗽等肺痿之证，由于持续使用激素，而见内热伤及肺胃、气虚气逆之象，治疗方面，祛瘀化痰需兼顾胃气和肺阴，选二陈汤加瓜蒌、黄芩、薤白、川贝以化痰；丹参、桃仁活血祛瘀；紫菀、百部佐二陈汤以化痰润肺，且减二陈汤之燥热，黄连、黄柏佐黄芩、瓜蒌以清热，旋覆花、赭石以降逆和胃，诸药共奏化痰瘀、理气血、标本兼治之效。首诊病重而药力轻，虽已见效，但因自行中断疗程，病邪如死灰复燃，痰热夹瘀壅阻于肺，故痰黏而多，气短唇紫，脉小而弦，治当重化痰清热，佐以活血益气，张老改用苏杏石甘汤加味，其后数诊总以补肾益气，疏肝化痰为大法，据证加减，逐渐取效。老年患者自身肾上腺皮质分泌会减少，肺部感染后继发肺纤维化，长期使用激素撤减起来非常困难，是西医治疗的难题，本案甲泼尼龙由一年前的每日 4 片，一年后撤到每日半片，且能维持数年喘咳无反弹,实为可贵,探其原因,应该与患者坚持服用益气活血补肾中药治疗有密切关系。在此期间的加减化裁,体现了张师有是证用是药的方证对应学术思想。

（整理:赵兰才　审阅:张贻芳）

第八节　咯　血

【概述】咯血是指喉部以下的呼吸器官出血经咳嗽动作从口腔排出。多由于呼吸系统疾病,如肺结核、支气管扩张、肺炎、肺脓肿、肺癌等引起。其次是心血管疾病,其他疾病亦可导致。

名医案例

1. 许建中医案（1则）

案一:清肝泻火,凉血止血治疗咯血

支气管扩张肝火犯肺,痰热壅盛之咳血,以清肝泻火,清肺祛痰,凉血止血之剂收效。

个人信息:张某,男性,40岁。

初诊:2010年6月20日。

主诉:咳嗽、咯痰20余年,间断咳血1年,加重1周。

现病史:有支气管扩张病史20余年,平素痰量较多,常有咯血,1年前开始出现咯血频发,每次咯血量较多,200~300ml。常因此住院治疗,近日因风邪外感,咳嗽咯血再次发作,症见:咯血或黄痰,血色鲜红,动则汗出,气促,无发热,口淡,纳食量少,大便干。

检查:舌苔黄腻,脉细滑数。

中医诊断:咳血,属肝火犯肺,痰热壅盛。

西医诊断:支气管扩张。

治法:清肝泻火,清肺祛痰,凉血止血。

方药:清肝泻火清肺祛痰方加减。苇茎30g,薏苡仁30g,桃仁12g,丹参20g,冬瓜仁15g,青黛10g,海蛤壳20g,黄芩10g,生地15g,麦冬15g,地榆炭12g,大蓟10g,小蓟10g,夏枯草15g,板蓝根20g,三七粉3g(冲服),金荞麦30g,7剂。

二诊:药后咯血已止,咳嗽痰量多,色黄,鼻塞黄涕,口干,胃纳差,二便调。舌红,苔薄黄腻,脉细滑。肝火已平,肺热仍盛,方以清热利痰方,法为清热化痰、宣肺止咳。桔梗20g,生甘草10g,苇茎45g,薏苡仁15g,桃仁12g,冬瓜仁15g,陈皮10g,半夏10g,胆南星10g,竹茹10g,枳实15g,黄芩10g,板蓝根30g,鱼腥草30g,7剂。

三诊:痰咳较利,痰量减少,守方再服7剂。

四诊:咳嗽咳痰及黄涕基本消除,再拟益气固表、健脾培本调治,病情趋向稳定。

随访半年,未再发作。

按:支气管扩张咯血的原因较多,肺脏受损的程度各异,但均为热伤肺络,迫血妄行,故

治疗宜清热泻火,凉血止血。清肝泻火清肺祛痰方合用千金苇茎汤及黛蛤散,平肝潜阳,清金治木、清泻肝火、清肺化痰,方中生地、麦冬取增液汤之意,滋肺阴同时润肠通便,腑气得泄,火气渐平,而咯血自止,同时要重视凉血止血,血热则妄行,凉血则血止,大小蓟、地榆炭均有此意。为防止咯血复发,在血止后5天之内,仍需凉血。血止嗽平之后,气阴未复,继续以益气补肺、化痰止咳、止血化瘀药物巩固疗效,防止其复发。

（整理：王冰、张文江　审阅：许建中）

2. 余瀛鳌医案（1则）

案一：养阴清肺、和络止血治疗咯血

支气管扩张风热伤肺、气阴两虚之咯血,以益肺养阴、清络祛瘀收效。

个人信息：胡某,女,54岁。

初诊：1957年9月17日。

现病史：患者20余年前曾患支气管炎,2年前加重,痰嗽,胸闷,间有小量咯血。3天前有少量吐血、咯血,今晨吐血、咯血约有半小碗(近100ml),胸痞,微咳,心烦,面色青黄不泽。苔薄白、根微黄,舌绛尖红;脉偏虚数,右寸尤虚。

检查：胸部X线平片发现两肺下侧肺纹理增粗、紊乱,左肺下部可见小透明区。

中医诊断：咯血,属上焦风热灼伤肺络,气阴两虚。

西医诊断：支气管扩张。

治法：益肺养阴,清络祛瘀为法。

方药：鸡苏散加减。鸡苏、北沙参、阿胶(烊化)、大蓟、生地各15g,生黄芪、茜草、生甘草、麦冬、黄芩各9g,当归6g,伏龙肝12g。4剂。

二诊(1957年9月21日)：进上方后,诸证渐缓。服药第3日,曾又有少量咯血,咯出紫褐色血块数块,嗣后未见咯血再作。按上方去茜草加天冬9g,黄芩改为6g。又服11剂,咯血未作。

按：鸡苏散出自陈自明《妇人良方》,治妇人吐血,心烦昏闷。此方既取法于先贤的理论经验,而又能在医疗实践中独立思考,有所变创。宋代治疗吐血,世人或有宗北宋名医初虞世治法者。但初氏治吐血不喜用竹茹、生地、藕汁等药,陈氏指出:"不可狃泥此说,如阳乘于阴,血得热则流散,经水沸溢,宜服凉药以解之。大黄、犀角、生地黄、生艾、藕汁岂能无效? 如阴乘于阳,所谓天寒地冻,水凝成冰,宜服温药以暖之。干姜、肉桂岂能无功! 学者更宜思之。"(《妇人良方》卷七)从他所拟订"鸡苏散"方的配伍、遣药,可以看出他立方的深意。方以鸡苏为君,在古方治血证中不多见。按鸡苏即《本经》之水苏,又有香苏、野紫苏、龙脑薄荷等名,功用略同紫苏,然较温于紫苏,其性主降,具有疏风理气,止血消炎的作用。《名医别录》用治吐血、衄血等证,陈氏治"吐血"亦用作首选药,其余诸药益气养阴、凉血止血、养血和络,配伍均较精契,故药到病除。

（整理：李鸿涛　审阅：余瀛鳌）

3. 张贻芳医案（1则）

案一：清肝凉血止血、益气健脾化痰治疗咯血

肺炎克雷伯杆菌肺炎热伤肺络、脾气亏虚之咯血，以清肝凉血止血、益气健脾化痰收效。

个人信息：李某，女，61岁。

初诊：2013年5月20日。

主诉：咳嗽咯血14天。

现病史：患者于2013年5月6日不明原因出现咯血，咳嗽，咯痰中带有粉红色血痰，伴咽痛。每日晨起咳五口左右血痰，夜间咳嗽重，到人民医院就诊，胸部CT示：右肺下叶前基底段小结节，右肺中叶、左肺舌叶索条影，左侧叶间胸膜增厚，痰培养示肺炎克雷伯杆菌，给予西药治疗2周（具体不详），症状不减。

检查：舌淡红，苔薄白，脉弦细。形体肥胖，神志清，精神可，咳嗽阵作，咳声高亢，痰中有粉红色血丝。

中医诊断：血证—咯血，属热伤肺络，脾气亏虚。

西医诊断：肺炎克雷伯杆菌肺炎。

治法：清肝凉血止血，益气健脾化痰。

方药：香砂六君子汤加减。党参12g，白术12g，茯苓12g，木香10g，砂仁10g，甘草6g，旋覆花10g，代赭石20g，法半夏9g，黄芩12g，仙鹤草15g，川贝12g，代赭石20g，旋覆花12g，王不留行12g，白茅根20g。14剂，水煎服，日一剂。

二诊（2013年6月3日）：服药后咯血减少，每日晨起咯2口，腰痛减轻，咽中痰阻感。面色略显黯红，体胖。舌淡红苔薄白，脉弦细。百合知母汤加味。百合15g，知母12g，沙参12g，麦冬12g，党参12g，桔梗12g，甘草6g，黄芩12g，浙贝母12g，仙鹤草12g，白茅根15g，板蓝根12g，生黄芪15g，黄精15g。7剂，水煎服，日一剂。中成药：小金丸14盒，3瓶/次，日三次，口服；百令胶囊5盒，5粒/次，日三次，口服。

三诊（2013年7月24日）：近几日每日咳几口粉红色血痰，夜间咳重，大便稀。体重增加，形体肥胖。舌淡红苔薄白，脉弦细。香砂六君子汤加减。党参12g，白术12g，茯苓12g，木香10g，砂仁10g，甘草6g，生黄芪15g，苍术12g，法半夏9g，黄芩12g，黄连6g，黄柏12g，生薏米15g，蒲公英30g。7剂，水煎服，日一剂。中成药继服小金丸。

四诊（2013年8月14日）：咯血已愈，咳嗽减轻，近几日爬山劳累受风，略感头痛、流涕，咽部不适。舌红苔黄，脉数细。百合知母汤加味。知母12g，玄参12g，锦灯笼12g，板蓝根12g，桔梗12g，甘草6g，黄芩12g，川贝12g，黄连6g，藿香12g，佩兰12g，紫菀12g，百部12g，百合15g。7剂，水煎服，日一剂。中成药：双黄连颗粒2盒，1袋/次，日三次，口服。

按：咯血一证，中医有肝火犯肺、肺热壅盛，热迫血行以及脾气亏虚、气不摄血等病机和证型，本案既往有慢性支气管炎、慢性反流性食管炎以及腰椎骨关节病、甲状腺结节等病史，脾气素亏、肺内蕴痰，每因生气肝火旺盛之时引动肺内痰热，热迫血络，络伤血溢，故治疗当标本兼治，治标以清热止血为要，治本以健运脾气、润肺柔肝为主，初诊重在降肝火、清肺热、止血，二诊用百合知母汤加味兼顾养阴润肺，三诊酌加黄连、黄柏、公英、薏苡仁增清热之力，

故收到热清血止,正气未伤的效果,尤其三诊时用清补法标本兼治,对肺炎克雷伯杆菌感染取得很好的效果,而此种杆菌常对多种抗生素耐药,治疗非常棘手,而中药疗效如此神奇,深入研究发现张老师从湿痰论治,重用三黄以苦寒燥湿、苍术、砂仁、半夏、党参、木香健脾燥湿、薏苡仁、公英、佩兰、藿香化湿利湿,总之以健脾祛湿为着眼点,这或许是中医治疗耐药菌感染的一条新路。

（整理:赵兰才　审阅:张贻芳）

第五章　脾胃疾病

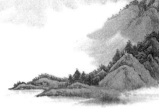

第一节　胃　痛

【概述】胃痛，又称胃脘痛，是以上腹胃脘部近心窝处疼痛为主症的病证。病位在胃，与肝、脾关系极为密切。多由外邪犯胃、饮食伤胃、素体脾虚引起。西医学的急性胃炎、慢性胃炎、胃溃疡、十二指肠溃疡、功能性消化不良、胃黏膜脱垂等病以上腹部疼痛为主要症状者，均属本病范畴，可参考论治。

名医案例

1. 陈鼎祺医案（1 则）

案一：降气和胃治疗胃脘痛

胃溃疡胃失和降之胃脘痛，以降气和胃之剂收效。

个人信息：陆某，男，56 岁，农民。

初诊：1990 年 4 月 6 日。

主诉：胃脘痛 20 余年。

现病史：患者近 20 年来，经常出现胃脘痛，时作时止，饮食不节或食冷饭菜时易犯，发作时胃脘部疼痛，伴恶心、呕吐，吐出胃内容物后疼痛自减，多在食后 15~20 分钟开始疼痛，嗳气稍舒，无吐酸，体重逐渐下降，大便干而色深，但无柏油样便。曾在当地某医院经 X 线钡餐造影检查，发现胃小弯处有龛影，诊为胃溃疡，服用西药甲氰咪呱治疗近半年，胃脘痛并未见轻，仍纳呆、恶心呕吐，喜热饮，体重更减。

检查：舌黯苔白，脉沉弦，面色萎黄。

中医诊断：胃脘痛，属胃失和降。

西医诊断：胃溃疡。

治法：降气和胃。

方药：自拟方。白及 15g，白芍 10g，炙甘草 5g，元胡 10g，鸡内金 10g，法半夏 10g，川朴 9g。5 剂，水煎服。

二诊：药后胃脘痛减轻，纳增，二便调，舌脉同前，效不更方，原方再进 5 剂。

三诊：胃脘疼痛基本消失，恶心、呕吐消失，食纳恢复正常。改用散剂常服，处方：白及

300g,白芍200g,鸡内金120g,甘草100g,共研细末,早晚各服3g,温开水送服。连服3个半月,症状消失,体重恢复。复查钡餐造影,胃小弯处龛影已消失,提示胃溃疡已愈。

按语:脾胃乃气机升降之枢纽,脾以升为健,胃以降为和,本案纳呆、恶心呕吐显为胃失和降所致,故以半夏、川朴降逆和胃;以芍药甘草汤酸甘化阴,缓急止痛,配以元胡增加止痛效果;以鸡内金运脾健胃消食;更加白及一味,为陈师治疗消化性溃疡的经验用药。陈师认为,溃疡病与中医"疮"有关,当用收敛药物以促进疮面愈合。白及原用于各种出血证及痢疾的治疗,具有收敛止血、止痢杀虫之功,陈师认为其还有祛腐生肌的作用,能够促进溃疡面的愈合,因此广泛用于溃疡病、食管炎及慢性胃炎的治疗中,有保护胃黏膜的作用。因溃疡病属慢性病,需要较长时间方能治愈,本"慢病缓图"原则,待症状减轻后改为散剂冲服,既方便了服用,又节约了药源,还节省了药费,可谓一举三得。

(整理:刘宗莲　审阅:陈鼎祺)

2. 高普医案(1则)

案一:温中散寒治疗胃痛

胃、十二指肠球部溃疡脾胃阳虚、寒滞阻于中焦之胃脘痛,以温中散寒、健脾理气止痛收效。

个人信息:王某,女,65岁。

初诊:2014年3月20日。

主诉:胃脘痛20余年,加重3天。

现病史:患胃脘痛20余年,时作时止,饮食失调或遇冷或饥饿时发作,平素喜热饮。北医三院胃镜检查示:胃、十二指肠球部溃疡、慢性浅表性胃炎。3天前不慎于食,又复感寒,胃脘疼痛加重,时感嗳气,反酸、喜按、喜热饮,得暖则舒,身倦乏力,纳减,便溏,小便清长。

检查:舌淡,有齿印,苔薄白,脉沉细。

中医诊断:胃脘痛,属脾胃阳虚、寒滞阻于中焦。

西医诊断:胃、十二指肠球部溃疡、慢性浅表性胃炎。

治法:温中散寒、健脾理气止痛。

方药:理中丸合良附丸加味。干姜9g,党参15g,白术9g,茯苓10g,白及10g,香附10g,高良姜6g,砂仁6g,厚朴6g,海螵蛸10g,川楝子10g,炙甘草6g。7剂。

二诊(2014年3月27日):胃脘痛、反酸恶心等症明显缓减。舌脉同前。前方再进7剂。

三诊(2014年4月03日):胃脘痛基本缓解,有时感胃脘部不适,食欲增加,大便软,日一行。舌淡红,有齿印,苔薄白,脉沉细。干姜9g,党参15g,白术9g,茯苓10g,香附10g,高良姜8g,砂仁6g,黄芪15g,海螵蛸10g。水煎服,三日一剂,巩固疗效。

按:本案由饮食不节,七情失偏,生活失调或劳役过度,致脾胃阳虚,胃失和降,其病多在心下。经云:"中脘穴属胃,隐隐痛者,胃病也"。又云:"胃病者,腹膜胀,胃脘当心而痛"。此类型临床较多见,常用虚者补之,寒者温之,疗效显著。方中干姜、高良姜温中散寒为主药,党参、白术、茯苓、炙甘草健脾。全方共收温中、散寒、健脾理气止痛之功。胃脘痛属慢性病者在治疗上要做到持之以恒,采取虚则补之,实则泻之的方法。如补中益气汤、香砂六君子汤、黄芪建中汤等方调理脾胃均有较好的疗效,辅以白及、浙贝母、乌贼骨等研粉长期冲服,高师治疗此病常以白及粉、三七粉善后,对缠绵难愈的胃脘痛有很好的远期疗效。还可配合中医的药膳饮食疗法:如当归炖羊肉、猪肚炖砂仁、猪肚煨胡椒等。以及养成良好作息规律,保持心情舒畅等。

(整理:靳冰 审阅:宋芊)

3. 高荣林医案(2则)

案一:和胃降逆治疗胃痛

胃溃疡脾虚胃滞、寒热错杂之胃脘痛,以和胃降逆、散结消痞收效。

个人信息:彭某,男,75岁。

初诊:2009年4月2日。

主诉:胃脘胀痛3个月。

现病史:胃脘胀痛3个月,曾在协和医院诊为胃溃疡,反流性食管炎。刻下症:胃胀,食纳可,不反酸,胃部怕凉,隐痛,晨起明显,大便调。既往有糖尿病,高血压,冠心病病史。

检查:舌黯红,苔黄浊,脉右沉细,左弦。

中医诊断:胃脘痛,属脾虚胃滞,寒热错杂。

西医诊断:胃溃疡,反流性食管炎。

治法:和胃降逆,散结消痞。

方药:平胃散合半夏泻心汤。藿苏梗各10g,苍白术各10g,厚朴10g,青陈皮各10g,党参10g,法半夏9g,黄芩10g,黄连6g,干姜6g,焦三仙各10g,香附10g,龙骨30g,牡蛎30g。7剂,水煎服,日1剂,分两次服。

二诊(2009年4月16日):患者胃痛较前缓解,胃脘仍胀,自觉食后食物不能向下行,腿软,略肿,小便不利,颜色不黄,量不多,纳谷尚可,大便不干,每日1行。舌黯苔花剥而黄浊,脉左弦滑。上方去焦三仙、香附、龙骨、牡蛎,改苏梗为荷梗10g,加柴胡10g,白芍15g,枳实10g,萆薢10g,7剂,水煎服,日一剂分两次服。

按:患者就诊时以胃胀为主诉,综合分析,病机为脾虚胃滞,寒热错杂,治以和胃降逆,散结消痞,辛开苦降为法,治疗2次后治愈。但是病情又有所变化,以下肢肿为主要表现,方随证转,治疗方法也有所变化,又以益气化湿,补肾利水为主,经过治疗也取得满意疗效,充分体现了中医辨证论治的灵活性。

(整理:饶向荣 审阅:高荣林)

案二:调肝健脾和胃治疗胃痛

慢性萎缩性胃炎脾虚肝侮、肝胃不和之胃脘痛,以调肝健脾和胃收效。

个人信息:杨某,女,63岁,退休。

初诊:2010 年 8 月 10 日。

主诉:胃脘疼痛不适反复发作 2 年。

现病史:2 年前开始胃脘疼痛不适反复发作。刻下症:胃脘不适,进食后或不适,胃胀,嗳气,反酸,不恶心,纳尚可,每日上午 10 时左右疲乏困顿,面色萎黄,大便干,2~3 日一行,腹部怕凉,不能进食生冷,心烦急躁,汗出多,饮食不慎则腹泻,消瘦,头昏胀。

检查:舌质黯红苔薄白,脉弦细。

中医诊断:胃痛,属脾虚肝侮,肝胃不和。

西医诊断:慢性萎缩性胃炎。

治法:调肝健脾和胃。

方药:四逆散、六君子汤合半夏泻心汤加减。柴胡 10g,白芍 15g,枳壳 10g,党参 10g,白术 10g,茯苓 15g,法半夏 9g,陈皮 10g,干姜 6g,黄芩 10g,牡丹皮 10g,焦三仙各 10g,炙甘草 6g,黄连 3g。7 剂,水煎服,日一剂分两次服。

二诊(2010 年 8 月 17 日):患者胃痛较前缓解,进食不适时胃部作沉,食欲好转。嗳气有时作,反酸未作,疲乏出现在上午活动以后,大便 2~3 日 1 行,心烦稍静,头昏未作。舌黯尖红,苔黄,脉细弦。上方加鸡内金 6g,白芍加至 24g。7 剂,水煎服,日一剂分两次服。

守法调理,病情控制满意,间断用药中。

按:本证的特点是胃痛,胃胀,反酸,心烦急躁,上述表现可以归纳为肝木乘土。病人有饮食不慎则腹泻,头昏,消瘦,面色萎黄等脾虚的表现。治疗以调肝健脾和胃为法。四逆散主疏肝,加牡丹皮清热,半夏泻心汤寒热并用,调和脾胃,四君子健脾益气,攻补兼施。治疗后食欲好转,胃痛减轻,反酸未作。效果良好。

(整理:饶向荣　审阅:高荣林)

4. 路志正医案(1 则)

案一:通补兼施治疗胃痛

慢性萎缩性胃炎湿热内蕴、气滞血瘀之胃脘痛,以清化湿热、行气止痛治其标,继通补兼施、理气健脾,终以益气养阴、健脾和胃治本收效。

个人信息:刘某,女,46 岁。

初诊:1997 年 2 月 12 日。

主诉:间断性胃脘隐痛 1 年余。

现病史:1 年前因饮食不慎致胃脘隐痛,按之则舒,与冷热关系不明显,纳差,胃脘痞闷,烧心,不反酸。曾在北京某医院就诊,检查胃镜示:慢性萎缩性胃炎,中西药治疗胃痛不减。刻诊:胃脘隐痛,脘闷不适,纳差,口干,烧心,不反酸,大便干燥,2 日 1 行,小便正常,乏力,消瘦。

检查:舌淡黯,苔微黄腻,脉细弦。

中医诊断:胃脘痛,属湿热内蕴、气滞血瘀。

西医诊断:慢性萎缩性胃炎。

治法:清化湿热、行气止痛。

方药:藿梗(后下)10g,荷梗(后下)10g,炒杏仁10g,炒薏苡仁10g,清半夏10g,竹茹12g,吴茱萸3g,黄连6g,蒲公英15g,瓦楞子(先煎)15g,醋莪术10g,川楝子9g,醋元胡10g。7剂,水煎服,日1剂。

二诊(1997年2月10日):药后胃脘隐痛明显减轻,烧心消失,大便通畅,诉食后腹胀,呃逆,口干欲饮,舌质红、苔少,脉细弦。湿浊渐去,阴虚之象渐显。治以通补兼施,理气健脾。太子参12g,炒白术12g,生山药15g,莲子肉12g,厚朴花12g,清半夏10g,陈皮10g,茯苓15g,大腹皮10g,醋莪术10g,玫瑰花15g,醋元胡10g,鸡内金10g。7剂,水煎服。

三诊(1997年2月25日):上药共续服2周,进上方10剂,胃痛消失,纳食转佳,腹胀、呃逆缓解,仍感口干欲饮,舌质红、苔少,脉沉细。治以益气养阴,健脾和胃。太子参12g,麦冬10g,石斛10g,玉竹9g,生山药15g,生谷芽15g,生麦芽15g,白芍12g,绿萼梅15g,玫瑰花15g,醋莪术10g,醋元胡10g,甘草4g。14剂,水煎服。

四诊(1997年3月18日):上药共服3周,进15剂后诸症消失,继宗前法巩固治疗。以后在上方基础上加减进退,服药98剂。

随访1年,后经复查胃镜示:食管、胃未见明显异常。

按:患者女性,年逾四旬,消瘦乏力,当属气阴虚之体质。今患胃痛年余,呈现脘闷隐痛、烧心,无反酸,纳差,口干,大便干燥,胃镜示慢性萎缩性胃炎,一派阴虚燥热之象。然舌苔微黄腻,舌质淡黯,脉细弦,为湿热内蕴、气滞血瘀标实仍在。故路师不囿"慢性萎缩性胃炎"之名,遵中医辨证论治原则,先清化湿热、行气止痛治其标,拟藿朴夏苓汤、温胆汤、左金丸、金铃子散意化裁。方中采用多组药对,藿梗与荷梗,前者味辛微温、入肺脾胃经,后者味淡微苦性平、入肝脾胃经,共取芳香化湿、理气和胃;杏仁与薏苡仁,宣肺调气、健脾渗湿;半夏与竹茹,消痞散结、和胃化痰、温胆宁心,三组药对共达疏调三焦、分消湿热痰浊;吴茱萸、黄连辛开苦降、清胃泄肝,合蒲公英增强清胃散结消痞之功,合瓦楞子味咸性平,以制酸护膜、化瘀散结;合金铃子散、醋莪术,加强疏肝理气、化瘀止痛。诸药相伍,以清化湿热、行气止痛。药后大便通畅,胃痛大减,湿浊渐去,而呈现气阴亏虚、气血瘀滞之象,遂治以通补兼施,理气健脾,药选参苓白术散、六君子汤合和肝理气、化瘀止痛之品。胃痛、腹胀已消,纳食转佳,继仿麦门冬汤、沙参麦冬汤、一贯煎意,药选太子参、麦冬、玉竹、石斛、生山药补益脾胃气阴,白芍、甘草酸甘化阴、柔肝缓急,生谷芽、生麦芽鼓舞胃气、疏达肝气,绿萼梅、玫瑰花疏肝解郁、理气和胃而不伤阴,醋莪术、醋元胡行气活血、化瘀止痛,且防治胃黏膜肠上皮等异常化生。全方共达益气养阴、疏肝和胃、理气化瘀,缓图以收功。

(整理:杨凤珍　审阅:路洁)

5. 王今觉医案(3则)

案一:温胃化湿治疗胃痛

胆汁反流性食管炎胃阳不足之胃脘痛,温胃化湿、行气活血剂收效。

个人信息:黄某,男性,53岁。病案号:A0512672。

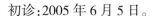

初诊:2005年6月5日。

主诉:胃脘隐痛5月余。

现病史:5个月来胃脘隐痛,反酸、纳差,伴有呃逆、恶心,偶有胃脘部烧灼感,大便溏,小便可,带下量多色黄,月经色黯,量可。

检查:舌淡黯,苔白润,左半浅黑,脉沉细滑数。2005年2月在宣武医院胃镜示:胆汁反流性食管炎。

中医诊断:胃痛,结合望目,辨证属胃阳不足,湿阻血瘀。

西医诊断:胆汁反流性食管炎。

治法:温胃化湿,行气活血。

方药:以温胃方加减。当归6g,制香附6g,高良姜12g,肉桂9g,枳壳6g,厚朴6g,白茯苓12g,白术12g,草豆蔻9g,公丁香3g,干石斛15g,白芷6g,海螵蛸12g,三七末3g(冲)3剂,水煎服。

二诊(2005年6月9日):药后恶心无,呃逆、反酸明显减少,食欲改善,但睡眠欠安。经前期烦躁易急,畏冷、腰酸,经色黯,有血块,大小便正常。舌黯红,有浅齿痕,苔薄白,左脉沉细滑,右关独沉。辨证同前,上方加石菖蒲12g,4剂,水煎服。

该患者共服药7剂,又陪其父来治疗冠心病,胃痛症状全无。

按:王今觉教授治疗胃痛,自拟温胃核心方:当归、香附、良姜、肉桂、丁香、草豆蔻等,然后根据每个人的具体情况,辨证用药。本例患者辨证属胃阳不足,湿阻气滞血瘀,王今觉教授在核心方的基础上,用茯苓、白术健脾渗湿,白芷芳香化湿,枳壳、厚朴行气化湿,海螵蛸祛湿止带,三七末活血祛瘀。二诊时患者诸症均改善,效不更方,唯其心情烦躁,睡眠欠安,遂加用安神定志化痰祛瘀之石菖蒲。综观全方,王师以核心方为基础,随证用药,药精力专,诸药合用,共奏温胃化湿,行气活血,安神定志之良效。

(整理:提桂香、王斌　审阅:王今觉)

案二:健脾祛湿,降气活血治疗胃痛

慢性萎缩性胃炎脾虚湿阻之胃脘痛,以健脾祛湿、降气活血剂收效。

个人信息:李某,男,42岁。A069367。

初诊:2006年3月9日。

主诉:胃脘痛1年。

现病史:胃脘胀隐痛,嗳气,偶反酸,便溏,矢气多,曾有外伤后腰椎狭窄史,腰痛,劳累遇冷加重。

检查:舌淡粉红,略黯,齿痕,苔白厚,脉细滑。2005年10月外院胃镜示慢性萎缩性胃炎。

中医诊断:胃脘痛,属脾虚湿阻,气滞血瘀。

西医诊断:慢性萎缩性胃炎。

治法:健脾祛湿,降气活血。

处方:以旋覆代赭汤加减。代赭石30g,旋覆花12g,半夏6g,生姜9g,当归6g,制香附

6g,海螵蛸 15g,枳壳 6g,厚朴 6g,延胡索 15g,白术 12g,干石斛 12g。4 剂,水煎服。

二诊(2006 年 3 月 13 日):反酸止,脘胀窜痛止,矢气多,便溏日一次,腰沉,舌淡红略黯,舌颤有齿痕,苔白,脉沉细略数,尺沉。当归 6g,制香附 6g,高良姜 9g,肉桂 3g,草豆蔻 9g,枳壳 6g,厚朴 3g,海螵蛸 9g,干石斛 12g,延胡索 10g,苍白术各 6g,白茯苓 12g。

三诊(2006 年 3 月 16 日):脘胀痛略减,已不窜痛,尚矢气,便溏,日一次,未反酸,腰骶不适,但不痛,舌淡粉略黯,略颤,浅齿痕,苔白,脉滑尺略沉。上方改海螵蛸 15g,苍术 9g,去白术,加郁金 6g,白芍 12g。

四诊(2006 年 3 月 20 日):脘胀减,痛亦大减,便溏减,腰骶不适未作,舌淡略黯,浅齿痕,略颤,苔白略厚,脉细滑。辨证同前,上方改肉桂 6g,厚朴 6g,海螵蛸 30g,苍术 12g,白芍 15g,郁金 12g,加白茯苓 15g。

五诊(2006 年 3 月 27 日):脘胀止,大便已成形,脘痛偶作,尚矢气较多,舌淡粉黯浅齿痕,苔白,脉滑。辨证同前,唯气滞血瘀湿阻症状明显,加郁金 20g,赤芍 3g,枳壳 6g,佩兰 30g,延胡索 15g。7 剂水煎服。

至 4 月 18 日在上方基础上加减治疗,月余而愈。

按:本案患者辨证为脾气不足,湿邪阻滞气机,气滞血瘀。王今觉教授治疗时分步骤进行,急则治标,先予旋覆代赭汤加减降气止逆,症状改善后继以健脾温胃活血以止痛,再以理气祛湿调理胃肠气机收全功。

(整理:提桂香、王斌　审阅:王今觉)

案三:益气养阴活血治疗胃痛

十二指肠溃疡气阴不足之胃脘痛,以益气养阴、活血祛湿剂收效。

个人信息:吴某,男性,51 岁。病案号:A059863。

初诊:2005 年 12 月 19 日。

主诉:胃脘痛 2 个月。

现病史:2 个月来胃脘痛,灼热反酸,脘痞呃逆,巅顶重压感,乏力,盗汗,后背发凉,排尿不畅,无力,大便不成形,入眠难。

检查:舌淡黯大厚,浅齿痕,舌右侧蓝条,苔白厚。脉滑沉,左寸关沉,右关弱。患十二指肠溃疡二十年,人民医院诊为"多发性骨髓,顶骨多发点状破坏"。

中医诊断:脘痛,辨证为气阴不足,血瘀夹湿。

西医诊断:十二指肠溃疡。

治法:益气养阴,活血祛湿。

处方:取旋覆代赭汤合鳖甲煎意加减。鳖甲 9g,旋覆花 12g,当归 6g,制香附 6g,枳壳 6g,厚朴 6g,苍术 9g,莪术 6g,怀牛膝 6g,草豆蔻 9g,公丁香 3g,海螵蛸 15g,干石斛 15g,茜草 12g,生晒参 6g,炙杷叶 9g,三七末 3g。7 剂水煎服。

二诊(2005 年 12 月 26 日):盗汗大减,呃逆减,大便已不溏,脘痛胀按之加剧已减,脘灼感已减,头沉重感,考虑问题时加重,背凉,排尿无力,舌淡黯大厚,苔白厚,脉细滑,左尺沉,右寸沉。上方改干石斛15g,海螵蛸15g,延胡索18g,加骨碎补6g。7剂水煎服。

三诊(2006年1月5日):盗汗止,脘已不痛,大便已成形,呃逆大减,背凉减,头懵乏力,咽干,有梦,排尿无力,舌淡黯胖齿痕,苔白厚,左脉细滑,右脉滑寸关沉。上方加代赫石30g,炮附子6g,石菖蒲12g。继服。

四诊(2006年1月19日):近日反酸呃逆,腰凉麻,头顶压闷感,便溏,舌淡黯胖浅齿痕,苔白厚,脉左沉细,右弦细。辨证为气虚血瘀,湿邪阻滞气机。以温胃方加减:当归6g、制香附6g、高良姜9g、肉桂6g、枳壳6g、厚朴6g、藁本6g、白术12g、白茯苓12g、干石斛15g、海螵蛸15g、延胡索30g、三七末3g,7剂水煎服。

五诊(2006年1月26日):腰凉麻几无,反酸止,呃逆几无,尚咽干,鼾声重,头顶压闷感减轻,大便成形,舌淡黯胖浅齿痕,苔白厚,左脉细滑,右弦寸关沉。辨证为素体肝气虚,肝阴虚,湿浊血瘀郁热。上方改白茯苓30g,干石斛15g,加生煅牡蛎各30g,天花粉12g。患者经上药调理3个月后症状全部消失,至今偶有来诊。

按:本案病人患病日久,未积极治疗,来诊时病情复杂。王今觉教授认为患者十二指肠溃疡十余年,气血生成不足,气虚运血无力而成血瘀,气化不力湿邪停聚则阻滞气机。治之求本,健脾气,以养阴血,湿邪化则畅气机。本案患者症状表现以阴血不足为主,王今觉教授在治疗过程中首先是气阴同补,补气以养阴,阴虚症状改善后,又着重祛湿活血而收功。

(整理:提桂香、王斌　审阅:王今觉)

6. 魏子孝医案(1则)

案一:疏肝和胃、健脾化湿治疗慢性胃炎

慢性胃炎肝胃不和夹湿之胃脘痛,以疏肝和胃、健脾化湿收效。

个人信息:杨某,女,73岁。

初诊:2009年12月2日。

主诉:行胃镜检查取病理后胃脘疼痛一周,饥饿时加重。

现病史:患者一周前纳差明显,胃镜检查:慢性胃炎,行胃镜检查取活检后胃部疼痛,饥饿时明显,并伴有反酸,大便黏滞、欠畅,既往大便干稀不调。既往2型糖尿病及高脂血症病史半年,血糖、血脂控制尚可。

检查:舌胖质略黯红,苔薄腻淡黄,脉细稍弦。胃镜检查:慢性胃炎。

西医诊断:慢性胃炎。

中医诊断:胃脘痛,肝胃不和、夹湿证。

治法:疏肝和胃、健脾化湿。

方药:四逆散合平胃散加减。苍白术各12g、厚朴12g、陈皮10g、炙甘草10g、柴胡12g、赤芍15g、枳壳12g、黄连6g、吴茱萸3g、煅瓦楞子15g、木香12g、槟榔12g,14剂,水煎服,日一剂。

二诊:服上方后,胃脘疼痛、有反酸,大便黏滞、欠畅等症状明显好转,舌胖质略黯红,苔薄微白腻,继服上方7剂,予香砂养胃丸调理善后。

按:本案辨证要点为胃脘痛,反酸,纳食差,大便干稀不调属脾胃不和;大便黏滞不畅,苔薄腻当属湿邪为患。故予四逆散合平胃散加减取效。患者舌苔黄,黄连用量倍于吴茱萸。魏教授认为,脏腑之间的关系,与胃最直接者无非肝、脾,因此论胃不离肝(实)、脾(虚)。古代医案不少有用逍遥散、越鞠丸为主方治疗胃病者。在运用"通"、"运"法治疗胃脘痛时,除用药宜简、宜轻外,还应注意强调以下几点:①理气不宜过于辛燥,以免伤及胃阴。②清胃不宜过于苦寒,以免苦寒伤胃。如选用黄连清胃坚阴。③补气、滋阴不要呆滞脾胃,注意补而不滞。④选用活血化瘀药物时,避免刺激伤及脾胃之品,如乳香、没药。名医步玉如治疗胃痛经验:瘀血胃痛方用丹参饮,气滞胃痛选百合乌药汤,肝胃不和选左金丸;胃寒选良附丸,气滞血瘀选金铃子散加味等,临床可供参考。

(整理:张广德　审阅:魏子孝)

7. 吴幼卿医案(5则)

案一:健脾和胃行气治疗胃痛

肠胃炎脾胃不和之胃脘痛,以健脾和胃行气收效。

个人信息:张某,男,76岁。医案编号:1016Q0048。

初诊:2013年2月4日。

主诉:胃脘胀满伴隐痛反复发作半月余。

现病史:患者于半月余前因饮食不节出现腹胀伴隐痛,食少,睡眠早醒(老年性钟点性睡眠),大便调。曾服多潘立酮治疗,症状不缓解。

检查:唇色紫黯,舌淡苔薄白,脉弦缓平和。近期胃镜检查结果为吻合口炎、残胃炎。

中医诊断:胃脘痛,属脾胃不和。

西医诊断:肠胃炎。

治法:健脾和胃行气。

方药:健脾和胃汤。沙参12g,砂仁10g(后下),姜半夏6g,厚朴6g,木香6g,茯苓15g,炒白术15g,元胡12g,柴胡12g,枳壳10g,鸡内金10g,炙甘草10g,丹参15g。14剂,水煎服,日1剂,分2次。

二诊(2013年2月18日):服药后腹胀伴隐痛稍减轻,仍食少,睡眠早醒(老年性钟点性睡眠),大便调。舌淡红苔薄白,脉缓。原方加焦三仙各10g,服7剂,日1剂。

三诊(2013年2月25日):患者病情好转。腹胀伴隐痛好转,饮食增加,睡眠早醒(老年性钟点性睡眠),大便调。守前方14剂。停药后随访,腹胀、隐痛已消失,病情明显好转。

按:病人因脾胃素虚,加之饮食不节,损失脾胃,使胃气阻滞、胃失和降而致胃脘部胀满、隐痛;脾失健运则食少。健脾和胃汤源自《医方集解》中的香砂六君子汤,并进行加减化裁,为吴幼卿教授长期治疗脾胃虚弱型慢性胃炎的临床经验总结。本方保留了香砂六君子汤方中砂仁、半夏、白术、茯苓、甘草,去了原方偏温燥的木香、陈皮,改为性较平和的佛手、元胡,并将党参改为丹参、沙参,另加白芍。吴教授认为慢性胃炎一般病史较长,久病入络伤阴,故加丹参活血化瘀,沙参、白芍滋阴养胃,共奏健脾和胃、补益脾胃、理气止痛、滋阴活血之效。

服用健脾和胃汤加焦三仙加强消食健脾之作用,服 35 剂,腹胀、隐痛已消失,饮食增加,病情明显好转。

(整理:郭楠楠　审阅:吴幼卿)

案二:健脾养胃治疗胃痛

慢性浅表性胃炎脾胃不和之胃脘痛兼肺热,以健脾养胃兼清肺热收效。

个人信息:杨某,男,26 岁。医案编号:1016Q0047。

初诊:2013 年 2 月 8 日。

主诉:胃痛 2 周。

现病史:患者于 2 周前因饮食不节出现胃脘痛反复发作,伴胃部胀满,且干咳少痰,易出汗,纳可,夜寐一般,大便正常。

检查:舌红苔薄白微腻,脉沉紧。胃镜示慢性浅表性胃炎伴胃底出血,食管裂孔疝(轻度),HP(-)。

中医诊断:胃脘痛,属脾胃不和。

西医诊断:慢性浅表性胃炎。

治法:健脾养胃,兼清肺热。

方药:健脾和胃汤加减化裁。白芍 15g,炙甘草 10g,桔梗 12g,桑白皮 12g,地骨皮 12g,沙参 12g,砂仁 10g(后下),姜半夏 6g,厚朴 6g,木香 6g,佛手 12g,炒白术 12g,茯苓 15g,元胡 12g。7 剂,水煎服,日 1 剂,分 2 次服。

二诊(2013 年 2 月 15 日):服药后患者胃脘痛好转,仍胃部胀满,干咳少痰,易出汗好转,大便正常。舌红苔薄白微腻,脉沉紧。原方续服 7 剂,日 1 剂。

三诊(2013 年 2 月 22 日):患者病情明显好转。胃脘痛、胃部胀满明显好转,干咳少痰消失,出汗恢复正常,大便正常。原方减桔梗、桑白皮、地骨皮,予 14 剂。停药后随访,病情明显好转,胃脘痛、胃部胀满基本消失。

按:病人因脾胃素虚,加之饮食不节,损失脾胃,使胃气阻滞、胃失和降而致胃脘部疼痛、胀满等症。干咳少痰,易出汗为肺热伤阴之象,故加桔梗、桑白皮、地骨皮、沙参清肺润燥,服用健脾和胃汤加减 3 周后,病情明显好转,胃脘痛、胃部胀满基本消失。

(整理:郭楠楠、熊云　审阅:吴幼卿)

案三:健脾和胃、养心安神法治疗胃痛

慢性浅表性胃炎脾胃不和之胃脘痛伴心神不宁,以健脾和胃、养心安神收效。

个人信息:陈某,女,58 岁。医案编号:6544900。

初诊:2013 年 2 月 18 日。

主诉:胃脘不适胃痛胃胀 5 年。

现病史:患者于 5 年前因多食辛辣之品出现夜间胃中嘈杂,烘热烦躁,日间胃痛、胃胀,

容易出汗,反酸,易饥饿,近期体重下降,夜间失眠,大便正常。烦躁易哭,家中无人时常觉气弱。间断服用中西药效不显。

检查:舌红,苔白,脉弦细。胃镜检查示慢性浅表性胃炎,HP(-)。

中医诊断:胃脘痛,属脾胃不和。

西医诊断:慢性浅表性胃炎,更年期综合征。

治法:健脾和胃,养心安神。

方药:健脾和胃汤加减化裁。丹参15g,砂仁10g(后下),姜半夏6g,厚朴6g,木香6g,炒白术12g,香橼12g,佛手12g,柴胡12g,元胡12g,柏子仁6g,夜交藤12g,炙甘草10g。7剂,水煎服,日1剂,分2次服。

二诊(2013年2月25日):服药后患者病情好转。胃胀依旧,容易生气,胃痛次数减少,前两日胃痛一次,容易感觉大便后"胃凹陷",情志仍不舒畅。口中有异味,嗳气时作。舌淡苔白,脉弦硬紧。原方加郁金12g,制香附12g,续服7剂,日1剂。

三诊(2013年3月4日):服药后患者病情好转。胃痛、胃胀减轻,但仍失眠,反酸,易饥饿,舌淡苔薄白,脉弦硬。守前方7剂。

四诊(2013年3月11日):服药后患者病情好转。胃胀、胃痛明显减轻,仍时有反酸,伴汗出,夜寐早醒,坐卧不宁。舌体有竖纹,苔白腻,脉弦。原方加党参15g,炙黄芪15g,防风10g,14剂。

五诊(2013年3月25日):服药后患者病情好转。胃脘胀满疼痛大减,反酸消失,易饥饿未出现,汗出已止,心烦好转,二便调。去党参,炙黄芪,制香附,郁金,7剂,日1剂。

六诊(2013年4月1日):服药后患者病情好转。胃痛、胃胀基本消失,时感胃中空虚,守前方7剂,以巩固疗效。停药后随访,病情明显好转,胃脘胀满疼痛已消失。

按:胃为阳土,喜润恶燥,为五脏六腑之大源,主受纳,腐熟水谷,其气以和降为顺,不宜郁滞。病人因脾胃素虚,加之饮食辛辣所伤,情志不遂,肝气犯胃,使胃气阻滞、胃失和降而致胃胀、胃痛等症。服用健脾和胃汤加减近2个月后,病情明显缓解,胃脘胀满疼痛已。

(整理:熊云、郭楠楠　审阅:吴幼卿)

案四:健脾和胃、调和气机法治疗胃痛

慢性浅表性胃炎脾胃不和之胃痛,以健脾和胃、调和气机收效。

个人信息:韩某,女,48岁。医案编号:1016Q0021。

初诊:2013年1月9日。

主诉:胃脘不适7年。

现病史:患者于7年前因暴饮暴食出现胃脘不适,胃脘痛,脘腹胀满,嗳气时作,反酸,食欲差,大便不畅。于2009年于北医三院胃镜检查诊断为慢性浅表性胃炎,曾服用中西药物未见明显疗效,去年曾针灸治疗症状有所改善,近1个月病情反复。刻下胃脘痛,脘腹胀满,嗳气时作,反酸,食少。

检查:舌淡红苔白腻,脉弦滑,胃脘部压痛。近期本院胃镜检查示慢性浅表性胃炎,Hp(-)。

中医诊断:胃痛,属脾胃不和。

西医诊断:慢性浅表性胃炎。

治法:健脾和胃,调和气机。

方药:健脾和胃汤。丹参15g,沙参12g,姜半夏10g,茯苓15g,砂仁10g,佛手12g,白芍15g,元胡12g,炒白术12g,炙甘草10g。7剂,水煎服,日1剂,分2次服。

二诊(2013年1月16日):服药后患者病情好转。胃脘不适、胃脘痛好转,脘腹胀满减轻,嗳气、反酸明显好转,食欲增加,大便1~2日一行。原方加鸡内金10g、厚朴10g,7剂,日1剂。

三诊(2013年1月23日):服药后患者病情明显好转。胃脘不适、胃脘痛明显好转,脘腹胀满减轻,嗳气、反酸明显好转,食欲增加,大便1日一行。守前方14剂,日1剂。停药后随访,疗效肯定,病情明显好转。

按:患者饮食不节,损伤脾气,脾气不足,运化失健,胃气亦弱,胃失受纳,故食欲差,脘腹胀满。食后脾气愈困,消化更难,脘腹胀满尤甚,此为脾虚脘腹胀满之特点。脾胃升降失常,气机壅滞致胃脘痛,嗳气时作,反酸诸症,为脾虚而胃气瘀滞之证,服用健脾和胃汤原方加鸡内金、厚朴,以健脾和胃,调和气机,消食化积,诸症皆明显好转。

(整理:熊云、郭楠楠　审阅:吴幼卿)

案五:健脾和胃、消食化痞治疗胃痛

慢性浅表性胃炎脾胃不和之胃痛、胃痞,以健脾和胃、消食化痞收效。

个人信息:赵某,男,40岁。医案编号:1016H0080。

初诊:2011年9月29日。

主诉:胃脘部疼痛2年余。

现病史:患者于2年多前因饮食不节出现胃脘部疼痛反复发作,伴心下痞闷,时有嗳气,有时反酸,食欲差,大便不畅,里急后重。自服奥美拉唑等药物,症状时轻时重。

检查:上腹部轻压痛。舌红苔黄腻,脉弦滑。近期胃镜检查示慢性浅表性胃炎,HP(-)。

中医诊断:胃痛、胃痞,属脾胃不和。

西医诊断:慢性浅表性胃炎。

治法:健脾和胃,消食化痞。

方药:健脾和胃汤加减。丹参15g,沙参12g,姜半夏10g,茯苓15g,砂仁10g,佛手12g,白芍15g,元胡12g,炒白术12g,炙甘草10g,厚朴10g,焦山楂12g,焦麦芽12g,焦神曲12g。7剂,水煎服,日1剂,分2次服。

二诊(2011年10月8日):服药后患者病情好转。胃脘疼痛减轻,食欲增加,大便不畅、里急后重均见好转,但仍反酸,心下痞闷,时有嗳气,舌红苔白腻,脉弦滑。原方加肉豆蔻6g,泽泻12g,吴茱萸6g,14剂,日1剂。

三诊(2011年10月22日):患者病情明显好转。胃脘疼痛明显减轻,食欲恢复,反酸、嗳气基本消失,大便不畅,里急后重均明显好转,但有时仍心下痞闷。前方去肉豆蔻、泽泻、吴茱萸,续服14剂,日1剂。嘱患者食易消化饮食,宜细嚼慢咽。停药后随访,疗效肯定,病情明显好转。

按:患者饮食不节,脾胃升降失常,以致脾失健运,胃失受纳,故见胃脘痞闷,食欲不振,伴反酸,食欲差,心下痞闷,时有嗳气;胃肠失调,湿邪下注,则大便不畅,里急后重。舌红,苔薄白微腻,脉弦滑为脾虚而胃气瘀滞之象。服用健脾和胃汤加减35剂后,诸症状基本消失,病情明显好转。

(整理:熊云、郭楠楠 审阅:吴幼卿)

第二节 嘈 杂

【概述】嘈杂是指胃中空虚,似饥非饥,似辣非辣,似痛非痛,莫可名状,时作时止的一种病证。病位在胃,与肝脾相关。嘈杂可出现在西医学多种疾病之中,如胃及十二指肠溃疡、慢性胃炎和消化不良等以嘈杂为主要临床表现者,均属本病范畴,可参照治疗。

名医案例

周文泉医案(1则)

案一:健脾渗湿、抑酸止痛治疗嘈杂

慢性反流性食管炎中州失健之嘈杂,以健脾渗湿,抑酸止痛之剂收效。

个人信息:付某,男,40岁。

初诊:2013年11月27日。

主诉:胃脘部反酸、嘈杂半年。

现病史:患者既往有反流性食管炎史。刻下症见:后半夜胃中嘈杂,前后心发热,白天胃脘偶有隐痛,反酸,喜热软食,生、硬不适,自觉胸口不适,大便平时初硬后溏,小便可,夜眠欠佳。

检查:舌体胖大,有少量齿痕,质红苔薄白。脉沉细。

中医诊断:属中州失健。

西医诊断:慢性反流性食管炎。

治法:健脾渗湿,抑酸止痛。

方药:党参30g,炒白术12g,茯苓15g,砂仁12g,乌贼骨12g,瓦楞子12g,厚朴12g,枳壳12g,黄芩12g,白芍15g,山药12g,川楝子12g,小茴香12g,木香12g,合欢皮30g。水煎服,日一剂。

二诊(2013年12月11日):现夜间胃中不适,反酸,进食后好转,睡前服奥美拉唑,烧心减轻,眠差,纳食可,有时口干涩,喜热,大便初头略干,小便可,易口腔溃疡。舌质红苔薄白

少。脉沉细。方药如下：党参 30g,炒白术 12g,茯苓 15g,砂仁 10g,半夏 10g,陈皮 12g,川楝子 12g,木香 10g,小茴香 10g,高良姜 10g,酸枣仁 20g,柏子仁 12g,瓦楞子 12g,乌贼骨 12g,厚朴 12g。水煎服,日一剂。

三诊(2013 年 12 月 18 日):症状好转,夜间腹中空,上腹疼,腹胀,肠鸣,口干,大便偏稀,反酸身热。舌红苔少,边有齿痕。脉沉细。方药如下：吴茱萸 10g,党参 30g,高良姜 10g,茯苓 15g,炒白术 12g,川楝子 12g,小茴香 10g,木香 12g,丹参 30g,乌贼骨 12g,瓦楞子 12g,厚朴 12g,陈皮 12g,炒二芽各 15g。水煎服,日一剂。

四诊(2013 年 12 月 30 日):服药后咽中如上火,去高良姜后好转,现食管不适,烧灼感,咽干,食米饭后胃胀,两胁胀满,胸骨后发烧,腹满症状消失,大便时干时稀,昨日口腔溃疡。舌红体胖,有齿痕,苔薄。脉沉细。方药如下：北沙参 15g,茯苓 15g,炒白术 12g,扁豆 12g,陈皮 12g,山药 12g,砂仁 12g,薏苡仁 12g,乌贼骨 12g,瓦楞子 12g,枳壳 12g,厚朴 12g,黄芩 12g,佛手 12g。水煎服,日一剂。

五诊(2014 年 1 月 6 日):服药后症状好转,胃中嘈杂发作一次,两胁胀,后背不适,肩背疼痛,二便正常,夜寐可。舌体略胖,有齿痕,质红苔薄白。脉沉细。方药如下：党参 30g,炒白术 12g,茯苓 15g,砂仁 10g,石楠藤 15g,狗脊 12g,骨碎补 12g,威灵仙 15g,生地 12g,白芍 15g,枳壳 12g,元胡 12g,黄精 15g,炒二芽各 15g。水煎服,日一剂。

按:本案患者口中反酸明显,伴有胃中嘈杂,前后心发热,无法入睡,以上症状提示胃中有热,后半夜胃中不适,喜热软食,生、硬不适,提示脾阳虚,运化失司,大便平时先干后溏,提示胃热脾虚肝郁。舌体胖大,有少量齿痕为脾虚的表现,质红苔薄少为内有热、阴虚。从以上分析可以看出,患者既有寒象,也有热象,脾虚不运,升降失和,则气机郁滞于胃,郁久化热,故前后心发热,肝属木,酸属肝,反酸,为脾虚肝乘。辨证属中州失健。治疗还是以健脾益气为主导,脾健则气机运化正常,因此,处方以四君子汤健脾益气,加砂仁以醒脾运脾,厚朴、枳壳行气;乌贼骨、瓦楞子制酸;黄芩、白芍清热养阴;山药健脾养阴,川楝子入肝经,疏肝清肝,导热从小便而出;小茴香、木香散寒理气;合欢皮化痰疏肝。纵观全方在健脾的基础上加理气制酸清热导热之药物。二诊时患者烧心减轻,仍喜热食,因此在原方基础上加高良姜以温胃,加酸枣仁、柏子仁安神。三诊时症状好转,加丹参活血养血,炒二芽健脾消食助运,吴茱萸泻肝温中止痛。四诊诉服药后咽中如上火,去高良姜后好转,食管不适,烧灼感,烧心腹满症状消失,大便时干时稀,一般偏干,咽喉干,有口腔溃疡。处方以北沙参代党参清补脾胃,加扁豆、山药养脾阴,薏苡仁清热除湿,黄芩清热,佛手理气。五诊时患者反酸烧心明显好转,大便正常。处方四君子汤加生地白芍养阴,枳壳、元胡理气,炒二芽健脾,黄精补脾,在健脾益气和胃的基础上,石楠藤、狗脊、骨碎补、威灵仙补肝肾祛风通络,治疗其肩背疼痛。

脾胃失和、肝旺克脾证,临床常有寒热错杂的表现。治疗时要分析主次,以什么为主导,有主方、主药,同时合理配比加佐药,使药物平衡,温中驱寒但又不助热,清热理气但又不伤中。

(整理:韦云)

169

第三节 痞 满

【概述】痞满是由于脾胃功能失调,升降失司,胃气壅塞,出现以脘腹满闷不舒为主症的病证。以自觉胀满,触之无形,按之柔软,压之无痛为临床特点。临床表现与西医学的慢性胃炎(包括浅表性胃炎和萎缩性胃炎)、功能性消化不良、胃下垂等疾病相似,这些疾病若以脘腹满闷不舒为主症时,属本病范畴,可参考论治。

名医案例

1. 刘志明医案(1 则)

案一:益气健脾、行气消食治疗痞满

慢性胃炎脾气亏虚之痞满,以益气健脾、行气消食收效。

个人信息:夏某,女,75 岁。医案编号:1006Q0068。

初诊:2009 年 9 月 1 日。

主诉:双下肢乏力伴恶心 1 个月。

现病史:患者于近一个月来无明显诱因出现双下肢乏力,胃脘部不适,恶心,欲吐,纳差,睡眠差,夜尿频,大便正常。

检查:舌质黯红,苔薄白,脉弦细。近期胃镜示:慢性胃炎,胃底息肉。

中医诊断:痞证,属脾气亏虚。

西医诊断:慢性胃炎,胃底息肉。

治法:益气健脾、行气消食。

方药:四君子汤加减。药物如下:党参 20g,白术 12g,茯苓 12g,炙甘草 9g,生黄芪 30g,陈皮 9g,半夏 9g,炒神曲 10g,炒麦芽 10g,炒山楂 10g,吴茱萸 3g,大枣 3g,柏子仁 15g。7 剂,水煎服,日 1 剂,分 2 次服。

二诊(2009 年 9 月 7 日):患者服药后,下肢无力,恶心症状较前有好转,但是,胃脘部仍有堵塞感,纳食好转,睡眠好转。守方去黄芪、吴茱萸、柏子仁,加苍术 9g、厚朴 9g、桂枝 6g。7 剂,水煎服,日 1 剂,分 2 次服。服药后随访,患者痞满堵塞感症状缓解,纳食睡眠亦正常。

按:本例患者 75 岁老人,平素体弱,加之有慢性胃炎,胃底息肉病史,平时易因饮食失调,而脾气受损,运化不利,食积气滞,恶心、痞满、乏力诸症丛生,首诊以六君子汤加减,方中党参、白术、茯苓、甘草,四君子汤益气健脾,半夏、陈皮、吴茱萸、三仙,温胃降逆止呕,柏子仁、大枣和降胃气,安神助眠,更重用黄芪以助益气健脾,行气消食之力。二诊体力增加,但堵塞感仍在,痰湿困脾证明显,暂去黄芪,加用苍术、厚朴、桂枝加强行气燥湿之力,痰湿去,胃气畅,脾气复而病情好转。

(整理:刘如秀 审阅:刘志明)

2. 周超凡医案（1则）

案一：补脾益气、养心安神治疗痞满

慢性胃炎脾胃气虚、心神失养之痞满，以补脾益气、养心安神收效。

个人信息：张某，男，48岁。

初诊：2014年4月15日。

主诉：胃中不舒3周。

现病史：患者自述胸闷，胃中不舒，睡眠不安，服地西泮方可入睡。纳食不香，大便稍秘，面色发黄。

检查：舌淡苔白，脉沉弦无力。

中医诊断：痞满，属脾胃气虚，心神失养。

西医诊断：慢性胃炎。

治法：补脾益气，养心安神。

方药：四君子汤化裁。太子参20g，炒白术15g，茯苓20g，白芍15g，延胡索12g，徐长卿15g，酸枣仁20g，首乌藤20g，丹参15g，五味子10g，炙甘草6g。五剂。

二诊：2014年4月22日。患者胸闷症状减轻，入睡困难症状改善，一般入睡不需服地西泮，嘱继服原方一周。

一个月后电话随访，患者称已停药2周，胸闷症状完全消失，有时受情绪影响入睡困难，打算等有空闲时间继续服药。

按：此例患者除上述介绍的痞满病症外，还兼患有因脾胃不和引起的睡眠不安，即不寐证。不寐证是指不易入睡或睡眠短浅易醒，甚至整夜不能入睡为主要表现的疾病。形成不寐的原因很多，《景岳全书·不寐》对形成不寐的原因作了精辟的分析："不寐虽病有不一，然惟知邪正二字则尽之矣。有邪者多实，无邪者皆虚。"不寐证与西医的失眠病相对应。

周老强调，在临床上常会遇到症状繁多，病情复杂，辨证起来有些困难的疾病，这时就应当究其根本，从看似繁乱的临床表现中找到各种症状的本质原因，有的放矢。就这个病例，经云："胃不和则卧不安"，故此病虽兼有"痞满"和"不寐"两病，原因皆为"脾胃气虚，气血不畅"。治疗以补养脾胃为主，再适当配伍一些安神药物。组方以四君子汤加白芍、五味子补养脾胃；延胡索、徐长卿、丹参三药理气行血止痛，酸枣仁、首乌藤养心安神。首乌藤的化学成分与首乌有相似之处，可以暂用，不宜久服。若肝功能不全者可改为合欢皮。

四君子汤出自《太平惠民和剂局方》，是常用的益气健脾方。周老此处用太子参替换人参，取其"益气但不升提、生津而不助湿、扶正却不恋邪、补虚又不峻猛"的特点。"首乌藤配酸枣仁"是周老治疗失眠的常用对药。首乌藤别名夜交藤，有养血安神、祛风通络的功效，药理上有镇静催眠的作用，与戊巴比妥钠合用有明显的协同作用，并且能促进免疫功能（可联系到中医的补气功能上）。酸枣仁有宁心安神、养肝、敛汗的功效。药理成分证明有镇静、催眠、镇痛、抗惊厥、降温、降血压的作用。实验还证明，酸枣仁用于治疗不寐证时应注意一周左右会产生耐药性。延胡索在此方中不只是针对活血理气,现代研究还证明延胡索有催眠、镇静与安定作用,用在此处有一箭双雕之功。

(整理:刘颖　审阅:周超凡)

第四节　呕　　吐

【概述】呕吐是由于胃失和降、胃气上逆所致的以饮食、痰涎等胃内之物从胃中上涌,自口而出为临床特征的一种病证。临床以有物有声谓之呕,有物无声谓之吐,无物有声谓之干呕,临床呕与吐常同时发生,故合称为呕吐。

名医案例

1. 薛伯寿医案(1则)

案一:调肝理脾、和胃降逆法治疗呕吐

神经性呕吐肝逆犯胃、脾失健运、胃气上逆之呕吐,以调肝理脾、和胃降逆收效。

个人信息:李某,女,18岁。

初诊:2004年6月20日。

主诉:反复恶心,呕吐2年,加重10天。

现病史:患者于两年前无明显诱因出现恶心,呕吐胃内容物,日3~5次,生气后加重,体重明显下降,十天前因与同学发生争吵后恶心,呕吐加重,日7~8次,就诊于协和医院,做胃镜等未见明显异常,诊为"神经性呕吐"。现症:频繁恶心,呕吐,吐黄绿色苦水,纳食无味,食后胸骨后憋闷,自觉有股气上升后憋气减轻,形瘦乏力,眠差多梦,大便干,2日一行,小便调。

检查:舌黯红,苔黄微腻,脉弦细。

中医诊断:呕吐,属肝逆犯胃,脾失健运,胃气上逆。

西医诊断:神经性呕吐。

治法:调肝理脾,和胃降逆。

方药:小柴胡汤、左金丸、小陷胸汤化裁。柴胡10g,黄芩10g,法半夏9g,党参10g,全瓜蒌15g,黄连5g,吴茱萸2g,苏梗6g,茯苓10g,生姜4片,炙甘草10g,大枣20g。7剂。

二诊(2004年6月27日):药后呕吐次数减少至日2~3次,食后胸骨后憋闷感明显减轻,现纳少,嗳气,乏力,大便干,日一行。守上方加鸡内金8g,木瓜8g,炒谷麦芽各12g。7剂。

三诊(2004年7月4日):药后仅偶发呕吐,纳食增加。嘱其平日注意调畅情志,保持心情舒畅,续服上方7剂,呕吐治愈。

按:《证治汇补·呕吐》"食呕多因其情而得","气呕因盛怒中饮食而然"。恼怒伤肝,肝失

条达,横逆犯胃,胃气上逆,忧思伤脾,脾失健运,食难运化,胃失和降,而发生呕吐。薛教授用小柴胡汤疏理肝胆,小陷胸汤合左金丸配合苏梗,茯苓调肝清火,行气化痰,诸药相合,共收调肝理脾,和胃降逆之功。

（整理:陈劲松、薛燕星　审阅:薛伯寿）

2. 周超凡医案（1则）

案一:降气利胆、补气养阴治疗呕吐

胆汁反流性胃炎气阴两虚、胆郁气逆之呕吐,以降气利胆、补气养阴收效。

个人信息:曲某,女,67岁。

初诊:2015年3月15日。

主诉:食油腻食物会呕吐。

现病史:曾因胃十二指肠溃疡被误诊,胃切除三分之二,后因十二指肠溃疡,手术后大出血。现感乏力,不能吃油腻、肉类及蛋白含量多的食物,否则呕吐。五心烦热,睡眠差,后半夜天气冷烧心感严重时会醒。面黄消瘦,自述有心动过缓50多次/分,胆囊稍大。舌胖大无苔有裂纹,脉缓,左脉弱,右脉弦细弱。之前服用六君子汤加黄芪、麻仁、白芍、焦三仙,感觉脾胃较舒适,但胆汁反流的症状仍不能改变。

中医诊断:呕吐,属气阴两虚,胆郁气逆。

西医诊断:胆汁反流性胃炎。

治法:降气利胆,补气养阴。

方药:旋覆代赭汤和四君子汤加减。旋覆花10g,代赭石15g,党参20g,炒白术15g,茯苓20g,丹参15g,白芍15g,茵陈12g,郁金12g,香附12g,徐长卿12g,炙甘草6g,焦三仙各15g。五剂。

二诊:2015年3月22日,症状均有缓解,嘱继服原方一周。

三诊:2015年3月29日,症状基本消失,嘱继服原方一周巩固疗效。

按:《伤寒论》曰:"伤寒发汗,若吐若下解后,心下痞硬,噫气不除者,旋覆代赭汤主之"。旋覆代赭汤是一剂降气的方药,降逆化痰益气和胃。主治胃气虚弱,痰浊内阻。心下痞硬,噫气不除,或反胃呕逆,吐涎沫,舌淡苔白滑,脉弦而虚。患者最大的痛苦是因胆汁反流引起的,故应先解决胆汁反流的问题,以旋覆花、代赭石降气,以茵陈、郁金利胆,以香附理气,再配丹参共奏活血理气之功(患者有瘀血的症状)。再加四君子汤补气健脾,焦三仙帮助消化,徐长卿安神除胃胀。

此方中,代赭石、徐长卿都有安神镇静的作用,故不再加酸枣仁。丹参、当归,都有减慢心率的作用,故此处只处少量丹参,以保护心脏并活血。心率缓慢,夜间不低于40次/分,还不是很严重,本应加桂枝、羌活这二种可提高心率的中药,但患者舌象无苔,恐再伤阴血,故以补气的方法先治疗之,也可能会使心率提高。

（整理:杨巧丽　审阅:周超凡）

第五节　纳　呆

【概述】纳呆,即胃纳呆滞。胃接受和容纳食物的功能称作"胃主受纳",因邪气扰动,胃气不降;或脾胃功能虚弱,出现消化不良、食欲不振,进食后有饱滞之感的症状,称为"胃纳呆滞",简称胃呆、纳呆、纳少或食少。作为症状可兼见于多种疾病,临床较为多见,如临床表现突出而其他症状不明显,可作为独立疾病诊断。

名医案例

姚乃礼医案(3 则)

案一:清化痰热、运脾开胃治疗纳呆

肝多发囊肿痰热内蕴、脾失健运之纳呆,以清化痰热、运脾开胃收效。

个人信息:胡某,男,64 岁。

初诊:2013 年 7 月 24 日。

主诉:食欲不振 6 月余。

现病史:患者于 2013 年 1 月无明显诱因出现食欲不振,纳食量少,未予重视,然而症状持续未见缓解,曾先后就诊于北京多家中医院口服中药汤剂进行治疗,效果均不明显。就诊时患者由家属用轮椅推入诊室,刻下:食欲不振,纳食量少,乏力,面色晦黯,形体消瘦,精神弱,稍动则喘,双下肢无力,不能站立行走,腹胀,大便 5~6 日一行,不成形,排便费力,黏腻不爽,口苦,无恶心、胃脘胀满等不适。

检查:舌淡黯,苔黄厚腻,脉左沉细右弦。7 月 5 日生化全项:ALT:24U/L,AST:29.4U/L,AMY:103U/L,CK:181U/L,肿瘤标志物:CEA:7.27ng/ml。腹部超声:肝脏大小形态未见异常,肝内可见多个无回声区,较大者 4.7cm×4.3cm,边界清晰,后方回声增强,并可见侧方声影。超声诊断:肝多发囊肿。

中医诊断:纳呆;喘证;属痰热内蕴、脾失健运。

西医诊断:肝多发囊肿;慢性阻塞性肺疾病;腔隙性脑梗死。

治法:清化痰热、运脾开胃为法。

方药:平胃散、三仁汤合半夏泻心汤加减。厚朴 15g,青陈皮各 10g,苍术 12g,炒杏仁 12g,豆蔻 10g(后下),薏苡仁 15g,法半夏 12g,黄连 10g,焦槟榔 12g,莱菔子 15g,莪术 10g,葛根 12g,鸡内金 15g,甘草 6g。14 剂,日 1 剂,分 2 次服。

二诊(2013 年 8 月 7 日):病情明显好转,食欲渐开,纳食量增加,仍有困倦疲乏感,口苦,大便一周一行,不成形,排便费力,近日外感后初愈,自觉四肢凉。舌淡黯,苔黄腻欠津,脉弦细滑。患者舌苔稍退,胃口开,继以上方加减:去薏苡仁、葛根,鸡内金改 20g,入生白术 30g,黄芩 10g,生谷麦芽各 15g。14 剂,日 1 剂,分 2 次服。

三诊(2013 年 9 月 11 日):上方服用 7 剂,患者食欲渐好,纳食量增。8 月中旬患者外感后出现高热、咳嗽、咯痰、喘憋,停服中药汤剂,输液治疗多日情况方见好转,刻下食欲欠

佳,纳食量尚可,时有咳嗽、偶有喘憋,疲倦乏力,四肢无力不能行走,口干口苦,睡眠差,大便8~10日一行,费力,不成形,夜尿多,每夜约3次。舌淡黯,中部无苔,脉弦细而数。治以益气养阴、健脾和胃润肠为法,方拟四君子汤合益胃汤加减,处方:太子参30g,茯苓20g,生白术40g,北沙参15g,麦冬12g,生地20g,当归20g,炒杏仁10g,瓜蒌皮15g,枳实15g,焦槟榔10g,鸡内金15g,生谷麦芽各15g,甘草6g。14剂,日1剂,分2次服。

四诊(2013年10月9日):病情明显好转,食欲、纳食量基本恢复正常,时有咳嗽,痰少难咯,胸闷憋气,气短乏力,仍不能行走,睡眠差,大便7~8日一行,排便费力,不成形。舌黯红,苔黄厚腻,左脉弦细数,右弦细数而滑。治以健脾益肺、化痰降气为法。以苏子降气汤合四君子加减。处方:黄芪15g,党参20g,茯苓20g,生白术30g,紫苏子12g,法半夏12g,当归20g,前胡10g,厚朴15g,陈皮12g,沉香面3g(冲服),炒杏仁10g,五味子10g,瓜蒌皮15g,焦槟榔12g,炙甘草6g。14剂,日1剂,分2次服。

五诊(2013年10月30日):服上方后,纳食基本正常,咳嗽、气喘、胸闷憋气明显缓解,乏力明显好转,夜尿次数减少为2次。本次就诊患者自行走入诊室就诊,精神较前明显好转,现大便7~8日一行,排便费力,不成形,伴畏寒。舌胖大,淡黯,苔黄厚腻,脉弦细稍数。继以健脾益气、降气平喘化痰为法。方拟苏子降气汤合四君子汤加减。处方:紫苏子12g,法半夏12g,当归30g,前胡12g,姜厚朴15g,炒杏仁10g,沉香面3g(冲服),生黄芪20g,党参20g,茯苓20g,生白术30g,炒莱菔子15g,肉苁蓉30g,枳实15g,瓜蒌30g,甘草6g。14剂,日1剂,分2次服。

按:首诊时,患者下肢无力不能行走,由家人用轮椅推入诊室,临床表现一派虚弱之象,望其舌,发现苔黄厚腻,以此为据辨证为湿热痰浊壅滞中焦,以致气机不畅,而外呈不足之象,真可谓"大实有羸状",以清化湿热、运脾开胃为法以解纳呆食少之苦;二诊时药已中病,舌苔稍退,胃口开,说明方药对症,效不更方;三诊为患者外感发热,热退后来诊,望其舌,中部无苔,故转以益气养阴以复热病所伤之气阴、润肠通腑以顾便秘咳喘之不舒。四诊时,又见舌苔厚腻,可见胃阴得复,转以胸闷憋气、咳嗽气喘为苦,改以健脾益肺、化痰降气为法。可见临证时舌脉在辨证中的重要地位。患者服药3个月,从由家属用轮椅推入诊室逐渐好转至自行步入诊室,可谓疗效卓著。

(整理:吕文良　审阅:姚乃礼)

案二:清化湿热、调和脾胃治疗纳呆

慢性丙型病毒性肝炎肝脾不调、湿热内蕴、胃失和降之胁痛;先以三仁汤、甘露消毒丹清化湿热、调和脾胃;后以调理健脾益肾,配合清化湿热为法调理,治疗2月余,症情明显好转。

个人信息:马某,男,62岁。

初诊:2013年7月10日。

主诉:食欲不振6月余,恶心1个月。

现病史:2013年1月患者无明显诱因出现食欲不振,持续未见缓解于3月就诊于河北省某医院,诊断为丙肝,肝功能异常,后就诊于北京市某医院,予干扰素联合利巴韦林抗病毒治疗,化验指标有所改善,但症状改善不明显,为求中药调理就诊于我院。刻下食欲不振,仅能进食少量流食,恶心,胃脘堵闷,两胁肋时有刺痛,体倦乏力,睡眠可,大便溏,日行 1~2 次,小便黄。既往慢性胃炎病史。

检查:舌黯红,苔黄略腻,脉沉细弦,左关稍滑,右关弱。皮肤轻度黄染,贫血貌,辅助检查(2013 年 7 月 2 日):生化:ALT:12U/L,AST:22U/L,GGT:113U/L,HDL-C:0.70mmol/L,LDL-C:3.68mmol/L。全血细胞分析:WBC:2.93×10^9/L,RBC:2.85×10^{12}/L,PLT:162×10^9/L,Hb:92g/L。HCVRNA:6.7×10^3IU/ml。腹部超声:肝脏大小形态正常,回声增粗,轮廓欠清晰,肝边缘角稍钝,肝内管系欠清,肝左叶可见 24mm×22mm 囊性无回声。超声诊断:慢性肝损害(肝实质弥漫性损害结合临床),肝左叶囊肿。

中医诊断:纳呆,属肝脾不调、湿热内蕴、胃失和降。

西医诊断:慢性迁延性丙型病毒性肝炎,肝囊肿,慢性胃炎。

治法:清化湿热、和胃降逆。

方药:三仁汤、温胆汤合四君子汤加减。炒杏仁 10g,白蔻仁 10g(后下),薏苡仁 30g,竹茹 12g,姜半夏 15g,陈皮 12g,云苓 20g,太子参 20g,炒白术 20g,鸡内金 15g,生谷麦芽各 20g,川连 10g,苏梗 12g,厚朴花 15g,茵陈 20g,甘草 6g。14 剂,日 1 剂,分 2 次服。

二诊(2013 年 7 月 24 日):患者病情好转,胁肋刺痛、乏力减轻,恶心次数减少,大便渐成形。舌淡红,苔黄腻而干,脉沉细而弦。7 月 22 日复查:生化:GGT:53U/L,TBIL:17.56μmol/L,DBIL:7.91μmol/L。治以清化湿热、健运脾胃为法。处方:甘露消毒丹、温胆汤合四君子汤加减。茵陈 30g,六一散 30g(包煎),豆蔻 10g(后下),藿香 10g,石菖蒲 12g,黄连 10g,木香 10g,竹茹 12g,法半夏 12g,茯苓 20g,太子参 20g,炒白术 15g,鸡内金 20g,生谷麦芽各 15g,焦槟榔 6g,金钱草 30g。14 剂,日 1 剂,分 2 次服。

三诊(2013 年 8 月 15 日):患者病情明显好转,胃脘堵闷、恶心消失,食欲渐佳,进食量较前增加,乏力缓解,刻下自觉时有腹胀。舌淡红,裂纹,苔薄白稍腻,脉沉细弦。8 月 14 日复查:全血细胞分析:RBC:3.02×10^{12}/L,WBC:1.72×10^9/L,Hb:98g/L。HCVRNA<100IU/ml。治以清化湿热、调和肝脾为法。上方加减:太子参改 30g,去金钱草、石菖蒲、藿香,加用全当归 20g,赤白芍各 15g,厚朴 12g。14 剂,日 1 剂,分 2 次服。

四诊(2013 年 8 月 29 日):进食量明显增加,乏力缓解。现时有胃脘隐痛,进食后容易反流,腰痛,小便黄,大便日行 2 次,不成形。舌淡黯,苔黄略腻,脉沉细弦。治以健脾调肝益肾、清化湿热为法。方拟四君子汤合甘露消毒丹加减。处方:太子参 30g,茯苓 20g,炒白术 15g,茵陈 20g,六一散 30g(包煎),豆蔻 10g(后下),藿香 10g,黄连 10g,木香 10g,黄芪 15g,鸡内金 15g,炒谷麦芽各 15g,全当归 15g,金毛狗脊 15g,仙鹤草 20g,14 剂,日 1 剂,分 2 次服。

五诊(2013 年 9 月 25 日):患者食欲、进食量基本恢复正常,胁肋刺痛消失,乏力缓解,现偶有腰痛。舌淡黯,苔薄黄,中有裂纹,脉沉细弦。9 月 11 日复查,生化:ALT:20U/L,AST:23U/L,GGT:26U/L,ALB:33g/L。全血细胞分析:RBC:3.80×10^{12}/L,WBC:2.52×10^9/L,PLT:105×10^9/L,Hb:129g/L。治法:健脾和胃、调肝益肾、清化湿热。方拟四君子汤加减。处方:党参 20g,茯苓 20g,炒白术 20g,豆蔻 10g(后下),全当归 20g,黄芪 20g,金毛狗脊 15g,仙鹤草 30g,鸡内金 15g,木香 10g,焦槟榔 6g,黄连 10g,茵陈 15g,炙甘草 6g。14 剂,日 1 剂,分 2 次服。

按:本案患者既往嗜酒多年,脾胃不和,加之丙肝病毒的侵袭,疫毒伤肝,使脾运失职,湿热内蕴,困阻中焦。诸症中尤以不能进食、恶心为苦,湿困中焦之象明显。急则治其标,治疗上从清化湿热,调和脾胃入手,二诊时患者虽诸症好转,但其苔黄腻而干,可见湿热俱重,易以甘露消毒丹合四君子汤加减,方药对症后,症情明显缓解,复查 HCV-RNA 已经低于检测值下限。四诊时,症状进一步好转,苔黄略腻,中焦湿热已经清化大半,脾肾不足之象较前明显,缓则治其本,转以调肝健脾益肾为主,清化湿热为辅进行调理。

湿为阴邪,重浊黏腻,容易阻滞气机,热为阳邪,其性炎上,容易伤津,湿热合邪,治疗颇为棘手。吴鞠通曾论:"湿与热合,如油入面,难解难分,阻碍气机,闭塞三焦,缠绵难愈"。姚乃礼主任医师临床治疗湿热时,根据湿之与热,孰多孰少,立法处方不同。湿热相较,湿邪更为明显,治疗上常先以祛湿为主,若热邪更为明显,则以清热为主。常用清化脾胃湿热的方剂为三仁汤与甘露消毒丹。两方相较,三仁汤清化湿热重在宣畅气机,祛湿较强,清热之力不足,而甘露消毒丹利湿清热两相兼顾,以清热为主,兼顾化湿,临床上姚乃礼主任医师常根据湿热比例多少灵活选用。

(整理:吕文良　审阅:姚乃礼)

案三:疏肝健脾、理气化湿治疗纳呆

食欲不振见肝功能异常肝脾不调、气滞湿阻之胁痛,治以逍遥散加减,疏肝健脾、理气化湿,服药 14 剂症情好转,肝功能恢复正常。

个人信息:奎某,女,59 岁。

初诊:2013 年 3 月 6 日。

主诉:食欲不振 2 月余。

现病史:患者于 2013 年 1 月在积水潭医院行肌腱手术后出现食欲不振,检查提示转氨酶异常(具体不详),诊断为肝功能异常原因待查,给予水飞蓟宾、护肝片口服 1 个月后,2 月 25 日复查提示 ALT:68U/L,AST:61U/L,症状亦未见好转,为求中药治疗前来就诊。刻下症见食欲不振,厌食油腻,两胁肋不适,胸闷,善太息,胸痛,形体偏瘦,精神尚可,眠可,时有噩梦,二便调。既往慢性萎缩性胃炎病史。

检查:舌黯红,齿痕,苔黄略腻,脉细弦,左脉沉细。

中医诊断:纳呆;属肝脾不调、气滞湿阻。

西医诊断:肝功能异常原因待查,慢性萎缩性胃炎。

治法:疏肝健脾、理气化湿。

方药:逍遥散化裁。全当归20g,赤白芍各15g,茯苓20g,白术15g,柴胡10g,枳壳12g,郁金12g,合欢花15g,瓜蒌皮15g,薤白12g,焦山楂30g,鸡内金15g,炒莱菔子15g,茵陈20g,垂盆草15g,炙甘草6g。14 剂,日 1 剂,分 2 次服。

随访(2013 年 3 月 21 日):经向患者本人电话随访,病情基本痊愈。肝功检查:ALT:23U/L;AST:36U/L;食欲基本恢复,胸闷减轻。

按:疏肝理气是临床上的常用治法之一,主要用于肝气郁结者,用之得当,效果立竿见影,用之不当,弊端甚多。因为疏肝理气的药物大多辛香燥烈,容易耗伤肝阴,肝为刚脏,以血为体,以气为用,肝阴受损,气机更难条达。《中风斠诠》就指出:"胁肋胀痛,脘腹撑撑,多是肝气不疏,刚木恣肆为病。治标之法,每用香燥破气,轻病得之,往往有效。然燥必伤阴,液愈虚而气愈滞,势必渐发渐剧,而香药、气药不足恃矣。若脉虚舌燥,津液已伤者,则行气之药,尤为鸩毒。"姚乃礼主任医师认为慢性病毒性肝炎、肝硬化、脂肪肝等慢性肝病为肝体肝用皆病,肝阴受损,肝气失于条达,此时若再投以辛香理气之品,会加重伤阴,阴伤之后又有化热生风之虞,无疑是雪上加霜,故在治疗上述肝病时,多用调肝之法而不拘泥于疏肝。若患者辨证属于肝气郁滞,纯粹为肝用失宜时,方考虑疏肝理气,选药时忌刚用柔,慎用峻猛之品,避免香燥,多选用轻柔和缓之品,比如合欢花、郁金等理气不伤阴之药物。同时佐以芍药,防止伤阴之弊。可见姚乃礼主任医师临床用药考虑之严谨、周详。

（整理:吕文良　审阅:姚乃礼）

第六节　口　疮

【概述】口疮,又称口腔溃疡,是以颊部或舌上发生的表浅性溃疡以疼痛为主要症状的病证,其大小可从米粒至黄豆大小、成圆形或卵圆形,溃疡面为凹、周围充血,可因刺激性食物引发疼痛。西医学口腔黏膜溃疡、扁平苔癣、白塞综合征等均属此范畴。

名医案例

王今觉医案（1 则）

案一:益气养阴,祛湿活血治疗复发性口腔溃疡

口腔溃疡气阴不足湿浊夹瘀反复发作之口疮,以益气养阴、祛湿活血剂收效。

个人信息:郭某,男性,59 岁。病案号:A056487。

初诊:2005 年 9 月 8 日。

主诉:口腔溃疡反复发作 15 年,复发 3 天。

现病史:15 年来口腔溃疡反复发作,此次复发 3 天,唇内溃疡 2 块,口唇、颊部、牙龈肿胀成块,有刺激感,自汗日久且严重,就诊时即出汗不止,胃纳好,眠可,二便调。

检查:舌粉红,几如碎瓷,裂纹深如沟,苔薄白,脉沉细滑。

中医诊断:口疮,属气阴不足,湿浊夹瘀。

西医诊断:口腔溃疡。

治法:益气养阴,祛湿活血。

方药:麦门冬汤加减。干石斛 15g,天花粉 12g,佩兰 15g,白芷 9g,生薏仁 60g,生黄芪 30g,浮小麦 30g,当归 6g,赤芍 9g,天麦冬各 9g,生地黄 9g。7 剂,水煎服。

二诊（2005 年 9 月 15 日）:唇内溃疡已退,自觉唇变薄,已无肿胀感,颊内黏膜已无成块感,自汗减,已不流汗。舌粉略黯,碎瓷裂纹已减轻,苔白厚,脉弦略细。处方:干石斛 30g,天

花粉 15g,佩兰 30g,白芷 9g,生薏仁 90g,生黄芪 45g,浮小麦 45g,当归 6g,赤芍 9g,天麦冬各 9g,生地黄 9g,炙杷叶 6g,乌梅 6g。7 剂,水煎服。

三诊(2005 年 9 月 22 日):未再发新溃疡,唇厚减,舌边有痛感,自汗又减,舌粉略黯,舌边尖碎瓷状裂纹,苔白厚,脉弦。上方改生黄芪 60g,麦冬 60g,乌梅 12g,加天麻 12g,丹皮 9g,白术 9g,炙麻黄根 15g,钩藤 12g。继服。

四诊(2005 年 9 月 29 日):舌痛止,口唇干胀已止,齿龈萎缩略有恢复,易汗已无,舌淡粉红,舌面裂纹几无,脉滑略细。上方加草豆蔻 9g,枳壳 3g,地龙 3g,生苍术 6g。继服。

五诊(2005 年 11 月 3 日):诸症又减,舌痛止,口唇干胀已止,无汗,舌淡粉红,舌面裂纹几无,脉滑略细。干石斛 30g,天花粉 15g,佩兰 30g,白芷 9g,生薏仁 90g,生黄芪 60g,浮小麦 60g,当归 6g,赤芍 9g,天麦冬各 15g,生地黄 9g,炙杷叶 6g,乌梅 9g,天麻 12g,丹皮 9g,生苍术 6g,钩藤 12g,草豆蔻 9g,枳壳 3g,地龙 3g。继服。

六诊(2005 年 11 月 17 日):口角略干,但无溃疡,舌脉同前,上方加白茅根 30g,竹叶 6g,生蒲黄 3g,沙参 9g。

在上方基础上加减调理,共治疗四个月,随访患者未复发。

按:本案患者口腔溃疡日久反复发作,通过望目,结合舌脉,辨证为气阴不足,湿浊夹瘀,而不是舌象所示的单纯阴虚之象。治以大剂量生黄芪补气敛汗,干石斛、天花粉、天麦冬养阴,佩兰、白芷、生薏仁祛湿,浮小麦敛汗,当归、赤芍祛瘀活血,生地黄养阴清热。二诊时溃疡已无,加大补气祛湿药剂量,并用乌梅、炙杷叶入肝肺经养阴,增加养阴药的力量,取"虚则补其母"之意。三诊时气阴虚已改善,唯肝火突现,遂用天麻、丹皮、钩藤入肝经清肝火,并加大健脾祛湿之薏仁用量,四诊时加生苍术取其祛湿养脾阴之功,治病求本,疗效显著;后在原方基础上随证加减,经治 2 个月而愈,随访至今未复发。综观该患者的治疗过程,充分体现了王师望目辨证的精准,根据脏腑生克关系用药,治疗分步骤进行。

(整理:提桂香、王斌 审阅:王今觉)

第七节 腹 痛

【概述】腹痛,是临床常见病证之一,可由多种原因引起,以脏腑气机不利,脏腑失养,经脉气血阻滞,不通则痛为基本病机,以寒热虚实为辨证纲领。病位在腹,病变脏腑涉及肝、胆、脾、肾、膀胱、大小肠等。

名医案例

路志正医案(1 则)

案一:执中央、运四旁治疗腹痛

慢性肠炎合并神经衰弱心肝肾及脾胃四经同时受病,属脾胃虚寒、心肾不交之腹痛兼不寐,尊《临证指南医案·虚劳》:"上下交损,当治其中"之旨,先治以健脾和胃、温肾扶阳,次以柔肝缓急、交通心肾收效。

个人信息：金某，男，26岁。包钢职工医院病历号：9426。

初诊：1960年3月22日。

主诉：经常腹痛、大便干稀不调，伴不寐2年。

现病史：自1958年以来，经常腹痛、腹泻，但有时便秘。今年2月10日以来，经常腹痛、腹泻，有时1天10余次，有时9天1次，近10余天，又有腹痛、腹泻发作，无鸡鸣泻，大便稀溏、无脓血。西医诊断为慢性肠炎，经用合霉素等药治疗效果欠佳。素日衰弱，经常失眠，饮食稍有不慎或受风寒即觉周身不舒，腹鸣作泻，为完谷不化之水泻，腹内觉凉，肢体软弱，腰酸乏神，时有遗精，小便发黄，昨夜整宿未眠。

检查：舌苔根部厚腻，脉象濡弱。

中医诊断：腹痛，不寐，属脾胃虚寒、心肾不交。

西医诊断：慢性肠炎，神经衰弱。

治法：首当健脾和胃以壮后天之本，次再补益心肾。治以健脾和胃，温肾扶阳。

方药：党参9g，炒白术9g，茯苓9g，附子（先煎）4.5g，厚朴3g，杏仁9g，陈皮6g，炙甘草3g。2剂，日1剂，水煎服。

二诊（1960年3月24日）：服上药后腹中雷鸣减少，晨起脐部周围攻冲奔豚亦减，其余如前。昨日风大降雪，周身甚感不舒，小便晨黄午淡，大便稀溏好转，夜睡4小时，多梦；舌苔根部厚腻转薄、中尖部薄白，脉濡弱。据以上情况分析，服温肾扶阳之剂适宜，宜加大剂量。党参9g，炒白术12g，茯苓15g，附子（先煎）9g，炮姜1.5g，陈皮9g，炙甘草9g。2剂，日1剂，水煎服。

三诊（1960年3月26日）：服上药胃纳稍舒，睡眠较前有进步，昨夜睡眠6小时，仍稍有梦，大便较前转干，头晕减轻，其余如常。舌质淡苔薄白，脉濡弱已稍现有力，尺部仍无根。继以前法出入，加补卫气之品。党参9g，炒白术12g，茯苓15g，生黄芪12g，附子（先煎）9g，炮姜1.5g，白芍9g，陈皮6g，炙甘草9g。2剂，日1剂，水煎服。

四诊（1960年3月29日）：夜眠6小时，但稍有梦，头晕减轻，胃纳稍增，腹部攻冲感减少，大便日行1次。舌质苔如前，脉转沉弦缓。服前药未见其他不适，仍以原方照服2剂。

五诊（1960年4月1日）：夜睡6~7小时，稍有梦寐，头晕亦减，精神稍充，食欲增加，大便日1行、时干时溏，晨起脐下气上攻冲已止，唯腹部时有隐痛；舌苔薄白稍腻，脉沉弦缓。仍以上法出入，巩固治疗。党参9g，生黄芪12g，炒白术9g，茯苓15g，附子（先煎）6g，炮姜1.5g，白芍9g，橘红6g，炙甘草9g。2剂，日1剂，水煎服。

按：本案青年男性，经常腹痛，腹泻水样便，或便秘交替出现，常因饮食不慎或受寒诱发，素日衰弱，伴眠差、神倦、腰酸、遗精等，原诊断慢性肠炎，据临床症状分析，系共患心身疾病。患者缘于素体衰弱，经济困难时期营养匮乏，居处北方，季冬初春尚属寒冷，阳气当升未发，或伴忧郁思虑、情怀不舒。症见肠鸣腹泻，水样便、完谷不化，或便秘交替，腹内觉凉，脐下气攻如奔豚，体弱乏力，舌苔根部厚腻，脉象濡弱，为脾胃阳虚、寒湿阻滞、阴寒之气上冲；腰酸遗精、小便黄、眠差乏神、脉沉弦，系心肝郁热、肾气亏虚、心肾不交。路师分析："证系心肝肾及脾胃四经同时受病，属于先天不足、后天虚弱所致，当前治疗原则，首应健脾和胃以壮后天之本,饮食一充,则心肝二经得养、肾水亦足,次再补益心肾。"正所谓"执中央以运四旁"(《医学三字经·胀满蛊胀》)。盖脾胃为后天之本,主运化水谷,为气血生化之源、气机升降之枢。首拟健脾和胃、温肾扶阳法,选用异功散加附子、厚朴、杏仁。其中异功散健脾和胃,附子补火生土;肺主一身之气,通降肺胃可助三焦气机调畅,用杏仁、厚朴降逆调气。服药2剂,腹中雷鸣、脐部攻冲奔豚减轻,腹泻、睡眠、厚腻苔改善。遇风雪天仍周身不适,脉濡软,继以前法去厚朴、杏仁,以附子、炮姜增强温阳散寒,重用生黄芪益气实卫,加白芍和营育阴、柔肝缓急,并佐制姜、附过于辛燥。共进药10余剂,肠鸣腹痛、奔豚气、腹泻缓解,食欲增加,睡眠恢复,精神见充。由此看出,路师在尊经师古、大量实践基础上,倡导"持中央、运四旁,调升降、顾润燥,怡情志、纳化常"的调理脾胃学术思想,运用于情志所伤、饮食劳倦的复杂心身疾病多获佳效,早在20世纪60年代已见端倪。

（整理:杨凤珍　审阅:胡镜清）

第八节　泄　泻

【概述】泄泻是以排便次数增多,粪便稀溏或完谷不化,甚至泻出如水样为主症的病证。病位在肠,主病之脏属脾,与肝、肾密切相关。多由感受外邪、饮食所伤、情志失调、病后体虚、禀赋不足引起。西医学的急性肠炎、炎症性肠病、肠易激综合征、吸收不良综合征、肠道肿瘤、肠结核等,或其他脏器病变影响消化吸收功能以腹泻为主症者,均属此范畴。

名医案例

1. 高荣林医案（2则）

案一:健脾和胃化湿治疗泄泻

急性肠炎脾胃虚弱、湿浊阻滞之泄泻,以健脾和胃化湿收效。

个人信息:岳某,女,56岁,干部。

初诊:2010年11月16日。

主诉:腹泻3天。

现病史:3天前患者出现腹泻,并曾发作大便后昏厥,二便失禁。刻下症:大便日7次,便稀黄散,阴部潮湿不适,尿频,尿急,腹部胀满不适,头晕耳鸣,纳少,夜寐欠安。患者2006年行宫腔镜手术后,自觉阴部不适,经查为支原体感染,应用多种抗生素治疗未效。

检查:舌淡黯,苔中根黄浊,脉沉细。

中医诊断:泄泻,属脾胃虚弱,湿浊阻滞。

西医诊断:急性肠炎。

治法:健脾和胃化湿。

方药:香砂六君子汤合葛根芩连汤加减。党参10g,苍术10g,白术10g,茯苓15g,陈皮10g,砂仁3g,木香3g,葛根10g,黄芩10g,黄连6g,干姜6g,白芍20g,法半夏9g。7剂,水煎服,日一剂分两次服。

二诊(2010年11月23日):患者药后腹泻症状有改善,未再发作休克。大便日2次,质稀,阴部不适同前。舌淡黯,苔中根黄浊,脉沉细。上方去木香、砂仁,加薏米30g,海螵蛸18g,茜草10g。14剂,水煎服,日一剂分两次服。

三诊(2010年12月14日):患者药后症状明显改善。大便日1~2次,不成形,仍感腹胀,阴部略感潮湿,夜寐欠安,小便调。舌淡黯,苔中根黄浊,脉沉细。香砂六君子汤合葛根芩连汤加减。蜜黄芪15g,党参10g,苍白术各10g,山药15g,莲子肉10g,砂仁3g,法半夏9g,陈皮10g,当归10g,白芍15g,海螵蛸18g,茜草10g,龙骨30g,牡蛎30g,黄连6g,黄芩10g,干姜6g。7剂,水煎服,日一剂分两次服。

四诊(2010年12月21日):患者药后症状明显改善。仍感腹胀,夜寐欠安,小便调。舌淡黯,苔中根黄浊,脉沉细。柴胡疏肝散合半夏泻心汤,四乌鲗骨一藘茹丸。药物如下:柴胡10g,白芍15g,当归10g,枳实10g,醋香附6g,法半夏9g,黄芩10g,黄连6g,干姜3g,焦三仙各10g,海螵蛸18g,茜草10g,茯苓30g,生薏苡仁30g,龙骨30g,牡蛎30g。7剂,水煎服,日一剂分两次服。

五诊(2010年12月28日):患者药后诸症消失,继服上方7剂,巩固调理。

按:患者初诊腹泻为主,系脾胃虚弱,湿热阻滞而致,泻后晕厥。治疗以扶正为主,健脾和胃,清肠化湿,用香砂六君子汤合葛根芩连汤加减,药后显效。后标本兼顾,加生薏苡仁、海螵蛸、茜草清利下焦湿热,治疗阴部不适。三诊患者症状明显改善,加用黄芪、党参、当归、白芍以益气养血扶正。四诊患者诸症改善,唯感腹胀纳少,夜寐欠安,考虑肝胃不和,方随证转,故以疏肝和胃,养血安神为法,投柴胡疏肝散合半夏泻心汤,四乌鲗骨一藘茹丸加减以疗顽疾。

(整理:饶向荣　审阅:高荣林)

案二:理气化湿治疗泄泻

肠易激综合征脾虚肝旺之泄泻,以理气化湿之剂收效。

个人信息:和某,男,37岁。病历号:1691064。

初诊:2012年6月12日。

主诉:腹泻1年余。

现病史:患者于1年多前无明显诱因出现腹泻。刻下症:腹泻,每日2~4次,腹痛,遇凉加重,乏力,食后腹胀,性情急躁,小便调,眠可。

检查:舌红苔白,脉弦细。

中医诊断:泄泻,属脾虚肝旺。

西医诊断:肠易激综合征。

治法:理气化湿。

方药:六君子汤加减。党参10g,炒白术10g,茯苓15g,法半夏9g,陈皮10g,干姜6g,黄连6g,白芍15g,炒枳实10g,香附10g,炒麦芽10g,麸炒神曲10g,甘草6g。7剂,水煎服,日一剂分两次服。

二诊(2012年6月26日):患者药后腹泻症状有改善。每日腹泻2次,腹痛,遇凉加重,乏力,食后腹胀,性情急躁,小便调,眠可。舌红苔白,脉脉弦细。六君子汤加减。党参10g,炒白术10g,茯苓15g,法半夏9g,陈皮10g,干姜6g,黄连6g,白芍15g,炒枳实10g,香附6g,炒麦芽10g,炒神曲10g,炒僵蚕10g,姜黄10g,盐黄柏6g,酒大黄3g,白鲜皮10g。14剂,水煎服,日一剂分两次服。

按:外感泄泻,多兼表证;食滞泄泻,以腹痛肠鸣,粪便臭如败卵,泻后痛减为特点;肝气乘脾之泄泻,每因情志郁怒而诱发,伴胸胁胀闷,嗳气食少;脾虚泄泻,大便时溏时烂,伴神疲肢倦;肾阳虚衰之泄泻,多发于五更,大便稀溏,完谷不化,伴形寒肢冷。

(整理:饶向荣　审阅:高荣林)

2. 孔令诩医案(1则)

案一:疏肝健脾治疗泄泻

不明原因腹泻肝郁脾虚之泄泻,以疏肝健脾之剂收效。

个人信息:易某,女,45岁。医案编号:1017Q0048。

初诊:2010年5月26日。

主诉:泄泻多年。

现病史:患者泄泻多年。食不和则作泄,肠鸣频。

检查:舌质淡,舌苔薄稍满,脉右关细,左关稍盛。

中医诊断:泄泻,属肝郁脾虚。

西医诊断:腹泻。

治法:疏肝健脾。

方药:痛泻要方合香连丸加减。炒枳壳10g,土炒白术10g,荷叶15g,陈皮15g,乌药10g,黄连5g,防风10g,茯苓15g,草豆蔻10g,木香5g(后下),杭白芍10g,柴胡3g,郁金10g,当归5g,炒麦芽10g,生甘草3g。7剂,水煎服,每日1剂,早晚分服。

二诊(2010年6月2日):服药后大便渐成形,但略感凉或食不和则作泄。舌淡苔薄,脉右软。效不更方,左脉已和缓,肝气尚显舒展,右脉软,脾土之弱尚须恢复。原方加减。姜半夏10g,鸡内金15g,灶心土10g(包煎),柴胡3g,炒枳壳10g,土炒白术10g,荷叶15g,陈皮15g,乌药10g,黄连5g,防风10g,茯苓15g,草豆蔻10g,木香5g(后下),杭白芍10g,郁金10g,当归5g,炒麦芽10g,生甘草3g。14剂,每日1剂,水煎服,早晚分服。

按:《素问·阴阳应象大论》:“湿盛则濡泻”,《灵枢·口问》:“中气不足,溲便为之变,肠为之苦鸣”,患者舌淡苔薄稍满,脉右关细,左关稍盛当有肝郁之征,辨证为肝郁脾虚。方中用药轻灵,包含枳术丸、四逆散、香连丸、痛泻要方。孔老师化湿和胃止痛喜用草豆蔻。二诊注重培土,加灶心土,取《金匮要略》黄土汤之意。

(整理:李娟　审阅:徐世杰)

3. 魏庆兴医案（3则）

案一：温补脾肾、固涩止泻治疗泄泻

腹泻脾肾虚寒、固涩失司之泄泻，以温补脾肾，固涩止泻之剂收效。

个人信息：薛某，男，56岁。医案编号：1016Q0001。

初诊：2014年9月3日。

主诉：泄泻1个月。

现病史：1个月前无明显诱因出现腹泻，日3~4次，泻下清冷水液，多在夜间2~3点。每遇受凉或情绪不畅时多发，经多方医治无效。

检查：腹部压痛不明显。舌淡红，苔白腻。脉缓。

中医诊断：泄泻，属脾肾虚寒，固涩失司。

西医诊断：腹泻。

治法：温补脾肾，固涩止泻。

方药：四神丸加减。补骨脂9g，肉豆蔻6g，炙五味子2g，炒白术10g，茯苓12g，山药12g，炒芡实12g，藿香9g，白芍9g，黄连2g，大枣15g，生甘草3g。7剂，每日1剂，水煎服。

二诊（2014年9月10日）：患者服药1剂后大便次数减少，呈软便，7剂后泻止。为巩固疗效上方去白芍，黄连，加党参10g，诃子10g，干姜3g，再服7剂而愈。

按：患者久泻不愈，泻下清冷水液，且多在夜间腹泻，苔白，脉缓，证属脾肾阳虚。方用四神丸加减温补脾肾，涩肠止泻。补骨脂，肉豆蔻，芡实，五味子，山药，炒白术温补脾肾，健脾止泻；茯苓，藿香，健脾化湿止泻，舌略红，加少许黄连以清利湿热，肝郁嗳气，木旺克土，用白芍柔肝缓急，大枣，生甘草，健脾和中，诸药合用功专效显，泄泻立止。复诊热去泻止，故去黄连，白芍，加党参，诃子，干姜，再服7剂，加强温补脾肾之力以巩固疗效。随访半年未见复发。

（整理：李彩芬、吴鹏　审阅：魏庆兴）

案二：温补脾肾治疗泄泻

腹泻脾肾阳虚之泄泻，以温补脾肾之剂收效。

个人信息：患者，男，72岁。新加坡中央医院退休药剂师。医案编号：1016H0097。

初诊：2001年8月21日。

主诉：反复腹泻20年。

现病史：20年前因多年来饭后即便，质稀软，日3次，行纤维结肠镜检查诊断为结肠憩室，遂手术切除5/6结肠。术后仍腹泻，日4~5次，质稀软，饮食正常。经多方医治罔效。睡眠一般，小便正常。

检查：在腹正中线上，脐上下10cm各有一段手术瘢痕。舌略黯淡，苔白，脉缓。心率68次/分，律齐。

中医诊断：泄泻，属脾肾阳虚。

西医诊断:腹泻。

治法:温补脾肾,涩肠止泻。

方药:四神丸合参苓白术散加减。太子参 9g,白术 9g,茯苓 9g,陈皮 9g,补骨脂 9g,肉豆蔻 9g,山药 15g,大枣 15g,甘草 3g。服药方法为:每 2 周服 3 剂药,前 3 天服药,后 11 天停药。

二诊(2001 年 11 月 7 日):复诊诉,腹泻次数逐渐减少。上方去太子参,山药加红参 3g,干姜 1g,黄芩 3g,生姜 1 片,改肉豆蔻 6g,大枣 25g。3 剂,水煎服。如此随症加减,继续按上法服药。

三诊(2002 年 1 月 17 日):服药后,大便基本正常,上方改干姜 3g,黄芩 4.5g,肉豆蔻 9g,山药 30g。3 剂,水煎服。之后大便正常,共服 45 剂,自觉无不适而停药。

按:本案泄泻 20 余年,结肠大部切除术后泄泻加重,病程日久,属脾肾阳虚,以四神丸合参苓白术散加减,用太子参,白术,山药,茯苓,大枣,健脾利湿止泻;补骨脂,肉豆蔻,温肾止泻,上方随症加减共服 40 余剂而愈。

(整理:李彩芬、王文艳　审阅:魏庆兴)

案三:健脾益肾治疗泄泻

腹泻脾肾虚弱,固涩失司之泄泻,以健脾益肾之剂收效。

个人信息:付某,男,37 年。医案编号:1016Q0126。

初诊:2014 年 11 月 12 日。

主诉:腹泻 2 年。

现病史:2 年前因进食寒凉出现腹泻,多方医治无效。现症:腹泻,日 3~4 次,呈稀水样,食少,饭后腹胀,有时呃逆,自觉有痰,小便不利。

检查:腹软,中上腹、脐周压痛(+)。舌红,有裂纹,苔白,脉濡缓。

中医诊断:泄泻,属脾肾虚弱,固涩失司。

西医诊断:腹泻。

治法:健脾益肾,涩肠止泻。

方药:参苓白术散加减。山药 12g,炒芡实 12g,党参 10g,白术 9g,茯苓 12g,紫苏叶 9g,藿香 9g,白芍 12g,黄芩 9g,黄连 2g,生甘草 3g。7 剂,水煎服,日一剂,每日两次。

二诊(2014 年 11 月 19 日):患者服药后大便次数减少,饭后仍有腹胀。上方去芡实,党参,加诃子肉 6g,陈皮 9g,继服 7 剂。大便正常。

按:患者进食寒凉之品损伤脾胃,故腹泻,腹胀,呃逆,脾虚则痰盛,苔白,脉濡缓,均为脾虚湿盛之症。脾虚日久,损伤肾气,肾司二便故腹泻,小便不利。山药,芡实,党参,白术健脾益肾,茯苓,紫苏叶,藿香和胃化湿,久泄伤阴,白芍为养阴收涩之品,少佐黄芩,黄连清利湿热,甘草甘温调中,上药合用,具补益脾肾,利湿止泻之功。药后大便次数减少,复诊,去党参,芡实,加诃子 9g,陈皮 9g,加强化痰收涩之力,继服 7 剂,药后大便正常。

(整理:李彩芬、王文艳　审阅:魏庆兴)

4. 余瀛鳌医案（1则）

案一：补脾升举为主、兼以调肝治疗泄泻

慢性结肠炎脾气虚损、肝脾失调之泄泻，以补脾升举为主、兼以调肝之剂收效。

个人信息：周某，男，59岁。

初诊：2010年5月13日。

现病史：患慢性肠炎近5年，时发时愈。经中西医多方治疗，未见明显效果，检阅前医处方，多属理中汤、胃苓汤、四神丸等。发作时腹痛泄泻，1日3~5次，微有腹胀，肢体消瘦，倦懒无力，面少华色，脉濡弦、右关濡细，大便经常带黏液，或有少量不消化饮食残渣。

中医诊断：泄泻。属脾气虚损，肝脾失调。

西医诊断：慢性结肠炎。

治法：补脾升举为主，兼以调肝。

方药：痛泻要方加味。炒白术30g，升麻9g，白芍12g，陈皮9g，防风9g，诃子肉5g。

以上方加减，前后共服30剂左右。病告痊愈。

按：此病例以痛泻要方加味而治愈。一般认为痛泻要方证的泄泻属脾虚肝旺，一般均有怒则易发的特点，但余老师认为，这只能作为病理诊断的参考，不少急性肠炎具有典型的痛泻证候，并无怒则易发的先决条件。故临床当详予辨证。此患者为慢性肠炎，发作时腹痛泄泻，临床表现与急性肠炎不同，腹痛的程度较轻，腹泻的次数不太多，但经常发作，缠绵难愈，病机亦属肝旺脾虚，由于久泻不愈，脾虚转甚。清代刘一仁曾说："泄泻之病，四时感受不同，或因风寒暑湿所干，或因饮食所伤，动伤脾胃之气，故作泄泻。治当分其新久，审其原因。新则以伐邪之药为主，而健脾之药为佐；久则以补脾之药为君，而升发之药为使"（《医学传心录》）。本例的治疗，可参酌此治则，故以炒白术为主药，并加大用量，升麻以升举脾气，诃子肉以涩肠止泻。伏其所主、先其所因，经过一段时期的治疗，使5年宿疾应手而愈。

（整理：李鸿涛　审阅：余瀛鳌）

第九节 便 秘

【概述】便秘是指粪便在肠内滞留过久，秘结不通，排便周期延长，或周期不长，但粪质干结，排出艰难，或粪质不硬，虽有便意，但便而不畅的病证。

名医案例

1. 安效先医案（1则）

案一：增液行舟法治疗便秘

阴虚肠燥之便秘，以滋阴润燥、理气通腑之剂收效。

个人信息：田某，女，4岁。医案编号：1029H0034。

初诊:2010年4月2日。

主诉:便秘3年余。

现病史:患儿于出生后不久,无明显诱因出现大便秘结。平时易腹胀,排气少,纳食少,易出汗,大便干如球,1~2天行1次。未经任何服药治疗。

检查:舌尖红,苔白,脉滑数。咽红,面色正常,唇红,腹软,未触及包块,无压痛,心肺检查未见异常。

中医诊断:便秘,属阴虚肠燥。

西医诊断:便秘。

治法:滋阴润燥,理气通腑。

方药:增液汤加减。生地10g,玄参10,麦冬10g,木香3g,枳壳10g,炒莱菔子10g,炒山楂10g,炒麦芽10g,大腹皮6g,白蔻3g,白芍10g,炙甘草3g。上方4剂,水煎口服,日一剂,每日3次,每次50ml。

调摄护理:饮食调理多饮水,多进食蔬菜瓜果,如南瓜、白薯、萝卜、梨、香蕉、火龙果等。

半年后因感冒再次就诊,反馈患儿大便日行1次,不干。

按:便秘是小儿常见的消化道症状。安效先教授认为小儿素体阳常有余,阴常不足,临床以热证居多,同时运化力弱,饮食失调,食积停滞易于化热,内外合邪导致津亏肠燥,无水行舟之证。治疗当以滋阴通便为大法,方选《温病条辨》中之增液汤。该患儿便秘日久,热象明显,同时兼有食积气滞,故在使用增液汤合芍药甘草汤滋阴润燥治其本的同时,加木香、枳壳、大腹皮、白蔻仁等药理气通腑;炒莱菔子、炒山楂、炒麦芽消食导滞药治其标。使患儿肠津得复,积消气顺,大便通畅。

(整理:潘璐 审阅:安效先)

2. **高普医案**(1则)

案一:大补阴液、滋肾润肠治疗便秘

肠腑燥热、津伤便结之便秘,以泻热导滞、润肠通便之剂收效。

个人信息:李某,男,69岁。

初诊:2012年3月8日。

主诉:反复便秘3年。

现病史:大便秘,小便黄,口臭,脾气偏急躁,下肢发凉。

检查:舌红,苔黄微腻,脉滑。

中医诊断:便秘。属肠腑燥热、津伤便结。

西医诊断:便秘。

治法:大补阴液,滋肾润肠。

方药:玄参45g,麦冬30g,生地黄30g,当归15g,枳实10g,厚朴10g,生白术30g,白芍15g,火麻仁10g,木香10g,丹皮10g,仙茅10g。7剂,水煎服,日一剂。

二诊(2012年3月15日):大便已下,便秘减轻,黄苔已退,腻苔稍减,余舌脉同前。原

方减丹皮,火麻仁加量至15g,续进7剂。

三诊(2013年3月22日):便秘减轻,下肢发凉减轻,舌红减,黄腻苔已退,脉同前,枳实改枳壳,前方续进,2日一剂巩固。

按:老年人常有阴阳两虚,如一味自行服用燥热药物,最易燥热伤津。津亏大肠失于濡润,传导失司,致糟粕停滞肠中,如"无水行舟",传导困难,可致便秘发生。故吴瑭在《温病条辨》指出:"温病之不大便,不出热结,液干二者之外"。故治宜以大补阴液、滋肾润肠为主,以增液承气汤为主加减,方中玄参、生地、麦冬增液三味壮水滋阴,枳实、厚朴、木香行气泻下通便,调畅气机,以助推动之力,火麻仁润燥滑肠。本例腑实证不重,故去芒硝,以枳实降下,药力因缓,故佐以厚朴、木香理气,可防过伤正气之弊。诸药相配,共奏滋阴增液,润肠泻下之功。

(整理:靳冰　审阅:宋芹)

第十节　便　血

【概述】血液从肛门排出,粪便颜色呈鲜红、黯红或柏油样(黑便),均称为便血。便血只是一个症状,并非一种疾病。便血多见于下消化道出血,特别是结肠与直肠病变的出血,但亦可见于上消化道出血。便血的颜色取决于消化道出血的部位、出血量与血液在胃肠道停留的时间。便血伴有皮肤、黏膜或其他器官出血现象者,多见于血液系统疾病及其他全身性疾病,如白血病、弥散性血管内凝血等。

❀ 名医案例

路志正医案(1则)

案一:清化湿热、温脾和肝法治疗便血

老年混合痔脾肾俱虚、肝气偏旺、湿热下注之便血,以清化湿热、温脾和肝法,内外合治收效。

个人信息:崇某,男,61岁。

初诊:1974年12月10日。

主诉:便血1年半。

现病史:患混合痔1年半,经治不愈,便后带鲜血,时心悸气短,体倦乏力,腰痛,脉细稍数,舌质红、白苔上覆淡黄苔。

中医诊断:痔疮、便血,属脾肾俱虚、阴虚火旺。

西医诊断:混合痔。

治法:益气、凉血、止血法。

方药:党参15g,黄芪15g,防风12g,地榆炭9g,黄芩3g,枳壳15g,阿胶^{烊化}30g,炙甘草6g,旱莲草12g,槐角15g,荆芥炭8g,白芍15g。3剂,水煎服。

二诊（1974 年 12 月 16 日）：上药效不显，仍下血，四肢欠温，舌质淡，苔白滑，脉弦。再以温阳摄血法。阿胶^{烊化}30g，炒杜仲 12g，炙甘草 8g，白术 12g，附片^{先煎}3g，艾叶炭 12g，熟地 10g，黄芪 15g，当归 12g，仙鹤草 18g，黄芩炭 6g，伏龙肝 60g，白芍 15g，三七粉^{分冲}3g，3 剂，水煎服。

三诊（1974 年 12 月 19 日）：上药无效，仍下血不止，舌质黯，苔根部上覆淡黄苔，脉右弦、左稍弱。辨证湿热下注，治以清泻湿热、凉血止血。内服方：败酱草 15g，炒槐花 9g，淡附片^{先煎}3g，干地黄、白芍各 12g，炒地榆、乌梅炭、地锦草各 9g，秦皮 6g，伏龙肝^{先煎代水}60g。3 剂，水煎服。外洗方：苦参 15g，马鞭草 24g，芒硝 60g，桃仁 15g，白矾 6g。3 剂，水煎熏洗。

四诊（1974 年 12 月 26 日）：药后奏效，2 天未下血，舌中苔黄腻，两边少苔且滑，脉沉细。再按上方各 3 剂，用法同前。后按本方加减数剂而愈。

按：本案系老年男性，患混合痔便血 1 年半余，久治不愈，耗伤气血，加之年迈肾亏，伴发心悸气短、体倦乏力、腰痛等症；舌质红、苔白微黄，为热邪内蕴之象。初始辨证"脾肾俱虚，阴虚火旺，迫血妄行，血不归经"，采用益气、凉血、止血法，仿归脾汤合槐角丸意加减；用药 3 剂后，又见四肢欠温，脉弦，舌质淡，苔白滑，呈现寒湿内盛、抑遏阳气之证候，遂转用温阳摄血法，黄土汤化裁。然而，继服药 3 剂，便血仍未控制。路师毫无气馁，更加细腻详察明辨，当再次观察到舌根部覆淡黄苔，舌质黯，脉右弦、左弱，恍然悟出：患者因久病失血脾肾俱虚，然其表象背后或始动病因，乃肝气偏旺，湿热下注，蕴瘀肛肠。因经二诊使用温阳摄血黄土汤，阳虚寒湿之象渐缓，路师继以黄土汤、乌梅败酱汤（路氏经验方）、槐角丸意化裁，加强清泻湿热、凉血止血之功。方中以败酱草辛苦微寒，功善清热解毒化湿、凉血化瘀排脓，为主药；辅以炒槐花、炒地榆、地锦草、秦皮，清肠泻肝祛湿、凉血止血；佐以淡附片、伏龙肝温阳化湿止血，干地黄、白芍养血柔肝；使以乌梅炭，柔肝涩肠止血。此外，配合苦参、马鞭草、芒硝、桃仁、白矾水煎熏洗，加强局部清热解毒、活血消肿、收敛祛湿之效。诸法共奏清化湿热、温脾和肝、消痔止血，终使久痔便血顽疾获愈。路师对于疑难复杂疾病，擅长内服与外用，全身与局部，乃至针灸、食疗、导引等，杂合以治，攻坚克难，百折不挠。其广博的中医各科学识、深厚而娴熟的临证技巧，为吾辈树立了大师楷模。

（整理：杨凤珍　审阅：朱建贵）

第六章 肝胆疾病

第一节 胁 痛

【概述】胁痛,是指以一侧或两侧胁肋部疼痛为主要表现的病证,是临床上比较多见的一种自觉症状。胁,指侧胸部,为腋以下至第十二肋骨部的总称。可见于西医的多种疾病之中,如急慢性肝炎、胆囊炎、胆结石、胆道蛔虫、肋间神经痛等,凡上述疾病中以胁痛为主要表现者,均属此范畴。

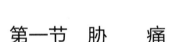 名医案例

1. 孔令诩医案(1 则)

案一:酸苦泄肝、通腑止痛治疗胁痛

胆囊炎热在厥阴之胁痛,以酸苦泄肝、通腑止痛之剂收效。

个人信息:朴某,女,67 岁。医案编号:1017Q0050。

初诊:2011 年 10 月 12 日。

主诉:右胁下痛连及背部 1 年。

现病史:患者于 1 年前患胆囊炎,每发则右胁下痛连背部,亦可连及胃脘和左胁。

检查:舌红绛苔少,脉弦滑。谷丙转氨酶、谷草转氨酶均升高。

中医诊断:胁痛,属热在厥阴。

西医诊断:胆囊炎。

治法:酸苦泄肝,通腑止痛。

方药:自拟方。黄连 3g,杭白芍 10g,郁金 10g,乌梅 3g,丹皮 10g,沙参 15g,陈皮 10g,内金 15g,火麻仁 15g,乌药 10g,槟榔 10g,炒麦芽 10g,麦冬 15g,橘络 30g,姜黄 10g,川朴 10g,砂仁 5g(后下),生甘草 3g。7 剂,水煎服,每日 1 剂,早晚分服。

二诊(2011 年 10 月 19 日):服药后患者自感病情好转。但昨晚右侧肩胛缝刺痛约 2 小时,后疼痛自止。舌红绛苔黄腻,脉弦滑。前法加活血通络。桂枝 15g,泽兰 15g,黄连 10g,杭芍 10g,郁金 10g,乌梅 3g,丹皮 10g,沙参 15g,陈皮 10g,内金 15g,火麻仁 15g,乌药 10g,槟榔 10g,炒麦芽 10g,麦冬 15g,橘络 30g,姜黄 10g,川朴 10g,砂仁 5g(后下),生甘草 3g,鸡血藤 15g。7 剂,水煎服,每日 1 剂,早晚分服。

三诊(2011年10月26日)：服药后疼痛大减。舌绛苔黄不腻,脉细。舌绛血分有热。前法加清热凉血。前方去砂仁加小蓟15g。7剂,水煎服,每日1剂,早晚分服。

四诊(2011年11月16日)：服药后症状明显好转,胃纳增。近日外感于右胁背又作痛。舌红苔黄偏重,脉显弦。前法加清肝热,活血止痛。前方去陈皮、鸡血藤,加莪术5g,元胡3g,夏枯草10g。7剂,水煎服,每日1剂,早晚分服。

五诊(2011年11月23日)：服药后胁痛未作,饮食尚好,降温后关节痛,左胸背闷楚。舌红绛苔黄腻,脉两关弦滑。痰热阻滞,筋脉不利,加之"湿流关节",不通则痛。中医诊断：胸痹,属痰热结胸证。治法：清热化痰,通络止痛。方药：小陷胸汤加减。黄连5g,枳实10g,槟榔10g,乌梅3g,瓜蒌15g,清半夏10g,丹参15g,桑寄生15g,内金20g,陈皮15g,黄芩10g,川朴10g,丹皮10g,银花15g,沙参15g,麦冬15g,桂枝10g,橘络30g,姜黄10g,夏枯草10g,火麻仁10g。14剂,水煎服,每日1剂,早晚分服。

按：患者胆囊炎,每发右胁下痛连背部,亦可连及胃脘和左胁。弦脉属肝,主痛。舌红绛苔少,热已伤阴。孔老师用《伤寒论》六经辨证,辨为热在厥阴,取乌梅丸中黄连、乌梅,酸苦治蛔厥的方法,活用于此。"腑以通为用",用乌药、槟榔、川朴、化滞行气。姜黄、橘络行气通络止痛。二诊肩胛缝是足太阳经所过,刺痛乃血瘀,通则不痛,故疼痛自止。《神农本草经》言：桂枝利关节。且桂枝入足太阳经,合泽兰、鸡血藤活血通络。

（整理：李娟 审阅：徐世杰）

2. 姚乃礼医案（8则）

案一：调和肝脾治疗胁痛

病毒性肝炎后肝硬化疫毒伤肝、肝脾不调、湿浊瘀阻之胁痛；治以调和肝脾,兼以解毒化痰、活血软坚法；后随患者病情变化,适当加入滋阴柔肝息风之品；先后治疗2年,病情稳定,逐步好转。

个人信息：霍某,男,67岁。

初诊：2008年11月6日。

主诉：右胁胀痛10月余。

现病史：患者于2008年1月无明显诱因出现右胁胀痛,就诊于某医院,诊断为慢性乙型病毒性肝炎、慢性丙型病毒性肝炎、肝硬化,予软肝健脾中成药(具体不详),疗效不理想。2008年10月31日复查：ALT:131U/L,AST:71U/L,TBIL:29.5μmol/L,DBIL:11.3μmol/L,CHE:508U/L,AFP:5μg/ml,ALP:270U/L。腹部超声提示：①肝实质弥漫性损害；②脾大。现为求中药治疗就诊我院。刻下右胁肋胀痛,乏力,双下肢水肿,以左下肢为甚,足踝较明显,口干,口苦,纳可,眠差,二便调。既往曾患亚急性重症肝炎(甲型),后治愈,期间输血史。饮酒史30余年,偶有大量饮酒,发现肝硬化后已戒。

检查：舌体略胖,舌黯红,苔黄,中根部厚腻,脉弦细,左弦细缓。形体消瘦,肝掌,蜘蛛痣,触诊脾脏轻度增大,质硬,无触痛,双下肢中度凹陷性水肿。

中医诊断：胁痛；臌胀。属疫毒伤肝、肝脾不调、湿浊瘀阻。

西医诊断:慢性乙型病毒性肝炎;慢性丙型病毒性肝炎;肝硬化;脾大。

治法:调和肝脾、解毒化痰、活血软坚。

方药:逍遥散加减。全当归15g,赤白芍各12g,茯苓30g,炒白术15g,柴胡10g,广郁金12g,太子参30g,炙黄芪30g,鳖甲(先煎)30g,生牡蛎(先煎)30g,丹参30g,莪术10g,茵陈30g,虎杖15g,白花蛇舌草30g,炙枇杷叶12g。并嘱患者:①注意休息,避免劳累;②饮食调护:合理膳食,营养均衡,忌一切生冷硬及不易消化的食物;③情志调护:保持心情舒畅。

二诊(2009年3月26日):服上方右胁肋胀痛减轻,精神渐好,口干口苦减轻。刻下右胁肋胀痛,腹胀,乏力,午后双下肢轻度水肿,尤以两踝为著,偶有口干口苦,矢气,呃逆,纳可,眠差,易醒,二便调。舌黯红,苔黄厚腻,脉弦细缓。3月26日复查:腹部超声示:①肝硬化;②肝多发囊肿;③胆囊多发结石;④脾大(脾脏大小较前回缩)。治法同前,酌加理气和胃之品。仍以逍遥散加减。当归15g,赤白芍各15g,茯苓30g,白术15g,柴胡12g,太子参30g,炙黄芪30g,丹参30g,莪术10g,虎杖20g,白花蛇舌草30g,甘草10g,旋覆花10g(包煎),厚朴花10g,木香10g,焦槟榔10g,炙鳖甲45g(先煎),鸡内金10g,生牡蛎30g(先煎)。

三诊(2009年9月9日):乏力缓解,右胁肋胀痛、双下肢水肿基本消失。刻下上腹胀痛,食用油腻食物后加重,口苦乏力,偶有手足心发热,双下肢时有酸痛,纳可,眠差易醒,矢气较多,二便调。舌黯红,苔黄厚腻,脉细弦。仍以调和肝脾、解毒化痰、解瘀软坚为法。上方加减:去旋覆花、虎杖、鸡内金。加入黄连10g,木瓜15g,金钱草30g,焦山楂30g。

四诊(2010年5月20日):双下肢酸痛基本消失,腹胀略有好转。刻下乏力明显,时有腹胀,常在进食油腻食物后出现,口干口苦,双下肢微肿,纳可,眠差,二便调。舌黯红,苔不均,脉弦细,右缓。治以健脾柔肝、化痰解瘀软坚为法,拟逍遥散合一贯煎加减。全当归15g,赤白芍各15g,茯苓30g,白术15g,柴胡10g,炙黄芪20g,生地30g,枸杞子12g,北沙参12g,麦冬10g,丹参30g,莪术10g,茵陈30g,虎杖15g,鳖甲45g(先煎),甘草6g,生牡蛎30g(先煎),车前子30g(包煎)。

并以上方为基础合六君子汤加减制成丸剂,同汤剂交替服用。丸剂处方:上方鳖甲改60g,炙黄芪改30g,麦冬改15g,入生黄芪30g,太子参30g,法半夏12g,陈皮10g,白花蛇舌草30g,厚朴10g,川连10g,鸡内金15g。7剂,炼蜜为丸,丸重6g,每次2丸,日2次。

五诊(2010年11月4日):胁痛与腹胀基本消失。刻下乏力明显,右侧胸部酸痛,双下肢轻度水肿,口干口苦明显,头颤动,唇干,纳可,眠差易醒,大便正常,小便短少,色黄。舌黯红,苔黄腻,脉弦细而涩。9月29日复查:腹部CT示:肝硬化,脾大,肝囊肿,胆囊结石,左肾结石,副脾。胰腺周围多发肿大淋巴结。治以柔肝健脾、清化湿热、理气化瘀、解毒化痰为法。方拟逍遥散合四君子汤加减。全当归15g,赤白芍各15g,茯苓30g,白术15g,太子参30g,炙黄芪30g,丹参30g,莪术10g,炙鳖甲60g(先煎),生牡蛎30g(先煎),生地20g,麦冬12g,大腹皮12g,茵陈30g,白花蛇舌草30g,龙葵15g,半枝莲30g,炙甘草10g。

另拟丸方同汤剂交替服用,丸药处方:以上方为基础,炙黄芪改45g,龙葵改30g,入陈皮12g,白蔻仁12g,鸡内金30g,苦参15g。7剂,炼蜜为丸,每丸重6g,每次2丸,日2次。

六诊(2011年12月1日):患者病情明显好转。精神渐佳,纳食渐增。刻下纳后右胁肋不舒,乏力,劳累后左下肢轻度水肿,口干口苦,手足颤动,纳眠可,小便色黄,量尚可。舌黯红,苔白厚稍腻,脉弦细涩。11月4日复查:全血细胞分析:WBC:3.11×10^9/L,Hb:173g/L,PLT:50×10^9/L;生化:ALT:34U/L,AST:36U/L,TBIL:26.37μmol/L,GGT:59U/L,ALP:229U/L。腹部CT:肝硬化,左肾结石,副脾,胆囊多发结石,腹膜后淋巴结肿大较前减小。治法同上。方拟逍遥散合四君子汤加减。全当归20g,赤白芍各15g,茯苓30g,白术15g,柴胡12g,太子参30g,炙黄芪30g,生地24g,山萸肉15g,茵陈20g,虎杖15g,龙葵15g,丹参30g,莪术10g,三七粉3g,生牡蛎30g(先煎),鳖甲60g(先煎),鸡内金15g,浙贝母20g,甘草10g。14剂,日1剂,分2次服。

另拟丸方同汤剂交替服用,丸药处方:上方为基础,加入陈皮10g,砂仁10g,木香10g,槟榔15g,厚朴15g,仙鹤草30g,水红花子30g,钩藤20g,车前子30g。7剂,炼蜜为丸,每丸重6g,每次2丸,日2次。

按:患者老年男性,曾因酒食不节,疫毒侵入,但正气未虚,驱邪外出而愈。后因输血,复感疫毒之邪,正气亏虚未能祛邪外出,疫毒之邪伏留肝络,日久不愈,煎熬津液,影响气机,瘀血、痰饮、浊毒互结,阻滞络脉,严重影响肝络功能,日久损伤肝络,导致患者进入肝硬化阶段。治以调和肝脾以扶正,解毒活血化痰以祛邪为法,患者服药3个月,自觉精神好转,腹部超声示脾脏大小在回缩,说明辨证准确,治疗得当,效不更方,二诊三诊随症加减。湿热疫毒之邪蕴结日久易从火化,耗灼阴津;加之肝脾不调,气血生化乏源,终至肝之阴血亏虚,四诊时出现苔薄不均之阴伤之兆,鉴于乙癸同源,肝肾同治的理论,治疗时用滋养肝肾阴血之品,以滋水涵木,改用一贯煎加减。肝阴不足,痰火上扰出现头颤动之风象。于是五诊时重用鳖甲、牡蛎以滋阴潜阳,平肝息风;生地、麦冬、芍药滋阴柔肝,取大定风珠之意,共奏滋阴养液、柔肝息风之效。

慢性肝病病程较长,在治疗上宜缓不宜急。对于肝硬化等慢性肝病的患者,姚乃礼主任医师常常先予汤剂调治,待患者病情稳定,处方相对固定的时候,改用丸剂,服用方便,有利于患者坚持治疗。再者丸者,缓也,缓以治本。所用药物攻不伤正,补不壅中,以冀癥积潜移默消,促使疾病的改善和恢复。另外该患者身在外地,前来就诊不便,故常以丸方调理。

(整理:吕文良　审阅:姚乃礼)

案二:调肝理气解郁、活血和络治疗胁痛

肝血管瘤肝失条达、络脉失和之胁痛,治以逍遥散加减调肝理气解郁、活血和络之法,就诊三次后,胁痛基本消失。

个人信息:吕某,男,39岁。

初诊:2013年6月13日。

主诉:间断右胁肋胀痛2年余。

现病史:患者于2011年失眠后出现右胁肋胀痛,呈走窜感,在北京某医院诊断为肝血管瘤,间断服用中药汤剂治疗,效果不明显,遂就诊于我院。辅助检查:腹部超声:肝剑突下

2.1cm,右肝斜径 11.7cm,肝右后叶见低回声 4.0cm×3.2cm×2.9cm,边界清。超声提示:肝内低回声:肝血管瘤可能性大。生化全项、全血细胞分析、免疫性肝病抗体谱、肝炎病毒系列未见异常。胃肠镜检查未见异常。刻下间断右胁肋胀痛,时有针刺样疼痛,胁肋疼痛与情绪变化相关,无腹胀,无胃脘不适,纳食可,睡眠较差,二便调。

检查:舌黯红,稍胖,齿痕,苔薄白,脉左沉细,右弦。

中医诊断:胁痛,属肝失条达、络脉失和。

西医诊断:肝血管瘤。

治法:调肝理气解郁、活血和络。

方药:逍遥散合四逆散加减。当归 20g,赤白芍各 15g,茯苓 20g,白术 20g,柴胡 10g,枳实 15g,丹参 20g,郁金 12g,合欢皮 30,土鳖虫 6g,桃仁 12g,红花 10g,甘草 6g。14 剂,日 1 剂,分 2 次服。

二诊(2013 年 8 月 8 日):药后患者病情明显好转,胁肋胀痛基本消失,精神渐佳,遂未再服药。近日症状反复,出现右胁肋疼痛,睡眠差,入睡难,易醒梦多,二便调,矢气多,略见乏力,纳眠可。舌淡黯,苔白略腻,脉细弦。治以健脾调肝、养血安神为法,方拟逍遥散加减。当归 20g,赤白芍各 15g,柴胡 10g,茯苓 20g,炒白术 15g,党参 15g,丹参 20g,郁金 12g,川楝子 12g,枳壳 12g,合欢花 15g,生龙骨 30g(先煎),生牡蛎 30g(先煎),酸枣仁 30g,甘草 10g。14 剂,日 1 剂,分 2 次服。

三诊(2013 年 8 月 29 日):患者病情好转,胁肋胀痛减轻,睡眠好转。现胁肋部偶有针刺样疼痛,精神可,饮食可,入睡难,时梦多,二便调。舌淡黯,齿痕,苔薄白,脉细弦。治以柔肝健脾、化瘀安神为法。方拟逍遥散加减。当归 20g,赤白芍各 15g,柴胡 10g,茯苓 20g,生白术 15g,太子参 20g,丹参 20g,莪术 6g,石菖蒲 12g,郁金 12g,合欢花 15g,酸枣仁 30g,生龙骨 30g(先煎),生牡蛎 30g(先煎),甘草 6g。7 剂,日 1 剂,分 2 次服。后服加味逍遥丸以巩固疗效。

按:胁痛的治疗首先应辨清虚实两端,实证多为肝气郁结、瘀血阻滞、肝胆湿热、邪阻肝络,不通则痛;虚证多为肝阴不足,肝络失养,不荣则痛。次辨病位在气在血。胁痛初期,多在气分,以肝气郁结为主,而见胁肋胀痛,疼痛游走不定,症状轻重与情绪相关,治疗上以疏肝活络为法;气滞日久或者跌仆损伤,病入血分,多见胁肋刺痛,痛有定处,入夜尤甚,治疗上当以活血化瘀通络为法。本案患者患病日久,治疗失宜,血随气滞,瘀阻经络,络脉失和,治以调肝理气解郁、活血和络为法。虽然该患者自发病以来未见脾胃不适,然见肝之病,知肝传脾。故方拟逍遥散调和肝脾,疏肝同时又安未受邪之地。综观本案立法用药,气血并治、既病防变,后以丸药调肝健脾,以善其后,无复发之忧矣。

(整理:吕文良 审阅:姚乃礼)

案三:柔肝健脾、化湿解毒通络治疗胁痛

慢性乙型病毒性肝炎肝脾不调、湿热浊毒瘀滞肝络之胁痛,治以柔肝健脾、清热化湿、解毒通络,服药 2 个月,症情明显好转,HBV-DNA 由 $1.47×10^5$ IU/ml 降至 $7.73×10^3$ IU/ml。

个人信息:王某,男,24岁。

初诊:2013年9月5日。

主诉:发现HBsAg阳性10余年,胁痛3月余。

现病史:患者于2000年体检时发现HBsAg阳性,未予重视。2012年复查,诊断为慢性乙型病毒性肝炎、肝功能异常,建议其行抗病毒治疗,患者拒绝。近日胁痛与乏力较前明显,遂就诊于我院。刻下:乏力容易困倦,饮酒、劳累后出现胁痛,纳后时有胃胀痛,腹胀,情绪激动时加重,口干口苦,自觉口中异味,时有牙龈出血,腰酸,运动后足跟痛,纳眠可,大便不成形,日一行。询问其家族史,母亲慢性乙型病毒性肝炎,舅舅因肝炎后肝硬化去世。

检查:舌黯红,胖大,苔白腻稍黄,脉沉弦。

中医诊断:胁痛,属肝脾不调、湿热浊毒瘀滞肝络、兼有肾虚。

西医诊断:慢性迁延型乙型病毒性肝炎。

治法:柔肝健脾、清化湿热、解毒通络、兼以益肾为法。

方药:逍遥散加减。当归20g,赤白芍各15g,茯苓20g,白术20g,丹参20g,莪术10g,黄芩12g,黄连10g,茵陈20g,垂盆草30g,生地24g,金毛狗脊15g,厚朴花15g,豆蔻12g(后下),茜草12g,甘草6g。14剂,日1剂,分2次服。

二诊(2013年9月26日):患者乏力缓解,纳后胃痛消失,大便正常。现胁痛,腰骶酸痛,口干口苦,时有脘腹胀满,不耐生冷食物,纳眠可,小便黄。舌黯红,苔微黄腻,脉沉弦。辅助检查:ALT:27U/L,AST:22U/L,TBIL:23.7U/L,DBIL:5.2U/L,UA:427μmol/L,HBV-DNA:1.47×10^5IU/ml。腹部超声示:脾大(14cm×4.7cm)。继以上方加减:去白蔻仁、黄芩、生地,入白花蛇舌草30g,败酱草20g,苦参15g,鳖甲45g(先煎)。14剂,日1剂,分2次服。

三诊(2013年10月17日):患者病情明显好转。肝区不适消失,牙龈出血次数减少,腰骶酸痛缓解。刻下时有乏力困倦,双目干涩,口干口苦,舌麻,纳眠可,大便不成形,日行一次。舌淡黯,舌体胖大,苔白略腻,脉左沉细,右弦。继以调和肝脾、清化湿热解毒、活血软坚为法。方拟逍遥散加减。全当归20g,赤白芍各12g,茯苓20g,炒白术20g,党参15g,丹参20g,莪术10g,茵陈20g,白花蛇舌草30g,败酱草20g,苦参15g,垂盆草30g,鳖甲45g(先煎),厚朴花15g,豆蔻10g(后下),茜草12g,甘草10g。14剂,日1剂,分2次服。

四诊(2013年10月31日):患者病情无明显变化。现困倦乏力,胁肋时有胀痛,腹部胀满隐痛,时觉双目干涩,口干口苦,口腔异味,牙龈出血,纳食可,多梦,大便稀溏,质黏。舌淡黯,胖齿痕,苔薄白略腻,脉左沉细,右弦。治法同上,方拟逍遥散加减。全当归20g,赤白芍各15g,柴胡10g,茯苓20g,炒白术15g,丹参20g,莪术10g,茵陈20g,栀子10g,白花蛇舌草30g,败酱草20g,苦参15g,鳖甲45g(先煎),茜草12g,甘草10g。14剂,日1剂,分2次服。

五诊(2013年11月14日):患者病情好转。腹部胀满隐痛减轻,胁痛好转,牙龈出血次数减少。刻下乏力,口干,口中异味,纳眠可,二便可。舌淡红,苔薄黄,脉左弦右弱。辅助检查:HBV-DNA:7.73×10^3IU/ml。上方茜草改为茜草炭10g,炒白术改20g,入太子参20g。14剂,日1剂,分2次服。

按:姚乃礼主任医师认为本病的基本病机为湿热疫毒之邪稽留体内,导致肝脾失调,邪气内侵深伏血分,日久湿热痰瘀交阻,损伤肝络,疾病缠绵难愈。其中湿热疫毒滞留难尽是本病的启动因子和持续因素,毒损肝络是本病的基本病理变化,肝病及脾是病机的必然演变过程。故临证治疗时多以调和肝脾、清热化湿、解毒通络为法。

在治疗时,除了要把握基本病机之外,亦应重视现代理化检查。姚乃礼主任医师认为现代理化检查是人体内在功能变化的客观体现,可将其作为四诊的延伸,并用中医理论认识这些理化检查的结果,指导临床辨证,从而为辨证提供更加客观、更加精确的依据。比如,HBV-DNA 的复制活跃程度与湿热疫毒轻重有一定的相关性,即 HBV-DNA 复制愈活跃,湿热疫毒程度愈重。二诊时根据患者 HBV-DNA 结果,入白花蛇舌草、败酱草、苦参加强清热解毒之力。方药对证,三诊时患者症情明显好转。四诊时患者病情虽然变化不明显,但根据患者的病机,仍守方加减,考虑患者以邪实为主,补反助邪,故去党参。五诊时患者症状已经明显改善,乙型肝炎病毒核糖核酸定量较前下降。

（整理：吕文良　　审阅：姚乃礼）

案四：调和肝脾、清化湿浊治疗胁痛

脂肪肝肝脾不调、浊邪内滞之胁痛,治以逍遥散加减调和肝脾兼顾清化湿浊,症情明显好转,肝功能恢复正常。

个人信息：王某,男,68岁。

初诊：2013 年 1 月 30 日。

主诉：右胁肋胀痛 1 月余。

现病史：患者于 2012 年 12 月无明显诱因出现右胁肋胀痛,症状持续不解,遂就诊于我院门诊。刻下右胁肋部胀痛,时有胃脘部堵闷,口干不欲饮,大便溏,日行 1~2 次,小便泡沫多。患者既往十二指肠溃疡,浅表性胃炎。

检查：舌黯红,苔薄黄,脉弦细滑。形体肥胖,双鱼际稍红。辅助检查（2013 年 1 月 23 日）：生化全项：ALT：54U/L,AST：38.2U/L,UA：539μmol/L,CHO：7.97mmol/L,TG：2.77mmol/L,HDL-C：1.32mmol/L,LDL-C：5.05mmol/L。腹部超声：肝脏增大,右肝斜径 19.0cm,内部回声增强,肝内管道显示不清,后方回声衰减。肝内未见占位病变,门脉不宽。超声诊断：肝脏增大,脂肪肝,胆囊息肉,双肾实质回声增强,请结合临床。

中医诊断：胁痛。证属肝脾不调、浊邪内滞。

西医诊断：脂肪肝,高脂血症,胆囊息肉,肝功能异常,高尿酸血症。

治法：调和肝脾、清化湿浊。

方药：当归芍药散合四君子汤加减。全当归 20g,赤白芍各 15g,泽泻 12g,云苓 20g,白术 15g,太子参 20g,丹参 20g,莪术 10g,郁金 12g,厚朴花 15g,鸡内金 15g,焦山楂 30g,荷叶 30g,茵陈 15g,垂盆草 20g,甘草 6g。14 剂,日 1 剂,分 2 次服。调摄护理：①调整生活习惯。工作上要劳逸结合,避免过度劳累,生活上要作息规律。②饮食清淡。忌酒,减少食用动物脂肪与内脏,多食粗粮以及膳食物纤维。③坚持运动。根据自身体力情况、运动经历选择相应的运动方法和运动时间进行锻炼,可选择快走、跑步、散步、游泳、骑自行车、打太极拳等,做到持之以恒。

二诊（2013年2月20日）：服用上方后胁肋胀痛程度明显减轻，疼痛次数明显减少。刻下右胁肋仍有胀痛，纳眠可，小便泡沫多，大便较前略成形，日行2~3次，夜间口干不欲饮。舌淡黯，齿痕，脉左沉细弦，右弦滑。继以调和肝脾、清化湿浊为法，上方加减：去郁金、荷叶，太子参改30g，茵陈改20g，加木香10g，川连6g。14剂，日1剂，分2次服。

随访（2013年8月13日）：经向患者本人电话随访，胁痛症状消失。复查：ALT：15U/L，AST：19.6U/L，TG：2.31mmol/L，CHO：6.02mmol/L，HDL-C：0.97mmol/L，LDL-C：3.65mmol/L，UA：514μmol/L。腹部超声提示：胆囊息肉，余未见异常。

按：中医学根据脂肪肝的发病特点以及临床表现，将其归于"积聚""胁痛""癥瘕""肝着"等范畴，中医肝病协作组现将其定名为"肝痞"。姚乃礼主任医师认为该病涉及肝脾两脏，或因脾虚木乘，脾运不行，浊邪留滞，影响肝之疏泄。或因肝失疏泄，克伐脾土，以致脾运失职，浊邪瘀滞。无论肝脾孰先孰后，则肝脾不调，浊邪瘀滞为其基本病机。该患者为老年男性，既往十二指肠溃疡、浅表性胃炎病史，脾胃素虚，脾胃运化功能失职，饮食中的水谷精微不能化生气血，反成湿浊之邪停滞于肝，影响肝之疏泄，肝脾不和，酿成斯疾，治以当归芍药散加减，对于该患者来说，脾失健运是该病发生与转归的病机关键，故治疗上重视健运脾胃，治疗时加用太子参、鸡内金健脾运脾。

（整理：吕文良　审阅：姚乃礼）

案五：调和肝脾，化浊解瘀软坚治疗胁痛

自身免疫性肝病肝脾不和、浊邪瘀滞、肝络受损之胁痛。治以调和肝脾，化浊解瘀软坚之法，方拟逍遥散加减治疗2年余，患者症状明显好转，转氨酶正常，腹部淋巴结消失，脾脏回缩。

个人信息：杨某，女，56岁。

初诊：2011年4月7日。

主诉：胁肋部窜痛伴有胃脘胀痛2年余。

现病史：患者于2009年无明显诱因出现胁肋部窜痛，胃脘部胀痛，曾就诊于当地医院，对症治疗后效果不明显。遂于2010年就诊于解放军302医院，诊断为自身免疫性肝病，给予熊去氧胆酸进行治疗，自觉症状较前稍有好转。现为求中医治疗就诊于我院，刻下胁肋部窜痛，胃脘部胀痛，反酸，口干口苦，心烦，时有头痛，胸闷憋气，精神可，纳可眠差，入睡难，大便秘结，3~4日一行，小便调。

检查：舌淡胖，裂纹，苔白腻，脉沉弦细，两尺无力，右沉弱。3月8日辅助检查：WBC：3.55×10^9/L，Hb：146g/L，PLT：206×10^9/L，ALT：89.1U/L，AST：74.4U/L，ALP：191.2U/L，γ-GT：172.2U/L，TP：69.7g/L，ALB：35.4g/L，ANA阳性，AMA阳性，IgG：1680mg，IgA：194mg，IgM：108mg。

中医诊断：胁痛，属肝脾不调、浊邪瘀滞、肝络受损。

西医诊断：自身免疫性肝病，胆囊切除术后。

治法：柔肝健脾和胃、化浊解瘀。

方药:逍遥散加减。全当归 20g,赤白芍各 15g,柴胡 12g,茯苓 20g,白术 15g,太子参 30g,茵陈 30g,虎杖 15g,黄芩 12g,丹参 30g,莪术 10g,煅瓦楞子 15g,煅牡蛎 30g(先煎),焦槟榔 10g,夏枯草 12g,鸡内金 12g,炙甘草 6g。14 剂,日 1 剂,分 2 次服。

二诊(2011 年 4 月 21 日):患者病情无明显变化。刻下胁肋窜痛,乳房胀痛,胃脘胀满,纳后明显,偶有恶心,双目干涩,视物模糊,口干口苦,心烦,纳眠可,大便干,2~3 日一行。舌淡黯,裂纹,苔白腻,脉沉细。4 月 12 日复查:ANA 阳性,AMA 阳性(1:320),AMA-M2:100RU/ml;肝脏 MRI 示:①弥漫性肝损伤;②肝门以及腹膜后多发增大淋巴结,建议进一步检查;③胆囊切除术后改变,胆囊窝异常信号,考虑为扩大的残端,建议 B 超随访。此次就诊,患者以肝胃气滞为甚,治以调和肝胃、化浊解瘀软坚、兼顾气阴为法。方拟柴胡疏肝合四君子汤加减。柴胡 12g,枳壳 12g,焦槟榔 12g,黄芪 30g,太子参 30g,茯苓 20g,生白术 15g,茵陈 30g,虎杖 15g,黄连 10g,丹参 30g,莪术 10g,桃仁 15g,浙贝母 15g,煅牡蛎 30g(先煎),鳖甲 30g(先煎),穿山甲 15g,甘草 10g。14 剂,日 1 剂,分 2 次服。

三诊(2011 年 5 月 5 日):患者病情好转。胁肋窜痛以及乳房胀痛均减轻,恶心消失,现心烦,稍有口干口苦,双目干涩,视物模糊,纳可眠差,大便干,2~3 日一行。舌淡黯,裂纹,苔白腻,不均匀,脉沉细。治以健脾柔肝、软坚解瘀为法。方拟逍遥散加减:全当归 20g,赤白芍各 15g,茯苓 30g,生白术 30g,柴胡 12g,枳壳 12g,苏梗 12g,厚朴花 10g,太子参 20g,炙黄芪 15g,丹参 30g,莪术 10g,茵陈 30g,栀子 12g,夏枯草 15g,生龙牡各 30g(先煎),鳖甲 30g(先煎),甘草 6g。14 剂,日 1 剂,分 2 次服。

四诊(2011 年 8 月 4 日):近日左上腹以及胃脘部隐痛,时有胀满,心烦,口干稍有口苦,精神可,纳可眠差,二便调。舌黯红,有裂纹,苔白腻,脉左弦细、右细弱。8 月 3 日复查,ALT:20U/L,AST:24U/L,ALP:116U/L;腹部超声示:腹腔淋巴结肿大。治法以柔肝健脾、益气养阴、软坚化瘀为法。方拟逍遥散加减。全当归 20g,白芍 30g,茯苓 30g,白术 20g,太子参 30g,黄芪 20g,生地 24g,女贞子 15g,玄参 15g,浙贝母 15g,煅牡蛎 30g(先煎),鳖甲 45g(先煎),丹参 30g,莪术 10g,桃仁 12g,木香 10g,黄连 10g,败酱草 30g,甘草 10g。14 剂,日 1 剂,分 2 次服。

五诊(2011 年 8 月 25 日):左上腹隐痛减轻,心烦缓解。刻下气短,嗳气。舌淡黯,有裂纹,苔白腻,脉弦细。治法同上,上方加减:入夏枯草 15g,山慈菇 15g,豆蔻 10g(后下),炒杏仁 12g,钩藤 15g(后下),去败酱草,木香,黄连,女贞子。14 剂,日 1 剂,分 2 次服。

六诊(2011 年 9 月 22 日):左上腹隐痛进一步减轻,刻下胃脘胀满隐痛,嗳气,反酸,时有腹胀,头痛。舌淡黯,裂纹,苔白腻微黄,脉弦细。9 月 14 日复查,ALT:22U/L,AST:26U/L,ALP:123U/L;腹部超声示:肝弥漫性病变;肝右叶内异常高回声,性质待定,建议增强 CT;胆囊切除术后;脾大;腹部 CT 示:未见肿大淋巴结,肾囊肿,副脾。治以疏肝健脾、理气化湿、化瘀和络为法。方拟逍遥散加减。全当归 20g,赤白芍各 15g,茯苓 20g,生白术 20g,太子参 30g,炙黄芪 30g,丹参 20g,莪术 10g,郁金 12g,茵陈 30g,焦栀子 10g,豆蔻 10g(后下),夏枯草 12g,煅牡蛎 30g(先煎),鳖甲 45g(先煎),厚朴花 12g,枳壳 12g,炙甘草 6g。14 剂,日 1 剂,分 2 次服。

随访:(2013 年 6 月 24 日)患者坚持以逍遥散合利胆活血散瘀软坚之剂调理至今,根据症状适当加减,但基本治法不变。自觉无明显不适,6 月 20 日复查:生化 ALT:31U/L,AST:

30U/L,ALP:124U/L,ALB:40g/L,血常规:WBC:3.74×10^9/L,RBC:4.56×10^{12}/L,HGB:143g/L,PLT:219×10^9/L,免疫:ANA:阳性,AMA:阳性(1:160),AMA-M2:168RU/ml。腹部超声:①肝回声增粗、不均;②脾稍大(4.1cm×9.5cm)。

按:自身免疫性肝病是以累及肝脏为主的一类自身免疫性疾病,治疗十分棘手,西医治疗该病尚无特效手段。姚乃礼主任医师认为本病病位虽在肝,然肝木与脾土的关系十分密切,随着疾病的发展,或肝郁日久,乘侮脾土;或脾胃虚弱,土虚木乘。其病机转化,临床表现均与脾有关,肝郁脾虚,肝脾同病是病机的必然演变过程,贯穿于疾病发生发展的全过程,故在治疗时重视调和肝脾,常用逍遥散加减。纵观本案立法用药,始终以调和肝脾,化浊解瘀软坚为法,肝脾同治,气血并调,守方加减,虽为常用之方,平和之药,但平淡之剂,最为神奇,最终患者的症情明显好转,辅助检查提示转氨酶正常,腹部淋巴结消失,脾脏缩小,生活质量亦得到明显提高。

(整理:吕文良 审阅:姚乃礼)

案六:先清化湿热,后调补肝脾治疗胁痛

慢性乙型病毒性肝炎肝脾不调、湿热浊毒内蕴之胁痛,抗病毒治疗同时坚持柔肝健脾、清化湿热之剂收效。

个人信息:余某,男,38岁。

初诊:2012年7月18日。

主诉:胁肋疼痛7年余。

现病史:患者于2005年无明显诱因出现胁肋疼痛,就诊于当地医院,诊断为慢性乙型病毒性肝炎,肝功能异常,给予"阿德福韦酯"治疗,两年内病情控制良好。2007年患者劳累后症情反复,肝功能异常,HBVDNA复制活跃,就诊于佑安医院,改为口服恩替卡韦继续治疗,病情稳定。现患者为求中医治疗就诊我院。刻下右胁隐痛,乏力,容易疲劳,咳嗽时有,痰少,纳眠可,大便日1行,不成形。

检查:舌淡黯,苔白腻,脉左沉细,右弦细。2012年7月17日,生化提示:ALT:66.7U/L,AST:30.5U/L,TBIL:20.5μmol/L,UA:511.1μmol/L。HBV-DNA:1.38×10^{2}IU/ml。腹部超声:弥漫性肝病表现,肝内钙化灶,胆囊炎。

中医诊断:胁痛,属肝脾不调、湿热内蕴。

西医诊断:慢性乙型病毒性肝炎,肝功能异常,胆囊炎。

治法:调和肝脾、清热利湿化浊。

方药:自拟方。全当归20g,赤白芍各15g,柴胡10g,枳壳12g,茵陈20g,虎杖15g,垂盆草20g,草豆蔻12g,白蔻仁12g,法半夏12g,木香10g,川连10g,苦杏仁10g,桔梗12g,甘草6g。并嘱其:①合理膳食,均衡营养;②起居有常,适量运动;③开朗乐观。

二诊(2012年10月10日):服上方后胁肋疼痛缓解,停用后症状反复,右胁隐痛,食欲差,乏力,食凉后大便稀。舌黯红,苔白厚腻,脉沉细弦。治以调和肝脾、清热利湿化浊为法。方拟平胃散合六君子汤加减。厚朴15g,炒苍术12g,陈皮10g,法半夏12g,党参20g,白术

15g,云苓 20g,蚕砂 15g,白蔻仁 10g(后下),草豆蔻 12g,木香 10g,鸡内金 15g,茵陈 20g,丹参 20g,甘草 6g。

三诊(2012 年 10 月 31 日):胁肋隐痛减轻,困倦乏力缓解,食欲不振,纳食量少,大便日行 2~3 次,不成形,小便黄,睡眠可。舌黯红,苔白腻,脉沉细弦。治法同前,继以上方加减:去蚕砂、茵陈,加石菖蒲 12g、焦槟榔 6g、车前草 30g。

四诊(2013 年 1 月 24 日):乏力、咳嗽明显缓解,腰背痛,皮肤瘙痒,大便日二次,较前好转,但不成形,纳眠可。舌淡黯,苔白腻,脉细弦。治以柔肝健脾、清热利湿解毒软坚为法。方拟当归芍药散加减。全当归 20g,赤白芍 15g,云苓 20g,白术 15g,苦杏仁 12g,桔梗 12g,青黛 3g(包煎),海蛤壳 15g,炙百部 15g,茵陈 20g,白花蛇舌草 20g,煅牡蛎 30g(先煎),浙贝母 20g,石见穿 20g,金毛狗脊 15g,甘草 6g,生地 24g。

随访:患者继以上方加减进行调理,咳嗽消失,工作劳累后时有乏力,纳眠可,大便不成形。1 月 24 日复查,生化:ALT:26.4U/L,AST:20.6U/L,TBIL:22.0μmol/L,UA:383μmol/L。HBV-DNA<100IU/ml。

按:二诊时患者困倦、乏力、食欲不振、大便不成形,脾虚之象突出,治疗上应以健脾益气为主,而本案治疗上姚乃礼主任医师治疗时以清化湿浊为主,究其原因,其苔白厚腻而致密,是为本案辨证之关键点。脾喜燥恶湿,故脾易为湿所困。临床上脾湿为患常见两种类型,一为湿浊内盛而致脾失健运者,为实证,此种患者的舌苔必厚腻,治疗时应先以化湿为主,健脾益气为辅。二是脾胃虚弱而致湿浊停留,为虚证,此种患者的舌苔不厚,舌多淡嫩有齿痕,治疗时应以健脾益气为主以顾其本,辅以清化湿浊。姚乃礼主任医师在临床上遇到舌苔厚腻者,治疗上常以二陈汤、平胃散为基础,进行加减燥湿化浊,辅以四君子汤健脾。因本案患者饮冷纳凉以后大便稀溏,加用白蔻仁、草豆蔻温中燥湿。

本案还有一症需要注意,即患者从初诊至四诊期间,始终伴有咳嗽,虽非主症,但甚以为苦,初以桔梗、杏仁一升一降,宣通肺气症状虽有所好转,然而咳嗽久而不愈。仔细询问患者,咳嗽多为猝然而作,偶尔有痰,痰少。《灵枢·经脉》中描述肝足厥阴之脉……其支者,复从肝别贯膈,上注肺。考虑本患者为肺气不足又兼肝木乘之,木郁化火刑金而见是症,治疗上清金制木,加用黛蛤散清肝利肺而取效。

（整理:吕文良　审阅:姚乃礼）

案七:养血柔肝、清化湿热治疗胁痛

脂肪肝肝胃不和,湿热内蕴之胁痛,先以柴胡疏肝散疏肝和胃,兼顾清化湿热。后根据患者附睾病变,适当加入调补肝肾,分清化浊,助膀胱气化之品,就诊 5 次后患者症情好转,肝功能恢复正常。

个人信息:刘某,男,29 岁。

初诊:2011 年 12 月 29 日。

主诉:间断胁肋胀痛半年余。

现病史:患者于 2011 年 6 月无明显诱因出现右胁胀痛,就诊于黑龙江某医院,经检查诊断为:脂肪肝,肝功能异常。腹部超声示:肝内脂肪沉积,胆囊壁欠光滑。2011 年 10 月 19 日 生 化:ALT:65.8U/L,AST:30.2U/L,GGT:143U/L,ALB:52.8g/L。CHO:6.20mmol/L,TG:2.02mmol/L。经间断服用保肝降酶的中成药进行治疗后,症状和检查无明显改善,为求进一步治疗来我院就诊。刻下症见两胁肋胀痛,劳累及受凉以后加重,胃脘隐痛,纳后腹胀,嗳气反酸,纳食可,双目干涩,时有往来寒热,大便不成形,日行 2~3 次,排便时伴肛门下坠感。本人有烟酒史 10 年,偶有大量饮酒,每日吸烟 10 支左右。

检查:舌黯红,苔白腻,脉弦细。

中医诊断:胁痛,属肝胃不和、湿热内蕴。

西医诊断:脂肪肝,高脂血症,肝功能异常。

治法:疏肝和胃、清化湿热。

方药:柴胡疏肝散加减。全当归 20g,赤白芍各 15g,柴胡 12g,枳壳 12g,法半夏 12g,厚朴花 12g,茵陈 30g,虎杖 15g,炒薏苡仁 30g,车前子 30g(包煎),丹参 20g,莪术 10g,焦山楂 30g,夏枯草 15g,甘草 6g。14 剂,日 1 剂,分 2 次服。

二诊(2012 年 1 月 12 日):胁肋胀痛减轻,腹胀基本消失,出现睾丸坠疼,就诊于当地医院诊断为精索曲张,附睾囊肿。刻下症见胁肋仍有胀痛,劳累后加重,双目干涩,嗳气,胃脘隐痛,矢气多,睾丸坠疼,小便频,有不尽感,大便日行 2~3 次,眠可。舌黯红,苔白腻,脉弦滑。治以养血柔肝、清利湿热为法。拟以上方合二妙散加减。全当归 15g,赤白芍各 15g,枸杞子 15g,制苍术 12g,黄柏 12g,茵陈 30g,垂盆草 15g,败酱草 15g,丹参 30g,莪术 10g,乌药 12g,荔枝核 20g,厚朴花 12g,夏枯草 15g,甘草 6g。20 剂,日 1 剂,分 2 次服。

三诊(2012 年 5 月 16 日):服药后症情好转。现间断胁肋胀痛,胃脘隐痛,时有嗳气,反酸,纳可,大便溏,日 2 次,尿频,尿不尽感,睾丸疼痛,乏力,头疼,记忆力减退,目干涩,潮热。舌黯红,苔薄白,脉沉细。5 月 9 日复查:ALT:49U/L,AST:44U/L,GGT:77U/L,ALB:45g/L,CHO:5.4mmol/L,TG:1.5mmol/L。治以调补肝肾、清利湿热和胃为法。方拟当归芍药散合六味地黄丸、缩泉丸加减。全当归 20g,赤白芍各 15g,云苓 20g,炒白术 15g,法半夏 12g,苏梗 12g,乌药 15g,益智仁 15g,枸杞子 15g,生地 20g,泽泻 12g,山药 15g,茵陈 30g,败酱草 20g,黄柏 15g,甘草 6g。14 剂,日 1 剂,分 2 次服。配合服用知柏地黄丸。

四诊(2012 年 6 月 20 日):胃脘不适已明显减轻。现小便时有费力。舌黯红,边有齿痕,苔薄微黄,脉左沉细,右细弦。治以调肝益肾散结为法。以上方加入暖肝煎加减。全当归 20g,赤白芍各 15g,枸杞子 15g,云苓 20g,巴戟天 12g,肉桂 3g,乌药 15g,益智仁 20g,丹参 20g,莪术 10g,厚朴花 12g,橘核 15g,川楝子 12g,黄芪 20g,茵陈 15g,炙甘草 10g。14 剂,日 1 剂,分 2 次服。配合服用知柏地黄丸。

五诊(2012 年 12 月 20 日):胃脘隐痛及右胁疼痛基本消失,尿频、不尽感较前好转。自觉脘胀,反酸,乏力,偶有胁肋胀痛,纳可,眠差,小腹不适,腰酸背痛,大便干,日 1 次。舌黯红,苔薄黄腻,中有裂纹,脉左弦细,右弱。12 月 17 日复查:ALT:40U/L,AST:20U/L,GGT:81U/L,腹部超声示:肝脏右叶最大斜径 14.4cm,被膜整齐,实质回声均匀细腻增强,肝内管系显示清晰,门静脉主干内径 1.0cm;脾厚 3.5cm,实质回声均匀。超声诊断:脂肪肝(轻度),胆囊壁欠光滑。前列腺常规检查:卵磷脂小体:(++),红细胞:6~10 个 /HP,白细胞:满视野。

治以疏肝和胃、清化湿热、兼以益肾为法。全当归20g,赤白芍各15g,柴胡10g,枳壳15g,厚朴花15g,黄柏12g,苍术12g,萆薢12g,石菖蒲12g,乌药15g,土茯苓30g,生地24g,败酱草30g,生龙牡各30g(先煎),甘草10g。14剂,日1剂,分2次服。

按:该患者为青年男性,工作压力较大,自我调节失宜,情志抑郁,肝气不舒,乘脾犯胃。脾运失职,津液不布,湿浊痰饮之邪内停,蕴久化热,留滞于肝,酿成斯疾。据症舌脉,病机为肝胃不和,湿热内蕴。治以柴胡疏肝散合清化湿热之品。湿热相合,病涉三焦,可上至头目,下至二阴,二诊时患者出现睾丸坠痛等湿热下注的表现,加入二妙散祛除下焦湿热。肝肾同源,肝藏血,肾藏精,精血相互滋生与转化,肝血不足,累及肾精,不能充养脑髓,而见记忆力下降,故三诊时治以当归芍药散、六味地黄丸为基础调补肝肾。其中,"膀胱者,州都之官,津液藏焉,气化则能出焉。"膀胱气化不利,故见患者尿频,尿不尽。膀胱的气化需要肾阳的温煦,故加用乌药、益智仁,两药合用称缩泉丸,有温肾缩尿之功。并在四诊时加入肉桂以助膀胱气化。五诊时患者前列腺常规检查提示白细胞满视野,乃膀胱气化不行,湿浊下注所致,加用萆薢分清丸饮温肾利湿,分清化浊。

整个治疗过程中,姚乃礼主任医师虽然根据患者病情变化对处方做以较大调整,但是始终抓住养血柔肝,清化湿热的治法进行,并适当将辨证与辨病论治相结合,终获良效。

(整理:吕文良　审阅:姚乃礼)

案八:健脾柔肝、清利湿热法治疗胁痛

抗真菌药物引起药物性肝损伤肝脾不调、湿热内蕴之胁痛,治以逍遥散加减,调和肝脾,兼以清化湿热。二诊针对肝肾阴虚之证,同一贯煎相伍,滋阴养血,柔肝健脾收效。

个人信息:刘某,女,55岁。

初诊:2012年11月29日。

主诉:右胁肋胀痛2月余。

现病史:患者于2012年9月服用抗真菌药物治疗灰指甲,月余出现右胁肋胀痛,在外院诊断为药物性肝损伤、贫血、白细胞减少症,给予水飞蓟宾葡甲胺片。服药3周后复查生化:ALT:130U/L,AST:45U/L,抗核抗体弱阳性,腹部超声提示弥漫性肝损伤,为求中药治疗就诊于我院门诊。刻下症见右胁肋胀痛,乏力,口苦,时有头晕,食欲差,纳可,睡眠差,大便干,排便困难,大便呈球状。既往行子宫全切术,贫血,白细胞减少症病史。

检查:舌黯,苔黄厚腻,脉沉细弦。

中医诊断:胁痛,属肝脾不调、湿热内蕴。

西医诊断:药物性肝损伤,贫血,白细胞减少症,子宫全切术后。

治法:健脾柔肝、清利湿热。

方药:逍遥散加减。全当归20g,赤白芍各15g,云苓20g,生白术30g,柴胡10g,茵陈30g,虎杖15g,垂盆草20g,丹参20g,太子参20g,阿胶珠12g,生地20g,生龙牡各30g(先煎),炙甘草10g。14剂,日1剂,分2次服。

二诊(2012年12月10日):患者病情好转,胁肋胀痛缓解,但遇劳加重,神疲乏力,潮

热阵作,伴有微汗,纳眠可,大便干,排便费力。察其舌质偏红,少苔,脉左关弦滑,右沉细。治拟滋阴柔肝健脾、清利湿热。方以逍遥散合一贯煎加减。全当归20g,赤白芍各15g,茯苓20g,生白术45g,生地24g,北沙参12g,枸杞子15g,麦冬15g,石斛12g,川楝子10g,茵陈20g,虎杖15g,焦槟榔10g,阿胶10g(烊化),丹参20g,炙甘草10g。14剂,日1剂,分2次服。

随访(2012年12月26日):经向患者本人电话随访,病情基本痊愈。右胁肋胀痛明显缓解,偶尔发生;查肝功:ALT:29U/L,AST:21U/L。

按:子宫切除术,伤损气血,损伤脾胃。《脾胃论》中指出:"人以脾胃元气为本""元气之充足,皆由脾胃之气无所伤,而后能滋养元气""肠胃之气既伤,而元气亦不能充,而诸病之所由生也"。患者脾胃虚弱,正气不足,药毒侵袭,损伤肝脏,肝失疏泄,脾运失职,湿浊之邪内停化热而滋生湿热,故见口苦,舌苔黄厚腻等湿热内蕴之象。可见本病的外因为药毒侵袭,内因为肝脾不调、湿热内蕴。对此,治疗上一方面以逍遥散加减调和肝脾,另一方面以茵陈、虎杖、垂盆草清利湿热。二诊时患者右胁肋胀痛,潮热阵作,舌质偏红,少苔,右脉沉细皆为肝肾阴虚之象,且患者年过七七,肝肾已虚,故治疗上合用一贯煎等,辅以滋阴养血之品进行治疗。处方用药,结合患者具体情况,切中病机,效果明显。

（整理:吕文良　审阅:姚乃礼）

3. 余瀛鳌医案(1则)

案一:疏肝软坚、育阴化瘀、和中健脾治疗胁痛

慢性乙型肝炎肝肾阴亏、气滞血瘀之胁痛,以疏肝软坚、育阴化瘀、和中健脾收效。

个人信息:顾某,男,39岁。

初诊:2014年1月12日。

主诉:慢性乙型肝炎5年余。

现病史:5年前单位体检发现患乙型肝炎,曾经某医院干扰素以及服用柴胡疏肝散、金铃子散等治疗而乏效。近1个月来,肝区经常疼痛,形体消瘦,急躁易怒,纳谷欠馨,胃胀满时呕,大便干结,每2日一行。面色黧黄,舌质紫黯、苔薄腻,脉沉涩有弦意。

检查:肝大胁下2.5cm(右叶),脾大3cm。实验室检查:乙型肝炎表面抗原(+)、乙型肝炎e抗原(+)、乙型肝炎核心抗体(+),丙氨酸氨基转移酶174U/L。红细胞$2.71×10^{12}$/L,血红蛋白81g/L,白细胞$40×10^9$/L,血小板$30×10^9$/L,直接胆红素18.9μmol/L,白蛋白28g/L,凝血酶原时间36.8s,活化部分凝血酶时间34.3s,甲胎蛋白35μg/L。尿常规检查正常,大便潜血试验阳性。

中医诊断:胁痛,属肝肾阴亏、气滞血瘀。

西医诊断:慢性乙型肝炎。

治法:疏肝软坚,育阴化瘀,和中健脾。

方药:滋水清肝饮加减。柴胡10g,香附10g,生地30g,丹皮10g,龙胆草10g,鳖甲20g(先煎),青皮5g,陈皮5g,清半夏10g,太子参12g,茯苓10g,山药18g,丹参15g,鸡血藤15g。

用此方加减 4 个月余,诸症悉愈,肝功能明显改善,肝脾大小基本上恢复正常。

按:余老师治疗慢性肝病胁痛十分赞赏清代陆定圃有关肝病立方遣药的见解,其言:"盖此证初起即宜用高鼓峰滋水清肝饮(地黄、萸肉、山药、丹皮、泽泻、茯苓、当归、白芍、柴胡、栀子、炒麦仁)、魏玉璜一贯煎(北沙参、麦冬、干地黄、当归、枸杞子、川楝子)之类稍加疏肝之味,如鳖血炒柴胡、四制香附之类,俾肾水涵濡,肝木肝气得舒,肝火渐熄而痛自平。若专用疏泄则肝阴愈耗,病安得瘥"。反对遇肝炎胁痛动辄使用疏肝利气之品,诊治当精确辨证,据证加减施治。并认为肝炎患者,右胁肋下疼痛较甚者还可选用清代林佩琴《类证治裁》所载述之二方。因于肝郁者,用清肝汤(白芍、当归、川芎、柴胡、丹皮、山栀);怒伤肝而胁痛加重者,用香附汤(香附、当归、川芎、柴胡、青皮)加减。如属肝燥胁痛,不宜浪用青皮、枳壳、香附、豆蔻等药,亦不宜用大剂龙胆草苦寒泻肝之品。

慢性肝炎有明显肝脾肿大者,可用滋水清肝饮加减施治,主法当以软坚、滋阴、疏肝相结合。从问诊中获知患者久服香燥利气之品,肝阴耗损,肝气郁结,久则瘀滞于肝脾,渐则肿大,食谷欠馨,胃胀满,时呕,大便干结,系肝胃不和之征。方用鳖甲、莪术软坚消肿;柴胡、香附、青皮、陈皮、赤芍、白芍、丹参、鸡血藤以疏肝化瘀;大剂地黄以滋阴;太子参、山药、白术、茯苓、半夏以健脾、调中、降逆。龙胆草、丹皮以清肝泻火存阴。方药运用体现了补肝之体、助肝之用,兼以活血软肝的思想。

(整理:李鸿涛 审阅:余瀛鳌)

第二节 积 聚

【概述】积聚,是腹内结块,或痛或胀的病证。积属有形,结块固定不移,痛有定处,病在血分,是为脏病;聚属无形,包块聚散无常,痛无定处,病在气分,是为腑病。因积与聚关系密切,故两者往往一并论述。西医学中,凡多种原因引起的肝脾肿大、增生型肠结核、腹腔肿瘤等,多属"积"之范畴;胃肠功能紊乱、不完全性肠梗阻等原因所致的包块,则与"聚"关系密切。

名医案例

1. 房定亚医案(1 则)

案一:扶正化瘀、散结治疗积聚

原发胆汁性肝硬化气血虚、湿瘀互结之积聚,以扶正化瘀散结收效。

个人信息:祝某,女,74 岁。医案编号:1028Q0127。

初诊日期:2013 年 1 月 27 日。

主诉:口眼干燥,伴肝区不适。

现病史:患者于 4 年前无明显诱因出现口眼干燥,伴肝区不适。外院化验 GGT、ALP 稍高,诊为原发胆汁性肝硬化。间断服用中药。刻下症:口眼干燥,容易外感,出汗多,肝区不适,双手肿痛不适,睡眠梦多,雷诺现象。

检查:舌红,苔薄黄,脉细。

中医诊断:积聚,属气血虚,湿瘀互结。

西医诊断:原发胆汁性肝硬化。

治法:扶正化瘀、散结。

处方:自拟方。生地 20g,鳖甲 12g,白芍 20g,姜黄 10g,白花蛇舌草 20g,茵陈 10g,炙甘草 10g,生黄芪 20g,茯苓 15g,秦艽 15g,紫河车 10g,当归 10g。14 剂,水煎服,日一剂。调摄护理:注意休息,避免劳累。

二诊(2013 年 2 月 24 日):口眼干,胃疼,下肢肿,大便稀,出汗多,容易外感。舌红,苔少,脉细。分析:瘀血内结于脾胃,瘀血阻络,气滞不畅则见胃疼,湿浊阻络则下肢肿,湿热内蕴脾胃,清浊不分则大便稀。治法:活血化瘀。血府逐瘀汤加减。柴胡 10g,车前子 30g,郁金 10g,生黄芪 20g,牛膝 10g,川芎 10g,红花 10g,桃仁 10g,枳壳 10g,生地 20g,赤芍 15g。14 剂,水煎服,日一剂。

三诊(2013 年 3 月 10 日):面色黧黑,疲倦。容易出汗,口眼干。舌红,苔白,脉弦。分析:该患服上方后瘀血得散则腹泻好转。治疗有效,仍治以活血化瘀巩固疗效。湿热内蕴、津液不能上乘则口眼干,迫津外溢则出汗多,耗伤正气则疲倦。故在血府逐瘀基础上加入郁金、车前草、栀子清热利湿。14 剂,水煎服,日一剂。

按:本案是房定亚教授治疗原发性胆汁性肝硬化的验案。房师用强肝汤加减治疗原发性胆汁性肝硬化每获良效,强肝汤原方系山西省中医研究所 1995 年创制的治疗慢性肝病的有效方剂,由黄芪、党参、黄精、甘草、山药、生地、白芍、当归、丹参、郁金、茵陈、秦艽、山楂、神曲、板蓝根组成,临床研究及实验研究表明,强肝汤能促进肝细胞再生及抑制肝纤维化的作用,降低异常升高的丙种球蛋白和转氨酶。本案中房师用生黄芪、茯苓、炙甘草健脾补气,当归、白芍、生地养血活血柔肝,紫河车、鳖甲血肉有情之品滋养肝血,茵陈、秦艽、姜黄、白花蛇舌草利胆退黄,全方有益气养血、疏肝利胆之功效,有调节免疫、促进胆汁排泄之功效,切合该案病机。二三诊时患者疲乏无力等气血亏虚之证明显好转,房师认为病程日久,脉络壅塞成瘀,故用血府逐瘀汤加郁金、车前草、栀子活血化瘀、疏肝利胆,并加用缓图活血化瘀之品大黄䗪虫丸。

(整理:潘峥　审阅:房定亚)

2. 姚乃礼医案(1 则)

案一:健脾调肝、活血软坚治疗肥气

肝囊肿肝脾不调、血行瘀滞之肥气,以健脾调肝、化瘀软坚收效。

个人信息:辛某,男,69 岁。

初诊:2013 年 6 月 5 日。

主诉:左侧胁肋部疼痛 6 年余。

现病史:患者于 2007 年无明显诱因出现左侧胁肋部疼痛,先后就诊于数家医院,诊断为

肝多发囊肿,脾大,曾经口服中药汤剂治疗,效果不明显。近日胁肋不适明显遂就诊于我院。刻下左胁肋部疼痛,劳累后加重,偶有胃脘胀满,反酸,嗳气,梦多,咳嗽,大便每日2~3次,不成形。

检查:舌黯红,苔薄白腻,脉左沉细右兼滑。辅助检查(2013年5月15日):全血细胞分析:WBC:$7.15×10^9$/L,RBC:$5.38×10^{12}$/L,PLT:$82×10^9$/L,ALT:11U/L,AST:19.1U/L,UA:454μmol/L,TBIL:23μmol/L,DBIL:5.3μmol/L,ALP:147U/L。凝血功能:PT:12.5s,APTT:31s。腹部超声:肝脏大小形态如常,肝内可见数个囊肿,较大者2.0cm×1.5cm,边界清楚,余肝实质回声均匀。脾厚7.5cm,长22.6cm,实质回声均匀,脾门处可见一等回声结节,直径1.8cm。超声印象:肝多发囊肿,脾大,副脾。

中医诊断:肥气、胁痛。属肝脾不调,血行瘀滞。

西医诊断:肝囊肿,脾大。治以健脾调肝、化瘀软坚为法。

方药:逍遥散加减。当归20g,赤白芍各15g,茯苓30g,炒白术20g,党参20g,黄芪15g,丹参20g,莪术10g,王不留行15g,生牡蛎30g(先煎),鳖甲45g(先煎),夏枯草12g,鸡内金20g,泽兰12g,炙甘草6g。14剂,日1剂,分2次服。

二诊(2013年7月17日):患者病情好转,左侧胁肋部不适减轻,仅在劳累后出现,反酸基本消失,刻下胃脘时有胀满,嗳气,偶有咳嗽,大便日行2~4次,不成形。舌淡黯,苔薄白腻,脉沉细弦。7月13日复查:全血细胞分析:WBC:$8.11×10^9$/L。RBC:$4.81×10^{12}$/L。PLT:$86×10^9$/L。继以健脾调肝、活血软坚为法。上方加减:去泽兰,丹参改30g,鳖甲改60g(先煎),黄芪改30g,加土鳖虫10g,水红花子15g,炒杏仁10g,炒薏苡仁20g。14剂,日1剂,分2次服。

三诊(2013年9月4日):服药后大便成形,日行1~2次,睡眠好,后因症状好转停药,现病情略有反复前来复诊,刻下时有左胁肋不适,周身皮肤瘙痒,咳嗽咯痰,胃脘胀满,腰痛,近一月体重减轻2kg。舌淡黯,苔薄白腻,脉沉细弦。继以健脾调肝、活血软坚为法。上方加减:6月5日方,去王不留行、泽兰,丹参改30g,鳖甲改50g(先煎),黄芪改20g,入地肤子30g,土茯苓20g,清半夏12g,陈皮10g,金毛狗脊15g。14剂,日1剂,分2次服。

四诊(2013年9月25日):病情好转,皮肤瘙痒减轻。现劳累时左侧胁肋部不适,时有咳嗽咯痰,胃脘胀满,嗳气,腰痛,纳眠可,二便调。舌淡黯,苔薄白腻,脉沉细弦。治法同上。7月17日方:去杏仁、薏苡仁,入地肤子20g,泽兰12g,金毛狗脊15g。14剂,日1剂,分2次服。

五诊(2013年10月23日):患者咳嗽、嗳气基本消失。刻下左侧胁肋部不适,多在劳累后出现,皮肤瘙痒,偶有胃脘胀满,纳眠可,二便调。舌淡黯,苔微黄腻,脉沉细弦,右脉欠和。10月21日复查,腹部超声描述:肝内可见多发囊肿,较大者大小2.9cm×1.7cm×2.4cm,脾脏肿大,厚5.9cm,长18.2cm,实质回声均匀,脾门处可见等回声结节,大小2.0cm×1.8cm,边界清晰。超声印象:肝多发囊肿,脾大,副脾。本次治疗在调和肝脾、软坚散结的基础上兼以益气。方拟逍遥散加减。处方:当归20g,赤白芍各15g,茯苓30g,炒白术20g,党参20g,炙黄芪30g,丹参30g,莪术10g,生牡蛎45g(先煎),鳖甲60g(先煎),夏枯草12g,鸡内金20g,泽兰12g,白鲜皮15g,金毛狗脊20g,桑寄生30g,牛膝15g,炙甘草6g。14剂,日1剂,分2次服。

嘱患者继续坚持治疗。

按:"肝之积,名曰肥气,在左胁下,如覆杯,有头足,久不愈,令人发咳逆,痎疟,连岁不已",该患者的症状、体征与《难经·五十六难》中肥气的描述完全相符。对于"积聚""肥气"的治疗,《素问·至真要大论》曰:"坚者削之",指出对于坚硬有形的病证使用克伐推荡、活血化瘀的方药进行治疗;《素问·六元正纪大论》曾论"大积大聚,其可犯也,衰其大半而止,过者死",指出可用攻邪法治疗积聚,但攻邪应适度,过犹不及,以上皆言攻邪之法治疗该病,至后世《诸病源候论·虚劳病诸候》中提出:"虚劳之人,阴阳伤损而血气凝涩,不能宣通经络,故积聚在内"。张洁古云"壮人无积,惟虚人则有之","脾胃虚弱,气血两衰,四气有感,皆能成积"。姚乃礼主任医师认为该病为本虚标实之证,以正气虚损为本,脏腑虚损,精气亏虚,水谷精微、津液能不能正常的运化输布,继而形成痰饮、瘀血等病理产物停于胁下,而见标实之象,在治疗上形成扶正祛邪并用,以扶正为本,辅以祛邪的治疗思路。

又莪术一药,乃积聚治疗之要药,入肝经血分,善治气中之血,古人云其有能"益气",令气血疏畅而正气恢复,肝脾不调气血瘀滞为常用之品。

(整理:吕文良　审阅:姚乃礼)

第三节　鼓　　胀

【概述】鼓胀系指肝病日久,肝脾肾功能失调,气滞、血瘀、水停于腹中所导致的以腹胀大如鼓,皮色苍黄,脉络暴露为主要临床表现的一种病证。本病在古医籍中又称单腹蛊、臌、蜘蛛蛊等。

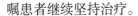 名医案例

1. 孔令诩医案(1 则)

案一:健脾益气、化痰软坚治疗鼓胀

晚期肝硬化气阴两虚、湿滞内结之鼓胀,以益气养阴,化湿消癥之剂收效。

个人信息:许某,男,46 岁。病历号:2012022204。

初诊:2012 年 2 月 22 日。

主诉:腹胀,乏力,失眠 1 年。

现病史:患者于 1 年前出现反复腹胀,乏力,纳少,失眠。

检查:舌质绛,舌苔白厚,脉细数。西医诊察,确诊为肝硬化晚期。

中医诊断:癥瘕;鼓胀。属气阴两虚,湿滞内结。

西医诊断:肝硬化(晚期)。

治法:益气养阴,化湿消癥。

方药:自拟方。血竭 1.5g(冲服),生白术 15g,土白术 10g,大腹皮 10g,虎杖 10g,内金 15g,西洋参 3g(先煎),银花 15g,生牡蛎 30g(先煎),炙鳖甲 20g(先煎),夏枯草 15g,枳实

10g,生槟榔10g,木香5g(后下),地骨皮15g,生地10g,北沙参20g,川楝子10g,猪苓30g,太子参20g,莪术10g,麦芽15g。14剂,每日1剂,水煎服,早晚分服。

二诊(2012年8月8日):服药后症情稍有好转,但未坚持服用中药,已逾半年方来复诊。近来出现腹胀胸闷明显,西医检查腹水增加,并出现胸水。舌红苔欠匀,脉软滑。脾气大伤,脾(水)湿弥漫,此为土运不佳,湿邪泛滥之象。治法:健中化湿,利水消肿。方药:实脾饮合五皮饮加减。太子参20g,生黄芪30g,土白术12g,茯苓皮15g,大腹皮15g,泽泻15g,通草10g,木香5g(后下),莲子心3g,槟榔10g,猪苓30g,木瓜15g,当归5g,赤小豆15g(包煎),连翘15g,草豆蔻10g,厚朴10g,陈皮10g,滑石15g,禹余粮10g,生姜皮10g,黄芩10g,紫花地丁15g。14剂,每日1剂,水煎服,早晚分服。

三诊(2012年8月22日):服药后胸腹水稍退。舌苔白剥脱,脉滑。治法:健中化湿,利水消肿,清热解毒。处方:实脾饮合五皮饮加减。半枝莲15g,虎杖10g,白花蛇舌草30g,太子参20g,生黄芪30g,土白术12g,茯苓皮15g,大腹皮15g,泽泻15g,通草10g,木香5g(后下),槟榔10g,猪苓30g,木瓜15g,当归5g,连翘15g,草豆蔻10g,厚朴10g,陈皮10g,黄芩10g,紫花地丁15g。14剂,每日1剂,水煎服,早晚分服。

四诊(2012年9月5日):近日查胸腹水有下降,但仍有胸闷憋气,大便干结,仍乏力。舌偏黯苔稍满,脉滑细。正气稍复,上法继进。火麻仁15g,西洋参3g(先煎),夏枯草10g,桃仁泥5g,白花蛇舌草30g,太子参20g,生黄芪30g,土白术12g,茯苓皮15g,瓜蒌仁30g,大腹皮15g,泽泻15g,通草10g,木香5g(后下),槟榔10g,猪苓30g,木瓜15g,当归5g,连翘15g,草豆蔻10g,川朴10g,陈皮10g,黄芩10g,紫花地丁15g。14剂,每日1剂,水煎服,早晚分服。

五诊(2012年9月26日):药后体力增加,症情减,胸闷尚在。舌略黯苔腻滑左半偏厚,脉细软左稍弦。正气渐复,湿浊渐消,上法继进。丹皮5g,丹参15g,西洋参3g(先煎),草河车5g,莪术3g,瓜蒌15g,桃仁5g,夏枯草10g,生白术15g,白花蛇舌草30g,太子参20g,生黄芪30g,茯苓皮15g,大腹皮15g,泽泻15g,通草10g,木香5g(后下),槟榔10g,猪苓30g,木瓜15g,当归5g,草豆蔻10g,连翘15g,厚朴10g,陈皮10g,黄芩10g。14剂,每日1剂,水煎服,早晚分服。后以此法调理数月,症情平稳。

按:肝木克伐既久,脾土受损,故而纳少乏力,运化不及,湿浊内蕴,时有腹胀;肝火亢而暗耗阴液,久之成气阴两虚为本,湿滞内结为标之证。此患者从2009年3月4日初诊,之前已跟随孔老师诊治肝硬化腹水多年,到2013年6月5日之间,多次就诊,每次服药后腹水渐消,饮食精神转佳。此案扶正祛邪并用,治疗重健脾益气扶正气,化痰软坚消癥瘕。

(整理:李娟　审阅:徐世杰)

2. **路志正医案**(1则)

案一:实脾和肝、软坚化癥法治疗鼓胀

肝硬化腹水脾虚肝积、水湿瘀热之鼓胀,先采用实脾和肝、软坚化癥、攻逐泄水,继以健脾益气、软坚散结、养血柔肝和络法治疗而收功。

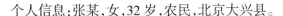

个人信息:张某,女,32 岁,农民,北京大兴县。

初诊:1975 年 9 月 2 日。

主诉:腹胀、脘闷 9 年。

现病史:患肝炎后肝硬化 9 年。刻诊:腹部胀大,胃脘满闷,纳谷呆滞,大便时硬时溏,尿少色黄,曾服中西药效果不显。

检查:舌体胖、质黯红、苔薄黄,脉弦细。腹壁静脉怒张,腹部移动性浊音(+),腹围 89cm。

中医诊断:鼓胀,属脾虚肝积、水湿瘀热。

西医诊断:肝硬化腹水。

治法:实脾和肝、软坚化癥,大剂治之。

方药:党参 15g,白术 12g,茯苓 15g,木瓜 12g,大腹皮 9g,炒槟榔 9g,猪苓 12g,泽泻 9g,柴胡 9g,炙鳖甲^{先煎}15g,白芍 12g,水红花子 12g,马鞭草 15g,陈皮 9g,蟋蟀 3 只。6 剂,水煎服,日 1 剂。

二诊(1975 年 9 月 11 日):药后大便得畅,小便增多,腹胀、脘闷减轻,思进粥食,苔黄腻稍退,脉沉细小弦。既见效机,宗方不更,续进 7 剂。

三诊(1975 年 9 月 21 日):进上药尿量大增,大便溏薄,胁腹撑胀减轻,腹部移动性浊音减弱,腹围缩小至 78cm,胃纳增加,语言较前有力,尚述胁胀隐痛,苔腻已化,脉弦细无力。为水湿瘀热见退、脾运见复之佳兆,但应中病即止,以防肝络损伤。拟健脾益气、软坚散结、养血和络法为治。生黄芪 15g,党参 15g,白术 15g,茯苓 18g,丹参 15g,白芍 15g,炙鳖甲^{先煎}15g,焦山楂、焦神曲各 6g,橘络 9g,水红花子 9g,郁金 9g,炒枳壳 9g,生牡蛎^{先煎}24g,炙甘草 6g。14 剂,水煎服。

四诊(1975 年 10 月 8 日):患者纳谷见增,精力稍充,脘闷腹胀、胁胀隐痛等症均缓,大便初硬后溏,小便通利,舌体胖质黯、苔薄白腻,脉细弦。拟培土筑堤、养血柔肝法,仿归芍六君子汤意化裁。党参 15g,白术 15g,茯苓 18g,丹参 15g,白芍 12g,炒山药 15g,焦山楂 12g,焦麦芽 12g,焦神曲 12g,清半夏 9g,砂仁^{后下}6g,木香^{后下}6g,旋覆花^{布包}9g,木瓜 9g,青皮 9g,陈皮 9g,炙甘草 6g。14 剂,水煎服。

十二诊(1975 年 12 月 20 日):本病经诊治 10 余次,患者诸症见缓,食欲大增,腹围缩小至 66cm,唯夜寐欠佳,行走仍觉气短,两足无力,舌质隐见红活,脉细弱。大病向愈,正气未复,遂以上方去青皮、陈皮、木瓜、旋覆花,加炒枣仁 15g,绿萼梅 9g,水煎服,2 日 1 剂;加用越鞠保和丸 6g/ 次,1 次 / 日,连服 1 个月,以资巩固。

随访:(1978 年 6 月 2 日):患者就诊 10 余次,经服上药,基本痊愈,与以往健康时一样,参加家务劳动,并已停药。

按:本案为肝硬化中末期,为病久迁延致鼓胀之重症,水湿瘀热蕴结,脾虚肝积,邪势较盛。故先以大剂实脾和肝、软坚化癥、攻逐泄水,标本兼治。仿实脾饮、五苓散、逍遥散、鳖甲煎丸意化裁。方中以党参、白术、茯苓、猪苓、泽泻健脾利水;大腹皮、炒槟榔、陈皮、木瓜下气消胀、化湿行水;马鞭草、水红花子、蟋蟀清热解毒、逐瘀泄水;柴胡、白芍、木瓜、鳖甲疏肝和肝、软坚化癥。2 周后鼓胀水势见消,腹胀得缓,仍述胁胀隐痛,为水湿瘀热渐退、脾运得复,须中病即止,防肝络损伤,故继以健脾益气、软坚散结、养血柔肝和络为治。方中以四君子汤加生黄芪,增强健脾益气之功效;橘络、郁金、枳壳疏肝理气、和血通络,性凉不燥;白芍、丹参、炙鳖甲、生牡蛎养血柔肝、化瘀软坚;水红花子、焦山楂、焦神曲逐瘀泄水、化积消导。药后病情日趋好转,腹胀、胁痛缓解,纳谷、精神、体力改善,仍大便初硬后溏,舌体胖质黯、苔薄白腻,脉细弦,属脾虚肝郁之象。故治宜培土筑堤、养血柔肝,仿归芍六君子汤意化裁,以缓调培本而收功。

（整理：杨凤珍、郑昭瀛 审阅：高荣林）

3. **余瀛鳌医案**（2 则）

案一：温阳化气、峻下逐水治疗鼓胀

慢性乙型肝炎肝郁脾虚、气滞血瘀、阳衰水停之鼓胀,以温阳化气、泻水、消癥收效。

个人信息：李某,男,46 岁。

初诊：1995 年 10 月 15 日。

主诉：慢性乙型肝炎并发肝腹水 1 年余。

现病史：患者 11 年前曾患乙型肝炎,未予认真治疗,后由急性转为慢性。近 1 年来,时有右胁胀痛,神疲肢倦,四肢消瘦,腹渐膨隆,皮色苍黄,脐部突出,腹壁静脉曲张,上气微喘,纳减厌油,溺少便结。面色苍白,腹部膨隆,有肝掌及颈膺部蜘蛛痣,舌质及唇部呈紫绛色。近数月曾有两次便血,并抽过一次腹水（1000ml）。脉沉弦。

检查：肝功能：麝絮（++）,麝浊 11 单位,丙氨酸氨基转移酶 21IU,并有轻度贫血。

中医诊断：臌胀,属肝郁脾虚,气滞血瘀,阳衰水停。

西医诊断：慢性乙型肝炎。

治法：温阳化气,泻水,消癥。

方药：傅氏决流汤加味。黑丑 10g,甘遂 8g,车前子 30g（包煎）,上肉桂 2g（另炖冲）,丹参 15g,桂枝 8g。

服药后排尿甚多（第一日达 3500ml）,大便泄泻（以水泻为主）数次,腹胀减,腹围渐小,喘气亦觉明显缓解。后以扶中和胃、疏肝养正活络之剂（太子参、茯苓、炒白术、炙甘草、木香、砂仁、青皮、陈皮、香附、丹参等）与决流汤加减方间隔服用。具体服法：先服决流汤加减方 2 剂,接服后方 2~3 剂;又服决流汤加减方,再服调理方……如此往复,俟腹水基本消减后,再连服逍遥散合香砂六君子汤加减方,或结合当时见症予以灵活用方。

此例经上述治法 5 个月余,诸症悉除,腹水亦消,肝功能逐渐好转,肝大,肋下 1.5cm。

按：肝硬化腹水中医称"臌胀"、"单腹胀",余老师选用傅青主决流汤（《傅青主男科》方：黑丑二钱,甘遂二钱,肉桂三分,车前子一两）加减施治,取得良好效果。此病曾先后试用多种古方,经临床比较,傅氏决流汤仍以消水迅捷、效验明显著称。方以丑、遂、车前子泻水消癥、通利二便,肉桂温中通络,桂枝温经利湿,丹参调肝活瘀。但具体临床应用,须在"祛邪"与"扶正"治法上寻以协调,消腹水须根据腹水多少和体质状况予以酌定方药及其用量,"祛邪"（通利水邪）以后,则应扶正调中以善其后,并增强体质。

本例患者,肝气夹瘀久郁,形成癥结,脾胃失于和降,食饮不能通调水道、下输膀胱;气化不利,肠津外溢,水湿渗入于腹腔,积久形成单腹胀。故予决流汤急则治其标,待腹水逐渐消退后,再予固本培土治法以善其后。

(整理:李鸿涛 审阅:余瀛鳌)

案二:调肝软坚、利水消胀、健脾通络治疗鼓胀

肝硬化腹水血脉瘀滞、脾虚水泛之鼓胀,以调肝软坚、利水消胀、健脾通络收效。

个人信息:患者,男,46岁。

初诊:2012年5月6日。

主诉:慢性乙型肝炎2年余,肝硬化半年余。

现病史:患者于两年前确诊为乙型肝炎,久治不愈,渐变为肝硬化,现已肝功能损害而出现腹水。就诊时症见:腹胀如鼓,面浮气短,腿肿尿少,食谷不馨,大便稀溏。谷丙转氨酶156U/L,血压146/80mmHg。医院诊断为肝硬化腹水,并有肝脾肿大,住院期间先后抽取腹水两次,每次约800ml。患者食少,神疲乏力,尿少,脉势沉弦,舌苔腻,舌边齿痕明显。

中医诊断:积聚、臌胀,属肝经血脉瘀滞,脾虚水湿泛溢。

西医诊断:肝硬化腹水。

治法:调肝软坚、利水消胀,兼以健脾通络。

方药:柴胡10g,制香附10g,川楝子10g,炙鳖甲15g(先煎),生黄芪30g,防风10g,防己10g,三棱10g,莪术10g,苍术10g,茯苓20g,山药20g,车前子15g,车前草15g,牵牛子5g,鸡内金15g,鸡血藤18g,鸡骨草30g。10剂,水煎服,每日1剂。

二诊:药后尿量增多,腹胀缓解,乏力症状较前减轻,腿肿依然,下肢畏寒症状明显,上方去茯苓、山药,加生白术15g、肉桂3g,继服14剂。

三诊:药后腹水基本消除,腿肿消退大半,精神体力较好,大便成形,舌红苔薄,脉沉细无力,二诊方去牵牛子,加砂仁4g,20剂,水煎服。

其后,根据患者病情,主以上方加减,服药近百剂,腹水、腿肿完全消退,面浮亦除,饮食增进,体力明显好转。谷丙转氨酶38U/L,后以香砂六君子汤加山药、鸡内金、丹参,配成水丸继续服用,随访两年,病情稳定。

按:此例患者肝病日久,肝脾肾功能失调,气滞、血瘀、水渗于腹中所导致。方中使用柴胡、香附、川楝子疏肝理气,生黄芪补气,使用鳖甲、三棱、莪术软坚散结,防风、防己作为对药,配合使用可通利小便,胜湿利水消肿,黄芪、防己同用,取防己黄芪汤之意,治疗浮肿、尿少。见肝之病,知肝传脾,方中使用苍术燥湿健脾,与茯苓、山药同用,具有健脾利水消肿的作用;车前子、车前草利水通淋,使水湿从小便而去,和牵牛子协同消除水肿和腹水,上述药物在治本的同时,着重治标,使水湿从小便祛除。余老师在治疗慢性肝病时,常加上“三鸡”(鸡内金、鸡血藤、鸡骨草),对于改善患者临床症状和化验指标具有比较可靠的疗效。鸡内金有补脾胃、消食滞、消癥瘕作用,鸡血藤养血活血,鸡骨草是民间草药,具有利湿退黄、清热解毒、疏肝止痛功效,可起到改善肝功能、增强人体免疫力的作用,配合鳖甲、三棱、莪术软坚

散结。诸药合用,以调肝软坚、利水消胀,健脾通络。二诊时因患者腿肿和下肢畏寒症状较重,系因阳气久为水湿所困,邪水旺而正亏虚之故,故去茯苓、山药,而加用生白术燥湿利水,肉桂温阳化气利水。经治疗后,肝脾肾功能渐复,水湿气化有权,故改予香砂六君子汤加味健脾温中以作堤防之治,固本培元,缓缓收功。

(整理:李鸿涛　审阅:余瀛鳌)

4. 张贻芳医案(1则)

案一:健脾理气、化湿利水治疗鼓胀

肝硬化腹水脾虚气滞,水湿内停之鼓胀,以健脾理气,化湿利水之剂收效。

个人信息:巩某,男,74岁。

初诊:1993年6月15日。

主诉:腹部膨胀、下肢浮肿2周。

现病史:患者于2周前因生气劳累出现腹部膨胀,下肢浮肿,乏力,不思饮食,在301医院、佑安医院就诊,诊断为肝硬化腹水、胆囊炎、胆结石。给予口服武都力、红霉素以及鳖甲软肝片、肝安糖浆等,症状无缓解,刻下:腹胀,腹壁静脉曲张,不思饮食、口干口黏,身倦乏力,下肢略有水肿,尿少色黄,大便发黏。

检查:舌微红苔薄白,脉沉无力,舌下静脉增粗扩张。

中医诊断:臌胀,属脾虚气滞,水湿内停。

西医诊断:肝硬化腹水。

治法:健脾理气,化湿利水。

方药:香砂六君子汤加减。党参12g,白术10g,茯苓15g,木香10g,砂仁10g,水红花子15g,泽泻15g,车前子15g,金钱草15g,焦神曲10g,鸡内金12g,赤芍10g,茵陈15g,柴胡10g,焦山楂5g,炒麦芽5g。10剂,水煎服,日一剂。

二诊(1993年6月26日):病情明显好转。食纳转好,下肢水肿消失,腹胀减轻,大小便畅通,口仍干,不思饮水。舌淡红苔薄白,脉小弦。上方加黄芩10g,栀子10g。14剂,水煎服,日一剂。

三诊(1993年8月3日):服上方后病情平稳,近日因食肉致大便稀溏,食后不久登厕,头晕眠差,下肢轻度浮肿。舌微红苔薄白,脉脉沉滑。香砂六君子汤加减。生黄芪30g,白术10g,茯苓15g,木香10g,砂仁10g,水红花子15g,泽泻15g,车前子15g,鸡内金12g,厚朴10g,赤芍12g,炒枣仁15g,党参12g,焦山楂5g,炒麦芽5g,焦神曲10g。10剂,水煎服,日一剂。

四诊(2014年10月7日):服上药10天,症状好转,近来停药一月,一般情况好,体力增加,食纳二便正常。舌淡红苔薄白,脉沉弦。方药:香砂六君子汤加减。党参10g,白术10g,茯苓15g,木香10g,砂仁6g,水红花子15g,泽泻15g,车前子15g,生黄芪30g,焦神曲10g,鸡内金12g,焦山楂5g,炒麦芽5g。6剂,水煎服,日一剂。

按:肝硬化腹水属中医臌胀、水肿范畴,虽用西药利尿药,仍有腹水、下肢浮肿、腹壁静脉曲张,中医辨证虚在脾虚,实在气滞湿阻水停,治法重在健脾理气,化湿利水,用香砂六君子汤加减,方用四君子汤加黄芪健脾,加木香、砂仁、厚朴理气化湿,加水红花子、车前子、泽泻行水利湿,加柴胡、茵陈、金钱草以利胆疏肝,加鸡内金、焦三仙消食和胃;随证加入赤芍活血、加黄芩以清热,病证相符,故效如桴鼓。

(整理:赵兰才 审阅:张贻芳)

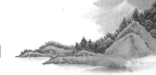

第七章 肾系疾病

第一节 水 肿

【概述】水肿是由水湿泛溢于人体之全身或局部,使头面胸腹或四肢浮肿,以手按之凹陷者。大多因气候冷热无常,涉水冒雨、汗出当风、久居湿地而感受风、寒、湿、热之气;或生活起居无常,饮食不节,饮酒劳倦,房事无制以致脾肾两伤;或悲哀、恐惧、思虑过度,以致肺、脾、肾三脏受损;或妊娠产后,气血两虚;或继其他疾病之后,邪毒内闭,正气衰弱所致。临床又可分为阳水和阴水两大类。

名医案例

1. 刘志明医案(1则)

案一:调气血治疗水肿

卵巢肿瘤术后气血不和之水肿,以调和气血、健脾补肾之剂收效。

个人信息:田某,女,54岁。医案编号:1006H0003。

初诊:1993年2月19日。

主诉:反复浮肿伴腰痛半年。

现病史:患者于1990年因卵巢恶性肿瘤先后两次大手术并反复多次化疗后出现颜面、眼睑轻度浮肿,有时双下肢浮肿,多次肾功能检查正常。近半年水肿加重,腰痛,纳可,大便4~5次/日。

检查:舌质稍红,有齿龈痕,苔薄黄白,脉细弦。慢性病容,精神稍差,颜面及眼睑稍浮肿,双下肢轻凹陷肿。

中医诊断:水肿,属气血不和。

西医诊断:卵巢恶性肿瘤术后。

治法:调补气血。

方药:六味地黄汤合四君子汤加味。生地12g,山药18g,白术12g,甘草6g,丹皮12g,太子参15g,陈皮15g,远志15g,酸枣仁30g,泽泻12g,茯苓12g,山萸肉12g。5剂,水煎服,2次/日。

二诊(1993年3月1日):患者病情好转。双下肢浮肿轻微,颜面及眼睑浮肿、乏力好转。

214

但自觉腰痛无明显改善,仍大便一日行 4~5 次,成形,解不痛快,睡眠欠佳,梦多,头晕,记忆力减退,阵发头痛,口干口苦。处方:六味地黄汤加减。生地 12g,山药 18g,太子参 12g,生黄芪 15g,当归 12g,茯苓 12g,白术 12g,山萸肉 12g,花粉 18g,黄芩 10g,厚朴 12g,半夏 12g,珍珠母 24g,石菖蒲 18g。7 剂,水煎服,2 次 / 日。

三诊(1993 年 3 月 23 日):双下肢轻凹陷浮肿,头痛头晕乏力好转。仍觉腰酸痛,脸胀,口干,喜凉饮,大便每日 3~4 行,成形,睡眠欠佳,梦多,小便可,但有时有泡沫,色黄,食欲可,有时口苦。舌质稍红,苔稍黄腻,脉细弦。治法:益气养血。处方:八珍汤加味。太子参 12g,生黄芪 18g,白术 12g,茯苓 10g,当归 12g,生地 12g,白芍 10g,川芎 6g,麦冬 12g,阿胶 10g,柴胡 10g,白花蛇舌草 15g,黄芩 10g,冬虫夏草 4g。7 剂,水煎服,2 次 / 日。

四诊(1993 年 4 月 26 日):患者浮肿消退,精神、食欲好转,体重明显增加。仍感夜寐梦多,稍有头昏,腰痛除,但有腰酸,有时尿中有泡沫。舌苔薄黄,脉细弦。益气养阴法组方继服,生黄芪 18g,白术 12g,茯苓 12g,当归 12g,生地 20g,广木香 6g,茯神 10g,枣仁 10g,阿胶 10g,玄参 15g,白花蛇舌草 20g,黄芩 10g,冬虫夏草 6g,甘草 6g,太子参 15g。继续服药月余,水肿未复发,二便正常,病情缓解。

按:本案中医属"水肿"范畴,水肿由内因和外因等不同原因所致,其中内因主要与肺脾肾三脏关系密切,因为肺主通调水道,脾主运化水液,肾主气化,为上中下三焦的气化起着重要的作用。本案特点为病人属于肿瘤术后,正气大伤,所致的水液内停,故属内因,主因正气不足,气血不和所致,故治疗以调理气血,并注意培补先天之肾气及强健后天脾胃之气以鼓舞正气,有力祛除内存之水液。该患者证属气血不和,其治疗不拘于常法,应注重调补气血,治疗应以补虚扶正为主,若重用分利之品,不仅水肿不退,反易伤正气。二诊大便次数多,为气虚水停,气化不利所致,眠差,记忆力差为血虚失养所致。故治疗宜加大益气和血补血之力度,加当归、黄芪。加黄芩、厚朴、半夏以清热燥湿通腑,珍珠母、菖蒲以安神助眠。三诊患者经过治疗,水肿消失,诸症均有缓解,且患者长期服药,疗效较好,食欲佳及体重增加为正气已复之征象,故治疗应以益气养血为主。佐以清热解毒之白花蛇舌草,益阴养血之麦冬、冬虫夏草。扶正祛邪并举,调理数月,病情缓解。

（整理:刘如秀　审阅:刘志明）

2. 卢志医案（1 则）

案一:温肾扶阳、健脾利湿治疗水肿

慢性肾炎综合征脾肾阳虚、水湿泛滥之水肿,以温肾扶阳,健脾利湿之剂收效。

个人信息:孔某,女,23 岁。医案编号:1010Q0033。

初诊:1990 年 2 月。

主诉:浮肿反复发作 1 年余。

现病史:患者于 1988 年 12 月曾因感受风寒,而出现腰痛,眼睑浮肿,于当地医院治疗,诊断为:"急性肾炎",治疗 1 月余,浮肿减轻,予出院自行调理。1989 年 3 月,腰痛、浮肿诸症又复出现,再次于当地医院住院,治疗 3 个月后,好转出院。1989 年 12 月,浮肿第 3 次加重,

于当地医院治疗 2 月余未效,来我院求治。患者面色㿠白,形寒肢冷,头面及四肢遍身浮肿,尤以腰以下浮肿为甚,小便量少,大便时溏,消瘦神疲,少腹冷痛,脘腹胀满,四肢疲软,气短乏力,带下清稀。

检查:舌质淡胖有齿痕,脉象沉细无力。

中医诊断:水肿,属脾肾阳虚,水湿泛滥。

西医诊断:慢性肾炎综合征。

治法:温肾扶阳,健脾利湿。

方药:真武汤加减:茯苓 9g,炒白芍 9g,炒白术 9g,制附片 9g,猪苓 15g,泽泻 9g,怀山药 12g,苍术 9g,冬瓜皮 30g,大腹皮 9g,桑白皮 9g,陈皮 6g,生姜 3 片,车前子^(包煎)9g,40 剂,日 1 剂,水煎服,分早晚分服。

二诊:(1990 年 3 月 16 日):遵上法随证加减连服 40 余剂,患者脘腹胀满,大便时溏,带下清稀诸症得以好转,但水肿仍见,且身半以下常有冷感,少腹拘急,小便量少,舌淡苔白,脉象沉细,此乃脾阳虚之症虽见好转,肾阳虚之症仍较突出,治以温补肾阳为主,方以金匮肾气丸化裁。熟地黄 24g,山萸肉 12g,怀山药 12g,茯苓 9g,牡丹皮 9g,桂枝 9g,制附片 9g,怀牛膝 9g,冬瓜皮 30g,泽泻 9g,猪苓 15g,车前子^(包煎)9g。40 剂,日 1 剂,水煎服,分早晚分服。

三诊:(1990 年 5 月 10 日):遵上法随证加减又进 30 余剂,腰以下常有冷感,少腹拘急,小便量少,亦见好转,浮肿逐渐消退。呈周期性,时肿时消,且月经期浮肿加重,腰膝疲软,四肢乏力,活动以后气短神疲,食少纳呆,少气懒言,语声低微,头晕目眩,时自汗出,舌质淡,脉象细而乏力。此乃肾阳虚之证虽见好转,然久病体虚,元气不足依然存在,治以益气温阳为主,配以温肾健脾之品加减治之,方以保元汤加减化裁。生黄芪 30g,党参 9g,甘草 3g,肉桂 3g,炒白术 9g,茯苓 9g,泽泻 9g,猪苓 15g,怀山药 12g,枸杞子 15g,菟丝子 15g,杜仲 9g,冬瓜皮 30g,陈皮 6g,焦三仙^各15g,车前子^(包煎)9g。30 剂,日一剂,水煎服,分早晚分服。

四诊(1990 年 6 月 9 日):遵益气温阳法,随证加减,再进 30 余剂,症状逐渐好转,精神渐复,体力转佳,纳食香甜,面色红润,尿量增多,浮肿消退,月经期超前,经色鲜红,手足心热,腰酸腰痛,口干不欲饮水,舌光赤无苔,脉象细数。本病阴阳俱虚,初期阳虚症状明显,经治疗半年余,阳虚之症得以渐复,阴虚诸症随之突显,法当滋阴补肾,配以补气健脾之品加减治之,方以六味地黄丸加味:熟地黄 24g,怀山药 12g,山萸肉 12g,茯苓 9g,泽泻 9g,牡丹皮 9g,生黄芪 30g,炒白术 9g,陈皮 6g,菟丝子 15g,枸杞子 15g,桑寄生 15g,川断 9g,杜仲 9g,地骨皮 9g,30 剂,日一剂,水煎服,分早晚分服。

五诊(1990 年 7 月 17 日):宗滋阴补肾之法,随证加减再进 30 余剂,症状明显好转,小便量正常,浮肿消退,未见反复,精神好转,体力增加,食欲增多,面色红润,腰痛亦逐渐好转,阴虚症状逐渐恢复,宗前法配成丸药继续服用。熟地黄 72g,怀山药 36g,山萸肉 30g,白茅根 90g,茯苓 27g,泽泻 27g,牡丹皮 27g,藕节 90g,生黄芪 90g,陈皮 18g,菟丝子 45g,枸杞子 27g,川断 27g,杜仲 27g,上 14 味共为极细粉末,炼蜜为丸。每丸重 9g,每服 2 丸,日服 2 次。

连续服用丸药半年余,多次复查,未见复发。

按语:本案以脾肾阳虚为主症,温肾扶阳、补气健脾贯彻始终。首诊用真武汤加减,脾阳虚症见好转,肾阳虚症依然显露,再以温补肾阳之法,金匮肾气丸化裁,如此,脾肾阳虚之证逐渐得以缓解,然久病体虚,元气不足,再以益气温阳法,方用保元汤治之;然本病阴阳俱虚,阳虚虽复,阴虚显露,再以滋阴补肾法,以六味地黄汤加减,才收全功,前后四变其法,谨守病机,随拨随应。

(整理:韩斐　审阅:卢志)

3. 聂莉芳医案(8 则)

案一:益气健脾、祛湿利水治疗水肿

不典型膜性肾病气虚兼夹风水之水肿,以益气健脾、祛湿利水之剂收效。

个人信息:李某,男,35 岁。

初诊:2013 年 7 月。

主诉:眼睑及双下肢水肿半年。

现病史:患者于半年前感冒后出现眼睑浮肿,就诊于当地县医院,检查发现尿蛋白(3+),未予重视及治疗。1 个月后,双下肢进行性水肿,于当地省级医院检查 24 小时尿蛋白定量 6.936g;遂住院治疗,进一步检查生化示:ALT138.1U/L,GGT85.2U/L,TP42g/L,ALB29.5g/L,Scr130μmol/L;血脂:Tch11.59mmol/L,TG4.99mmol/L。经肾穿刺后病理回报示:不典型膜性肾病。该院予足量泼尼松联合环磷酰胺治疗 1 年后,患者尿蛋白未有明显减少,对治疗已逐渐丧失信心。为寻求中医治疗,患者至我科就诊,症见:体形肥胖,乏力,纳稍差、餐后胃胀,时有头晕,咽干,眠可,双下肢中度可凹形水肿,小便多泡沫,大便日 1 行。

检查:舌质淡黯苔薄白腻,脉浮虚。

中医诊断:水肿,属气虚兼夹风水。

西医诊断:不典型膜性肾病。

治法:益气健脾,祛湿利水。

方药:防己黄芪汤加减。生黄芪 30g,汉防己 20g,生白术 15g,生姜 10g,法半夏 6g,炙甘草 6g,党参 15g,砂仁 6g,银花 20g,大腹皮 15g,生山楂 20g。

随访:服上方加减治疗 1 个月后,患者症状明显改善,但尿中蛋白仍未明显减少,此时患者已重拾信心,坚持要求继服中药。2 个月后,患者检查 24 小时尿蛋白定量降至 1.2g,血白蛋白升至 40g/L。期间逐步撤减激素,患者注意规律作息及饮食,服药 1 年来,患者从未感冒。自 2014 年 10 月至今,患者尿蛋白持续阴性,尿中仅存在少许微量白蛋白,体重亦明显减轻,现已停服中药。

按:本案中患者经足量应用激素联合免疫抑制剂治疗后仍不显效,当地医院建议应用环孢素治疗,患者拒绝后寻求中医治疗。中医治疗以防己黄芪汤加减,扶正而不留邪,祛邪而不伤正,为治疗气虚之风水、风湿证的有效方剂。在《金匮要略》中,防己黄芪汤为治疗"风水"及"风湿"而设,但原方中仅防己、生姜可直接祛除水湿之邪,其余药物大部分为健脾之品,因水湿所由生成,皆因中焦之气不足所致,故治疗首当益气健脾,脾健则湿自下行。在初始服药的 1 个月中,患者虽症状好转,但化验指标未见明显下降,但经继续治疗后终获全功,提示在临证中,有时亦需守方治疗,尤其对待较难治的慢性疾病。本案中看似未有应用入肾之品,但正如《本草求真》中所言,治病用药,须当分其脏腑,但未可尽拘,如药既入于肺者,未有不入于心等。因用药切中病机,故最终疾病痊愈。

(整理:余仁欢　审阅:聂莉芳)

案二:益气养阴滋肾法治疗水肿

IgA 肾病脾肾气阴两虚之水肿,以益气养阴滋肾之剂收效。

个人信息:沙某,女,28 岁。

初诊:2006 年 8 月 14 日。

主诉:颜面及双下肢水肿 5 月余。

现病史:患者于 2006 年 3 月 5 日出现颜面及双下肢水肿,至某医院就诊,查血压 150/100mmHg,尿蛋白 3+,尿潜血 3+,尿 RBC329.8 个 /HPF,24 小时尿蛋白定量 8.09g/d,血浆白蛋白 28.6g/L,血总胆固醇 8.6,甘油三酯 8.01,肾功能正常。诊断为肾病综合征,3 月 31 日肾穿报告示:局灶增生性 IgA 肾病。给予醋酸泼尼松 60mg/d+ 环磷酰胺 200mg,隔日一次静点,因治疗期间多次发现血糖升高,故醋酸泼尼松服用 6 周后即开始减量,患者查 24 小时尿蛋白定量最低为 3.76g/d,其后多次查尿蛋白定量均不见降低,患者甚为着急,遂于 8 月 14 日来聂莉芳教授处就诊,当时症见:满月脸,乏力,腰膝酸软,时感咽痛,潮热,双下肢不肿。

检查:舌红,苔薄黄,脉细。24 小时尿蛋白定量 3.82g/d,尿 RBC122.6 个 /HPF。

中医诊断:水肿,属脾肾气阴两虚。

西医诊断:IgA 肾病。

治法:益气养阴滋肾,凉血止血涩精。

方药:自拟方益气滋肾汤加减。太子参 20g,生黄芪 30g,紫河车 6g,草河车 12g,牛蒡子 10g,炒白术 12g,生地 12g,旱莲草 12g,小蓟 30g,当归 10g,炒栀子 6g,三七粉 3g^{冲入},白芍 12g,丹参 6g,芡实 20g,仙鹤草 15g,银花 30g,金樱子 20g,竹叶 12g,鹿角胶 12g^{烊入},菟丝子 20g,沙苑子 10g。30 剂,水煎服。

二诊(2006 年 10 月 11 日):患者时感双目干涩,余无不适,舌红,苔黄,脉细。24 小时尿蛋白定量 2.68g/d,尿 RBC 38.5 个 /HPF。上方加密蒙花 12g,杭菊花 12g。

三诊(2007 年 1 月 8 日):患者无明显不适。24 小时尿蛋白定量 1.05g/d,尿 RBC 25.5 个 /HPF,后即以此方加减缓图收功。

按:聂莉芳教授长期从事 IgA 肾病的临床和实验研究,临床将本病分为急性发作期和慢性迁延期,通过多年临床研究发现脾肾气阴两虚为 IgA 肾病本虚的病机中心,急性发作期则以肺胃风热毒邪壅盛为多见,故拟益气滋肾汤治疗 IgA 肾病气阴两虚证。本例患者禀赋不足,加之久用激素,耗气伤阴,故选太子参气阴双补为方中主药,生黄芪、白术增强补气之力,生地、白芍、当归加强补血滋阴之功,银花、牛蒡子疏风清热,含"未病先防"之意。以小蓟、仙鹤草、三七粉凉血止血,佐以小量丹参以期止血而不留瘀,芡实、金樱子补脾固肾收涩,并遵《内经》"阳生阴长"之意,加入鹿角胶、紫河车血肉有情之品大补精血,菟丝子、沙苑子温阳益阴,正如张景岳所述"善补阴者,必于阳中求阴,则阴得阳升而泉源不竭"。全方脾肾气阴双补,以复脾之统摄,肾之封藏之职,不仅可以改善症状,减少血尿、蛋白尿,还可以改善患者的体质状态,使病愈不易复发。

（整理:徐建龙 审阅:聂莉芳）

案三:益气养阴、清利湿热治疗水肿

局灶增生性 IgA 肾病气阴两虚兼湿热之水肿,以益气养阴,清利湿热之剂收效。

个人信息:某男,45 岁。

初诊:2008 年 4 月 25 日。

主诉:颜面及双下肢水肿 16 个月。

现病史:患者 2006 年 12 月出现浮肿及尿检异常。2007 年 10 月病情加重,诊为肾病综合征,肾穿病理诊断为:局灶增生性 IgA 肾病。查 24 小时尿蛋白定量:4.4g,尿液分析:RBC 29.8 个 /HPF。刻下症:颜面及双下肢浮肿,身倦乏力,纳食可,二便调,面色灰黯油垢。

检查:舌质淡红,苔黄少腻,脉沉滑。BP:120/90mmHg。

中医诊断:水肿,属气阴两虚兼湿热。

西医诊断:IgA 肾病。

治法:益气养阴,清利湿热。

方药:参芪地黄汤加味。太子参 30g,黄芪 30g,生地 15g,山茱萸 10g,丹皮 12g,茯苓 15g,泽泻 15g,金樱子 20g,知母 12g,佩兰 12g,金银花 30g,生石膏 30g^{先煎},冬瓜皮 30g,黄芩 15g,小蓟 30g,菟丝子 30g,青风藤 20g,天麻 15g,白术 12g,芡实 20g,杜仲 20g,川断 20g,枳壳 10g。配合使用尼群地平胶囊控制血压。

二诊(2009 年 6 月 24 日):患者以上方加减治疗至今,自觉症状消失,尿液分析:RBC 5.6 个 /HPF,24 小时尿蛋白定量:0.3g。

按:对于临床表现为肾病综合征的 IgA 肾病是中西医治疗难题,目前多数医生会使用激素和(或)免疫抑制剂治疗,且疗效较差,在中医队伍中能坚持以单纯中医药者已不多见,聂莉芳教授笃信中医,突出中医特色,每能获效,此例即是证明。该病例以参芪地黄汤为基本方益气养阴,以黄芩、双花、生石膏、知母清热解毒,佩兰、枳壳理气化湿,青风藤祛风,金樱子、菟丝子、芡实补肾涩精,小蓟凉血止血,全方共奏益气养阴、清热祛湿、固精止血之功。

（整理:余仁欢 审阅:聂莉芳）

案四:健脾利水、清热解毒治疗水肿

难治性肾病综合征脾虚兼水湿和热毒之水肿,以健脾利水,清热解毒之剂收效。

个人信息:某男,29 岁。

初查:2000 年 8 月 20 日聂莉芳教授查房。

主诉:眼睑及双下肢水肿近 1 年半。

现病史:患者 1999 年 3 月无明显诱因出现眼睑浮肿,肾穿刺病理诊断:轻系膜增生性肾炎,予醋酸泼尼松40mg,每日1次,口服,一周后尿量增加,浮肿消退。1999年5月病情反复,再次至北医就诊,予激素及环磷酰胺治疗,病情缓解出院。2000年8月又因眼睑、双下肢浮肿至北大医院住院治疗,症状好转出院,为求中医治疗来我院。入院症:眼睑及双下肢浮肿,乏力,纳差,轻度恶心。

检查:舌红,苔白腻,脉沉。血生化:ALB14.6g/L,24小时尿蛋白定量:5.8g。

中医诊断:水肿,属脾虚兼水湿和热毒。

西医诊断:难治性肾病综合征;轻度系膜增生性肾炎。

治法:健脾利水,清热解毒。

方药:香砂六君子加减。金银花30g,野菊花15g,广木香12g,姜半夏10g,白术15g,砂仁10g,陈皮10g,太子参15g,茯苓20g,冬瓜皮30g,丹参30g,车前子30g包煎,鸡内金12g,川牛膝15g,怀牛膝15g。14剂,水煎服。

二诊(2000年9月18日):患者体力良好,无浮肿,舌红,苔白腻,脉沉细。24小时尿蛋白定量:0.03g,血生化:ALB34.2g/L,继服前方加减治疗。

三诊(2000年10月22日):患者病情有所复发,出现乏力,时有头晕,无浮肿,纳眠尚可,舌红,苔黄,脉细数。查血生化:ALB40.1g/L,24小时尿蛋白定量:0.5g。继续前方治疗,未诉不适,2001年1月查24小时尿蛋白定量:0.2g。

随访:随访至2010年3月,随访期间偶见尿蛋白:(+),自觉无明显不适,间断服用黄芪薏米莲子粥。

按:调理脾胃法是聂莉芳教授治疗肾病综合征的常用治法,她经常使用的健脾方剂主要有香砂六君子汤、参苓白术散、补中益气汤3方。香砂六君子汤的辨证要点是腹胀、纳差。同时,肾病脾虚患者常可见咽痛、痤疮等热毒症状,聂莉芳教授常加用银花、连翘、野菊花等,临床疗效较佳。

(整理:张晶晶　审阅:聂莉芳)

案五:通阳利水、益气养阴法治疗水肿

Ⅱ期膜性肾病脾肾亏虚、水邪上泛之水肿,以行气通阳利水之剂收效。

个人信息:某男,80岁。

初诊:2010年3月3日聂莉芳教授查房。

主诉:全身水肿1年余。

现病史:患者于2008年7月出现带状疱疹,未予治疗,一周后出现阴囊水肿,之后水肿渐进性加重。2008年10月出现四肢及腹部水肿,诊断:肾病综合征,Ⅱ期膜性肾病,治疗以降血压、利尿消肿抗凝血,无效。近一周来,患者出现胸闷气短,全身浮肿,为求中医治疗收住院。刻下症:胸闷气短,呼吸急促,活动后加重,夜间不能平卧,咳嗽咳痰,四肢及腹部水肿,手足凉,纳眠差,小便量少,24小时尿量约600ml,大便调。

既往史:慢性支气管炎50余年,近一个月出现阵发呼吸喘促加重,喉间痰鸣。2008年发现高血压,最高血压150/95mmHg,口服托拉塞米10mg,日两次,血压控制在130/80mmHg

左右。

查体:舌淡红,苔薄白,脉沉细数。Bp:145/85mmHg。精神不佳,营养较差,扶入病房。心率98次/分,双肺干湿啰音,腹部膨隆,脐突出,移动性浊音阳性,四肢水肿。查血生化:ALB21.4g/L,CHO7.64mmol/L,TG1.91mmol/L,24小时尿蛋白定量:4.55g。

中医诊断:水肿,属脾肾亏虚,水邪上泛,上凌心肺。

西医诊断:肾病综合征Ⅱ期膜性肾病;慢性喘息性支气管炎并肺部感染。

治法:行气通阳利水。

方药:五皮饮合五苓散。大腹皮15g,冬瓜皮30g,陈皮10g,茯苓30g,桑白皮30g,杏仁10g,白术10g,桂枝6g,葶苈子30g,泽泻20g,黄芩15g,生黄芪30g,川牛膝15g,怀牛膝15g,丹参30g,车前子^{包煎}30g,太子参15g,麦冬10g,五味子10g。7剂,水煎服,日一剂。配合黄芪鲤鱼汤每周2~3次。同时予以:吸氧,抗感染,低分子肝素钠抗凝。

二诊(2010年3月3日)聂莉芳教授查房:经中医药为主治疗,未用利尿剂,患者尿量逐渐增加,每日1500ml以上,水肿减退,咳嗽少痰,能平卧,胸闷缓解,纳食欠佳,脘腹胀满,大便溏,轻中度浮肿,舌淡红,苔薄白,脉沉细数。查血生化:ALB24.6g/L,CHO7.8mmol/L,TG2.21mmol/L,24小时尿蛋白定量:5.46g。香砂六君子汤加减。广木香10g,砂仁6g,陈皮10g,法半夏10g,党参15g,白术12g,茯苓30g,瓜蒌皮15g,芡实20g,冬瓜皮30g,丹参30g,川牛膝15g,怀牛膝15g,川贝6g,黄芩12g,车前子^{包煎}30g。14剂,水煎服。

三诊(2010年3月29日)聂莉芳教授查房:患者病情明显好转,尿量1500ml以上,水肿基本消退,乏力,偶咳,纳食可,舌淡红,苔薄白,脉沉细数。查血生化:ALB29.8g/L,CHO6.2mmol/L,TG2.01mmol/L,24小时尿蛋白定量:3.12g。继以香砂六君子汤为主方健脾行气利水,在上方基础上去车前子、冬瓜皮、瓜蒌皮,加生黄芪30g,当归15g。

按:患者是肾病综合征伴有慢支、心衰、胸腔积液等病症,病情复杂,病位涉及肾、肺、心、脾。聂莉芳教授认为应心、肺、肾同治,五皮饮加葶苈子泻肺利水,五苓散通阳利水,生脉饮加黄芪补益心肺之气阴,经治疗尿量逐渐增多。两周后患者水肿渐退,心肺症状缓解,治疗重点调整为健脾行气利水,故以香砂六君子汤加减。

(整理:张晶晶　审阅:聂莉芳)

案六:益气养阴、补肾涩精法治疗水肿

Ⅰ期膜性肾病气阴两虚之水肿,以益气养阴,补肾涩精之剂收效。

个人信息:某女,54岁。

初诊:2007年2月9日。

主诉:双下肢水肿1年半。

现病史:患者于2005年6月无明显诱因出现双下肢浮肿,后水肿逐渐加重,遂于9月北大人民医院就诊,查24小时尿蛋白定量2g,血浆白蛋白25.5g/L,住院行肾穿病理诊断为"Ⅰ期膜性肾病",服用洛汀新10mg,每日一次,并加用双嘧达莫抗凝治疗,患者双下肢水肿减轻出院。至12月患者双下肢水肿又加重,查24小时尿蛋白定量为6.13g,血浆白蛋白20.9g/L,

于 12 月 9 日给予醋酸泼尼松 50mg,每日一次,环磷酰胺 50mg,每日两次,醋酸泼尼松服用 12 周,环磷酰胺累积用量至 7g,患者尿蛋白较前减少。2006 年 1 月 24 小时尿蛋白定量为 2.5g,血浆白蛋白为 23.2g/L,因肺部感染于北大人民医院抗感染治疗,并给予甲泼尼龙 40mg,每日一次,静点,间断扩容利尿及抗凝治疗,患者肺部感染得到控制,双下肢水肿减轻出院,出院时 24 小时尿蛋白定量为 2.32g,停用环磷酰胺,口服醋酸泼尼松 50mg,每日一次,并逐渐撤减至 35mg。

2006 年 12 月 29 日因感冒致恶寒发热,头痛,纳差恶心,咳嗽,双下肢轻度水肿,舌红苔薄黄,脉浮数,予抗感染治疗,中药据急则治标原则,以荆防地黄汤加减疏风散热兼以健脾益肾,后患者感冒症状好转后,因胃胀、纳差转方为香砂六君子汤加减补气健脾,理气消胀,至 2007 年 2 月 2 日患者感腰部酸软,乏力,余无明显不适出院,出院时查血浆白蛋白 23.4g/L,总胆固醇 5.86mmol/L,24 小时尿蛋白定量为 2.254g。出院后即于 2007 年 2 月 9 日于聂莉芳教授门诊处就诊,就诊时醋酸泼尼松用量为 12.5mg,当时症见:时感乏力,腰酸痛,手足心热,纳差,易感冒,小便泡沫多,大便可。

检查:舌红苔白腻,脉细。

中医诊断:水肿,属气阴两虚。

西医诊断:Ⅰ期膜性肾病。

治法:益气养阴,补肾涩精。

方药:太子参 20g,生黄芪 30g,生地 15g,山萸肉 10g,山药 15g,丹皮 12g,茯苓 20g,泽泻 15g,川怀牛膝^各12g,芡实 20g,桑寄生 15g,杭菊花 12g,丹参 30g,金樱子 30g,菟丝子 20g,川断 20g,苏叶梗^各10g,薏苡仁 30g,鸡内金 12g,当归尾 12g,黄芩 12g,杜仲 20g,银花 30g。30 剂,水煎服,日一剂。

二诊(3 月 20 日):微感乏力,手足心热减轻,纳食改善,查 24 小时尿蛋白定量为 1.07g/d,上方去苏叶,黄芩,薏苡仁。

三诊(5 月 2 日):来院复诊,查 24 小时尿蛋白定量为 0.33g/d。

按:中医认为激素乃纯阳大热之物,热伤阴津,壮火食气,激素用久则可致气阴两虚,故选用参芪地黄汤益气滋阴,当归尾、川怀牛膝、丹参补血活血,加杜仲、桑寄生、川断、菟丝子补肝肾,壮腰膝,芡实、金樱子即为《洪氏经验集》之水陆二仙丹,聂莉芳教授认为该方补脾祛湿,益肾固精,故常借用来治疗脾不升清,肾不藏精之蛋白尿,黄芩、银花清上而不犯中下二焦,以清郁热,此外,聂莉芳教授遵内经"食入于阴,长气于阳"之旨,时时顾护脾胃,故加苏叶梗、鸡内金、薏苡仁健脾化湿,消导和胃,以使用药补而不滞,滋而不腻。

(整理:徐建龙　审阅:聂莉芳)

案七:调理脾胃法治疗水肿

非典型膜性肾病脾胃虚弱之水肿,以健脾益气行水之剂收效。

个人信息:某女,49 岁。

初诊:2010 年 9 月 6 日聂莉芳教授会诊。

主诉:双下肢水肿1年余。

现病史:患者1年前劳累后出现双下肢水肿,为对称可凹性,晨轻暮重,休息后可好转,伴疲乏,不伴心悸、头晕、胸闷、憋气、活动耐量下降。同时发现尿中带有泡沫,尿量、尿色正常。约一周后出现眼睑、颜面轻度水肿,可自行消退。遂就诊于当地医院,查血压、血常规正常,尿常规:尿蛋白:(++),RBC0-1个/HPF,24小时尿蛋白定量:3.61g,血生化:Scr49μmol/L。2009年12月24小时尿蛋白定量:5.71g,肾穿刺病理诊断:非典型膜性肾病。感染疾病筛查:HbsAg(+),HBV-DNA:8.95×10³/L,考虑乙肝相关性肾病可能性大,抗HCV(+),提示病毒有复制,转传染科给予干扰素抗病毒治疗。约20天后出现左上腹痛,左肾区叩击痛,肾脏血管B超提示肾静脉血栓形成,予以低分子肝素抗凝。3个月前患者无明显诱因出现水肿症状加重,伴见腹胀,胸闷,气喘等症,B超提示左侧胸腔积液、腹腔积液,遂再次住院治疗,予行抽取胸水治疗,胸水常规提示感染,予以抗感染、扩容、利尿等对症治疗。患者近3个月来水肿胸闷症状时有反复,刻下症:双下肢水肿明显,有胸水和腹水,周身乏力,不能下地活动,小便中有泡沫,24小时尿量800~1000ml,纳少,每日主食2两,偶有恶心,未见呕吐,时有胸闷喘憋,大便日2次,量少质稀,夜眠差。

既往高脂血症病史5年,输血感染丙肝病毒。甲减病史9月余,目前口服优甲乐。

检查:舌淡红边有齿痕苔薄黄,脉滑。Bp:120/70mmHg,营养差,体态偏瘦,面色萎黄,眼睑及爪甲色淡白。查血生化:TP39.7g/L,ALB15.6g/L,Scr151.3μmol/L,TG12.82mmol/L,TCH13.88mmol/L。B超:右侧胸水(中量),左侧胸水(少量);腹水(中~大量)。

中医诊断:水肿,属脾胃虚弱。

西医诊断:①肾病综合征非典型膜性肾病;②肾功能不全;③左肾静脉血栓形成;④甲状腺功能减退。

治法:健脾益气行水。

方药:香砂六君子汤加减。生黄芪20g,木香10g,砂仁10g,陈皮10g,姜半夏10g,太子参15g,茯苓30g,白术12g,黄连3g,丹参30g,冬瓜皮30g,车前子^{包煎}30g,金银花20g,青风藤20g,芡实20g,川牛膝30g,怀牛膝30g,麻子仁30g。14剂,水煎服,日一剂。

西药予氯沙坦钾片100mg,每日一次,华法林钠1.5mg,每日一次,左甲状腺素钠片12.5μg,每日一次。

二诊(2010年9月21日):患者诉腰痛较前明显缓解,夜间未见胸闷气短,顿咳等不适症状。自诉食欲低,纳谷减少,时有腹部胀满,下午尤甚,小便量可,24小时尿量约1000ml,双下肢水肿又见反复加重,左侧为巨,尿中有泡沫。Bp:120/80mmHg,听诊右肺呼吸音弱,腹膨隆,移动性浊音(+)。舌淡黯,边有齿痕,脉濡。尿蛋白:(++++),血常规:Hb:87g/L,目前主要症见肾静脉血栓,血液呈高凝状态,下肢水肿反复及饮食减少,未予利尿剂,从中医角度考虑患者以脾气亏虚为主,治疗予以益气健脾为主,兼以活血通络,健益中焦,助脾运化。中药汤剂调整上方,予广木香加量理气导滞,鸡内金消食助纳。

三诊(2010年11月9日):患者诉夜间咽干咽痛,晨起咳嗽咳痰,痰量较多,纳可,午后及夜间腹胀,小便量可,尿中泡沫,尿色无异常,大便中夹有未消化食物,夜眠较前有所改善。查血常规:Hb:93g/L,血生化:TP28.9g/L,ALB16.5g/L,Scr92μmol/L,Ca1.64mmol/L,TCH7.88mmol/L,

TG5.23mmol/L。患者晨起咳嗽咳痰,纳食较前明显改善,改用桑菊饮加减以宣肺化痰止咳。桑叶10g,杭菊花12g,杏仁10g,连翘12g,芦根15g,黄芩10g,薄荷10g,金银花20g,瓜蒌皮15g,牛蒡子12g,苏梗10g,鸡内金10g,厚朴6g,冬瓜皮30g,车前子^{包煎}30g。

四诊(2010年12月12日):患者诉腰痛不明显,无胸闷气短,纳食不馨,时有腹部胀满,下午尤甚,小便量可,双下肢轻度浮肿,体力较前明显好转,能下地活动。舌淡黯,边有齿痕,脉濡。Bp:120/80mmHg,尿液分析:蛋白:(++++)。治疗仍以健脾益气,兼以活血通络,继用香砂六君子汤加减。太子参15g,茯苓30g,广木香10g,砂仁10g,陈皮10g,姜半夏10g,白术12g,黄连3g,生黄芪30g,川牛膝30g,怀牛膝30g,丹参30g,车前子^{包煎}30g,冬瓜皮30g,金银花20g,青风藤20g,芡实20g,鸡内金12g,麻子仁30g。

五诊(2010年2月22日):患者出院后继续前方治疗,纳食增加,浮肿,精神体力均可,生活能自理,大便稀溏,日1~2次,咽部不适,舌淡黯,边有齿痕,脉濡。Bp:120/80mmHg,尿液分析:蛋白:(++++),血生化:TP36.6g/L,ALB19.5g/L,Scr89μmol/L,24小时尿蛋白定量:5.6g。治疗仍以健脾益气,兼以活血通络为法,处方:参苓白术散加减。太子参15g,茯苓30g,砂仁6g,生黄芪30g,陈皮10g,炒扁豆10g,白术12g,炒苡仁30g,鸡内金12g,川牛膝20g,怀牛膝20g,丹参30g,车前子30g(包煎),冬瓜皮30g,金银花20g,青风藤20g,芡实20g。

随访至今,患者病情稳定,精神体力较好,不浮肿,血浆白蛋白升至38g/L左右,血红蛋白:110g/L左右,24小时尿蛋白定量仍3~5g。

按:该患者不典型膜性肾病可能是乙型肝炎病毒相关性肾炎或丙型肝炎相关性肾炎,西医用过激素+免疫抑制剂+抗病毒治疗,但病情呈加重趋势。初入院时表现为乏力、纳食差、恶心、咽痛、尿量少、大便稀、失眠,全身浮肿,腰痛,肾静脉血栓,贫血,易感冒等,全身状况极差。根据患者纷杂的症状和复杂的病机,聂莉芳教授认为治疗重点当从脾胃着手,以调理脾胃为先,方用香砂六君子汤加减,健脾利水。虽然患者在其后曾多次出现外感,但聂莉芳教授始终抓住健脾和胃利水的治疗大法,最后终于使患者的病情得以缓解。由于肾脏病的治疗是长期的过程,要达到患者的各项指标改善,还需继续观察治疗。

腹泻、纳差、乏力等脾虚症状与咽痛等热毒症状并见,是临床难题,健脾不当可生内热,清热解毒可能苦寒伤脾,该患者即属此类。聂莉芳教授对此类情况的处理上,通常是在健脾益气的基础上加用银花之甘寒,有时亦少加黄连,长期守方,每获疗效。

(整理:孙红颖　审阅:聂莉芳)

案八:健脾补肾治疗水肿

慢性肾衰(糖尿病肾病Ⅴ期)脾肾气阴两虚之水肿,以健脾补肾之剂收效。

个人信息:某男,60岁。

初诊:2010年3月12日。

主诉:双下肢水肿两月余。

现病史:患者既往有20年糖尿病病史,平素未常规行体检。2010年1月无明显诱因出现双下肢水肿,查血肌酐:470μmol/L,2010年3月在我院住院治疗。住院期间查血生化:

Scr636.8μmol/L,ALB34g/L,尿蛋白:(++++),24小时尿蛋白定量:4~6g。诊断:糖尿病肾病Ⅴ期,慢性肾衰竭。遂行自体动静脉内瘘成形术准备血液透析。患者因不愿透析,遂至聂莉芳教授门诊就诊。刻下症:双下肢重度水肿,乏力,偶有咳嗽,无痰,畏寒,双目视物模糊,纳眠可,二便调。

检查:舌淡红,苔白腻,脉沉细。

中医诊断:水肿,属脾肾气阴两虚,水湿内停。

西医诊断:糖尿病肾病Ⅴ期,慢性肾衰竭。

治法:健脾补肾。

方药:参芪地黄汤加减。太子参30g,生黄芪30g,生地15g,山药15g,山萸肉10g,茯苓20g,泽泻15g,丹皮10g,冬瓜皮30g,芡实20g,冬葵子20g,当归尾15g,杭菊花12g,天麻20g,金银花20g,生石膏^{先煎}40g,车前子^{包煎}30g,川牛膝20g,怀牛膝20g,丹参30g,川连10g。

二诊:上方加减治疗3个月后,症状明显好转,病情稳定,血肌酐逐渐下降,2010年10月复查血生化:Scr235.1μmol/L。

按:该患者出院期间本人多次查房,根据患者糖尿病病史、大量蛋白尿及患者的眼底病变糖尿病肾病诊断成立,且肾功能达到透析指标。然聂莉芳教授用平淡的参芪地黄汤加减治疗能控制病情,显示聂莉芳教授中医辨证用药的功力。

（整理:李爱峰　审阅:聂莉芳）

4. 王今觉医案（1则）

案一:补肾活血利湿消水肿

狼疮性肾小球肾炎气阴两虚湿浊阻滞之水肿,以益气养阴,清利湿浊收效。

个人信息:赵某,男性,18岁。病案号:A027467。

初诊:2003年3月13日。

主诉:浮肿1年。

现病史:患者2002年2月因发烧后出现浮肿在保定市中心医院诊为"狼疮肾",并住院治疗1个月,之后又在协和医院就诊,诊断相同。目前服洛汀辛2片,日1次;倍他乐克2片,日2次;硝苯地平缓释片1片,日3次;醋酸泼尼松6片,日1次;环磷酰胺100mg,日1次;雷公藤多苷20mg,日2次。刻下症:面部、腹部及双下肢浮肿,双颧部黯褐色色素斑,上睑部粉黯,食欲不振,脘痛痞满,食则欲便,大便溏薄,尿量多,手足心热,无汗,乏力。

检查:舌粉略黯有齿痕,苔白厚,左脉细滑数略沉,右脉沉细数。

血压165/125mmHg,心率70次/分,尿中蛋白7.5g,白细胞20~25个,红细胞6~8个,颗粒管型0~1个,异常型态100%,血白细胞13.89,血小板389(100~350),补体C3:35(6~150),补体C4:6.76(12~36)。

中医诊断:水肿,结合望目,属气阴两虚,湿浊阻滞。

西医诊断:狼疮性肾小球肾炎。

治法:益气养阴,清利湿浊。

处方：以六味地黄加减。生熟地各 12g，苍白术各 12g，生山药 90g，山萸肉 12g，丹皮 12g，地骨皮 12g，泽泻 30g，泽兰 9g，生薏仁 60g，白茅根 60g，白豆蔻 3g，白芍 12g，生黄芪 15g，怀牛膝 12g，银柴胡 6g，橘红 9g，钩藤 9g，天麻 12g，珍珠母 30g。7 剂，水煎服。

二诊（2003 年 3 月 13 日）：药后浮肿减轻，每日尿量 2600~3400ml，腹胀亦减，大便次数多但已成形，手足心热减。现咳嗽可引起腹痛，舌粉略黯，齿痕，苔白，脉细滑。辨证同前，上方减丹皮，加白茯苓 30g，干石斛 15g。7 剂继服。

三诊（2003 年 3 月 24 日）：水肿消退，血压 120/70mmHg，3 月 22 日在协和医院复诊，洛汀新改为 1 片，日 1 次；倍他乐克 2 片，日 1 次；硝苯地平日 1 次，双颧部褐斑减轻如杏仁大，咳嗽减轻，吸气时有痰鸣，每日尿 2600~3000ml，舌粉略黯浅齿痕，苔白厚，脉搏细滑。加丹皮 12g，当归 6g，猪苓 30g，三七粉 3g，改生地黄 15g，生白术 30g，生黄芪为 30g。7 剂继服。

四诊（2003 年 4 月 7 日）：症状继续减轻，上方改生地黄 18g，生山药 120g，白茯苓 60g，加菟丝子 6g，公丁香 2g。7 剂。

五诊（2003 年 4 月 14 日）：浮肿继续减轻，仅有小腿腓肠肌处轻微浮肿，餐后已无恶心，略呃逆，大便日 2~3 次，成形，中午身热大减，已基本不热，颧部皮损色变浅变小，渐光滑，双颊部有痒感，舌粉略淡，略颤，浅齿痕，苔白厚，左脉滑，右脉沉细缓。上方加僵蚕 3g，生制何首乌各 15g，改菟丝子 9g，公丁香 3g。继服。

按：本例患者临床症状明显缓解，已经可以正常参加劳动，由于经济条件所限，未再继续治疗，但介绍同乡类似病症数人来诊，均获满意疗效。分析本案辨证属肝肾阴虚，脾肺气虚，湿浊中阻，首先重用生山药、生薏仁、白茅根、泽泻，以补肾利湿，合山萸肉、丹皮、地骨皮、银柴胡并清肾经湿热为主，7 剂后水肿明显减退，加重补气之黄芪用量，以图治本之策。综观本案，王今觉教授根据望目，结合舌脉辨证，认为患者病机复杂，治疗时分步骤治疗。治疗思路清晰，用药精准，疗效确凿。

（整理：提桂香、王斌　审阅：王今觉）

5. 薛伯寿医案（2 则）

案一：养阴利水、扶正解毒治疗水肿

急性肾小球肾炎湿毒内闭，阴血已伤之水肿，以养阴利水，扶正解毒之剂收效。

个人信息：王某，女，15 岁。

初诊：1986 年 5 月 26 日。

主诉：发烧咽痛后浮肿、尿少 3 月余。

现病史：1986 年 1 月中旬出现发烧，咽痛，2 月初头面下肢浮肿，就诊于某医院，诊为"急性肾小球肾炎"而收住院，用中药治疗三月余未见效而自动出院。尿常规：蛋白（++++），红细胞 6~10，白细胞 1~2，透明管型 1~2；血生化：总蛋白 5.1g/L，白蛋白 2.4g/L，球蛋白 2.7g/L。浮肿较甚，小便量少，周身乏力，面色㿠白。

检查：舌质红，苔薄微黄腻，脉细滑数。

中医诊断:水肿,属湿毒内闭,阴血已伤。

西医诊断:急性肾小球肾炎。

治法:养阴利水,扶正解毒。

方药:猪苓 10g,茯苓 10g,泽泻 10g,滑石 12g(包煎),阿胶珠 8g,黄芪 15g,太子参 12g,石斛 12g,白茅根 15g,白花蛇舌草 15g,半枝莲 15g。

二诊(1986年6月11日):服15剂药后浮肿减轻,精神好转,尿蛋白(++),透明管型消失。原方去白花蛇舌草、半枝莲,加丹参 12g,益母草 10g,蝉衣 5g,石韦 10g,连翘 12g。21剂。

三诊(1986年7月3日):药后复查尿常规:尿蛋白(+),其余阴性。嘱守上方续服14剂,隔日一剂。

四诊(1986年8月4日):药后复查尿化验:蛋白(±);血化验:总蛋白 6.8g/L,白蛋白 4.3g/L,球蛋白 2.5g/L。浮肿消失,面转红润,继用六味地黄丸合越鞠保和丸,善后调治而康复上学。

按:本案曾以中西药治疗数月罔效,受刘志明老中医善用猪苓汤灵活加减治疗肾炎的启迪,采用猪苓汤加味养阴利水,加生黄芪补托以助祛邪;用蝉衣外清以助泄浊;白花蛇舌草、半枝莲、连翘、石韦以增解毒利湿之效;石斛、白茅根、太子参扶正养阴而不恋邪,诸药相协,疗效满意。

（整理:陈劲松、薛燕星　审阅:薛伯寿）

案二:开上宣肺、通阳利水治疗水肿

不明原因水肿,证属肺气郁闭,以开上宣肺,通阳利水之剂收效。

个人信息:余某,女,28岁。

初诊:1983年3月18日。

主诉:浮肿15年,伴尿少,依赖大剂量利尿药2个月。

现病史:患者自13岁即病浮肿,逐年加重,面目浮肿,四肢肿胀,手肿难以握持,足肿难以穿袜,常年服用"双氢克尿噻"治疗,每日3片,渐渐增加用量,近两月来,每日需服14片,甚至日服21片之多,方能维持小便通畅,少服则尿闭肿甚难忍。咽干,饮水则肿甚,周身发紧,胸闷气憋,皮肤干涩,夏天亦无汗,畏寒神疲,头发干枯早白。曾于几家医院就诊,屡查尿常规,肾功能,肾图,肝功能及心电图等均未见异常,诊断不明,遂就诊于中医,屡服补脾补肾诸方皆不效。

检查:舌体瘦小无苔,脉沉弦细。

中医诊断:水肿,属肺气郁闭。

西医诊断:不明原因水肿。

治法:开上宣肺,通阳利水。

方药:麻黄 6g,杏仁 9g,通草 5g,带皮苓 15g,厚朴 6g,大腹皮 10g,带皮生姜 4片,佛手 5g,琥珀粉 2g(吞)。4剂。

二诊(1983年3月22日):服药后身有微汗,小便通畅,渐有食欲,周身浮肿全消。继用原方加白术 6g,生薏苡仁 15g 扶脾制水。

三诊(1983 年 4 月 3 日):共进 10 剂,小便通畅,精神日渐好转,饮食增加,时有腹胀,继用厚朴生姜半夏甘草人参汤加茯苓,杏仁调治而效。

随访观察三年,未再服西药利尿剂,偶有轻微浮肿,原方出入数剂可消退。

按:肺主气,与皮毛合,为水之上源,肺气失宣,则腠理闭,肺失肃降,津液不行,则肾苦燥。《素问·脏气法时论》云:"肾苦燥,急食辛以润之,开腠理,致津液,通气也。"本案治病求本,以肺闭为本,用辛味开闭之麻黄,急开腠理,致津液,通利气机而救肾燥。麻黄与杏仁同用,一宣一降,通调水道;杏仁与朴、苓相合,疏达三焦,通阳利水,兼用三皮以行水,佛手调气解郁,琥珀化瘀利水,通草通利三焦,诸药相协,确有佳效。

（整理:陈劲松、薛燕星　审阅:薛伯寿）

6. 余瀛鳌医案(2 则)

案一:发表祛风利水、宣肺宁嗽治疗水肿

急性肾炎水邪浸肺、溢于肢体之风水,以发表祛风利水,佐以宁嗽之剂收效。

个人信息:祝某,男,22 岁。

初诊:1985 年 3 月 12 日。

主诉:周身浮肿半月余。

现病史:半月前患者感冒后周身浮肿,颜面肢体为甚,头痛重于两颞,溺少色偏黄赤,胫肿按而不起,胸腹腰部亦有压痕。兼有口干唇燥,咳逆上气,腰腿酸痛,舌净无苔,脉浮而弦。

检查:二氧化碳结合力 14.56mmol/L,非蛋白氮 41.8mg%,尿蛋白(+++),尿颗粒管型 2~6/Hp,红细胞 11~15,白细胞 1~2。体重 64.5kg,血压 180/100mmHg。

中医诊断:风水证,属水邪浸肺,溢于肢体。

西医诊断:急性肾炎。

治法:发表祛风利水,佐以宁嗽。

方药:风水第二方加减。麻黄 6g(先煎),光杏仁、苏叶(后下)、防风、陈皮、茯苓、猪苓、丹皮各 9g,法半夏 6g,车前子(包煎)12g,生石膏 30g(先煎)。

二诊(1985 年 4 月 10 日):经上方加减治疗 4 周,患者尿量显著增多,水肿全消,体重减为 54kg,头痛除,血压恢复正常。余证均缓,脉象转濡。化验检查,血中非蛋白氮略高,尿蛋白(+),遂改为风水第三方:炙黄芪 15g,熟地 12g,茯苓、山药、山萸肉各 9g,丹皮 6g,附片 5g(先煎)。

三诊(1985 年 4 月 24 日):又服 2 周而化验指标恢复正常。嘱患者再服金匮肾气丸 1 个月,后经随访病已痊愈,且未复发。

按:余老师认为,急性肾炎治重肺肾,因其临床表现与《金匮要略》风水颇多相合,仲景治风水诸方用于急性肾炎也多有效验。通过多年治疗本病,在辨证论治的基础上总结治疗规律,拟定了 3 张行之有效的处方。

风水第一方:主治急性肾炎,遍身水肿,头痛,小便短赤等。以祛风利水为主,药用:麻黄

6g(先煎)，苏叶(后下)、防风、防己、陈皮、炙桑皮、大腹皮、猪苓各 9g，木通 5g，丹皮、云苓、车前子(包)各 12g。

风水第二方：主治急性肾炎水肿，兼有咳逆上气等呼吸道感染症状。宗前法祛风利水为治，兼以宁嗽。药用：麻黄 6g(先煎)，光杏仁、苏叶(后下)、防风、陈皮、茯苓、猪苓、丹皮各 9g，法半夏 6g，车前子(包煎)12g。

如患者肺胃热盛，上述二方中酌加生石膏以治之。

风水第三方：适用于急性肾炎诸证悉缓，水肿消减而尿液、血化验检查仍未完全恢复正常者。法当扶脾益肾。药用：炙黄芪 15~21g，熟地 12g，茯苓、山药、山萸肉各 9g，丹皮 6g，附片 5g(先煎)。

余老师治疗急性肾炎，一般分 2 个阶段论治，先用风水第一方，或第二方，待其症状基本缓解，续进第三方以收全功。此第三方，实系金匮肾气丸之加减方。考薛己治水气、浮肿多选肾气丸，疗效卓著。赵献可于《医贯》中赞此方"补而不滞，通而不泄，诚治肿之神方也"。余老师自拟之第三方，于温肾益气外，尚有调中之功。此方在患者症状消失，化验正常后还要续服 1 个月，或予金匮肾气丸服 1~2 个月，以巩固疗效，且防其病转为隐匿型。

在临证治疗中，有时可见浮肿较甚，小便短赤，但无脉浮、恶风等症，从虚实辨证上看，亦无明显证候，所谓"不大虚"或"不大实"者。对此可采用明·李中梓"先以清利见功，继以补中调摄"之法，余老师常用四苓散、五皮饮(去生姜皮、茯苓皮)合方加生地、丹皮、赤苓、白茅根予治。

其中生地、白茅根二味用量宜大，一般生地 20~30g，白茅根 30g。取其"滋肾以制水，使肺得清化之源"之功。后以五味异功散加山药、山萸肉、制附片，补中为主，兼以温肾而收殊功。

(整理：李鸿涛　审阅：余瀛鳌)

案二：益肾健脾、利水泄浊治疗水肿

慢性肾炎脾肾不足、浊毒犯胃之水肿，以益肾健脾，利水泄浊之剂收效。

个人信息：王某，男，46 岁。

初诊：2012 年 6 月 22 日。

主诉：水肿反复发作 10 余年。

现病史：患慢性肾炎 10 余年。水肿反复发作，精神萎靡，面色晦黯，近日易疲乏较甚，腰酸，肢体酸胀，胃中不适，时胀时痛，气逆上冲，大便欠通畅。舌苔白腻，脉沉濡。

检查：血尿素氮 10.421mmol/L，血肌酐 403μmol/L；尿蛋白(+++)，潜血(+)。

中医诊断：水肿，属脾肾不足，浊毒犯胃。

西医诊断：慢性肾炎。

治法：补肝肾，健脾通络，和中调腑。

方药：生黄芪 30g，生地 15g，熟地 15g，山萸肉 10g，山药 20g，茯苓 20g，桑椹 15g，牡丹皮 15g，丹参 15g，红花 8g，厚朴 5g，枳实 5g，火麻仁 20g，白茅根 30g，土茯苓 10g。24 剂，水煎服。

二诊:疲劳明显改善,胃脘不适已除,大便通畅,苔薄腻少津,脉沉右脉微弦。肌酐144μmol/L,尿素氮正常,潜血(-)、蛋白(+)。上方去火麻仁、枳实,加芡实30g,苍术10g,继服24剂。

以上方加减服用一年余,患者精神健旺,体力恢复,去医院检查化验,各项肾功能指标正常,多年肾病已愈。

按:本例患者水肿反复发作源于脾肾两虚,其精神萎靡,面色晦黯无华、乏力等即是明征。水液不能气化,停留体内,久而化浊,浊邪犯胃故而胃中不适。方中黄芪、山药、茯苓甘温益气,升阳气,固脾肾;生地、熟地、山萸肉、桑椹滋肾养肝,以复本归元;丹皮、丹参凉血散血,清热止血;土茯苓、白茅根利水泄浊以治其标;枳实、厚朴、火麻仁和降胃气,润腑导浊。二诊方加入芡实健脾固肾,苍术芳香化湿。经过如上调补脾肾、利湿化浊长期治疗,多年顽疾获得临床治愈。

(整理:李鸿涛　审阅:余瀛鳌)

7. 张贻芳医案(1则)

案一:疏肝利胆、益气化湿治疗水肿

慢性肝炎合并腹水气虚湿热内蕴肝胆之水肿,以疏肝利胆,益气化湿之剂收效。

个人信息:吴某,男,56岁。

初诊:2015年1月13日。

主诉:下肢水肿、腹胀乏力3月余,咳嗽15天。

现病史:患者于三个月前不明原因出现下肢水肿、乏力、腹胀,偶尔有两胁或左腹痛,大便稀,日行2次,心悸,眼睑略浮肿,近半月咳嗽咳黄痰带血丝,流涕,未治疗,纳可,活动后气短胸闷。

检查:舌黯红苔薄白,脉弦滑。面色晦黯,神志清,双肺呼吸音清,心率齐80次/分,腹软,腹水征(-),无蜘蛛痣及肝掌,肝肋下可疑,脾肋下可触及,下肢浮肿(++)。辅助检查(2015年1月4日):肝功:ALT84.3U/L↑,AST83U/L↑,总胆红素83.7μmol/L↑,直接胆红素55.4μmol/L↑,碱性磷酸酶181U/L↑,总蛋白31.8g/L↓,白蛋白29.8g/L↓,白/球0.8↓,血清钙、磷↓,胸片:左肺纹理增多模糊,支气管炎?心电图:正常。

中医诊断:水肿,气虚湿热内蕴肝胆;咳嗽,痰热壅肺。

西医诊断:肝功异常待查,慢性肝炎?肝硬化腹水?急性支气管炎。

治法:疏肝利胆,益气化湿。

方药:柴胡12g,生黄芪20g,白芍15g,当归12g,夏枯草15g,五味子12g,炒栀子10g,陈皮12g,大腹皮15g,桑白皮15g,茯苓20g,猪苓20g,泽泻15g,水红花子15g,桔梗12g,玄参12g,紫菀12g,百部12g,黄芩12g,黄连10g,黄柏12g,川贝12g,白及10g,白茅根15g。7剂,水煎服。

二诊(2015年1月20日):服药后,下肢浮肿轻,咳嗽咳痰量多,不发热,体温36.7℃,纳佳,舌质正常苔薄,脉弦小。B超示:少量腹水。乙肝大三阳。明确诊断:慢性乙型肝炎合并腹水,治疗:原方 7 剂,水煎服。

三诊(2015 年 1 月 27 日):面色好转,下肢肿轻,腹不胀,舌质微红苔薄,脉弦小。食管造影:未见器质性病变。原方去桔梗、玄参、紫菀、百部加大腹皮 12g、车前子 10g、乌贼骨 30g。14 付,水煎服。百令胶囊 3 盒,6 粒 / 次,3 次 / 日。

四诊(2015 年 2 月 17 日):水肿轻,腹不胀,面色好转,已不吸烟,体力尚好,眼不干。舌质微黯苔薄,脉弦小。1 月 13 日方加丹参 12g、桃仁 10g,7 剂,水煎服。百令胶囊 3 盒,5 粒 / 次。日三次。

五诊(2015 年 3 月 10 日):小便多,食欲可,体力精神好。舌质微红苔薄,脉弦小。柴胡 12g,当归 12g,白芍 12g,赤芍 12g,茯苓 30g,猪苓 30g,泽泻 15g,大腹皮 12g,水红花子 15g,车前子 15g,焦三仙 15g,鸡内金 12g,紫菀 12g,百部 12g,黄芩 12g,黄连 10g,生黄芪 15g,丹参 15g。7 剂,水煎服。

六诊(2015 年 3 月 24 日):咽干喑哑,失眠,舌质微红苔薄,脉弦小。上方加炒枣仁 20g,黄精 15g。14 付,水煎服。

七诊(2015 年 4 月 21 日):下肢不肿,腹不胀,体力尚可,下肢不肿,眠安,舌质微黯苔薄,脉弦小。方药:柴胡 12g,当归 12g,白芍 12g,炒栀子 10g,茯苓 30g,猪苓 30g,泽泻 15g,陈皮 12g,大腹皮 12g,水红花子 15g,生黄芪 30g,党参 12g,焦三仙 15g,鸡内金 12g,桃仁 10g,丹参 15g,黄精 15g,怀山药 20g。7 剂,水煎服。

随访:(2015 年 4 月 24 日)B 超:肝脏弥漫性病变,肝囊肿,胆囊壁增厚,脾大,腹腔未见积液。

按:患者既往有乙肝大三阳史,近 1 年心情不畅,辛苦操劳,致病程迁延,近半年面色晦黯、脾大,化验血清 ALT 增高,血清胆红素增高,有白蛋白减低、球蛋白升高、白、球蛋白比例异常,B 超示腹水,诊断慢性乙型肝炎、伴腹水成立,中医诊断:水肿,属于阴水,病机气虚气滞,水湿下注,湿热内蕴肝胆,兼有咳嗽,病机属于痰热壅肺,治疗以疏肝利胆、益气化湿清热,用方自拟方,方中柴胡、白芍、生黄芪为君以疏肝理气益气健脾,臣以黄连解毒汤、夏枯草以清热解毒,茯苓、猪苓、泽泻、水红花子、桑白皮、大腹皮、陈皮、白茅根以化湿利水,佐以当归、五味子、玄参滋养阴血以养肝,桔梗、紫菀、百部、川贝、桔梗以化痰止咳,白及、陈皮以散结和胃,诸药合用共奏疏肝理气、益气化湿,清热止咳之效。其后数诊,随症加减,化瘀加桃仁、丹参、赤芍,抑酸和胃加乌贼骨,健脾加党参、山药、黄精,消食加焦三仙、鸡内金。病情逐渐好转,复查腹部 B 超,腹水消失,提示病情明显好转。

(整理:赵兰才　审阅:张贻芳)

第二节　淋　　证

【概述】淋证,是以小便频数、淋沥涩痛、小腹拘急引痛为主症的疾病。根据病因和症状特点不同,可分为热淋、血淋、石淋、气淋、膏淋、劳淋六证。病位在肾与膀胱,基本病机为湿热蕴结下焦,肾与膀胱气化不利。

1. 安效先医案（1 则）

案一：清热凉血、利湿通淋治疗血淋

外阴阴道炎湿热下注之血淋，以清热凉血，利湿通淋之剂收效。

个人信息：李某，女，8 岁。

初诊：2010 年 11 月 27 日。

主诉：白带及尿检异常 2 年余。

现病史：患儿 2008 年患"外阴炎"在外院就诊，多次口服抗生素，停药后易复发，白带色黄呈脓性，尿痛尿急，腹部 B 超未见异常，尿中可见少许红色絮状物。

查体：舌质红苔白，脉弦滑。咽不红，心肺腹检查未见异常。

中医诊断：淋证，属湿热下注。

西医诊断：外阴阴道炎。

治法：清热凉血，利湿通淋。

方药：方 1：龙胆泻肝汤加减。柴胡 10g，黄柏 10g，车前子 10g，木通 6g，五味子 6g，龙胆草 10g，炒栀子 6g，白茅根 15g，白花蛇舌草 10g，炒苡仁 15g，当归 10g，滑石 10g，生甘草 6g。上方 7 剂，水煎服，日一剂，每日 2 次，每次 100ml。方 2：黄柏 15g，苦参 15g，蛇床子 10g，炒苡仁 30g，乌梅 10g，明矾 3g。上方 7 剂，水煎外洗，日 3 次。

电话随访 3 个月，无复发。

按：外阴阴道炎是不同年龄女孩易患的常见疾病。内在病因是由于外阴结构及功能均未发育成熟，局部抵抗病菌能力差，外因就是个人卫生习惯不佳导致发病。临床常出现外阴皮肤潮红，阴道有异常分泌物，若刺激尿道可出现尿急尿痛等症状。中医当属"淋证"范畴，若尿中有血，可称为"血淋"。下焦湿热，热灼损伤脉络是主要病机，故治疗当清热凉血，利湿通淋。安老师选用龙胆泻肝汤加减治疗，其中黄柏、柴胡、车前子三药有抗菌、抗病毒、抗炎的功效。同时予外洗方，内外同治，疗效颇佳。

（整理：潘璐　审阅：安效先）

2. 刘志明医案（2 则）

案一：清热利湿、调气养血法治疗淋证

慢性肾盂肾炎急性发作下焦湿热之淋证，以清热利湿，调气养血之剂收效。

个人信息：王某，女，37 岁。医案编号：1006Q0030。

初诊：1993 年 4 月 12 日。

主诉：尿频，尿急，尿痛 2 天，肉眼血尿 1 天。

现病史：患者有慢性肾盂肾炎病史多年，病情尚稳定。近半月因出差劳累，加之反复感冒休息不好出现尿频尿急尿痛。于今天早晨发现肉眼血尿，而来我院就诊。刻下症：全身乏力，嗜睡，但无发热恶寒，食欲欠佳，大便尚可，无口干，口苦。

检查：舌尖及边稍红，苔薄黄稍腻，脉细弦略数。慢性痛苦病容，面色无华，精神差，声音

清晰,低沉,无异味。四肢温。1993 年 4 月 12 日尿常规:肉眼血尿,镜下满视野红细胞;白细胞 0~2/HP;上皮细胞 0~2/HP,尿蛋白(+++)。

中医诊断:淋证,属下焦湿热。

西医诊断:慢性肾盂肾炎急性发作期。

治法:清热利湿、通淋养阴。

方药:八正散及猪苓汤加减。猪苓 12g,泽泻 12g,茯苓 10g,木通 15g,萹蓄 12g,甘草 6g,生地 12g,滑石 18g(包煎),阿胶 12g,茅根 18g,黄柏 10g,车前子 15g。5 剂,水煎服,2 次 / 日。

二诊(1993 年 4 月 16 日):服汤药近 5 剂,尿路刺激症状全除,查尿常规正常。守方 10 剂继服。

三诊(1993 年 4 月 26 日):诉尿频、急、痛、血尿未再发生,自觉疲劳、腹痛、腰酸,故原方去猪苓、木通、滑石、茅根、黄柏。加杜仲 15g,牛膝 15g,生黄芪 15g,白芍 10g。7 剂继服,药后随访复查尿常规正常,腰酸、疲劳症状缓解。

按:本案患者素有旧疾,加之劳累,湿热邪盛于下焦,证见小便短数,灼热,刺痛,脉络受损,血渗膀胱,故肉眼血尿,腰为肾之府,湿热之邪侵犯于肾,则腰酸痛,火热煎熬津液,故舌质红,脉稍数。故选用通淋养阴之剂八正散及猪苓汤以清热通淋,且不伤阴,加白茅根以止血,车前子以加大通淋作用。二诊患者尿频、急、痛、血尿消失,故守原方加减,服药 10 余剂巩固治疗。三诊时因自觉疲劳、腰酸、腹痛,为气阴两虚所致。故原方去猪苓、木通、滑石、茅根、黄柏。加杜仲 15g,牛膝 15g,生黄芪 15g,白芍 10g。以益气阴,强腰肾收功。

(整理:刘如秀　审阅:刘志明)

案二:清热利湿、育阴通淋治疗淋证

慢性肾盂肾炎膀胱湿热阴伤之淋证,以清热利湿、育阴通淋之剂收效。

个人信息:黄某,女,32 岁。医案编号:1006H0078。

初诊:1993 年 4 月 12 日。

主诉:腰痛、尿频、尿急、尿痛 3 个月。

现病史:患者于 3 个月前因反复感冒出现腰痛,尿频尿急尿痛,尿道热感,无畏寒、发热。就诊于当地医院,多次查尿常规:尿蛋白(++),红细胞 0~2/HP,白细胞 0~2/HP,服用诺氟沙星、头孢菌素及中成药治疗,症状稍有改善,但尿常规反复复查仍为尿蛋白(++),红白细胞同上。现腰痛,尿频尿急尿痛,全身乏力,口干口苦,胁胀,少腹痛,失眠心烦,食欲欠佳,纳差,大便可,月经量较多。

检查:舌质淡红,苔黄白相间,脉细弦数。精神欠佳,面色少华,声音稍低沉,无异常气味,双肾区无明显叩痛,双下肢无明显浮肿。

中医诊断:淋证,属膀胱湿热,兼有阴伤。

西医诊断:慢性肾盂肾炎。

治法:清利湿热,育阴通淋。

方药:八正散合猪苓汤加减。木通 12g,石韦 12g,甘草梢 9g,竹叶 12g,萹蓄 12g,生黄芪

12g,车前子12g,黄柏10g,猪苓12g,茯苓12g,泽泻12g,阿胶12g,柴胡10g,黄芩10g。7剂,水煎服,二次/日。

二诊(1993年4月20日):患者病情明显好转。尿路刺激症状除。现仍感腰痛,乏力,纳差,失眠,近日口干,喜凉饮,大便正常,小便黄。舌质红,舌中有裂缝,苔薄白微黄,脉细弦。原方14剂继服。

三诊(1993年5月4日):患者仍感腰痛、乏力,寐不佳,余无特殊。治以滋阴补肾,清利湿热。处方:猪苓汤和六味地黄丸加减。阿胶10g,石韦15g,白茅根15g,生地15g,山茱萸15g,花粉15g,茯苓10g,丹皮10g,泽泻10g,生黄芪12g,生甘草6g,猪苓10g。10剂,水煎服,二次/日。

四诊(1993年5月14日):患者腰痛、乏力明显好转,尿常规复查:尿蛋白已恢复正常。

按:本例患者慢性肾炎3个月迁延未愈,下焦湿热,膀胱气化失司,以膀胱湿热为关键病机,湿蕴化热,以至肾阴亏损,治疗时应以清热利湿通淋为主,兼以养阴,方以八正散合猪苓汤加减,方中木通、萹蓄、车前子、石韦均为通淋之品,能清热利湿,配伍黄芩、黄柏等泄热降火,猪苓、泽泻、阿胶、茯苓育阴利水,全方共奏清热利湿,育阴通淋之功。三诊后患者湿热渐消,逐渐加强养阴通淋之力,以猪苓汤和六味地黄丸加减以养阴益气,补肾利湿之剂以治其本。

(整理:刘如秀 审阅:刘志明)

3. 聂莉芳医案(2则)

案一:清心肝郁热、利湿通淋治疗淋证

尿道综合征心肝火旺,湿热下注之淋证,以清心肝郁热,利湿通淋之剂收效。

个人信息:某女,71岁。

初诊:2013年2月20日。

主诉:尿频、尿急、尿痛反复发作2年,加重1个月。

现病史:患者尿频、尿急、时有尿痛反复发作2年,加重伴双下肢水肿1个月。2年前开始无明显诱因出现尿频、尿急且时有尿痛,遇劳累或情绪波动时发病,多次查尿常规及中段尿培养均无明显异常,最初用过甲磺酸左氧氟沙星及诺氟沙星等药治疗,无效。亦间断采用过中药汤剂治疗,症状改善均不明显,发作频率逐渐增加。近1个月持续尿频、急、痛,且伴有双下肢水肿,严重影响生活质量,随来就诊。刻下症见:尿频、急、时有尿痛,双下肢轻—中度水肿,夜尿2~3次,大便干4~5日1次,时感腰酸,心烦易怒。

检查:舌红,苔薄黄腻,脉滑。化验尿常规无异常。

中医诊断:热淋,属心肝火旺,湿热下注。

西医诊断:尿道综合征。

治法:清心肝郁热,利湿通淋。

方药:加味导赤汤加减。淡竹叶12g,生地15g,通草3g,生甘草梢10g,柴胡10g,黄芩15g,白芍20g,石韦20g,车前草15g,川牛膝20g,怀牛膝20g,郁金12g,冬瓜皮30g,熟大黄15g^{单包}。

二诊(2013 年 2 月 27 日):服上方 7 剂,尿痛消失,尿频、急及下肢水肿明显减轻,夜尿减至 1~2 次,大便通畅每日 1~2 次,心情转佳,仍时感腰酸,纳呆,时有胃脘胀满。上方去生甘草梢,熟大黄减至 5g,加紫苏梗 12g、砂仁 10g 以宽中、和胃、健脾,加巴戟天 20g 以补肾、强腰膝,继服 7 剂。

三诊(2013 年 3 月 6 日):水肿消失,轻微尿频、急,仍有胃胀及纳食不香,乏力神倦,劳累后腰酸,大便通利,舌胖略红,苔薄白,脉细。治疗上方去冬瓜皮,加太子参 20g、炒白术 10g 以益气健脾,继服 14 剂。同时嘱患者适量饮水、避免憋尿、忌食辛辣。

后随访患者,精神佳,心情好,纳食恢复,病情未再反复。

(整理:张燕　审阅:聂莉芳)

案二:清热利湿治疗淋证

尿道综合征心肝火旺,湿热下注之淋证,以清热利湿之剂收效。

个人信息:某女,9 岁。

初诊:2013 年 2 月 6 日。

主诉:患者尿频、急、痛反复发作 8 年,加重 1 周。

现病史:患者 6 个月时,每遇小便则哭闹不止且尿不畅,就诊于北京儿童医院明确诊断为泌尿道感染,除外尿路畸形,考虑为使用纸尿裤而致尿道逆行感染,予抗生素治疗后好转。但因小孩不能主诉症状的好坏,且家长也没有足够重视,故导致当时没有彻底治愈,以致几年来反复发作尿频、急、痛等症状,起初尿检提示有白细胞,抗生素治疗有效。近 2~3 年来,发作时虽然症状明显,但尿常规及尿培养检查均为正常,且服用抗生素后症状也得不到改善,确诊为尿道综合征。1 周前因憋尿症状再次反复,病人及家长均感到很痛苦,故前来就诊。刻下症见:尿频、急、痛,脾气急,夜眠差,易外感,大便干 2~3 日一行(依靠开塞露)。

检查:舌淡红,苔薄淡黄微腻,脉滑。

中医诊断:淋证,属心肝火旺,湿热下注。

西医诊断:尿道综合征。

治法:清心肝郁热,利湿通淋。

方药:加味导赤汤加减。淡竹叶 12g,生地黄 15g,通草 3g,生甘草梢 10g,柴胡 6g,石韦 20g,黄芩 10g,车前草 15g,白芍 20g,川牛膝 10g,怀牛膝 10g,熟大黄 6g,火麻仁 20g,天麻 10g,酸枣仁 10g,金银花 15g,蒲公英 15g。

二诊:服上方 14 剂,二诊时尿频、急、痛明显缓解,自诉几年来小便从未如此通畅,心情亦随之转佳,夜眠转佳,可自行大便 1~2 日 1 次,略干,未见感冒,原方去蒲公英、银花减至 10g、火麻仁增至 30g。

三诊:继续服药 2 周后,患者尿道刺激征消失,睡眠好,大便通利,心情极佳,对治疗效果非常满意。

按:以上两个患者尿道综合征诊断明确,归属中医"热淋"、"气淋"范畴。隋·巢元方《诸病源候论·淋病诸候》虽云:"诸淋者,由肾虚膀胱热故也",但临床辨证尚需仔细分析导致膀胱热的原因,聂莉芳教授认为"治淋不离于膀胱热,但亦不止于膀胱热",根据其病程日久、急躁易怒,辨证为心肝火旺,湿热下注膀胱,聂莉芳教授采用加味导赤汤为基础方,随症加减,对症用药,当补则补,当泻则泻,患者服用后,效果较好。两个病案,诊断、治法及基础处方均相同,所不同的是一老一少,病因有别。前者天癸绝,肝肾虚为其本;后者稚阴稚阳之体,"阳常有余,阴常不足"为其本;但就诊时均表现为"心肝火旺,湿热下注",故治法处方相同。

（整理:张燕　审阅:聂莉芳）

4. 周超凡医案（1 则）

案一:补气养血、健脾化湿治疗淋证

泌尿系统感染气血亏虚、湿浊下注之淋证,以补气养血、健脾化湿收效。

个人信息:宋某,女,48 岁。

初诊:2014 年 10 月 16 日。

主诉:小便黄,刺痛 3 周。

现病史:小便黄,刺痛 3 周,体瘦,失眠,胸闷,纳呆,乏力,每逢换季全身不适。

检查:舌尖红,苔薄白,脉弱。

中医诊断:淋证,属气血亏虚,湿浊下注。

西医诊断:泌尿系统感染。

治法:补气养血,健脾化湿。

方药:香砂六君子汤化裁。太子参 20g,炒白术 15g,茯苓 15g,陈皮 10g,木香 6g,砂仁 8g,焦三仙 12g,酸枣仁 20g,合欢皮 15g,白芍 15g,川芎 8g,炙甘草 6g。

二诊（2014 年 11 月 14 日）:患者自述服药后饭量渐长,小便黄刺痛症状消失,只是便后气短喘促,大便色黑,因为家里来暖气复发性口疮复发,舌尖红,苔薄白,脉细弱。气血亏虚,虚火上炎。治法:补气养血,清热解毒。太子参 15g,炒白术 15g,茯苓 15g,陈皮 10g,木香 8g,砂仁 8g,焦三仙 12g,白芍 15g,绞股蓝 15g,灵芝 12g,酸枣仁 20g,合欢皮 20g。

按:患者首诊时,淋证,小便刺痛,是因为免疫力差,引起的尿路感染。患者长期脾胃功能失调,所以免疫力差,每逢换季感觉难受,也是这个原因。所以予以调理脾胃的香砂六君子汤,从根本入手,补足气血,则湿浊自除。脾胃安宁,睡眠就会慢慢好起来,再加上一些治失眠的药,睡眠症状逐渐会得到改善。因为患者小便黄,舌尖红,有一点热象,所以补益药的使用一定要斟酌,黄芪这类药都不敢用了,就用太子参代替人参,并加大剂量。太子参性甘温,味苦平,可以补益脾肺,益气生津,防止其上火。

患者次诊时,因为家里来了暖气,所以有明显的上火症状。又因为饭量渐长,突显出大便后气短喘促的症状。去掉温性的川芎,加绞股蓝和灵芝。绞股蓝有明显提高免疫力的作用,具有益气健脾,化痰止咳,清热解毒的功效,此处用绞股蓝,非常合适,补气的同时治疗口疮,有一箭双雕的功效。灵芝也能提高免疫力,具有补气安神,止咳平喘的作用,既可提高患者免疫力,又能促进睡眠,还能缓解大便后气短喘促的症状,只一味药,兼顾了三个症状,药少功全。

周老治疗这个病人,从脾胃和免疫力入手,结合免疫力与中医脾胃的关系,将复杂的症状归于明朗。以调理脾胃为纲,加减合适的药物,首诊既取得良好效果,病人依从性好,疗效显著。

（整理:刘颖 审阅:周超凡）

第三节 癃 闭

【概述】癃闭又称小便不通、尿闭。以小便量少,点滴而出,甚则闭塞不通为主症的一种疾患。病情轻者涓滴不利为癃,重者点滴皆无称为闭。癃闭有虚实之分,实证多因湿热、气结、瘀血阻碍气化运行;虚证多因中气、肾阳亏虚而气化不行。

名医案例

张广生医案(7则)

案一:益气温阳、活血通利治疗癃闭

前列腺增生肾阳不足,膀胱气化不利之癃闭,以益气温阳,活血通利之剂收效。

个人信息:冯某,男,57岁。

初诊:2014年11月12日。

主诉:反复尿频、尿急、排尿费力半年。

现病史:患者自诉半年来无明显诱因下出现尿频、尿急,夜尿3~5次,排尿不畅感,劳累、着凉后可出现排尿费力,小便点滴而出。伴有下腹部坠胀不适,时有排尿涩痛,畏冷,腰膝酸软。患者既往至外院就诊,口服中成药治疗后症状缓解不明显。

检查:外院查尿常规正常,B超提示前列腺增生(PV55ml,残余尿15ml左右)。至我科就诊后予查TPSA正常;前列腺指检提示前列腺Ⅲ度增生,中央沟变浅,无明显结节,前列腺质硬。舌质淡黯,苔薄白,脉弦。

中医诊断:癃闭,属肾阳不足,膀胱气化不利。

西医诊断:前列腺增生。

治法:益气温阳,活血通利。

方药:生黄芪30g,党参10g,当归15g,赤芍15g,川芎10g,桃仁10g,丹参20g,地龙10g,川牛膝15g,瞿麦20g,黄柏10g,炙甘草10g,肉苁蓉15g,水煎服。7剂。

二诊:2周后患者尿频、尿急缓解,小腹胀痛、会阴不适感减轻。尿道涩痛感消失。但平素畏寒,劳累后仍感排尿无力,查苔薄白,脉涩弱。上方去桃仁,黄柏,加肉桂3g,补骨脂15g;续服7剂后,诸症基本缓解。为巩固治疗,续服半月。

按:本例患者年老正气衰弱,膀胱气化不利,开阖失司。一则不能升清降浊,二则津血运行失畅。久而成痰浊、瘀血,结于下焦,阻塞窍道。用补阳还五汤大补元气,活血化瘀,加王不留行、川牛膝化瘀散结,引药下行,肉桂、仙灵脾温肾化气,车前子通利小便,合而为剂,标

本兼顾,共奏益气助阳,祛瘀消结,化气利尿之功。使清升浊降,开合有度,而获佳效。

张广生主任认为老年男性年老体衰,肾阳衰微,不能温煦推动精血正常运行,从而导致瘀血败精阻滞下焦,致使三焦运化失司,气化功能低下,水液代谢障碍,造成小便不利,此为引发"癃闭"的最重要的原因。其本在肾,因此本病治疗必须培补三焦而以下焦为重,补肾为主,以肉桂、黄芪、党参、川牛膝、地龙、桃仁等组方治疗该病,每获良效。张师认为肉桂补命门真火,雄壮剽悍,既能温阳又可通阳;配以巴戟天、淫羊藿、地龙温中兼通,黄芪益气健脾,川牛膝、桃仁活血化瘀,利尿通淋,引血下行,使气血运行而水行通畅。而虚实夹杂又是该病的主要特点。张主任在对本病治疗上强调在培补同时,以疏通为主要治疗目的,通行瘀血、消除癥积、通调水道,从而达到改善症状和体征的目的。车前草、鱼腥草等药可清热利湿,具有利尿作用;赤芍、败酱草凉血祛瘀、利水消肿。标本兼顾,辨病与辨证相结合,因而能取得较好的临床疗效。

(整理:高瞻　审阅:张广生)

案二:祛瘀散结、通利水道治疗癃闭

前列腺增生气血瘀阻下焦,水道不利之癃闭,以祛瘀散结,通利水道之剂收效。

个人信息:原某,男,64岁。

初诊:2014年11月17日。

主诉:反复尿频,尿不尽,排尿无力1年,加重2个月。

现病史:1年来患者逐渐出现尿频、尿不尽,排尿无力等症,夜尿3~5次,时有尿急,下腹部憋胀感,时有睾丸疼痛,近2个月来自诉饮酒后加重。外院予盐酸坦索罗辛缓释胶囊口服治疗后症状改善不明显,遂就诊于我科张广生主任门诊。

检查:尿常规正常;B超提示前列腺增生(前列腺体积约68ml),无明显残余尿。舌黯红,苔薄白,脉沉细。

中医诊断:癃闭,属气血瘀阻下焦,水道不利。

西医诊断:前列腺增生。

治法:祛瘀散结,通利水道。

方药:桂枝茯苓丸加减。桂枝12g、茯苓15g、桃仁10g、赤芍15g、丹参30g、夏枯草15g、白术10g、黄芪30g、肉苁蓉6g、白花蛇舌草20g、水蛭10g、川牛膝10g、生甘草6g。每日1剂,水煎,每日分2次服用。

二诊:服药2周后,患者下腹部胀痛不适感明显减轻,会阴、睾丸症状消失。上方每日1剂,继服1个月,1个月后患者排尿症状明显缓解。

按:方中桂枝其性味辛、甘、温,入肺、心、膀胱经,通血脉,以行瘀滞,为君药;桃仁味苦甘平,活血祛瘀,助君药以化瘀消癥,茯苓味甘、淡,性平,归心、肺、脾、肾经,《本草纲目》:茯苓气味淡而渗,其性上行,生津液,开腠理,滋水源而下降,利小便,故张洁古谓其属阳,浮而升,言其性也;东垣谓其为阳中之阴,降而下,言其功也。渗湿祛痰,本方中以助消癥之功,健脾益胃,扶助正气,丹皮性寒,味苦;归心、肝、肾、肺经;赤芍苦、微寒。归肝经。《神农本草经》:

"芍药,味苦平。主邪气腹痛,除血痹、破坚积寒热疝瘕、止痛",既可活血以散瘀,又能凉血以清退瘀久所化之热,并能缓急止痛,以上皆为臣药;夏枯草辛、苦、寒,归肝、胆经,软坚散结;川牛膝味甘、微苦,性平,归肝、肾经,活血祛瘀、引火下行;黄芪味甘、微温,补气利尿,助气化之力,合白术益气健脾,祛湿通淋共为佐药;水蛭逐瘀通络,消瘀散结,疏通尿道;川牛膝活血化瘀,引药下行直达病所,以助逐瘀通络、消瘀散结之力,白花蛇舌草味苦、淡,性寒,清热解毒,通小便;少佐肉苁蓉益肾温阳;生甘草调和诸药共为佐使。诸药合用,共奏活血化瘀,缓消癥块之功,使瘀化癥消,诸症皆愈。

桂枝茯苓丸是张仲景治疗妇科癥瘕的著名方剂。张广生主任认为良性前列腺增生症与妇科癥瘕病机大致相同,因此根据异病同治理论,以桂枝茯苓丸为基础加减组方:加减桂枝茯苓汤,用以治疗良性前列腺增生症收到较好疗效。前列腺属阴器,经络循行属肝,老年人肾阳不足,命门火衰,瘀血留滞,形成癥证。用此方治疗前列腺增生症,合方意对病证,故能取得很好疗效。前列腺增生的病理改变为内层尿道腺和尿道腺上皮细胞及基质增生、腺泡扩张、结缔组织以及平滑肌结节样增生,这和中医学对"癥块"的认识相一致,治疗以活血化瘀,软坚散结为主。该方具有活血化瘀、缓消包块的功效。具有"攻坚而不破气"、"破结而不伤精"、"通利而不伤阴"、"消癥而不损正"等特点,确是治疗前列腺增生良方。

（整理:高瞻　审阅:张广生）

案三:益气解郁、通瘀利尿治疗癃闭

前列腺增生气虚肝郁,湿热瘀阻之癃闭,以益气解郁,通瘀利尿之剂收效。

个人信息:关某,男,83岁。

初诊:2014年12月10日。

主诉:尿频、尿急、排尿不畅10年,尿痛,腹胀1年。

现病史:患者排尿无力、尿频、尿急、尿不尽10年,外院治疗后症情仍反复发作,时有因寒冷、劳累等症状加重。精神疲乏,食欲不振,气短而语声低细;患者近1年来出现排尿疼痛,腹胀,排尿困难加重,夜尿4~6次。

检查:B超示前列腺大小4cm×5.2cm×4.3cm,回声欠均匀,残余尿量约为82ml。舌质淡,苔薄白,脉细弱。

中医诊断:癃闭,属气虚肝郁,湿热瘀阻。

西医诊断:前列腺增生。

治法:益气解郁,通瘀利尿。

方药:张广生经验方补气通闭汤加减治疗。生黄芪30g、炒白术15g、党参15g、熟地15g、山药20g、当归10g、鱼腥草20g、土茯苓15g、瞿麦15g、地龙10g、仙茅20g、肉苁蓉15g、淫羊藿15g。

二诊:7剂后,排尿无力症状改善。2周后,尿频、尿不尽症状改善,夜尿减少为3次左右。继服前方2个月左右,症状均明显缓解。B超示残余尿量为11ml。

按:此例属老年正气亏虚,气为血之帅,气虚则血行不畅,久而成瘀滞,阻于尿道而发为癃闭。方中重用黄芪、白术、党参益气,共为君药;熟地、山药滋补肾阴,当归、牡丹皮、鱼腥草、土茯苓活血解毒,共为臣药;佐以瞿麦、车前子利湿通淋,仙茅、肉苁蓉、淫羊藿温助肾阳;地龙血肉有形之品,通经活络,引经入药,全方共奏益气养阴、通瘀利尿之功。方中生黄芪为"补气之圣药",《神农本草经》将之列为上品,有补气利尿功效,配伍白术、党参可显著增强益气效果;熟地味甘、性平而入血分,功能滋阴补血;山药味甘、性平,归脾、肺、肾经,《药品化义》:山药,温补而不骤,微香而不燥,又取其甘则补阳,以能补中益气,温养肌肉,为肺脾二脏要药。熟地、山药相配伍,既能补气又能养阴;当归味甘性温,归肝经,张介宾《本草正言》:当归,其味甘而重,故专能补血,其气轻而辛,故又能行血,补中有动,行中有补,诚血中之气药,亦血中之圣药也。牡丹皮性寒味苦,归心、肝、肾经,与当归合用则和血、行血;鱼腥草性寒,味苦辛,归肝、肺二经,具有清热解毒,利尿消肿之功效。《医林纂要》云:该药可行水,攻坚,去瘀血。败酱草性凉,味辛、苦,具有清热解毒,祛瘀排脓之功;土茯苓甘淡平,《本草正义》:"土茯苓,利湿去热,能入络,搜剔湿热之蕴毒。二药配伍则增强解毒利湿之功。

(整理:高瞻 审阅:张广生)

案四:清利湿热、利尿通淋治疗癃闭

前列腺增生湿热蕴结下焦,膀胱气化不利之癃闭,以清利湿热,利尿通淋之剂收效。

个人信息:高某,男,68岁。

初诊:2015年1月17日。

主诉:排尿困难、尿涩痛1月余,加重3天。

现病史:患者平素排尿不畅,夜尿3~5次,尿不尽感明显。近1个月来出现排尿困难,点滴而出,尿频色黄,近3天来出现小腹疼痛急迫,排尿困难,尿痛,大便干结,手足心热。曾外院确诊为前列腺增生症,具体治疗不详。患者惧怕手术,要求中医治疗。

检查:前列腺Ⅲ度增大,无结节,质韧,中央沟消失。舌质红,苔薄黄,脉弦滑有力。

中医诊断:癃闭,属湿热蕴结下焦,膀胱气化不利。

西医诊断:前列腺增生。

治法:清利湿热,利尿通淋。

方药:八正散加减治疗。大黄10g,金钱草30g,车前草15g,滑石30g,瞿麦15g,萹蓄15g,淡竹叶6g,白茅根15g,生地黄10g,牛膝15g,茯苓15g,泽泻10g,石韦15g,败酱草15g,甘草6g。7剂水煎服。

二诊:服后尿量增多,排尿较前缓解,大便通畅。继服上方15剂,诸症皆除。

按:中医认为,前列腺增生症病位虽在肾与膀胱,但与脾、肺、肝、三焦有密切关系。肝之疏泄失常,肾之开合失司,脾失健运水精不能上升,水源干涸,致三焦不能通调水道,膀胱虽为储尿之器,但不得气化则尿难排出。张师认为本病患者属湿热蕴结下焦,久而瘀浊阻滞,耗伐肾之气阴而致小便淋沥不畅,甚则癃闭不通。治宜通、清、利、下,故用八正散加减治疗,效如桴鼓。

方中滑石、车前子、瞿麦、萹蓄等利水通淋之品,清利湿热。伍以栀子清泄三焦湿热,大黄泄热降火,甘草调和诸药。加入淡竹叶、泽泻、白茅根、茯苓清热利湿,金钱草、石韦通淋,牛膝散瘀活血、引药下行,生地黄通血脉而养阴,败酱草清热解毒,利水通闭。

(整理:高瞻 审阅:张广生)

案五:活血化瘀、疏肝解郁治疗癃闭

前列腺增生气滞血瘀之癃闭,以活血化瘀,疏肝解郁之剂收效。

个人信息:张某,男,66岁。

初诊:2014年9月6日。

主诉:排尿不畅,尿急、尿频5年余。

现病史:患者于5年前无明显诱因出现排尿不畅、尿不尽、尿滴沥症状,于北京大学第三医院就诊,查泌尿系彩超示:前列腺5.4cm×4.8cm×4.6cm大小,给予患者甲磺酸多沙唑嗪和非那雄胺片治疗,服药该治疗方案前4年,患者排尿症状改善比较理想,患者夜尿次数从原先6~7次减少为2~3次,近半年来,患者自觉症状明显加重,虽然没有间断西药治疗,排尿的困难程度仍在加剧,甚至滴沥而出,夜尿次数5次,遂来我院就诊寻求中医治疗,就诊时患者症见:乏力,尿频、尿急,时有叹息,排尿费力,尿不尽感严重,小腹、会阴、盆底坠痛不适,时有牵及腰骶部位及大腿内侧,症状时轻时重,纳可,眠差,夜尿5~6次,大便干。

辅助检查:尿分析正常,B超提示前列腺增生(PV38ml,残余尿65ml)。TPSA正常(体检报告);前列腺指检提示前列腺Ⅲ度增生,中央沟变浅,无明显结节,前列腺质硬。舌质黯红,苔白腻,脉弦。

中医诊断:癃闭,属气滞血瘀。

西医诊断:前列腺增生。

治则:活血化瘀、疏肝解郁、软坚散结。

方药:柴胡10g,赤芍15g,当归10g,丹参15g,三棱10g,莪术10g,夏枯草20g,川贝母10g,牛膝10g,青皮15g,车前子10g,路路通10g,白芷10g。

二诊:服上方14剂后,患者症状明显减轻,夜尿次数减少1次,疼痛症状显著缓解,排尿时自感爽利,大便也较前通畅。舌质黯红,苔白腻,脉弦,上方加生黄芪15g,白术10g,续服14剂后,患者诸症状明显缓解。为持续治疗,患者要求服用颗粒治疗,遂将上方做成颗粒续服1个月。

按:癃闭,中医学认为多由劳伤肾气、肾气不足推动无力至血瘀阻络。或感受外邪或内外因素交织,以致三焦水液的运行及气化失常而出现排尿不畅、尿流无力、尿急、尿频、夜尿次数多等症状,目前癃闭的治疗,多从湿热、肾虚、血瘀等病因进行治疗,治则多为通过清利湿热、疏利气机、行瘀散结、补益肾气等方法来通利小便。而前列腺所处的部位,正是中医足厥阴肝经循行通过之处,因足厥阴肝经循股内侧入阴毛,下行环绕阴器,所以将前列腺归为足厥阴肝经之属。所以张师认为通过疏肝活血可以使肝经通路上的前列腺疾病得以缓解,所以根据该思路,从肝论治,以疏肝活血化瘀为治疗方法,从而达到通利小便的作用。张师方中以当归、丹参活血养血,调理肝经,疏通经脉,柴胡疏肝解郁,条达气机,引药入于肝经。夏枯草、贝母软坚散结。丹参、赤芍、三棱、白芷、青皮活血化瘀,消积散结。车前子、路路通利水通淋,牛膝引血下行,补益肝肾。张师此方从肝论治,着重疏肝活血,变方中配以补气行血之药物,从而发挥出通调水道,消肿止痛、化瘀散结之功效。所以诸药合用,取得了很好的临床治疗效果,体现出张师独特的治疗思路以及治疗原则。

(整理:高瞻 审阅:张广生)

案六:健脾补气、清热利湿治疗癃闭

前列腺增生湿热下注之癃闭,以健脾补气,清热利湿之剂收效。

个人信息:刘某,男,71 岁。

初诊:2014 年 11 月 15 日。

主诉:尿频、尿急伴有急迫性尿失禁 2 年余,加重 1 个月。

现病史:患者于 2 年前无明显诱因出现尿频,夜尿 5~6 次,尿急常伴有急迫性尿失禁,遂至药店购买三金片服用,症状有所缓解,患者未予重视,近一个月来患者症状明显加重,遂来我科就诊。就诊时患者症见:尿频、夜尿 5~6 次,尿急,不能憋尿,常发生急迫性尿失禁,尿不尽感严重,阴囊潮湿,口苦黏腻,大便不爽,纳呆,眠差。舌红、苔黄腻,脉滑数。

检查:泌尿系彩超示:前列腺 5.9cm × 3.9cm × 5.2cm 大小,残余尿约 20ml。尿液分析:RBC:32UL。TPSA 正常。前列腺指检提示前列腺Ⅲ度增生,中央沟消失,未触及结节,前列腺质软。

中医诊断:癃闭,属湿热下注。

西医诊断:前列腺增生。

治法:健脾补气,清热利湿,通利小便。

方药:生黄芪 15g,白术 15g,黄柏 10g,牛膝 15g,三棱 10g,莪术 10g,薏苡仁 20g,茯苓 10g,党参 10g,柴胡 15g,瞿麦 10g,萹蓄 10g,陈皮 10g,白芍 20g,生甘草 6g。

二诊:服 7 剂方后,患者尿急症状明显减轻,夜尿次数减少,阴囊潮湿、口苦、口黏腻症状显著缓解,大便也较前改善。饮食也显著改善,根据患者舌红、苔黄腻,脉滑数情况,上方不变,续服 14 剂后,患者诸症状明显缓解。

按:中医对癃闭的治疗有悠久的历史,而且对其已有深刻的认识。本病为泌尿外科常见病之一,病因病机复杂多变,且兼夹症、并发症多的特点。中医药有明显改善癃闭所引起的症状的疗效。湿热下注证,是该病的主要证型之一。目前临床治疗中很多医生治疗时,单用八正散等清利湿热之剂清其热而去其湿。忽略了该病患者大都年龄较大,不可单用清热利湿之剂治疗,应在健脾补气基础上进行利湿清热。张师认为老年湿热之证在于年老,脾虚运化水湿功能减退,所以才使水湿积聚体内流注下焦而发病。所以在治疗湿热下注型癃闭时,应明确何为本何为标,重视标本同治,才能祛邪而不伤正气。方中黄芪、白术、党参、薏苡仁、茯苓、陈皮补气健脾、利湿;黄柏、牛膝、瞿麦、萹蓄清热利湿、通利小便;三棱、莪术活血化瘀、软坚散结;白芍、甘草缓解痉挛、治疗尿急之证。诸药合用共奏补脾益气、清热利湿、活血通利之功。体现出张师对于老年患者利湿必健脾的治疗思路和辨证辨病治疗特点。

（整理：高瞻　审阅：张广生）

案七：活血化瘀、通利水道治疗癃闭

前列腺增生气滞血瘀之癃闭,以活血化瘀,通利水道之剂收效。

个人信息:李某,男,59岁。

初诊:2014年5月9日。

主诉:尿频,尿急,会阴及小腹间断疼痛1年余,加重1周。

现病史:患者于1年前无明显诱因出现尿频,尿急症状,且出现小腹及会阴下坠不适感。由于患者的坠胀不适感是间断出现,症状时轻时重,患者未予重视,患者自述饮酒后小腹坠胀以及会阴部不适症状近一周明显加重,遂来我科就诊。就诊时患者症见:尿频、夜尿3次,尿急,小腹坠胀,会阴部酸胀不适感,时有大腿根部不适感,面色黧黑,纳食可,眠差。舌黯红可见瘀点、苔黄腻,脉弦涩。

检查:泌尿系彩超示:前列腺4.8cm×4.5cm×4.9cm大小,残余尿正常。尿液分析:(−)。TPSA正常。前列腺指检提示前列腺Ⅲ度增生,中央沟消失,未触及结节,前列腺质硬、压痛明显。

中医诊断:癃闭,属气滞血瘀。

西医诊断:前列腺增生。

治则:活血化瘀,通利水道。

方药:桃仁10g,红花15g,丹参10g,牛膝15g,赤芍10g,白芷10g,王不留行10g,茯苓10g,党参10g,生黄芪15g,瞿麦10g,萹蓄10g,徐长卿30g,生甘草6g。

二诊:服14剂方后,患者小腹、会阴区域不适症状明显减轻,尿急症状也较前明显改善。饮食也显著改善,舌黯红可见瘀点、苔黄腻,脉弦,上方加青皮10g,路路通10g,续服14剂后,患者诸症状明显缓解。

按:沈金鳌云:"血瘀小便闭者,以牛膝、桃仁为要药。"张师此案即采其意,牛膝、桃仁相配,既清热利水又活血化瘀,既宣气通络又养血生阴,化瘀而不损血,标本兼顾,使瘀血化、气机畅,湿热除、癃闭通。张师认为前列腺的位置决定该病多瘀多滞,血瘀是该病的常态,所以在任何证型的前列腺增生的治疗中,张师均会用活血化瘀散结的药物,因为张师认为,任何原因导致的前列腺增生,都是前列腺腺实质的增生,属于结块集聚,治疗应采用行消之法,气虚者补气活血、夹湿者祛湿活血,总之活血化瘀是治疗该病的主线条,不可动摇。该方中桃仁、红花、丹参、牛膝、赤芍、白芷、王不留行、徐长卿活血化瘀散结止痛、利湿,生黄芪、党参、茯苓补气以助活血之功,同时可避免因活血太过而伤正,瞿麦、萹蓄清热利湿、利尿通淋。诸药合用共奏活血化瘀、通利水道之功。体现出张师对于活血化瘀治疗的重视。

（整理：高瞻　审阅：张广生）

第四节　关　　格

【概述】关格,是指以脾肾虚衰,气化不利,浊邪壅塞三焦,而致小便不通与呕吐并见为临床特征的危重病证。分而言之,小便之不通谓之关,呕吐时作谓之格。多见于水肿、癃闭、淋证等病的晚期。

名医案例

聂莉芳医案(4 则)

案一:清利湿热治疗关格

慢性肾衰竭湿热内蕴,痰阻中焦之关格,以清利湿热之剂收效。

个人信息:张某,女,84 岁。

初诊:2012 年 10 月 14 日。

主诉:乏力伴恶心、呕吐 1 个月。

现病史:患者 2012 年 9 月出现乏力、纳差伴恶心呕吐症状,于 2012 年 9 月 10 日查血肌酐 447.66μmol/L,血压 162/74mmHg,血红蛋白 72g/L。刻症见:纳差,时有恶心,周身乏力,心烦,怕冷,每日进食不足 1 两,食后呕吐痰涎样物质,口干不欲饮水,口不苦,头晕,头痛,大便干,3~4 日一行。因患者年老,患者家属拒绝行胃肠镜检查,坚持保守治疗。

检查:舌质红,苔黄腻,脉弦滑数。

中医诊断:关格病,属湿热内蕴,痰阻中焦。

西医诊断:慢性肾衰竭。

治法:清利湿热。

方药:黄连温胆汤。黄连 6g,姜半夏 6g,竹茹 12g,枳壳 12g,陈皮 6g,茯苓 30g,生甘草 10g。以水浓煎,嘱患者服药时少量频服。服药 3 日后,患者诉恶心呕吐较前好转,纳食较前增多,故继守方 7 日。患者诉烧心减轻,恶心呕吐感好转,但仍有乏力,头晕,心烦,怕冷等症状,察舌脉,舌质淡,苔薄腻,脉沉弦细。以前方中加党参 30g,麦冬 10g,五味子 6g,生黄芪 15g 等益气敛阴治疗。

二诊(2013 年 3 月 24 日):此方服用 4 个月后门诊复诊:患者诉无不适症状,头晕心烦症状消失,纳食好转,仍有怕冷,舌质淡,苔薄黄。复查血肌酐 382.8μmol/L,24 小时尿蛋白定量 1.056g。在前方基础上减黄连至 3g,减党参至 15g,去麦冬、五味子,改生甘草为炙甘草,加桂枝 10g,生白术 15g,柴胡 10g,升麻 6g。

三诊(2013 年 6 月 14 日):患者怕冷症状明显好转,基本无不适症状。查血肌酐 263.5μmol/L,24 小时尿蛋白定量:0.8g。

按:老年女性患者,临床症状较多,在这种情况下,要抓住主要症状。该患者初诊时最突出的症状为恶心呕吐,纳食不馨,舌淡黯苔黄腻,脉弦滑数。黄腻苔、滑数脉为中焦有湿热的表现,患者本为中焦湿热内阻,脾气不得运化,胃气逆行,腐熟功能失司,故致恶心呕吐,纳食不馨。以黄连温胆汤清利中焦湿热,因患者恶心呕吐较重,故使用姜半夏平和胃气,嘱患者少量频服中药,不仅可以减少药物对胃的刺激,同时可以加快药物的吸收。对症处方则要到病止。考虑到患者年岁较高,气血亏虚,故病情好转后加用补益药顾护正气,最后使用柴胡、升麻、桂枝等药,取其升阳益胃之义。聂莉芳教授认为:当患者临床症状较多时,不可全盘兼顾,当先抓主证,治病求本,找出引起肾脏疾病的主要病因,才能取得良好的效果。

（整理:余仁欢　审阅:聂莉芳）

案二:补脾益肾、化瘀泄浊治疗关格

慢性肾衰竭脾肾亏虚,浊瘀内阻之关格,以补脾益肾,化瘀泄浊之剂收效。

个人信息:刘某,女,63 岁。

初诊:2005 年 7 月 27 日。

主诉:发现血肌酐升高 4 年。

现病史:患者 2001 年 6 月体检发现血肌酐为 168μmol/L,后血肌酐逐渐升高,多处诊治,效欠佳。于 2005 年 7 月 27 日慕名前来聂莉芳教授门诊处就诊,就诊时症见乏力,腰部酸痛不适,胸闷,纳眠差,胃胀,小便可,大便 2~3 日一行。

检查:舌黯红,苔黄腻,脉沉。查 Scr516.3μmol/L,双肾B超示:左肾 8.0cm×4.2cm×4.2cm;右肾 8.6cm×4.3cm×4.2cm。

中医诊断:关格病,属脾肾亏虚,浊瘀内阻。

西医诊断:慢性肾衰竭。

治法:补脾益肾,化瘀泄浊。

方药:参芪地黄汤加减。太子参 20g,生黄芪 15g,生地 15g,山药 15g,山萸肉 10g,茯苓 12g,川断 20g,广木香 12g,枳壳 12g,竹叶 10g,天麻 20g,苏梗 10g,秦艽 12g,黄芩 10g,丹参 30g,薤白 10g,紫河车 10g,当归尾 12g,银花 30g,制大黄 15g[另包]。

二诊:服药两月后二诊,微感乏力,眠差,余无不适,查 Scr190μmol,予上方去薤白。

随访:此后患者即长期以此方加减服用,至 2006 年 11 月 20 日来诊时已无不适,查 SCr116μmol/L,现仍坚持服药。

按:患者禀赋不足,加之年逾花甲,脾肾亏虚,故可见乏力,腰部酸痛不适;脾肾亏虚,无力推动气血运行则可致浊瘀内阻,阻于胸中则可见胸闷,阻于中焦则可见纳差、胃胀,阻于下焦则可致大便不通,因"肾者,胃之关也"。故用药以参芪地黄汤去丹皮、泽泻以补脾益肾;聂莉芳教授认为人体气血贵在流通,用药力避呆滞,故以薤白、枳壳宽胸行气,苏梗、广木香理中焦之气,一以复脾胃升降枢机之职,一以行药滞,制大黄化瘀通腑,丹参活血化瘀。聂莉芳教授治疗此病常喜用紫河车,《本草备要》极赞其功,谓其"本人之血气所生,故能大补气血,治一切虚劳损极",此外,浊瘀内阻日久,必然郁而化热,故常喜用银花、竹叶清透郁热。临床上聂莉芳教授治疗此病据其标本虚实缓急轻重之不同,将此病分为虚损期和关格期,在此基础上再进行辨证,执简驭繁,高屋建瓴,大大提高了辨证的准确性。

（整理：徐建龙 审阅：聂莉芳）

案三：调理脾胃、清利中焦湿热治疗关格

慢性肾衰竭气阴两虚兼中焦湿热之关格，以调理脾胃，清利中焦湿热之剂收效。

个人信息：某女，56岁。

初诊：2009年6月28日。

主诉：恶心、呕吐4个月。

现病史：患者4个月前无明显诱因出现恶心欲吐，疲乏无力，5天前出现胸闷憋气，夜间加重，夜尿频数而量少，头晕，纳差，大便偏干。在当地医院查学血常规：Hb 88g/L，血生化：Scr 730μmol/L，BUN 23mmol/L，腹部B超：双肾体积缩小。患者长期间断服用龙胆泻肝丸达9年。刻下症：恶心欲吐，胸闷憋气，夜间加重，夜尿频数而量少，头晕，纳差，大便偏干，疲乏无力。

检查：苔薄黄腻，脉细滑。查体：T 36.3℃，P 64次/分，R 18次/分，Bp 120/84mmHg，慢性贫血貌，入院查血生化：Scr 627.7μmol/L，BUN 69.2mg/dl，UA 391μmol/L，血常规：Hb 84g/L，P 2.5mmol/L，Ca 2.5mmol/L，TP 77.5g/L，ALB 44.2g/L。

中医诊断：关格（关格期），属湿热中阻兼气阴两虚。

西医诊断：慢性肾衰竭，马兜铃肾病可能性大。

治法：急则治标，以调理脾胃，清利中焦湿热为法。

方药：黄连温胆汤加味。黄连6g，竹茹12g，陈皮10g，姜半夏10g，茯苓15g，砂仁6g，枳壳10g，鸡内金15g，太子参15g，麦冬12g，五味子6g，生苡仁15g，石菖蒲6g，川断15g，制大黄6g，川牛膝12g，怀牛膝12g。14剂，水煎服，日一剂。西医治疗配用促红细胞生成素、叶酸纠正贫血。

二诊：以上方加减治疗近2个月，患者症状明显缓解，恶心欲吐、胸闷憋气诸症消失，纳食可，复查血生化：Scr505μmol/L，BUN42.6mg/dl，P1.62mmol/L，Ca2.15mmol/L，血常规：Hb127g/L。继以参芪地黄汤加味调治。

按：患者可能是由于长期服用龙胆泻肝丸引起的尿毒症，中医辨证属气阴两虚兼中焦湿热。就诊时恶心呕吐等中焦湿热证突出，治疗重点当以调理脾胃，清利中焦湿热为先。以黄连温胆汤清热化湿，生脉饮益气养阴，砂仁、苡仁、石菖蒲化浊，大黄通腑泻浊，经治疗2个月后病情明显缓解。

（整理：余仁欢 审阅：聂莉芳）

案四：益气养阴法治疗关格

慢性肾衰竭气阴两虚兼中下焦湿热之关格，以气阴双补之剂收效。

个人信息：某男，75岁。

初诊:2008 年 3 月 19 日。

主诉:发现血肌酐升高 1 个月。

现病史:患者 1 个月前体检查血生化:Scr229μmol/L,BUN17.2mmol/L。后查 24 小时尿蛋白定量:0.3g/L(尿量不详),尿液分析:WBC 满视野 /HPF。刻下症:乏力,气短,畏寒,后背为甚,轻度头晕,失眠,大便不爽,小便不利。

检查:舌质红苔黄腻,脉弦滑。

中医诊断:关格病;淋证;属气阴两虚兼中下焦湿热。

西医诊断:慢性肾衰竭。

治法:气阴双补。

方药:参芪地黄汤加减。生地 15g,山萸肉 10g,山药 15g,丹皮 12g,茯苓 15g,太子参 30g,生黄芪 30g,车前草 15g,鸡内金 20g,金银花 30g,天麻 20g,炒枣仁 20g,柏子仁 20g,杜仲 20g,生大黄 20g,川牛膝 20g,怀牛膝 20g,枳壳 12g,金钱草 20g,丹参 30g,全瓜蒌 30g,佛手 10g,苏梗 10g,竹茹 12g,当归 20g,14 剂,水煎服,日一剂。

二诊(2008 年 12 月 17 日):患者诉略有乏力,双下肢轻度浮肿,失眠,舌胖大而红,苔薄腻,脉弦。查血生化:Scr199.8μmol/L,予前方去佛手、苏梗、竹茹,加茯苓至 20g,减太子参至 20g,生黄芪至 20g,当归至 12g,柏子仁至 12g。

三诊(2009 年 6 月 17 日):患者诉体力好转,心烦,易怒,双下肢轻度浮肿,失眠,舌黯红,苔薄,脉弦。予前方去当归,加蒲公英 15g。

四诊(2009 年 12 月 2 日):患者诉咳嗽,偶有胸闷,肩痛,舌红,苔薄白,脉滑。予前方去车前草、金银花,加姜黄 10g,生苡仁 30g,川贝 5g,杏仁 10g。

五诊(2009 年 12 月 23 日):患者诉胸闷,心悸,失眠,舌红,苔薄白,脉滑。予前方去杏仁,加川连至 6g,姜黄至 12g,加竹叶 12g。

六诊(2010 年 2 月 3 日):患者诉手部皮肤瘙痒,肘关节痛,失眠好转,舌红,苔薄白,脉滑。查血生化:Scr179.1μmol/L,查尿液分析:WBC60 个 /μl,RBC5 个 /μl,蛋白:(-),予前方减生地至 15g,加银花 30g,防风 10g。

按:老年患者,辨证为虚实夹杂之证,乏力,气短、畏寒、后背为甚,失眠为气阴两虚表现,同时伴有明显的中焦和下焦湿热。湿热壅滞,气机不通,以致大便不爽,小便不利,治疗在扶正的基础上,重点要通利二便,前后分消。聂莉芳教授对于尿路感染很重视通大便,大便通,湿热下,则有利于小便的通利,在选药上,首选大黄,因为大黄具有通利二便的功效。另外,善用川怀牛膝,且剂量较大,通过引血下行,使湿热从小便而出。川怀牛膝还有活血强腰之功,对于伴腰痛者尤为合适。

(整理:孙红颖　审阅:聂莉芳)

第五节　尿　血

【概述】尿血,指小便中混有血液或夹杂血块。《内经》称"溺血"、"溲血"。尿血之症,多因热扰血分,热蓄肾与膀胱,损伤脉络,致营血妄行,血从尿出而致尿血,发病部位在肾和膀胱,但与心、小肠、肝、脾有密切联系,并有虚实之别。从西医来看,产生血尿的原因很多,但主要由泌尿系统疾病引起,如肾结核、肾炎、尿路感染、尿路结石、尿路肿瘤等。

🎐 名医案例

1. 冯兴华医案（1 则）

案一:脾肾双补、清热凉血治疗血尿

系统性红斑狼疮合并狼疮性肾炎脾肾两虚、阴虚内热之尿血,以益气健脾益肾、清热凉血止血之剂收效。

个人信息:薛某,男,6 岁。

初诊:2009 年 6 月 14 日。

主诉:尿中泡沫 2 年。

现病史:患者于两年前无诱因出现发热,关节痛及皮肤红斑,尿中有泡沫。在儿童医院诊断系统性红斑狼疮,狼疮肾炎。曾行肾穿刺检查,明确肾脏损伤为红斑狼疮、狼疮肾炎的病理改变。予激素醋酸泼尼松及免疫抑制剂环磷酰胺治疗,但尿检一直有潜血,尿中红细胞 5~12/HP,尿中有少量蛋白。

检查:舌淡苔薄,脉沉弦。患儿一般情况可,形体偏胖,满月脸。

中医诊断:膏淋;血尿;属脾肾两虚,阴虚内热。

西医诊断:系统性红斑狼疮;狼疮性肾炎。

治法:益气健脾益肾,清热凉血止血。

方药:四君子汤合知柏地黄丸加减。黄芪 30g,白术 10g,太子参 10g,茯苓 10g,山药 10g,山萸肉 10g,女贞子 10g,菊花 10g,黄柏 6g,知母 10g,旱莲草 10g,白茅根 15g,小蓟 10g,芡实 10g,莲须 10g,生甘草 6g。60 剂,水煎服,2 次 / 日。

二诊(2009 年 8 月 16 日):患者病情无变化,尿中红细胞改善不明显。考虑患者虽有脾肾亏虚,但长期应用激素,常夹有阴虚内热之症,故改用清热利湿、凉血止血治疗。小蓟 15g,生藕节 15g,焦栀子 6g,金银花 15g,连翘 10g,瞿麦 6g,萹蓄 6g,赤芍 10g,石菖蒲 6g,蒲黄炭 6g,熟大黄 3g,天麻 6g,当归 10g,生甘草 6g。28 剂,水煎服,2 次 / 日。

疗效:用药 4 周,化验尿连续 2 次尿红细胞均在 0~2 个 /HP。

按:产生血尿的原因很多,常见有感染(细菌、结核等)、免疫病肾损害、肿瘤等。在结缔组织病中肾脏病变以尿血、尿蛋白、甚则肾功能不全为主。冯兴华教授运用小蓟饮子治疗红斑狼疮肾损伤引起的血尿,取得了较好的疗效。小蓟饮子是治疗血尿的常用方子,其病因由于湿热蕴结于下焦,灼伤脉络。方中小蓟、藕节凉血散瘀止血,生地清热凉血,养阴生津,蒲黄祛瘀止血,炒栀子清热散三焦之火,通草清心降小肠之火,滑石清热利小便,淡竹叶清肺凉心,当归养血和血,甘草调和诸药,以调胃气。现代医学研究证实,生地滋阴补肾调节体液和细胞免疫,增加机体抗氧化能力,有利于对细胞结构的恢复;生地还能明显缩短凝血时间,且有激活纤溶系统作用,既能止血又能抗凝。甘草有免疫抑制的作用,对细胞免疫和体液免疫

均有一定的抑制作用。配合清热解毒利湿药物,激发非特异性免疫功能,抑制过度的炎症反应,清除抗原抑制抗体,抑制活性免疫细胞产生及过敏介质的释放等作用,改善微循环,减轻肾脏缺血损伤,诸药合用具有清热凉血、化瘀止血作用,与西药联合使用,有显著的协同作用,达到了治疗尿血的目的。考虑到患者长期用激素及免疫抑制剂,此类药物均属于祛邪为主,有较大的毒副作用,结合患儿症状、舌脉,予扶正为主,予益气健脾益肾,清热凉血止血。

(整理:何夏秀　审阅:冯兴华)

2. 聂莉芳医案(2则)

案一:益气养阴、和血止血治疗尿血

轻度系膜增生性IgA肾病气阴两虚之尿血,以益气养阴,和血止血之剂收效。

个人信息:某女,25岁。

初诊:2002年5月9日。

主诉:间断性血尿11个月。

现病史:患者于2001年6月21日发热、咽痛,1天后出现肉眼血尿,即去北医三院住院治疗,肉眼血尿持续3天后消失。2001年7月1日肾穿刺病理诊断:轻度系膜增生性IgA肾病,未予治疗。以后反复化验尿,均有尿RBC:(+++),尿蛋白:(-)。刻下症:身倦乏力,腰酸不适,盗汗,畏寒。

既往史:患者于2001年10月摘除扁桃体。

检查:舌质淡,舌尖红,舌苔白。查体:Bp110/65mmHg,咽红,心肺(-),肾功能正常。尿液分析:RBC80个/μl,蛋白:(+),24小时尿蛋白定量:0.5g,肾功能正常。

中医诊断:尿血,属气阴两虚。

西医诊断:IgA肾病。

治法:益气养阴,和血止血。

方药:益气滋肾汤加减。生黄芪15g,太子参15g,生地黄15g,当归6g,白芍15g,小蓟30g,丹参6g,芡实12g,金银花20g,炒栀子6g,杜仲12g。

二诊:运用该方加减治疗4周,尿检为阴性,自觉症状基本消失。

随访:随访半年余,未发现尿检异常。

按:益气滋肾汤是聂莉芳教授治疗IgA肾病的经验方,其功效为益气养阴,滋肾柔肝止血。该方抓住了IgA肾病脾肾气阴两虚、血不归经这一关键环节。立法用药体现了治病求本、兼以治标,俾脾肾气阴双补,摄血与藏精的功效复常。继之血必归经而血尿渐止,寓意乃"正本清源"。本方有黄芪、太子参、生地等益气养阴,顾护正气,同时有银花、栀子清热解毒凉血,标本兼顾,从而减少了IgA肾病的诱发因素。方中的黄芪、当归、白芍等药,经现代药理研究证实有保护肝脏的作用,这可提高肝胆系统清除多聚IgA的能力,从而促进肾小球的修复。

(整理:徐建龙　审阅:聂莉芳)

案二:健脾渗湿、补肾涩精治疗尿血

系膜增生性 IgA 肾病脾肾气虚之尿血,以健脾益气之剂收效。

个人信息:某男,38 岁。

初诊:2008 年 9 月 27 日。

主诉:间断性腹泻伴尿检异常 2 个月。

现病史:2008 年 7 月饮食不洁后出现腹泻、恶心呕吐、伴发热恶寒,第二日后出现肉眼血尿,尿蛋白:(+++),肾穿刺病理诊断:轻 - 中度系膜增生性 IgA 肾病。24 小时尿蛋白定量:0.64g。刻下症:身倦乏力,轻度腰酸,手足不温,睡眠稍差,平素易腹泻。

检查:舌质淡红苔薄白,脉沉细。Bp120/80mmHg。尿液分析:RBC30~40 个 /HPF,24 小时尿蛋白定量 0.66g,血生化:Scr123.7μmol/L。

中医诊断:尿血,属脾肾气虚。

西医诊断:IgA 肾病。

治法:健脾益气。

方药:参苓白术丸加减。党参 15g,生黄芪 15g,白术 12g,茯苓 20g,陈皮 10g,炒扁豆 10g,当归 10g,莲子肉 15g,防风 10g,炒苡仁 20g,小蓟 20g,仙鹤草 15g,芡实 20g,金樱子 15g。15 剂,水煎服,日一剂。

二诊(2008 年 10 月 14):患者自觉症状同前,查尿液分析:RBC 15~20 个 /HPF,24 小时尿蛋白定量:0.13g。上方去防风,加山药 10g、焦三仙 30g。

三诊(2008 年 12 月 4 日):患者自觉无不适,查尿液分析:RBC 0~3 个 /HPF,24 小时尿蛋白定量 0.06g。血生化:Scr83.2μmol/L,Tch8.01mmol/L,TG5.19mmol/L。守前方去焦三仙,加焦山楂 30g。

随访:随访 6 年余,患者偶因饮食不慎,出现腹泻和镜下血尿,病情稳定,尿检阴性,肾功能正常。

按:本病例根据患者有反复的腹泻,抓住素体脾胃虚弱的主要病机,采用健脾渗湿治法,同时合水陆二仙丹补肾涩精,脾肾先后二天同补,通过一段时间调理,患者体质明显改善,血尿和蛋白亦消失,肾功能恢复正常。

(整理:孙红颖　审阅:聂莉芳)

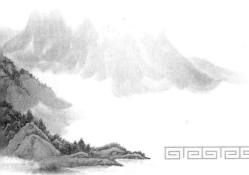

第八章 气血津液疾病

第一节 郁 证

【概述】郁证是由于情志不舒、气机郁滞所致,以心情抑郁、情绪不宁、胸部满闷、胸胁胀痛,或易怒易哭,或咽中如有异物梗塞等为主要临床表现的一类病证。根据郁证的临床表现及其以情志内伤为致病原因的特点,主要见于西医学的神经衰弱、癔症及焦虑症等。

名医案例

1. 高普医案(1则)

案一:疏肝解郁、清热除烦治疗郁证

抑郁症肝郁气滞,热扰胸膈之郁证,以疏肝解郁,清热除烦之剂收效。

个人信息:阎某,女,72岁。

初诊:2014年5月9日。

主诉:失眠1月余,加重1周。

现病史:患者因琐事情绪低落,烦躁,失眠1月余。1周前,失眠及情绪不安症状加重,对周围事物无兴趣,时有心烦,易怒,纳差,无食欲,体重下降,自觉身体潮热,汗出症状明显,以头部为甚,口苦,入睡困难,早醒,二便可。

检查:舌黯苔微黄,脉弦。

中医诊断:郁证,属肝郁气滞,热扰胸膈。

西医诊断:抑郁症。

治法:疏肝解郁,清热除烦。

方药:栀子豉汤合并柴胡疏肝散加减。山栀子15g,淡豆豉15g,百合12g,生地15g,柴胡15g,白芍15g,黄芩12g,广木香9g,陈皮15g,焦三仙90g,炒白术20g,生黄芪45g,太子参30g,芡实12g,麦冬15g,五味子9g,远志12g,茯神15g,酸枣仁20g,枸杞子30g,生龙齿15g,炙甘草9g。

二诊:一周后患者复诊,心烦失眠症状明显减轻,纳食可,汗出症状改善明显,精神状态明显改善,脉象较前和缓,原方不变继续服用。

随访:未诉明显不适症状。

按:栀子豉汤出自东汉末年医圣张仲景《伤寒论》,由栀子、淡豆豉二药组成。栀子苦寒,有清热除烦之效;豆豉其气上浮,有宣透之功。二者为伍,清热而不寒滞,宣透而不燥烈,为清宣胸中郁热,治心烦懊侬之经典良方。高师在临床中常用此方治疗神经系统疾病,如神经官能症,自主神经功能紊乱等符合本证病机者。

所谓"懊侬",是河南的一种方言,不仅指心中烦躁,更强调胃脘胸膈部不适,恶心欲吐,但又吐之不出的一种症状。盖或无形邪热(所谓虚烦),或余热未尽,困扰胸膈,故心中懊侬,高师讲栀子豉汤证为病在中上焦,热气充于头则不眠,充于胸则烦躁、结痛、懊侬,无非热气扰乱所致,唯热之轻重不同,人之耐受力大小不一,而出现不同情状而已,此热踞上焦的种种烦热症状,并非实热而是虚热所致。高师认为栀子尤善清火,可泄三焦之火。治疗老年病人心阴不足引起的入睡困难、烦躁不安效果极佳。盖栀子色赤、味苦、性寒,入心、肝、肺、胃、三焦经,色赤入心,苦寒清热通泄有泻火除烦的功效,尤其善泻心火而除烦。《本经》记载:"主五内邪气,胃中热气,面赤酒疱齄鼻,白癞赤癞疮疡。"《药性赋》载:"味苦,性大寒,无毒。疗心中懊侬颠倒而不得眠。淡豆豉味辛、甘,微苦性寒,归肺、胃经,具有解肌发表,宣郁除烦的功效。《珍珠囊》云:"去心中懊侬,伤寒头痛,烦躁。"淡豆豉气味轻薄,既能解表宣热,载栀子上行,又能降胃和中,栀子清热除烦,淡豆豉宣泄条达,苦以泄热,寒以胜热,热泄则烦除,二药一升一降,共成清热除烦之方剂。正如张锡纯所示:"栀子性寒,导心中烦热下行,豆豉窨熟而轻浮,引水液之上升也,阴阳和而水火济,烦自解矣"。栀子豉汤可以使郁热得以清透宣散,使气机畅达,情志舒畅,诸症得愈。临床上凡有栀子豉汤证,又兼寒热往来、口苦咽干之少阳症者,高师往往配以小柴胡汤,兼气郁者配合越鞠丸;兼肝郁脾虚者配以逍遥散等;配合黄连温胆汤,治疗"湿温"之湿留少阳,寒热起伏,胸闷脘痞,腹胀等证;配合茵陈、板蓝根、车前草、泽泻、连翘、通草,治疗"湿温"溺赤,湿热郁结发黄,发热口渴,恶心呕吐,小便短赤,脘腹胀满等证;加珍珠母、生龙骨、生牡蛎、麦冬治疗肝阳上扰之眩晕,每可获良效。

(整理:靳冰　审阅:宋芊)

2. 路志正医案(1则)

案一:升降宣泄、清心化痰、柔肝缓急法治疗郁证

抑郁症痰热扰心、郁热伤阴之郁证,以升降宣泄、清心化痰、柔肝缓急之剂收效。

个人信息:李某,女,15岁。

初诊:2000年11月12日。

主诉:情绪不安、不寐3个月。

现病史:患者平素性格内向,不善与人交谈。3个月前因考试情绪紧张,致睡眠障碍,心烦躁,易激惹,话语多,善悲哭,头痛,胸痛,严重影响生活和学习。曾由家人带到北京医科大学某附属医院儿科就诊,诊断为抑郁症,予百忧解治疗3个月,病情未能控制而休学。

检查:舌质红、苔白腻,脉滑数。

中医诊断:郁证,属气郁痰阻、痰热扰心。

西医诊断:抑郁症。

治法:清心涤痰,缓急宁神。

方药:导痰汤加减。竹茹 10g,清半夏 6g,焦栀子 3g,浮小麦 12g,百合 15g,茯苓 15g,炒柏子仁 12g,白芍 10g,胆南星 3g,炒枳实 12g,珍珠母^{先煎}15g,甘草 3g。14 剂,日 1 剂,水煎服。

二诊(2000 年 11 月 27 日):服药后患者已神清气爽,善哭多言改善,睡眠稍见好转,仍头胀,心烦,纳呆,大便干燥、数日 1 行,矢气臭秽。舌红,苔白偏厚,脉滑数。上方去焦栀子,恐其寒凉滞脾;加丹参 10g,生大黄^{后下}5g。14 剂,水煎服。

三诊(2000 年 12 月 11 日):患者近日感冒,咳嗽,咽痛,面色偏红,烦躁不安,夜晚不寐,纳呆,便干。舌红、无苔,脉滑数。辨证为外感风热、肺失宣降、上扰心神。治以辛凉解表、清心安神。菊花 9g,蝉衣 9g,僵蚕 6g,薄荷^{后下}6g,焦栀子 4g,天竺黄 3g,川芎 4g,麦冬 9g,酸枣仁 10g,知母 6g,炒枳实 12g,生大黄^{后下}3g。5 剂,日 1 剂,水煎服。

四诊(2000 年 12 月 17 日):药后诸症消失,睡眠转佳,能坚持学习,能静心练古筝,二便正常。舌淡红,苔薄白,脉弦细。继以加味逍遥丸、越鞠保和丸各 3g,每日 1 次,以巩固疗效。

随访至 2002 年 4 月,女孩正常上学,未见复发,学习成绩优良。

按:患者性格内向,不善言谈,为肝郁体质,肝郁气滞,可致津液失布,聚而成痰。考试应激,焦虑急躁,心肝郁热,耗伤营阴,神魂不安;热邪炼液为痰,痰热上扰,神不安宅,失于主宰,则烦躁易怒,善哭多语。肝经循行于头胸,痰火上冲,经脉阻滞,故头痛、胸痛。本案气郁痰阻、痰热扰心、郁热伤阴、心神不宁是其核心病机,故治以清心涤痰、缓急宁神。方以导痰汤合百麦安神饮(路氏经验方)化裁。药用竹茹、半夏、茯苓、胆南星、枳实理气化痰、清胆宁心;栀子、珍珠母清心泻肝、镇静安神;百合、浮小麦、甘草、白芍、柏子仁润心肺、缓肝急、养心神。服药后神清气爽,诸症改善,但大便干燥、矢气臭秽,胃腑尚有积热,去栀子、改生大黄,以通腑泄热,使痰热从大便而出,合丹参共入血分,凉血活血、清心除烦。病渐向愈,然而又遭外感,内外邪热交攻,心神被扰,病情反复。路师顺势以辛凉解表、升降宣泄、清心化痰,兼养血缓急为治,宗升降散、酸枣仁汤意化裁,服药 5 剂,外感、郁证竟获全功。遂以加味逍遥丸、越鞠保和丸善后,巩固疗效。

(整理:杨凤珍、冉青珍 审阅:胡镜清)

3. 周绍华医案(8 则)

案一:养心安神、清热除烦治疗郁证

抑郁状态心阴亏虚之郁证,以养心安神,清热除烦之剂收效。

个人信息:林某,男,84 岁。医案编号:1024H0054。

初诊:2013 年 5 月 5 日。

主诉:情绪低落伴失眠、心烦 10 年余。

现病史:情绪低落,不愿交往,伴有失眠、心烦,记忆力减退,耳聋、耳鸣,腰膝酸软,入睡困难,早醒,口干咽干,醒后出汗,饮食正常,大便干,小便调。

检查:舌黯红,苔黄燥少津,脉沉细无力。

中医诊断:郁证,属心阴亏虚。

西医诊断:抑郁状态。

治法:养心安神,清热除烦。

方药:方选天王补心丹加减化裁。柏子仁 10g,天冬 12g,麦冬 12g,北沙参 10g,玄参 10g,丹参 30g,五味子 6g,太子参 15g,凌霄花 10g,代代花 10g,北柴胡 12g,炒栀子 6g,合欢皮 30g,浮小麦 30g,生龙齿 30g。水煎服,日 1 剂,连服 14 天。

二诊(2013 年 5 月 19 日):服药后睡眠状况明显好转,每晚可睡眠 5~6 小时,情绪改善,仍时有耳鸣如蝉、耳聋,胸中烦热,腰膝酸软,下肢怕冷。原方去浮小麦、生龙齿,加交泰丸:黄连 6g,肉桂 3g,以交通心肾,日一剂。

三诊(2013 年 5 月 26 日):服药后情绪改善,耳鸣明显好转,睡眠情况继续改善,口干不明显,胸中烦热及下肢怕冷好转。效不更方,原方继服 14 剂。

按:本案患者平素思虑过度,加之久病伤阴,故致阴血耗伤,心火亢盛,阳不入阴,故失眠,肾水不能上济心火,肾水枯竭,故腰膝酸软,肝肾同源,肾阴虚致肝阴虚,肝阳上亢故出现耳聋、耳鸣。临床多采用养心安神佐以交通心肾法治疗。拟方天王补心丹加减。补心丹用生地黄为君者;取其下足少阴以滋水主,水盛可以伏火,此非补心之阳,补心之神耳,凡果核之有仁,犹心之有神也。清气无如柏子仁,补血无如酸枣仁,其神存耳。参、苓之甘以补心气,五味之酸以收心气,二冬之寒以清气分之火,心气和而神自归矣;当归之甘以生心血,玄参之咸以补心血,丹参之寒以清血中之火,心血足而自藏矣;更假桔梗为舟楫,远志为向导,和诸药入心而安神明。全方共奏安神定志,滋补心阴之效。二诊中患者肾水不足,不能上济心阴之象更加明显,故加用交泰丸交通心肾,使得水火相济。

(整理:洪霞　审阅:毛丽军)

案二:养心安神、疏肝解郁治疗郁证

抑郁状态心阴不足之郁证,以养心安神,疏肝解郁之剂收效。

个人信息:曹某,女,61 岁。医案编号:1024Q0078。

初诊:2012 年 12 月 4 日。

主诉:情绪低落伴心烦 3 年。

现病史:患者于 3 年前因精神刺激出现情绪低落,不愿做事,不愿交往,心烦,胆怯,恐惧,紧张,失眠,健忘,心慌,气短,善太息,头晕。

检查:舌红苔少津,脉弦。

中医诊断:郁证,属心阴不足证。

西医诊断:抑郁状态。

治法:养心安神,解郁除烦,调理心脾。

方药:取天王补心丹加减。柏子仁 10g,天冬 12g,麦冬 12g,生地 30g,当归 12g,酸枣仁 30g,丹参 30g,玄参 10g,五味子 6g,远志 6g,茯神 30g,凌霄花 10g,代代花 10g,香附 10g,西洋参 10g,柴胡 10g,白芍 12g,炒栀子 10g,百合 30g,合欢皮 30g,莲子心 10g,生龙齿 30g,珍珠粉 1g(冲服)。14 剂,口服,日 1 剂,分 2 次服。

二诊(2013年1月8日):情绪好转,自觉头昏沉,耳鸣、头鸣、失眠、健忘、倦怠乏力、五心烦热,潮热汗出,舌红苔黄,脉弦。上方基础上去香附、西洋参、柴胡、枳实、白芍,加用银柴胡10g、火麻仁15g、石菖蒲10g,醋龟板30g(先煎)继服14剂。

三诊(2013年1月23日):患者诉头昏沉好转,情绪改善,耳鸣消失,仍有头鸣,原方继服14剂。

按:情志为病,可病及于肝胆和心,患者思虑过度、伤及心脾,心阴不足,阴虚血少,心失所养而致神志不安,治疗上以天王补心丹养心安神,阴虚阴不制阳,阳亢为害,扰及心神,可见热象,如出现心烦、失眠,加用莲子心、炒栀子等入心经,清心热之品;肝藏血、心主血脉,心血不足,肝血亏虚,肝胆气虚,胆主魄,可见胆小、紧张,选方用药加用重症安神药物,如生龙齿、珍珠粉等。情志为病,可导致肝气郁遏,佐以芳香清轻之品,如凌霄花、代代花等使人心情愉悦,柴胡、香附等调达肝气,此外,方中加用枳实,和柴胡一升一降,使气机生降有序。加用百合、合欢皮解郁、和血、宁心。二诊中予银柴胡清虚热,醋龟板增强养心安神的功效加用石菖蒲,合全方有安神定志之功效。

(整理:洪霞 审阅:毛丽军)

案三:清热化痰治疗郁证

抑郁状态肝郁化火之郁证,以清热化痰之剂收效。

个人信息:高某,女,68岁。医案编号:2402。

初诊:2006年5月30日初诊。

主诉:心境低落、失眠4年。

现病史:患者于2003年无明显诱因出现情绪低落、失眠、心烦、在外院诊断为"中度抑郁",服用帕罗西汀、博洛欣、阿普唑仑等疗效欠佳。目前情绪低落、委屈、悲观厌世、仍失眠、心烦、急躁、易怒、恐惧怕声、紧张、多虑、消瘦、纳差、便秘。

检查:舌黯淡尖红,苔黄腻、脉细滑。

中医诊断:郁证,属肝郁化火、痰瘀互结。

西医诊断:抑郁状态。

治法:疏肝解郁,清热化痰。

方药:温胆汤合甘麦大枣汤加减化裁。北柴胡10g,党参12g,全当归12g,黄连6g,法半夏10g,陈皮10g,茯苓30g,枳实10g,胆南星10g,炒栀子12g,炒远志6g,砂仁5g(后下),炒枣仁30g,合欢皮30g,制香附10g,浮小麦30g,炙甘草10g,大枣6g,生龙骨30g(先煎),紫石英30g(先煎),火麻仁10g。14剂,水煎服,日一剂。

二诊(2006年6月13日):患者情绪较前稍改善,睡眠稍转佳。仍感心烦、易怒、早醒、恐惧怕声、疲倦乏力。舌淡黯苔薄黄,脉细。给予酸枣仁汤和逍遥散加减以交通心肾、解郁除烦。北柴胡10g,制香附10g,全当归12g,紫苏子10g,茯苓30g,炒栀子12g,薄荷3g(后下),川芎10g,郁金10g,炒枣仁30g,知母10g,合欢皮30g,炒远志10g,生龙骨30g(先煎),琥珀粉1.5g(冲服)14剂,水煎服,日一剂。

按:患者老年女性,平素性情急躁,情志为病,病及肝、胆与心,肝火日久,痰液内聚而生痰,痰火夹杂扰及心、胆二经,可见情绪低落、失眠、心烦、急躁、易怒、恐惧怕声、紧张,治疗上当以祛邪为首,此时若急于补心安神,可使痰邪更甚,首诊以温胆汤加用一些疏肝理气、镇惊安神之品,以黄连、半夏、陈皮、枳实、胆南星等清热化痰兼以定惊,予柴胡、香附等疏肝理气,予浮小麦、甘草、大枣有取甘麦大枣汤之意养心安神,治疗其脏躁之病症,生龙骨、紫石英等镇惊安神,火麻仁辅助通便,加入合欢皮使人不倦。全方以疏肝、清热化痰、养心安神于一方,服用14剂后患者主症改善,复诊时结合症状及舌脉象,考虑患者存在肝血不足证,以酸枣仁汤治其虚烦不眠,效果显著。

（整理:洪霞　审阅:毛丽军）

案四:滋补心阴、疏肝解郁治疗郁证

抑郁状态心阴不足、肝郁气滞之郁证,以滋补心阴,佐以疏肝解郁之剂收效。

个人信息:刘某,女,24岁。病历号:T11688。医案编号:1024Q0063。

初诊:2010年2月23日。

主诉:心境低落3年。

现病史:患者于2007年2月无明显诱因出现心烦、失眠,急躁,委屈不愿意交往。在北医六院诊断为抑郁症,曾服用利培酮、德巴金、奥氮平等药物,症状改善不明显,故来就诊。就诊时见其心烦,急躁,失眠,委屈,不愿与人交往,心境低落,兴趣减少,懒散,多疑敏感,口干,纳少,大便干。

查体:舌质红、苔薄黄,脉沉细。

中医诊断:郁证,属心阴不足、肝郁气滞。

西医诊断:抑郁状态。

治法:滋补心阴,佐以疏肝解郁。

方药:天王补心丹。药物如下:柏子仁10g,天冬12g,麦冬12g,玄参10g,北柴胡10g,北沙参10g,丹参30g,太子参12g,五味子6g,凌霄花10g,玫瑰花10g,制香附10g,沉香面2g(冲服),百合30g,炒栀子12g,炒枣仁30g,炒远志6g,焦三仙30g。14剂,水煎服,日1剂,分2次服。

二诊(2010年3月23日):患者病情好转。睡眠较前改善,心境改善,烦躁明显,大便干,纳食少。舌红,苔薄黄,脉沉细。辨证治法同前。柏子仁10g,天冬12g,麦冬12g,玄参10g,北柴胡10g,沙参10g,丹参30g,太子参12g,五味子6g,凌霄花10g,玫瑰花10g,制香附10g,百合30g,炒栀子12g,炒枣仁30g,炒远志6g,焦三仙30g,合欢花15g,灯心草3g。14剂,水煎服,日1剂,分2次服。

三诊(2010年4月13日):患者病情好转。睡眠较前好转,入睡慢,能睡5~6小时,心情较前好转,心烦急躁、委屈、多疑,月经2个月未行,饮食尚可。舌红,苔薄黄,脉沉细数。辨证为肝郁不舒,心阴不足,治以疏肝解郁,滋补心阴。逍遥散合天王补心丹。北柴胡10g,全当归12g,制香附10g,茯神30g,赤芍12g,白芍12g,生地30g,益母草10g,红花

10g,杜仲 12g,五味子 6g,柏子仁 10g,天冬 10g,麦冬 10g,潞党参 12g,凌霄花 10g,代代花 10g,炒枣仁 30g,合欢皮 30g,炒远志 6g,阿胶珠 10g(烊化)。14 剂,水煎服,日 1 剂,分 2 次服。

按:患者因思虑过度,耗伤心阴,阴亏血少,故心失所养而出现神志不安,虚烦少眠、健忘等症状。阴虚生内热,虚火内生,上扰心神,则见烦躁。口干、舌红、苔黄亦是阴虚内热之征。治当滋阴清热、养血安神。方选天王补心丹加减化裁而成。方中柏子仁、酸枣仁养心安神,天冬、麦冬滋阴清热,玄参滋阴降火,远志养心安神,五味子味酸可敛心气,栀子可清心火。标本兼治,心肾两顾,共奏滋阴养血、补心安神之功。二诊时患者症状好转,效不更方。三诊时患者委屈多疑明显,肝郁气滞症状明显,故加入疏肝解郁之品,方选逍遥散合天王补心丹加减。调整治疗两个月,诸证改善。

(整理:洪霞　审阅:毛丽军)

案五:养血除烦、交通心肾治疗郁证

焦虑状态阴虚内热之郁证,以养血除烦,交通心肾之剂收效。

个人信息:刘某,男,55 岁,医案编号:1024Q0028。

初诊:2012 年 9 月 25 日。

主诉:心烦失眠 1 个月。

现病史:患者于 1 个月前无明显诱因出现心烦失眠,紧张,提心吊胆,心悸,耳鸣,便干。

检查:舌红苔薄白,脉弦。

中医诊断:郁证,属阴虚内热。

西医诊断:焦虑状态。

治法:养血除烦,交通心肾。

处方:酸枣仁汤加减。酸枣仁 30g,川芎 10g,知母 10g,茯神 30g,远志 6g,党参 12g,醋香附 10g,生龙齿 30g(先煎),紫石英 30g(先煎),厚朴 10g,柴胡 10g,瓜蒌 10g,薤白 10g,法半夏 10g,黄芩 12g。14 剂,口服,日 1 剂,分 2 次服。

二诊(2012 年 10 月 16 日):患者病情好转。心烦,失眠,心悸均好转。仍存在心烦失眠,焦虑,心悸,耳鸣,便干。舌淡红苔薄白,脉弦。方药:生龙齿 30g(先煎),远志 6g,石菖蒲 10g,茯神 30g,党参 12g,麦冬 12g,五味子 6g,川芎 10g,酸枣仁 30g。14 剂,口服,日 1 剂,分 2 次服。

按:患者心烦,失眠,心悸,咽干口渴,结合舌红,苔薄白,脉弦,证属肝血不足之象。肝藏魂,内寄相火,肝血虚则魂不安,虚火扰心则神不宁,故出现虚烦不得眠、心悸;虚阳上扰,故出现咽干口燥,脉细弦或数,为阴虚内热之象。故治疗上选用酸枣仁汤以养血安神,方中酸枣仁养血补肝,宁心安神;茯神宁心安神;知母滋阴清热;川芎调气疏肝;患者偶有胸闷、心悸等症状,予瓜蒌、薤白等宽胸理气,调畅郁遏之气机,半夏、黄芩等化痰清热,生龙齿、紫石英等镇惊安神。复诊时患者心烦,失眠,心悸,好转。咽干口渴,结合舌红,苔薄白,脉弦,因为肝藏魂,主方换用安神定志以补心胆之气以定惊,此外加麦冬,五味子等有生脉之意,安神定志佐以益气养阴,标本兼治。

（整理:洪霞　审阅:毛丽军）

案六:疏肝解郁、安神定志治疗郁证

焦虑状态肝郁气滞之郁证,以疏肝解郁,安神定志之剂收效。

个人信息:潘某,女,36 岁。医案编号:1024Q0001。

初诊:2012 年 9 月 4 日。

主诉:心烦失眠 2 年。

现病史:患者于 2 年前无明显诱因出现失眠,入睡困难,容易醒,醒后方可再次入睡,心烦,提心吊胆,急躁,恐惧,担心,记忆力下降,情绪低落。

检查:舌淡红,苔薄黄,脉沉弦。

中医诊断:郁证(肝郁气滞)。

西医诊断:焦虑状态。

治法:疏肝解郁、安神定志。

方药:方选逍遥散合安神定志丸加减。柴胡 10g,香附 10g,当归 12g,茯神 30g,栀子 10g,莲子心 5g,薄荷 6g,石菖蒲 10g,郁金 10g,百合 30g,浮小麦 30g,凌霄花 10g,代代花 10g,酸枣仁 30g,远志 6g,五味子 6g,麦冬 12g,党参 12g,合欢皮 30g,生龙齿 30g(先煎),紫石英 30g(先煎),益智仁 12g。21 剂,口服,日 1 剂,分 2 次服。

二诊(2012 年 9 月 25 日):患者心烦恐惧稍好转,仍睡眠差,疲倦,乏力,肠鸣,紧张,心慌。舌淡苔薄黄,脉沉弦。养心安神,疏肝理气。安神定志丸合甘麦大枣汤。党参 15g,石菖蒲 10g,川芎 12g,茯神 30g,丹参 30g,远志 6g,麦冬 12g,五味子 6g,柴胡 10g,浮小麦 30g,炙甘草 10g,大枣 10g,百合 30g,生龙齿 30g(先煎),紫石英 30g(先煎),酸枣仁 30g,莲子心 6g,黄芩 12g,合欢皮 30g,灯心草 3g,珍珠粉 3g。28 剂,口服,水煎服,日一剂。

三诊(2012 年 10 月 23 日):患者恐惧害怕及心烦明显好转,仍感提心吊胆,疲倦,潮热,盗汗,月经量少。养心安神,疏肝解郁。天王补心丹合甘麦大枣汤。柏子仁 10g,酸枣仁 30g,天冬 12g,麦冬 12g,生地 30g,当归 12g,党参 12g,玄参 10g,丹参 30g,五味子 6g,远志 6g,茯苓 30g,莲子心 5g,生黄芪 30g,凌霄花 10g,代代花 10g,黄芩 12g,浮小麦 30g,生甘草 10g,大枣 10g,生龙齿 30g(先煎),合欢皮 30g。28 剂,口服,水煎服,日一剂。

按:女子以血为本,以肝为先天,患者青年女性,情绪低落、肝气郁滞、肝郁化火,肝火损及阴血,血不养心,心神不宁则心烦,失眠。肝失调达则急躁,肝火上攻清窍则记忆力下降失眠。其舌薄黄脉弦为肝气郁结之象。心气不足,心失所养,神志不安,则入睡困难,容易醒。首诊方用逍遥散疏肝解郁,养血健脾,合用安神定志丸益气养心、安神定志。逍遥散以柴胡为君药,使肝气得以条达,当归养血和血,薄荷用以疏散郁结之气,透达肝经郁热。安神定志丸中以党参代替人参,取其益气补血之意,龙齿重镇安神,二者共为君药,茯神宁心安神,远志与石菖蒲开窍安神。两方合用,共奏疏肝解郁、安神定志之功。二诊,患者肝火得降,心阴得养,故心烦好转。复诊见疲倦、乏力、肠鸣,为肝气横逆犯脾的症状。心阴受损,心胆之气不足更甚,患者出现紧张、胆小、害怕、心慌症状。拟方安神定志丸合甘麦大枣汤。小麦能和肝阴之客热,而养心液。甘草泻心火而调胃。全方以养心安神为法。三诊,患者久病伤阴,出现阴虚症状,潮热、盗汗、月经量少,方选天王补心丹滋补心阴。

(整理:洪霞　审阅:毛丽军)

案七:滋补肾阴治疗郁证

焦虑状态肾阴虚证之郁证,以滋阴降火之剂收效。

个人信息:田某,女,62 岁。医案编号:1024Q0051。

初诊:2012 年 9 月 11 日。

主诉:失眠伴耳鸣 10 年加重 1 周。

现病史:患者于 10 年前无明显诱因出现失眠伴耳鸣,时轻时重,3 天前就诊于天坛医院,服西药及中成药(具体药物不详)后不适症状未见明显缓解。

查体:舌红少苔,脉细。

中医诊断:郁证,属肾阴虚证。

西医诊断:焦虑状态。

治法:滋阴降火。

方药:知柏地黄丸加减。知母 10g,黄柏 10g,山药 10g,熟地 30g,山茱萸 10g,牡丹皮 10g,茯苓 30g,泽泻 10g,石决明 3g(先煎),煅磁石 30g(先煎),珍珠母 30g(先煎),葛根 30g,川芎 10g,首乌藤 30g,酸枣仁 30g,丹参 30g,柴胡 10g,桔梗 10g。14 剂,口服,日 1 剂,分 2 次服。

二诊(2012 年 10 月 23 日):腹胀好转,咳痰好转,头鸣,听力下降。舌红少苔,脉滑。温补肾阳。济生肾气丸加减。肉桂 6g,熟地 30g,山药 12g,山茱萸 10g,丹皮 10g,茯神 30g,泽泻 10g,葛根 30g,黄连 3g,生龙齿 30g(先煎),磁石 30g,当归 12g,川芎 10g,制附子 10g,枣仁 30g,远志 6g,车前子(包)1 包,蔓荆子 10g。28 剂,口服,日 1 剂,分 2 次服。

三诊(2012 年 12 月 4 日):头晕,失眠,耳鸣,咳痰,乏力,后背沉痛。舌红少苔,脉滑。辨证为肝气郁结,治以疏肝理气。自拟方:龙胆草 10g,柴胡 12g,炒栀子 10g,车前子(包)1 袋,黄芩 12g,夏枯草 10g,葛根 30g,蔓荆子 10g,煅磁石 30g(先煎),石决明 30g(先煎),泽泻 12g,生甘草 10g,黄柏 6g,淡竹叶 10g,酸枣仁 30g,远志 6g,当归 12g,生龙骨 30g(先煎),生黄芪 30g。14 剂,口服,日 1 剂,分 2 次服。

四诊(2013 年 1 月 8 日):患者病情好转。头鸣减轻,睡眠较前改善,右肋部不适感,有痰。舌红少苔,脉沉细。知柏地黄丸加减。知母 10g,黄柏 10g,生地 30g,山药 10g,山萸肉 10g,牡丹皮 10g,茯神 30g,泽泻 10g,葛根 30g,煅磁石 30g(先煎),珍珠母 30g(先煎),石决明 30g(先煎),蔓荆子 10g,酸枣仁 30g。

按:患者年老久病,肾阴阳两虚,肝肾阴虚,阴虚风阳上扰则耳鸣;肝肾阴虚、虚火上扰、心悸不宁,故见失眠;辨证为肝肾阴虚,虚火内扰证,治疗上滋阴降火,佐以安神定志;拟方知柏地黄丸加减;处方由六味地黄丸加知母、黄柏组成,六味地黄丸滋补肝肾,知母、黄柏清热降火除烦;佐以石决明,煅磁石、珍珠母平肝潜阳、安神定志;首乌藤、酸枣仁养心安神;葛根生津；柴胡、川芎、丹参活血行气；桔梗化痰散结。二诊患者耳鸣、听力下降并未见明显改善，患者内热不明显，故原方减去知母、黄柏；加用黄连、肉桂交通心肾，附子温补肾阳；车前子利尿通淋；龙齿、磁石安神定志；当归、川芎养血活血行气；酸枣仁、远志养心安神；蔓荆子清利头目。三诊头晕，失眠，耳鸣，咳痰，乏力，后背沉痛。辨证为肝气郁结化火，四诊合参，辨证用药，自拟处方，以疏肝理气，降火除烦为法治其标。四诊：继用知柏地黄丸加减滋肾阴，清虚热，降相火。患者病情明显改善。

（整理：洪霞　审阅：毛丽军）

案八：益气健脾、养心安神治疗郁证

抑郁状态心脾两虚之郁证，以益气健脾，养心安神之剂收效。

个人信息：王某，女，25 岁。病历号：5227。医案编号：1024H0014。

初诊：2007 年 6 月 19 日。

主诉：心烦半年，失眠 1 个月。

现病史：患者于 2007 年 3 月因患传染性单核细胞增多症出现心烦、焦虑、心情低落、急躁易紧张、多虑、强迫思维，5 月开始出现失眠、多梦易醒、服艾司唑仑才可入睡。5 月开始服用帕罗西汀 1 片，每日一次，劳拉西泮 1 片，每晚一次，症状无缓解。症见心烦、失眠、多虑、紧张、白天困倦，注意力不集中、纳呆、腹胀、便溏、怕冷。月经正常。

查体：舌红苔薄白，脉细。

中医诊断：郁证，属心脾两虚。

西医诊断：抑郁状态。

治法：益气健脾，养心安神。

方药：归脾汤加减。炙黄芪 30g，炒白术 10g，党参 10g，全当归 12g，木香 10g，北柴胡 10g，炒栀子 10g，五味子 6g，石菖蒲 10g，茯神 30g，炒远志 6g，制香附 10g，黄芩 10g，炒枣仁 30g，龙眼肉 10g，夜交藤 30g，大枣 6 枚。30 剂，水煎服，日一剂。

二诊（2007 年 7 月 31 日）：睡眠、食欲、心情均明显好转，大便成形。仍易紧张。舌红苔薄白，脉数。辨证为心肾不交，肝郁不舒。治以交通心肾、疏肝解郁。酸枣仁汤化裁。知母 10g，川芎 10g，茯神 30g，炒远志 6g，生龙骨 30g（先煎），五味子 6g，麦冬 10g，党参 12g，柴胡 10g，炒栀子 10g，制香附 10g，石菖蒲 10g，郁金 10g，炙甘草 10g，炒枣仁 30g。14 剂，水煎服，日一剂。

三诊（2007 年 8 月 14 日）：患者病情明显好转，诸证悉愈，偶有倦怠、多寐。舌红苔薄白，脉细。治以健脾化湿，四君子汤。党参 12g，炒白术 12g，茯苓 30g，炙甘草 10g，石菖蒲 10g，郁金 10g，川芎 10g，北柴胡 10g，制香附 10g，黄精 30g，益智仁 10g，覆盆子 10g。10 剂，水煎服，日一剂。

按：患者初诊时大病初愈，脾气未复，固而出现食少、腹胀、便溏、乏力，诸多脾气虚损之象，加之多思多虑，黯伤心血，心神失养，而出现心烦失眠，焦虑紧张诸症，加之患者舌红苔薄白，脉细，辨为气血俱虚，心脾两伤之证，处以归脾汤加减。方中以党参、黄芪、白术甘温之品补脾益气以生血,使气旺而血生;当归、龙眼肉甘温补血养心;茯神、酸枣仁、菖蒲、远志、夜交藤宁心安神;木香、香附辛香而散,理气醒脾,与大量益气健脾药配伍,复中焦运化之功,又能防大量益气补血药滋腻碍胃,使补而不滞,滋而不腻;大枣调和脾胃,以资化源,诸药共奏益气健脾,养心安神之功,使脾气健运,心神得安。二诊、三诊依其气血虚损之偏重,分别处以养血安神之酸枣仁汤和益气健脾之四君子汤加减,心脾得养,气血得复,诸症自平。

(整理:洪霞　审阅:毛丽军)

第二节　血　证

【概述】血证是指由多种原因引起火热熏灼或气虚不摄,致使血液不循常道,或上溢于口鼻诸窍,或下泄于前后二阴,或渗出于肌肤所形成的一类出血性疾患,统称为血证。它涉及多个脏腑组织,而临床又极为常见的一类病证。既可以单独出现,又常伴见于其他病证的过程中。

❀ 名医案例

1. 陈鼎祺医案(1 则)

案一:疏风清热,凉血止血治疗肌衄

过敏性紫癜外感风热、灼伤血络之肌衄,以疏风清热,凉血止血之剂收效。

个人信息:孙某,女,5 岁。

初诊:1997 年 6 月 4 日。

主诉:皮下瘀点间断发作 5 年,复发 1 天。

现病史:患者于 1992 年出生后因新生儿溶血而行全身换血治疗,此后全身经常出现瘀点,多由感冒诱发,协和医院诊断为过敏性紫癜。1997 年 6 月 3 日感冒后双下肢又出现散在瘀点,故来求治。现症见:双下肢散在黯红色瘀点,压之不退色,时有发痒,伴发热,体温38.5℃,咳嗽,痰多色白质黏,夜寐不实,纳少,大便干,小便黄。

检查:舌尖红,苔薄黄,脉浮数。查血小板 100×10^9/L。

中医诊断:肌衄,属外感风热,灼伤血络。

西医诊断:过敏性紫癜。

治法:疏风清热,凉血止血,止咳化痰。

处方:水牛角粉 2g(冲),丹皮 6g,生地 10g,白茅根 10g,茜草 6g,生侧柏 9g,生地榆 9g,仙鹤草 10g,前胡 8g,百部 6g,杏仁 6g,远志 6g,夜交藤 10g。10 剂。

二诊:药后双下肢紫癜皆消,咳嗽大减,但皮肤时有瘙痒。前方去百部、前胡、杏仁,加蝉衣 6g、白鲜皮 6g、蛇床子 6g。7 剂。

三诊:皮肤瘙痒消失,咳嗽已愈,时汗出,夜眠欠安,纳可,二便调。舌淡红,苔薄白,脉小数。前方基础上略有出入,药物如下:水牛角粉 2g(冲),丹皮 6g,白茅根 10g,仙鹤草 10g,生

地榆 9g,生黄芪 10g,生地 10g,生龙牡各 15g,浮小麦 15g,炒白术 6g,蝉衣 6g,防风 6g。7 剂。

药后康复如故,随访一年未复发。

按:《医宗金鉴·失血总括》:"皮肤出血曰肌衄"。过敏性紫癜有反复发作之特点,此病例发病正值夏天,感受风热之邪,热伤血络,溢于脉外,故见瘀点、瘀斑。初诊、二诊以清热凉血、止咳化痰治标为主,三诊在巩固疗效的基础上加用扶正之品,因患者为幼儿,有"脏腑娇嫩,正气未充"的生理特点,故邪去之后,当适时添加扶正之品。

(整理:徐淑文　审阅:陈鼎祺)

2. 邓成珊医案(8 则)

案一:益气温阳、滋阴养血、兼化瘀止血治疗血证

血小板减少症气血亏虚之血证,以益气温阳,滋阴养血为主,兼化瘀止血之剂收效。

个人信息:邱某,女性,48 岁。

主诉:发现血小板减少 4 月余。

初诊:2009 年 12 月 30 日。

现病史:患者于 2009 年 8 月份因子宫肌瘤手术后发现血小板进行性下降。2009 年 12 月 30 日血象:PLT38×10^9/L,WBC 及 Hb 正常,伴乏力头痛,平素多汗,无皮肤黏膜出血,食纳、二便均尚可。

既往史:于 2009 年 8 月行子宫切除术。否认过敏史。

检查:舌体胖,质红,苔薄白,脉小弦。查体:皮肤黏膜未见出血点,肝脾不大。2009 年 12 月 30 日血象:PLT38×10^9/L,WBC 及 Hb 正常,辅助检查余未见明显异常。

中医诊断:血证,属气血亏虚。

西医诊断:血小板减少症。

治法:益气温阳,滋阴养血为主,兼化瘀止血。

方药:生黄芪 30g,当归 10g,太子参 15g,炒白术 15g,桂枝 10g,白芍 15g,锁阳 15g,仙灵脾 15g,卷柏 30g,土大黄 15g,阿胶珠 15g,龟板胶 15g。7 剂,每日 1 剂,水煎,分 2 次服。

二诊(2010 年 3 月 15 日):服药后无明显进退,原方加巴戟天 12g,丹参 10g,鸡血藤 30g,后针对患者鼻衄少许,或加山药、黄精、山萸肉以温摄脾肾,或入茜草、水牛角、丹参等以凉血和络。

三诊(2010 年 6 月 9 日):血小板缓步回升至 102×10^9/L,药既中彀,无用更张,守方继进,后患者血小板波动在 200×10^9/L 左右,随访亦无明显变化,停药。

按:本例 ITP 患者纯中药治疗有效,发病时血小板 38×10^9/L,中药治疗半年即逐渐恢复正常。ITP 的西医发病机制,目前普遍认为与免疫相关。中医方面,病因病机可概括为:①外感邪热,血热妄行;②脾气虚损,气不摄血;③肝脾阳虚,统摄无权;④肝肾阴虚,虚火上炎;⑤瘀血内阻,血不循经。多数病例开始发病即为慢性,素体特异,肝脾肾虚损为其发病基础,瘀血贯穿疾病的始终。临床常见虚实互见,气、血、阴、阳虚损并存。本例起病较缓,出血不重,气、血、阴、阳虚损诸症不明显,无明显偏虚,拟方遂以益气温阳、滋阴养血为主,兼化瘀

止血,益气选用黄芪、太子参、白术、山药,温阳选用桂枝、锁阳、仙灵脾、巴戟天,滋阴选用白芍、阿胶珠、龟板胶、山萸肉、旱莲草,养血选用当归、鸡血藤等兼有活血作用的药味,酌情选用卷柏、土大黄、水牛角、地榆、茜草等凉血化瘀之品,诸药合用,药性平和,气、血、阴、阳俱补,止血而不留瘀,疗效显著。另外,结合现代药理研究,草薢、穿山龙对免疫系统有一定调节作用,考虑 ITP 发病与免疫相关,适当用之,可增加疗效。而且,现代药理研究证实,锁阳、土大黄、卷柏均有提升血小板的作用。

(整理:肖海燕　审阅:邓成珊)

案二:益气温阳、滋阴养血治疗血证

血小板减少症气血亏虚之血证,以益气温阳,滋阴养血之剂收效。

个人信息:贾某,女,53 岁。

初诊:2010 年 4 月 21 日。

主诉:发现血小板减少 1 月余。

现病史:1 个月前体检发现血小板减少,多次复查 PLT 最低 12×10^9/L,无明显出血症状,骨穿示骨髓增生活跃,巨核细胞 11 个,血小板抗体(−)。目前皮肤黏膜无瘀点瘀斑,肝脾不大,轻微乏力。

既往史:体健。

过敏史:(−)。

检查:舌质黯红,苔薄白,脉细。骨穿示骨髓增生活跃,巨核细胞 11 个,血小板抗体(−)。免疫系统相关检查(−)。

中医诊断:血证,属气血亏虚。

西医诊断:血小板减少症。

治法:益气温阳,滋阴养血。

方药:生黄芪 20g,当归 10g,女贞子 15g,旱莲草 15g,卷柏 30g,土大黄 15g,锁阳 15g,仙灵脾 15g,太子参 15g,炒白术 15g,桂枝 10g,白芍 15g 茜草 15g。7 剂。

二诊(2010 年 4 月 28 日):颌下淋巴结肿大,舌红苔薄黄,脉细不数,上方加金莲花 15g、夏枯草 15g、黄芩 15g。

三诊(2010 年 5 月 26 日):PLT17 $\times 10^9$/L,颌下肿大淋巴结消失,舌红苔薄白,脉沉细,4 月 21 日方太子参增为 30g,加草薢 15g、鸡血藤 15g、阿胶珠 15g。

四诊(2010 年 7 月 28 日):PLT55 $\times 10^9$/L,舌红苔薄白,脉细,加巴戟天 12g、黄精 15g。

五诊(2010 年 12 月 8 日):PLT60 $\times 10^9$/L,恶心、呃逆,手足发凉,舌红苔薄白,脉沉细,上方太子参减为 20g,鸡血藤增为 30g,加穿山龙 15g。

六诊(2011 年 1 月 5 日):PLT80 $\times 10^9$/L,太子参加为 30g 即出现呃逆,舌红苔薄白,脉沉细,上方太子参 20g 不再加量。

七诊(2011 年 2 月 14 日):PLT117 $\times 10^9$/L。守方。

八诊(2011 年 7 月 20 日):PLT103 $\times 10^9$/L,无特殊不适,舌红苔薄白,脉细弦,原方去桔梗、黄精、茜草,改锁阳20g、穿山龙30g、太子参20g。

九诊(2011年10月19日):PLT稳定在100×10⁹/L以上半年余,今日血象:PLT118×10⁹/L、WBC6.13×10⁹/L、Hb146g/L,时觉臀部发凉,舌红苔薄白,脉细。生黄芪20g,当归10g,女贞子15g,旱莲草15g,卷柏30g,土大黄15g,锁阳20g,仙灵脾15g,太子参15g,炒白术15g,桂枝15g,白芍15g,巴戟天12g,鸡血藤30g,穿山龙30g,萆薢15g。

十诊(2011年12月21日):PLT131×10⁹/L,口干,舌淡苔薄白,脉细稍弦。上方加石斛15g、知母12g。

按:本例ITP患者疗效显著,血小板稳定上升。发病时无明显主诉,诸症均不突出,拟益气温阳、滋阴养血为法平调。二诊出现颌下淋巴结肿大,加金莲花、黄芩、夏枯草清热解毒散结之品后肿大淋巴结即消失。病久,予加萆薢、穿山龙化湿,鸡血藤活血养血,邪随湿去、随瘀而化,气血阴阳调和。值得一提的是,本例患者太子参加量至30g则恶心呃逆,不受补,太子参减至20g则能耐受,中药也还是有胃肠道副作用的,考虑乃过补则气血壅滞所致。

(整理:肖海燕　审阅:邓成珊)

案三:清热解毒、凉血散瘀治疗血证

特发性血小板减少性紫癜血热妄行之血证,以清热解毒,凉血散瘀之剂收效。

个人信息:邵某,女,4岁。

初诊:2012年5月16日。

主诉:皮肤反复出现出血点5月余。

现病史:患者家属于2011年12月中旬发现患儿皮肤散发瘀点瘀斑,当地医院检查:PLT11×10⁹/L,骨穿示增生明显活跃,巨核细胞851个,成熟障碍,给予地塞米松0.75mg×6片,即4.5mg/天治疗后,血小板能升至400×10⁹/L,但地塞米松减量则血小板迅速下滑。目前口服地塞米松片0.75mg×2片/天,血象:WBC13×10⁹/L、Hb130g/L、PLT62×10⁹/L。为求进一步巩固治疗来我院。刻下症:满月脸明显、面红、无出血。

既往史:家长代诉平素易感冒。

过敏史:(-)。

检查:舌红苔薄白,脉细稍数。2011年12月14日当地医院骨穿示增生明显活跃,巨核细胞851个;今日血象:WBC13×10⁹/L、Hb130g/L、PLT62×10⁹/L。

中医诊断:血证,属血热妄行。

西医诊断:特发性血小板减少性紫癜。

治法:清热解毒、凉血散瘀。

方药:生地15g,白芍10g,丹皮10g,炙甘草6g,卷柏20g,土大黄12g,锁阳15g,淫羊藿12g,大青叶12g,墨旱莲15g,仙鹤草15g,金银花12g,补骨脂10g,水牛角20g(先煎)。7剂。

二诊(2012年6月13日):目前口服醋酸泼尼松片5mg×2片/天,复查血象:WBC9.4×10⁹/L、Hb126g/L、PLT101×10⁹/L,患儿无不适。原方加萆薢12g、公英15g。

三诊(2012年7月11日):目前已口服醋酸泼尼松2.5mg/天×1周,复查血象:WBC9.4×

10^9/L、Hb130g/L、PLT120 × 10^9/L。咽痛,查双扁桃体Ⅱ°肿大。原方加金莲花12g。

四诊(2012年8月8日):目前已停服激素4周,复查血象:WBC8.35 × 10^9/L、Hb140g/L、PLT145 × 10^9/L。感冒减少,咽痛已缓解;查体:双扁桃体Ⅰ°肿大。原方减金莲花为10g,加连翘10g。

五诊(2012年9月5日):目前已停服激素8周,PLT240 × 10^9/L。无不适。原方减金银花、萆薢为10g。

按:本例患儿患病5月余,一直口服激素,无法完全减停,否则血小板下滑,就诊时满月脸明显,激素的副作用已显现,来我院门诊2个月激素完全减停,而血小板数值持续上涨,患儿家长甚为满意。本病肾虚为本,外感邪热、血热妄行为标,标本兼治,以清热解毒、凉血散瘀、温阳补肾为法,犀角地黄汤改赤芍为白芍,加强益阴,且其化学成分白芍总苷有调节免疫的作用;锁阳、淫羊藿、补骨脂温阳补肾,有替代糖皮质激素的作用;重视解毒,多用大青叶、金银花、金莲花、连翘、蒲公英;佐以凉血止血之品如卷柏、土大黄、墨旱莲、仙鹤草,现代药理证实该类药物有升血小板的作用。邓老治疗ITP不离温阳补肾治本,血热者重用清热解毒、凉血止血之品,无热象者则气、血、阴、阳平补。

(整理:肖海燕 审阅:邓成珊)

案四:解毒化湿活血治疗紫癜

色素性皮炎湿毒瘀阻之紫癜,以解毒化湿活血之剂收效。

个人信息:杨某,男,56岁。

初诊:2010年7月28日。

主诉:反复双下肢紫癜2年。

现病史:2年前出现双下肢皮肤紫癜,多家西医院治疗均无明显疗效,反复发作,皮肤紫黑,为求中医治疗来诊。刻下症:双下肢皮肤紫癜、对称分布,色紫黑,新发时伴瘙痒,尚无破溃渗液,局部无痛、胀,无发热。

既往史:既往双下肢静脉曲张病史多年,否认药物食物过敏史。

检查:舌红苔黄腻,脉小弦。体格检查见双下肢从踝至膝大片呈袜套样色素样紫癜,局部无红肿破溃渗液,双下肢微肿。辅助检查:血常规示PLT正常,WBC5.4 × 10^9/L、N40%。

中医诊断:紫癜,属湿毒瘀阻。

西医诊断:色素性皮炎。

治法:解毒化湿活血。

方药:玄参30g,金银花30g,当归15g,甘草10g,紫草15g,连翘12g,丹参15g,赤芍30g,苦参15g,公英30g,丹皮15g,地骨皮15g。7剂,每日1剂,水煎,分2次服。医嘱:忌口:①坚果类食物如腰果、开心果等;②蔬菜类如香菜、芹菜等;③海鲜类如虾、海鱼、贝类。

复诊:下肢紫癜呈片状,色紫黑,伴瘙痒,舌红苔薄黄,脉细弦,于前方加紫花地丁20g、白鲜皮15g增强清热利湿作用,如见瘙痒难耐,则入枳壳、防风、地肤子、白芷等祛风之品,或加太子参、白术以健脾渗湿。迭经治疗,于2011年1月未见新生紫癜,继续治疗,于2010年

10月小腿皮肤光滑,色素沉着减轻,静脉曲张存在,处方仍以四妙勇安汤增损,最终色素沉着减轻,无肿胀,紫癜无新发,能远足、爬香山。原方继续巩固。

按:本例为单纯皮肤过敏性紫癜合并下肢静脉曲张,2年前来邓老门诊就诊前已在北京多家医院就诊,医生均束手无策,皮肤紫黑进行性加重,交待预后不佳,如果双腿溃烂就有残疾的可能。邓老师认为本病的根本病因在于"湿热毒邪"、"风热毒邪"及"瘀血内阻",关键在"毒(热、风、湿)"、"瘀"。素体湿热内蕴,风热毒邪外袭,伤及血脉,发为紫癜;风热毒瘀互结夹湿,病程日久,迁延难愈。邓老以四妙勇安汤为主方加减,重用金银花30g、玄参30g、合紫草、连翘、公英、地丁等清热解毒为主,辅以丹参、赤芍、川芎、丹皮、当归活血化瘀,佐以防风、白鲜皮、地肤子、苦参祛风化湿,甘草为使,调和诸药。后期稍佐以黄芪、白术、茯苓等益气健脾之品,充养肌肤,色素沉着得以消退,肤色恢复正常。用药经验:连翘、公英清热解毒;紫草、赤芍解毒活血,二药用治血管性疾病,每获良效;山楂、决明子、荷叶、泽泻可降血脂。

(整理:肖海燕 审阅:邓成珊)

案五:滋阴清热、解毒活血治疗血证

过敏性紫癜(混合型)阴虚血热之血证,以滋阴清热,解毒活血,凉血止血,兼祛风化湿之剂收效。

个人信息:唐某,女,43岁。

初诊:2012年7月4日。

主诉:反复皮肤紫癜9年余。

现病史:该患者于9年前无明显诱因出现皮肤紫癜,此起彼伏,遇劳累则复发或加重,重则全身满布紫癜,或伴关节肿痛,多方治疗无效,来我院门诊求治。刻下症:全身皮肤满布紫癜,色黯红、突出皮面,部分融合成片,无明显瘙痒,伴腕、踝、膝关节肿痛,无发热咽痛,无呕恶腹痛。

既往史:既往体健。

过敏史:否认药物及食物过敏史,过敏原检测总IgE(+),但单项均(−)。

检查:舌黯苔白微腻,脉沉细。体格检查:除头面外全身皮肤满布紫癜、色黯红,突出皮面,部分融合成片,无水疱、溃烂及结痂,无明显瘙痒;咽部黯红,双侧扁桃体不大;腕、踝、膝关节压痛;双下肢无可凹性水肿。辅助检查:急查尿液分析示尿潜血(++++)。血常规WBC 5.28×10^9/L、Hb 112g/L、PLT 257×10^9/L、N 79.5%。

中医诊断:紫癜风,属阴虚血热。

西医诊断:过敏性紫癜(混合型)。

治法:滋阴清热,解毒活血,凉血止血,兼祛风化湿。

方药:生地30g,赤芍15g,丹皮15g,生甘草10g,紫草20g,墨旱莲20g,茜草15g,白茅根15g,生藕节15g,丹参10g,连翘12g,小蓟15g,蒲公英15g,蒲黄10g,防风10g,萆薢15g。7剂。

复诊(2012年8月1日):皮肤紫癜明显减轻,发作次数减少,颜色变淡,显现正常肤色,患者出门敢穿短袖裙子了,关节肿痛缓解,舌淡黯有齿痕,苔薄灰腻,脉细。查:尿液分析(−)。

原方加白鲜皮 15g，紫花地丁 15g。7 剂以巩固疗效。

　　按：本例中年女性患者，反复皮肤紫癜发作 9 年余，发作频繁，发作时全身满布紫癜，病程日久，不似初发者色鲜红，而为黯红色，部分融合成片，无明显瘙痒，7 月暑期就诊时长衣长裤。邓老师认为虽紫癜反复发作日久，但风热毒邪为致病之根源。风性善行而数变，故紫癜反复发作，此起彼伏；风常与湿合，湿性缠绵难愈，故病程长达 9 年；热毒入血，血热伤络，故见皮肤紫癜、尿血、关节肿痛等。"治病求本"，故仍以清热解毒、凉血活血为治疗大法，兼祛风化湿。选方以犀角地黄汤加减，原方去犀角／水牛角，重用生地 30g 清热解毒、凉血止血，兼有滋阴之功以防热毒伤阴之弊，紫草、连翘、蒲公英、紫花地丁清热解毒为主，赤芍、丹皮、茜草、丹参活血化瘀，白茅根、生藕节、小蓟、蒲黄凉血止血利小便，防风、萆薢祛风化湿，全方共奏滋阴清热、解毒活血、凉血止血、祛风化湿之功。用药经验：过敏性紫癜，邓老必用紫草，实验证实该药能显著改善血管通透性，临床合用茜草、赤芍治疗血管性疾病，疗效颇佳。

（整理：肖海燕　审阅：邓成珊）

案六：解毒活血、祛风化湿治疗血证

过敏性紫癜（混合型）风湿热毒互结之血证，以解毒活血，凉血止血，祛风化湿之剂收效。

个人信息：陈某，男，63 岁。

初诊：2011 年 9 月 7 日。

主诉：双下肢紫癜 1 月余。

现病史：1 个月前感冒后出现双下肢紫癜，伴咽痛、腹痛，当地医院主要予抗感染及芦丁、维生素 C 片、西替利嗪片等治疗，紫癜仍反复发作，为求进一步诊治来我院门诊。刻下症：双下肢内踝部对称性紫癜、色黯红，伴水疱、溃疡、结痂，局部肿胀，散发新鲜紫癜，色鲜红、尖端水疱，伴轻微瘙痒，腹痛，尚无呕恶，无黑便。

既往史：否认结核、肝炎等传染病史，否认高血压、糖尿病、心脏病史。

过敏史：否认药物及食物过敏史。

检查：舌体胖，质淡黯，苔白微腻，脉弦。体格检查：咽部充血明显，双侧扁桃体不大；皮肤改变见刻下症描述。辅助检查：尿液分析示尿潜血（+++++），尿蛋白（+）。便 OB（－）。

中医诊断：紫癜风，属风湿热毒互结。

西医诊断：过敏性紫癜（混合型）。

治法：解毒活血，凉血止血，祛风化湿。

方药：金银花 20g，连翘 12g，紫草 15g，茜草 15g，萆薢 15g，生地 15g，白芍 15g，丹皮 15g，白茅根 30g，生藕节 15g，炙元胡 10g，公英 15g，白鲜皮 15g，地肤子 12g，石韦 30g，土茯苓 15g，白及 15g，小蓟 15g，地丁 15g，穿山龙 30g。嘱忌口，忌食海鲜、蛋、奶、辛辣之品，忌食腰果、杏仁、开心果等坚果。

二诊（2011 年 9 月 28 日）：腹痛缓解，双下肢紫癜明显好转，肿胀消退，舌红绛，苔薄白，脉数。尿液分析示：尿蛋白（++），75mg/dl，尿潜血（+++++），250/μl，尿糖（++++），1000mg/dl。

原方去元胡,加猪苓 15g、玄参 30g。

三诊(2011 年 10 月 12 日):皮肤紫癜无新发,原紫癜基本消退,肤色白净,舌脉同前。尿液分析示:尿潜血(++++)、尿蛋白(+)。原方去地丁,加生黄芪 15g。

四诊(2011 年 10 月 26 日):皮肤紫癜无新发;尿液分析示尿潜血(+++++),尿蛋白消失。舌黯红苔薄白,脉滑。原方去白鲜皮、地肤子,增紫草为 30g,加三七粉 3g 冲服。随诊半年紫癜无新发,尿潜血消失。

按:本例为混合型过敏性紫癜,初发病时皮损变态反应严重,水疱、溃烂、结痂均可见,肾脏损伤明显,可见尿潜血及尿蛋白。邓老认为过敏性紫癜不离风、热毒、湿、瘀,风热毒邪为致病之因,热毒入血伤络则发紫癜,离经之血即为瘀血,湿与风合,病情反复,迁延难愈。治疗侧重于解毒活血,兼祛风化湿,常用金银花、连翘、紫草、蒲公英、土茯苓、紫花地丁清热解毒,紫草、茜草、丹皮活血化瘀,白茅根、生藕节、石韦、小蓟凉血止血,草薢、穿山龙、土茯苓化湿,白鲜皮、地肤子祛风。用药经验:尿蛋白阳性,邓老常选用黄芪、石韦、猪苓益气扶正、利尿化湿。常用对药:①金银花、连翘清热解毒;②紫草、茜草解毒化瘀止血;③白鲜皮、地肤子祛风化湿;④草薢、穿山龙化湿,现代药理证实二药有调节免疫的作用;⑤元胡、白及缓急止痛,用治腹痛、胃痛。

(整理:肖海燕　审阅:邓成珊)

案七:活血化瘀、清热解毒治疗血证

真性红细胞增多症毒瘀热互结之血证,以活血化瘀,清热解毒之剂收效。

个人信息:陈某,女,58 岁。

初诊:2012 年 4 月 18 日。

主诉:确诊真性红细胞增多症 8 年。

现病史:2004 年 4 月因面红就诊,查血象 Hb 高达 205g/L,骨穿等明确诊断为"真性红细胞增多症",先后予高三尖杉酯碱、α- 干扰素治疗无效,改予放射性磷(^{32}P)治疗 6 次,2004 年 12 月复查血常规示 WBC18.9×10^9/L、Hb178g/L、PLT254×10^9/L,B 超示脾大(肋下 6cm),以后间断 ^{32}P 治疗,末次为 2011 年 9 月。目前为求中医治疗来诊。刻下症:面呈青灰色,自觉乏力,多汗。

既往史:既往高血压、糖尿病病史多年,控制尚可。否认药物食物过敏史。

检查:舌红胖,浅裂,苔薄黄,脉弦细。辅助检查:血常规示 WBC9.71×10^9/L、Hb174g/L、PLT176×10^9/L。

中医诊断:血实,属毒瘀热互结。

西医诊断:真性红细胞增多症。

治法:活血化瘀,清热解毒。

方药:丹参 10g,赤芍 15g,川芎 10g,桃仁 12g,半枝莲 30g,莪术 10g,龙葵 15g,白花蛇舌草 30g,炒栀子 15g,黄芩 15g。7 剂,每日 1 剂,水煎,分 2 次服。另:青黄胶囊(0.4g/粒),1 粒/次,1 次 / 日,饭后服。

二诊(请补充二诊日期):药后患者血常规示 WBC10.29×10⁹/L、Hb187g/L、PLT185×10⁹/L。腹泻,2~3 次 / 日,舌红,苔薄黄,脉小弦。原方增龙葵至 30g,加水蛭 10g。

三诊(2012 年 7 月 11 日):血常规示 WBC9.04×10⁹/L、Hb184g/L、PLT157×10⁹/L。腰背痛,乏力,舌红,苔薄黄,脉小弦。原方加苦参 15g,豨莶草 15g。

四诊(2012 年 9 月 2 日)患者新增外感咳嗽,原方加鱼腥草 30g、大青叶 15g。

五诊(2012 年 10 月 10 日):血常规示 WBC9.53×10⁹/L、Hb192g/L、PLT206×10⁹/L。乏力,多汗,腿疼,舌红,浅裂,苔薄黄,脉细弦。原方去蒲公英、知母,加炒栀子 15g、菊花 12g。加服羟基脲片 0.5g/ 次,每日 2 次。

六诊(2012 年 11 月 21 日):血常规示 WBC5.91×10⁹/L、Hb189g/L、PLT76×10⁹/L。乏力明显,眼周发黑,尿频,舌红,少苔,脉细弦。原方去栀子、菊花、豨莶草,减龙葵为 30g,改水蛭为水蛭粉 3g 冲服,加炒薏仁 15g。减服羟基脲片为 0.5g/ 天,加服大黄䗪虫丸 3g,日两次。

七诊(2013 年 1 月 16 日)血常规示 WBC8.9×10⁹/L、Hb139g/L、PLT163×10⁹/L。乏力,口干,舌干少津,舌质黯红,苔花剥,脉细弦。患者阴伤表现,原方加石斛 12g、麦冬 10g。

八诊(2013 年 3 月 27 日):血常规示 WBC8.6×10⁹/L、Hb162g/L、PLT149×10⁹/L。面色青灰减,舌脉同前。原方去连翘、蒲公英、石斛、麦冬,增水蛭粉为 4g 冲服,加菊花 12g。

随诊三月,停服羟基脲,维持口服中药汤剂及大黄䗪虫丸,Hb 波动在(136~160)g/L,面色青灰大减。

按:本案为骨髓增殖性疾病之一真性红细胞增多症,邓老师认为本病属于实证,称之为"血实"更贴切,病因分内、外因,外因为外感温热邪毒,或外感风寒邪毒入里化热,伤及血分;内因为七情内伤,情志郁结,或体质阳盛,郁久化热,伤及血分。最终导致血脉瘀滞,血热内生,毒瘀热互结。热伤血络,迫血妄行,或因瘀血阻络,血溢脉外,则见出血诸症;情志郁结化火,肝阳上亢,则可见面红、眩晕、头痛、目赤、耳鸣等症;血瘀气滞,瘀血阻络,则见面唇紫黯、手足麻木、胁下癥块、舌黯或有瘀斑,脉弦、涩等症。总之不离乎"热毒"、"瘀"、"郁"三端,病位在骨髓,主要责之于肝、脾、肾三脏,肝主疏泄和藏血,肾主骨生髓,脾主运化、益气统血,基本病机为血瘀气滞,气血有余。另外,邓老师临证中常见患者本无病,但长期服用温补药物,尤其是参类、温阳类补品,如人参、鹿茸、黄芪等,从而导致红细胞增多、血小板增高的。提示饮食不节亦为致病原因之一。对于本病的中医治疗邓老师遵循《素问·阴阳应象大论》"其实者,散而泻之"《血证论》"故凡血证,总以祛瘀之要"的法则,以祛邪为主,活血化瘀、清热解毒为基本治法,配用清肝疏肝行气之品以增强活血化瘀之功,气行则血活,瘀去则邪毒随之而减,不主张应用温补类药物,尤其是益气养血温阳之品,否则凡实实之戒。饮食上强调忌温补,宜清淡易消化食物。拟方以丹参、川芎、赤芍、桃仁、水蛭活血化瘀,半枝莲、莪术、龙葵、白花蛇舌草、白英、苦参清热解毒,青黛、栀子、黄芩、蒲公英、连翘等清热泻火,少佐石斛、麦冬益阴防泻火诸药伤阴之弊。意外收获,骨髓增殖性疾病,无论有无肝脾肿大,都可试用大黄䗪虫丸化瘀消积,在治疗真性红细胞增多症上作用似乎优于青黄胶囊。

(整理:肖海燕　审阅:邓成珊)

案八:清热解毒、活血化瘀治疗血证

原发性血小板增多症毒瘀内滞之血证,以清热解毒,活血化瘀之剂收效。

个人信息:董某,女,38岁。

初诊:2011年9月28日。

主诉:发现血小板增高1年9月余。

现病史:2009年底体检发现血小板升高,最高达800×10^9/L,军事医学科学院骨穿示增生活跃、G52%、E19.5%、G/E=2.67:1,淋巴细胞占23%,巨核162个,其中颗粒巨17/25,产板巨8/25;JAK-2/V617F基因突变(+);染色体检查显示核型正常。间断应用羟基脲。3个月来未口服羟基脲。为求中医治疗来诊。刻下症:口干,眠差。

既往史:乙肝(小三阳)病史数十年,肝功正常。

检查:舌黯苔薄黄,脉弦。体格检查:肝脾未触及。辅助检查:今日血常规:WBC5.21×10^9/L、Hb127g/L、PLT578×10^9/L。

中医诊断:血证,属毒瘀内滞。

西医诊断:原发性血小板增多症;乙型病毒性肝炎。

治法:清热解毒,活血化瘀。

方药:龙葵30g,土茯苓15g,蛇莓30g,虎杖15g,白及15g,赤芍15g,丹参12g,白英15g,川芎10g,垂盆草20g,苦参15g,白花蛇舌草30g,知母12g,黄芩15g,酸枣仁15g,合欢皮15g,金银花15g,猪苓15g。医嘱:忌温补,禁食补品。

二诊(2011年10月12日):血常规:WBC5.62×10^9/L、Hb126g/L、PLT609×10^9/L,新发皮疹,自诉近期食用了干果,牙根痛,舌体胖质黯,苔薄黄,脉细稍弦。去合欢皮,加地骨皮15g。嘱忌干果,腰果、开心果、杏仁等为高致敏物质。

三诊(2011年10月26日):PLT562×10^9/L。胃脘部不适,胀闷不舒,舌红苔薄白,脉沉细。去地骨皮、酸枣仁、黄芩、知母,加神曲15g。

四诊(2011年11月9日):血常规:WBC6.56×10^9/L、Hb125g/L、PLT614×10^9/L,烧心,舌红苔薄白,脉细稍弦。加知母12g、黄芩15g。

五诊(2011年11月23日):血常规:WBC5.78×10^9/L、Hb133g/L、PLT570×10^9/L,胃胀,舌黯苔薄白,脉弦。加菊花12g、枳壳10g。

六诊(2011年12月7日):血常规:WBC4.91×10^9/L、Hb127g/L、PLT593×10^9/L,偶有心前区不适,睡眠差,舌红苔薄白,脉小弦。去菊花、枳壳,加酸枣仁15g、合欢皮15g。

七诊(2011年12月21日):血常规:WBC7.58×10^9/L、Hb165g/L、PLT229×10^9/L,失眠,舌黯苔薄白,脉小弦。去黄芩、知母,加夜交藤30g、菊花12g、半枝莲30g。

八诊(2012年1月4日):血常规:WBC5.74×10^9/L、Hb128g/L、PLT644×10^9/L,头晕,劳累感,舌黯苔薄黄,脉沉细。去夜交藤、合欢皮、金银花,加黄芩15g、栀子15g。

九诊(2012年1月18日):血常规:WBC6.74×10^9/L、Hb133g/L、PLT597×10^9/L。时恶心,胃脘部不适,舌黯苔薄黄,脉细弦。去垂盆草、炒枣仁、菊花、黄芩、栀子,加枳壳10g,蛇莓增至40g。

十诊（2012年2月15日）：血常规：WBC6.81×10⁹/L、Hb130g/L、PLT579×10⁹/L. 胃脘不适减轻，舌脉同前。去神曲、枳壳，加石斛15g、丹皮15g。

十一诊（2012年2月29日）：PLT618×10⁹/L，咳嗽有痰，打喷嚏，鼻涕白黏。加辛夷12g、蒲公英15g。

十二诊（2012年3月28日）：血常规：WBC5.5×10⁹/L、Hb128g/L、PLT605×10⁹/L，肝肾功正常，乙肝DNA正常，自觉右颜面发胀感，舌黯苔薄白，脉弦。加黄芩12g、知母10g。

十三诊（2012年4月25日）：血常规：WBC5.77×10⁹/L、Hb133g/L、PLT624×10⁹/L，E06.4%（计数0.37×10⁹/L），咳嗽，咯吐黄痰，舌红苔薄黄，脉弦滑。去丹皮、辛夷、知母，加金银花15g、乌梅10g、五味子10g、鱼腥草30g。

十四诊（2012年5月9日）：血常规：WBC 5.26×10⁹/L、Hb137g/L、PLT 589×10⁹/L，E06.7%，唇周有疱疹，舌脉同前。加蒲公英30g、大青叶15g。

十五诊（2012年6月6日）：血常规：WBC 7.47×10⁹/L、Hb127g/L、PLT 539×10⁹/L；唇周疱疹消失；舌黯苔薄白，脉细。已一年未应用西医治疗。去黄芩、大青叶，蛇莓增至45g。

十六诊（2012年8月1日）：血常规：WBC 7.99×10⁹/L、Hb127g/L、PLT 644×10⁹/L；头晕、胸闷，舌红苔薄黄，脉小弦。加莪术15g。

患者病情稳定，单纯中药治疗，主方不变，随症加减。

按：本例为单纯血小板增高，曾应用羟基脲控制血小板，我院门诊单纯中药治疗，血小板数值600×10⁹/L左右，病情稳定。邓老认为本病为实证，以热毒、血瘀为主，临床用方用药忌补，临证观察有应用参类等补品而导致血细胞增多的病例，可能与该类药刺激造血有关。治疗主要以清热解毒、活血化瘀为法。邓老常重用蛇莓，用量30~45g，清热解毒活血为用。另外，本例患者合并乙肝"小三阳"，邓老用药经验，抗病毒常用药：一清热解毒之品如虎杖、垂盆草、苦参，二清肝化湿之品如苦参、猪苓，三补肝柔肝之品如酸甘五味子、乌梅。

（整理：肖海燕　审阅：邓成珊）

3. 房定亚医案（2则）

案一：清热解毒、益气活血治疗紫癜

过敏性紫癜血热伤络、气虚夹瘀之紫癜，以清热解毒、益气活血收效。

个人信息：孙某，女，43岁。医案编号：1028H0021。

初诊日期：2011年1月30日。

主诉：间断双下肢紫癜，伴血尿蛋白尿32年，加重2周。

现病史：患者于12岁时出现过敏性紫癜，紫癜肾，间断双下肢紫癜，伴血尿蛋白尿。曾于外院就诊，口服醋酸泼尼松及来氟米特治疗，症状一度改善，遂停服西药。先后2次因外感复发，均口服中药汤剂治疗后好转。2周前再次外感，紫癜症状第3次反复。

刻下症：双踝周围紫癜皮疹刺痒，伴尿潜血++++，RBC28.8/HP，自觉疲乏，下肢乏力，咽喉不利，平素容易外感，饮食可，大便调，夜眠可。

检查：舌黯红，苔白，脉细弱。双踝周围紫癜皮疹压之不退色。实验室检查：2011年1

月 30 日,尿潜血 ++++。RBC28.8/HP。

中医诊断:紫癜,属血热伤络,气虚夹瘀。

西医诊断:过敏性紫癜,紫癜肾。

治法:清热解毒,益气活血。

方药:麻黄连翘赤小豆汤合玉屏风散加减。麻黄 5g,连翘 10g,赤小豆 30g,黄芩 10g,桑白皮 15g,生黄芪 30g,防风 10g,茯苓 15g,白术 10g,赤芍 10g,紫草 12g,仙鹤草 15g。7 剂,口服,日 1 剂,分 2 次服。中成药:鼻咽清毒颗粒,每次 1 袋,每日 2 次,口服。调摄护理:防止外感。

二诊(2011 年 2 月 20 日):抄方多次,双踝皮肤仍有紫斑,刺痒,无新发紫癜,未复查小便。乏力减轻,自觉咽部较前畅快,无咽痛无咳嗽。查体:双踝皮肤仍有紫斑。舌黯,苔白,脉细弱。治法:清热解毒,活血祛湿。麻黄连翘赤小豆汤合三两三加减。麻黄 5g,连翘 12g,赤小豆 30g,桑白皮 15g,生黄芪 30g,金银花 30g,当归 30g,生甘草 10g,土茯苓 30g,黄芩 10g,黄柏 10g。14 剂,口服,日 1 剂,分 2 次服。中成药:祛风解毒颗粒,每次 1 袋,每日 3 次,口服。

三诊(2011 年 3 月 20 日):抄方多次,病情稳定,验尿蛋白阴性,潜血阴性,尿胆原弱阳性。咽不痛,脚踝仍有黯斑,刺痒,慢性湿疹样改变。查体:双踝皮肤仍有黯斑。舌黯,苔薄黄,脉细。实验室检查:2011 年 3 月 20 日尿常规:尿潜血阴性。治疗有效。咽部不痛,上焦风热之邪已去,踝部痒疹,为湿瘀互结,气虚络脉不畅之证。治法:益气清热,活血祛湿。处方:三两三合首乌蒺藜散加减。金银花 30g,当归 30g,生甘草 10g,土茯苓 30g,黄芩 10g,黄柏 10g,紫草 12g,制首乌 10g,蒺藜 10g,车前草 20g,马齿苋 20g,生黄芪 30g。7 剂,口服,日 1 剂,分 2 次服。

按:过敏性紫癜是一种免疫复合物介导的系统性血管炎,房师认为本病是由于人体禀赋异常,免疫系统失调,风、热、湿等毒邪侵袭人体,浸淫血络,以致迫血妄行,外溢肌肤,内迫胃肠,甚则及肾,故有下肢皮肤紫癜、腹痛频作,甚则便血、尿血,同时,离经之血便为瘀,久病入络,瘀血痹阻,可伴发关节疼痛。"麻黄连翘赤小豆汤"为房师治疗过敏性紫癜、紫癜肾的常用方剂。该方出自《伤寒论》,由麻黄,连翘,赤小豆,杏仁,桑白皮,生姜,大枣,甘草组成,既可散外邪又可内清湿热,房师结合现代药理研究,认为麻黄、连翘、桑白皮等均有显著的脱敏作用,连翘还可改善血管通透性,对于过敏性紫癜皮肤表现者正为适用,如血分热毒炽盛,可加生地、紫草、丹皮、白茅根等凉血活血药,或合用犀角地黄汤加减。同时方中麻黄、杏仁一宣一降,开阖肺气,与连翘利咽解毒相伍,可治疗慢性呼吸道感染灶,清除本病重要的诱因,即"宿根"。此外,赤小豆解毒利湿,引药入里,使全方不但治疗在表之血络受损所致的皮肤紫癜、紫斑,而且可以治疗在里之肾络受损所致的肉眼及镜下血尿,对皮肤疮疡、湿毒内陷所致的肾炎蛋白尿、管型也有治疗作用,如兼面部浮肿、下肢浮肿、恶风等症,可合越婢加术汤治疗。

一诊时使用鼻咽清毒颗粒由野菊花、苍耳子、重楼、两面针、夏枯草、龙胆、党参等药物组成,功能清热解毒,化痰散结,用于热毒蕴结鼻咽所致的鼻咽肿痛以及鼻咽部慢性炎症,可以解除咽部感染灶。

二诊时使用祛风解毒颗粒由土茯苓 30g,金银花、蒲公英各 15g,白鲜皮、泽泻各 12g,防风、蝉蜕、地肤子、丹参、芍药、甘草各 10g 组成,有疏风活血,解毒祛瘀作用,对风热毒邪浸淫于肌肤所致急慢性荨麻疹、血管性水肿、皮肤瘙痒症、过敏性紫癜等具有确切的治疗效果。

（整理：唐今扬　审阅：房定亚）

案二：清热解毒、凉血护脉治疗斑疹

系统性红斑狼疮热毒内蕴、热伤络脉之斑疹，以清热解毒、凉血护脉收效。

个人信息：石某，女，23岁。医案编号：1028H0027。

初诊日期：2012年2月29日。

主诉：多关节疼痛伴面部手足斑疹1月余，白细胞减少，咽痛咳嗽2周。

现病史：患者于2011年12月因无明显诱因出现：多关节疼痛，累及双手近端指间、远端指间关节、双腕、双膝、双足指间关节，未予重视。2012年1月受凉后感冒，发热，最高体温39℃，服用白加黑及阿莫西林，感冒好转后仍有咳嗽咳痰，并逐渐出现快步气喘。2012年1月22日无明显诱因出现双手散在红色斑疹，甲周红斑，伴瘙痒，并逐渐出现面颊、鼻翼两侧红色斑疹，手足发凉，遇冷则皮肤红斑明显。2012年2月15日无明显诱因出现鼻出血，外院检查：血常规WBC3.2×10⁹/L↓，Hb104g/L↓，PLT115×10⁹/L，行骨穿，提示：增生尚可，粒系各阶段比例形态大致正常。复查血常规三系减少：WBC2.1×10⁹/L↓，Hb103g/L↓，PLT92×10⁹/L↓，RF(+)25IU/ml，予益肾生血片口服。患者因多关节疼痛及颜面、手足斑疹无明显缓解，伴自觉低热，咳嗽咳痰，赴我院门诊检查：WBC3.3×10⁹/L↓，Hb98g/L↓，PLT104×10⁹/L，胸片、心电图未见明显异常。

刻下症：多关节疼痛，累及双手近端指间、远端指间关节、双腕、双膝关节，左手第4近端指间关节肿痛，伴面颊部、鼻翼两侧蝶形红斑，色黯红，手指、脚趾可见散在红色皮疹，手足掌面和甲周红斑，无雷诺现象、恶寒发热、口腔溃疡、光过敏，咽痛，时有咳嗽咳痰，痰少色白，无喘息，时有乏力，纳可，偶有反酸，寐安，小便调，大便欠畅。

检查：舌黯红，苔黄腻，脉细滑。体格检查：左手第4近端指间关节肿胀，面颊部、鼻翼两侧蝶形红斑，色黯红，手指、脚趾可见散在红色皮疹，手足掌面和甲周红斑，手足肤温低，遇冷则皮肤红斑明显。

中医诊断：斑疹，属热毒内蕴、热伤络脉。

西医诊断：系统性红斑狼疮，急性支气管炎。

治法：清热解毒、凉血护脉。

处方：犀角地黄汤加减。水牛角30g，生地20g，丹皮10g，赤芍15g，玄参15g，生石膏40g，百合30g，知母10g，黄芩10g，生甘草10g，金银花20g，白茅根20g。5剂，水煎400ml分2次早晚温服，日1剂。调摄护理：注意休息，避免劳累，避免光照，禁食海鲜发物。

二诊（2012年3月5日）：患者面颊部、鼻翼两侧蝶形红斑较前减轻，色黯红，手指、脚趾散在红色皮疹减少，手足掌面和甲周红斑较前减轻。舌黯红，苔薄黄腻，脉细滑。2012年3月2日检查回报：ANA阳性1:320，Sm强阳性，ds-DNA强阳性，NUC强阳性。中药继续以清热解毒，凉血消斑为法，犀角地黄汤加减，上方去水牛角，加升麻10g、大青叶10g加强清热解毒，加竹茹10g、芦根30g加强化痰清热。5剂，水煎400ml分2次早晚温服，每日1剂。

按:本案是房师运用清热解毒、凉血护脉法治疗系统性红斑狼疮(SLE)伴皮肤血管炎的病例。患者临床表现以双手散在红色斑疹,甲周红斑,面颊、鼻翼两侧红色斑疹等皮肤血管炎为特点。房师指出,随着现代医学快速发展,人们对疾病的认识不断深入,传统的宏观辨证与现代的微观辨证相结合更能够抓住疾病的"本质",增强治疗的针对性,提高临床疗效。本患者面颊及鼻翼蝶形红斑,甲周红斑,手足发凉,遇冷则皮肤红斑明显,从中医传统辨证分析,本应属于寒证,因寒主收引,血得寒则凝,治疗当"寒者温之",予温经散寒、活血通络,用附子、桂枝之类;而从微观辨证看,SLE 的皮肤血管炎在组织病理上通常表现为白细胞碎裂性血管炎,血管壁上由免疫球蛋白和补体沉积,以及纤维蛋白样变性形成特征性的"狼疮性血管炎"。《内经》曰"阳络伤则血外溢"、《金匮要略》中记载"阳毒之为病,面赤斑斑如锦文……"因此,房师强调,毒邪致病,热毒伤络,热迫血行,络脉受损,为 SLE 伴皮肤血管炎的中医病机特点,治以清热解毒、凉血护脉,予犀角地黄汤加减。

犀角地黄汤由犀角、生地、芍药、丹皮四味中药组成(临床多用水牛角代替犀角)。本方具有清热解毒、凉血散瘀功效。主治热毒深陷之耗血、动血证。本方中水牛角苦咸寒为君药,归经心肝,清心肝而解热毒,且寒而不遏,直入血分而凉血;生地为臣,甘苦性寒,入心肝肾经,清热凉血,养阴生津;原方白芍以为赤芍,助生地凉血和营泄热;丹皮苦辛微寒,入心肝肾,清热凉血,活血散瘀,可收化斑之效,与白芍共为佐使。四药合用,共成清热解毒、凉血散瘀之剂。加生石膏加强清热泻火,助水牛角、玄参清热解毒、凉血消斑。有学者报道,犀角地黄汤中犀角(水牛角)对血管有先短暂收缩而后持续扩张的作用,能降低毛细血管通透性,并有解毒、抗炎、抗感染等作。生地、丹皮、芍药有抗Ⅳ型变态反应作用及较明确的类激素样作用,可以改善微循环,以抑制抗原 - 抗体反应,减轻炎症渗出,改善血管通透性。同时,房师选择玄参、知母,认为二者既能滋阴清热、泻火解毒,又能够对抗大剂量糖皮质激素的副作用,保护肾上腺皮质功能,体现了其辨证辨病论治相结合的诊疗思想。

(整理:王鑫　审阅:房定亚)

4. 冯兴华医案(1 则)

案一:补益肝肾、凉血解毒法治疗血证

系统性红斑狼疮热入营血、肝肾阴虚之血证,以补益肝肾,清营凉血之剂收效。

个人信息:张某,女,33 岁。

初诊:2009 年 7 月 3 日。

主诉:系统性红斑狼疮 2 年余。

现病史:咽痛,头晕头胀,左前臂散在皮疹,夜间盗汗,手足心热,心烦急躁,无发热,入睡困难,纳尚可,大便干,小便黄。

检查:舌红苔黄,脉细数。实验室检查:血常规:WBC:4.38×10^9/L,RBC:4.34×10^{12}/L,PLT:248×10^9/L,HGB:140g/L,余(−);尿常规:ERY:10/ml,PRO(−);ANA(核颗粒 + 均质):1:2580;ds-DNA:1:64;RNP/Sm(+++);Sm(++);C3:0.54g/L,C4:0.07g/L。

中医诊断:咽痛,属热入营血,肝肾阴虚。

西医诊断:系统性红斑狼疮。

治法:清营凉血、补益肝肾。

方药:自拟方。生地 10g,青蒿 15g,柴胡 10g,当归 10g,赤芍 15g,金银花 30g,连翘 15g,丹参 15g,知母 10g,女贞子 10g,旱莲草 15g,山茱萸 10g,生甘草 6g。28 剂,水煎服,2 次 / 日。

二诊(2009 年 11 月 13 日):皮疹基本消失,时有轻微头晕,手足心热症状明显好转,仍易汗出,睡眠好转,纳可,二便尚可,舌淡红苔薄黄,脉沉细。实验室检查:血常规(-);尿常规(-);ANA(核颗粒 + 均质):1∶320;ds-DNA:1∶32;RNP/Sm(+++);Sm(++);C3、C4(-)。治以益气固表,补益肝肾。方药予生黄芪 30g,党参 10g,炒白术 10g,茯苓 15g,防风 10g,当归 15g,赤芍 15g,浮小麦 30g,煅牡蛎 30g,麦冬 10g,五味子 10g,熟地 10g,山茱萸 10g,女贞子 10g,旱莲草 10g。28 剂,水煎服,2 次 / 日。

三诊(2010 年 4 月 9 日):一般情况良好,汗出明显好转,手足心热症状基本消失,纳眠可,二便调。实验室检查:ANA(核颗粒 + 均质):1∶160;ds-DNA:1∶32;RNP/Sm(+++);Sm(++);C3、C4(-)。治以补益脾肾,以固其本。方药予生黄芪 30g,炒白术 10g,茯苓 10g,太子参 10g,酒黄精 10g,淮山药 10g,防风 10g,女贞子 10g,山茱萸 10g,旱莲草 10g,生熟地各 10g,枸杞子 10g,菟丝子 10g,丹参 15g,金银花 15g,生甘草 6g。28 剂,水煎服,2 次 / 日。

疗效:症状缓解,病情稳定。

按:夜间盗汗、手足心热、心烦急躁等属阴虚火旺之症,左前臂散在皮疹属热入血分、血热迫血外出之症,结合患者病情,中医辨证属于热毒炽盛型。考虑本病以肝肾阴虚为本,治以补益肝肾、凉血解毒为法。方中用青蒿、金银花、连翘、当归、赤芍、丹参清热解毒、凉血活血治其标,佐以生地、知母、女贞子、旱莲草、山茱萸等补益肝肾之品治其本,总体来说,此时以治标为主,佐以治本。二诊时病情明显好转,汗出仍较明显,故用玉屏风散合浮小麦、煅牡蛎、麦冬、五味子等益气固表敛汗之品治其主症,兼使用补益肝肾之药治其本。三诊时患者一般情况良好,中医辨证属于脾肾气虚型,中药以扶正为主,以健脾益肾为法,遵循"治病必求其本"的治则,故方中加入了诸多治本之药。总而言之,使用扶正固表之药以防外邪内侵,使用治本之品以安内邪,攘外兼安内并施,如此则可更好地控制病情。

(整理:刘宏潇 审阅:冯兴华)

5. 蒋位庄医案(1 则)

案一:收敛止血治疗术后伤口渗血

术后渗血气虚不摄之血证,以收敛止血之剂收效。

个人信息:李某,男,59 岁,公务员。

初诊:2005 年 5 月 1 日。

主诉:腰椎术后伤口渗血肿痛 5 天。

现病史:患者行腰椎手术后 5 天,出现伤口渗血、肿痛。刻下见:伤口疼痛、渗血,发病来,神清,纳差,睡眠差,大便未排,小便正常。

检查:舌红,苔白,脉细。双下肢直腿抬高试验:左侧 70°(-),右侧 60°(-),腰椎 X 线示:

腰椎顺列,腰椎内固定物位置良好。T:36.9℃,P:88 次 / 分。化验回示:WBC 正常,RBC、HGB 减少。

中医诊断:血证,属气虚不摄。

西医诊断:术后渗血。

治法:收敛止血、消肿止痛、利水渗湿。

方药:仙鹤草 20g,白及 10g,泽泻 20g,茯苓 10g,藕节炭 20g,元胡 10g,地榆炭 10g,三七粉 3g。水煎煮,日 1 剂,一日服 3 次,连服 3 天。

二诊(2005 年 5 月 3 日):服药后伤口渗血减少,疼痛缓解,续服 3 剂,日一剂,分两次服。

三诊(2005 年 5 月 5 日):服药后伤口无明显渗血,疼痛好转,嘱其注意休息,多饮水,增加腰背肌锻炼,避免剧烈运动。

按:由于术中伤及血脉,以致出血,兼术后气血运行不利,故有瘀血湿浊有形之邪停蓄,出现局部肿胀、疼痛。故治以收敛止血为主,兼以消肿止痛,利水渗湿。方以白及、仙鹤草为君,收敛止血,白及又有消肿止痛之功;地榆炭、藕节炭收敛止血而不留瘀,元胡活血行气止痛为臣;茯苓、泽泻利水渗湿为佐;又三七粉冲服,不仅止血,而且消肿定痛,亦为佐药之用。诸药合用,共奏收敛止血、消肿止痛、利水渗湿之功。

(整理:靳蛟　审阅:张世民)

6. 卢志医案(2 则)

案一:健脾养血治疗血证

免疫性血小板减少症心脾两虚之血证,以益气补血,健脾养心之剂收效。

个人信息:肖某,女,3 岁。医案编号:1010Q0020。

初诊:2014 年 4 月 24 日。

主诉:发现血小板减少 2 月余。

现病史:患者于 2 个月前因无明显诱因出现鼻出血 2 次伴双下肢散在数个陈旧片状瘀斑。诊疗经过:就诊于当地医院时查血常规时发现血小板减少,血常规:WBC:7.57×10^9/L,NEU%:62%,Hb:125g/L,PLT:28×10^9/L,CRP:1mg/L。遂入院治疗,予丙种球蛋白、地塞米松提升血小板,阿莫西林克拉维酸钾,阿糖腺苷抗感染治疗等对症治疗后,复查血常规血小板上升至正常范围,血常规:WBC:9.29×10^9/L,NEU%:77.5%,RBC:4.0×10^{12}/L,Hb:112g/L,PLT:219×10^9/L,改为口服醋酸泼尼松片,总量22.5mg,分3次口服;出院后遵医嘱规律减量,家长诉随口服激素减量后血小板再次减少,为求进一步中医药治疗,遂来我院就诊,刻下症:全身皮肤无明显异常,无瘀斑瘀点,无皮疹,平素易外感,纳少,入睡慢,大便日 1 次,小便次数多。

检查:舌淡红苔白,脉细。血常规:WBC:7.63×10^9/L,NEU%:60.1%,RBC:4.68×10^{12}/L,Hb:141g/L,PLT:56×10^9/L。

中医诊断:血证,属心脾两虚。

西医诊断:免疫性血小板减少症。

治法:益气补血,健脾养心。

方药:归脾汤加减。炒白术 10g,党参 10g,生黄芪 30g,当归 10g,茯苓 10g,远志 10g,龙眼肉 15g,阿胶珠 15g,熟地黄 24g,炒白芍 10g,五味子 6g,菟丝子 15g,续断 10g,陈皮 6g,神曲 10g,山楂 10g,莱菔子 10g,炒谷芽 15g,炒麦芽 15g,甘草 3g。7 剂,水煎服,日一剂,分早晚分服。

二诊(2014 年 5 月 8 日):全身皮肤未再新发瘀斑及瘀点,纳食增多,小便次数减少,大便日 1 次。舌淡红苔白,脉细。2014 年 5 月 8 日血常规:RBC:6.74×10^{12}/,Hb:149g/L,PLT:70×10^9/L,WBC:8.97×10^9/L。继续前方巩固治疗,同时配合西药口服。

按:《血证论·阴阳水火气血论》:"血虚则肝失所养,木旺则愈动心火,心失所养,火旺而益伤血,是血病即火病矣。"上病证属心脾两虚,治法宜大补其血,归地是也。然血由火生,补血而不清火,则火终亢而不能生血,故滋血必用清火诸药。四物汤之所以用白芍,天王补心汤之所以用二冬,归脾汤所以用枣仁,仲景炙甘草汤所以用二冬、阿胶皆是清火之法。治火即是治血,血与火原一家。

(整理:韩斐　审阅:卢志)

案二:滋阴凉血治疗血证

血友病阴虚血热妄行之血证,以滋阴凉血,养血止血之剂收效。

个人信息:杨某,男,6 岁半。1010Q0036。

初诊:2001 年 4 月 3 日。

主诉:全身反复出血不止 5 年。

现病史:患儿自 1 岁半时因查血常规后出血不止,经当地医院检查,诊断为血友病。自此始全身各处反复出血。8 月份患儿自觉头痛,呕吐,右手及口、鼻、眼抽搐,就诊于当地儿童医院,诊断为颅内出血。经输入 15 袋第Ⅷ因子后,病情渐渐平稳,但仍时不时有全身不同部位的出血,因轻度出血不能依赖输血治疗,故来我院诊治。刻下症:双侧踝关节交替肿大,活动后明显,皮肤青紫,局部发热,偶尔伴疼痛,精神好,面色红润,纳可,二便调,舌红苔薄白,脉细数。患儿双踝轻度肿胀,局部压痛不明显。

中医诊断:血证,属阴虚血热妄行。

西医诊断:血友病。

治法:滋阴凉血,养血止血。

方药:丹皮 9g,白芍 9g,生地黄 20g,金银花 9g,连翘 9g,茜草 9g,仙鹤草 9g,白茅根 30g,陈皮 6g,藕节 30g,阿胶珠 9g,当归 9g,阿胶 9g(烊化),甘草 3g,北沙参 9g。21 剂,水煎服,每日 1 剂。

二诊(2001 年 4 月 24 日):服药后出血减少,偶尔出血,局部红肿很快消退,参加轻微活动基本不出血,活动稍多有轻微出血,局部肿胀,触热,不痛,舌淡红苔薄白,脉细数。原方加补气扶正之品。熟地黄 24g,生黄芪 15g,当归 9g,白术 9g,仙鹤草 9g,藕节 30g,党参 9g,茜草 9g,阿胶 9g(烊化),白茅根 30g,甘草 3g,茯苓 9g,陈皮 6g,连翘 9g,生地黄 24g,赤芍 9g。

28剂,水煎服,每日1剂。

三诊(2001年5月20日):患儿活动后右脚踝关节偶有肿胀,左脚情况尚好,右侧牙龈溃疡,舌淡红苔薄白,治法同上。当归9g,白术9g,藕节30g,仙鹤草9g,党参9g,茜草9g,白茅根30g,生黄芪15g,甘草3g,陈皮6g,丹皮9g,阿胶珠9g,茯苓9g,熟地黄12g,白芍9g,生地黄12g,21剂,水煎服,每日1剂。

四诊(2001年6月15日):服药后患者消肿减退,局部发热消退,经服中药治疗后出血较去年同期明显减少,纳眠均可,二便调。补气之品助阳生热,不宜久用,仍宗滋阴凉血,养血止血。当归9g,白芍9g,仙鹤草9g,金银花9g,连翘9g,茜草9g,阿胶珠9g,白茅根30g,丹皮9g,藕节30g,旱莲草15g,熟地黄15g,侧柏叶9g,生地黄15g。14剂,水煎服,每日1剂。

按:本病为遗传所致,不可更改。本案重点在改善患儿出血症状,提高生存质量。患儿临床表现为反复出血,当属中医血证无疑,然除出血外,患儿咽部情况可,无明显不适,故辨证从其出血特征入手,双侧踝关节交替肿大,伴局部发热疼痛。每于夏天出血严重,知患儿有血热,脉细数提示阴虚,治以滋阴凉血,兼以止血凉血。经过适当治疗,患儿情况大大改善,如出血情况减少或加速血肿消退,以及换牙无需或减少输血并逐渐可以参加一些轻微活动等,对患儿生活质量的提高有所帮助。

(整理:韩斐　审阅:卢志)

7. 麻柔医案(5则)

案一:通阳和营、益气活血治疗血证

慢性免疫性血小板减少症气虚血瘀、营卫不和之血证,以通阳和营,益气活血之剂收效。

个人信息:杨某,女,21岁。

初诊:2008年11月10日。

主诉:血小板减少1年余。

现病史:一年前不明原因出现皮肤出血点,检查发现血小板明显减少。经骨穿等检查明确为免疫性血小板减少症。用皮质激素醋酸泼尼松治疗最大量60mg/日,无效,后改用达那唑治疗3月余仍无效,现已停用西药2月余。现感乏力、腰酸,月经延期,胃部不适,咽部不适,满月脸,痤疮。

检查:舌质红,苔薄白,脉沉细。全身皮肤无出血。咽后壁淋巴滤泡增生。检查胃幽门螺旋杆菌(-)。血常规:白细胞计数9.4×10⁹/L,血红蛋白151g/L,血小板计数17×10⁹/L。

中医诊断:紫癜病,属气虚血瘀,营卫不和证。

西医诊断:慢性免疫性血小板减少症。

治法:通阳和营,益气活血。

方药:自拟益气通阳汤。桂枝10g,白芍10g,锁阳20g,仙灵脾10g,太子参30g,炒白术10g,土茯苓30g,炙甘草10g,川草薢10g,穿山龙15g,蒲公英20g,桔梗10g,益母草30g,当归10g,生姜10g,大枣10枚。14剂,水煎服,日一剂。

二诊(2008年11月27日):血常规:白细胞计数7.0×10⁹/L,血红蛋白146g/L,血小板计数 30×10⁹/L,脉沉滑数,舌苔薄白,咽部好转,原方去桔梗加防风。21 剂,水煎服,日一剂。

三诊(2008 年 12 月 22 日):血常规:白细胞计数 8.1×10⁹/L,血红蛋白 144g/L,血小板计数 32×10⁹/L,月经未至,脉沉滑,舌边齿痕,苔薄白。原方去防风。21 剂,水煎服,日一剂。

四诊(2009 年 1 月 19 日):血常规:白细胞计数 9.1×10⁹/L,血红蛋白 150g/L,血小板计数 46×10⁹/L,月经至量多,有血块伴腹痛,面部痤疮减少。脉沉小滑,舌边齿痕,苔薄白。原方去当归、益母草,加败酱草 20g。21 剂,水煎服,日一剂。

五诊(2009 年 2 月 26 日):2009 年 2 月 26 日血常规:白细胞计数 6.6×10⁹/L,血红蛋白 146g/L,血小板计数 63×10⁹/L,脉沉,苔薄白。1 个月前患感冒,体重下降,经量少,脉沉,舌边齿痕,苔薄白。原方加益母草 30g,当归 10g。

按语:本例患者为巨核细胞增多的慢性免疫性血小板减少症,西药治疗无效,以桂枝汤为主祛风解表,调和营卫,以通阳和营法调整机体免疫功能治疗,加用祛风通络、益气、活血之品共呈通阳和营,益气活血治疗 3 月余,血小板上升明显。

（整理:唐旭东　审阅:麻柔）

案二:补益脾肾活血治疗血证

慢性免疫性血小板减少症脾肾虚兼血瘀之血证,以补益脾肾活血之剂收效。

个人信息:闫某,男,33 岁,工人。

初诊:2008 年 11 月 20 日。

主诉:血小板减少 5 年余。

现病史:患者 5 年前不明原因出现皮肤紫癜,经检查发现为血免疫性小板减少症,在当地做骨穿检查巨核细胞 50 个伴有成熟障碍,余未见异常。初治时皮质激素醋酸泼尼松治疗有效,减量后血小板明显下降。近年加量服醋酸泼尼松无效。现仍醋酸泼尼松 40mg/ 日,面红,口腔血疱,乏力,便干,入睡难,皮肤散在瘀青。

检查:舌质红苔薄白,脉沉细。咽部红,咽后壁淋巴滤泡增生,全身皮肤黏膜有散在出血。外周血象:白细胞计数 12.1×10⁹/L,血红蛋白 181g/L,血小板计数 6×10⁹/L。

中医诊断:紫癜病;脾肾虚兼血瘀。

西医诊断:慢性免疫性血小板减少症。

治法:补益脾肾兼活血。

方药:自拟益气通阳汤加减,桂枝 10g,白芍 10g,锁阳 20g,仙灵脾 10g,太子参 30g,白术 10g,土茯苓 30g,炙甘草 10g,川草薢 10g,穿山龙 15g,金银花 20g,蒲公英 30g,鸡血藤 30g,女贞子 20g,旱莲草 10g,生姜 10g,大枣 10 枚。14 剂,水煎服,日一剂。醋酸泼尼松渐减停。

二诊(2008 年 12 月 11 日):血常规:血小板计数 2×10⁹/L,脉沉,舌边尖质红苔薄白,仍面红,盗汗,出血改善。中药上方加制首乌 20g,黑桑椹 30g 加强滋补肝肾。7~28 剂。醋酸泼尼松减量至 30mg/ 日。

三诊(2009 年 01 月 15 日):血常规:血小板计数 4×10⁹/L,出血改善,近期手心易汗,每周遗精 3~4 次,咽部不适,脉沉,舌边尖红苔薄白。中药处方:桂枝 10g,白芍 10g,锁阳 20g,

仙灵脾 10g,太子参 30g,炒白术 10g,土茯苓 30g,炙甘草 10g,川草薢 10g,穿山龙 15g,蒲公英 20g,金莲花 10g,生熟地各 15g,知母 6g,黄柏 6g,生姜 10g,大枣 10 枚。7~28 剂。醋酸泼尼松续减至 25mg/ 日。加补肾通阳合清实热及泻下焦相火,阴阳寒热并举。7~28 剂。

四诊(2009 年 3 月 26 日):血常规:血小板计数 12×10^9/L,无出血,仍有遗精及手足心出汗,咽部不适改善,舌尖红苔薄白,脉沉。中药处方:知母 10g,黄柏 10g,生熟地各 15g,山药 10g,山萸肉 10g,丹皮 10g,茯苓 10g,泽泻 10g,白芍 10g,川草薢 20g,仙灵脾 10g,穿山龙 20g,巴戟天 10g,桂枝 10g,锁阳 20g,太子参 30g,炒白术 10g,生姜 10g,大枣 10 枚。7~28 剂,加强补肾后血小板呈上升但肾阴虚症状仍较明显改以滋肾阴为主的六味地黄汤合温阳通阳活血健脾。醋酸泼尼松续减至 10mg/ 双日,5mg/ 单日。

五诊(2009 年 6 月 4 日):血常规:血小板计数 29×10^9/L,遗精止,手足汗减少,舌尖红改善,舌苔薄白,脉沉。中药原方加活血养血的鸡血藤 20g。醋酸泼尼松续减至 2.5mg/ 日。

六诊(2009 年 11 月 12 日):血常规:血小板计数 44×10^9/L,诸症消失,仍咽部不适,脉沉,舌边齿痕苔薄白。从阴热症状改善及结合舌苔变化(由舌边尖红出现舌边齿痕)加强健脾利湿 3 月 26 日方茯苓改 20g,去知柏、桂芍,加蒲公英 20g。醋酸泼尼松已停用 3 月余。

七诊(2010 年 1 月 14 日):血常规:血小板计数 63×10^9/L,尿色黄,便干,易上火,舌苔薄白,脉沉。中药原方加知母 10g,黄柏 6g。

八诊(2010 年 2 月 25 日):血常规:血小板计数 58×10^9/L,面部痤疮,咽部不适,脉沉,便干,苔薄黄。据舌苔及症状加强滋肾阴清实热,3 月 26 方茯苓改土茯苓 30g,改泽泻 20g,加黑桑椹 30g。

九诊(2010 年 5 月 27 日):血常规:血小板计数 88×10^9/L,脉沉,舌边齿痕苔薄白。诸症消失。仍服原方中药巩固治疗中。

按语:本例患者为巨核细胞正常或减少的血小板减少性紫癜,治疗以补肾填精,调节阴阳为主。同样也取得了较好疗效。老师认为对激素依赖型慢性免疫性血小板减少症病人,西医一般都不能减撤激素,长期较大量应用激素临床常见病人满月脸、血糖增加、血压增高、甚至出现股骨头坏死等副作用。中医药治疗重在调理病人阴阳,帮助病人减撤激素。激素依赖型慢性免疫性血小板减少症经中药调理后撤减激素是中医药的特色优势。

(整理:唐旭东　审阅:麻柔)

案三:通阳和营、益气活血治疗血证

慢性免疫性血小板减少症气虚血瘀、营卫不和之血证,以通阳和营,益气活血之剂收效。

个人信息:褚某,女,50 岁。

初诊:2008 年 10 月 27 日。

主诉:诊断免疫性血小板减少症 3 年余。

现病史:3 年前发现血小板减少,检查发现骨髓巨核细胞明显增多伴成熟障碍,抗 SSA(+)。诊断免疫性血小板减少症。用皮质激素治疗有效,但呈激素依赖。激素最大用量 45mg/ 日。近期减量中又出现血小板下降,故来求中医治疗。现醋酸泼尼松 20mg/ 日。现在症:无出血,咽部时有不适,大便干,乏力。血小板波动与月经周期有关,月经期血小板下降。

检查:查体:咽后壁淋巴滤泡增生,全身皮肤黏膜无出血,舌质红苔薄白,脉沉。咽部红。血常规:白细胞计数 9.7×10^9/L,血红蛋白119g/L,血小板计数 88×10^9/L。

中医诊断:紫癜病;属气虚血瘀,营卫不和。

西医诊断:慢性免疫性血小板减少症。

治法:通阳和营,益气活血。

方药:自拟益气通阳汤加减,桂枝10g,白芍10g,锁阳20g,仙灵脾10g,太子参30g,炒白术10g,土茯苓30g,炙甘草10g,川草薢10g,穿山龙15g,蒲公英20g,鸡血藤30g,生姜10g,大枣10枚。二诊(2008年11月27日):血常规:白细胞计数 9.5×10^9/L,血红蛋白121g/L,血小板计数 94×10^9/L,脉沉细,舌尖略红,苔薄白。上方加制首乌20g;醋酸泼尼松渐减停。

三诊(2008年12月29日):血常规:白细胞计数 8.9×10^9/L,血红蛋白123g/L,血小板计数 72×10^9/L,舌苔薄白,脉沉,大便干。加补肾之制首乌20g,肉苁蓉10g。醋酸泼尼松减量12.5mg/日。

四诊(2009年2月12日):血常规:白细胞计数 6.8×10^9/L,血红蛋白134g/L,血小板计数 98×10^9/L,脉沉,苔薄白。上方加清热燥湿的黄连3g。醋酸泼尼松减量至7.5mg/日。

五诊(2009年3月12日):血常规:白细胞计数 6.7×10^9/L,血红蛋白124g/L,血小板计数 110×10^9/L,月经三月未来,醋酸泼尼松减量至5mg/日,脉沉,舌苔薄白。上方减黄连,加补肾活血的巴戟天10g,益母草30g,当归10g。

六诊(2009年4月30日):血常规:白细胞计数 4.1×10^9/L,血红蛋白107g/L,血小板计数 56×10^9/L(月经后4天)醋酸泼尼松仍然5mg/日。

七诊(2009年6月25日):血常规:白细胞计数 6.4×10^9/L,血红蛋白102g/L,血小板计数 111×10^9/L,中药上方加制首乌20g。舌脉同前,醋酸泼尼松仍然5mg/日。

按:本例患者为一慢性免疫性血小板减少症激素依赖型。经老师的通阳益气活血中药治疗8个月激素由20mg/日减量至5mg/日。血小板在波动中逐渐上升至正常。患者既往减量激素血小板下降情况得到了改善,体现中医药在治疗中的疗效。本例患者血小板波动与月经周期有关,且月经延后,故在原有治疗基础上加用补肾活血之品既调理了月经,又稳定了血小板。

(整理:唐旭东　审阅:麻柔)

案四:益气通阳、化瘀解毒治疗血证

慢性免疫性血小板减少症气虚血瘀之血证,以益气通阳,化瘀解毒之剂收效。

个人信息:姚某,女,12岁,学生。

初诊:2008年7月17日。

主诉:血小板减少1年半。

现病史:1年半前不明原因出现皮肤紫癜,经检查诊断为免疫性血小板减少症,在当地做骨穿检查巨核细胞299个伴有成熟障碍,余未见异常。经皮质激素醋酸泼尼松治疗效果不理想,减量后血小板明显下降。现仍服醋酸泼尼松 40mg/ 日。无出血,乏力,便干,夜间盗汗,入睡难。

检查:查体:咽后壁淋巴滤泡增生,全身皮肤黏膜无出血。舌质红苔白腻,脉沉。血常规:白细胞计数 11.4×10^9/L,血红蛋白 123g/L,血小板计数 39×10^9/L。

中医诊断:紫癜病;属气虚血瘀。

西医诊断:慢性免疫性血小板减少症。

治法:益气通阳,兼化瘀解毒。

方药:自拟益气通阳汤加减:桂枝 10g,白芍 10g,锁阳 20g,仙灵脾 10g,太子参 30g,苍白术各 10g,土茯苓 30g,炙甘草 10g,川草薢 10g,穿山龙 15g,金银花 20g,蒲公英 30g,鸡血藤 30g,生姜 10g,大枣 10 枚。醋酸泼尼松续减量至 30mg/ 日。

二诊(8 月 21 日):血小板计数 30×10^9/L,脉沉,舌质红苔薄白。中药上方加制首乌 20g 滋补肝肾。7~28 剂。醋酸泼尼松续减量至 20mg/ 日。

三诊(10 月 9 日):血小板计数 20×10^9/L,近期上感后咳嗽,咽痛,便干,舌脉同上。中药原方加法夏 10g,黄芩 10g 清肺化痰止咳。醋酸泼尼松续减至 15mg/ 日。7~28 剂。

四诊(11 月 24 日):血小板计数 24×10^9/L,上症消失,自觉咽部不适,舌质红苔薄白腻,脉沉。原方减苍术,加砂蔻仁各 6g 温中化湿,木蝴蝶 10g 清热利咽。醋酸泼尼松续减至 10mg/ 日。7~28 剂。

五诊(2009 年 3 月 2 日):血小板计数 39×10^9/L,大便干 2~3 天一次,舌苔花剥。改方:桂枝 10g,白芍 10g,锁阳 20g,仙灵脾 10g,太子参 30g,清半夏 10g,黄连 3g,黄芩 10g,土茯苓 30g,炙甘草 10g,川草薢 10g,穿山龙 15g,生姜 10g,大枣 10 枚。加强清解中焦,7~28 剂。醋酸泼尼松续减至 7.5mg/ 日。

六诊(2009 年 4 月 16 日):血小板计数 143×10^9/L,脉沉,舌质红苔花剥。上方清半夏改 6g,加麦冬 20g,山药 30g 滋阴清热。醋酸泼尼松续减至 5mg/ 日。

按:对于慢性免疫性血小板减少症的激素治疗无效或激素依赖的患者临床寻求中医治疗的很多。本例患者初诊时醋酸泼尼松用量大,但血小板仍较低,经益气通阳法治疗近 10 个月,醋酸泼尼松从 40mg/ 日渐减量至 5mg/ 日,血小板先降后升,最后升至正常。在较长期的治疗过程中据症舌脉的变化,老师用桂枝汤加减益气通阳为基本治疗不变的前提下,随兼症(热毒、血瘀、湿热、痰湿、阴虚等)变通加减,调节阴阳寒热。

(整理:唐旭东 审阅:麻柔)

案五:益气活血治疗血证

慢性免疫性血小板减少症气虚血瘀之血证,以益气调阴阳兼活血收效。

个人信息:李某,女,24 岁。

初诊:2009 年 4 月 13 日。

主诉:血小板减少半年。

现病史:2008 年 12 月在生产中发现血小板减少 10×10^9/L,诊断为免疫性血小板减少症,具体检查不详,用激素治疗疗效不完全,现仍醋酸泼尼松 35mg/日。无出血,乏力。全身皮肤黏膜无出血。

检查:舌边齿痕苔薄白,脉沉。血常规:白细胞计数 11.2×10^9/L,血红蛋白 128g/L,血小板计数 16×10^9/L。

中医诊断:紫癜病;属气虚血瘀。

西医诊断:慢性免疫性血小板减少症。

治法:益气调阴阳兼活血。

方药:自拟方:桂枝 10g,白芍 10g,锁阳 20g,仙灵脾 10g,太子参 30g,白术 10g,土茯苓 30g,炙甘草 10g,川草薢 10g,穿山龙 15g,金银花 20g,蒲公英 30g,鸡血藤 30g,巴戟天 10g,生姜 10g,大枣 10 枚。

二诊(2009 年 5 月 18 日):血常规:白细胞计数 11.2×10^9/L,血红蛋白 155g/L,血小板计数 163×10^9/L,醋酸泼尼松已减量至 20mg/日,骨髓检查:巨核细胞 124 个伴成熟障碍,染色体正常。脉沉,苔薄白。诊断为免疫性血小板减少症。中药效不更方。

三诊(2009 年 8 月 10 日):血常规:白细胞计数 6.6×10^9/L,血红蛋白 162g/L,血小板计数 150×10^9/L,脉沉,苔薄白。醋酸泼尼松减量至 2.5mg/日。中药原方减鸡血藤。

四诊(2010 年 12 月 17 日):血常规:白细胞计数 8.38×10^9/L,血红蛋白 133g/L,血小板计数 169×10^9/L,已停用激素。中药原方加生黄芪 15g、防风 10g 组成玉屏风散益气固表,及凉血活血的赤芍 10g。

按:慢性免疫性血小板减少症激素治疗无效的患者临床寻求中医治疗的患者很多。老师认为"在慢性免疫性血小板减少症时自相矛盾地免疫缺陷和自身免疫同时存在"是本病的基本病机。本例患者初诊时醋酸泼尼松用量大,但血小板仍较低,经益气调阴阳兼活血治疗近 8 个月,醋酸泼尼松渐减量至停用,血小板先降后升,最后升至正常。在较长期的治疗过程中据症舌脉的变化,老师独到使用桂枝汤调补阴阳、脾胃的基本治疗不变的前提下,随证在此基础上变通加减,特别注重顾护正气以防止外邪入侵使病情反复。

(整理:唐旭东   审阅:麻柔)

8. 聂莉芳医案(1 则)

案一:紫癜肾 1 号方治疗紫斑

紫癜性肾炎气阴两虚、夹有热毒之紫斑,以扶正祛邪之剂收效。

个人信息:某男,24 岁。

初诊:2008 年 12 月 3 日。

主诉:双下肢紫癜反复发作伴尿检异常 4 个月。

现病史:患者诉 5 个月前感冒,约 1 个月后出现双腿及双踝部出血点,未予重视,此后皮肤紫癜发作 2 次,查尿有潜血及微量蛋白,未做其他化验检查,曾用过中药汤药等治疗。2 周前无明显诱因出现双下肢及臀部散在紫癜,遂来就诊。刻下症:疲乏无力,双下肢沉重,口咽干燥,大便干结,盗汗。

检查:舌红,苔薄黄,脉沉细。查体:患者体瘦,面色萎黄,咽部轻度充血,毛细血管脆性实验阳性。尿液分析:RBC35~50 个 /HPF,24 小时尿蛋白定量:1.6g,肾功能正常。

中医诊断:紫斑、尿血,属气阴两虚,夹有热毒。

西医诊断:紫癜性肾炎。

治法:扶正为主,兼以祛邪。

方药:紫癜肾 1 号方。太子参 15g,生黄芪 15g,生地 20g,白芍 15g,旱莲草 10g,银柴胡 10g,芡实 10g,乌梅 10g,干地龙 10g,五味子 10g,金银花 15g,丹参 6g,三七粉冲3g,制大黄 5g,小蓟 30g,芦根 15g。

二诊(2009 年 1 月 7 日):患者皮肤紫癜已退,乏力、口咽干燥、盗汗减轻,大便通畅。患者的热毒症状有所减轻,上方减芦根,余药未变。

三诊(2009 年 4 月 15 日):患者连续服用上方 3 月余,稍感轻度乏力外,余无不适,尿液分析:红细胞持续正常,尿蛋白阴性。经随访至今,未现紫癜,尿检均在正常范围内。

按:紫癜肾 1 号是聂莉芳教授治疗紫癜性肾炎的气阴两虚证的经验方,方中太子参、生黄芪益气;生地、白芍养阴活血;银柴胡、乌梅、干地龙、五味子为民间验方过敏煎的主要成分,对过敏性紫癜有效;"斑发阳明",故用大黄通便而清阳明腑热,使热清血凉。

(整理:孙红颖　审阅:聂莉芳)

第三节　消　渴

【概述】消渴,是以多饮、多食、多尿、消瘦为特征的疾病。由于素体阴虚,饮食不节,情志失调,劳欲过度引起。以阴虚为本,燥热为标,日久气阴两伤,阴阳俱虚,或变生白内障、雀盲、耳聋、痈疽、中风、水肿等证。本病有上、中、下三消之分。上消多饮,属肺燥,治宜清热润肺、生津止渴;中消多食易饥,消瘦,属胃热,治宜清胃泻火,养阴增液;下消多尿,混浊如膏,属肾虚,治宜滋阴固肾,后期阴损及阳,则应温阳滋阴固摄。

❧ 名医案例

1. 高普医案(1 则)

案一:滋补肝肾、清热降糖治疗消渴

糖尿病肝肾阴虚之消渴,以滋补肝肾、清热降糖收效。

个人信息:王某,男,68 岁。

初诊:2013 年 5 月 10 日。

主诉:口渴、多饮、多尿反复发作 10 年,加重伴血糖控制不佳 2 个月。

现病史:主因"口干口渴多饮多尿反复发作 10 年,加重伴血糖控制不佳 2 个月"来我院门诊就诊,证见:口干口渴,渴欲饮水,喜冷饮,多尿,夜尿 3~4 次,纳食可,腰痛,睡眠差,入睡困难,易早醒,乏力,易困倦,大便干燥,3~5 日一行。

检查:舌质红,苔少,舌根处苔黄微腻,脉弦细。近 2 个月来,血糖餐前多在 7~11mmol/L,餐后多在 9~13mmol/L。

中医诊断:消渴,属肝肾阴虚。

西医诊断:糖尿病。

治法:滋补肝肾,清热降糖。

方药:参芪麦味地黄汤加减。生黄芪 40g,太子参 30g,麦冬 15g,五味子 9g,生地黄 15g,山药 12g,丹皮 10g,泽泻 9g,山茱萸 9g,茯苓 15g,黄连 9g,天花粉 12g,玄参 20g,当归 20g,酒大黄 6g,杜仲 15g。水煎服,每日 1 剂,连服 7 天。

二诊:患者在家自测七次血糖水平,均较前有改善,口干口渴症状较前减轻,服药 3 天后其大便便质变软,但患者睡眠仍欠佳,上方去玄参、当归,将酒大黄减量为 3g,加酸枣仁 30g、远志 12g、茯神 15g,安神定志,继服 7 剂。

三诊:患者空腹及餐后 2 小时血糖均控制良好,睡眠改善,大便 1~2 日 1 行,守方续进巩固。

按:从患者的临床症状描述来看重点在气阴两虚及肝肾亏虚,故以参芪麦味地黄汤作为主方,其中太子参,味甘,微苦,性平,入脾肺两经。《饮片新参》云"补脾肺元气,生津",人参和党参虽属大补元气之品,但人参一则价格昂贵,二则性偏于温,举凡内热、阴虚、阳亢者具不宜用,高师讲北方之人喜食辛热,气候凛冽,常致内热阴虚,故人参需慎用,确属气虚者,一般以党参为宜,盖党参擅补脾肺之气,而太子参性味甘润,补气生津俱佳,配伍熟地滋阴补血,更助黄芪益气,故高师治疗糖尿病气血阴液具虚者必用此品。方中应用了大剂量的生黄芪益气,黄芪味甘,微温,归脾肺两经,王好古之《汤液本草》对黄芪的论述,认为其有"益胃气,柔脾胃,去肌热,补肾脏元气"之效,将黄芪定位于"上、中、下、内、外三焦之药",老年人本身气血津液亏虚,先天肾气不足,后天脾胃虚弱,化生乏源,而糖尿病本身又以口干口渴,多饮、多食、多尿,形体消瘦三多一少的一系列症状,均围绕着水谷精微代谢失衡,水谷不能有效的化为精微,反而多尿,水液失去过多,造成机体阴虚愈甚,应用大量生黄芪而非炙黄芪因其益气并兼有生津之用,生黄芪,味甘,性温、平,气薄味厚,可升可降,阴中阳也,具有较强的补气作用,用大剂量生黄芪一方面用于补气令正气盛壮,另一方面益气生津而不燥热,故应用生黄芪益气治疗消渴在治疗老年人消渴中更适用。

患者大便干结,排便困难,故予较大量玄参滋阴润燥,当归润肠通便兼活血,酒大黄通腹泻热,大黄酒制缓和药性而兼活血通脉之功,患者腰痛明显,考虑肾精不足,筋脉失养,故予杜仲补肾壮骨。患者大便排泄困难,燥屎内结,腑气不通,故予通便,腑气既通,全身气血周流,保障了各脏腑基本生理功能的正常发挥。

(整理:靳冰　审阅:宋芊)

2. 林兰医案(8 则)

案一:健脾温肾、活血化瘀治疗消渴

糖尿病脾肾两虚夹瘀之消渴,以健脾温肾、活血化瘀收效。

个人信息:田某,男,70岁。

初诊:2010年7月13日。

主诉:血糖升高11年。

现病史:患者1999年出现口干多饮,消瘦,查空腹血糖:200mg/dl,口服拜糖平等,血糖波动,未及时监测,近期眼睑水肿而来诊。刻下症:眼睑及下肢稍肿,无麻木,无发凉,无心慌,无胸闷,饮食自控,睡眠正常,二便正常。既往有高血压病、高脂血症史。

检查:舌质黯红,舌苔薄黄,脉弦。血压:175/75mmHg。辅助检查:2010年7月13日,餐后2小时血糖:6.7mmol/L,尿蛋白:75mg/dl,尿红细胞10个/μl。

中医诊断:消渴病,脾肾两虚夹瘀证。

西医诊断:2型糖尿病,糖尿病肾病。

治法:健脾温肾,活血化瘀。

处方:自拟方加减。枸杞12g,决明子12g,菊花10g,生地15g,熟地15g,山萸肉10g,云茯苓15g,泽泻10g,丹参20g,杜仲10g,桑寄生20g,菟丝子15g,益智仁15g,覆盆子15g,生黄芪20g,地龙12g,桑白皮20g。其他治疗:二妙丸,每次6g,每日两次。

二诊(2010年8月22日):患者遵医嘱服上方28剂,现症:偶发低血糖反应,眼睑浮肿程度减轻,无头晕,无心慌,无肢体麻木,二便正常。检查:舌质黯,舌苔薄白,脉弦细。血压:130/70mmHg。辅助检查:空腹血糖5.5mmol/L,餐后2小时血糖10.1mmol/L。予:生地15g,熟地15g,山萸肉10g,云茯苓15g,泽泻10g,丹皮10g,枸杞10g,丹参20g,菟丝子15g,桑白皮20g,杜仲10g,生黄芪20g,益智仁15g。其他治疗:中药糖微康胶囊4粒,每日3次。

按:肾为先天之本,生命之源。赵献可在《医贯·消渴论》说:"人之水火得其平,气血得其养,何消之有？期间摄养失宜,水火偏盛,津液枯槁,以致龙雷之火上炎,熬煎既久,肠胃和消,五脏干燥。"赵献可力主三消肾虚学说。肾藏精,是五脏六腑阴精之源。随着年龄的增长,人体阴精逐渐耗衰,正如《素问·阴阳应象大论》所谓:"年四十,而阴气自半也,起居衰矣。"若进一步发展,"阴虚则无气,无气则死矣。"(《灵枢·本神》)因此,人到老年,肾阴虚较为明显。故临床上老年病中肾阴亏损证型颇多,肾阴不足,阴虚燥热,发为消渴。基础方为六味地黄汤加味。

林兰教授认为由于老年患者的临床表现较隐匿,不易被发现或因症状轻微,瘀血征象不明显,并发症多未出现,故该期患者往往疏于治疗或治疗不当,因此,就诊患者多以脾肾气阴两虚型为主。林兰教授依据中医"久病必瘀"之特点,认为此期患者瘀血表现明显,并发症开始出现,且病程相对较长,针对此期气阴两虚并发瘀血的病理特点给予治疗,加用活血化瘀之品,以治其标,对于改善症状、减轻瘀血程度、延缓并发症的出现、防止疾病向阴阳两虚阶段传遍具有重要意义,故林兰教授认为该阶段为糖尿病施治之关键。

(整理:魏军平、陈银　审阅:林兰)

案二:益气养阴、活血化瘀治疗消渴

糖尿病气阴两虚夹瘀之消渴,以益气养阴、活血化瘀收效。

个人信息：周某，女，66 岁。

初诊：2010 年 4 月 27 日。

主诉：血糖升高 8 年。

现病史：2002 年 4 月体检时发现血糖升高，空腹血糖 8.1mmol/L，无明显三多一少症状，经饮食控制，后间断服用二甲双胍，现血糖控制范围：空腹血糖 6.7mmol/L，餐后 2 小时血糖最高达 18mmol/L。刻下症：眼睑浮肿，腰痛，下肢乏力，口干，饮食自控，无头晕，心慌，肢体麻木，二便正常。既往有胃溃疡病史。

检查：舌质黯，舌苔少黄，脉象细。血压：140/70mmHg。辅助检查：餐后 2 小时血糖 14.6mmol/L，尿糖：1000mg/dl。

中医诊断：消渴病，气阴两虚夹瘀证。

西医诊断：糖尿病。

治法：益气养阴，活血化瘀。

处方：自拟方加减。太子参 12g，五味子 10g，麦冬 10g，玉竹 10g，苍术 10g，柏子仁 15g，炒枣仁 15g，杜仲 10g，当归 12g，白芍 10g，牛膝 10g，红花 10g，生黄芪 20g，丹参 20g，菟丝子 12g。其他治疗：中药降糖通脉宁胶囊 3 粒，每日 3 次。

二诊（2010 年 5 月 9 日）：患者遵医嘱服上方 7 剂，现症见：眼睑浮肿，腹痛减轻，下肢浮肿减轻，饮食自控，二便正常。检查：舌质黯，舌苔少黄，脉细。血压：130/70mmHg。辅助检查：尿糖：300mg/dl，随机血糖 13.7mmol/L。辨证为痰瘀内阻证，治法：化痰，活血，通经。予：半夏 10g，枳实 10g，云茯苓 15g，甘草 6g，竹茹 10g，丹参 20g，砂仁 6g，石菖蒲 10g，枸杞 10g，川芎 10g，藁本 10g，蔓荆子 10g，浙贝 10g，生黄芪 20g。其他治疗：中药降糖通脉宁胶囊 3 粒，每日 3 次。

三诊（2010 年 5 月 22 日）：患者遵医嘱服上方 7 剂，现症见：眼睑浮肿程度明显减轻，无腹痛，下肢浮肿程度明显减轻，饮食自控，二便正常。检查：舌质黯红，舌苔白微腻，脉细。辅助检查：餐后 2 小时血糖 11.0mmol/L，尿糖：50mg/dl。予：太子参 12g，五味子 10g，麦冬 10g，黄精 20g，首乌 20g，枸杞 10g，半夏 10g，枳实 10g，生地 15g，熟地 15g，山萸肉 12g，丹参 20g，生黄芪 20g，石菖蒲 10g。其他治疗：中药降糖通脉宁胶囊 3 粒，每日 3 次。

按：生黄芪、太子参、五味子、麦冬、玉竹益气养阴以治本，当归、丹参、红花活血化瘀通络，白芍养阴荣筋，苍术化痰除湿，柏子仁、炒枣仁宁心安神，杜仲、牛膝、菟丝子补益肝肾，诸症缓解。

（整理：魏军平、陈银　审阅：林兰）

案三：益肾养肝、潜阳活血治疗消渴

糖尿病肝肾阴亏夹瘀之消渴，以益肾养肝、潜阳活血收效。

个人信息：王某，女，73 岁。

初诊：2010 年 4 月 26 日。

主诉：血糖升高 14 年。

现病史:患者 1996 年出现口干,多饮,纳食增加,查血糖升高,诊为 2 型糖尿病,予服中成药效果欠佳,近期查空腹血糖 17mmol/L,最高血糖 22mmol/L。刻下症:周身乏力,困倦,偶发心慌,偶头晕头痛,上肢麻木,双目视物模糊,二便正常。

检查:舌质黯,舌苔薄黄,脉细。辅助检查:2010 年 4 月 26 日查空腹血糖 9.5mmol/L,尿糖:50mg/dl,尿白细胞 25 个 /μl,尿红细胞 25 个 /μl。

中医诊断:消渴病,肝肾阴亏夹瘀证。

西医诊断:2 型糖尿病,糖尿病周围神经病变。

治法:益肾养肝,潜阳活血。

处方:自拟方加减。生黄芪 20g,太子参 12g,五味子 10g,麦冬 10g,当归 10g,红花 10g,生龙骨 30g,生牡蛎 30g,石决明 20g,枸杞 12g,菟丝子 15g,杜仲 10g,柏子仁 15g,炒枣仁 15g。

二诊(2010 年 5 月 10 日):患者遵医嘱服上方 14 剂。现患者述周身乏力,困倦,偶头晕心慌,上肢麻木减轻,双目视物模糊,纳食自控。检查:舌质黯淡,舌苔少白,脉细。血压:115/70mmHg。辅助检查:2010 年 5 月 10 日查空腹血糖 11.1mmol/L。予:上方加菊花 10g、生地 15g、熟地 15g、山萸肉 12g。

三诊(2010 年 5 月 24 日):患者遵医嘱服上方 14 剂。患者自述乏力、困倦感明显减轻,上肢麻木感不明显,双目视物稍清,余无其他不适。检查:舌质黯淡,舌苔少白,脉细。继服上方 14 剂。

按:本病例消渴病十余年,肝肾阴虚宿根已久,加之气虚变生血瘀,证属肝肾阴亏,阳亢夹瘀。方用枸杞、生地、熟地、山萸肉、菟丝子、杜仲益肾养肝;生黄芪、太子参、五味子、麦冬、当归、红花益气活血。双目视物模糊,则示仍有肝热,虚阳上扰,更加菊花、生龙骨、生牡蛎、石决明平肝潜阳。方药对证,故取疗效。效不更方,原方继服。

(整理:魏军平、陈银　审阅:林兰)

案四:益气养阴、利湿化痰治疗消渴

糖尿病气阴两虚、痰湿阻滞之消渴,以益气养阴、利湿化痰收效。

个人信息:张德荣,男,45 岁。

初诊:2010 年 6 月 27 日。

主诉:发现血糖升高 1 年。

现病史:患者 1 年前,出现三多一少症状,查空腹血糖 7.2mmol/L,予口服二甲双胍治疗,症状时轻时重,未及时监测血糖,今来诊。现用药:二甲双胍 0.5g,每日 3 次。刻下症:口干多饮,纳食自控,周身乏力,手足麻木,无头晕,无心慌,大便干结,夜尿频。既往高血压病史。

检查:舌质黯淡,舌苔白腻,脉弦。血压:140/90mmHg。辅助检查:空腹血糖:11.4mmol/L,尿糖:1000mg/dl,尿酮体:5mg/dl。

中医诊断:消渴病,气阴两虚,痰湿阻滞证。

西医诊断:2型糖尿病,糖尿病周围神经病变。

治法:益气养阴,利湿化痰。

处方:自拟方加减。苍术10g,川朴10g,半夏10g,枳实10g,云茯苓10g,藿香10g,玉竹10g,生大黄6g,生黄芪20g,丹参20g,枸杞10g,砂仁6.0g。

二诊(2010年7月04日):患者一般情况可,无特殊不适,纳食自控,大便正常,小便正常。舌质黯,舌苔黄腻,脉弦滑。血压:125/80mmHg。空腹血糖:8.7mmol/L,尿糖:50mg/dl。苍术12g,川朴10g,半夏10g,枳实10g,竹茹12g,云茯苓15g,太子参15g,五味子15g,麦冬10g,柏子仁15g,决明子12g。

按:本例患者为糖尿病并发周围神经病变,四诊合参,证属气阴两虚,痰湿阻滞,治法健脾燥湿,芳香化浊,方中黄芪、玉竹、麦冬、太子参等益气养阴以固本,苍术、藿香、川朴、半夏、枳实等利湿化痰以治标,标本兼治,使脾气健旺,湿浊芳化,病情好转。

(整理:魏军平、陈银　审阅:林兰)

案五:益气养阴、活血化瘀治疗消渴

糖尿病气阴两虚夹瘀之消渴,以益气养阴、活血化瘀收效。

个人信息:张某,女,49岁。

初诊:2010年7月28日。

主诉:口干、乏力伴消瘦2年。

现病史:2009年无明显诱因感乏力,口干不欲饮,体重下降逾10kg,肢体麻木,无水肿。2009年11月查血糖:8.9mmol/L,诊断为2型糖尿病,未予治疗,以后血糖在6.5~8.9mmol/L范围波动。2009年7月27日查餐后2小时血糖13.9mmol/L,至今未服用任何降糖药。刻下症:入睡困难,醒后难再入睡,大便秘结,排便乏力,小便正常。既往高血压病史10年,用马来酸依那普利(10mg,每日3次)治疗。冠心病史1年,用单硝酸异山梨酯(40mg,每日2次)治疗。

检查:舌质黯淡,舌体胖,舌苔白,脉细。心率:66次/分,血压:180/75mmHg。辅助检查:血糖:8.2mmol/L,尿常规:正常。

中医诊断:消渴病,气阴两虚夹瘀证。

西医诊断:2型糖尿病,高血压病,冠心病。

治法:益气养阴,活血化瘀。

处方:自拟方加减。太子参12g,五味子10g,麦门冬10g,柏子仁15g,炒枣仁15g,首乌20g,丹参20g,砂仁6g,檀香6g,大黄10g,生黄芪20g。

二诊(2010年8月11日):患者遵医嘱服上方7剂。患者自述服前药后口干症状改善,睡眠情况改善,但仍感汗多,大便稍通畅,小便正常。检查:舌质淡黯,舌苔薄黄,脉沉缓。心率:60次/分,血压:140/70mmHg。辅助检查:2010年8月11日查空腹血糖7.3mmol/L。继服上方7剂。

按:本例为糖尿病心脏病患者,并伴有高血压病,基本病机为气阴两虚,瘀血内阻。故治宜益气养阴,活血化瘀。方中太子参益气养阴,生黄芪健脾益气生津,麦门冬、五味子滋阴清热生津,柏子仁、炒枣仁宁心安神,丹参、砂仁、檀香行气活血;大黄、首乌活血润肠通便。全方对气阴两虚,瘀血内阻的糖尿病患者有较好疗效。

(整理:魏军平、陈银　审阅:林兰)

案六:健脾益肾、活血利水治疗消渴

糖尿病脾肾两虚、痰瘀阻络之消渴,以健脾益肾、活血利水收效。

个人信息:张某,男,64 岁。

初诊:2010 年 3 月 21 日。

主诉:血糖升高 5 个月。

现病史:患者 5 个月前出现下肢水肿,当时查空腹血糖 22.0mmol/L,尿蛋白:+++,诊断为糖尿病,予糖适平、拜糖苹口服治疗。近期查餐后 2 小时血糖 11.0mmol/L,无明显"三多一少"症状,今来诊。刻下症:无口干多饮,纳食自控,右足麻木,肢水肿,无头晕,无心慌,大小便正常。外院诊断糖尿病视网膜病变Ⅲ期,高脂血症。

检查:舌质黯,舌苔薄白,脉弦。血压:140/90mmHg。辅助检查:随机血糖 12.5mmol/L,尿蛋白:150mg/dl,尿糖:100mg/dl。

中医诊断:消渴病,脾肾两虚,痰瘀阻络证。

西医诊断:2 型糖尿病,糖尿病肾病,糖尿病视网膜病变。

治法:健脾益肾,活血利水。

处方:自拟方加减。生地 15g,熟地 15g,山萸肉 12g,泽泻 10g,太子参 12g,五味子 10g,麦冬 10g,丹皮 10g,杜仲 10g,桑寄生 20g,生黄芪 20g,炒白术 10g,丹参 20g,车前子 20g(包煎),大腹皮 15g。

二诊(2010 年 4 月 7 日):患者遵医嘱服上方 14 剂。患者诉今晨饭后出现低血糖反应,现患者下肢稍肿,无头晕,无心慌,无肢体麻木,纳食自控,二便正常。检查:舌质黯,舌苔薄白,脉弦。血压:145/95mmHg。辅助检查:空腹血糖 5.9mmol/L,餐后 2 小时血糖 4.6mmol/L。辨证为阴阳两虚,痰浊内阻证,治法:平补阴阳,化痰利水。予:生地 15g,熟地 15g,山萸肉 12g,云茯苓 20g,泽泻 10g,丹皮 10g,桑白皮 20g,车前子 20g(包煎),菟丝子 15g,生黄芪 20g,丹参 20g,炒白术 10g,半夏 10g,浙贝 10g,枳实 10g。

按:本例患者已知糖尿病史并不很长,但出现水肿、临床蛋白尿,肾病、视网膜病变严重,可见其并不绝对与消渴病程成正比,提示本病应注意早期检查,早期诊断。该患者下肢水肿的同时出现右足麻木症状,结合舌质黯,舌苔薄白,脉象弦可知其脾肾不足外,存在痰瘀阻络之病机。故以生黄芪、炒白术健脾益气,太子参补气生津,麦冬滋阴为主,五味子敛精固涩,生地、熟地、山萸肉、杜仲、桑寄生补肾,丹参、泽泻、丹皮、车前子、大腹皮活血化气利水,标本兼顾,病得善后。

(整理:魏军平、陈银　审阅:林兰)

案七：清热化湿、佐以益气治疗消渴

糖尿病湿热内蕴、气阴不足之消渴，以清热化湿、佐以益气收效。

个人信息：赵某，男，56岁。

初诊：2010年7月25日。

主诉：消瘦、乏力1年。

现病史：患者2009年出现消瘦，乏力，体重下降5kg，未予重视，今来诊。刻下症：口干，口苦，口腔异味，多食易饥，视物模糊，无手足麻木，眠可，大便正常，小便色黄有异味。

检查：舌质黯红，舌苔白腻，脉弦细。身高176cm，体重79kg，血压：95/65mmHg。辅助检查：空腹血糖7.8mmol/L，尿常规：正常。

中医诊断：消渴病，湿热内蕴，气阴不足证。

西医诊断：糖尿病，糖尿病视网膜病变。

治法：清热化湿、佐以益气。

处方：自拟方。半夏10g，枳实10g，茯苓12g，甘草6g，藿香12g，砂仁6g，檀香6g，太子参12g，五味子10g，麦冬10g，柏子仁15g，生黄芪20g，竹叶6g，川连6g，决明子12g。

二诊（2010年8月10日）：患者遵医嘱服上方14剂。患者述口苦感明显减轻，仍感周身乏力，双下肢乏力尤甚，偶有视物模糊，纳可，睡眠好，大便正常，小便已澄清，仍有异味。检查：舌质红，舌苔白腻，脉弦细。血压：95/65mmHg。辅助检查：2010年7月27日查空腹血糖6.20mmol/L。上方继服7剂。

按：消渴病湿热证的主要原因与不良生活方式有关，如嗜食肥甘油腻，嗜食辛辣，吸烟嗜酒等导致脾胃受伤，聚湿生热。预防湿热的发生，要改变不良生活方式，做到饮食有节，勿吸烟，勿饮酒等。方中黄连、竹叶清热化湿，生黄芪、茯苓、半夏、藿香健脾祛湿，砂仁、檀香、甘草理气和胃。决明子、柏子仁、枳实清热通便，太子参、五味子、麦冬益气养阴以治本。患者服后湿热症状缓解，效不更方，原方继服。

（整理：魏军平、陈银　　审阅：林兰）

案八：滋阴益气、补肾活血治疗消渴

糖尿病气阴两虚夹瘀之消渴，以滋阴益气、补肾活血收效。

个人信息：赵某，女，52岁。

初诊：2010年6月20日。

主诉：消瘦、乏力、自汗2年。

现病史：2008年开始体重下降，伴乏力，自汗，手指麻木，当时查血糖17.7mmol/L，当地医院诊断为糖尿病，予唐力、太罗、甲钴胺片治疗，效果不佳。刻下症：消瘦，乏力，自汗，甚则大汗淋漓，无口干、多饮，手指麻木，纳眠可，大便排出费力，小便正常。既往卵巢囊肿病史4年。

检查：舌质红，舌苔薄白，脉弦细。辅助检查：随机血糖9.2mmol/L，尿白细胞：250个/μl，尿蛋白:25mg/dl,尿糖:100mg/dl,尿红细胞 5mg/dl。

中医诊断:消渴病,气阴两虚夹瘀证。

西医诊断:2 型糖尿病,糖尿病周围神经病变。

治法:滋阴益气,补肾活血。

处方:自拟方加减。太子参 12g,五味子 10g,麦冬 10g,柏子仁 15g,生地 15g,熟地 15g,山萸肉 10g,云茯苓 15g,泽泻 15g,丹皮 10g,枸杞 10g,知母 10g,黄柏 10g,苍术 10g,石韦 20g,冬葵子 15g。

二诊(2010 年 6 月 27 日):患者遵医嘱服上方 7 剂。患者自述乏力、自汗程度明显减轻,右手麻木减轻,大便排出稍费力,小便正常。检查:舌质淡黯,舌苔白腻,脉弦细。辅助检查:随机血糖 7.4mmol/L,尿常规:正常。予:太子参 12g,五味子 10g,麦冬 10g,柏子仁 15g,炒枣仁 15g,玉竹 10g,黄柏 15g,丹参 20g,砂仁 6g,半夏 10g,枳实 10g,生黄芪 20g。

按:中医文献对糖尿病周围神经病变无确切的记载和专门的病名,但就该病的临床表现,可将其大致归属于"痹证"、"痿证"、"脉痹"、"血痹"、"不仁"、"麻木"等。林兰教授认为本病是消渴病日久损及肝肾,导致肝肾气阴亏损,久病入络,络脉闭阻,不通则肌肤失荣,而出现肢体麻木、疼痛、局部发凉等症状,最终导致四肢萎废不用。故糖尿病周围神经病变的病机特征为本虚标实。本虚在于气阴不足,阴津耗损,兼内有虚热;标实在于痰浊闭阻,瘀血阻滞,痰瘀交阻,络脉不通。其中标实(痰瘀阻络)是糖尿病周围神经病变发病的直接病因。本案治以生脉散合知柏地黄丸补气滋阴,补肾活血获效。

(整理:魏军平、陈银　审阅:林兰)

3. **魏子孝医案**(3 则)

案一:益气养血活血、解郁安神治疗消渴致血痹

糖尿病周围神经病变气血亏虚、瘀血阻络之血痹,以益气养血、活血化瘀收效。

个人信息:杨某,女,53 岁。

初诊:2013 年 10 月 22 日。

主诉:四肢麻木发凉 1 年,加重 1 个月。

现病史:糖尿病史 13 年,平素血糖控制在空腹 8~10mmol/L,餐后 2 小时 10~15mmol/L 左右。予胰岛素强化控制血糖,腺苷钴胺营养神经。患者 1 年前无明显诱因出现四肢麻木发凉,尤以午后及夜间加重,伴阵发性出汗,近 1 个自觉上述症状加重。月经稀发半年。

检查:脉细弦,舌胖边齿痕黯红,苔薄黄。空腹血糖:8.2mmol/L。

中医诊断诊:血痹,气血亏虚、瘀血阻络证。

西医诊断:糖尿病周围神经病变。

治法:益气养血、活血化瘀。

方剂:方补阳还五汤加减。处方:生黄芪 30g、当归 12g、鸡血藤 30g、葛根 30g、蜈蚣 2 条、全蝎 9g、苍白术各 15g、丹参 30g、川芎 12g、白芷 10g、陈皮 10g、白芍 30g,水煎服、日一剂,7 剂。

二诊(2013 年 10 月 29 日):四肢麻木发凉减轻,唯手麻,二便调。舌体胖,黯红,齿痕,

苔薄白,脉细滑。加用柴胡 12g,郁金 12g 调肝、解郁安神。处方:生黄芪 30g、鸡血藤 30g、葛根 30g、蜈蚣 2 条、全蝎 9g、苍白术各 15g、丹参 30g、川芎 12g、白芍 30g、柴胡 12g、郁金 12g,水煎服,日一剂,7 剂。

三诊(2013 年 11 月 5 日):手足麻木明显缓解,睡眠欠佳。脉弦,舌体胖,边齿痕,红,苔薄白。考虑仍重用白芍养肝血,养血基础上安神、息风、加菖蒲、蝉衣、远志。处方:生黄芪 30g,鸡血藤 30g,葛根 30g,苍白术各 15g,川芎 12g,白芍 30g,柴胡 12g,郁金 12g,菖蒲 15g,远志 10g,蝉衣 10g,水煎服,日一剂,7 剂。

随访(2013 年 11 月 15 日):手足麻木症状缓解,无明显不适。

按:本案患者消渴日久,耗伤气阴,气血亏虚,再加上患者天癸将绝,气血不足,故血行瘀滞,脉络痹阻致四肢麻木发凉。魏教授认为,糖尿病周围神经病变(DPN)病机可概括为"气血阴阳虚损为本,痰瘀阻络为标",病位外及肌肤、筋肉、脉络,内及肝、肾、脾等脏腑,无论以虚为主或以实为重,瘀血贯穿于糖尿病周围神经病变始终。DPN 与古代文献"脚气"部分内容相似,"始起甚微……气力如故……先中手足十指……或先中足趺",在中医治疗方面有指导意义。根据 DPN 患者是否有水肿症状区分辨治,无水肿以血痹论治,伴水肿以湿脚气论治。魏教授强调,从血痹的顽固和发展趋势看,主张应用补阳还五汤方义,原因是必须保证益气养血与活血并重。消渴病痹证患者因症状痛苦,往伴随焦虑、失眠等精神症状,故常合并肝郁气滞,可增加肝郁血瘀证:症状见肢体麻木,肢末时痛,呈电击样或针刺样,入夜痛甚,影响睡眠,心烦,焦虑,情绪不稳定,大便或干,小便正常。舌质淡红或黯,苔薄白或黄,脉弦。故治法中当考虑疏肝理气,活血通络。

消渴日久,气血亏虚,血行瘀滞,致四肢麻木,脉细弦,舌胖边齿痕黯红,苔薄黄。四诊合参,症属气血亏虚,瘀血阻络。三诊均以补阳还五汤加减,益气补血,活血。重用白芍养肝血,养血基础上、安神、息风,加用菖蒲、蝉衣、远志,加用柴胡 12g,郁金 12g 调肝,解郁安神。充分体现了魏教授在治疗血痹方面益气养血与活血并重,配用解郁安神之品,达到解除病痛的疗效的治疗特色。

(整理:陈筑红、张广德 审阅:魏子孝)

案二:健脾通阳、活血利水治疗糖尿病肾病

糖尿病肾病脾肾亏虚、水湿内停之消渴,以健脾补肾、活血利水收效。

个人信息:王某,女,42 岁。

初诊:2013 年 6 月 19 日。

主诉:发现血糖升高 15 年,四肢水肿 8 月余,加重 2 个月。

现病史:患者 15 年前于当地医院确诊为"2 型糖尿病",先后口服二甲双胍、中药,皮下注射胰岛素及胰岛素泵等。1 年前患者自行停用胰岛素泵,未使用其他治疗药物。2012 年 12 月份查尿蛋白(++++),肾功能异常(具体不详),患者未治疗。近一年来患者双眼视力下降,右眼仅有光感。8 个月前出现间断性四肢水肿,未行诊治,近两个月来水肿症状加重,述周身肿胀感,尿量减少,体重增加 9kg。患者住院后予控制水、钠摄入,保证出入量负平衡,利

尿、控制血糖、血压等治疗。患者住院期间,病情加重,开始出现夜间胸闷憋气症状,症见:患者四肢及颜面水肿,胸闷憋气加重,夜间偶有憋喘,乏力明显,双下肢无力,酸软,纳可,眠差,二便调,既往高血压1年余,最高压150~160/100mmHg,未服降压药。对海鲜过敏。2013年3月份闭经至今。

检查:神清,精神弱,面部轻度浮肿,双眼视力下降,右眼仅有光感;听诊双肺呼吸音粗,未闻及明显干湿啰音;心界不大,心率85次/分,心律齐,二尖瓣闻及吹风样杂音;双上肢重度肿胀,双下肢呈重度指凹性水肿,双侧足背动脉搏动难触及,双侧胫后动脉搏尚可,双足皮温发凉,皮色不红,舌体胖边有齿痕,苔薄黄微腻,脉沉细数。入院检查:HBA1C 13.80%,血常规:血红蛋白98g/L,B型尿钠肽12047.00pg/ml,生化:Cr 249.20μmol/L,BUN 30.52mg/dl,ALB 21.50g/L,UA 351.80μmol/L,TCH 6.70mmol/L LDL-C4.60mmol/L,K 4.30mmol/L,Ca 2.02mmol/L,P 1.51mmol/L,肝功正常。24小时尿蛋白定量7.040g。心电图:动性心律,ST-T改变。腹部彩超:①胆囊扩大、胆囊充满型泥沙样结石或胆泥、胆囊壁水肿;②双肾弥漫性病变;③腹水(少量)。心脏彩超:①左心增大、左室功能减低;②心包积液(少量);③二尖瓣反流(中量);④主动脉瓣反流(少量)。24小时动态血压:最高压168/105mmHg,平均147/93mmHg。查体:P:85次/分 BP:160/100mmHg,BMI:25.65kg/m²,出入量:入1200ml,出2400ml;心率100次/分。

中医诊断:①消渴;②水肿,脾肾亏虚、水湿内停证。

西医诊断:①糖尿病肾病慢性肾功能不全肾病综合征肾性贫血;②糖尿病周围神经血管病变;③糖尿病视网膜病变;④高血压病;⑤慢性心功能衰竭胸水腹水。

治法:健脾补肾、活血利水。

方药:参芪地黄汤合五苓散、葶苈大枣汤加减:生黄芪30g,陈皮10g,白术45g,黄精15g,党参12g,猪苓15g,茯苓20g,泽泻15g,桂枝15g,川芎12g,葶苈子30g,冬瓜皮30g,川牛膝12g,焦山楂12g,焦神曲12g,栀子10g,益母草30g,水煎服,日1剂,7剂。

食疗方:黄芪鲫鱼汤:黄芪30g,生山楂15g,椒目10g,肉桂6g,苍术12g,白术12g,鱼半斤醋调每周2次。

同时配合降糖、降压、利尿、改善心功能等西医治疗。

二诊(2013年6月26日病房):6月25日辅助检查:B型尿钠肽8959.00pg/ml;血常规:血红蛋白90g/L,生化:白蛋白23.70g/L,CREA 330.0μmol/L。症见下肢水肿症状缓解,上肢水肿减轻不明显,无胸闷憋气,纳可,眠可,二便调。舌胖边有齿痕略黯红,苔薄黄腻,脉弦细。上方去栀子,党参加量为15g,加当归15g,芡实15g,金樱子15g。水煎服,14剂,日一剂。食疗方继服。对应调整西药治疗方案。

三诊(2013年7月17日病房):辅助检查:B型尿钠肽3600.00pg/ml;24小时尿蛋白定量5.526g;血常规:血红蛋白84g/L;生化:白蛋白29.60g/L;CREA 322.70μmol/L。患者水肿消退,无明显不适。舌胖,边有齿痕,略黯红,苔薄黄微腻,脉弦细。上方去焦山楂、焦神曲、葶苈子、冬瓜皮、川牛膝、益母草,加鸡血藤30g,怀牛膝12g,杜仲12g,生山楂15g,菟丝子12g,生军6g(后下)。水煎服,14剂,日一剂,食疗方继服。患者好转出院。

四诊(2013年8月1日门诊):患者劳累后仍有下肢肿,纳食正常,不恶心,大便不成形,

2~4 次 / 日,不伴腹痛,精力、体力均有改善,外院复查:血白蛋白 36g/L。上方增菟丝子为15g,减生军为 3g,继服 14 剂;食疗方加生姜 10g,继服 7 剂。

五诊(2013 年 9 月 12 日门诊):患者外院辅查:血常规:血红蛋白 84g/L;生化:CREA 282.19μmol/L;尿常规:尿蛋白(+++),少许白细胞、红细胞。症见:晨眼睑肿,下午腿肿,体力精力明显改善,大便 1~2 次 / 日,成形。舌胖边有齿痕略黯红,苔薄黄微腻,脉稍弦。7 月 17日方去怀牛膝,加土茯苓 30g,继服 7 剂,水煎服,日一剂。

此后患者每 1~2 个月门诊随诊,水肿症状稳定,偶因劳累等加重,肾功能复查血 Cr 270~290μmol/L, ALB 30~33g/L。

按:此病例是中西医结合治疗优势互补的典型病例。患者有糖尿病、糖尿病视网膜病变、糖尿病肾病、慢性肾功能不全,肾病综合征,高血压,心功能不全等,魏教授认为西医在治疗此病的优势就在于应用西药控制血糖,血压,减轻心脏负荷,改善心衰症状等,而中医治疗的优势在于扶正。低蛋白血症、肾功能不全在中医皆属"痨病"范畴,即为虚劳病证。《素问·通评虚实论》中云:"精气夺则虚",可以作为虚劳病证一类疾病的纲领,而《素问·调经论》中所谓:"阳虚则外寒,阴虚则内热",则提出了虚证的分类及其疾病表现。对虚劳病因的认识《理虚元鉴·虚证有六因》有较为全面的归纳:"有先天之因,有后天之因,有痘疹及病后之因,有外感之因,有境遇之因,有医药之因",而其病机主要为气、血、阴、阳的亏损,病损主要为五脏,尤以脾肾为主。魏教授强调治疗"痨病"当扶正为先,治病祛邪,治病留人。结合此案患者的治疗,魏师亦是重视脾肾,养后天以养先天。

患者脾肾亏虚,水湿内停,津液输布不利,症见四肢及颜面水肿,进一步发展至水饮凌心,而见胸闷憋气等症状,结合西医病理分析,微观辨证伴"血瘀"证,治疗以健脾行气、通阳活血利水为法组方用药。中医治疗当以益气健脾为先,同时考虑用药不能壅滞,1 诊、2 诊方以黄芪为君,配以陈皮,静中有动,动中有静,补而不滞;同时加用春泽汤,方中桂枝以通阳化气利水;黄精性味平和,滋肾益精;肉桂守而不走,引火归元;葶苈子泻胸腹之水,配合冬瓜皮加强利尿效果且用药安全;芡实、金樱子收敛固涩,减少尿蛋白,且虽为收涩药物但不敛邪;川芎、牛膝升降出入,活血,引血下行;益母草活血利水;当归活血润肠,助排毒;焦楂曲助消导;大黄:通腑解毒。3~5 诊,患者水肿情况明显改善,故去葶苈子、冬瓜皮等利水之品;减益母草、川牛膝等活血利水之品,加用杜仲、怀牛膝、菟丝子等药味,加强补肾益精之功以滋养先天、健脾补肾固护正气。配合鲤鱼汤食疗,健脾利水、扶助正气恢复。从西医治疗角度来说,一方面既能很好的利水减少心脏负荷,另一方面又能减少尿蛋白的丢失改善低蛋白血症。

(整理:邵鑫、张广德　审阅:魏子孝)

案三:清热滋补肝肾治糖尿病性阳痿

糖尿病性阳痿肝郁化火、伤肾阴虚夹瘀血、湿热之阳痿证,以清热滋补肝肾,佐以活血、化湿、安神收效。

个人信息:卢军,男,42 岁。

初诊:2011 年 4 月 6 日。

主诉:渴饮、多食、消瘦8年,阳痿1年。

现病史:患者8年前突然出现口大渴,每日大量饮水仍不能缓解,无恶心呕吐,无神志不清,10天后因阴囊水肿于空军医院就诊,查血糖>30mmol/L,诊为"2型糖尿病性酮症酸中毒",予补液消酮、降糖后症状好转出院。出院后胰岛素方案为诺和灵30R早16U,晚18U,皮下注射。在未控制饮食及运动情况下,体重下降2kg,血糖控制较差,1年前出现阳痿。现患者阳痿,视物模糊,乏力,常有饥饿感,每日主食1斤,耳鸣,腰酸膝软,右手小指指端麻木,颈部不适,平素脾气急躁,日饮水量1暖瓶,纳可,眠差,难以入眠,每日服用艾司唑仑方可入睡,睡后仍感疲惫,小便可,大便一日2次。既往高血压病史2年,最高血压150/100mmHg,曾间断服用硝苯地平控释片,因服药后血压下降后不适,自行停药。高脂血症病史1年,

检查:今日随机血糖:9.6mmol/L。舌红,边有齿痕,苔薄黄腻,脉滑略细。

中医诊断:阳痿证,属肝郁化火,肾阴虚夹瘀血、湿热。

西医诊断:①糖尿病性阳痿;②高血压1级;③高脂血症。

治法:清热滋补肝肾,佐以活血、化湿、安神。

方药:丹栀逍遥散合安神定志丸化裁。丹皮12g,泽泻15g,川牛膝12g,苍术15g,生蒲黄包15g,茯苓神各15g,菖蒲15g,黄连3g,远志10g,葛根20g,苏叶10g,赤白芍15g,肉桂3g,蜂房10g,川芎12g。14剂,水煎服,日1剂。

二诊:视物模糊、乏力、耳鸣、腰酸膝软减轻,睡眠转佳,仍阳痿。严格控制血糖,配合营养神经药,中药守上方21剂,1个月后阳痿有所好转。

按:糖尿病性阳痿病因比较复杂,目前认为主要与血管、神经病变及生殖内分泌激素的变化有关,可归属中医的"消渴"、"阳痿"等范畴。其中医发病病机历代医家多认为与禀赋素弱、先天不足,肾元亏虚密切相关,从肾治疗为主。近年来认识到糖尿病阳痿的发病与肝、脾和瘀血等密切相关,强调从肾、脾、肝三方面着手论治。本案病属肝郁化火伤肾阴虚为主,故以丹栀逍遥散合安神定志丸化裁取效。方中露蜂房的功用兴阳起痿,能解任何部位的顽固疮疡肿毒,缓解风湿痹痛,魏教授强调应用时注意两点:①露蜂房应视为对症药,在辨证组方的基础上,配合应用,以突出疗效;②用量不可大,因露蜂房质地很轻,煎药时总浮在汤液的表面,极易沸腾溢出,量大则更明显。一般用量9克左右。魏教授认为,糖尿病性阳痿中医治疗应注意三点:①要审证求因,以温阳补肾、益气养阴为主,同时要疏肝、运脾、活血、祛湿;②糖尿病性阳痿以器质性阳痿为多,瘀血贯穿于发病的整个过程,因此要注意活血化瘀通络;③由于补阳药物多燥热,在补肾之中要注意防止损伤阴津,防止加重消渴病病情。

(整理:张广德　审阅:魏子孝)

第四节　脂　　浊

【概述】脂浊是指因脾的运化功能失常,导致多余的脂质积存于血脉中形成的,以血液运行不畅为主症的病证。病位在脾胃,与肝关系密切。多由饮食不节、情志不畅、年迈体虚等原因引起。西医学的高脂血症、冠状动脉粥样硬化性心脏病,以及部分肝、血管疾病,以血

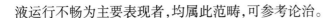

液运行不畅为主要表现者,均属此范畴,可参考论治。

名医案例

翁维良医案(1则)

案一:清热化湿、活血化瘀法治疗脂浊

高脂血症湿热瘀结之脂浊,以清热化湿、活血化瘀之剂收效。

个人信息:钟某,男,31 岁。医案编号:1022H0003。

初诊:2009 年 6 月 4 日。

主诉:体检发现血脂高 2 年。

现病史:患者体检发现血脂增高 2 年余,服用降脂药血脂可下降,但停用后即反复,为求中医治疗来诊。患者体型偏胖,腹部痞满,偶有胸闷,余无明显自觉症状。

检查:舌体胖大,舌质黯,有瘀点,边有齿痕,舌苔黄腻,脉沉弦。辅助检查(2009 年 6 月 4 日):甘油三酯 2.8mmol/L、胆固醇 6.1mmol/L。

中医诊断:脂浊——湿热瘀结。

西医诊断:高脂血症。

治法:清热化湿,活血化瘀。

方药:自拟方。茵陈 12g,金钱草 12g,土茯苓 15g,泽泻 12g,地丁 12g,五味子 10g,赤芍 12g,红花 12g,丹皮 12g,决明子 12g,神曲 15g,生山楂 15g。水煎服,日 1 剂,分早晚 2 次温服。

二诊(2009 年 7 月 2 日):患者病情,明显好转,患者服上方 1 个月后复查血脂明显下降(甘油三酯 2.3mmol/L)。由于天气闷热,感困倦乏力。舌苔黏腻,脉沉弦滑。时值暑湿季节,湿气偏盛,上方加入藿香、佩兰加强祛湿解表之功,处方:茵陈 12g,金钱草 12g,土茯苓 15g,泽泻 12g,地丁 12g,五味子 10g,赤芍 12g,红花 12g,丹皮 12g,决明子 12g,神曲 15g,生山楂 15g,藿香 12g,佩兰 12g。上方续服 14 剂,日 1 剂。少量频服。

按:患者体检发现血脂增高,且形体肥胖,胖人多痰湿,治疗清热利湿、健脾祛痰为主。患者形体肥胖,平素喜食厚味,导致脾虚运化失常,湿热内蕴,湿浊内蕴生痰生瘀,阻碍水谷精微运化而发为浊脂。痰浊壅聚于内,致血脉瘀阻,脉络壅滞不畅而出现胸闷,舌体胖有齿痕苔黄腻为有湿热,舌质黯,脉弦为有瘀血之象。方中茵陈、金钱草清热化浊,茯苓、泽泻利湿,赤芍、红花、丹皮活血化瘀,神曲、山楂健脾助化浊。全方共奏清热化湿,活血化瘀之效。

(整理:李秋艳 审阅:翁维良)

第五节 汗 证

【概述】汗证是指人体阴阳失调,营卫不和,腠理开阖不利而引起汗液外泄的病证。汗

证一般分为自汗、盗汗、绝汗、战汗、黄汗等。

😊 名医案例

1. 陈鼎祺医案（1则）

案一：滋阴降火，阴阳双补治疗汗证

自主神经功能紊乱阴虚火旺、阴阳两虚之汗证，以滋阴降火，阴阳双补之剂收效。

个人信息：葛某，女，51岁。

初诊：2010年3月22日。

主诉：汗多10余年，加重2个月，反复眩晕3年。

现病史：近10年来，出汗过多，情绪紧张则加重，夜间盗汗，每因出汗过多常需起床换衣，曾口服玉屏风散、河车大造丸等药物，汗出稍有减少，停药则汗出如故；近2个月停经后汗出较前明显加重，夜间需换衣2次，伴面部烘热，咽喉不利，偶有少量白痰，口干，稍劳则低热，T:37.4℃，眩晕，偶耳鸣，腰酸，夜眠不实，时有便血，系便后鲜血，排出不畅，肛门下坠，里急后重感，小便可。既往有颈椎病、高脂血症、痔疮史。

检查：舌黯，苔薄黄，脉沉弦。甲状腺功能：正常；心电图：大致正常。血胆固醇：6.4mmol/L。

中医诊断：汗证，属阴虚火旺，阴阳两虚。

西医诊断：自主神经功能紊乱，更年期综合征，高脂血症，痔疮。

治法：滋阴降火，阴阳双补。

方药：知柏地黄汤合牡蛎散加减：盐知母10g、盐黄柏10g、山茱萸10g、煅牡蛎30g（先）、生地黄15g、熟地黄12g、枸杞子10g、煅龙骨30g（先）、麻黄根10g、大青叶15g、炒栀子6g、石菖蒲12g、当归10g、巴戟天10g、荷叶12g、菊花10g、金银花15g、玉竹15g、淫羊藿10g、红景天12g、炒决明子12g、葛根30g。7剂。水煎服，日1剂，分2次服。

二诊（2010年3月29日）：烘热汗出明显好转，口干减轻，体温恢复正常；仍有咽喉不利，手心热，偶头晕、耳鸣、腰酸，大便可，小便正常，睡眠欠佳，食欲不振，有时鼻衄。舌黯，苔薄黄，脉沉小。汗出减少，上方去煅龙骨、煅牡蛎，加鸡内金10g、木香9g以理气开胃，继进14剂。

三诊（2010年4月19日）：烘热汗出基本未作，近来眼睑浮肿，咽喉发紧，无咽痛，耳鸣头痛消失，低热消失，偶头晕、耳鸣、腰酸重，食欲不振，睡眠欠佳，每日睡眠5小时。大便可，小便正常。舌黯红，苔薄黄，脉沉小。下肢略肿。初诊方去煅龙骨、煅牡蛎，加盐车前子20g、炒酸枣仁15g，以消肿安神。再进21剂。

四诊：药后烘热汗出未再发作，头晕减轻，睡眠改善，眼睑浮肿消失。舌红苔薄黄，脉沉细。复查胆固醇降至5.2mmol/L，诸症减轻，改服成药刺五加脑灵液、知柏地黄丸收功。

按：本例汗证发作多年，后逢更年期症状加重，女子七七，天癸竭，肝肾阴虚于内，封藏不固；火亢于上，汗液外泄不止。故用知柏地黄汤滋阴降火，敛阴止汗，予牡蛎散收敛止汗；"津汗同源"，汗出日久，易伤津液，故又加入葛根、玉竹，联合生、熟地滋阴生津，防止汗出伤津。

方中一派滋阴降火药中又加入巴戟天、淫羊藿两味补肾阳药,实寓"阴阳互根","阳中求阴"之意。

(整理:刘宗莲 审阅:陈鼎祺)

2. 孔令诩医案(1则)

案一:清热利湿顾气阴治疗汗证

糖尿病自主神经病变湿热之汗证,以清热利湿兼顾气阴收效。

个人信息:薄某,男,80岁。医案编号:1017Q0044。

初诊:2010年3月24日。

主诉:稍动则汗出,尤以身右侧明显1个月。

现病史:患者于1个月前因糖尿病出现乏力困倦,稍动则汗出,尤其偏重于身体右侧,伴右大腿局部热痛,皮肤颜色正常。

检查:舌质红、舌苔腻,脉滑有力。

中医诊断:汗证,属湿热颇重,三阴受伤。

西医诊断:2型糖尿病,糖尿病自主神经病变。

治法:清热利湿兼顾气阴。

方药:自拟方。

佩兰10g,砂仁5g(后下),枳实10g,鸡内金20g,炒白术10g,法半夏10g,猪苓20g,黄芩10g,黄柏10g,知母5g,公英10g,生黄芪15g,麦冬15g,淮小麦30g,大腹皮10g,泽泻10g,红藤10g,草河车10g。7剂,每日1剂,水煎服,早晚分服。

本案特点:清热药多苦寒,过则伤脾胃,养阴不慎则助湿,此时选药可看出医生的临床功底,所选药物及剂量需要长期的临床积累,孔老师善化湿热,选药精良,可收事半功倍之效。佩兰、砂仁芳香辛散,攘开湿邪外围,猪苓甘平利水道、泽泻甘寒消水、公英、黄芪清热利小便益气,"渗湿于热下"。知母、麦冬清热养阴且有降糖作用,淮小麦养心敛汗。知母、黄柏、黄芩清热燥湿,枳实、白术、内金健脾止汗消食导滞,红藤活血通络。

二诊(2010年3月31日):服药后腻苔化,尚偏厚,出汗、大腿局部热痛逐渐减轻。近日口干,午休不安,平时有午休的习惯。舌红少津苔偏厚,脉滑。湿已化,滞热伤及阴分。原方加减。花粉10g,生枳实10g,内金20g,土炒白术10g,法半夏10g,猪苓20g,黄芩10g,黄柏10g,知母5g,公英10g,生黄芪15g,麦冬15g,淮小麦30g,大腹皮10g,泽泻10g,红藤10g,草河车10g,焦槟榔10g。14剂,每日1剂,水煎服,早晚分服。

按:患者乏倦重,一则由于湿困于脾;稍动则汗出,偏于身右侧,乃热伤气分,气虚不摄。此外热亦伤阴,气阴不足亦乏倦。大腿局部热痛,皮肤颜色正常,乃湿热阻于络脉。舌红苔腻脉滑有力,乃湿热明证。临床观察糖尿病日久有气阴不足之象。治拟清热利湿兼顾气阴。用药后出汗、大腿局部热痛减,腻苔化,可见辨证正确。腻苔化乃湿去,口干舌红少津是热伤阴分,苔厚偏黄是滞热尚在,孔老师常用枳实、槟榔化滞,药量不宜大,最多10g。口干,舌红少津是滞热伤及阴分,故加花粉。

(整理:李娟 审阅:徐世杰)

3. 余瀛鳌医案（1 则）

案一:清热渗湿治疗阴汗

阴道炎下焦湿热、郁滞不行之阴汗,以渗湿利水、清肝止带收效。

个人信息:徐某,女,29 岁。

初诊:1978 年 6 月 10 日。

主诉:阴部汗出两周余。

现病史:先有发热(38.3℃),头痛,身体重痛,腹满食减,小便短涩,黄赤,带下色微黄而量多。经请中医施治,诊为湿热型外感,经治后热退,头痛缓轻,唯溺短涩,带下黄未见著效。又服原方数剂,病势不退,反增局部阴汗,近一周阴汗甚多,患者穿两条裤衩,半日即须更换,甚以为苦。延余老师会诊,诊其脉濡数、微弦,苔薄黄腻。

中医诊断:阴汗,属下焦湿热、郁滞不行。

西医诊断:阴道炎。

治法:渗湿利水,清肝止带。

方药:龙胆草 15g,滑石(包煎)15g,猪苓 8g,黄柏 10g,山药 12g,苡仁 30g,茯苓 12g,肉桂 4g,灯心草 4g。10 剂,水煎服。外用药:煅蛤粉、煅牡蛎各 30g,研极细末,绢袋盛,外扑于阴部。

经治约两周,即告痊愈。

按:阴汗大多由于肝肾湿热所诱发,治宜渗湿利尿,兼清肝肾。本例患者外感后湿热留恋,酝酿下注于外阴,致使阴部汗出,久久不愈,故治疗当予清化渗利,助其气化外驱,故在众多清热利湿之品中反佐肉桂。此外,但阴汗亦有湿热其他见症不明显的情况,多见于老年人,往往除阴汗外,有腰酸膝软等症,此多属肾虚,前贤有用青娥丸(《太平惠民和剂局方》:补骨脂、胡桃肉、杜仲、大蒜)施治者,余老师曾试用,确有良效,其外治法则与"湿热阴汗"相同。

(整理:李鸿涛 审阅:余瀛鳌)

4. 周文泉医案（1 则）

案一:滋阴降火法治疗自汗

自主神经功能紊乱气阴不足之自汗,以滋阴降火收效。

个人信息:毛某,女,63 岁。

初诊:2013 年 8 月 21 日。

主诉:多汗半年。

现病史:患者半年前无明显诱因出现易汗,动则汗出,气短,胃不适,纳可,大便溏,1~2 次/日,小便可,眠可,易口腔溃疡,易急躁。

检查:舌红,有瘀点,苔薄白。脉细。

中医诊断:自汗,属气阴不足。

西医诊断:自主神经功能紊乱。

治法:滋阴降火。

方药如下:当归12g,黄芪20g,黄柏12g,黄芩12g,黄连6g,麻黄根30g,生熟地^各12g,生龙牡^各30g,浮小麦30g,黄精12g,合欢皮30g,丹皮12g,栀子12g。水煎服,日一剂。

二诊(2013年9月4日):汗出减少,大便偏稀,日一次,无口干口渴,气短减轻,纳食欠佳,消化不好,眠可。舌红,有瘀点,苔白。脉细。方药如下:黄芪30g,白术12g,防风10g,麻黄根30g,党参30g,茯苓15g,芡实12g,山药12g,浮小麦30g,桑叶15g,合欢皮30g,生龙牡^各30g。水煎服,日一剂。

按:汗为心之液,汗液是津液通过阳气的蒸腾气化后,从汗孔排出的液体。所以《素问·阴阳别论》说:"阳加于阴谓之汗。"阴盛则阳虚不能外固,故自汗;阳盛则阴虚不能内守,故盗汗。醒时汗出为自汗,寐时汗出为盗汗。但临床上,很多患者难以截然区分出盗汗或自汗,多数是两者同时存在,既有夜间睡眠后汗出,又有白天动则汗出如流水。正如《景岳全书·杂症谟·汗》中提出了"自汗盗汗亦各有阴阳之证,不得谓自汗必属阳虚,盗汗必属阴虚"之论。

当归六黄汤出自李东垣所著的《兰室秘藏》一书,它被称为"治盗汗之圣药",主治阴虚火旺所致的盗汗。方中当归养血增液,血充则心火可制;生地、熟地入肝肾而滋肾阴。三药合用,使阴血充则水能制火,共为君药。用黄芩泻上焦火,黄连泻中焦火,黄柏泻下焦火,君臣相合,热清则火不内扰,阴坚则汗不外泄。汗出过多,导致卫虚不固,故倍用黄芪为佐,一以益气实卫以固表,一以固未定之阴,且可合当归、熟地益气养血。诸药合用,共奏滋阴泻火,固表止汗之效。本方的配伍特点:一是养血育阴与泻火彻热并进,标本兼顾,使阴固而水能制火,热清则耗阴无由;二是益气固表与育阴泻火相配,育阴泻火为本,益气固表为标,以使营阴内守,卫外固密,发热盗汗诸症相应而愈。临床上,周师通过加减变化,根据汗证患者的伴随症状的不同,使其既可以用来治疗盗汗,也可以治疗自汗。

本案患者动则汗出,无明显诱因,是为自汗。一诊时患者热象明显,由于此方有清热,化湿,育阴,固表之功,故以当归六黄汤加味,加丹皮、栀子加强清热除烦力量。其急躁易怒,故加生龙牡重镇潜阳安神,并有收敛固涩之力,浮小麦养心安神敛汗。二诊时患者火热症状缓解,本虚之证显露,故以扶正为主,辅以祛邪。玉屏风散合四君子汤加减以补益肺脾,益气固表,同时加麻黄根、浮小麦加强敛汗力量。

(整理:韦云)

第六节　内伤发热

【概述】内伤发热是指由七情内伤,劳倦过度,饮食失节,久病正虚,瘀血内停等因素而致阴阳气血虚损、脏腑功能失调所引起的,以发热为主要表现的病证。临床上多表现为低热,或自觉发热而体温正常,少数可出现高热,或随季节、昼夜变化定时发热。本病证相当于西医的功能性低热、肿瘤、血液病、结缔组织病、内分泌代谢性疾病、慢性特异性或非特异性感染性疾病引起的发热,以及某些原因不明的发热等。

名医案例

1. 安效先医案(1 则)

案一:调和营卫、滋阴退热法治疗低热

功能性低热营卫失和之低热,以调和营卫、滋阴退热收效。

个人信息:陈某,女,13 岁。

初诊:2009 年 3 月 16 日。

主诉:低热 1 月余。

现病史:患儿近 1 月余,无明显诱因发热,体温波动于 37~37.5℃,夜间较明显,无尿频、尿急,无关节痛,汗不多。曾服养阴清热方,热退 1 天后又升高。

检查:舌质淡红,舌体胖大有齿痕,苔白,脉浮缓。体温 37.5℃,咽不红,心肺腹检查未见异常。

中医诊断:低热,属营卫失和。

西医诊断:功能性低热。

治法:调和营卫,滋阴退热。

方药:桂枝汤合青蒿鳖甲汤加减。桂枝 10g,生白芍 10g,炙甘草 6g,生姜 10g,大枣 10枚,青蒿 10g,白薇 10g,牡丹皮 10g,地骨皮 10g,炙鳖甲 10g,上方 7 剂,水煎服,日一剂,每次 200ml,每日 2 次。

二诊(2009 年 3 月 23 日):服药后体温正常,舌质淡红,舌体胖大,苔白,脉缓。原方加煅牡蛎 20g,继进 5 剂后,脉证转常,半年后随访未见复发。

按:患儿持续低热较长时间,各项检查未见明显异常,安教授认为应属于功能性低热,依据患儿表现属营卫失和,当用桂枝汤调和营卫,尤在泾《金匮心典》中说:"桂枝汤,外证得之,为解肌和营卫;内证得之,为化气和阴阳。"安教授认为桂枝汤对体质虚弱而营卫不和或外感发热自汗出之证均可适用。儿童阴常不足,久热伤阴故夜间体温偏高,合青蒿鳖甲汤滋阴退热,则低热可除。

(整理:潘璐 审阅:安效先)

2. 卢志医案(1 则)

案一:解表清里法治疗小儿低热

不明原因发热风热袭表、阴虚内热之低热,以解表清里收效。

个人信息:吴某,男,5 岁。医案编号:1010Q0024。

初诊:2014 年 6 月 14 日。

主诉:低热 1 月余。

现病史:患者于 1 个月前因受凉后出现发热,最高 38.9℃,伴咳嗽咳痰。诊疗经过:口服退烧药及小儿豉翘清热颗粒后,体温可降至正常,之后又反复出现发热,体温在 38.1℃左右,咳嗽缓解。昨日夜间发热,体温 38.1℃。刻下症:低热,头痛,头汗出,手足心热,无咳嗽咳痰,无腹痛腹泻,纳食一般,睡眠、大小便正常。

查体:舌红苔薄少,脉细。体温 37.8℃。

中医诊断:低热,属风热袭表,阴虚内热。

西医诊断:发热待查。

治法:解表清里。

方药:银翘散合蒿芩清胆汤加减。金银花 10g,连翘 10g,薄荷 9g,防风 9g,牛蒡子 10g,薄荷 3g,桔梗 3g,竹叶 6g,淡豆豉 10g,芦根 15g,知母 10g,青蒿 10g,黄芩 9g,牡丹皮 10g,黄连 3g,炒栀子 6g,甘草 3g。5 剂,水煎服。中成药:羚羊角粉 0.3g,日 2 次,口服。

二诊(2014 年 6 月 19 日):低热、头痛已无,头汗出减少,手足心热减轻。无咳嗽咳痰,无腹痛,自昨日开始腹泻,日 4~5 次,水样便,无呕吐,纳眠可,二便调。舌红苔薄少,脉细。证属湿热壅盛,治法:健脾益气,清热利湿。葛根芩连与五苓散加减。葛根 10g,黄芩 9g,炒白术 10g,泽泻 9g,黄连 3g,木香 3g,猪苓 15g,茯苓 10g,山药 10g,莲子肉 10g,生薏苡仁 10g,藿香 10g,甘草 3g。7 剂,水煎服,日 2 次。

按:本案小儿发热乃由外感风寒所致,小儿肺常虚,易受外邪侵犯,肺失宣降,正邪交争则见发热,故以辛凉清轻之银翘散以除肺热;又小儿脾常虚,患儿素体娇弱,感受外邪后以致气机阻滞,脾胃运化不利,湿热内蕴,下迫肠腑则见泄泻,故后期以健脾益气,利湿为主。脾肺同治,疗效显著。

(整理:韩斐 审阅:卢志)

3. 路志正医案(1 则)

案一:益气和营法治疗内伤发热

长期不明原因发热气阴两虚、营卫不和之内伤发热,以益气和营收效。

个人信息:周某,女,43 岁。

初诊:1974 年 3 月 26 日。

主诉:间断发热 7 年。

现病史:1967 年 6 月开始出现低热,伴恶心、头昏等症,在齐齐哈尔市一医院保健门诊按感冒治疗未愈。同年 11 月以"发烧待查"收住齐齐哈尔市一院,先以抗结核治疗 1 个月无效,改用抗风湿疗法,口服阿司匹林、抗生素、醋酸泼尼松每日 30mg,2 周后体温恢复正常,但停药后又复升至 38℃以下,直至 4 个月后出院低热未退。1968 年 3 月曾做十二指肠引流、妇科检查、血常规、血沉、抗"O"、血糖、"OT"试验等检查均正常。住入当地部队某医院,仍考虑结核病,又以抗结核治疗未果。1969 年 7 月,突然高热,体温 39.8~40.4℃,查胸片、血常规、血沉等均正常,两次住院用红霉素、氢化可的松、PAS(对氨基水杨酸钠)静点,服中药 30

余剂,曾用过犀角、羚羊角等,体温降至 37~38℃而出院。直至 1972 年 3 月,体温仍 37.8℃左右。尿培养显示枯草杆菌生长,余检查未见异常。赴哈尔滨医学院附院住院,疑为肾结核,予以对症及抗结核治疗,体温仍未恢复正常,且有气短乏力,心悸而烦,手足发热脱皮,大便干燥,月经先期量少,有时 1 月 3 至。现每天上下午均有发热,疲劳后尤甚。

检查:舌苔白腻,脉弦而小数。

中医诊断:发热,属气阴两虚、营卫不和、脾虚肝郁。

西医诊断:发热原因待查。

治法:益气和营、滋阴清热。

方药:太子参 9g,桂枝 9g,白芍 12g,生黄芪 9g,当归 9g,白薇 9g,银柴胡 6g,稽豆衣 9g,佛手 9g,杏仁 6g,竹茹 9g。4 剂,水煎服,日 1 剂。

二诊(1974 年 4 月 4 日):进上方 4 剂,病情无明显变化,心悸气短,舌脉如前。仍以益气和营为治。太子参 6g,生黄芪 9g,炒白术 9g,桂枝 9g,白芍 12g,银柴胡 6g,白薇 9g,玉竹 9g,谷芽、麦芽各 12g,当归 9g,地骨皮 9g,醋香附 9g。10 剂,水煎服。

三诊(1974 年 4 月 18 日):进上药心悸、气短缓解,惟低热未退,月经前期,1 月 3 至而量少。再以前法,佐入养血之剂。太子参 9g,生黄芪 12g,桂枝 9g,党参 12g,白芍 12g,银柴胡 9g,青蒿 6g,白薇 6g,丹皮 9g,地骨皮 9g,玉竹 12g,秦艽 6g,醋香附 9g,生姜 3 片为引。6 剂,水煎服。

四诊(1974 年 4 月 26 日):太子参 9g,生黄芪 12g,桂枝 9g,炒白术 9g,竹柴胡 6g,白芍 12g,山药 12g,当归 12g,茯苓 12g,法半夏 9g,陈皮 9g,党参 12g。4 剂,水煎服。

五诊(1974 年 5 月 8 日):进上方 4 剂,低热已退,6 天未发,胃纳增加,手足已不发热,过去皮肤干燥、无汗、甲错脱屑,现在时有微汗,已不干燥,过去精神困倦、口不渴,现精力较充,口渴思饮,舌质淡苔白,脉细弱。再拟前法巩固。太子参 9g,生黄芪 12g,当归 12g,白芍、赤芍各 12g,桂枝 9g,白薇 9g,稽豆衣 9g,玉竹 9g,半夏 6g,杏仁 9g,甘草 3g。10 剂,水煎服。

随访:患者返乡续服药 2 个月,随访 3 个月病情缓解。

按:患者中年女性,久居东北地区,不明原因间断发热 7 年,最高达 39.8~40.4℃,经多方诊治,仍持续低热(38℃以下)达 2 年,西医诊断不明,无特殊有效治疗。此次于春季求诊于路师,患者久病发热,损耗气阴,证属内伤;春主生发,白天为阳,脾虚气弱,阳气不得升发,郁陷为热,故发热多于白天;脾主四肢,劳则气耗,则疲劳后发热尤甚,且易手足发热;又郁热暗耗营阴,脾失统血,经血淋漓,更使气虚血枯、营卫不和、心神失养,而见心悸气短、神倦乏力、纳少、口不渴、大便干燥、皮肤干燥脱屑、无汗、月经先期量少等症;结合舌苔白腻、脉弦而小数,显系又有脾虚肝郁、心胆痰扰之象。治法以益气和营、滋阴清热、温胆宁心。方选归芪建中汤、温胆汤意化裁。药用太子参、党参、生黄芪、桂枝、当归、白芍健脾益气、升发脾阳、养血和营;先后加玉竹、白薇、银柴胡、秦艽、青蒿、丹皮、地骨皮、稽豆衣等,寒凉而不苦泄,滋阴而不柔腻,清透营血分虚热;配佛手、香附、谷芽、麦芽、杏仁、竹茹等,疏肝肃肺、温胆和胃、化痰宁心。服药 1 个月后,心悸、气短等症好转,继益气运脾和胃、疏肝养血和营,采用归芪建中汤合六君子汤、逍遥散化裁,进一步鼓舞脾阳,服药 4 剂,低热尽退,胃纳增加,口欲思饮,皮肤微汗润泽,精神转佳。仍脉细弱,舌质淡苔白,再拟益气和营、健脾和胃法巩固而愈。由此看出,路师的益气和营、健运脾胃等法,针对内伤气虚发热、兼阴血亏虚者,可谓是对甘温除热法运用的进一步发展。

(整理:杨凤珍、郑昭瀛　审阅:朱建贵)

4. **蒋位庄医案**(1 则)

案一:补气活血治疗内伤发热

术后发热气虚血瘀之内伤发热,以补气活血收效。

个人信息:钱某,男,59 岁,农民。

初诊:2004 年 11 月 11 日。

主诉:腰椎术后腰痛 5 天,发热伴乏力 3 天。

现病史:患者 5 天前行腰椎手术,3 天前出现发热、乏力,经补液、物理降温等治疗后夜间仍发热。刻下见:腰痛,无明显双下肢麻木、疼痛,发病来,神疲,乏力,纳差,睡眠差,大便未排,小便正常。

检查:舌红,少苔,脉弦细。双下肢直腿抬高试验:左侧 70°(-),右侧 60°(-),腰椎 X 线示:腰椎顺列,腰椎内固定物位置良好。T:38.8℃,P:84 次/分。化验回示:白细胞及中性粒细胞百分比正常,RBC、HGB 减少。

中医诊断:内伤发热,属气虚血瘀。

西医诊断:术后发热。

治法:补气活血。

方药:川芎 10g,红花 10g,桃仁 10g,赤芍 9g,乳香 6g,没药 6g,丹参 10g,当归 10g,黄芪 20g,甘草 6g。水煎煮,日 1 剂,早晚分服,连服 3 天。

二诊(2004 年 11 月 14 日):服药后腰痛减轻,最高温度为 37.8℃,神疲、乏力好转,原方去乳香、没药,黄芪改 10g 续服 3 剂,日一剂,分两次服。

三诊(2004 年 11 月 17 日):服药后腰痛明显好转,体温正常嘱其注意休息,增加腰背肌锻炼,避免剧烈运动。

按:本案患者腰椎手术,手术创伤较大,阴血亏虚,阴不敛阳,阳胜则热,热则气散血耗而无力,气随血行则气虚。又因血溢脉外可致局部经络不通,"不通则痛"。"有形之血不能速生,无形之气应当急固,有形之血生于无形之气。"补气则生血,气行则血行,故治疗则以补气活血养阴为主。本方以桃红四物汤加当归补血汤为基础方,方中以当归、黄芪补气活血为君药,桃仁、红花、川芎活血化瘀,去瘀生新。另赤芍凉血止痛,丹参凉血补气,行气止痛。乳香配合没药破宿血,消肿止痛。全方共奏补气活血养阴之效。腰椎术后患者多体质虚弱,过分使用物理降温及退热药势必影响患者恢复,中医药的辨证施治在术后退热方面有独特的优势,能及时起到效果并对患者造成较小伤害。

(整理:靳蛟　审阅:张世民)

5. 薛伯寿医案（2 则）

案一：开达募原，宣透清热治疗高热

发热原因待查秽湿郁闭、三焦不利之发热，以开达募原、佐以宣透清热收效。

个人信息：陈某，女，36 岁。门诊号：0633962。

初诊：1980 年 8 月 30 日。

主诉：高烧 20 余天。

现病史：20 余天前出现高热，每天下午 3~4 时体温可达 40℃，持续至暮后渐退。曾于某医院检查血、尿、便常规，及肝功能、心电图、胸透等，均未发现异常。经使用多种抗生素，仍发热不退。发烧前恶寒无汗，头晕沉重，周身酸痛，神疲倦怠，面色晦滞、四肢乏力，胸脘痞闷，纳呆泛恶，口干不欲饮，大便欠爽，小便短黄。

检查：舌质略红，苔白厚腻微黄，脉弦微滑。

中医诊断：发热，属秽湿郁闭，三焦不利。

西医诊断：发热原因待查。

治法：开达募原，佐以宣透清热。

方药：厚朴 9g，草果 6g，槟榔 12g，青蒿 15g，知母 9g，赤芍 9g，连翘 15g，香薷 9g，扁豆花 9g，六一散 15g（包煎），豆豉 12g，葱白 6 寸。4 剂。水煎 2 次，共取 400ml，分 4 次服。

二诊（1980 年 9 月 4 日）：药后当日发烧即减，最高体温 38℃。第 2 日药后周身得畅汗出，午后热未再起。精神好转，食欲增加，痞满已除，周身酸痛亦减。舌质红润，苔转薄白，脉沉细微弦。郁闭已开，秽浊渐消，然湿热黏滞，余邪未净，续宜清利湿热，方用薏苡竹叶散加减。后用越鞠保和丸善后至愈。

按：本例系秽湿郁闭，故用达原饮宣其闭，化其湿，泄其热。去黄芩而用连翘者，取其清热而兼透达之长；兼表寒外束，故以香薷饮、葱豉汤透邪于外；复以六一散渗湿于下。俾表里双解，湿热分消，而热自解。

（整理：陈劲松、薛燕星　审阅：薛伯寿）

案二：和解分消，解毒散结治疗反复高热

发热原因待查邪毒炽盛、痰瘀互结少阳，以和解少阳、升清降浊、清热解毒、化瘀散结收效。

个人信息：王某，男，20 岁。

初诊：2006 年 6 月 16 日。

主诉：反复高热 5 个月。

现病史：患者春节后无明显诱因出现高热，体温高达 41℃，持续 10 多天，当地查血常规未见异常，予以对症治疗，2 月 18 日转北京 302 医院，应用抗生素及对症治疗，查转氨酶升高，怀疑药物性肝损伤，查 B 超怀疑肝结核，穿刺后排除。住院一月余尚低烧，体温 37~38℃，复查转氨酶正常出院。出院后体温又逐渐升高，时达 41℃，转北京 304 医院查转氨酶又升高，

血常规淋巴细胞高,其他检查未见异常。住院一个多月体温维持在38.5℃左右,于5月末转入301医院。此时患者又并发附睾炎和精索静脉曲张,转氨酶仍高,使用第四代头孢菌素及对症治疗体温渐降至38℃以下。六月初出院回家。数日体温又升至40℃,并伴发左侧胸锁关节局部肿痛、寒战。由此看到患者于北京辗转数家知名大医院,治疗近半年,行多种检查,仍未能确诊,病人自诉已花费数十万元仍未能退烧。经广安门医院西学中班的同乡学员引见而请薛教授诊治。诊见患者面色稍红,时有咽痛较重,发热以下午为甚,时高达40℃,体温稍降时尚可饮食,伴乏力,胃脘灼热,左侧胸锁关节肿痛、不能触摸,大便干而不畅,汗出不畅,口不渴。诉发病前曾酗酒半个月。

检查:舌尖红、有瘀点、苔白略腻,脉弦滑而数。左侧胸锁关节肿胀,触痛。

中医诊断:发热,属邪毒炽盛、痰瘀互结少阳。

西医诊断:发热原因待查。

治法:和解少阳、升清降浊、清热解毒、化瘀散结。

方药:小柴胡汤、升降散、四妙勇安汤化裁。柴胡18g,黄芩12g,法半夏9g,黄连8g,党参10g,银花18g,玄参15g,当归10g,蝉衣4g,僵蚕8g,姜黄8g,酒军5g,夏枯草10g,连翘12g,生甘草10g,浙贝母10g,炒栀子10g。7剂。

二诊(2006年6月23日):药进4剂烧退,已3天未烧,胸锁关节肿胀疼痛明显减轻,昨日查血常规、血沉正常,饮食增加,大便调畅,咽痛减而未已,稍有头晕,乏力明显减轻,精神渐好,舌尖红,苔薄略黄,脉细数而弦。仍治以前法,守方加赤芍12g,胆南星8g。3剂。

三诊(2006年6月26日):药后一直未再发烧,胸锁关节肿痛消失,体质渐增强,饮食、睡眠、大小便皆正常。用小柴胡汤合黄芪赤风汤调理,随访两个月后患者病情稳定而恢复工作。

按:蒲辅周老先生曾谓:"六经,三焦,卫气营血等辨证皆说明生理之体用,病理之变化,辨证之规律,治疗之法则,当相互为用,融会贯通。"薛教授深谙师意,在融寒温诸法方面,别有新知。本案薛教授运用和解分消兼融法,以小柴胡汤合升降散灵活变通,以透达分消,升清降浊,表里双解,使枢机运转,三焦通畅,诸邪尽消。

(整理:陈劲松、薛燕星 审阅:薛伯寿)

6. 张贻芳医案(1则)

案一:益气解表治疗发热

骨髓增生异常综合征外感风热,脾胃气虚之发热,以益气解表收效。

个人信息:崔某,女,54岁。

初诊:1996年6月26日。

主诉:反复发热半年。

现病史:患者于半年前不明原因出现发烧38℃,在外院诊断骨髓增生异常综合征,给予肌注地塞米松5mg,体温降到35℃以下,其后间断恶寒发热,每次需用激素体温始下降,乏力神疲,食少纳呆,大便日2次,质稀,喜热畏寒,腹胀。

检查:舌质淡红苔薄,脉细小滑。体温 38℃,咽部充血,扁桃体不大,双肺(-)。

中医诊断:发热,属外感风热、脾胃气虚。

西医诊断:骨髓增生异常综合征。

治法:益气解表。

方药:补中益气汤加减。党参 15g,白术 10g,陈皮 10g,升麻 10g,柴胡 10g,当归 12g,甘草 6g,黄芩 12g,黄连 10g,黄柏 10g,银花 15g,生大黄 6g,杜仲 12g,焦神曲 5g,鸡内金 12g,焦麦芽 5g,焦山楂 5g,生黄芪 30g。14 剂,水煎服,日一剂。

二诊(1996 年 7 月 19 日):病情好转。近 2 周仅发烧一次,体温 39℃,肌内注射地塞米松 8mg,体温降至 35℃以下,体力尚好,腹泻去。舌质淡苔薄,脉滑。补中益气汤加减。生黄芪 30g,党参 15g,白术 10g,陈皮 10g,升麻 10g,柴胡 10g,当归 12g,甘草 6g,黄芩 12g,黄连 10g,黄柏 10g,生大黄 6g,杜仲 15g,女贞子 15g,黄精 30g,菟丝子 30g。21 剂,水煎服,日一剂。

三诊(1996 年 8 月 8 日):患者病情好转。服药后未见发烧症状,体力增,睡眠好。舌淡红苔薄白,脉细滑。上方继服 28 剂,水煎服,日一剂。

四诊(1996 年 9 月 9 日):腹胀,下肢浮肿,未发烧,8 月 7 日低烧 37.8℃,肌内注射地塞米松 1.5mg,其后一个月未发烧,精神好。舌右边稍有溃疡,脉滑。补中益气汤加减。生黄芪 30g,党参 12g,白术 12g,陈皮 10g,升麻 10g,柴胡 10g,当归 12g,甘草 6g,黄芩 12g,黄连 10g,白茅根 30g,桃仁 10g,红花 10g,生大黄 6g,杜仲 12g,地骨皮 12g,28 剂,水煎服,日一剂。

按:本案诊断属 MDS 中的难治性血细胞减少伴多系病态造血(RCMD)型,张老师辨证属于脾胃气虚、卫外不固、气虚热郁,治疗用清补法,以补中益气汤加当归、菟丝子、女贞子、杜仲、黄精以补气血脾肾,以三黄、丹皮、栀子、地骨皮、双花、大黄、白茅根等清血热、解毒,以木香、砂仁、香附、焦三仙、陈皮、鸡内金以和胃消食,初期以去邪为主,后期以扶正为要,发热渐轻,激素渐减,临床疗效尚好。

(整理:赵兰才 审阅:张贻芳)

7. 周文泉医案(2 则)

案一:调整阴阳治疗内伤发热

自主神经功能紊乱阴阳失调之内伤发热,以调和阴阳收效。

个人信息:王某,女性,57 岁。

初诊:2013 年 7 月 22 日。

主诉:潮热汗出 6 年。

现病史:患者 6 年来常感潮热汗出。刻下症见:阵发性潮热汗出,心慌,行走困难,无口干,纳可,二便调,夜寐欠佳。既往有心肌供血不足病史。

检查:舌苔白腻,质紫黯。脉弦细。

中医诊断:内伤发热,属阴阳失调。

西医诊断:自主神经功能紊乱。

治法:调和阴阳。

方药:柴胡15g,黄芩12g,半夏10g,炙甘草10g,党参30g,大枣10枚,生龙牡^各30g,浮小麦30g,柏子仁15g,甘松12g,炒白术15g,麻黄根30g,知母12g,夜交藤30g。水煎服,日一剂。

二诊(2013年7月29日):热时夜间出汗,晨起因热而醒,口干,纳可,眠欠佳。舌淡红苔厚腻微黄。脉沉细。方药如下:当归12g,生熟地12g,黄芪30g,黄柏12g,黄芩12g,黄连6g,麻黄根30g,生龙牡^各30g,浮小麦30g,知母12g,酸枣仁20g,柏子仁12g,夜交藤30g。水煎服,日一剂。

三诊(2013年8月5日):下午4~7点出汗,早上、夜间汗出减少,口干不苦,睡眠欠佳,纳可,二便调。舌淡红有齿痕,苔薄黄微腻。脉滑细。方药如下:当归12g,黄芪30g,黄柏10g,黄芩12g,黄连6g,生地12g,熟地12g,麻黄根30g,酸枣仁20g,柏子仁15g,远志12g,夜交藤30g,生龙牡^各30g,浮小麦30g。水煎服,日一剂。

四诊(2013年8月12日):早晚身上阵发干热,发作时心情烦躁,身上干热如火烤,喜凉,咽中如有物,吞咽不受阻,入睡困难,夜间热醒,纳食可。舌淡黯,苔白有齿痕。脉细。辨证为阴虚内热证。方药如下:北沙参15g,麦冬12g,生地12g,当归12g,川楝子12g,枸杞子15g,生石膏30g,知母12g,地骨皮12g,银柴胡15g,青蒿15g,酸枣仁20g,柏子仁15g,夜交藤15g。水煎服,日一剂。

五诊(2013年8月19日):夜间干热,白天稍有缓解,口不干不渴不苦,手足心热,白天汗出,纳食好,夜寐欠佳。舌淡红苔黄厚。脉滑细。方药如下:秦艽12g,鳖甲12g,地骨皮15g,柴胡15g,青蒿15g,当归12g,知母12g,乌梅12g,白蔻仁12g,薏苡仁12g,杏仁12g,厚朴12g,生石膏30g,合欢皮30g。水煎服,日一剂。

六诊(2013年9月2日):干热减轻,舌中心干,纳食可,二便可,夜寐较前好些。舌淡红苔黄腻。脉滑细。方药如下:秦艽12g,鳖甲12g,地骨皮15g,柴胡15g,青蒿15g,当归12g,知母12g,草豆蔻12g,生石膏30g,乌梅12g,胡黄连12g,薏苡仁15g,合欢皮30g。水煎服,日一剂。

七诊(2013年9月18日):身上仍热,但程度减轻,牙痛,纳可,夜寐欠佳,二便调。舌淡红边有齿痕,苔微腻。脉细数。方药如下:秦艽12g,鳖甲12g,地骨皮15g,柴胡15g,青蒿15g,当归12g,知母12g,乌梅12g,酸枣仁20g,柏子仁15g,远志12g,夜交藤30g。水煎服,日一剂。

八诊(2013年9月25日):精神好多,时有心慌,纳食正常,二便正常,夜寐明显好转,口干。舌淡苔白腻。脉细。方药如下:党参30g,麦冬12g,五味子10g,知母12g,丹参30g,秦艽12g,鳖甲12g,地骨皮15g,柴胡15g,青蒿15g,酸枣仁20g,柏子仁15g,夜交藤30g。水煎服,日一剂。

九诊(2013年10月14日):症状好转,下午、晚上阵发性灼热,晨起程度减轻,但时间较前缩短,夜间口稍干,纳可,二便可,眠好转。舌边齿痕,质略红,苔白略腻。脉细滑。方药如下:党参30g,麦冬12g,五味子10g,丹参30g,秦艽12g,鳖甲12g,地骨皮15g,柴胡15g,青蒿15g,当归12g,知母12g,黄芩12g,菊花12g,合欢皮30g。水煎服,日一剂。

按:本案患者经过九次就诊,由柴胡加龙骨牡蛎汤合甘麦大枣汤→当归六黄汤→一贯煎加白虎汤→秦艽鳖甲散→秦艽鳖甲散加生脉饮,随着患者症状的逐渐变化,处方随之调整。

从首诊典型的绝经后女性的更年期症状潮热、汗出、心慌、失眠等阴阳失调的表现,应用柴胡加龙骨牡蛎汤合甘麦大枣汤治疗以调和阴阳。到二诊时突出了夜间热、汗出的症状,为阴虚多汗证,此阶段阴虚证候突出,改用当归六黄汤治疗阴虚有热的汗出证。三诊时汗出减少,但症状相似,只是程度减轻,仍为阴虚内热汗出,证候未变,因此,仍以当归六黄汤守方。四诊时突出夜间干热症状,而无汗出的表现,辨证为阴虚内热证,应用一贯煎养肝肾之阴清热,同时加生石膏、知母,取白虎汤之意以清热生津。五诊时仍为干热,冒火,突出阴虚内热较盛,症状不减,可以推断四诊时的方药对证的作用不明显,因此,改用秦艽鳖甲散。六诊、七诊时干热程度减轻,推断五诊、六诊、七诊时的方对证候起到了作用,基本守方,八诊时明显减轻,出现了心慌的症状,遂在秦艽鳖甲散基础上加生脉饮以益气养阴。可以看出,随着症状变化,处方平稳过渡,在不断的调整,力求方与证候相对应。

(整理:韦云)

案二:祛湿化浊法治疗内伤发热

肺部感染湿热内蕴之内伤发热,以祛湿化浊收效。

个人信息:祝某,女,74 岁。

初诊:2013 年 1 月 14 日。

主诉:发热 2 月余。

现病史:患者 2012 年 11 月初因肺炎发热,咳嗽,T:37.8℃,输"甲磺酸左氧氟沙星"5 天后体温反升高达 39.7℃,后住院继续打抗生素治疗,疗效不显,仅血常规白细胞数下降。又在北京另一医院住院,未使用抗生素,仅以泰诺林口服退热,血培养及肺 CT 均无异常,随即出院。刻下症见:低热不退,体温在 37.5~38℃,每日 2~3 次,不用药物可自行汗出热退,咳嗽,咯白黏痰,难咯出,乏力体弱,气短,口干口渴,无口苦,纳食少,二便可,眠可,怕冷,无胸痛。

检查:舌黯,苔黄略腻。右寸浮大,关尺沉,左脉略细。

中医诊断:内伤发热,属湿热内蕴。

西医诊断:肺部感染。

治法:祛湿化浊。

方药:白豆蔻 12g,藿香 12g,佩兰 12g,黄芩 12g,滑石 30g,柴胡 15g,川贝 12g,射干 12g,枳壳 12g,芦根 30g,桃仁 12g,草果 12g,荆芥穗 12g,连翘 15g,鱼腥草 30g。日两剂,水煎服。

二诊(2013 年 1 月 16 日):精神明显好转,体温下降,最高温度为 37.5℃,每日午后一次,咳嗽明显减轻,痰少,口干,略口苦,纳食一般,无食欲,二便可,气短乏力减轻,说话或屋内走动无气喘。舌黯,苔白腻。脉沉细。方药如下:白豆蔻 12g,炒苡仁 12g,杏仁 12g,厚朴 12g,滑石 30g,寒水石 30g,陈皮 12g,白术 12g,浙贝 12g,桔梗 12g,知母 12g,鱼腥草 30g,桑叶 12g,淡豆豉 12g,紫菀 15g。日一剂,水煎服。

三诊(2013 年 1 月 23 日):精神明显好转,体温最高 37.2℃,咳嗽减轻,无明显咯痰,略口干,纳食欠佳,二便可,略怕冷,眠可。舌淡黯,苔白。脉沉细。方药如下:竹叶 15g,生石膏 30g,太子参 30g,麦冬 12g,半夏 10g,桔梗 12g,川贝 12g,知母 12g,山药 15g,陈皮 12g,鸡内金 12g,合欢皮 30g,黄精 15g,黄芪 15g,当归 12g。日一剂,水煎服。

后随访患者,其体温正常,在 37℃以下,气短乏力好转,纳食好转,无明显咳嗽咳痰,未再就诊服药,自行饮食调理。

按:本案患者初始因感染发热,经西医抗炎治疗后,病程日久疗效不佳,此时已属内伤发热范畴。周师认为长期大量抗生素治疗后,易损伤脾胃之气。脾主运化,胃主受纳,水谷入胃,由脾来运化,化生水谷精微,敷布全身。如《类经·藏象类》言"脾主运化,胃司受纳,通主水谷"。脾胃亏虚则胃无以受纳水谷,脾不能运化水谷精微,周身失养,故乏力,纳差。脾失健运,水液代谢失常,聚湿生痰,脾为生痰之源,肺为储痰之器,痰湿蕴肺,肺失宣降,故咳嗽咯痰,痰湿蕴久则郁而化热,进而出现低热或间断高热。湿性黏腻,如油入面,难解难分,故病程较长,缠绵难愈,或反复发作。因此在治疗时,以清热化湿为主要大法,临证时周师常选用三仁汤或甘露消毒丹加减运用。

一诊时患者痰黏难咯出,口干口渴,结合舌脉,同时兼有肺热之象,故以清肺热,化痰湿为法,甘露消毒丹加减。其发热,汗出可热退,故加用荆芥穗以透表退热,给邪气以达表出路,同时也为引经之药。二诊时患者服药后病情好转,体温最高值降低,提示治疗有效,虽肺热仍存在,但周身湿热明显,故以清热利湿,佐以清肺化痰为法,改为三仁汤合三石汤加减。其纳食差,脾胃亏虚,故加陈皮、白术健脾化湿之品顾护脾胃。三诊时患者体温已降至正常范围,湿邪大部分消退,目前需调整本虚标实。其热病后期,气阴两伤,余热未清,应标本兼治,健脾益气,养阴清热,佐以化痰止咳为法,竹叶石膏汤加减。

(整理:韦云)

第七节 虚 劳

【概述】虚劳是"虚损劳伤"的简称,又有"劳怯"之称。也是五脏诸虚不足而产生的多种疾病的概括。凡先天不足,后天失调,病久失养,正气损伤,久虚不复,表现各种虚弱证候的,都属虚劳范围。其病变过程,大都由积渐而成。病久体弱则为"虚",久虚不复的则为"损",虚损日久则成"劳"。虚、损、劳是病情的发展,又是互相关联的。

名医案例

1. 安效先医案(1则)

案一:健脾补肾、益气养血法治疗虚劳

血小板减少症脾肾气血亏虚之虚劳,以健脾补肾、益气养血收效。

个人信息:商某,女,11 岁。

初诊:2011 年 3 月 5 日。

主诉:疲劳乏力半年。

现病史:患儿自 2010 年 10 月查体时发现血小板减少为 $64 \times 10^9/L$,最高 $84 \times 10^9/L$,抗核

抗体 1∶80,发病前咳嗽时间长,无皮疹,偶刷牙后齿龈出血,易疲劳,汗不多,纳可。院外骨穿、骨髓增生活跃。各阶段形态大致正常。异淋 2%。

检查:舌质淡红,苔薄白,脉细滑。咽红,心肺检查未见异常,皮肤黏膜未见出血点。

中医诊断:虚劳,属脾肾气血亏虚。

西医诊断:血小板减少症。

治法:健脾补肾,益气养血。

方药:炙黄芪 15g,当归 10g,丹参 10g,制首乌 10g,炒白术 10g,太子参 15g,茯苓 10g,生地 10g,仙灵脾 10g,补骨脂 10g,仙鹤草 10g,生白芍 10g,桂枝 5g,炙甘草 5g,上方 14 剂,水煎服,日一剂,每日 2 次,每次 150ml。

二诊(2011 年 3 月 19 日):服药后下午乏力,出汗不多,纳食可,大便不干,无出血。舌质淡红,苔白,脉滑。炙黄芪 10g,当归 10g,丹参 10g,制首乌 10g,炒白术 10g,太子参 15g,茯苓 10g,生地 10g,仙灵脾 10g,补骨脂 10g,仙鹤草 10g,生白芍 10g,桂枝 5g,炙甘草 6g,制黄精 10g。上方 14 剂,水煎服,日一剂,每日 2 次,每次 150ml。

三诊(2011 年 4 月 2 日):服药后血小板升至 80×10^9/L,无出血,精神好,大便不干。舌红,苔薄白,心肺腹检查未见异常,皮肤无出血点。炙黄芪 15g,当归 10g,丹参 10g,制首乌 10g,炒白术 10g,太子参 15g,茯苓 10g,生地 10g,仙灵脾 10g,补骨脂 10g,仙鹤草 10g,生白芍 10g,桂枝 5g,炙甘草 6g,绞股蓝 10g,制黄精 10g。上方 7 剂,水煎口服,日 2 次,每次 150ml。

四诊(2011 年 6 月 11 日):服药后血小板升至 114×10^9/L,纳可,便调。舌红,苔白腻,心肺(-),皮肤(-)。炙黄芪 15g,当归 10g,绞股蓝 10g,制黄精 10g,虎杖 10g,太子参 10g,炒白术 10g,炒薏仁 15g,桂枝 5g,生白芍 10g,仙鹤草 10g,生地 10g,仙灵脾 10g,补骨脂 10g,大枣 10 枚,炙甘草 6g。上方 7 剂,水煎口服,日 2 次,每次 150ml。

电话随访半年,血小板均正常。

按:安教授认为血小板减少症属中医血证范畴,因其病史较长,虚象明显,而出血不著。治疗以补脾肾,生气血为主。桂枝辛温,有辛散温通之功,古人谓"桂能动血",故一般出血明显病证是为慎用或忌用之品。但亦不可一概而论,对出血不著的可少用,与白芍配伍,即桂枝汤之意,有和阴阳,补气血之功。

(整理:张丽 审阅:安效先)

2. 陈鼎祺医案(1 则)

案一:健脾补肾,活血利水治疗虚劳

IgA 肾病脾肾两虚、固摄失职之虚劳,以健脾补肾、活血利水之剂收效。

个人信息:吴某,女,30 岁。

初诊:1998 年 11 月。

主诉:疲乏无力 1 月余。

现病史:患者 1 个月前外感风寒后发热,之后出现肉眼血尿,伴疲乏无力,在北医三院行肾穿刺术,病理证实为"局灶增生硬化性 IgA 肾病",尿常规检查:蛋白(3+),RBC:10~15/HP。

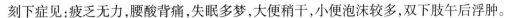

刻下症见:疲乏无力,腰酸背痛,失眠多梦,大便稍干,小便泡沫较多,双下肢午后浮肿。

检查:舌质红,苔薄白,脉沉细。

中医诊断:虚劳,属脾肾两虚,固摄失职。

西医诊断:IgA 肾病。

治法:健脾补肾,活血利水,分清泌浊。

方药:程氏萆薢分清饮合杞菊地黄汤加减。萆薢 10g,芡实 10g,生黄芪 15g,猪茯苓各 15g,泽泻 15g,生地 15g,山药 10g,车前子 20g(包),远志 10g,炒枣仁 10g,柏子仁 10g,山萸肉 10g,丹参 15g,夜交藤 20g,三七粉 3g(冲)。7 剂。

二诊:药后小便泡沫减少,下肢浮肿减轻,夜眠转好,仍腰酸背痛,倦怠乏力,舌质红,苔薄白,脉沉细。上方去远志、炒枣仁、柏子仁,加狗脊 10g、川断 10g、仙鹤草 10g,再服 7 剂。

三诊:腰酸痛偶作,偶有下肢浮肿,劳累后倦怠乏力,夜眠尚可,二便调。舌质红,苔薄白,脉沉细。复查尿常规:尿蛋白:(+),RBC:5~8/HP。处方如下:萆薢 10g,芡实 10g,生黄芪 30g,猪茯苓各 15g,泽泻 15g,狗脊 10g,山药 10g,车前子 20g(包),川断 10g,仙鹤草 10g,生地榆 10g,山萸肉 10g,丹参 15g,夜交藤 20g,三七粉 3g(冲)。7 剂。

以后在此方基础稍事增损,酌加补肾及凉血止血之品,补肾在枸杞、狗脊、川断、杜仲之中选加,凉血止血之药选用仙鹤草、生地榆,共进药 30 余剂,患者症状基本消失,复查尿常规:蛋白(±),RBC:0~1/HP。1 年后因感冒再次就诊,查尿常规正常。

按:萆薢、芡实是陈师治疗蛋白尿的常用对药,与黄芪配伍,消蛋白尿的作用更强。陈师认为患者的大量蛋白尿是由于脾肾两虚,固摄失职,不能分清泌浊所致,当以健脾益肾为主,因尿中有红细胞,故加凉血止血药。诸药合用,共奏健脾补肾,活血利水,分清泌浊之功。

(整理:刘宗莲　审阅:陈鼎祺)

3. 邓成珊医案(4 则)

案一:益气温阳、解毒活血治疗虚劳

Evans 综合征脾肾亏虚、血热瘀阻之虚劳,以益气温阳、解毒活血收效。

个人信息:白某,女,24 岁。

初诊:2012 年 4 月 18 日。

主诉:反复血小板减少 3 年,加重伴贫血 3 月余。

现病史:该患者于 2009 年 4 月体检发现 PLT 26×10^9/L,当地华西医院 BM 示增生活跃、G48%、E26%,G/E=1.85:1,淋巴细胞占 21%,巨核细胞 76 个,诊断考虑"ITP",中药治疗有效,但每年复发一次。2012 年初第 4 次发作,血象:WBC 6.82×10^9/L、Hb 87g/L、PLT 7×10^9/L,Reti 7.95%,BM 示增生明显活跃,粒 47%、红 43%,红系以中晚幼红为主,淋巴细胞占 7%,巨核细胞 43 个,血小板少见,Coomb 试验(+),免疫 ANA 1:100(+)、ds-DNA 1:10 弱阳性,诊断考虑"Evans 综合征",给予醋酸泼尼松 60mg/天治疗,目前已减至 15mg/天,为求中医治疗来我院门诊。刻下症:轻微乏力,无发热出血,无黄疸,自觉手足心热。

既往史:既往体健,否认结缔组织系统疾病。

过敏史:否认药物及食物过敏史。

检查:舌体胖苔薄白,脉细弦。皮肤巩膜无黄染及出血,肝脾不大。今日血象:WBC 11.7×10^9/L、Hb 142g/L、PLT 193×10^9/L。

中医诊断:虚劳,属脾肾亏虚、血热瘀阻。

西医诊断:Evans 综合征(免疫性血小板减少症合并溶血性贫血)。

治法:益气温阳,解毒活血,凉血止血。

方药:生黄芪 15g,当归 10g,生地 30g,赤芍 15g,牡丹皮 15g,生甘草 10g,卷柏 30g,土大黄 15g,锁阳 20g,淫羊藿 15g,巴戟天 12g,大青叶 15g,水牛角 30g,萆薢 15g,穿山龙 15g,川芎 10g。

二诊(2012年5月23日):乏力、口干、多汗,手足心热,舌红苔薄黄,脉小滑。化验:血象:WBC 12.9×10^9/L、Hb 152g/L、PLT 257×10^9/L。原方加玄参 15g、金银花 15g。

三诊(2012年6月27日):目前口服醋酸泼尼松 5mg/天,血象:WBC 12.07×10^9/L、Hb 123g/L、PLT 264×10^9/L,Reti 1.84%,Coomb 试验(−),ANA 核仁型 1:100(+)。大便不成形,余未诉明显不适。原方去玄参、金银花,加山药 15g。

四诊(2012年8月1日):已停服激素半个月,血象:WBC 9.4×10^9/L、Hb 141g/L、PLT 254×10^9/L。膝关节酸痛,舌胖苔薄白,脉细。原方加豨莶草 15g、煅牡蛎 15g。

五诊(2012年9月12日):已停服激素 2 个月,关节痛缓解,舌红苔薄白,脉沉细。血象:WBC 8.3×10^9/L、Hb 138g/L、PLT 223×10^9/L,原方去牡蛎、土大黄。

按:本例为血小板减少性紫癜合并溶血性贫血,激素治疗有效,为求巩固疗效,于撤减激素过程中寻求中医治疗。邓老师认为本病以虚为本,气血双亏,甚则脾肾俱虚,标实或为湿热之邪,或为寒湿,久病入络则气滞血瘀。故邓老以益气养血、温阳补肾、滋阴清热、解毒化湿、凉血活血之法,当归黄芪汤益气养血,犀角地黄汤解毒散瘀,加锁阳、淫羊藿、巴戟天温补肾阳,有激素样作用,该类药在激素撤减中可替代激素发挥作用,萆薢、穿山龙化湿调节免疫,加大青叶加强清热解毒,加卷柏、土大黄加强凉血止血。复诊 3 时膝关节酸痛,加豨莶草、煅牡蛎通络壮骨后缓解。需要注意的是:本例为青年女性,多次免疫系统相关检查为阳性,警惕免疫结缔组织系统疾病,需动态跟踪。

(整理:肖海燕 审阅:邓成珊)

案二:健脾益肾、活血化瘀治疗虚劳

阵发性睡眠性血红蛋白尿症脾肾亏虚、湿热瘀阻之虚劳,以健脾益肾、活血化瘀收效。

个人信息:曹某,男,38 岁。

初诊:2012年1月4日。

主诉:反复乏力 11 年余。

现病史:该患者于 11 年前无明显诱因出现乏力、尿色深如浓茶色,当地医院诊断为"阵发性睡眠性血红蛋白尿症(PNH)",予糖皮质激素治疗,病情反复。为求进一步诊治,于 2011 年 12 月来京,人民医院检查示:WBC 3.24×10^9/L、Hb 84g/L、PLT 214×10^9/L,骨穿示增生活跃、G 27.5%，E 56%，淋巴细胞占 14.5%。可见巨核细胞 100 个，红系 CD59$^+$ 53.07%、CD55$^+$ 47.14%，粒系 CD59$^+$ 36.22%、CD55$^+$ 41.72%，符合 PNH 的诊断，今求中医治疗来我院门诊。刻下症：乏力，纳差，反酸，尿色呈淡茶色。既往体健。否认结核、肝炎等传染病史，否认高血压、糖尿病、心脏病等病史。否认药物及食物过敏史。

检查：舌淡苔薄黄，脉弦滑数。查体：皮肤巩膜无黄染，肝脾未触及。辅助检查：今日门诊血常规：WBC4.67 × 10^9/L、Hb 83g/L、PLT218 × 10^9/L、Reti 9.16%；尿含铁血黄素试验（+）。

中医诊断：虚劳，属脾肾亏虚、湿热瘀阻。

西医诊断：阵发性睡眠性血红蛋白尿症。

治法：健脾益肾、活血化瘀、清热化湿。

方药：木香 6g，当归 10g，川芎 10g，益母草 15g，赤芍 15g，菟丝子 15g，熟地 15g，制首乌 15g，茯苓 15g，鸡血藤 30g，茵陈 10g，穿山龙 30g，海螵蛸 20g。每日 1 剂，水煎，分 2 次服。

二诊（2012 年 2 月 1 日）：我院复查血常规：WBC3.5 × 10^9/L、Hb 83g/L、PLT 265 × 10^9/L；红系 CD55$^+$ 49.3%、CD59$^+$ 25.9%，粒系 CD55$^+$ 40.1%、CD59$^+$ 22.3%；尿色浅黄，仍乏力，活动后心悸气短，面色苍白，舌淡苔薄白，脉弦滑细。原方增海螵蛸为 30g，加草薢 15g、黄芪 15g。

三诊（2012 年 3 月 7 日）：近两月来未感冒，尿呈浅茶水样，舌脉同前。血常规：WBC5.02 × 10^9/L、Hb 96g/L、PLT 311 × 10^9/L、Reti 4.91%；尿含铁血黄素试验（+）；尿 Rt 示蛋白（+）、尿胆原（++）、胆红素（+）、潜血（++++）；生化示 ALT 25.4U/L、AST 68.5U/L、TBIL 27.8μmol/L、DBIL 10.8μmol/L、IBIL 17μnol/L、Cr 59.1μmol/L。加白茅根 15g、垂盆草 15g。

四诊（2012 年 4 月 11 日）：面色转红润，乏力减轻，尿色淡黄，但口苦，大便不尽感，3~4 次 / 日，舌红苔薄白，脉小弦。血常规：WBC5.89 × 10^9/L、Hb 91g/L、PLT 315 × 10^9/L，生化示 ALT 30U/L、AST 52U/L。原方去白茅根、垂盆草，加山药 15g、知母 10g。

按：阵发性睡眠性血红蛋白尿症为一种克隆性疾病，无满意的治疗方法。邓老师认为本病以脾肾亏虚为本，湿、热、瘀为标，认为溶血坏死破坏的红细胞即为坏血、死血、瘀血，活血化瘀贯穿治疗始终，发作期侧重于清热化湿，间歇期则以健脾补肾为主。溶血病例通用方药：广木香、当归、益母草、赤芍、川芎；健脾补肾常用黄芪、党参、茯苓、山药、熟地、首乌、菟丝子、补骨脂、淫羊藿等；清热化湿可选用茵陈、栀子、穿山龙、草薢、垂盆草等。因为本病溶血常在酸性环境下发生，邓老师主张忌用酸性药物如白芍、乌梅、五味子等，可用海螵蛸制酸。调护上注意休息，避免劳累，加强防护，谨防感染，尽量避免溶血的诱发因素。

（整理：肖海燕　审阅：邓成珊）

案三：益气健脾、补肾活血治疗虚劳

单纯红细胞再生障碍性贫血脾肾亏虚夹瘀之虚劳，以益气健脾、补肾活血收效。

个人信息：朱某，男，44 岁。

初诊：2005 年 3 月 9 日。

主诉：乏力伴心慌气短 4 个月。

现病史：4 个月前无明显诱因出现乏力，进行性加重，伴心慌、气短，当地医院查 Hb（36~

50）g/L、Reti 0.1%，白细胞及血小板均正常，骨穿示红系缺如，骨活检示纤维组织灶性增生，诊断考虑"纯红再障"，予输血支持，口服环孢素软胶囊 150mg，每日 2 次；司坦唑醇 2mg，每日 3 次；维生素 B_6 片 30mg，每日 3 次。为求中西医结合治疗来诊。刻下症：乏力，心慌，气短，汗多。既往体健。否认药物及食物过敏史。

检查：舌红苔白腻，脉细数。查体：中度贫血貌，巩膜无黄染，肝脾未触及。辅助检查：就诊当日血常规示 RBC 2.33×10^{12}/L、Hb 72g/L。

中医诊断：虚劳，属脾肾亏虚夹瘀。

西医诊断：单纯红细胞再生障碍性贫血。

治法：益气健脾，补肾活血。

方药：生黄芪 20g，当归 10g，川芎 10g，赤芍 15g，熟地 15g，益母草 15g，仙茅 15g，仙灵脾 15g，穿山龙 15g，木香 10g，桑椹 15g，阿胶珠 12g，玉竹 15g，麦冬 10g，丹参 10g，鸡血藤 15g。每日 1 剂，水煎，分 2 次服。另：益肾生血片 5 片 / 次，3 次 / 日，口服。

二诊（2005 年 3 月 16 日）：Hb 61g/L、Reti 0.8%，输血后 2 周，仍乏力，心慌，汗出，舌淡，苔薄黄，脉细数。原方加知母 10g，制首乌 15g。

三诊（2005 年 5 月 25 日）：Hb 110g/L。复查骨穿示增生活跃，粒 / 红 =2.44，红系占 22.5%。肝功示 ALT 120U/L、AST 82U/L、TBIL 12.7μmol/L。乏力减轻，面色好转，舌红，苔薄黄，脉细弦。原方去玉竹、麦冬、知母，加白茅根 15g、垂盆草 15g、杭菊花 10g。改司坦唑醇为十一酸睾酮胶丸 40mg，每日 3 次。

四诊（2005 年 6 月 22 日）：Hb 122g/L。肝功示 ALT 114U/L、AST 69U/L、TBIL 159.8μmol/L、DBIL 127μmol/L。黄疸，恶心，纳差，尿黄，舌淡，苔中心黄腻，脉滑细。处方：杭菊花 12g、垂盆草 15g、白茅根 15g、虎杖 15g、柴胡 10g、赤芍 12g、金钱草 20g、茵陈 15g 生黄芪 15g、当归 10g、黄连 12g、金银花 15g、茯苓 15g、焦三仙 30g。每日 1 剂，水煎，分 2 次服。建议当地医院加强保肝治疗。

五诊（2005 年 11 月 10 日）：血常规 WBC 6.2×10^9/L、Hb 128g/L、PLT 136×10^9/L，肝肾功正常。消瘦，半年来体重减轻 7.5kg，时有腹泻，食纳可，睡眠安，舌红，苔厚腻，脉滑细。处方：生黄芪 20g、当归 10g、川芎 10g、赤芍 15g、熟地 15g、制首乌 15g、益母草 15g、仙茅 15g、仙灵脾 15g、木香 10g、桑椹 15g、阿胶珠 12g（后下）、丹参 10g、鸡血藤 15g、杭菊花 10g、黄连 10g。每日 1 剂，水煎，分 2 次服。

六诊（2006 年 3 月 31 日）：血常规 WBC 7.9×10^9/L、Hb 149g/L、PLT 173×10^9/L、Reti 0.6%。近日感冒，咳嗽、流涕，舌红，苔薄黄，脉细。原方去熟地、制首乌、桑椹、杭菊花。西医：环孢素减量为 125mg，每日 2 次。

七诊（2006 年 9 月 15 日）：血常规 WBC 4.6×10^9/L、Hb 114g/L、PLT 134×10^9/L。肝功正常，肾功血肌酐 147μmol/L。病情平稳，乏力，多汗，食纳可，睡眠安，舌红苔薄白，脉细。处方：生黄芪 20g、当归 10g、川芎 10g、赤芍 15g 熟地 15g、制首乌 15g、益母草 15g、仙茅 15g、仙灵脾 15g、鸡血藤 15g、木香 10g、丹参 10g、山萸肉 10g、石韦 15g、阿胶珠 12g。每日 1 剂，水煎，分 2 次服。西医：环孢素减量至 100mg，每日 2 次。

八诊（2007 年 4 月 19 日）：Hb 155g/L。肝肾功正常。已停服环孢素 3 个月。无明显不适。

舌红,苔薄白,脉稍细。原方去阿胶珠,减生黄芪为15g,两天一剂。同时益肾生血片减为3片,每日3次。

九诊(2007年11月22日):Hb 131g/L。肝肾功正常。无明显不适。原方加阿胶珠12g,每周两剂。

十诊(2008年4月16日):血常规WBC 5.5×10^9/L、Hb 151g/L、PLT 173×10^9/L。舌红,苔薄白,脉小弦。原方改阿胶珠为8g,每周三剂。

十一诊(2010年3月8日):Hb 120g/L。自觉乏力,舌红,苔薄白,脉细。原方加党参15g、巴戟天12g。每周一剂。

十二诊(2012年9月19日):已停服西药约5年,停服中药2年,今年来观察血象稍有下降趋势,8月初血常规WBC 5.7×10^9/L、Hb 100g/L、PLT 97×10^9/L。今日我院复查血常规WBC 4.78×10^9/L、Hb 118g/L、PLT 186×10^9/L。乏力,睡眠差,舌淡,苔薄白,脉细弦。2006年9月15日方去山萸肉、石韦,加穿山龙15g、黄连10g,每周两剂。加服司坦唑醇2mg,每日2次,益肾生血片,5片/天。

随诊半年,血象三系恢复正常,司坦唑醇逐渐减量停服。

按:"单纯红细胞再生障碍性贫血"临床主要症见乏力、心悸、气短、舌淡、苔薄白、脉细等症,归属于中医学"虚劳"范畴,脾肾两虚夹瘀型多见。肾为先天之本,藏精生髓,脾为后天之本,气血生化之源,邪毒伤及脾肾,气血生化不足,精血亏虚,故见乏力、气短;汗为心之液,血不养心,则见心悸、汗出;气血不足,不能推动血液正常运行,气滞血瘀,故见舌质淡黯;苔白腻,脉细数为脾肾亏虚之象。拟方以黄芪益气健脾;熟地、当归、桑椹、阿胶珠滋阴养血;仙茅、仙灵脾温阳补肾,鼓动气血生长;丹参、川芎、赤芍、益母草活血化瘀;鸡血藤养血活血,木香行气,二药合用使全方补而不滞;玉竹、麦冬养阴止汗,且能制木香之燥性;穿山龙解毒化湿,给邪以出路,现代药理证实该药有调节免疫的作用。全方益气、养血、滋阴、温阳,兼顾行气、活血、化湿,佐以解毒,药性平和,补而不滞,可久服。病程中,患者出现显著黄疸及肝功异常,考虑为口服环孢素软胶囊及司坦唑醇所导致的药物性肝炎,中医辨证属气血亏虚、湿热内蕴。急则治标,故邓老换方以清热利湿退黄为主,兼益气养血。方中茵陈、金钱草、虎杖、白茅根清热利尿化湿,菊花、垂盆草清肝,柴胡疏肝,白芍柔肝,金银花、黄连加强清热解毒,茯苓健脾利水,黄芪、当归益气养血,焦三仙消积开胃助运化水湿。中西医结合治疗,疗效显著,西药逐渐减停,中药口服维持数年后亦停服,其后虽有小波动,加服中药后仍有效,血象恢复正常。

(整理:肖海燕 审阅:邓成珊)

案四:健脾益气、补肾养血治疗髓劳

再生障碍性贫血脾肾亏虚之髓劳,以健脾益气、补肾养血收效。

个人信息:张某,女,56岁。

初诊:2010年12月22日。

主诉:反复齿衄伴乏力3月余。

现病史:3个月前无明显诱因出现齿衄伴乏力,人民医院查血常规 WBC 3.5×10^9/L、Hb 90g/L、PLT 5×10^9/L,进一步骨穿诊断考虑"再障",予十一酸睾酮胶丸 40mg,每日 3 次治疗及输血支持治疗,约每周输注机采血小板 1 袋。目前为求中医治疗来诊。刻下症:乏力,气短,齿衄,夜间明显。既往体健,否认食物药物过敏史。

检查:舌胖,有裂纹,少苔,脉细数。查体:中度贫血貌,四肢散发少量陈旧出血点,肝脾不大。辅助检查:血常规 WBC 4.4×10^9/L、Hb 93g/L、PLT 2×10^9/L。

中医诊断:髓劳,属脾肾亏虚。

西医诊断:再生障碍性贫血。

治法:健脾益气,补肾养血。

方药:生黄芪 30g,当归 10g,熟地 15g,山萸肉 10g,山药 15g,茯苓 15g,制首乌 15g,卷柏 30g,锁阳 15g,仙灵脾 15g,仙鹤草 30g,墨旱莲 20g,白茅根 15g,藕节 15g,太子参 15g,白术 15g。每日 1 剂,水煎,分 2 次服。另:十一酸睾酮胶丸 40mg,每日 3 次。

二诊(2010 年 12 月 29 日):血常规 WBC 4.2×10^9/L、Hb 104g/L、PLT 13×10^9/L。乏力减轻,齿衄,舌嫩红,浅裂,脉细稍数。原方增锁阳为 20g,加穿山龙 15g、黄连 10g。

三诊(2011 年 1 月 12 日):血常规 WBC 4.5×10^9/L、Hb 100g/L、PLT 14×10^9/L。3 周来未输注血小板,齿衄减轻,乏力,气短,多汗,舌胖,苔薄白,脉细弦。原方去白茅根、藕节,增穿山龙为 30g。

四诊(2011 年 2 月 9 日):血常规 WBC 3.14×10^9/L、Hb 115g/L、PLT 10×10^9/L。齿衄,口臭,舌红,苔薄白,脉细弦。原方增墨旱莲为 30g,加巴戟天 12g、知母 10g。

五诊(2011 年 3 月 16 日):血常规 WBC 3.6×10^9/L、Hb 132g/L、PLT 27×10^9/L。口臭,舌红,苔薄黄,脉细弦。原方加菟丝子 15g。

六诊(2011 年 4 月 27 日):PLT 18×10^9/L。腿凉,舌红,苔稍腻,脉细弦。原方加桂枝 10g、白芍 15g。

七诊(2011 年 5 月 25 日):血常规 WBC 3.1×10^9/L、Hb 147g/L、PLT 15×10^9/L。口臭,多汗,腿凉,舌红,浅裂,少苔,脉沉细。原方去山药、茯苓、白茅根、藕节,增锁阳为 20g,加穿山龙 30g,改太子参为党参 15g。

八诊(2011 年 6 月 8 日):血常规 WBC 4.1×10^9/L、Hb 126g/L、PLT 21×10^9/L。齿衄,多汗,口臭,舌红,浅裂,苔薄白,脉沉细。原方加鸡血藤 30g、茜草 15g。

九诊(2011 年 8 月 10 日):血常规 WBC 3.0×10^9/L、Hb 125g/L、PLT 18×10^9/L。困乏无力,舌红,苔薄白,脉细。原方加女贞子 15g。

十诊(2011 年 9 月 7 日):血常规 WBC 2.9×10^9/L、Hb 124g/L、PLT 18×10^9/L。无齿衄,口臭减轻,但困乏,舌红,苔薄白,脉小弦。原方改党参为太子参 15g。

十一诊(2011 年 9 月 28 日):血常规 WBC 2.9×10^9/L、Hb 127g/L、PLT 16×10^9/L。无出血,舌红,浅裂,脉细。原方加萆薢 15g、知母 10g。

十二诊(2011 年 10 月 19 日):血常规 WBC 2.9×10^9/L、Hb 127g/L、PLT 15×10^9/L。汗多,舌淡,浅裂少苔,脉弦细。原方增墨旱莲为 30g,加山萸肉 10g。

十三诊(2011 年 11 月 23 日):血常规 WBC 2.5×10^9/L、Hb 143g/L、PLT 16×10^9/L。无明

显不适。原方去制首乌、山萸肉。

十四诊(2011年12月21日):血常规 WBC 3.5×10^9/L、Hb 152g/L、PLT 16×10^9/L。无明显不适。增巴戟天至15g。减十一酸睾酮胶丸为40mg,每日2次。

十五诊(2012年1月18日):血常规 WBC 5.9×10^9/L、Hb 133g/L、PLT 25×10^9/L。消化差,胃胀。加焦三仙30g。

十六诊(2012年2月22日):血常规 WBC 4.1×10^9/L、Hb 159g/L、PLT 15×10^9/L。轻微胃胀。原方去菟丝子、焦三仙。

十七诊(2012年3月28日):血常规 WBC 3.5×10^9/L、Hb 140g/L、PLT 19×10^9/L。无明显不适。加黄精15g。

十八诊(2012年4月25日):血常规 WBC 3.75×10^9/L、Hb 143g/L、PLT 19×10^9/L。腿沉,舌红,苔薄白,脉沉弦。原方增黄连至12g,加葛根15g。

十九诊(2012年5月30日):血常规 WBC 3.91×10^9/L、Hb149g/L、PLT 18×10^9/L。汗出减轻,喜食冰凉食物,舌浅裂,少苔,脉沉细。原方去穿山龙、知母,加山萸肉10g。

二十诊(2012年7月4日):血常规 WBC 2.84×10^9/L、Hb 130g/L、PLT 17×10^9/L。舌尖红,苔薄黄,脉沉细。原方去葛根、山萸肉,加女贞子20g、穿山龙30g。

二十一诊(2012年8月8日):血常规 WBC 3.3×10^9/L、Hb 131g/L、PLT 17×10^9/L。原方增锁阳至30g,加山萸肉10g。

二十二诊(2012年9月12日):血常规 WBC 3.51×10^9/L、Hb 126g/L、PLT 16×10^9/L。无出血,怕热,汗多,舌淡胖,有裂纹,苔剥脱,脉细数。加玄参20g。

二十三诊(2012年10月17日):血常规 WBC 3.96×10^9/L、Hb 131g/L、PLT 17×10^9/L。口干,胃脘轻微胀闷不舒,舌裂,少津,苔薄黄,脉细弦。原方减穿山龙为15g,加枳壳10g。

二十四诊(2012年11月21日):血常规 WBC 3.47×10^9/L、Hb 125g/L、PLT 17×10^9/L。胃口好,但食后胃脘堵闷,口黏,口臭,大便通畅,舌胖边有齿痕,浅裂,苔黄腻,脉沉细。原方去玄参、穿山龙、山萸肉、萆薢,加藿香12g、佩兰12g。

二十五诊(2012年12月26日):血常规 WBC 3.66×10^9/L、Hb 134g/L、PLT 20×10^9/L。汗多,气短,舌胖,浅裂,苔薄白,脉沉细。原方去藿香、佩兰、太子参,加党参15g。

二十六诊(2013年2月6日):血常规 WBC 3.45×10^9/L、Hb 133g/L、PLT 21×10^9/L。面色红润,无出血,舌红苔薄白,脉小弦。原方去女贞子、枳壳,加知母10g。

按:本案为慢性再障,初诊时血小板仅 2×10^9/L,达重型再障的诊断标准,原则上一般需要联合应用免疫抑制剂如环孢霉素、ALG/ATG 等,但患者拒绝使用,故应用中药 + 雄激素联合治疗观察,疗效显著,治疗3周即脱离输注血小板,血小板稳定在 20×10^9/L 左右,治疗3个月贫血完全纠正。邓老认为本病的病因为六淫、七情、饮食不节、邪毒等伤及气血脏腑,尤其影响到肝脾肾及骨髓,因而出现血虚及虚劳诸证。本病主要涉及肾、脾、肝三脏,而以肾为中心。肾为先天之本,藏精,主骨生髓;肾虚则精亏血少。脾胃为后天之本,为气血生化之源,脾胃功能活动所产生的水谷精微可以转化而生成髓,髓化血,正如内经所云"血者水谷之精也,生化于脾"、"中焦受气取汁,变化而赤是谓血";脾胃虚弱则气血生化乏源,气血亏虚。肝主疏泄,肝藏血,肝气条达则脾升胃降,清阳之气升发,浊阴之气下降;肝气条达舒畅则气血运行正常;肝失疏泄,则气机升降失调,出现肝脾不调、肝胃不和,气机阻滞或紊乱则致血瘀或出血,肝不藏血,肝血不足,藏血失职则生出血诸症。邓老强调本病的治疗以补肾为中心,遵照中医"阴阳互根"、"阴为阳之基,阳为阴之统"及"孤阴不生、独阳不长"的理论,阴阳并补,以"阳中求阴,阴得阳生则泉源不竭"、"阴中求阳,阳得阴助,生化无穷",根据辨证或侧重于滋阴补肾、或侧重于温阳补肾,滋阴补肾之品常用女贞子、生地、熟地、何首乌、山萸肉、白芍、黄精、石斛、枸杞子、墨旱莲,温阳补肾之品常用淫羊藿、巴戟天、仙茅、肉苁蓉、锁阳、补骨脂、菟丝子、杜仲、续断。先天之本需要后天之本的不断资助,故益气健脾不可不用,常用太子参、白术、黄芪、山药、茯苓等。病证结合,出血重者可加白茅根、水牛角、生地榆、藕节等凉血止血治标;结合现代药理,还可选用卷柏、仙鹤草等有升血小板作用的药物,以及选用萆薢、穿山龙、猪苓等调节免疫。病程久者可应用柴胡、郁金、木贼、枳壳行气解郁,当归、鸡血藤、丹参等养血活血。

(整理:肖海燕　审阅:邓成珊)

4. **房定亚医案**(1 则)

案一:补脾肾、清热凉血治疗虚损

蛋白尿脾肾两虚、血热伤络之虚损,以补脾肾、清热凉血收效。

个人信息:王某,女,45 岁。医案编号:1028Q0010。

初诊日期:2012 年 10 月 14 日。

主诉:蛋白尿 1 个月。

现病史:患者于 1 个月前体检时发现蛋白尿。未系统诊治。

刻下症:尿中有泡沫。

检查:舌淡红,苔薄黄,脉细数。体格检查:双眼球结膜未见充血,浅表淋巴结未触及。双肺呼吸音清,未闻及干、湿啰音。心律齐,各瓣膜听诊区未及病理性杂音。四肢无水肿。关节查体未见明显异常。四肢肌力正常。

实验室检查:24 小时尿蛋白定量 1.512g。

中医诊断:虚损,属脾肾两虚、血热伤络证。

西医诊断:蛋白尿。

治法:补脾肾、清热凉血。

处方:芡实合剂。百合 30g,赤芍 15g,白花蛇舌草 20g,菟丝子 20g,丹皮 10g,山萸肉 10g,蝉蜕 10g,山药 15g,茯苓 15g,白术 12g,芡实 15g,生地 15g。14 剂,水煎服,日一剂。

二诊(2012 年 10 月 14 日):尿中有泡沫。舌淡红,苔薄白,脉细数。治法:活血、通络补肾。血府逐瘀汤加减。蝉蜕 10g,萆薢 20g,芡实 15g,百合 30g,川牛膝 15g,红花 10g,桃仁 10g,生地 15g,川芎 10g,当归 10g,枳壳 10g,赤芍 15g,鱼腥草 20g,柴胡 10g。14 剂,水煎服,日一剂。

三诊(2012 年 12 月 23 日):疲倦,睡眠差,关节不痛。舌淡红,苔白润。脉细弱。治法:补肝肾、清热凉血。芡实合剂。生黄芪 20g,鱼腥草 20g,茯苓 15g,枇杷叶 10g,黄精 10g,金樱子 10g,党参 10g,山药 15g,芡实 15g,百合 30g,白术 12g。14 剂,水煎服,日一剂。复查 24

小时尿蛋白定量 0.633g。

　　按:中医古代医籍中并无蛋白尿的病名记载,房师根据病情演变及临床表现,发微启蒙,结合现代研究分析总结认为,尿中蛋白属中医"精气"、"精微"等精微物质,蛋白尿的病机应从"精气下泄"、"肾不藏精"进行探讨。他认为精气、精微物质的生成、传输、封藏有赖脾、肾二脏功能的正常。当脾失统摄,脾不摄精,或脾失运化、清气不升反降;或肾虚失于封藏、精关不固,将形成脾肾亏虚、精微下泄膀胱从小便而出形成蛋白尿。房师治疗以补脾肾,收敛固涩为治则,本案以生黄芪、党参大补元气,白术、茯苓健脾益气,山药、黄精补肾填精,芡实、金樱子收敛固涩,枇杷叶、鱼腥草通肺络、蝉蜕祛风解毒。本案属于中医无证可辨的情况,根据舌证从病的原则。临床经常出现通过望、闻、问、切四诊,未能查出"证",而作为诊断"病"的客观指标已经出现。房教授主张采用无证从病模式,即运用中医理论对用现代仪器和化验所得到的资料、信息进行分析,结合中医对疾病的认识,指导临床用药,从而提高中医的临床疗效。

（整理:潘峥　审阅:房定亚）

5. **冯兴华医案**（1 则）

案一:清肝利胆、软坚散结治疗虚劳

原发性胆汁性肝硬化肝胆湿热之虚劳,以清肝利胆、软坚散结收效。

个人信息:翟某,女,53 岁。

初诊:2004 年 7 月 27 日。

主诉:反复乏力纳差 6 个月,皮肤巩膜黄染 15 天。

现病史:患者于 6 个月前因无明显诱因出现乏力、困倦,饮食减少,伴有腹胀。3 个月前就诊化验发现谷丙转氨酶、谷草转氨酶升高,乙肝五项化验正常。诊断:肝功能异常。而予保肝治疗,服用葡醛内酯、复合维生素 B,诸症不缓解。半个月前出现皮肤巩膜黄染就诊于协和医院诊断为原发性胆汁性肝硬化,使用醋酸泼尼松、熊去氧胆酸、美能。刻下症:皮肤巩膜黄染。

检查:舌黯红,苔黄厚腻,脉弦滑。实验室检查:ALT305IU/L,AST182IU/L,总胆红素84.1,直胆红素 38.99,间接胆红素 45.01,TBIL10(0.1-1.5),ALP552,GGT849,ANA 1:320,Ds-DNA(-),ENA(-),AMA(抗线粒体抗体):1:320,AMA-M2>200,IgA、M、G 正常。辅助检查:腹部 B 超示:不除外胆囊结石。

中医诊断:①虚劳;②黄疸,属肝胆湿热。

西医诊断:原发性胆汁性肝硬化。

治法:清肝利胆,软坚散结,佐以益气健脾。

方药:自拟方。茵陈 30g,炒栀子 10g,大黄 3g,柴胡 10g,白芍 15g,莪术 9g,鳖甲 15g,牡蛎 30g,藿香 10g,厚朴 10g,苍术 15g,枳实 10g,半夏 10g,甘草 10g。14 剂,水煎服,2 次/日。

　　二诊(2004 年 8 月 26 日):患者黄疸好转,纳食增加,仍感乏力,舌淡红,苔薄白,脉沉细。方药:上方加黄芪 30g,白术 15g,14 剂,水煎服,2 次/日。

三诊(2004年9月7日):患者病情明显好转。黄疸消失,一般情况好,口苦。舌黯苔白腻,脉滑。实验室检查:ALT 202IU/L,AST 182IU/L,直接胆红素38.99,间接胆红素2.5,ALP 290,GGT 101,LDT 268,HGB 129,WBC 7.6×10⁹/L,PLT 265×10⁹/L。方药:上方去大黄,加枸杞子10g,女贞子10g。14剂,水煎服,2次/日。

四诊(2005年8月22日):患者无明显不适,舌质红,苔黄,脉滑。实验室检查:ALT 282IU/L,AST 131IU/L,间接胆红素 2.51IU/L,TBIL 1.7,ALP 291IU/L,GGT 955IU/L。黄芪30g,白术10g,茯苓15g,熟地10g,白芍15g,黄精10g,女贞子10g,山茱萸15g,丹参15g,五味子6g,茵陈15g,甘草10g,山楂15g,泽泻15g,郁金6g,桃仁6g。28剂,水煎服,2次/日。

五诊(2006年1月23日):患者无明显不适,治法:清热利胆健脾燥湿。柴胡6g,茵陈15g,炒栀子10g,黄芪30g,白术10g,茯苓15g,藿香10g,苍术10g,厚朴10g,陈皮10g,连翘10g,金银花15g,丹参15g,五味子6g,鳖甲10g,山楂15g,炒麦芽15g,甘草6g。28剂,水煎服,2次/日。

疗效:患者病情明显好转。黄疸消失,一般情况良好,肝功及ALP、GGT、TC、TG均恢复正常。

按:患者以反复乏力纳差6个月,皮肤巩膜黄染15天为主诉。临床表现为皮肤巩膜黄染、乏力、困倦,饮食减少,口苦,体重减轻,半年减轻约5kg,伴有脘腹胀满,尿黄,大便偏稀。舌黯红,苔黄厚腻,脉弦滑。诊断:中医诊断:①虚劳;②黄疸(肝胆湿热,痰瘀互阻);西医诊断:原发性胆汁性肝硬化。给予急则治标,缓则治本。清利肝胆湿热,佐以软坚散结。方中茵陈、炒栀子、大黄、柴胡清利肝胆湿热,退黄;莪术、穿山甲、鳖甲、牡蛎活血化瘀,软坚散结;藿香、厚朴、苍术、枳实、半夏、清热利湿化痰;甘草调和诸药。药后患者逐渐退黄,纳食,口苦等症好转。二、三诊继续清利肝胆湿热,利胆退黄,并加用黄芪、白术益气健脾;枸杞、女贞子滋水涵木,补肾以柔肝保肝。所谓见肝之病,知肝传脾,故当黄疸逐渐消退后,加强健脾和胃,方中柴胡、黄芩、茵陈、炒栀子清肝利胆,黄芪、太子参、山药、白术益气健脾,见肝治脾。继续给予当归、白芍保肝养肝,丹参、红花、赤芍等活血化瘀,鳖甲软坚散结以治疗肝硬化。

(整理:何夏秀　审阅:冯兴华)

6. 麻柔医案(8则)

案一:补肾健脾、解毒散瘀治疗髓毒劳病

骨髓增生异常综合征脾肾两虚、毒瘀互阻之髓毒劳病,以补肾健脾、解毒散瘀收效。

个人信息:詹某,男,19岁。

初诊:2009年1月20日。

主诉:全血细胞减少3年余。

现病史:2006年10月发现不明原因全血细胞减少。骨穿、骨髓活检、染色体检查考虑再生障碍性贫血可能,骨髓增生异常综合征可能。予环孢菌素及雄性激素治疗效果不好,从2007年5月加服中药治疗外周血象上升,用环孢菌素出现肝功异常副作用,故2008年4月停用环孢素,改用司坦唑醇及青黄胶囊、益肾生血片治疗。近期感染后外周血象明显下降。

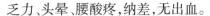

乏力、头晕、腰酸疼,纳差,无出血。

检查:查体:舌苔白边有齿痕,苔薄白,脉沉,血常规:白细胞计数:1.9×10^9/L,血红蛋白:89g/L,血小板计数:9×10^9/L。

中医诊断:髓毒劳病,属脾肾两虚,毒瘀互阻。

西医诊断:骨髓增生异常综合征(MDS-RCMD)。

治法:补肾健脾,解毒散瘀。

方药:自拟方:生熟地各15g,山药10g,山萸肉10g,丹皮10g,茯苓10g,泽泻10g,川草薢10g,补骨脂15g,菟丝子15g,制首乌20g,鸡血藤30g,巴戟天10g,太子参30g,苍白术10g,生姜10g,大枣10枚。木香10g,山楂30g。青黄胶囊1粒(晚饭后服)。

二诊(2009年4月23日):血常规:白细胞计数2.3×10^9/L,血红蛋白84g/L,血小板计数6×10^9/L。发热、咳嗽、纳减、尿黄,舌质红,苔薄黄,脉浮。党参12g,清半夏12g,黄连3g,黄芩6g,茯苓20g,炙甘草10g,生姜10g,大枣10枚。暂停原方,服用上方7剂。

三诊(2009年5月25日):血常规:白细胞计数2.1×10^9/L,血红蛋白84g/L,血小板计数34×10^9/L。上感已愈,舌质淡苔薄白,脉沉。中药原方去木香、山楂。余续用。

四诊(2009年8月3日):血常规:白细胞计数2.9×10^9/L,血红蛋白105g/L,血小板计数43×10^9/L,舌脉同前。效不更方。

五诊(2009年9月3日):血常规:白细胞计数3.8×10^9/L,血红蛋白124g/L,血小板计数51×10^9/L,舌脉同前。守方同前。

按:MDS为一恶性克隆性疾病,治疗难度大,预后差。中医辨证属本虚标实证。病机为素体亏虚复感邪毒,因毒致瘀,毒瘀互阻,瘀血阻滞则新血不升,瘀阻脉络则血不循经,故出现贫血和出血症状,病位涉及心肝脾肺肾等多个脏腑,但尤以脾肾虚损更为关键。随病情发展变化,邪正相争,虚实夹杂贯穿整个疾病过程中。本病的治疗针对MDS邪毒内剧之病机,麻柔老师开创性使用解毒散瘀功效的青黄胶囊以祛其邪;据症舌脉合用补肾健脾,调整阴阳气血中药汤剂以培其本。本例患者经过半年调治,外周血象明显恢复,自觉症状改善。合并感染时临时停用补益剂,加用清热燥湿药治标。虽然存在气血亏虚、血不循经贫血、出血症状,但老师不用补血止血治标之剂。本例患者治疗周期长达3年,有的甚至达10余年,在减量或停用西药过程中以及合并感染等可能会出现外周血象下降,对治疗一定要有信心、耐心,不能半途而废。这一点不管对医者或患者均很重要。

(整理:唐旭东 审阅:麻柔)

案二:解毒化瘀、温补脾肾治疗髓毒劳病

骨髓增生异常综合征脾肾两虚、毒瘀内阻之髓毒劳病,以解毒化瘀、温补脾肾收效。

个人信息:谭某,女,9岁。

初诊:2012年11月8日。

主诉:发现全血细胞下降1年余。

现病史:患者于2011年初开始出现头晕乏力等贫血症状,院外行血象及骨髓等相关检

查诊断不甚明确。口服环孢霉素、达那唑治疗,效果不好,2012 年 11 月 6 日骨穿结果显示:增生明显活跃,粒系占 35%,红系占 32%,粒红两系可见巨幼样改变,淋巴细胞占 32%,全片见巨核细胞 20 个。染色体:46,XX[20]。2012 年 11 月来我院门诊时血常规提示:白细胞计数 6.04×10⁹/L,血红蛋白 111g/L,血小板计数 28×10⁹/L,中性粒细胞 0.61×10⁹/L。症见:纳食可,夜眠安,大小便如常。

检查:脉沉,舌苔薄白。就诊时血常规提示:白细胞计数 6.04×10^9/L,血红蛋白 111g/L,血小板计数 28×10^9/L,中性粒细胞 0.61×10^9/L。

中医诊断:髓毒劳病,属脾肾两虚,毒瘀内阻。

西医诊断:骨髓增生异常综合征(MDS-RCMD)。

治法:解毒化瘀,温补脾肾。

方药:自拟方:生地 15g、熟地 15g、山药 10g、山萸肉 10g、丹皮 10g、茯苓 10g、泽泻 10g、女贞子 20g、川萆薢 20g、补骨脂 15g、菟丝子 15g、制首乌 20g、黑桑椹 30g、枸杞子 20g、锁阳 20g、桂枝 10g、巴戟天 10g、太子参 30g、炒白术 10g、生姜 10g、大枣 40g。同时口服青黄散 0.4g,每 3 天 1 粒,司坦唑醇 2mg,每日 3 次,益肾生血片 5 片,每日一次。

二诊(2013 年 3 月 7 日):就诊时血常规:白细胞计数 6.01×10^9/L,血红蛋白 110g/L,血小板计数 36×10^9/L,平均红细胞体积 108fl,中性粒细胞 2.9×10^9/L。纳食可二便调。脉沉,舌苔薄白。处方如下:首诊方去桂枝,加巴戟天 10g、公英 30g。同时口服青黄散 0.4g,每 3 天 1 粒、司坦唑醇 2mg,每日 3 次,葡醛内酯 100mg,每日 3 次,益肾生血片 5 片,每日一次。

三诊(2013 年 8 月 1 日):就诊时血常规:白细胞计数 6.1×10^9/L,血红蛋白 129g/L,血小板计数 42×10^9/L,平均红细胞体积 101fl,中性粒细胞 1.5×10^9/L。处方:上方加五味子 10g。同时口服青黄散 0.4g,每 3 天 1 粒、司坦唑醇 2mg,每日 3 次,葡醛内酯 100mg,每日 3 次,益肾生血片 5 片,每日一次。

四诊(2014 年 1 月 20 日):就诊时血常规:白细胞计数 5.2×10^9/L,血红蛋白 130g/L,血小板计数 43×10^9/L,平均红细胞体积 100fl,中性粒细胞 1.8×10^9/L。处方:上方去五味子 10g,加桂枝 10g。同时口服青黄散 0.4g,每 3 天 1 粒、司坦唑醇 2mg,每日 3 次,葡醛内酯 100mg,每日 3 次,益肾生血片 5 片,每日一次。

按语:本患者诊断为骨髓增生异常综合征,2008 年中国中西医结合学会血液病专业委员会与中华中医药学会内科分会血液病专业组讨论认为骨髓增生异常综合征(MDS)可创新命名为"髓毒劳"。老师认为髓毒劳属正虚邪实之证,以邪实为本,以气血阴阳虚损为外在表现,具有虚实夹杂、以实为主的特点。病机为素体正气虚损,复感邪毒,因毒致瘀,毒瘀互阻,瘀血阻滞则新血不生。治疗以青黄散解毒化瘀为主,辅以补脾益肾汤药。

(整理:唐旭东　审阅:麻柔)

案三:解毒化瘀、温补脾肾之劳髓毒劳

骨髓增生异常综合征脾肾两虚、毒瘀内阻之髓毒劳,以解毒化瘀、温补脾肾收效。

个人信息:张某,男,26 岁。

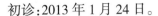

初诊:2013年1月24日。

主诉:发现全血细胞减少13月余。

现病史:患者于2012年初开始出现乏力,院外查血常规提示白细胞及血红蛋白降低,骨穿:增生明显活跃,粒系比例增加,原始粒细胞占2%,红系比例形态大致正常,全片见巨核细胞102个,可见小巨核,诊断MDS-RCMD。症见:纳食可,夜眠安,大小便如常。

检查:查体:舌苔薄白,脉沉。就诊时血常规:白细胞计数$2.55×10^9$/L,血红蛋白65g/L,血小板计数$353×10^9$/L,平均红细胞体积112fl,中性粒细胞$1.0×10^9$/L。

中医诊断:髓毒劳,属脾肾两虚,毒瘀内阻。

西医诊断:骨髓增生异常综合征。

治法:解毒化瘀,温补脾肾。

方药:自拟方:生地15g、熟地15g、山药10g、山萸肉10g、丹皮10g、茯苓10g、泽泻10g、女贞子20g、川草薢20g、补骨脂15g、菟丝子15g、制首乌20g、黑桑椹30g、锁阳20g、枸杞子10g、蒲公英30g、太子参30g、炒白术10g、生姜10g、大枣40g。同时口服青黄散0.4g,每日一次,司坦唑醇2mg,每日2次,益肾生血片5片,每日一次。

二诊(2013年5月9日):就诊时血常规:白细胞计数$3.19×10^9$/L,血红蛋白67g/L,血小板计数$289×10^9$/L,平均红细胞体积110fl,中性粒细胞$1.81×10^9$/L,纳食可二便调。脉沉,舌苔厚白略腻。处方如下:党参12g、清半夏10g、黄连3g、黄芩10g、茯苓20g、炙甘草10g、生姜10g、大枣40g,服此方2周后换下方:首诊方加巴戟天10g、桂枝10g。同时口服青黄散0.4g,每日一次,司坦唑醇2mg,每日2次,葡醛内酯100mg,每日3次,益肾生血片5片,每日一次。

三诊(2013年8月15日):就诊时血常规:白细胞计数$3.44×10^9$/L,血红蛋白86g/L,血小板计数$284×10^9$/L,平均红细胞体积118fl,中性粒细胞$1.78×10^9$/L。诉近期感冒,流涕,大便有黏液。脉沉,舌苔薄白。处方:上方去公英加知母10g、黄柏10g。同时口服青黄散0.4g,每日一次、司坦唑醇2mg,每日2次,葡醛内酯100mg,每日3次,益肾生血片5片,每日一次。

四诊(2013年11月21日):就诊时血常规:白细胞计数$5.8×10^9$/L,血红蛋白10^9g/L,血小板计数$243×10^9$/L,平均红细胞体积117fl,中性粒细胞$3.7×10^9$/L。脉沉,舌苔薄白。处方:守上方。同时口服青黄散0.4g,每日一次、司坦唑醇2mg,每日2次,葡醛内酯100mg,每日3次,益肾生血片5片,每日一次。

五诊(2014年3月6日):就诊时血常规:白细胞计数$3.65×10^9$/L,血红蛋白137g/L,血小板计数$364×10^9$/L,平均红细胞体积103fl,中性粒细胞$1.7×10^9$/L。脉沉,舌苔薄白。处方:守上方。同时口服青黄散0.4g,每日一次、司坦唑醇2mg,每日2次,葡醛内酯100mg,每日3次,益肾生血片5片,每日一次。

按:本患者诊断为骨髓增生异常综合征,老师认为髓毒劳属正虚邪实之证,以邪实为本,以气血阴阳虚损为外在表现,具有虚实夹杂,以实为主的特点。病机为素体正气虚损,复感邪毒,因毒致瘀,毒瘀互阻,瘀血阻滞则新血不生。治疗以青黄散解毒化瘀为主,辅以补脾益肾汤药。

(整理:唐旭东　审阅:麻柔)

案四：益气健脾、滋肾填精治疗髓毒劳

骨髓增生异常综合征脾肾两虚之髓毒劳，以益气健脾、滋肾填精收效。

个人信息：黄某，男，35岁。

初诊：2010年1月28日。

主诉：发现全血细胞下降6个月余。

现病史：患者于2009年底开始出现头晕乏力等贫血症状，于2010年1月至北京协和医院，行血象及骨髓等相关检查，骨穿提示：增生Ⅲ级，原始3%，粒系和红系可见明显病态造血，骨髓活检提示：可见少量骨组织，造血组织增多，脂肪组织减少，造血组织中粒系增多显著，且幼稚细胞比例增多，巨核细胞可见，局灶纤维组织增生。在北京协和医院诊断为骨髓增生异常综合征，治疗上予环孢素、葡醛内酯、维生素B_{12}、司坦唑醇等效果不佳，2012年1月来我院门诊时于北京人民医院复查骨穿提示：骨髓增生Ⅲ级，原始粒细胞23%，血常规提示：白细胞计数1.6×10^9/L，血红蛋白51g/L，血小板计数50×10^9/L（输血后），症见：纳食差，夜眠安，大小便如常。

检查：舌淡苔薄白，脉沉略滑。就诊时查血常规提示：白细胞计数1.6×10^9/L，血红蛋白51g/L，血小板计数50×10^9/L，平均红细胞体积118fl，中性粒细胞0.62×10^9/L。

中医诊断：髓毒劳，脾肾两虚。

西医诊断：骨髓增生异常综合征-RAEB。

治法：益气健脾、滋肾填精。

方药：自拟方。生地15g、熟地15g、山药10g、山萸肉10g、丹皮10g、茯苓10g、泽泻10g、女贞子20g、川草薢20g、补骨脂15g、菟丝子15g、制首乌20g、黑桑椹30g、枸杞子20g、锁阳20g、桂枝10g、巴戟天10g、太子参30g、炒白术10g、生姜10g、大枣40g。同时口服青黄散0.4g，每日一次，司坦唑醇2mg，每日3次，益肾生血片5片，每日一次。

二诊（2010年3月11日）：就诊时血常规：白细胞计数1.6×10^9/L，血红蛋白111g/L，血小板计数76×10^9/L，平均红细胞体积118fl，中性粒细胞0.69×10^9/L。纳食可二便调。已口服青黄胶囊0.4g，每日一次，2个月。脉沉略滑，舌淡苔薄白。中医辨证：毒瘀内阻，脾肾两虚，湿热内生。治法：解毒化瘀，清热利湿，温补脾肾。处方：首诊方去泽泻，加五味子10g。同时口服青黄散0.4g每日一次、司坦唑醇2mg，每日3次，葡醛内酯100mg，每日3次，益肾生血片5片，每日一次。

三诊（2010年4月15日）：就诊时血常规：白细胞计数2.1×10^9/L，血红蛋白137g/L，血小板计数74×10^9/L，平均红细胞体积118fl，中性粒细胞0.59×10^9/L。处方：首诊方去桂枝10g、巴戟天10g，同时口服青黄散0.4g，隔日一次、司坦唑醇2mg，每日3次，葡醛内酯100mg，每日3次，益肾生血片5片，每日一次。

四诊（2010年7月1日）：就诊时血常规：白细胞计数3.9×10^9/L，血红蛋白138g/L，血小板计数145×10^9/L，平均红细胞体积110fl，中性粒细胞1.2×10^9/L。患者至北京大学人民医院复查骨穿提示：骨髓增生Ⅲ级，原始细胞1%，考虑疾病达缓解。处方：首诊方去桂枝10g、巴戟天10g，同时口服青黄散0.4g，每日一次、司坦唑醇2mg，每日3次，葡醛内酯100mg，每

日 3 次,益肾生血片 5 片,每日一次。

五诊(2010 年 10 月 8 日):就诊时血常规:白细胞计数 4.0×10^9/L,血红蛋白 162g/L,血小板计数 140×10^9/L,平均红细胞体积 105fl,中性粒细胞 1.1×10^9/L。处方:上方守方继服,同时口服司坦唑醇 2mg,每日 3 次,葡醛内酯 100mg,每日 3 次,益肾生血片 5 片,每日一次。青黄散 0.4g,每日一次,服 3 周,停 1 周。

六诊(2011 年 4 月 7 日):就诊时血常规:白细胞计数 3.2×10^9/L,血红蛋白 169g/L,血小板计数 115×10^9/L,平均红细胞体积 111fl,中性粒细胞 1.2×10^9/L。处方:上方守方继服,同时口服司坦唑醇 2mg,每日 3 次,葡醛内酯 100mg,每日 3 次,益肾生血片 5 片,每日一次。青黄散 0.4g,隔日一次。

七诊(2011 年 7 月 28 日):就诊时血常规:白细胞计数 4.8×10^9/L,血红蛋白 174g/L,血小板计数 120×10^9/L,平均红细胞体积 105fl,中性粒细胞 1.1×10^9/L。处方:上方守方继服,同时口服司坦唑醇 2mg,每日一次,益肾生血片 5 片,每日一次,青黄散 0.4g,每 3 天服 1 粒。

八诊(2011 年 12 月 5 日):就诊时血常规:白细胞计数 4.5×10^9/L,血红蛋白 154g/L,血小板计数 110×10^9/L,平均红细胞体积 106fl,中性粒细胞 1.0×10^9/L。处方:上方守方继服,同时口服益肾生血片 5 片每日一次,青黄散 0.4g,每周一次,司坦唑醇 2mg,每日一次。

九诊(2013 年 12 月 22 日):就诊时血常规:白细胞计数 4.4×10^9/L,血红蛋白 162g/L,血小板计数 130×10^9/L,平均红细胞体积 104fl,中性粒细胞 1.5×10^9/L。停所有药观察,随访至 2015 年 6 月,患者外周血象一直正常。

按:本例为高危型骨髓增生异常综合征,本病的特点是伴有原始细胞增多,临床上所见,本病的预后差,生存期较短,本型的治疗颇为棘手。中医治疗本病的目的以提高生存质量,延长生存期为主。麻柔主任认为,骨髓增生异常综合征中医病名为"髓毒劳","髓"表示病位在骨髓,"毒"表示病性为瘀毒,"劳"表示本病表现的气血阴阳虚损的外在症状。因此髓毒劳属邪实正虚之证,以邪实为本,以气血阴阳虚损为外在表现,具有虚实夹杂,以实为主的特点。青黄散是麻柔主任治疗骨髓增生异常综合征的常用方剂,其始载于明代方贤的《奇效良方》,由青黛、雄黄各等份组成。其中青黛味咸性寒,入肝经,可消肿散瘀、凉血解毒,雄黄味辛性温,可解百毒、消积聚、化瘀血。两药相合,寒温并用,毒瘀同消,与骨髓增生异常综合征毒瘀互阻之主要病机相契合。青黄散以祛邪为主,配合补肾中药加强扶正,加桂枝、巴戟天以加强补肾壮阳,加鸡血藤针对久病入络的病机,予活血化瘀,最终达到延长生存期,提高患者生活质量的作用。

(整理:唐旭东　审阅:麻柔)

案五:活血化瘀、健脾益气治疗虚劳

免疫性溶血性贫血气虚血瘀之虚劳,以活血化瘀、健脾益气收效。

个人信息:曾某,女,62 岁。

初诊:2008 年 12 月 11 日。

主诉:确诊免疫性溶血性贫血 1 年余。

现病史:患者 1 年前不明原因出现贫血,在协和医院诊治为免疫性溶血性贫血并多项自身免疫性可溶性抗体阳性。联合免疫病变待排。经用皮质激素治疗有效,但在减量过程中病情反复,后又反复加量。现醋酸泼尼松 15mg,隔日一次。现在症:乏力、头晕、关节疼痛、时咽干痛有痰,自汗。

检查:查体:舌质红,舌苔薄白,脉沉尺弱。贫血貌,全身皮肤黏膜无黄染。咽后壁淋巴滤泡增生。血常规:白细胞计数 3.15×10^9/L,血红蛋白 79g/L,血小板计数 125×10^9/L,中性粒细胞 76%,网织红细胞 5.7%。

中医诊断:虚劳,属气虚血瘀。

西医诊断:免疫性溶血性贫血。

治法:活血化瘀,健脾益气。

方药:自拟方。益母草 30g、当归 10g、川芎 10g、川萆薢 10g、穿山龙 15g、土茯苓 30g、炙甘草 10g、太子参 30g、生姜 10g、大枣 10 枚、鸡血藤 30g、蒲公英 20g。

二诊(2008 年 12 月 25 日):白细胞计数 5.5×10^9/L,血红蛋白 99g/L,血小板计数 149×10^9/L,N74%,网织红细胞 4.6%。脉沉略滑数,舌质红苔薄白。原方加强补肾的女贞子 20g,菟丝子 15g。

三诊(2009 年 1 月 15 日):白细胞计数 3.89×10^9/L,N79%,血红蛋白 103g/L,血小板计数 154×10^9/L,网织红细胞 2.82%。脉沉,舌质红苔薄白。效不更方,续在原方加强补肾的女贞子 20g,菟丝子 15g 及仙灵脾 10g。

四诊(2009 年 2 月 19 日):白细胞计数 4.89×10^9/L,血红蛋白 113g/L,血小板计数 160×10^9/L,网织红细胞 1.5%。脉沉,舌质红苔薄白。畏寒。效不更方,续在原方加强温补肾阳的巴戟天 10g,仙灵脾 10g 及通阳活血之鸡血藤 30g,桂枝 10g。

五诊(2009 年 3 月 26 日):白细胞计数 4.72×10^9/L,血红蛋白 113g/L,血小板计数 163×10^9/L,网织红细胞 1.5%。脉沉,舌质红苔薄白。平素易患感冒,且感染会加重溶血发作使病情反复。上方去鸡血藤、桂枝加益气固表之生黄芪 15g,防风 6g,与原方中的白术组成玉屏风散扶正防邪。

按:老师治疗血液系统疾病治病求本,本于疾病的根本病机,治疗紧扣病因病机,"有是证用是方"、"谨守病机",故治疗每能获良效。并且在总结前人经验的基础上大胆求索,为中医药治疗血液系统疑难性疾病开创了新的路子。老师认为,"治病求本"、"有是证用是方"、"谨守病机"是中医药临床用药的核心。应努力追求。要达到一定高度,应在"道"的层面多下功夫。"形而上为之道,形而下为之器"。我理解,宇宙中所存在的一切"物"均为形,这些物的生成、运动、终结的根源是道。因此中药是"形药",西药是"器药",指导中药应用的中医理论近乎道。

(整理:唐旭东 审阅:麻柔)

案六:调整阴阳、健脾活血治疗髓劳病

慢性再生障碍性贫血肾阴阳两虚之髓劳病,以调整阴阳、健脾活血收效。

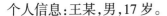

个人信息:王某,男,17 岁。

初诊:2009 年 4 月 13 日。

主诉:全血细胞减少诊断为慢性再生障碍性贫血 7 年。

现病史:2008 年骨髓检查增生低下,未见有核红细胞,淋巴 72.5%,无巨核细胞。染色体未见异常核型。已用司坦唑醇治疗。症见:乏力,腰酸,纳差,畏寒。

检查:查体:舌边齿痕,苔薄白,脉沉。外周血象白细胞计数 3.2×10^9/L,血红蛋白 75g/L,血小板计数 17×10^9/L,中性粒细胞 47%,淋巴细胞 54.6%。

中医诊断:髓劳病,属肾阴阳两虚。

西医诊断:慢性再生障碍性贫血。

治法:调整阴阳,健脾活血。

方药:自拟方。生熟地各 15g、山药 10g、山茱萸 10g、丹皮 10g、茯苓 10g、泽泻 10g、女贞子 20g、补骨脂 15g、菟丝子 15g、炙首乌 20g、巴戟天 10g、川萆薢 10g、太子参 30g、苍白术各 10g、生姜 10g、大枣 10 枚。

二诊(2009 年 5 月 18 日):白细胞计数 2.3×10^9/L,血红蛋白 88g/L,血小板计数 11×10^9/L,中性粒细胞 30%,L56%。症状稍改善,舌脉同前。中药原方加温阳之锁阳 20g,改川萆薢 20g。

三诊(2009 年 6 月 20 日):白细胞计数 2.9×10^9/L,血红蛋白 77g/L,血小板计数 17×10^9/L,中性粒细胞 37.9%,L46.6%。仍畏寒,肢凉,舌体胖大,脉沉,苔薄白,原方去苍术、丹皮,加通阳活血之桂枝 10g,鸡血藤 30g。

四诊(2009 年 7 月 23 日):白细胞计数 3.2×10^9/L,血红蛋白 94g/L,血小板计数 21×10^9/L,治疗同前。

五诊(2009 年 8 月 24 日):白细胞计数 3.7×10^9/L,血红蛋白 96g/L,血小板计数 19×10^9/L,舌边齿痕,苔薄白,脉沉,畏寒好转,伴出汗手心热,原方加清热凉血之丹皮 10g 及加量滋肾之山药 20g。

六诊(2009 年 11 月 23 日):白细胞计数 3.39×10^9/L,血红蛋白 106g/L,血小板计数 20×10^9/L,舌边齿痕,苔薄白,脉沉。续上方。

七诊(2010 年 1 月 25 日):白细胞计数 3.43×10^9/L,血红蛋白 113g/L,血小板计数 45×10^9/L,舌边齿痕,苔薄白,脉沉。畏寒好转,稍有手心发热喜凉,原方加滋肝肾之枸杞子 20g。

按:本例为一慢性再生障碍性贫血的患者,病程 7 年,结合本例的症舌脉属肾阳虚为主,治疗以补肾调阴阳兼健脾活血。加用中药治疗 8 月余外周血象三系明显上升,达缓解。在治疗过程中据肾之阴阳的偏衰随时调整滋阴及温阳药以达阴阳平衡调节的治疗目的,患者诸多阴阳失和症因调和而得以纠正。

老师指出,再障的治疗近年来欧美国家过分强调免疫介导的造血抑制,完全忽视了已形成的造血功能衰竭。国内研究"热点"也集中于免疫介导的造血抑制,造血干/祖细胞减少或缺陷被不少血液科医师忘记或忽略,"一种倾向掩盖另一种倾向"。再障的发生发展过程大致可分为以异常免疫为主和以骨髓衰竭为主两个阶段,急性再障或重型再障以异常免疫为主;而慢性再障以骨髓衰竭为主;两个阶段之间可能存在过渡或交叉阶段。以异常免疫为主阶段应以免疫抑制治疗＋中药补肾活血解毒为主治疗;以骨髓衰竭为主阶段应以雄激素＋补肾中药为主治疗。

(整理:唐旭东　审阅:麻柔)

案七:补脾益肾法治疗髓劳病

慢性再生障碍性贫血脾肾两虚之髓劳病,以补脾益肾收效。

个人信息:尤某,女,29岁。

初诊:2011年10月10日。

主诉:诊断慢性再生障碍性贫血一年余。

现病史:患者于2010年10月初开始出现乏力,院外查血常规提示:血红蛋白69g/L,白细胞计数及血小板计数不详,髂后骨穿:增生活跃,粒、红系比例减低,淋巴细胞比例升高,全片未见巨核细胞,骨髓病理增生极度低下,诊断AA,口服环孢霉素治疗。症见:纳食可,夜眠安,大小便如常。

检查:查体:舌苔薄白,舌边齿痕,脉沉。就诊时血常规:白细胞计数 5.54×10^9/L,血红蛋白107g/L,血小板计数 54×10^9/L,平均红细胞体积104fl,中性粒细胞 2.8×10^9/L。

中医诊断:髓劳病,脾肾两虚。

西医诊断:慢性再生障碍性贫血。

治法:补脾益肾。

方药:生地15g、熟地15g、山药10g、山萸肉10g、丹皮10g、茯苓10g、泽泻10g、女贞子20g、川草薢20g、补骨脂15g、菟丝子15g、制首乌20g、黑桑椹30g、锁阳20g、枸杞子10g、巴戟天10g、桂枝10g、太子参30g、炒白术10g、生姜10g、大枣40g。同时口服司坦唑醇2mg,每日2次,葡醛内酯100mg,每日3次,益肾生血片5片,每日一次。

二诊(2012年4月16日):就诊时血常规:白细胞计数 3.82×10^9/L,血红蛋白119g/L,血小板计数 42×10^9/L,平均红细胞体积109fl,中性粒细胞 1.9×10^9/L,环孢霉素继续口服。月经不规律,口腔溃疡,纳食可二便调。脉沉,舌苔薄白。处方如下:首诊方去巴戟天加公英30g。同时口服司坦唑醇2mg,每日2次,葡醛内酯100mg,每日3次,益肾生血片5片,每日一次。

三诊(2012年8月2日):就诊时血常规:白细胞计数 4.8×10^9/L,血红蛋白115g/L,血小板计数 44×10^9/L,平均红细胞体积108fl,中性粒细胞 1.26×10^9/L。环孢霉素继续口服。有口腔溃疡,眼干鼻干好转,脉沉,舌苔薄白。处方如下:复诊1方加砂仁10g、黄柏10g。同时口服司坦唑醇2mg,每日2次,葡醛内酯100mg,每日3次,益肾生血片5片,每日一次。

四诊(2012年9月17日):就诊时血常规:白细胞计数 2.6×10^9/L,血红蛋白127g/L,血小板计数 38×10^9/L,平均红细胞体积103fl,中性粒细胞 1.21×10^9/L。环孢霉素减量为50mg每日2次,有口腔溃疡,脉沉,舌苔薄白。处方如下:生地15g、熟地15g、山药10g、山萸肉10g、丹皮10g、茯苓10g、泽泻10g、女贞子20g、川草薢20g、补骨脂15g、菟丝子15g、制首乌

20g、黑桑椹 30g、锁阳 20g、巴戟天 10g、桂枝 10g、黄连 3g、太子参 30g、炒白术 10g、生姜 10g、大枣 40g。同时口服司坦唑醇 2mg，每日 2 次，葡醛内酯 100mg，每日 3 次，益肾生血片 5 片，每日一次。

五诊（2012 年 11 月 5 日）：就诊时血常规：白细胞计数 3.27×10^9/L，血红蛋白 124g/L，血小板计数 39×10^9/L，平均红细胞体积 110fl，中性粒细胞 1.77×10^9/L。环孢霉素 50mg，每日 2 次，有口腔溃疡，脉沉，舌苔薄白。处方如下：上方去黄连 3g，加砂仁 10g、黄柏 10g。同时口服司坦唑醇 2mg，每日一次，葡醛内酯 100mg，每日 3 次，益肾生血片 5 片，每日一次。

六诊（2013 年 1 月 7 日）：就诊时血常规：白细胞计数 3.38×10^9/L，血红蛋白 121g/L，血小板计数 36×10^9/L，平均红细胞体积 111fl，中性粒细胞 1.53×10^9/L。环孢霉素 50mg，每日 2 次，自行停司坦唑醇一月余，有口腔溃疡，大便稀，怕冷，脉沉，舌苔薄白。处方如下：生地 15g、熟地 15g、山药 10g、山萸肉 10g、丹皮 10g、茯苓 10g、五味子 10g、女贞子 20g、川萆薢 20g、补骨脂 15g、菟丝子 15g、制首乌 20g、黑桑椹 30g、枸杞子 20g、锁阳 20g、制附片 10g、肉桂 3g、太子参 30g、炒白术 10g、生姜 10g、大枣 40g。同时口服益肾生血片 5 片，每日一次。

七诊（2013 年 5 月 6 日）：就诊时血常规：白细胞计数 3.38×10^9/L，血红蛋白 121g/L，血小板计数 36×10^9/L，平均红细胞体积 111fl，中性粒细胞 1.53×10^9/L。环孢霉素 50mg，每日 2 次，有口腔溃疡，脉沉，舌苔薄白。处方如下：生地 15g、熟地 15g、山药 10g、山萸肉 10g、丹皮 10g、茯苓 10g、泽泻 10g、女贞子 20g、川萆薢 20g、补骨脂 15g、菟丝子 15g、制首乌 20g、黑桑椹 30g、锁阳 20g、枸杞子 10g、巴戟天 10g、桂枝 10g、太子参 30g、炒白术 10g、生姜 10g、大枣 40g、公英 30g。同时口服环孢霉素 125mg/ 日，益肾生血片 5 片，每日一次。复查骨穿 + 活检 + 染色体。

八诊（2013 年 8 月 19 日）：就诊时血常规：白细胞计数 2.77×10^9/L，血红蛋白 150g/L，血小板计数 26×10^9/L，平均红细胞体积 101fl，中性粒细胞 1.12×10^9/L。骨穿：增生活跃（−），G34%，E35%，淋巴细胞占 29%，全片见巨核细胞 4 个，骨髓小粒造血细胞为主，染色体 47，XX，+8［3］/46，XX［7］，脉沉，舌苔薄白。处方如下：上方去公英，加砂仁 10g、黄柏 10g。停环孢霉素，加服青黄散 0.4g，隔日一次，益肾生血片 5 片，每日一次。

九诊（2013 年 11 月 11 日）：就诊时血常规白细胞计数 2.49×10^9/L，血红蛋白 104g/L，血小板计数 36×10^9/L，平均红细胞体积 109fl，中性粒细胞 1.07×10^9/L。脉沉，舌苔薄白。处方如下：生地 15g、熟地 15g、山药 10g、山萸肉 10g、丹皮 10g、茯苓 10g、泽泻 10g、女贞子 20g、川萆薢 20g、补骨脂 15g、菟丝子 15g、制首乌 20g、黑桑椹 30g、锁阳 20g、枸杞子 10g、巴戟天 10g、肉桂 3g、太子参 30g、炒白术 10g、生姜 10g、大枣 40g。口服青黄散 0.4g，隔日一次，益肾生血片 5 片，每日一次。

十诊（2014 年 2 月 24 日）：就诊时血常规：白细胞计数 2.95×10^9/L，血红蛋白 108g/L，血小板计数 108×10^9/L，平均红细胞体积 113fl，中性粒细胞 1.25×10^9/L。脉沉，舌苔薄白。处方如下：守上方。口服青黄散 0.4g，隔日一次，益肾生血片 5 片，每日一次。

按：本患者发病时诊断为再生障碍性贫血，口服环孢霉素加雄激素加中药部分有效，一年余后复查骨髓，染色体提示 +8 异常，考虑骨髓增生异常综合征可能，遂给予青黄散 0.4g，隔日一次。老师认为髓毒劳属正虚邪实之证,以邪实为本,以气血阴阳虚损为外在表现,具有虚实夹杂,以实为主的特点。病机为素体正气虚损,复感邪毒,因毒致瘀,毒瘀互阻,瘀血阻滞则新血不生。治疗以青黄散解毒化瘀为主,辅以补脾益肾汤药。

(整理:唐旭东　审阅:麻柔)

案八:益气健脾、滋肾填精治疗髓劳病

慢性再生障碍性贫血脾肾两虚之髓劳病,以益气健脾、滋肾填精收效。

个人信息:王某,男,29 岁。

初诊日期:2011 年 11 月 24 日。

主诉:发现全血细胞下降 3 月余。

现病史:患者于 2011 年 8 月开始出现头晕乏力等贫血症状,院外行血象提示三系减少,骨穿结果不明,诊断不甚明确。口服醋酸泼尼松治疗,效果不好。近期大约每 5 天输注红细胞 200ml。症见:纳食可,夜眠安,大小便如常。

检查:查体:脉沉大,舌淡苔薄白。就诊时查血常规提示:白细胞计数 2.77×10^9/L,血红蛋白 60g/L,血小板计数 6×10^9/L,平均红细胞体积 92fl,中性粒细胞 1.56×10^9/L。

中医诊断:髓劳病,脾肾两虚。

西医诊断:慢性再生障碍性贫血。

治法:益气健脾、滋肾填精。

方药:自拟方。生地 15g、熟地 15g、山药 10g、山萸肉 10g、丹皮 10g、茯苓 10g、泽泻 10g、女贞子 20g、川草薢 20g、补骨脂 15g、菟丝子 15g、制首乌 20g、黑桑椹 30g、枸杞子 20g、锁阳 20g、桂枝 10g、巴戟天 10g、太子参 30g、炒白术 10g、生姜 10g、大枣 40g。同时口服司坦唑醇 2mg,每日 3 次,益肾生血片 5 片,每日一次。

二诊(2012 年 2 月 13 日):就诊时血常规:白细胞计数 2.47×10^9/L,血红蛋白 52g/L,血小板计数 8×10^9/L,平均红细胞体积 92fl,中性粒细胞 1.45×10^9/L。每月输红细胞 200ml,纳食可二便调。已停用醋酸泼尼松。脉沉,舌淡苔薄白。处方:首诊方去桂枝 10g、巴戟天 10g。同时口服司坦唑醇 4mg,每日 2 次,益肾生血片 5 片,每日一次。

三诊(2012 年 5 月 17 日):就诊时血常规:白细胞计数 2.63×10^9/L,血红蛋白 64g/L,血小板计数 31×10^9/L,平均红细胞体积 105fl,中性粒细胞 1.23×10^9/L。每月输红细胞 200ml。脉沉,舌淡苔薄白。2012 年 4 月 9 日髂后骨穿提示减低,G25%,E15%,粒红两系未见明显病态造血,淋巴细胞占 60%,全片未见巨核细胞。诊断 AA。处方:生地 15g、熟地 15g、山药 10g、山萸肉 10g、丹皮 10g、茯苓 10g、泽泻 10g、女贞子 20g、川草薢 20g、补骨脂 15g、菟丝子 15g、制首乌 20g、黑桑椹 30g、枸杞子 20g、锁阳 20g、太子参 30g、炒白术 10g、生姜 10g、大枣 40g,公英 30g。同时口服司坦唑醇 4mg,每日 2 次,每日 2 次,葡醛内酯 100mg,益肾生血片 5 片,每日一次。

四诊(2012 年 7 月 5 日):就诊时血常规:白细胞计数 2.33×10^9/L,血红蛋白 72g/L,血小板计数 38×10^9/L,平均红细胞体积 111fl,中性粒细胞 0.66×10^9/L。无特殊不适,入睡困难,

时有头晕耳鸣,纳食可二便调。骨活检提示增生活跃,未见巨核细胞增生。染色体:46,XX〔14〕。脉沉,舌淡苔薄白。中医辨证:脾肾两虚,湿热内生。治法:清热利湿,温补脾肾。处方:上方去公英30g,加黄连6g、阿胶10g(烊化)。同时司坦唑醇2mg,每日3次,葡醛内酯100mg,每日3次,益肾生血片5片,每日一次。

五诊(2012年10月11日):就诊时血常规:白细胞计数3.44×10⁹/L,血红蛋白108g/L,血小板计数79×10⁹/L,平均红细胞体积111fl,中性粒细胞1.61×10⁹/L。近4个月未输血,末次输血时间2012年6月12日。脉沉,舌淡苔薄白。处方:生地15g、熟地15g、山药10g、山萸肉10g、丹皮10g、茯苓10g、泽泻10g、女贞子20g、川草薢20g、补骨脂15g、菟丝子15g、制首乌20g、黑桑椹30g、枸杞子20g、锁阳20g、桂枝10g、巴戟天10g、公英30g、太子参30g、炒白术10g、生姜10g、大枣40g。同时口服司坦唑醇2mg,每日3次,葡醛内酯100mg,每日3次,益肾生血片5片,每日一次。

六诊(2014年4月11日):就诊时血常规:白细胞计数4.05×10⁹/L,血红蛋白132g/L,血小板计数188×10⁹/L,平均红细胞体积103fl,中性粒细胞1.83×10⁹/L。脉沉,舌淡苔薄白。处方:复诊4方加泽泻20g。同时口服司坦唑醇2mg,每日3次,葡醛内酯100mg,每日3次,益肾生血片5片,每日一次。

按:本患者初始诊断不明,之后复查骨髓诊断为再生障碍性贫血,病机为素体正气虚损,脾肾两虚为主。治疗以补脾益肾汤药。该患者出现舌苔厚,纳食一般的症状,认为是湿热内生,所以同时要祛湿清热。

(整理:唐旭东　审阅:麻柔)

7. 聂莉芳医案(1则)

案一:益气养阴治疗虚劳

IgA肾病气阴两虚之虚劳,以益气养阴收效。

个人信息:某男,26岁。

初诊:2010年12月15日。

主诉:发现尿检异常5年。

现病史:患者发现尿检异常5年,2008年发现血压升高,时测Bp:150/100mmHg。2009年2月查24小时尿蛋白定量:1.78g,肾穿病理诊断:IgA肾病。平素易感冒。刻下症:干咳,无咽痛,乏力,腰酸痛,纳食可,睡眠可。

检查:舌质红,苔薄白,脉弦细。2010年12月14日,查24小时尿蛋白定量:2.77g。

中医诊断:虚劳,属气阴两虚。

西医诊断:IgA肾病。

治法:益气养阴。

方药:参芪地黄汤加减。太子参12g,生黄芪12g,生地12g,山萸肉10g,山药15g,茯苓20g,泽泻12g,丹皮10g,续断20g,芡实20g,金银花20g,小蓟30g,牛蒡子10g,紫河车6g,丹参10g。

二诊(2011年2月23日):患者诉轻度腰酸、乏力,Bp:140/90mmHg,24小时尿蛋白定量:1.29g。中医治疗守前方加青风藤15g。

三诊(2011年4月13日):患者轻度腰酸,余无明显不适,Bp:140/80mmHg,24小时尿蛋白定量:1.09g。中医治疗守前方不变。

按:聂莉芳教授治疗IgA肾病气阴两虚证的主要方剂有两个,一为益气滋肾汤,一为参芪地黄汤。二者的区别在于益气滋肾汤扶正之力不及参芪地黄汤,但清热凉血养血作用偏强。本案用参芪地黄汤加减,加续断补肾强腰,小蓟凉血止血,牛蒡子解毒利咽,紫河车补肾填精。

(整理:孙红颖　审阅:聂莉芳)

8. 薛伯寿医案(2则)

案一:调营和血、益脾养心治疗虚劳

亚健康状态营卫不和而兼脏躁之虚劳,以调营和血、益脾养心收效。

个人信息:李某,女,32岁。

初诊:2001年1月16日。

主诉:异常疲劳1年。

现病史:患者在宣武公园门房工作,据述已一年不能上班。整日在家卧床,依靠其母照顾,曾在宣武医院多次理化检查,既无器质性病变,也无异常检查指标发现。因患者不愿外出求医看病,其爱人请薛教授前往家中为妻诊病。

患者母云:小女儿早产一个月,素体弱多病,常有低烧,经常不能上学。月经16岁方行,月经错后,2~3个月一行,量少色淡。结婚四年未孕。患者情绪低落,精神不振,常卧于床,全身酸楚乏力,容易出汗,形寒畏风,从不愿开窗,畏风而不敢出门,什么活都不做,还觉疲乏无力,性欲冷淡不适,纳不香,消化力差,厌食油腻鱼肉,时悲伤欲哭,生活没有信心,睡眠浅,多梦。曾服西药治疗,亦服过中药,皆难取效,常有副作用。

检查:舌质淡红无苔,脉沉缓无力。

中医诊断:虚劳,属营卫不和而兼脏躁。

西医诊断:亚健康状态。

治法:调营卫,和气血,益脾胃,养心神。

方药:桂枝10g,白芍10g,炙甘草10g,生姜4片,大枣12枚(掰开),炒枣仁15g,浮小麦30g。

告之为医圣张仲景之方,嘱咐其可进食酸奶,牛肉丸;心静,呼吸调匀,全身放松,在家不用力做轻微运动。告之体质好了,自然能生育。

二诊(2001年2月8日):因疗效明显,连服三周再去复诊,患者已能出门迎接,精气神有明显好转,已有笑容,已开始帮助做饭,干家务。现全身酸楚,自汗、多汗、畏风明显减轻,饮食增加,想吃鱼肉。舌质淡红稍有薄苔,脉缓稍有力。守方白芍加倍,加山东高粱饴四粒(烊化),加黄芪12g,女贞子10g,肉苁蓉12g。守方调治半年,后怀孕,健康生一子。

按语:此亚健康状态,虚弱至极,先用桂枝汤合甘麦大枣汤,患者认为药有美味,疗效好。再诊转用黄芪建中汤加味,治愈生子,家庭欢乐。

(整理:陈劲松、薛燕星　审阅:薛伯寿)

案二:解毒利咽,升阳除湿治疗疫毒伤脏证

艾滋病疫毒内蕴、脏腑失调之疫毒伤脏证,以解毒透邪、升阳除湿之剂收效。

个人信息:Charles,男,41岁,住院号520016。

初诊:1987年12月26日。

主诉:慢性腹泻、低烧疲劳1年。

现病史:慢性腹泻一年,伴有肠鸣,日排便6次以上,有脓性样物,臭味重,半年来常有低烧,进行性消瘦,疲乏无力,4天来咽喉疼痛甚剧。

检查:舌偏红苔黄,脉弦细而数。咽部充血,体温38℃,颈部,腋下及腹股沟淋巴结肿大,1.0cm×1.5cm~2.5cm×3.0cm,化验HIV阳性。

中医诊断:疫毒伤脏证,属疫毒内蕴,新感外邪,肺气郁闭,肠胃失调。

西医诊断:艾滋病。

治法:解毒透邪,宣肺利咽,升阳除湿,调和肠胃。

方药:蝉衣5g,僵蚕10g,姜黄8g,酒军6g,苍白术各10g,防风6g,白芍10g,茯苓10g,升麻8g,桔梗6g,黄连5g,吴茱萸1g。7剂。每日1剂,水煎分3次服。六神丸10粒,每日3次服。

二诊(1988年1月5日):药后咽痛已除,咽部充血消失,体温正常,大便日3次,已无脓性物,肠鸣减轻,精神好转,能到病房外散步。今起咳嗽,清稀痰甚多,肠鸣加重,辘辘有声,水样便而有黏液,脉弦细滑,舌质有瘀斑,苔薄白,证属久泻伤脾,脾虚生饮,痰饮蕴肺则咳,饮走肠间则肠鸣而泻,治拟健脾益气,温阳化饮。党参10g,白术10g,茯苓10g,甘草8g,葛根8g,广木香4g,乌梅3枚,桂枝10g,五味子6g,法半夏10g,细辛4g,干姜6g。7剂。

三诊(1988年1月12日):服2剂咳嗽即止,稀痰消失,7剂后续以上方加大黄炭4g,桃仁6g。肠鸣渐消失,腹泻大减。

五诊(1988年1月21日):咽痛又起,恶寒发热,体温39℃,咽峡充血,舌苔薄黄,脉数而滑。拟疏散解毒。蝉衣5g,僵蚕8g,片姜黄8g,焦大黄3g,升麻8g,柴胡10g,桔梗6g,苍术10g,防风6g,银花10g,玄参8g,乌梅3枚。5剂。

六诊(1988年1月26日):服2剂后发热即退,咽痛大减,大便转为日一次,饮食增加。

2月4日出院,体重从48.5kg增加到52kg,继用香砂六君丸。

按:薛教授曾赴坦桑尼亚运用中医药治疗艾滋病,认为艾滋病既似虚劳,又属瘟疫;发病上,重感于邪,正虚为本;治疗上,强调分期立法,内伤与外感互参,透邪解毒与扶正并举。他发现不少艾滋病人都有不同程度的合并感染,外感发热见有表证者,选用升麻葛根汤合升降散,或银翘散合升降散加减;邪在少阳者,选用小柴胡汤合升降散加减;湿热郁闭三焦者,用甘露消毒丹合升降散加减治疗有一定的效果。此案从祛邪和扶正结合治疗艾滋病,可以发

挥中医药的学术专长,可看出中医治疗艾滋病有一定疗效。

(整理:陈劲松、薛燕星 审阅:薛伯寿)

9. 姚乃礼医案(2则)

案一:调和肝脾、清湿热解毒治疗虚劳

慢性迁延型乙型病毒性肝炎肝郁脾虚、湿毒内蕴之虚劳,以调和肝脾、清湿热解毒收效。

个人信息:马某,女,33岁。

初诊:2010年8月26日。

主诉:乏力3年余。

现病史:患者于2007年无明显诱因出现乏力,持续不能缓解,就诊于当地医院,诊断为慢性乙型病毒性肝炎,患者未予足够重视,未进行任何治疗。近日乏力明显,病人欲求中医治疗,遂就诊于我院。刻下乏力易困倦,不耐劳作,无胁肋疼痛,无脘腹胀满,精神尚可,食欲差,睡眠可,二便调。询问其家族史,父亲因肝癌去世。

检查:舌黯红,苔黄略腻,脉弦滑有力。辅助检查(2010年8月20日):生化:ALT:129.3U/L,AST:129U/L,ALP:120U/L,DBIL:7.98μmol/L,TBIL:23.6μmol/L,ALB:42.2g/L。 肝炎病毒系列:anti-HCV:阴性。HBsAg:阳性,HBeAg:阳性,anti-HBc:阳性。HBV-DNA:2.02×10^7IU/ml。腹部超声:肝脏切面大小形态正常,包膜线状回声光滑,内部回声光点稍增粗,未见异常回声团,肝内管系走形正常,肝内外胆管未见扩张,门静脉主干内径1.2cm,脾厚4.3cm,长径10.8cm。超声诊断:①慢性肝实质损害,②脾大。

中医诊断:虚劳,属肝郁脾虚、湿毒内蕴。

西医诊断:慢性迁延型乙型病毒性肝炎;脾大。

治法:疏肝健脾、清化湿热、解毒通络。

方药:逍遥散加减。当归15g,赤白芍各15g,茯苓20g,白术15g,柴胡12g,煅牡蛎30g(先煎),丹参20g,莪术10g,苦参15g,茵陈30g,虎杖15g,白花蛇舌草30g,陈皮10g,炙甘草10g。21剂,日1剂,分2次服。

二诊(2010年11月26日):症情好转,但仍乏力,食欲差,睡眠尚可,二便调。舌黯红,苔黄略腻,脉弦滑。治法同上。上方加减:丹参改30g,苦参改30g,加入败酱草15g、垂盆草15g。21剂,日1剂,分2次服。

三诊(2011年1月5日):乏力减轻。刻下精神好,纳眠可,大便偏溏,舌淡红,苔白略腻,脉弦细滑。1月3日复查:ALT:34U/L,AST:31U/L,TBIL:14.2μmol/L,DBIL:4.25μmol/L。HBVDNA:5.82×10^5IU/ml。继以疏肝健脾、清化湿热、解毒通络为法。上方加减:去败酱草,茯苓改30g,加入半枝莲15g。21剂,日1剂,分2次服。

四诊(2011年3月30日):自觉症状好转,2月停服中药,再次出现乏力困倦,右耳耳鸣。舌黯红,苔黄腻,脉弦滑。3月29日复查:ALT:264.6U/L。AST:246U/L。GGT:57U/L。TBIL:17.5μmol/L。IBIL:7.8μmol/L。HBVDNA:8.88×10^6IU/ml。继以疏肝健脾、清化湿热、解毒通络为法。继服逍遥散加减,处方:当归15g,赤白芍各15g,茯苓30g,白术15g,柴胡12g,

丹参 30g,莪术 10g,苦参 30g,茵陈 30g,虎杖 15g,白花蛇舌草 30g,半枝莲 15g,垂盆草 30g,败酱草 30g,炙甘草 10g。7 剂,日 1 剂,分 2 次服。

五诊(2011 年 4 月 6 日):病情改善。刻下乏力,服药后患者每日稀便 3~4 次。舌黯红,苔白腻,脉弦细缓。治法同上。上方加减:去苦参、虎杖、半枝莲,败酱草改 15g,加入白蔻仁 10g(后下),薏苡仁 15g,半夏 12g。21 剂,日 1 剂,分 2 次服。

六诊(2011 年 6 月 23 日):服上方 2 月余,乏力减轻。无明显不适。舌黯红,齿痕,脉弦细缓。6 月 17 日复查:ALT:13.2U/L,AST:22.1U/L,GGT:23.1U/L,TBIL:19.7μmol/L,IBIL:6.6μmol/L,HBVDNA:1.5×10^2IU/ml。腹部超声:具体描述:肝脏切面大小形态正常,包膜线状回声光滑,内部回声光点稍增粗,未见异常回声团,肝内管系走形正常,肝内外胆管未见扩张,门静脉主干内径 1.2cm,脾厚 3.8cm。超声诊断:慢性肝实质损害。继以疏肝健脾、清化湿热、解毒通络为法。方拟逍遥散加减,处方:当归 15g,赤白芍各 15g,党参 15g,茯苓 20g,白术 15g,柴胡 10g,煅牡蛎 30g(先煎),丹参 20g,莪术 6g,白蔻仁 10g(后下),炒薏苡仁 20g,茵陈 30g,白花蛇舌草 30g,垂盆草 15g,炙甘草 10g。14 剂,日 1 剂,分 2 次服。

随访(2012 年 6 月 29 日):经向患者本人电话随访,患者目前病情稳定,无不适症状;复查:TBIL:18.5μmol/L;DBIL:5.73μmol/L;IBIL:12.77μmol/L;ALB:45g/L;HBVDNA<1.0×10^3IU/ml;腹部超声:具体描述:肝脏切面大小形态正常,包膜光滑,实质回声增粗,未见局限性肿块图像,肝内管系走形正常,肝内外胆管未见明显扩张,门静脉主干内径 1.1cm,脾厚 4.4cm,长径 12.4cm。超声诊断:①慢性肝实质损害,②脾大。

按:姚乃礼主任医师认为慢性乙型病毒性肝炎,外因为湿热疫毒之邪侵袭,内因为正气不足,以致病邪稽留体内,导致肝脾失调,邪气内侵深伏血分,损伤肝络,湿热痰瘀交阻,缠绵难愈,使疾病向肝纤维化肝硬化发展。治疗时需根据邪正盛衰的具体情况确定治疗的基本原则。当肝功能异常,肝炎病毒复制活跃,症见胁肋胀痛,口苦口干,食欲欠佳,小便黄,便黏腻不爽,苔黄厚腻,脉弦滑或弦数等湿热疫毒壅盛之表现时,治疗上当扶正祛邪并用,而以祛邪为要。常加大清热解毒之品的使用比例,如茵陈、垂盆草、白花蛇舌草、虎杖、败酱草、半枝莲等。若正虚邪实并见,而正虚更加明显,此时患者肝功能可能正常,病毒复制处在较低水平或低于正常检测值,临床可见为乏力倦怠,头身困重,肝区不适,纳呆食少,舌质淡黯,大便溏薄等症状,治疗上当以调养肝脾正气为主,促使正气恢复,适当配合清利湿热解毒之品,兼以祛邪。常在调和肝脾的基础上增加扶正之品的药物比例,常加入太子参、党参、黄芪等。

本案乙肝发病期,患者为农民,未用抗病毒及其他西药治疗,经坚持服用中药治疗而病情缓解,病毒指标下降,肝功能恢复正常。慢性乙型病毒性肝炎乃是湿热毒邪引起肝脾不调,运化失宜而发的病症。在治疗中注意处理好肝脾邪正虚实的关系,处理好调和肝脾以及清化湿热疫毒的关系,在急性期坚持清化湿热疫毒,同时兼顾调和肝脾,坚持治疗终能收效。

(整理:吕文良　审阅:姚乃礼)

案二:调和肝脾治疗虚劳

药物性肝损伤肝脾不调、气血亏虚之虚劳,以调补肝脾、益气养血收效。

个人信息:张某,女,51 岁。

初诊:2013 年 4 月 3 日。

主诉:乏力伴有胃脘胀满 6 月余。

现病史:患者于 2012 年 11 月无明显诱因出现乏力,伴有胃脘胀满,未予重视。后渐加重,遂于 12 月就诊于友谊医院,查 ALT:800U/L,AST:619U/L。收住院治疗,住院期间查肝炎病毒系列:阴性,自身免疫性肝病抗体谱:阴性,腹部超声:肝多发囊肿,胆囊萎缩,胆囊结石。鉴于患者乳腺癌术后服用内分泌调节药物以及中草药制剂,诊断为药物性肝损伤,肝囊肿,胆囊结石。住院期间给予保肝降酶治疗。出院时复查 ALT:238U/L,AST:270U/L,GGT:384U/L,ALP:176U/L。刻下乏力,纳后胃脘胀满不适,进食油腻食物后明显,两胁肋无不适,伴晨起口苦,夜间口干,食欲差,纳可,入睡难,大便日 1 行,偏干。既往乳腺癌术后 5 年,化疗 5 次,病情稳定,长期服用内分泌调节药物,发现药物性肝损伤后停止服药。痔疮 5 年,时有便血,未进行治疗。

检查:舌淡黯,胖大,齿痕,中有裂纹,苔白略腻,脉右细弦,左沉细。贫血貌。实验室检查(2013 年 3 月 29 日):生化全项:ALT:179U/L,AST:180U/L,ALP:117U/L,GGT:132U/L。全血细胞分析:RBC:3.01 × 10^{12}/L,WBC:1.82 × 10^9/L,Hb:79.2g/L。

中医诊断:虚劳,证属肝脾不调、气血亏虚。

西医诊断:药物性肝损伤,胆囊息肉,肝囊肿,乳腺原位癌术后,贫血。

治法:调补肝脾、益气养血。

方药:归芍四君子汤加减。全当归 20g,赤白芍各 15g,太子参 30g,黄芪 20g,茯苓 20g,生白术 30g,阿胶珠 12g,仙鹤草 30g,川连 10g,焦槟榔 10g,鸡内金 15g,生谷麦芽各 15g,苏梗 12g,茵陈 20g,垂盆草 30g,炙甘草 10g。14 剂,日 1 剂,分 2 次服。

二诊(2013 年 4 月 17 日):服药后乏力减轻,胃脘胀满缓解。腰酸,后背以及下肢发现对称性瘀斑,纳可,大便不畅,便稍干,大便夹有鲜血。舌淡黯,瘀斑,苔薄白,根微黄腻。脉左沉细,右弦细。4 月 16 日复查:ALT:58U/L,AST:87U/L,ALP:103U/L,GGT:123U/L。全血细胞分析:WBC:1.75 × 10^9/L,RBC:3.59 × 10^{12}/L,Hb:87g/L。继服调补肝脾,益气养血之剂。上方去焦槟榔,苏梗,加生地 24g,焦栀子 10g,丹参 20g,金毛狗脊 15g。14 剂,日 1 剂,分 2 次服。

三诊(2013 年 5 月 29 日):患者病情好转。胃脘不适基本消失,乏力减轻,咽干,双下肢丘疹,伴有瘙痒,纳可,入睡困难,大便日行 1 次,不成形,大便伴见鲜血,小便黄,气味大。舌胖大,淡黯,苔薄白。脉沉细右稍弦。4 月 29 日,复查:ALT:62U/L,AST:58U/L,ALP:92U/L,GGT:57U/L。全血细胞分析:WBC:1.84 × 10^9/L,RBC:3.42 × 10^{12}/L,Hb:86g/L。4 月 17 日,腹部超声:脾大。治以调肝健脾、养血安神为法。上方酌加软坚散结、凉血止血之品。全当归 20g,赤白芍各 15g,云苓 20g,炒白术 20g,党参 20g,生黄芪 20g,木香 10g,远志 10g,酸枣仁 30g,煅牡蛎 30g(先煎),鳖甲 45g(先煎),茵陈 20g,仙鹤草 20g,阿胶珠 12g,生地 15g,地榆炭 15g,棕榈炭 12g,炙甘草 10g。14 剂,日 1 剂,分 2 次服。配合服用地榆槐角丸。

随访(2013 年 7 月 27 日):经向患者本人电话随访,病情转化:好转。睡眠好转;乏力减轻;ALT:40U/L;AST:42U/L。

按:本案患者年过七七,又经过乳腺癌手术及五次化疗之伤损,脾胃虚弱,气血生化乏源,加之痔疾,便血时作而加重血虚。患者乏力,懒言,面色苍白,唇、舌、甲色淡无华,血常规提示轻度贫血、白细胞减少,均为气血亏虚之象。《素问·八正神明论》:"血气者,人之神,不可不谨养"。患者气血亏虚,不能濡养五脏六腑、四肢百骸,而致机体整体功能衰退。正气不足,药毒入侵,损伤肝脏,影响肝失疏泄,进而影响脾胃气机升降,而见纳后胃脘胀满,进食油腻食物后明显。正如《血证论》所指出的:"木之性主于疏泄,食气入胃,全赖肝木之气以疏泄之,而水谷乃化。设肝之清阳不升,则不能疏泄水谷,渗泄中满之症,在所不免"。据症舌脉,姚乃礼主任医师认为该患者证属肝脾不调、气血亏虚。针对该病机,治以调补肝脾、益气养血为法,使用归芍四君子汤加减。由于辨证准确,施治得当,故诊疗后病情好转,疗效可靠,期间根据症情变化适当加减。二诊时见后背以及下肢对称性瘀斑,加入生地、丹参、焦栀子以滋阴凉血。三诊时改用党参加强益气,并用远志、酸枣仁安神。鳖甲、牡蛎平肝潜阳、软坚散结。患者便血,地榆炭与棕榈炭配合清热收涩止血,配合阿胶珠、仙鹤草共奏止血之功。

本案主诉以"药物性肝损伤"来诊,一般药物性肝损伤停药后即可恢复,但本案病情迁延,且病变较重。概因久病重病在前,癌毒伤损,正气已虚,肝脾失调难复,故药毒之害亦甚。本案之辨治,当针对基本病机,坚持调和肝脾的治疗原则,并根据症情变化适当加减,这样既体现坚持基本治则以治其本,又针对具体变化以顾其标,标本兼顾,终获良效。

（整理:吕文良　审阅:姚乃礼）

10. 张贻芳医案(2 则)

案一:补益中气、化痰祛湿治疗虚劳

肺癌肺脾肾虚、痰湿内阻之虚劳,以补益中气、化痰祛湿收效。

个人信息:赵某,男,67 岁。

初诊:2013 年 4 月 25 日。

主诉:发现肺癌 13 个月。

现病史:患者于 2012 年 3 月因查体发现肺癌。在肿瘤医院术前进行了 2 次化疗,术后一次化疗,用紫杉醇。病理诊断外周中低分化腺癌,其后住本院肿瘤科,用多西他赛化疗三次,乏力咳嗽等症不好转,伴有胸闷气短。

检查:舌黯淡边有齿痕,苔薄白,脉细弱。形体消瘦,精神不振,面色晦黯,桶状胸,双肺呼吸音低,左下肺叩诊浊音。辅助检查(2013 年 4 月 16 日):全身 CT:右上肺多发小结节,右下肺小片磨玻璃影,肺气肿,左侧胸腔积液,右肾上腺转移癌,肝右叶囊肿。

中医诊断:虚劳、肺岩,属肺脾肾虚,痰湿内阻。

西医诊断:肺癌,左胸腔积液,右肾上腺转移癌,肝囊肿,肺气肿,慢性支气管炎。

治法:补益中气,化痰祛湿。

方药:贞芪白马龙虎汤。女贞子 20g,生黄芪 20g,党参 15g,白术 12g,茯苓 30g,马鞭草 15g,虎杖 12g,白花蛇舌草 30g,龙葵 15g,半枝莲 30g,猪苓 30g,葶苈子 15g,水红花子 15g,黄药子 12g,白英 15g,王不留行 12g,紫菀 12g,百部 12g,焦山楂 10g,焦神曲 10g。28 剂,水煎服,日一剂。中成药:小金丸30瓶,3瓶/次,2次/日(早8点,晚16点),口服。

二诊(2013年5月30日):病情明显好转。咳嗽及乏力减轻。精神尚可,面色略晦黯。舌黯淡边齿痕苔薄白,脉细稍滑。上方加焦麦芽5g,鸡内金12g,黄芩12g。14剂,水煎服,日一剂。

三诊(2013年6月13日):咳嗽乏力减轻,纳食增加,精神好转,体重增加了1kg,原来脱的头发也长出来了。舌淡黯边齿痕,苔薄白,脉细滑。实验室检查:肿瘤标记物CA125:95.52µg/L,CA199:245.28µg/L,CA242:67.2µg/L,CA153:85.44µg/L。香砂六君子合贞芪白莲马虎汤。党参12g,白术12g,茯苓15g,炙甘草6g,法半夏9g,陈皮12g,木香10g,砂仁10g,生黄芪15g,女贞子15g,白花蛇舌草30g,半枝莲30g,马鞭草15g,虎杖12g,猪苓20g,王不留行12g,鸡内金12g,焦神曲5g,焦山楂5g,焦麦芽5g,决明子15g。28剂,水煎服,日一剂。中成药小金丸继服;百令胶囊12盒,5粒/次,二次,口服。

四诊(2013年7月11日):左胁下痛,长一蚕豆大结节,左胸不适。精神尚可,面色萎黄。舌质基本正常,边稍有齿痕,苔白,脉细滑。2013年6月26日,尿常规:白细胞(++),潜血(++)。血常规:HGB 105g/L。补充诊断:泌尿系感染。香砂六君子汤合贞芪白莲马虎汤。党参12g,白术12g,茯苓15g,甘草6g,砂仁10g,木香10g,法半夏9g,陈皮12g,生黄芪15g,女贞子15g,白花蛇舌草30g,半枝莲30g,马鞭草15g,虎杖12g,猪苓20g,王不留行12g,鸡内金12g,决明子15g,元胡12g,乳香10g,没药10g,焦神曲5g,焦山楂5g,焦麦芽5g。14剂,水煎服,日一剂。

五诊(2013年7月25日):病情明显好转。乏力减轻,能行走数公里,左胁痛减轻,不咳痰。无尿频尿痛。精神好。舌正常苔薄白,脉细滑。香砂六君子汤合贞芪白莲汤加减。党参12g,白术12g,茯苓15g,甘草6g,法半夏9g,陈皮12g,木香10g,砂仁10g,生黄芪15g,女贞子15g,白花蛇舌草30g,半枝莲30g,虎杖12g,王不留行12g,鸡内金12g,焦神曲5g,焦麦芽5g,焦山楂5g,桃仁10g,丹参12g,伸筋草12g,鸡血藤15g。28剂,水煎服,日一剂。

按:息贲之名首见于《灵枢·邪气脏腑病形》:"肺脉……滑甚为息贲,上气",关于息贲的症状,《难经·五十四难》描述较详:"肺之积,名曰息贲,在右胁下,覆大如杯,久不已,令人洒淅寒热,喘咳,发肺壅",相当于西医的肺癌合并右胸腔积液、肝大的表现。本病因素禀体质薄弱,久患咳喘之疾,正气亏虚,又因劳累、感邪、情志不畅,遂致气结痰阻,结成癌瘤,经手术及化疗,正虚更甚,癌瘤难除,故治当攻补兼施,以扶正为主,张老师用方总以香砂六君子汤和贞芪白莲马虎汤为主,随证加减,方中以六君子汤补气健脾,二陈汤加猪苓、虎杖、马鞭草化痰利湿,女贞子配黄芪补益脾肾,木香、砂仁、焦三仙、鸡内金理气消食醒脾,白花蛇舌草、半枝莲、白英、龙葵、黄药子、王不留行等药共奏消结抗癌之效,至于对症加减,也有成法:初期痰多咳重,则加紫菀、百部、葶苈子、莱菔子以化痰止咳,后期咳去痰消,以胁痛结块为主症,则去化痰止咳药,而加乳香、没药、元胡、桃仁、丹参等活血止痛散结之品,善后则以活血通络益气之品久服,本案体现了药证相符,对证施治的特点,而不囿于大队抗肿瘤中草药之思路,也不因正虚而用蛮补。

(整理:赵兰才 审阅:张贻芳)

案二:益肾滋阴健脾治疗虚劳

肾功不全气阴亏虚、虚火损络之虚劳,以益肾滋阴健脾收效。

个人信息:郝某,女,56 岁。

初诊:2003 年 11 月 3 日。

主诉:腰酸乏力半年。

现病史:患者于半年前因劳累出现腰酸腰痛、乏力,体力不好,胃脘疼,尿黄尿频,化验尿蛋白 ++,尿潜血 +++。未予治疗。

检查:一般情况可,面色萎黄,精神较差,心肺(−),舌质红苔薄,脉滑。

中医诊断:虚劳,属气阴亏虚,虚火损络。

西医诊断:肾功能不全。

治法:益肾滋阴健脾。

方药:知柏地黄汤加减。生地 20g,熟地 20g,山萸肉 12g,山药 30g,丹皮 12g,茯苓 15g,猪苓 30g,防风 10g,白术 15g,沙参 15g,麦冬 15g,五味子 12g,百合 15g,知母 12g,白茅根 15g,大蓟 12g,小蓟 12g,黄芩 12g,生黄芪 60g。7 剂,水煎服,日一剂。

二诊(2003 年 11 月 10 日):病情好转。尿蛋白 +,尿红细胞 +++,腰酸腰痛乏力减轻。舌尖红苔薄,脉滑。知柏地黄汤加减。生黄芪 60g,生地 30g,熟地 30g,山萸肉 12g,山药 30g,丹皮 12g,茯苓 15g,泽泻 15g,水红花子 15g,仙鹤草 12g,大蓟 12g,小蓟 12g,桃仁 10g,赤芍 12g,白茅根 15g,炒栀子 10g。7 剂,水煎服,日一剂。

三诊(2003 年 11 月 17 日):腰酸腰痛继续减轻,化验尿蛋白(−),红细胞 3~5 个 /HP,潜血 +++,一般情况良好,尿频减轻。舌质红苔薄,脉滑。知柏地黄汤加减。生黄芪 60g,生地 30g,熟地 30g,山萸肉 12g,山药 30g,丹皮 12g,茯苓 15g,泽泻 15g,水红花子 15g,仙鹤草 12g,大蓟 12g,小蓟 12g,桃仁 10g,赤芍 12g,白茅根 15g,炒栀子 10g,侧柏叶 12g。14 剂,水煎服,日一剂。

按:肾功能不全、高尿酸血症、尿血、胃脘痛数病并见,治较棘手,抓住病机,以尿频、腰酸、乏力,舌红、脉滑为辨证要点,辨得病机属脾肾气阴亏虚、虚火损络,治则益肾滋阴,益气凉血,方拟知柏地黄汤加减,去黄柏、泽泻之苦燥,加黄芩、白茅根、大小蓟、生地、麦冬、沙参滋阴凉血清热,加生黄芪、白术、防风、五味子、百合以养阴益气,顾中焦脾胃。二诊症减,舌仍红,故去白术加赤芍、栀子、仙鹤草以清热凉血,三诊加侧柏叶助凉血止血。总之全疗程以滋补肾阴为主,重用生黄芪以补中升提阳气,减少蛋白漏出。

(整理:赵兰才　审阅:张贻芳)

11. 周超凡医案(1 则)

案一:温补肾阳、补精添髓治疗虚劳

肾上腺脑白质营养不良肾阳虚衰、肝肾阴虚之虚劳,以温补肾阳、补精添髓收效。

个人信息:周某,男,39 岁。

初诊:2014年4月15日。

主诉:畏寒、乏力,性功能减退。

现病史:患者患有肾上腺脑白质营养不良,形体消瘦,神疲乏力,怕冷,便秘,性功能减退,腰腿无力。食欲不佳,嗜睡。

检查:舌淡苔白,双尺脉弦而大。

中医诊断:虚劳,属肾阳虚衰,肝肾阴虚。

西医诊断:肾上腺脑白质营养不良。

治法:温补肾阳,补精添髓。

方药:生黄芪20g,太子参20g,肉苁蓉20g,巴戟天15g,小茴香12g,胡芦巴10g,怀牛膝12g,木瓜15g,骨碎补15g,白芍15g,炙甘草6g。五剂。

二诊(2014年4月20日):服药后,嗓子干微痛,便秘改善。肾阳虚衰,肝肾阴虚,虚火上炎。治法:温补肾阳,补精添髓,养阴利咽。生黄芪20g,太子参15g,肉苁蓉15g,巴戟天12g,小茴香10g,木瓜15g,怀牛膝12g,骨碎补15g,白芍15g,锦灯笼12g,桔梗10g,生甘草6g。七剂。

按:肾上腺脑白质营养不良是X连锁隐性遗传病,是一种最常见的过氧化物酶体病。中医辨证论治,按照自己的体系,西医的诊断只可做为参考,不要因为中医书籍上未见病名就不知所措。

根据患者怕冷、便秘以及性功能减退等症状表现,再结合双尺脉弦而大的脉象,当属中医虚劳范畴。患者阴阳两虚,以阳虚为主,故周老以温补肝肾为法,用肉苁蓉、巴戟天、小茴香、胡芦巴、怀牛膝、骨碎补,补精添髓、温补肝肾,用木瓜、白芍养肝肾之阴。

黄芪是周老处方中常用的一味补虚药。药理研究证明黄芪能增强人体的特异性免疫和非特异性免疫。周老用药,很重视《神农本草经》中的药物描述。《日华子本草》言其:"助气壮筋骨,长肉补血。"

患者一诊后开始服用补肾阳的药物,肾阳虚的诸症都有一些改善。阳气微复,虚火上炎,又现咽干痒痛,故用桔梗汤加锦灯笼治之。

桔梗汤是周老常用的利咽方,简单有效。用在此处,既解毒又补虚,一箭双雕。药理研究也证明,甘草浸膏及甘草甜素对某些药物中毒、食物中毒、体内代谢产物中毒都有一定的解毒能力(用在此处或可理解为有一定的解虚火上炎的热毒的作用),并能调节免疫力。

(整理:刘颖　审阅:周超凡)

第八节 燥 证

【概述】燥证是感受燥邪或机体津液亏损所表现的证候。可分为外燥与内燥。外燥与气候环境有关,内燥则是由于体内精血减少,或过多用温燥药物或食物,或热性病后期,或汗、吐、下后所致。

⚘ 名医案例

1. 房定亚医案（1则）

案一：清热解毒，凉血通络治疗燥痹

干燥综合征燥毒化热之燥痹，以清热解毒、凉血通络收效。

个人信息：包某，女，31岁。医案编号：1028H0015。

初诊日期：2010年9月27日。

主诉：口干3年余，紫癜2年余，加重7个月。

现病史：患者于自幼口干，2004年无明显诱因出现踝、腕、手各小关节疼痛伴晨僵，双手、足雷诺现象，就诊于武汉协和医院，诊为未分化结缔组织病，予醋酸泼尼松2片，每日一次，骨龙胶囊口服后，关节症状好转，晨僵消失，仍有双手、足雷诺现象。2007年以来症状加重，出现进食干燥食物难以下咽、眼干等症状，未予特殊诊治。2008年出现双下肢肿胀，小腿皮肤内侧成片红斑，于武汉协和医院就诊，诊为紫癜，予激素口服治疗有效，但症状仍时轻时重，半年后自行停药。2008年11月就诊于北京301医院，查ANA1∶1000，抗SSA(+)，抗URNP(+)，IgG3360mg/dl，ESR103mm/h，白蛋白36g/L，补体正常，行唇腺活检后，诊为干燥综合征、高球蛋白血症性紫癜，予醋酸泼尼松4片，每日一次，羟氯喹、白芍总苷，未规律服药。2010年6月病情反复，于武汉协和医院住院，查ANA1∶1000，抗体SSA阳性，SSB弱阳性，rRNP弱阳性，白细胞下降，补体下降，伴贫血，脱发，关节疼痛，雷诺现象，予醋酸泼尼松6片，每日一次，白芍总苷胶囊2片，每日3次，口服，症状有所好转。2010年9月于协和医院复诊，查蛋白电泳示多克隆性高丙球蛋白血症，后为求进一步诊治于北京301医院就诊，予醋酸泼尼松6片，每日一次，来氟米特2片，每日一次，羟氯喹2片，每日2次，口服联合治疗，为寻求中医治疗就诊于我院，现为求进一步诊治收入我科。

刻下症：口干，进食干燥食物难以下咽，眼干，无龋齿，双下肢蔟集性紫癜样皮疹，月经期加重，伴脱发，双手足雷诺现象，纳欠佳，眠安，二便调。

检查：舌淡红，苔白厚腻，脉沉。体格检查：双眼球结膜未见充血，左乳突下、腹股沟可触及淋巴结，质硬，活动度尚可，余浅表淋巴结未触及。双肺呼吸音清，未闻及干、湿啰音。双下肢可见蔟集性出血点，色鲜红，压之不退色。双膝骨摩擦音(−)。关节查体未见明显异常。四肢肌力正常。

中医诊断：燥痹，属燥毒化热；紫癜，属热毒瘀阻。

西医诊断：干燥综合征，高球蛋白血症性紫癜。

治法：清热解毒，凉血通络。

处方：四妙勇安汤合犀角地黄汤加减。金银花30g，当归20g，生甘草10g，水牛角30g(先煎)，生地30g，赤芍15g，牡丹皮10g，北沙参30g，制首乌10g，紫草15g，槐米10g，白花蛇舌草30g。14剂，水煎服，日一剂。调摄护理：注意休息，避免劳累，减少站立行走活动。忌食辛辣刺激食物。

二诊（2010年10月11日）：口干眼干，仍乏力纳差，手足雷诺现象。双下肢紫癜明显减轻，

色淡紫。无瘙痒,无新发紫癜。舌淡红,苔白,脉沉。分析:治疗后血分热毒减轻,故无新发紫癜,陈旧紫癜转淡,仍口干、眼干、乏力、纳差,为气阴不足之证。治法:清热凉血,益气和络。犀角地黄汤加减。水牛角30g(先煎),生地30g,赤芍15g,牡丹皮10g,生黄芪30g,茯苓20g,白术10g,北沙参30g,蒺藜10g,紫草15g,仙鹤草20g,三七粉2g(冲服)。14剂,水煎服,日一剂。

按:房教授强调,干燥综合征患者紫癜当分虚实两端。其实证者,每因燥毒内盛,蕴而不散,随气血周流,浸淫血脉;或内燥日久,从阳化热,热入血分,伤及血络所致,紫癜多色鲜红或紫红,局部可有刺痛或触痛。其虚证者,则因脾肺不足,气虚失摄,血溢脉外所致,紫癜多色偏淡,不痛不痒,常伴神疲乏力、纳差懒言。此外,紫癜时隐时现者,有风邪为患;出血日久,必兼血虚及血瘀。而临床所见,以虚实夹杂为多,治宜补虚泻实,扶正祛邪,以平为期。房教授擅以四妙勇安汤之金银花、玄参、当归、生甘草清宣血脉燥毒;以犀角地黄汤之水牛角、生地黄、赤芍、牡丹皮清泻血分邪热;以归脾汤之四君、生黄芪、当归益气健脾摄血;以当归饮子之四物、何首乌、白蒺藜养血理血祛风。在根据患者虚实寒热灵活选方、组方的基础上,尚可酌加紫草、槐米、白茅根、仙鹤草等凉血收敛止血之品,于实热者切合病机,于虚寒者与温性之黄芪、当归相伍,亦无寒凝血结留瘀之虞。

(整理:唐今扬　审阅:房定亚)

2. 冯兴华医案(3则)

案一:养阴润燥、解毒化瘀法治疗燥痹

干燥综合征阴虚生燥、毒蕴瘀阻之燥痹,以养阴润燥、解毒化瘀收效。

个人信息:冷某,女,50岁。

初诊:2010年3月12日。

主诉:口干、眼干4年余,加重1个月。

现病史:患者四年前无明显诱因渐出现口干、眼干,伴乏力,遂至当地医院诊治,诊断为"干燥综合征",先后给予硫酸羟氯喹、白芍总苷、雷公藤多苷治疗,效果均不明显,自行停用。近1个月来,口干、眼干加重,吞咽干食需饮水,讲话亦需频频饮水,夜间口干重,每夜需起床饮水3~4次,眼干,哭时有泪;乏力,纳可,眠差,二便调。

检查:舌质红无苔,脉细数。实验室检查:血常规、血沉及C反应蛋白均正常,抗核抗体(ANA)1:640,抗干燥综合征抗体A(SSA)(+),抗干燥综合征抗体B(SSB)(+)。辅助检查:腮腺动态显像:双侧腮腺、颌下腺摄取功能明显受损,排泄缓慢。

中医诊断:燥痹,属阴虚生燥,毒蕴瘀阻。

西医诊断:干燥综合征。

治法:养阴润燥、解毒化瘀。

方药:玄麦甘桔汤加味。玄参10g,麦冬10g,桔梗10g,黄柏10g,知母10g,女贞子10g,山萸肉10g,五味子10g,沙参10g,石斛15g,百合15g,双花30g,连翘15g,天花粉15g,穿山甲10g,王不留行10g,杭芍15g,生甘草6g。56剂,水煎服,2次/日。

二诊(2010年5月10日):服用上方2个月后,口干、眼干明显减轻,夜间口干减,夜间

344

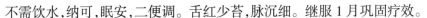

不需饮水,纳可,眠安,二便调。舌红少苔,脉沉细。继服1月巩固疗效。

疗效:口干眼干明显减轻,夜间口干减轻,不需饮水,病情基本缓解。

按:干燥综合征属"燥痹"范畴,阴虚为本,燥、毒、瘀为标。外感风寒湿邪,郁而化热,或感风热、温热之邪,均为阳邪偏盛之害,因热而生燥;亦由外感燥邪,加之素有阴虚或内有蕴热,变生燥毒者。更有久病伤阴或天癸渐竭、冲任空虚致肝、肾、肺、胃之阴受损者,《类证治裁》云:"燥有外因、有内因,因于内者,精血夺而燥生"。燥盛不已,酝酿成毒,更加销铄津液,津亏血燥,脉络艰涩,瘀血乃生。虚、燥、毒、瘀胶结为患,燥热鸱长,发为燥痹,败坏形体,如《证治准绳·杂病》云:"阴中伏火,日渐煎熬,血液衰耗,使燥热转为诸病,在外则皮肤皲裂,在上则咽鼻生干,在中则水液虚少而烦渴,在下则肠胃枯涸,津不润而便难,在手足则萎弱无力"。该例患者中老年女性,肾气渐衰,阴津暗耗,以口干甚、夜间重、舌红无苔为主要特点,病位在肺、肾、胃。肺为水之上源,主行水,通调水道;肾为水之下源,寓元阴而主气化;胃主受纳、腐熟水谷而为津液化源之所。今肺、肾、胃津伤,燥邪内生,治疗重在养阴益肺、滋阴清热、益胃生津为主。方中玄麦甘桔汤养阴益肺,以益水之上源,开肺气而复其宣发肃降之职;知母、黄柏、女贞子、山萸肉、五味子以滋肾阴而清虚热;沙参、石斛、百合养胃阴而生津润燥。然该患者病程已有四年之久,阴虚日久,蕴热生燥而变生燥毒,单一养阴润燥所不能及,故加用大量清热解毒之品如金银花、连翘、天花粉等以解毒。另外,津亏燥毒日久,瘀血内生,毒瘀胶着成结,故尚须配以破血逐瘀散结之品,方中加用穿山甲味淡性平,气腥而窜,"其走窜之性,无微不至,故能宣通脏腑贯彻经络,透达官窍,凡血凝血聚为本,皆能开之"(《医学衷中参西录》);王不留行,其性行而不住、走而不守,行血通经而散结;杭芍"通顺血脉,散恶血,逐贼血"而除血痹、破坚积。诸药合用,谨守病机,攻补兼施,融养阴润燥、清热解毒、破血逐瘀于一炉,使邪去正复而燥痹自除。

(整理:刘宏潇 审阅:冯兴华)

案二:清肝明目、滋水涵木法治疗燥痹

干燥综合征肝血亏虚、肝火上扰之燥痹,以清肝明目、滋水涵木收效。

个人信息:林某,女,62岁。

初诊:2011年4月8日。

主诉:眼干4年余,加重1年。

现病史:患者4年前无明显诱因渐出现眼干,未予重视。其后眼干逐渐加重,伴口干、乏力,遂至当地医院就诊,具体诊治经过不详,诊断为"原发性干燥综合征",给予玻璃酸钠滴眼液外用滴眼及白芍总苷口服,效果不明显,自行停用白芍总苷,间断外用玻璃酸钠滴眼液。近1年来,眼干症状逐渐加重,春天重,冬天轻,为求中医诊治,遂来我院就诊。就诊时眼干,哭时无泪,畏光,视物模糊;伴口干,吞咽干食不需饮水;乏力,心烦,纳呆,眠差,大便干结,小便调。

检查:舌红苔薄黄,脉细数。实验室检查:抗核抗体1:320,SSA(+),SSB(+),免疫球蛋白IgG18.2U/L。血常规、血沉、C反应蛋白及类风湿因子均正常。双眼吸墨试验0,唾液流率正常。

中医诊断:燥痹,属肝血亏虚,肝火上扰。

西医诊断:干燥综合征。

治法:清肝明目,滋水涵木。

方药:滋水清肝饮合二至丸加减。柴胡6g,黄芩10g,炒栀子10g,菊花15g,密蒙花10g,女贞子10g,旱莲草10g,山茱萸15g,五味子10g,石斛30g,玄参10g,当归15g,杭芍30g,黄芪15g,双花30g,连翘15g,穿山甲10g,丹参15g,炒枣仁30g,生甘草6g。56剂,水煎服,2次/日。

二诊(2011年6月10日):服用上方2个月后,眼干明显减轻,砂砾感亦减,舌红苔薄,脉沉细。方继服,以资巩固疗效。

疗效:眼干明显减轻,砂砾感亦减,病情基本缓解。

按:干燥综合征多发于中老年女性,"七七,任脉虚,太冲脉衰少,天癸竭"(《素问·上古天真论》)。该例患者以干眼症、心烦、眠差为主要临床特点。肝开窍于目,目依赖肝精肝血之濡养和肝气之疏泄。肝之经脉上连目系,肝之精血气循此经脉上注于目,使其发挥视觉作用。肝之精血充足,"肝气通于目,肝和则目能辨五色矣(《灵枢·脉度》)";若肝精肝血不足,则两目干涩、视物不清。该例患者为老年女性,女子以肝为先天,经历经、孕、胎、产,精血暗耗,肝血亏虚,双目失养而致双眼干涩、视物模糊。另一方面,肝体阴而用阳,藏血而化生和涵养肝气,使之冲和畅达,发挥其正常的疏泄功能。若肝血亏虚日久,失其疏泄之职,致气机郁结,化火上扰目窍则使眼干加重,甚则目赤肿痛;肝火上扰心神则见心烦、眠差。因此,辨证施治中当以清肝明目、滋水涵木为要。方中柴胡、黄芩、炒栀子清肝泄热,泻火除烦。密蒙花,"观《本经》所主,无非肝虚有热所致,盖肝开窍于目,目得血而能视,肝血虚,则为青盲肤翳,肝热者,则为赤肿,目多泪赤脉……此药甘以补血,寒以除热,肝血足而诸证无不愈矣"(《本草经疏》)。菊花,"摄纳下降,能平肝火,熄内风,抑木气之横逆"(《本草正义》)。二至丸,山茱萸滋阴益肾以滋水涵木,配以石斛,玄参以增养阴清热之功。当归,味甘而重,专能补血;杭芍微苦能补阴,味酸而养阴;归、芍合用,共奏养血柔肝之功,使肝血旺而目窍得养。配以黄芪,健脾益气,以益气血生化之源。另外,组方中不忘燥邪致病之蕴毒、生瘀之弊,加用金银花、连翘以清热解毒,穿山甲、丹参以破血逐瘀,且丹参尚能安神。配以炒枣仁,养肝、宁心、安神,且"佐归、芍,可以敛肝"(《本草切要》)。诸药合用,使肝火得清、肝血得旺、热毒得清而瘀血得散,肝脏复其荣目、疏泄之职,燥痹得愈。

(整理:刘宏潇　审阅:冯兴华)

案三:健脾益肾、补气填精法治疗燥痹

干燥综合征脾肾两虚、精血乏源之燥痹,以健脾益肾、补气填精收效。

个人信息:王某,女,69岁。

初诊:2011年8月19日。

主诉:乏力、发现白细胞减少2年余,伴口干、眼干半年。

现病史:患者2年前无明显诱因渐出现乏力,遂至当地医院就诊,查血常规示白细胞2.6×10^9/L,未予重视。其后1年间,乏力间断出现,多次复查血常规示白细胞(2.6~3.3)×10^9/L之间,当地医院给予利可君及升白胺口服,未坚持服用。近半年来,乏力加重,并出现

口干、眼干,遂至当地医院免疫科诊治,查抗核抗体(+),SSB(+),诊断为"干燥综合征",给予醋酸泼尼松片 30mg,每日一次,及硫酸羟氯喹 20mg,每日 2 次,患者因惧怕西药副作用,拒绝服用,为寻求中医药治疗,遂于我院就诊。就诊时患者乏力,双下肢沉重,腰膝酸软;面色㿠白,伴口干、眼干,关节无肿痛;纳呆,眠安,二便调。

检查:舌淡胖苔薄白,脉沉细。实验室检查:血常规白细胞 2.7×10^9/L,红细胞、血小板、血红蛋白均正常,血沉 28mm/h,C 反应蛋白 12mg/L,类风湿因子 327U/L,生化均正常。

中医诊断:燥痹,属脾肾两虚,精血乏源。

西医诊断:干燥综合征。

治法:健脾益肾、补气填精。

方药:四君子汤合左归丸加减。蜜黄芪 30g,太子参 15g,白术 15g,茯苓 15g,黄精 30g,熟地 15g,山萸肉 10g,山药 10g,枸杞子 10g,菟丝子 10g,女贞子 10g,旱莲草 15g,菊花 15g,天花粉 15g,石斛 15g,生甘草 10g。84 剂,水煎服,2 次/日。

二诊(2011 年 11 月 18 日):服用上方 3 个月后,乏力减,双下肢沉重不明显,眼干症减,仍有口干,复查血常规白细胞 4.3×10^9/L,舌淡红苔薄白,脉沉细。上方加用麦冬 10g,沙参 10g,继服 3 个月以巩固疗效。

疗效:乏力减轻,双下肢沉重不明显,眼干口干减轻,血常规白细胞升至正常,病情基本缓解。

按:《医门法律》云:"燥盛则干。夫干之为害,非遽赤地千里也,有干于外而皮肤皱揭者,有干于内而精血枯涸者,有干于津液而荣卫气衰、肉烁而皮著于骨者,随其大经小络,所属上下中外前后,各为病所。"该例患者典型临床表现为干燥综合征引起血液系统损害,而以白细胞下降为突出特点,并表现面色㿠白、腰膝酸软、倦怠乏力等脾肾亏虚、精血乏源之象。津血同源,今外感燥邪,或阴精暗耗;内灼阴津,使阴津亏虚,津亏而血之化源不足;另一方面,人体之气,由精化生,阴精内耗,而致气虚,气不足则使血之化源更乏,终至精血枯涸。另外,阴精暗耗致气虚,气虚更使燥痹之象加重,如李东垣曰:"气少作燥,甚则口中无涎。泪也津液,赖气之升提敷布,使能达其所,溢其窍。今气虚津不供奉,则泪液少也,口眼干燥之症作矣"。因此。治疗当以补益气血、健脾益肾以益气血生化之源。方中黄芪携四君子以直入中土而行三焦,健脾益气;黄精,"宽中益气,使五脏调和"(《本经逢源》);熟地、山药、山萸肉补肾精、益阴血;枸杞子、菟丝子和女贞子、旱莲草为冯师喜用的两对对药,其中枸杞子、菟丝子补肾益精,亦能明目;女贞子、旱莲草,"女贞实,固入血海益血,而和气以上荣"(《本草述》),旱莲草则补肾益阴;菊花益肝补阴、清肝明目;花粉、石斛养阴生津;甘草调和诸药。诸药合用,共奏健脾益肾、补气养血填精之功。

(整理:刘宏潇　审阅:冯兴华)

3. 胡荫奇医案(1 则)

案一:养阴生津、清肺润燥治疗燥痹

干燥综合征气阴两虚之燥痹,以养阴润肺、清热生津收效。

个人信息:齐某,女,40岁。病案编号:200805411。

初诊:2008年6月18日。

主诉:口干眼干3年。

现病史:患者于3年无诱因出现口干眼干,牙齿时有松动,时有口腔溃疡,时有双手发胀,怕冷,乏力,大便干,小便黄,纳一般,眠较差。

检查:舌红,少苔少津,脉细数。2008年6月12日,SSB(+)。RF 102.5IU/ml,CRP 17.4mg/dl,ESR 41mm/h。

中医诊断:燥痹,属肝肾不足、气阴两虚。

西医诊断:干燥综合征。

治法:养阴生津、清肺润燥。

方药:青蒿15g,炙鳖甲30g,夏枯草15g,赤芍15g,白芍15g,生地15g,淡竹叶10g,芦根10g,天花粉30g,丹皮10g,黄精10g,麦冬30g。7剂,水煎服,日1剂,分2次服。

二诊(2008年6月25日):药后口干眼干略有好转,大便干减轻。舌红,少苔少津,脉细数。青蒿15g,炙鳖甲30g,夏枯草15g,赤芍15g,白芍15g,生地30g,淡竹叶10g,芦根10g,天花粉30g,丹皮10g,黄精10g,麦冬30g,知母10g。14剂,水煎服,日1剂,分2次服。

三诊(2008年7月9日):患者药后口干眼干减轻,手胀消失,仍怕冷乏力,二便调。舌红,少苔少津,脉细数。山药15g,知母10g,青蒿15g,炙鳖甲30g,夏枯草15g,赤芍15g,白芍15g,生地30g,淡竹叶10g,芦根10g,天花粉30g,丹皮10g,黄精10g,麦冬30g,山萸肉15g。14剂,水煎服,日1剂,分2次服。

四诊(2008年7月23日):患者药后口干明显减轻,眼干较明显,乏力减轻,二便调。舌红,少苔,脉细数。石斛15g,地骨皮15g,山萸肉15g,山药15g,知母10g,青蒿15g,炙鳖甲30g,夏枯草15g,赤芍15g,白芍15g,生地30g,淡竹叶10g,天花粉30g,丹皮10g,黄精10g,麦冬30g。14剂,水煎服,日1剂,分2次服。

五诊(2008年8月6日):患者药后口干眼干明显减轻,乏力减轻,怕冷好转,二便调。舌红,苔薄黄,脉细。实验室检查:2008年8月1日,RF 56.2IU/ml,CRP 3.6mg/dl,ESR 21mm/h。青蒿15g,炙鳖甲30g,夏枯草15g,赤芍10g,白芍15g,淡竹叶10g,天花粉30g,丹皮10g,生地30g,石斛15g,地骨皮15g,知母10g,山萸肉15g,山药15g,麦冬15g。14剂,水煎服,日1剂,分2次服。

随访(2008年9月9日):经向患者本人电话随访,病情稳定。此方加减治疗1月余,患者口干眼干基本消失,病情稳定,可基本正常工作生活。

按:本证为外感寒湿之邪郁久化热,耗伤阴液以致肺燥,肺失宣发敷布,故见口咽干燥;肺主皮毛,筋失润泽,则皮毛燥裂、横生倒刺。本病属本虚标实,临床上胡师常采用养阴生津、清肺润燥之法为主,辅以活血凉血进行治疗。方中以生地、石斛、麦冬、黄精健脾、天花粉养阴生津,青蒿、地骨皮、夏枯草、知母清散肺热,赤芍、丹皮等活血和血,山萸肉、山药补肾;取得满意疗效。

(整理:李征　审阅:胡荫奇、王义军)

4. **路志正医案**(1 则)

案一:益气养阴、祛风通络法为主治燥痹

干燥综合征阴血不足、气虚络瘀之燥痹,以益气养阴、祛风通络收效。

个人信息:谢某,女,52 岁。

初诊:2001 年 7 月 13 日。

主诉:口眼干燥、双手指发白疼痛 11 年余。

现病史:患者 1989 年发病,开始左面部麻木,舌尖麻木,继之出现口干、眼干、泪少,双手指冬天发白、时有疼痛,自汗、盗汗,易感冒,右胁不适,纳少,大便干结。已停经 2 年。患病多年,四处求医,无明显改善。

检查:舌黯、苔薄白,脉细数。右腮腺肿大,伸舌右偏。

中医诊断:燥痹,属阴血不足、气虚络瘀。

西医诊断:干燥综合征,面神经麻痹,舌下麻痹。

治法:益气养阴,润肺和肝,活血通络。

方药:生黄芪 15g,当归 9g,炒桑枝 15g,白芍、赤芍各 10g,黄精 10g,扁豆 10g,生山药 15g,石斛 10g,麦冬 10g,制首乌 12g,柏子仁 12g,绿萼梅 15g,玫瑰花 15g,火麻仁 9g,生甘草 3g。7 剂,水煎服,日 1 剂。

二诊(2001 年 7 月 21 日):病情如前,右腮肿大,右侧耳鸣,颜面浮肿,手指发胀、伴颤抖,乏力,舌黯、苔薄腻微黄,脉沉弦。辨证为脾虚湿阻、痰热互结、肝风内动。治以健脾化湿、清胆化痰、平肝息风。太子参 12g,竹茹 10g,清半夏 9g,茯苓 15g,胆南星 4g,蝉衣 10g,丹参 15g,黄精 10g,天麻 6g,白芍 15g,绿萼梅 15g,玫瑰花 15g,甘草 4g。14 剂,水煎服,日 1 剂。

三诊(2001 年 8 月 5 日):肿胀感好转,全身乏力,少气懒言,左面部麻木,舌尖麻木,口干不欲饮,眼干,右耳鸣,大便偏干,手指颤抖,舌黯、苔薄白干,脉细弱。辨证为气阴亏虚、瘀血阻滞、肝风内动。治以益气养阴、活血通络,佐以平肝息风。太子参 18g,黄精 10g,麦冬 10g,石斛 10g,玄参 10g,当归 9g,炒桑枝 15g,白芍、赤芍各 10g,旱莲草 12g,首乌花 15g,生山药 15g,女贞子 15g,炙甘草 6。12 剂,水煎服,每日 1 剂。

四诊(2001 年 8 月 17 日):药后诸症明显好转,稍乏力,口微干,纳食馨,二便调,睡眠可。舌偏黯、苔薄白稍腻,脉细弱。辨证为脾肾不足、气阴两虚、瘀血阻络。治以益气养阴、滋补脾肾、祛风通络。生黄芪 15g,当归 9g,炒桑枝 18g,白芍、赤芍各 10g,首乌花 15g,生山药 15g,石斛 10g,麦冬 10g,桑寄生 14g,防风、防己各 9g,女贞子 15g,怀牛膝 12g,绿萼梅 15g,炙甘草 6g。14 剂,水煎服,日 1 剂,以巩固疗效。

按:干燥综合征,属中医燥痹。患者年过四旬发病,"年四十阴气自半"(《素问·阴阳应象大论》),今已届五旬,天癸竭、精血衰,更因久病四处求医,心情焦虑,燥自内生。一则燥伤津气,二则气机不畅,气不化津,致化源不足,五脏气血津液俱虚,三则气机不畅,痰湿凝结,瘀阻脉络。其中,肺脾肾气阴皆虚,卫外不固,则见自汗盗汗,易于感冒,全身疲乏;心肺脾胃肠肝肾阴虚化燥,气化及运化不及,则口干、眼干、泪少、纳少、便干;血虚生风、筋脉失濡,则面舌麻木,手指颤抖;气血不足,阳气不通达四末,络脉瘀阻,故遇冷手指变白或疼痛;肝气

不舒,右胁不适;肝胆郁热,痰浊凝结,风痰阻络,则腮肿、耳鸣、手颤、脉弦、苔薄黄腻;脾虚湿阻,故颜面浮肿,手指发胀。路师从脾肾入手、益气养阴治其本,配以肃肺润燥、疏肝活血、清胆化痰、祛风通络治其标。方中黄芪益气健脾实卫,黄精补气阴、安五脏,生山药、扁豆补益脾胃气阴,共达益气阴、建中州,为君药;制首乌、石斛、麦冬、柏子仁滋养心肺脾胃肝肾阴血,为臣药;炒桑枝祛风湿、清热通络,白芍、赤芍、当归、丹参养血活血,绿萼梅、玫瑰花疏肝理气而不伤阴,为佐药;火麻仁润肠通便,为使药。诸药合用,益气养血、活血通络。二诊脾虚痰湿、肝风痰热突出,遂以十味温胆汤、半夏白术天麻汤化裁,补脾气阴、清胆化痰、平肝息风。三诊、四诊继以益气养阴、滋补脾肾、平肝息风、祛风通络法,巩固治疗而收功。总之,燥痹顽症多肾精及五脏气血阴阳俱亏,气血痰湿交阻,路师尤其注重调理脾胃,通过培后天以养先天、滋五脏。路师立益气养阴为治燥痹之基本大法,结合调气机升降、顾润(湿)燥关系,佐以祛风湿、濡筋脉、通血络,并注重心理疏导,使其调心态、怡情志、节饮食,令气血津液生化有源、气血调畅,以促进燥痹康复。

(整理:杨凤珍、冉青珍、苏泽琦　审阅:姜泉)

5. 王书臣医案(1则)

案一:调畅气机、清热利湿法治疗燥痹

干燥综合征湿热内阻、气津不畅之燥痹,以调畅气机、清热利湿收效。

个人信息:张某,女,52岁。

初诊日期:2012年11月7日。

主诉:口干唇燥、双目干涩、皮肤干燥、干咳气短5年。

现病史:患者5年前无明显诱因出现口干唇燥、双目干涩、皮肤干燥、干咳气短,症状呈进行性加重,2008年3月于北京协和医院诊断为"干燥综合征继发肺间质纤维化",之后间断使用激素治疗,具体方案不详。刻下症:口干,双目干涩,咳嗽、气短,右下肢麻木、疼痛,身体困重,乏力,头重如裹,纳食量少,大便不爽。既往有过敏性皮炎病史。

检查:舌质红、苔厚腻,脉滑。体格检查:胸廓对称,听诊双肺呼吸音弱,双下肺可闻及爆裂音。辅助检查:2008年3月下唇内侧活体组织病理检查符合舍格林综合征,肺功能:VC MAX% 59.1%,FEV$_1$ 53.0%,FEV$_1$/FVC 69.46,TLCO SB 59.3%;胸部CT示:双肺弥漫性间质改变。

中医诊断:燥痹,属湿热内阻、气机不畅、津不上承。

西医诊断:①干燥综合征;②肺间质纤维化。

治法:调畅气机,清热利湿。

方药:藿香10g,佩兰10g,砂仁10g,杏仁12g,生薏苡仁30g,车前子30g,枳实8g,白豆蔻15g,马齿苋15g,地龙15g,威灵仙20g。7剂,水煎服,日二次。

二诊(2012年11月14日):患者自觉口眼干燥明显减轻,咳嗽、气短略减轻,舌苔较前变薄,乏力、身体困重好转,纳食量增加,仍有右下肢麻木、疼痛,大便调。考虑患者津亏血燥成瘀,存在"燥痹"、"肺痹",表现为下肢麻木、疼痛,咳嗽、气短,加强活血通络之力,原方基础

上去藿香,加络石藤 15g,海风藤、鸡血藤各 30g,共 14 剂。

三诊(2012 年 11 月 28 日):患者诉皮肤瘙痒,周身可见多个红色斑丘疹,舌苔继续较前变薄,已无明显咳嗽、气短,右下肢疼痛、麻木略减轻,时有身体困重。患者有过敏性皮炎史,加强凉血解毒之力,上方去枳实、佩兰,加紫草 12g,赤芍、苦参各 20g,丹皮 15g,处方如下:杏仁 12g,生薏苡仁、威灵仙、马齿苋、车前子、海风藤、鸡血藤各 30g,白豆蔻、地龙各 15g,穿山龙、苦参、赤芍各 20g,络石藤 10g,紫草 12g,丹皮 15g。共 14 剂。

四诊:患者皮肤瘙痒好转,斑丘疹颜色变黯,右下肢麻木好转,效不更方,继服上方 14 剂。随访 6 个月,患者病情平稳,复查肺功能:VC MAX% 65.1%,FEV$_1$69.90%,FEV$_1$/FVC 70.15,TLCO SB 61.2%,胸部 CT 示:双肺弥漫性间质改变较前没有明显进展。

按:王老师认为辨证论治在疾病治疗中具有重要作用,治疗此例干燥综合征患者没有从常规养阴润燥着手,而是结合中医四诊,审证求因、辨证论治,首先认清此疾病的病理本质是津液不足,其次分析造成津液不足的原因,此患者舌苔厚腻,身体困重、乏力,湿热证表现明显,遂以理气化湿之法使湿化、津液上承。方中用藿香、佩兰芳香化湿;白豆蔻、砂仁醒脾调气、辛香散湿;杏仁、薏苡仁、枳实可宣畅三焦气机,行气祛湿,使水湿之邪从上、中、下得以分解。

本病初起表现在口、眼等清窍失润,渐则燥甚成毒,脉络痹阻,由"燥"致"痹",累及四肢、肌肉、关节,并内舍五脏,若累及肺脏而致肺痹,即现代医学的肺间质纤维化,此例患者便是继发这一疾病,抓住这一病机特点,予以活血通痹之品,如威灵仙、海风藤、络石藤、地龙等活络、通肺痹,既能阻止疾病由燥证进一步发展为燥痹,又能治疗继发疾病肺间质纤维化,为我们治疗肺间质纤维化提供一条新的思路。

王老师在临床上运用理气化湿、活血通痹之法治疗干燥综合征继发肺间质纤维化患者,可显著增强疗效、提高生存质量,充分显示了中医药治疗本病的潜力和优势。

王师点评:肺间质纤维化和干燥综合征都是因为患者体内的内环境失调,造成气血痹阻不通所致,因此调节内环境、活血通痹最为重要。

(整理:罗海丽　审阅:王书臣)

第九节　奔　豚

【概述】又名贲豚、奔豚气。剧烈的气逆感觉,自少腹而上冲心或咽喉为主症的疾病。可伴有腹痛,往来寒热,脐下悸动,胸闷气急,心悸而惊,烦躁不安等症。多因表证误汗,心阳不足,或惊恐伤肾,肾经阴寒之气上逆,或情志所伤,肝经气火上逆,导致气机逆乱而发病。

名医案例

魏庆兴医案(1 则)

案一:通阳化饮、柔肝降逆治疗奔豚气

胃功能紊乱肝气郁结之奔豚气,以通阳化饮、柔肝降逆收效。

个人信息:张某,男,48 岁。医案编号:1016Q0119。

初诊:1989 年 1 月 26 日。

主诉:气自少腹上冲两胁达咽喉半年。

现病史:患者自述 1976 年因唐山地震,惊恐忧虑,露宿街头,数月后自觉咽部有堵塞感,伴中上腹疼痛不适,嘈杂。曾接受上消化道造影、食管拉网、钡灌肠造影等检查均未见异常。1988 年夏,因巨款被骗,气愤难平,症状逐日加重。1989 年 1 月 16 日入院治疗,诊断为胃功能紊乱。服用维生素 B$_1$、谷维素、胃舒平、丹栀逍遥散、乐得胃等药十天,症状未见好转。现症:自觉有气自脐左(比右明显)上冲心下、两胁、直达咽喉,伴心烦、肠鸣,时发时止。面色苍白,夜卧不安,喜温恶寒,二便正常。

检查:腹软,无压痛,肝脾未触及。舌淡、苔薄白,脉沉细弦。先后行 2 次胃镜检查,诊断为浅表性胃炎。病理报告,诊断为轻度慢性胃炎。胃电图检查提示节律不规则,波幅高低不等。

中医诊断:奔豚气,属肝气郁结,引动肾中寒气夹饮上冲。

西医诊断:胃功能紊乱;慢性胃炎。

治法:通阳化饮,柔肝降逆。

方药:桂枝加桂汤。桂枝 18g,白芍 9g,生姜 9g,大枣 4 枚,炙甘草 6g。水煎服,日 1 剂。服药 6 剂后奔豚气停止发作,余症减轻。继服 18 剂,腹痛,睡眠正常。随访半年,未见复发。

按:本案病因、病机及症状与《金匮要略·奔豚气病脉证治》所述相似。方用桂枝加桂汤,以桂枝、生姜通阳化饮,白芍、甘草、大枣、柔肝降逆故而取效。

(整理:李彩芬,郭亚美　审阅:魏庆兴)

第十节　瘿　病

【概述】瘿病是由于情志内伤、饮食及水土失宜,以致气滞、痰凝、血瘀壅结颈前所引起的,以颈前喉结两旁结节肿大为主要临床表现的病证。气滞痰凝壅结颈前是瘿病的基本病机,与体质因素密切相关。日久引起血脉瘀阻,以气、痰、瘀三者合而为患。本病相当于西医的甲状腺肿大及甲状腺功能亢进症。

名医案例

1. 林兰医案(7 则)

案一:滋阴益气、化痰散结治疗瘿病

甲状腺功能亢进症气阴两虚、痰结之瘿病,以滋阴益气、化痰散结收效。

个人信息:王某,男,62 岁。

初诊:2010 年 6 月 26 日。

主诉:乏力,心慌,伴体重下降 2 个月。

现病史:2010 年 4 月体检时发现体重下降,伴乏力,心慌,自汗,2010 年 5 月 8 日查甲功:TSH 降低,FT3 升高,FT4 升高,未予药物控制。5 月 30 日复查甲功:FT3 10.49pmol/L,FT42.21pmol/L,TSH0.38mU/L,血常规:白细胞 3.84×10⁹/L,中性粒细胞 49.9%,淋巴细胞 41.0%,予甲巯咪唑 5mg,每日 3 次,利血生,护肝片,维生素 B 等口服治疗。刻下症:心慌,自汗,睡眠差,入睡困难,手足心热,大便干,小便正常。体重下降 5kg。既往胸椎骨折病史 14 年,甲亢病史 11 年。

检查:舌质淡红,舌苔白腻,脉弦。心率:72 次/分。甲状腺 B 超示:多发性结节。

中医诊断:瘿病,属气阴两虚,痰结。

西医诊断:甲状腺功能亢进症。

治法:滋阴益气,化痰散结。

处方:自拟方加减。太子参 12g,五味子 10g,麦冬 10g,柏子仁 15g,炒枣仁 15g,夏枯草 15g,贝母 10g,连翘 10g,半夏 10g,枳实 10g,枸杞 10g,决明子 12g。其他治疗:甲巯咪唑 5mg,每日 2 次,中药甲亢宁胶囊 2 粒,每日 3 次。

二诊(2010 年 8 月 1 日):患者遵医嘱服上方 7 剂。患者自述心慌情况明显改善,偶有头晕、胸闷,自汗,无乏力,纳可,入睡困难,多梦易醒,大便日两次,不干。检查:舌质黯红,舌苔白,脉弦。突眼(−),手抖(+),甲状腺不大。心率:72 次/分。辅助检查:7 月 17 日甲功:TSH0.040mIU/L,FT35.81pmol/L,FT40.940ng/dl。7 月 24 日血常规:中性粒细胞 51.4%,淋巴细胞 42.9%。辨证为阴虚阳亢,痰瘀互结证。治法:滋阴潜阳,化痰消瘀。予:生龙骨 30g,生牡蛎 30g,珍珠母 30g,白芍 10g,生地 15g,夏枯草 15g,浙贝 10g,连翘 10g,太子参 15g,五味子 10g,麦冬 10g,柏子仁 15g,炒枣仁 15g,丹参 20g,枳实 10g。其他治疗:甲巯咪唑 5mg,每日 2 次,中药甲亢宁胶囊 2 粒,每日 3 次。

三诊(2010 年 8 月 15 日):患者遵医嘱服上方 14 剂后已无心慌症状,一般情况可,偶有头晕、胸闷,自汗症状较前减轻,无乏力,纳可,睡眠改善,二便正常。检查:舌质黯红,舌苔白,脉弦。突眼(−),手抖(+),甲状腺不大。心率:68 次/分。予:生龙骨 20g,生牡蛎 20g,白芍 10g,生地 15g,夏枯草 15g,浙贝 10g,连翘 10g,太子参 15g,五味子 10g,麦冬 10g,炒枣仁 15g,丹参 20g,枳实 10g。其他治疗:甲巯咪唑 5mg,每日 2 次,中药甲亢宁胶囊 2 粒,每日 3 次。

按:甲亢患者因肝气郁滞、日久化火,形成肝火内盛。肝旺势必克土、刑金、扰心、伤肾。耗气伤阴,肝阴亏虚,筋脉失养;火郁伤阴,心阴亏虚,心失所养。气阴亏虚,卫表不固,肢体不荣。肝气痰上逆,聚结于颈则成瘿肿。治疗以益气养阴、宁心安神为主,加用化痰、软坚散结之品而收功。林兰教授通过对大量甲亢患者进行系统的辨证研究,发现阴虚阳亢证型占绝大多数,为本病的基本证型,拟定并制备了具有滋阴潜阳、化痰散结之功的中药甲亢宁胶囊。中药甲亢宁胶囊针对甲亢以阴虚为本,重在补阴以制阳,同时佐以化痰散结之品,以调肝经郁结之气,疏导阳明凝聚之痰,通过调节整体功能,从而达到调和阴阳、补虚扶正之目的。

(整理:魏军平、陈银　审阅:林兰)

案二：疏肝化痰、活血散结治疗瘿病

甲状腺功能亢进症肝郁痰结血瘀之瘿病，以疏肝化痰、活血散结收效。

个人信息：张某，女，44 岁。

初诊：2010 年 7 月 11 日。

主诉：心悸反复发作 6 个月。

现病史：患者 2010 年 1 月无明显诱因出现心慌，伴乏力，易饥，体重下降 10kg。院外查甲功示：FT3 升高，FT4 升高，TSH 降低，诊断为甲亢，予甲巯咪唑 10mg，每日 3 次治疗，症状减轻，现已停用。刻下症：心慌，乏力，无汗出异常，纳眠可，二便正常。

检查：舌质淡红，舌苔少白，脉细。形体消瘦，突眼（–），手抖（–），甲状腺不大。心率：82 次 / 分，律齐。辅助检查：2010 年 7 月 10 日查甲功：FT3 2.84pg/ml，FT4 0.46ng/dl，TSH 0.04IU/ml，ALT 261.3U/L，TBA 28mmol/L，AST 171.7U/L。

中医诊断：瘿病，肝郁痰结血瘀证。

西医诊断：甲状腺功能亢进症。

治法：疏肝化痰，活血散结。

处方：自拟方加减。柴胡 10g，枳实 10g，白芍 10g，甘草 6g，郁金 10g，元胡 10g，茵陈 15.0g，五味子 10g，麦冬 10g，薏苡仁 10g，夏枯草 15g，浙贝 10g。其他治疗：甲巯咪唑 5mg，每日一次，中药甲亢宁胶囊 2 粒，每日 3 次。

二诊（2010 年 7 月 18 日）：患者遵医嘱服上方 7 剂。现患者述偶发心慌，仍感乏力，纳眠可，二便正常，无胁部不适。检查：舌质黯红，舌苔少白，脉细数。突眼（–），手抖（–），甲状腺不大，心率：90 次 / 分，律齐。予：太子参 12g，五味子 10g，麦门冬 10g，柏子仁 15g，夏枯草 15g，贝母 10g，连翘 10g，茵陈 15g，黄柏 10g，大枣 7 枚。其他治疗：甲巯咪唑 5mg，每日一次，中药甲亢宁胶囊 2 粒，每日 3 次。

三诊（2010 年 8 月 1 日）：患者遵医嘱服上方 14 剂，现患者心慌已不明显，乏力减轻，纳眠可，二便正常。检查：舌质黯，舌苔黄，脉弦。突眼（–），手抖（–），甲状腺不大。心率：82 次 / 分，心律整齐。辅助检查：2010 年 7 月 25 日查：ATG 381IU/ml，ATPO 884.4U/ml，FT3 1.97pg/ml，FT4 0.80μg/ml，TSH 0.24IU/ml，ALT 105U/L，AST 113U/L。予：柴胡 10g，白芍 10g，枳实 10g，甘草 6g，郁金 10g，元胡 10g，茵陈 15g，黄柏 10g，五味子 10g，大枣 7.0 个；丹参 20g，夏枯草 15g。其他治疗：甲巯咪唑 5mg，每日一次，中药甲亢宁胶囊 2 粒，每日 3 次。

按：本例甲亢患者，西医大剂量甲巯咪唑治疗后出现药物性肝损害而寻求中医药治疗。甲亢属中医瘿病范畴，由于肝郁气滞，肝失条达，痰气互结于颈部。方中柴胡、白芍、枳实、甘草疏肝行气解郁，夏枯草、浙贝、茵陈、薏仁、郁金散结化痰，麦冬陈士铎《本草新编》之四"麦冬不止治肺也……心火用之可息，肝木用之可养"、五味子味酸甘，性温，归肺、心、肾三经，益气生津、收敛固涩，是最常用的保肝降酶中草药。

（整理：魏军平、陈银　审阅：林兰）

案三：滋阴潜阳、补气化痰治疗瘿病

甲状腺功能亢进症阴虚阳亢、气虚痰结之瘿病，以滋阴潜阳、补气化痰收效。

个人信息：张某，女，38 岁。

初诊：2010 年 5 月 19 日。

主诉：反复心慌伴手抖 1 年。

现病史：患者 2009 年因工作压力大出现心慌，手抖，在外院诊断为甲状腺功能亢进症，予甲巯咪唑口服治疗，后改为丙硫氧嘧啶 50mg，每日 2 次治疗。刻下症：偶有心慌，乏力明显，自汗，急躁易怒，纳眠可，二便正常，月经正常。体重无明显变化。

检查：舌质黯红，舌体有齿痕，舌苔白，脉沉细。心率：78 次 / 分，律齐。突眼（−），手抖（−），甲状腺Ⅱ度肿大，质中，无血管杂音。辅助检查：甲状腺 B 超未见异常。

中医诊断：瘿病，阴虚阳亢，气虚痰结证。

西医诊断：甲状腺功能亢进症。

治法：滋阴潜阳，补气化痰。

处方：自拟方加减。生龙骨 30g，生牡蛎 30g，珍珠母 30g，白芍 10g，生地 15g，夏枯草 15g，浙贝 10g，连翘 10g，太子参 12g，五味子 10g，麦冬 10g，柏子仁 15.0g。其他治疗：丙硫氧嘧啶 50mg，每日 2 次，中药甲亢宁胶囊 2 粒，每日 3 次。

二诊（2010 年 6 月 16 日）：患者遵医嘱服上方 14 剂。患者自述心慌已不明显，仍感乏力，情绪稳定，自汗，纳眠可，二便正常，月经正常。检查：舌质黯淡，舌体有齿痕，舌苔少白，脉弦细。突眼（−），手抖（−），甲状腺Ⅰ度肿大。辅助检查：2010 年 6 月 8 日查甲功：FT3 正常范围，FT4 正常范围，TSH0.107mu/L。予：党参 12g，五味子 10g，麦冬 10g，柏子仁 15g，炒枣仁 12g，半夏 10g，茯苓 15g，枳实 10g，夏枯草 15g，丹参 15g，益母草 20g。其他治疗：丙硫氧嘧啶 50mg，每日 2 次，中药甲亢宁胶囊 2 粒，每日 3 次。

三诊（2010 年 7 月 28 日）：患者遵医嘱服上方 7 剂。现患者身觉有力，自汗，情绪稳定，纳眠可，二便正常，月经正常。检查：舌质黯，舌苔少黄，脉沉细。突眼（−），心率：76 次 / 分，甲状腺Ⅰ度肿大。辅助检查：2010 年 7 月 14 日查甲功各项指标均正常。予：生龙骨 30g，生牡蛎 30g，珍珠母 30g，白芍 10g，生地 15g，太子参 12g，五味子 10g，麦冬 10g，夏枯草 15g，浙贝 10g，连翘 10g，土茯苓 12.0g。其他治疗：丙硫氧嘧啶 50mg，每日 2 次，中药甲亢宁胶囊 2 粒，每日 3 次。

按：林兰教授认为肝肾亏虚是本病发病的内在基础，肝肾阴虚，水不涵木，则肝阳易亢，遇情志、劳累、饮食等外因刺激，夹痰火、瘀血之邪则可诱发。发病之初，以肝肾阴虚、肝阳上亢为主，临床多见患者烦躁易怒、心慌手抖、口干口苦等。病久则见气阴两伤之证，并有痰浊、瘀血之邪的化生或加重。虚火灼津为痰，血行涩滞，化生痰浊、瘀血之邪，日久不散，更加耗伤气阴，终致气阴两伤之证。虚火灼伤体内阴液，加之肝失疏泄，不能助脾运化，四肢失养，则见形体消瘦；心阴被耗，心失所养则心悸失眠；肝木乘土则大便溏泄，大便次数增多；气滞痰瘀结于瘿部，可见甲状腺肿大。治宜滋阴降火，养阴药宜选用轻灵柔和之品，常用药物除生地、白芍养肝柔肝外，还有女贞子、墨旱莲、山茱萸、制何首乌等。"壮水之主以治阳光"，滋阴清热既可防止火邪伤阴,又助于痰瘀等有形实邪的消除。临证化痰当以清热为先,清热化痰以散结,常用药物有清半夏、生龙骨、浙贝母、生牡蛎等;祛瘀当以凉血化瘀为法,常用药物有丹参、赤芍、三七等。另外,针对主症变化者可配合太子参、五味子、麦冬、炒枣仁、柏子仁益气养阴,安神定志等。

(整理:魏军平、陈银　审阅:林兰)

案四:滋阴潜阳、化痰散结治疗瘿病

甲状腺功能亢进症阴虚阳亢、气滞痰结之瘿病,以滋阴潜阳、化痰散结收效。

个人信息:张某,女,31 岁。

初诊:2010 年 12 月 16 日。

主诉:心悸 2 个月。

现病史:患者自 2010 年 10 月无明显诱因出现心悸,伴乏力、怕热、多汗,有时手抖,性情急躁,查甲功示 T4 高,诊断为甲亢,口服甲巯咪唑、普萘洛尔治疗,效果不佳。刻下症:心慌明显,乏力,怕热,多汗,急躁易怒,纳眠可,二便正常。

检查:舌质淡黯,舌苔薄白,脉象细数。突眼(-),手抖(+),甲状腺Ⅲ度肿大,质硬,无压痛,血管杂音(+),心率:102 次/分,律齐。

中医诊断:瘿病,属阴虚阳亢,气滞痰结证。

西医诊断:甲状腺功能亢进症。

治法:滋阴潜阳,化痰散结。

处方:自拟方加减。生地 15g,生龙骨 30g,生牡蛎 30g,珍珠母 30g,白芍 10g,太子参 12g,五味子 12g,麦冬 10g,柏子仁 15g,炒枣仁 15g,夏枯草 20g,连翘 10g,浙贝 10g,炒白术 10g,茯苓 20g。

二诊(2010 年 12 月 30 日):患者遵医嘱服上方 14 剂。患者自诉服他巴唑后周身瘙痒起皮疹,无渗出。现心慌减轻,活动后明显,乏力感减轻,怕热已不明显,仍多汗,胃脘胀满,食欲差,二便正常,月经不调。检查:舌质黯红,舌苔黄腻,脉弦细。心率:84 次/分,律齐。突眼(-),手抖(+),甲状腺Ⅲ度肿大,质硬,血管杂音可疑。咽部充血,扁桃体Ⅰ度肿大。辨证为血热瘀阻证。治法:清热凉血,化瘀通络。予:当归 12g,白芍 12g,生地 15g,川芎 10g,红花 10g,桃仁 10g,牛膝 10g,益母草 15g,丹参 20g,防风 10g,紫草 15g,香附 10g。其他治疗:丙硫氧嘧啶 50mg,每早 2 片,中、晚各 1 片,阿司咪唑 3mg,每日一次(晚),中药甲亢宁胶囊 3 粒,每日 3 次。

三诊(2011 年 1 月 6 日):患者遵医嘱服上方 7 剂。患者自述皮疹基本消失,皮肤瘙痒基本消失,偶阵发心慌,有时汗出较多,易心烦,纳眠可,二便正常,月经量少。检查:舌质黯淡,舌苔白略腻,脉弦细数。心率:110 次/分,律齐。突眼(-),手抖(+),甲状腺Ⅲ度肿大,质硬,血管杂音(+)。扁桃体不大。辅助检查:2011 年 1 月 6 日查血常规:白细胞 4.5×10^9/L,红细胞正常,HGB 正常。予当归 12g,白芍 10g,川芎 10g,生地 20g,红花 10g,桃仁 10g,益母草 20g,香附 10g,丹参 20g,炒白术 10g,茯苓 12g,夏枯草 20g。其他治疗:阿替洛尔 12.5mg,每日 2 次,丙硫氧嘧啶 50mg,每日 2 次,中药甲亢宁胶囊 3 粒,每日 3 次。

四诊(2011 年 1 月 13 日):患者遵医嘱服上方 7 剂。患者自述已无心悸症状,余无明显不适。检查:舌质淡,舌体胖,舌苔黄微腻,脉细数。心率:90 次 / 分,律齐。突眼(−),手抖(+),甲状腺Ⅲ度肿大,质硬,无压痛,血管杂音(+),手颤(+)。甲功:FT44.23ng/ml,FT311.59pg/ml,TSH 0。辨证为痰湿瘀结证。治法:活血化瘀,散结除湿。予:当归 12g,白芍 12g,川芎 10g,生地 20g,坤草 20g,香附 10g,红花 10g,夏枯草 20g,丹参 20g,连翘 10g,浙贝 10g,柏子仁 15g。其他治疗:阿替洛尔 12.5mg,每日 2 次,丙硫氧嘧啶 50mg,每日 2 次,中药甲亢宁胶囊 2 粒,每日 3 次。

五诊(2011 年 1 月 27 日):患者遵医嘱服上方 14 剂,现轻微眼睑浮肿,余无明显不适。检查:舌尖边红,舌苔白腻,脉弦细数。心率:85 次 / 分,律齐。突眼(−),手抖(+),甲状腺Ⅲ度肿大,质硬,无压痛。辨证为气阴两虚夹瘀证。治法:滋阴潜阳,补气活血。予:生龙骨 30g,生牡蛎 30g,珍珠母 30g,白芍 10g,生地 20g,太子参 15g,五味子 10g,麦冬 10g,柏子仁 15g,夏枯草 15g,当归 12g,香附 10g,坤草 15g,丹参 20g。其他治疗:丙硫氧嘧啶 50mg,每日 2 次,阿替洛尔 12.5mg,每日 2 次,中药甲亢宁胶囊 2 粒,每日 3 次。

按:甲亢患者对抗甲状腺药物过敏出现药物性皮疹,或肝功受损,白细胞减少,严重影响甲亢患者的治疗,是目前西医尚难解决的一个问题,小剂量西药配合中药开辟了新的途径和方法。本病患者性情急躁、烦躁易怒或情志抑郁者,或女性伴有月经不调、痛经者,均可从肝经辨证。遵"治风先治血,血行风自灭"之治法,其血热者宜清热凉血,化瘀通络,用紫草、荆芥、防风、白蒺藜、当归、川芎、红花、桃仁、牛膝、益母草、丹参等。

(整理:魏军平、陈银　审阅:林兰)

案五:平肝潜阳、化痰散结治疗瘿病

甲状腺功能亢进症肝阳上亢之瘿病,以平肝潜阳、化痰散结收效。

个人信息:赵某,女,56 岁。

初诊:2010 年 6 月 15 日。

主诉:心慌 1 年。

现病史:2009 年 6 月无明显诱因出现心慌,伴乏力、自汗、体重下降,在当地医院诊断为甲亢,予甲巯咪唑、鲨肝醇口服治疗 4 个月,服药后症状较前改善。刻下症:心慌,头晕,乏力,自汗,纳眠可,二便正常。既往鼻窦炎病史 8 年。

检查:舌体胖,舌苔薄白。心率:80 次 / 分,律齐。突眼(−),手抖(+),甲状腺Ⅰ度肿大,血管杂音(−)。

中医诊断:瘿病,肝阳上亢证。

西医诊断:甲状腺功能亢进症。

治法:平肝潜阳,化痰散结。

处方:自拟方加减。白芍 10g,生地 15g,太子参 15g,五味子 10g,麦冬 10g,柏子仁 15g,

炒枣仁 15g,炒白术 10g,夏枯草 15g,浙贝 15g。

二诊(2010 年 6 月 20 日):患者遵医嘱服上方 7 剂。患者自述偶感心慌,乏力感减轻,仍头晕,自汗,纳眠可,二便正常。检查:舌质淡,舌体边有齿痕,脉细数。心率:84 次 / 分,律齐。血压:115/70mmHg。突眼(-),手抖(+),甲状腺 I 度肿大,质中,血管杂音(-)。辅助检查:2010 年 6 月 16 日查甲功:FT4 5.61μg/ml,FT3 17.93pg/ml,TSH0。予:生龙骨 30g,生牡蛎 30g,珍珠母 30g,白芍 10g,生地 15g,太子参 15g,五味子 10g,麦冬 10g,柏子仁 15g,炒枣仁 15g,炒白术 10g,炒苍术 10g,夏枯草 15g,浙贝 15g。

三诊(2010 年 7 月 8 日):患者遵医嘱服上方 14 剂。患者自述心慌已不明显,身觉有力,偶有头晕,无自汗,纳眠可,二便正常。检查:舌质淡,舌体边有齿痕,脉细小数。心率:72 次 / 分,血压:120/70mmHg。突眼(-),手抖(+),甲状腺不大。继服前方 14 剂。

按:甲亢的病变部位在心、肝、脾胃、肾,其中又以肝、心、肾为主。肝阴不足,阴精不能上奉清窍则头眩耳鸣;穷必及肾,乙癸匮乏,木失水涵,则肝风内动。肾水不能上济于心则心悸、失眠、多梦。治疗上以滋阴补肾、息风止痉为法。

(整理:魏军平、陈银　审阅:林兰)

案六:平肝潜阳,化痰散结治疗瘿病

甲状腺功能亢进症阴虚阳亢、痰结之瘿病,以平肝潜阳、化痰散结收效。

个人信息:周某,男,31 岁。

初诊:2010 年 7 月 25 日。

主诉:心慌 3 个月。

现病史:患者 2010 年 4 月出现心慌,6 月 13 日查甲功:FT3 升高,FT4 升高,TSH 降低,予甲巯咪唑、丙硫氧嘧啶口服治疗,出现瘙痒、皮疹等不良反应,遂停药,改普萘洛尔 10mg,每日 3 次治疗。刻下症:心慌,怕热,多汗,乏力,多食易饥,眠可,二便正常。药物过敏史:甲巯咪唑,丙硫氧嘧啶。

检查:舌质黯红,舌苔少白,脉象细数。心率:94 次 / 分,律齐。突眼(-),手抖(+),甲状腺 I 度肿大,血管杂音(-)。辅助检查:T4 19.25μg/dl,T3 2.9ng/ml,TSH 0.01U/ml。

中医诊断:瘿病,阴虚阳亢,痰结证。

西医诊断:甲状腺功能亢进症。

治法:平肝潜阳,化痰散结。

处方:自拟方加减。生龙骨 30g,生牡蛎 30g,珍珠母 30g,白芍 10g,生地 15g,夏枯草 15g,贝母 10g,连翘 10g,土茯苓 12g,山慈菇 12g,太子参 12g,五味子 10g,麦门冬 10g,柏子仁 15g,炒枣仁 15g。

二诊(2010 年 8 月 1 日):患者遵医嘱服上方 7 剂。患者述心慌症状明显减轻,乏力好转,怕热,多汗,偶有皮肤瘙痒,多食易饥已不明显,眠可,二便正常。检查:舌质淡红,舌苔薄白,脉细数。心率:78 次 / 分,律齐。突眼(-),手抖(+),甲状腺 I 度肿大,血管杂音(-)。予:生龙骨 30g,生牡蛎 30g,珍珠母 30g,白芍 10g,生地 15g,夏枯草 15g,贝母 10g,连翘 10g,太子参 20g,五味子 10g,麦冬 10g,柏子仁 15g,炒枣仁 15g。

按:阴虚阳亢,肝为风木之脏,内寄相火,以血为体,以气为用。情志不遂,肝失条达柔顺之性而致气机郁滞。肝郁气滞则冲任不调,肝阴不足则血海不能按时充盈。肝郁日久化火,致肝火内盛,火热反灼阴津,水不涵木,亢阳莫制,故致阴虚阳亢。肝气痰上逆,聚结于颈则成瘿肿,治法滋阴潜阳,化痰散结。

（整理:魏军平、陈银　审阅:林兰）

案七:补益阴阳、宽胸化痰治疗瘿病

双甲状腺次全切除术后阴阳两虚、气滞痰结之瘿病,以补益阴阳、宽胸化痰收效。

个人信息:周某,女,60 岁。

初诊:2010 年 4 月 17 日。

主诉:双甲状腺次全切除术后 6 年。

现病史:患者 6 年前因甲亢行双甲状腺次全切除术,手术顺利。1 年后,甲亢复发,口服甲巯咪唑治疗,效果不佳。后在协和医院行碘 131 治疗。近 1 年,甲功出现异常,今来诊。刻下症:偶发心慌,周身乏力,多食易饥,眠差,无怕热,无多汗,大便干结,小便正常。

检查:舌质黯,舌苔白腻,脉弦细。心率:80 次/分,律齐。突眼(−),手抖(+)。辅助检查:TSH 减低,FT3:14.06pmol/L,FT4:31.5pmol/L。

中医诊断:瘿病,阴阳两虚,气滞痰结证。

西医诊断:双甲状腺次全切除术后。

治法:补益阴阳,宽胸化痰。

处方:自拟方加减。生龙骨 30g,生牡蛎 30g,珍珠母 30g,白芍 10g,生地 15g,太子参 12g,五味子 10g,麦冬 12g,柏子仁 15g,炒枣仁 15g,远志 10g,丹参 20g,枳实 10g,薤白 10g,全瓜蒌 15g,郁金 10g。

二诊(2010 年 5 月 20 日):患者遵医嘱服上方 28 剂。患者自述心慌已不明显,乏力感减轻,纳食改善,饥饿感不甚明显,睡眠改善,大便仍干结,小便正常。检查:舌质黯,舌体边有齿痕,舌苔薄白,脉弦。血压:120/75mmHg。心率:80 次/分,律齐。突眼(−),手抖(+)。辅助检查:FT3:4.67pg/dl,FT4:1.42pg/dl,TSH0.005IU/ml,空腹血糖 6.0mmol/L。予:生龙骨 30g,生牡蛎 30g,珍珠母 30g,白芍 10g,生地 15g,太子参 12g,五味子 10g,麦门冬 10g,柏子仁 15g,炒枣仁 15g,夏枯草 15g,浙贝 10g,连翘 10g,决明子 15g。

按:甲亢手术治疗后复发的常见原因是:未切除甲状腺峡部或锥体叶;或切除的腺体不够,至残留的腺体过多,或甲状腺下动脉未予结扎等。复发甲亢的再次手术常常带来难以估计的困难,而且容易损伤喉返神经和甲状旁腺。因此,对复发的甲亢,一般以非手术治疗为主。本例患者术后心慌,周身乏力,夜寐差,易饥,多食,大便干结,结合舌质黯,舌苔白腻,脉弦细,证属阴阳两虚,气滞痰结,补益阴阳,宽胸化痰。

（整理:魏军平、陈银　审阅:林兰）

2. 王今觉医案（1则）

案一：益气养阴化痰活血治瘿病

甲状腺囊肿气阴两虚、痰瘀互结之瘿病，以益气养阴、活血祛湿收效。

个人信息：郑淑英，女性，75岁。病案号：A554674。

初诊：2009年11月28日。

主诉：颈部肿大1年余。

现病史：患者颈部肿大1年余，逐渐加重，在北京医院就诊，诊为"甲状腺囊肿，双叶多发，伴甲状腺功能低减"，予"优甲乐半片，日一次"，因患者拒服西药，由家属陪伴求中医诊治。刻下症见：颈部肿大，以右侧为主，如鸡蛋大小，隐痛，双跗肿，伴身热汗出，纳可，二便调。

检查：舌粉黯，苔白厚，脉弦数。北京医院2005年11月24日化验结果：游离甲状腺素FT4：0.32（0.58~1.64），血清反三碘甲状腺原氨酸rT3：16.45（32.52~66.42），促甲状腺激素TSH：72.78（0.34~5.6），抗甲状腺球蛋白抗体TGAb：10 000.00（<40），甲状腺过氧化物酶抗体：5961（<35.00），核素扫描"冷结节"。

中医诊断：瘿病，证属气阴两虚，痰瘀互结。

西医诊断：甲状腺囊肿，甲状腺功能减低。

治法：健脾益气养阴，化痰祛湿活血。

方药：苓桂术甘汤加减。白茯苓30g，白术9g，天麻15g，天竺黄6g，半夏曲6g，地骨皮12g，丹皮12g，制穿山甲（先煎）12g，三七末3g（分冲）。

二诊（2009年12月8日）药后右颈肿块减小，已不疼痛，身热止，汗出减，双跗微肿，舌淡粉略黯，舌尖纵沟，苔白厚，左脉弦数，右脉滑数。上方加苏木6g，三棱、莪术、川芎各3g。

三诊（2009年12月19日）双跗肿已不明显，右颈肿块按之则痛。舌淡红略黯，苔白略厚，左脉弦关细寸沉，右脉浮滑，沉取有力。上方加生牡蛎60g（先下），天花粉12g，并用丽江山慈菇60g，研末，醋调外敷患处，每日一次。

四诊（2010年1月9日）右颈部结节缩小，已可移动，久行则心悸，别无不适。舌淡红，略黯，苔白厚，脉滑略数。辨证为气虚血瘀，痰阻气机夹风。处方如下：白茯苓30g，白术12g，天麻15g，天竺黄9g，苏木9g，半夏曲6g，地骨皮12g，丹皮12g，三棱6g，莪术6g，川芎3g，天花粉15g，山慈菇6g，枸杞子30g，生晒参3g，生牡蛎60g，山甲15g，三七末3g。

患者经治2个月后，症状得到控制，坚持每月来诊1次服用中药治疗。

按：甲状腺功能减低，是临床常见病，一般均以西药为主，进行替代治疗。本例是由于甲状腺囊肿所致，但患者拒服西药而求诊。王师通过望目，结合舌脉，辨证为气阴两虚，痰湿气血郁结，予中药健中益气养阴，化痰祛湿活血，方中茯苓、白术、三七益气，天麻、天竺黄、半夏曲化痰祛湿，地骨皮、丹皮养阴清热，制穿山甲、三七活血。药后颈部肿块明显减小，二诊时加活血破血之苏木、三棱、莪术、川芎，三诊时加入生牡蛎增强化痰软坚散结之力，加入天花粉增强益胃生津之力；并用丽江山慈菇外敷，取其消痈散结之意。四诊时患者症状及体征均得到明显改善，又感久行心悸，为气虚之象，遂加用生晒参，增强补气活血之力量，又加枸杞子补肝肾养阴血,寓阴中求阳之意。综观本案,经四诊治疗,效果显著,究其原因,首先是明辨证,不拘于传统教科书上甲减病人均辨证为脾肾阳虚、血瘀湿痰阻滞的记载,而是基于望目,参合舌脉,辨证为气阴不足,痰湿血瘀阻滞;其次是药精专,方剂虽小,配伍严谨,其中白茯苓、三七、地骨皮为君药,健脾益气养阴,为治病求本,白术、半夏、天竺黄、天麻为臣药,化痰祛湿,山甲为臣药,活血破血,丹皮为佐使药,引药入血分,直达病所。

（整理：提桂香、王斌　审阅：王今觉）

3. 魏子孝医案（2则）

案一：清热化痰、疏肝养心治疗瘿病致心悸

甲状腺功能亢进症痰热内蕴、阴虚火旺之心悸,以清热化痰、养心安神收效。

个人信息:张某,女,65岁。

初诊:2013年11月20日。

主诉:心悸多汗7月余,加重半月余。

现病史:患者于2013年5月无明显诱因出现烦躁易怒,心慌手抖,多汗,口干多饮,多食易饥,体重减轻10余斤,偶有头晕头胀,乏力,眠差多梦,小便频,大便溏稀、日3~4次。2013年5月到北京某医院查甲状腺彩超:甲状腺弥漫性病变;甲状腺功能:FT3:12.71pg/ml,FT4:5.61ng/dl,TSH:0.001IU/ml,T3:4.59ng/ml,T4:14.72µg/dl,Anti-Tg:0.87IU/ml,Anti-TPO:4.61IU/ml,诊为"甲状腺功能亢进",予丙硫氧嘧啶100mg,每日3次,普萘洛尔10mg,每日2次,复合维生素B10mg,每日3次,心慌手抖明显缓解。此后多次在北京某医院就诊,目前丙硫氧嘧啶调整为50mg,每日2次。半月前无明显诱因出现心悸多汗加重,周身烘热,情绪易激动,失眠。刻下症见:心慌、多汗,情志不舒,烦躁易怒,眠差,纳差,小便频急,大便溏。

检查:心肺(-)。甲状腺Ⅱ°大,手抖(-),突眼(-)。HR 90次/分。舌略黯红,苔黄腻,脉细稍数。

中医诊断:心悸,痰热内蕴、阴虚火旺证。

西医诊断:甲状腺功能亢进症。

治法:清热化痰、养心安神。

方剂:黄连温胆汤加减:黄连6g、竹茹12g、枳实10g、法夏12g、茯苓20g、陈皮10g、炙甘草6g、菖蒲15g、远志10g、炒枣仁12g、紫石英(先煎)30g、煅牡蛎(先煎)30g、郁金12g、茯神12g,14剂,水煎服、每日1剂。

配合西药抗甲状腺药物治疗。

二诊(2013年12月4日):患者汗出减少,心悸减轻,睡眠好转,仍烦热,易急躁,大便软、每日2次,舌红、苔薄黄,脉细稍数。改清热养血疏肝治疗,丹栀逍遥散加减,处方:丹皮12g、栀子10g、白芍20g、丹参15g、柴胡10g、苍白术各10g、茯苓12g、生甘草6g、薄荷(后下)6g、炒枣仁20g、夏枯草12g、玄参15g,7剂,水煎服、每日1剂。

三诊(2013年12月12日):患者仍易激动,偶心悸,面部烘热每天2~3次,无明显多汗,

大便干、每日 1 行,舌略红、苔薄黄,脉细稍数。前方加麦冬 15g、北沙参 15g、柏子仁 12g,继服 7 剂。

一月后复诊,患者烦躁易激症状较前明显好转,无心慌手抖,无烘热汗出,纳食可,睡眠安,二便正常。查心率:74 次/分。甲功正常。

按:魏教授认为,"甲亢"多因先天肾阴不足,后天情志刺激而发病,病变脏腑主要涉及肝、肾、心、脾,病机本虚标实,本虚以肾阴亏虚为主,标实主要为肝气郁滞,郁而化热或阴虚阳亢,阳亢化火,继而导致脏腑功能紊乱,变生血瘀、痰浊等病理产物。随病势发展,若郁火亢盛,耗气伤阴,也可出现乏力、气短、纳呆等气虚或气阴双亏的表现。治疗上,从总体而言,当以滋阴为主,根据辨证分型特点配以行气、清热、活血、祛痰之法。

初诊患者辨证为痰热内蕴夹阴虚火旺,此时痰热、阴虚同时存在,恐养阴以助痰湿,"急则治其标",立法以清热祛痰为先,予黄连温胆汤合安神定志丸加减。方中黄连温胆汤清热化痰,菖蒲、远志祛痰宁心;炒枣仁、紫石英、茯神养心安神,紫石英性味甘、温,无毒。归心、肝、肺、肾经,《纲目》:"紫石英上能镇心,重以去怯也。下能益肝,湿以去枯也。心主血,肝藏血,其性暖而补,故心神不安,肝血不足及女子血海虚寒不孕者宜之"。煅牡蛎收敛止汗,牡蛎性味咸,微寒;归肝、胆、肾经,《本草备要》:"咸以软坚化痰,消瘰疬结核,老血疝瘕。涩以收脱,治遗精崩带,止嗽敛汗,治孩子惊痫。"郁金行气解郁,全方共奏清热化痰、安神定志敛汗之功,取效明显。二诊患者汗出、心悸缓解,睡眠好转,仍烦热易急,舌红、苔薄黄,脉细稍数,考虑痰浊已祛,现以肝郁化火为主,故立法重在疏肝清热养血,故予丹栀逍遥散为基础组方。方中恐当归温燥助热,故以丹参取代当归养血活血;夏枯草清肝热、散郁结;炒枣仁养心安神;玄参养阴清热散结,诸药合用,奏疏肝清热、养心安神之功。三诊患者诸症缓解,唯大便偏干,考虑病久伤阴,阴血同源,前方加麦冬、沙参、柏子仁以养阴安神、润燥通便,此时养阴是治本之法。

因治疗甲亢疗程较长,为提高患者对治疗的依从性,待症状及化验指标好转,病情稳定时,魏教授根据患者病情选用加味逍遥丸、天王补心丸、大补阴丸等中成药进行治疗。

（整理:余欢欢、张广德 审阅:魏子孝）

案二:清热解毒、利咽散结治疗瘿瘤

亚急性甲状腺炎痰热内蕴之瘿瘤,以清热解毒、利咽散结收效。

个人信息:杨某,女,62 岁。

初诊:2013 年 8 月 22 日。

主诉:午后发热,颈部肿大疼痛、咽干 2 周。

现病史:患者 2 周前不慎外感,此后出现消瘦、纳差,每日午后出现发热,体温 38~39℃,并且颈部疼痛,咽干。至我院门诊就诊,仍午后发热、颈部疼痛、咽干,大便偏干、每日 1 行。

检查:脉沉细稍数,舌体胖边齿痕黯红,苔薄淡黄。查甲功七项提示:轻度甲状腺毒症状态,血沉明显增快。

中医诊断:瘿瘤,痰热内蕴证。

西医诊断:亚急性甲状腺炎。

治法:清热解毒、利咽散结。

方药:拟方仿银翘散之义选用清热解毒利咽散结之品加减。处方:蒲公英 15g、白花蛇舌草 30g、黄芩 10g、生地 20g、玄参 15g、僵蚕 12g、夏枯草 12g、土贝母 15g、牛蒡子 12g、菖蒲 15g、郁金 12g、远志 10g、柏子仁 12g,水煎服,日一剂,7 剂。

二诊(2013 年 8 月 29 日):体温较前下降,颈部肿胀及颈部疼痛减轻,纳食较前佳,眠佳,轻度贫血。脉稍滑数,舌齿痕,略黯红,苔薄黄。前方减去远志,加用白芍 30g、养血,青蒿 15g 滋阴清热。处方:蒲公英 15g、白花蛇舌草 30g、黄芩 10g、生地 20g、玄参 15g、僵蚕 12g、夏枯草 12g、土贝母 15g、牛蒡子 12g、菖蒲 15g、郁金 12g、柏子仁 12g、白芍 30g、青蒿 15g,水煎服,日一剂,7 剂。

随诊(2013 年 9 月 15 日):体温正常,咽部疼痛好转。

按:魏子孝教授认为临床所见亚急性甲状腺炎多是以往咽痛反复出现,甚至持续存在,时轻时重,因此清热解毒、利咽散结在有咽痛、甲状腺肿痛症时是常用之法。并且很多患者由于疼痛不解,常常是郁闷情绪见于言表,因此要考虑气郁化火导致疼痛经久不愈或加重的因素,应配伍疏解郁火之品。

初诊时患者风温,风火侵于肺卫致卫表不和而发热,客于肺胃,内有肝郁胃热,积热上壅,夹痰蕴结,以致气血凝滞,郁而化热而致咽痛,脉沉细稍数,舌体胖边齿痕黯红,苔薄淡黄。二诊仿银翘散之义,取蒲公英、白花蛇舌草清热解毒,夏枯草、土贝母、牛蒡子利咽散结,玄参启肾水上行,散结;黄芩清肝热;僵蚕祛风痰,治疗咽喉圣药;菖蒲、郁金、远志、柏子仁,养心安神。全方体现魏老师抓主症,清热解毒,利咽散结同时注意疏肝解郁,解除其他干扰因素的思想。

魏教授辨治亚急性甲状腺炎,一般针对疾病表现及甲状腺功能变化的不同阶段辨治,强调西医辨病与中医辨证相结合。疾病初期一般以清热解毒、利咽散结为主;伴见暂时性甲状腺功能亢进症,治疗分标本先后。亚急性甲状腺炎伴甲亢,一般甲亢症状并不严重,持续病程也不长,如果咽痛、甲状腺肿痛、发热与甲亢症状同时存在,魏教授主张先针对前者以清热解毒、利咽散结立法,风热卫分证解除,再顾甲亢;但清热散结贯彻始终,直至甲状腺疼痛消失。

(整理:陈筑红、张广德 审阅:魏子孝)

第十一节 饮 证

【概述】饮证是水饮证的简称。指人体水液代谢障碍,水分滞留体内而引起的各种疾病。根据水饮停聚的部位不同,可分为四类:水聚于肠胃的称"痰饮",水聚于胁下的称为"悬饮",水聚于胸肺名"支饮",水溢于四肢谓"溢饮"。

🌀 名医案例

1. 余瀛鳌医案（1 则）

案一：破积导饮治疗悬饮

结核性渗出性胸膜炎肝郁气滞、血瘀水停之悬饮，以降气逐饮收效。

个人信息：王某，男，27 岁。

初诊：1995 年 3 月 24 日。

现病史：患者旧有结核病史。1994 年春，曾有右胸侧腋下部剧痛发作，深呼吸时疼痛加剧，伴有低声咳嗽。经某市人民医院确诊为结核性干性胸膜炎。给以异烟肼配合镇痛剂，治疗数月后诸症悉平。又继服异烟肼 3 个月停药。1995 年 3 月初，患者又感胸侧部疼痛，右背部亦有引痛，发热、咳嗽又作。近 1 周来，发热明显，兼见恶寒、肢冷、汗出、体虚肢乏，精神委顿，食减，并略感呼吸急促。该院医师建议抽胸水并住院治疗，因限于条件，患者对频抽胸水又有顾虑，遂请余老师疏方为治。

检查：右胸侧位 X 线片，显示有中等量以上的胸腔积液，纵隔位置尚未见明显改变。叩诊、触诊均符合胸水体征。肝上界未能叩出。呼吸 34 次 / 分，脉搏 112 次 / 分，体温 38.9℃。面色微现青黯，胸肋间隙饱满，其脉双手弦数，舌体胖嫩、苔薄黄稍腻。

中医诊断：悬饮，属肝郁气滞，血瘀水停。

西医诊断：结核性渗出性胸膜炎。

治法：降气逐饮。

方药：破积导饮丸加减。木香 4.5g，槟榔 15g，青陈皮各 6g，黑白丑各 9g，枳实、三棱、莪术、半夏、川楝子、防己、干姜各 9g，神曲、茯苓各 15g，泽泻 12g，甘草 9g。每日 1 剂，水煎服。先连服 10 剂，休息 1~2 天后，继服 11 剂。

二诊（1995 年 4 月 18 日）：用上方后，排尿量有明显增多，或泻稀便，量亦较多，体温于服药半月左右即退至正常，胸、背部疼痛明显减轻，咳嗽亦见好转，自觉呼吸较前爽利畅快。胃纳较差，有时仍感胸闷不适。脉象微弦，苔薄白。本着效不更方的原则，以上方去防己、川楝子，加谷芽、麦芽各 9g，山药 12g，再服 21 剂（服法同前）。

三诊（1995 年 5 月 10 日）：服上方后，诸症续见减轻，偶有右胸部微痛发作。前天去医院作 X 线检查，仅遗留少量积液。投下药以善后：木香 18g，槟榔 36g，青陈皮各 20g，枳壳、三棱、莪术、半夏、神曲、麦芽、茯苓、干姜、泽泻各 30g，黑白丑各 36g，甘草 24g，巴豆（去油）15粒。共研细末，水泛为丸如梧桐子大，每服 6g，每日 2 次，温开水送服。

后接患者来信云：服上述丸药方二料后，诸症悉痊，体力亦渐恢复。经医院胸透复查，除胸膜显稍厚外，胸水已全部吸收。后嘱患者继服异烟肼 1 年，未见再发。

按：悬饮相当于渗出性胸膜炎，临床以结核性最为多见。汉·张仲景以十枣汤治之，这是我国医学史上治疗悬饮效方的最早记录。宋·陈无择《三因极一病证方论》以妙应丸（即控涎丹）治疗，亦属十枣汤的加减方。十枣汤、控涎丹辈，药力峻猛有毒，用之不慎，可能造成流弊。故后世对悬饮的治法似有所改变。清·沈金鳌《杂病源流犀烛》的破积导饮丸，主治"饮水成积,胸胁引痛,沥沥有声",从证候分析,当属悬饮。此案用该方只是略作加减,而未变其法。初以汤剂治疗时,未用巴豆,是因考虑患者胃气弱、食减,恐不胜药力。复诊调整处方时,加入健脾开胃之品,末以此方加减,水泛为丸治之。"丸者缓也",症势轻缓,可改丸剂收功,方药组成大致与沈氏原方同,其中巴豆用量略减,在制法上强调"去油",使其毒性大减。是故丸方虽有巴豆,而全方药性并不峻猛,对继续驱除胸腔积液,巩固疗效,实有裨益。

(整理:李鸿涛 审阅:余瀛鳌)

2. 张贻芳医案(1则)

案一:益气健脾、化湿利水治疗支饮

心包积液脾虚水饮凌心之支饮,以益气健脾、化湿利水收效。

个人信息:吴某,女,28岁。

初诊:2014年10月9日初诊。

主诉:胸闷憋气伴反复发热50天。

现病史:患者于50天前不明原因胸闷、憋气,活动后气短、心悸、乏力、发热、尿频,体温最高39.0℃,于2014年8月25日至今住本院心血管内科,住院期间诊断:先天性心脏病,房间隔缺损修补术后,心包积液,胸腔积液,心功能不全(Ⅱ级),发热待查,泌尿系感染,上呼吸道感染,给予静点头孢他啶、莫西沙星注射液、阿奇霉素粉针、痰热清注射液、喜炎平注射液、速尿及口服阿奇霉素,目前仍在口服阿奇霉素片,现低热,每日体温波动在37.3~38.6℃,下午及夜间体温高于上午,胸闷,腹胀,口干,大便稀溏,3~4次/日,心慌,上楼气短,不咳嗽,食纳可,小便调。

检查:舌质淡苔薄白,脉细滑。体温38℃,双肺呼吸音清,左腋后线呼吸音稍低,心率齐,66次/分。辅助检查:肝肾功能、糖化血红蛋白、甲功七项均正常,8月27日心脏彩超:先天性心脏病术后,心包积液(中量~大量,左侧心包液体30mm,右侧心包液体28mm,左侧心底部液体13mm),LVEF64%,二尖瓣关闭不全、三尖瓣反流、主动脉瓣反流;9月16日胸部CT示:开胸术后改变,右肺中叶斑点影,左肺舌叶、双肺下叶条索,双侧胸腔积液、心包积液,左肺上叶局限性肺气肿,心脏稍大。感染性疾病筛查五项均阴性。超敏C-反应蛋白52.20mg/L。血培养:无致病菌生长。

中医诊断:支饮、心悸,属脾虚水饮凌心。

西医诊断:心包积液、胸腔积液,先天性心脏病术后,肺部感染,心功能不全(Ⅱ级)。

治法:益气健脾,化湿利水。

方药:补中益气汤加减。生黄芪15g,党参12g,白术12g,升麻10g,柴胡10g,当归12g,茯苓15g,麦冬12g,五味子12g,忍冬藤15g,生薏苡仁20g,砂仁10g,木香10g,猪苓15g,黄芩12g,黄连10g。7剂,水煎服。

二诊(2014年10月14日):昨日运动后发烧38.6℃,未服退热药及消炎药,今晨体温降至37℃,恶风怕冷,不咳嗽,无痰,气短,已出院4天,停服阿奇霉素。10月9日期间查肺炎支原体抗体(定量:30.99bu/ml)、肺炎衣原体均阳性(定量:2.10s/co),嗜肺军团菌抗体阴性,查体双肺呼吸音清,心律齐,100次/分,舌质红苔薄,脉滑数。党参12g,麦冬12g,五味子

12g、生黄芪 20g、防风 10g、白术 12g、黄芩 12g、黄连 10g、黄柏 12g、金银花 15g、连翘 12g、茯苓 20g、猪苓 20g、水红花子 15g、柏子仁 12g。7 剂,水煎服。双黄连颗粒,2 袋 / 次,3 次 / 日。

三诊(2014 年 10 月 21 日):只服用中药,仍间断低热,体温 37.6~38.1℃,月经期前体温最高到 38.5℃,心率 110 次 / 分,近几日持续 90~100 次 / 分,全身乏力,月经来潮,痛经,白带不多。舌质微黯苔薄,脉滑数。方药:生黄芪 20g、党参 15g、麦冬 12g、五味子 12g、白术 12g、茯苓 15g、当归 15g、白芍 15g、川芎 12g、香附 10g、全瓜蒌 15g、郁金 12g、黄芩 12g、黄连 10g、黄柏 12g、金银花 15g、连翘 12g、猪苓 20g、炒枣仁 15g、珍珠母 15g。7 剂,水煎服。

四诊(2014 年 10 月 28 日):近五天未发热,心率 60~80 次 / 分,大便一日 1~2 次,腹胀,食纳佳,体力尚可,月经有血块,舌质正常,舌尖微红,脉弦数,左乳下见术后手术瘢痕,表皮略发黯。10 月 24 日在北医三院查肺炎支原体抗体阳性(定量 1:160)。原方加水红花子 15g、泽兰 12g。7 剂,水煎服。双黄连颗粒继服。

五诊(2014 年 11 月 4 日):近 11 天未发热,体力较前好,一口气可上六楼,已停服抗生素 26 天,食纳好,腹胀,腹鸣,大便稀便,一天 4 次,眠可。舌质微红苔薄,脉细滑,11 月 2 日北医三院检查心脏彩超:二尖瓣前叶脱垂伴轻度反流,心包腔未见异常,LVEF66%。方药:党参 12g、麦冬 12g、五味子 12g、生黄芪 30g、防风 10g、白术 12g、黄芩 12g、黄连 10g、黄柏 12g、金银花 15g、连翘 12g、猪苓 30g、茯苓 20g、水红花子 15g、生薏苡仁 30g、砂仁 10g。7 剂,水煎服。双黄连颗粒,2 袋 / 次,3 次 / 日,生脉Ⅱ号,1 支 / 次,3 次 / 日。

六诊(2014 年 12 月底):体温正常,日常生活及上六楼不觉憋气心悸,已结婚,准备怀孕。阜外医院 CT:①在右下肺基底段胸膜下小斑片影,考虑少许慢性炎症。左上肺叶后段局限性肺气肿,两肺少许感染。②右房室大,心包轻度增厚,考虑为术后改变。

按:先天性心脏病、房间隔缺损、动脉导管未闭,行手术修补后,并发心包积液、胸腔积液、肺部感染、心衰,以及肺炎支原体感染、衣原体感染,属于危重病、疑难病,在本院心血管内科住院月余,应用中西医各种治疗手段仍不能治愈发热、心衰及心包积液,患者慕名求张老师医治,张老师根据先天性心脏病术后、久病胸闷发热、气短心悸,伴腹胀、便稀、乏力、午后及夜间体温高,脉细舌淡,辨证心脾两虚、饮停凌心犯肺,拟益气健脾、化湿利水为大法,用补中益气汤中党参、黄芪、白术为君以益气补中,生脉饮、当归益气养血复脉为臣,薏苡仁、砂仁、木香、陈皮燥湿化湿、猪苓利湿、芩连、忍冬藤清热燥湿为佐,升麻、柴胡升提中气、引药归经为使,诸药合用共奏健脾益气、化湿利水清热之效。其后复诊数次,不离益气健脾,化湿和胃大法,随症加减,终治愈顽疾,12 月肺 CT 未见胸腔积液,已自行上六楼不憋气,B 超未见心包积液,心脏射血分数正常,说明病情已趋痊愈。

(整理:赵兰才　审阅:张贻芳)

第十二节　狐　惑

【概述】"狐惑病",是以葡萄膜炎、口腔黏膜和外阴部溃疡、皮肤损害为特征的一种自身免疫性疾病,除眼部表现外,尚可累及血管、神经系统、皮肤及关节等,也是一种多系统受累

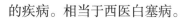

的疾病。相当于西医白塞病。

名医案例

1. 房定亚医案（1则）

案一：清热解毒、活血化瘀治疗狐惑病

白塞病热毒内蕴、瘀血阻络之狐惑病，以清热解毒、活血化瘀收效。

个人信息：李某，女，39岁。医案编号：1028Q0041。

初诊日期：2011年12月6日。

主诉：反复口腔溃疡12年伴间断结节红斑4年，加重1周。

现病史：患者1999年无明显诱因出现口腔溃疡，患者未诊治，此后每年发作1~2次，未用药物治疗。2005年出现双小腿红斑，至武警总医院诊治，诊断考虑"筋膜炎"，予双氯芬酸钠口服，因患者胃痛不能耐受停用，予复方倍他米松1支肌注后症状好转。2008年出现双下肢结节红斑，至协和医院诊治，考虑白塞病可能性大，予泼尼松及沙利度胺口服，病情有所好转。2009年10月左侧面颊部出现红斑、水疱，双下肢结节红斑，口腔溃疡，至301医院诊治，诊断考虑SWEET综合征，予核苷酸，用药后出现腰痛，患者自行停药。后至北大口腔医院诊治，服中药汤剂治疗后病情好转后停用，此后偶尔发作结节红斑，可自行消退。近2年口腔溃疡发作频繁，每年发作大于3次，患者未规律诊治。近1周口腔痛性溃疡，周身散在结节红斑，近3日每至夜间低热，T_{max} 38℃，可自行退热。光过敏。针刺反应阳性。自发病以来无脱发、外阴溃疡，无明显眼干。为进一步诊治收入院。

刻下症：口腔痛性溃疡，周身散在结节红斑，近3日每至夜间低热，T_{max}38℃，可自行退热。光过敏。纳少，眠差，易醒，醒后可再入睡，二便调。舌黯淡，苔黄腻，脉细数。

过敏史：曾对某种造影剂过敏，具体不详。否认其他食物及药物过敏。

家族史：其母患高血压病，其父患糖尿病。

检查：舌黯淡，苔黄腻，脉细数。体格检查：神志清，精神可。全身皮肤及黏膜未见黄染、出血点，浅表淋巴结未触及。胸廓对称，双肺叩清，双肺呼吸音清，未闻及干、湿啰音。心界不大，心音有力，律齐，心率78次/分，各瓣膜区未闻及病理性杂音。腹平软，无压痛，无反跳痛，未及包块，肝脾肋下未触及，肝脾双肾区无叩击痛。双下肢不肿。舌尖处可见一1cm×1cm大小溃疡，双眼球结膜未见充血，脊柱正直，活动度可。颞颌、骶髂关节无压痛，双4字试验（–）。四肢关节未见肿痛。四肢肌肉无明显压痛，肌力、肌张力、肌容积正常。左侧颈部可见一1.5cm×2cm红色皮疹，皮疹上可见水疱。周身散在结节红斑。

中医诊断：狐惑病，属热毒内蕴，瘀血阻络。

西医诊断：白塞病，十二指肠溃疡。

治法：清热解毒、活血化瘀。

处方：甘草解毒汤加减。生甘草8g，炙甘草8g，清半夏10g，黄芩10g，黄连8g，干姜6g，银花30g，玄参20g，当归20g，赤小豆30g，白花蛇舌草20g，生石膏20g（先煎）。7剂，水煎服，日一剂。调摄护理：注意休息，饮食清淡，禁食辛辣刺激、海鲜发物。

二诊(2011年12月13日):患者无发热,口腔溃疡好转,结节红斑明显消退,精神可,纳眠可,二便调。舌黯淡,苔薄黄腻,脉细。上方继服7剂。调摄护理同前。

按:白塞病的基本病理改变为血管炎,全身血管均可受累。主要表现为反复发作的口腔溃疡、眼葡萄膜炎、生殖器溃疡三联征。据此临床症状,多数医家都将其归于中医学之狐惑病,病机为湿热邪毒内蕴。免疫异常是其基本病机。房师的甘草解毒汤是治疗白塞病的专方,由《金匮要略》中治疗狐惑病之蚀于上部的甘草泻心汤化裁而来,又含有"四妙勇安汤、赤小豆当归散"之意。方中生甘草偏凉,能清热解毒,炙甘草性温,补中益气,重用甘草,一可解毒,二者甘草本身含类固醇激素,有良好的调节免疫、抑制炎症作用,促进溃疡愈合。方中赤小豆与当归取赤小豆当归散之意,在《金匮要略》中此方用于治疗"狐惑病,但欲寐,目赤如鸠眼"。考虑血管炎为其病理基础,所以方中含有四妙勇安汤,此为房师治疗血管炎的专方,治以清热解毒、活血化瘀。综上所述,甘草解毒汤虽药味不多,但既符合中医药理又符合西医药理,从中医角度讲可清热解毒、活血通络,从西医角度讲可调节免疫、抑制炎症。

(整理:杜丽妍 审阅:房定亚)

2. 冯兴华医案(2则)

案一:清热燥湿、解毒化浊治疗狐惑

白塞病湿热蕴毒、壅结脾胃之狐惑,以清热燥湿、解毒化浊收效。

个人信息:王某,男,24岁。

初诊:2011年3月11日。

主诉:口腔溃疡反复发作1年余,加重1个月。

现病史:患者于2009年1月出现反复口腔溃疡发作。曾有外阴溃疡及眼炎发作,于当地医院确诊为白塞病,给予激素及反应停治疗,服用半年后症状减轻,自行停药。刻下症:口腔黏膜及舌面多处溃疡,溃疡面深大,疼痛难忍,无法进食,大便干,四日未行,小便黄。无外阴溃疡,无眼炎,无关节肿痛,无发热,无皮疹。

检查:舌红苔黄厚腻,脉滑数。实验室检查:ESR 37mm/h,CRP 47mg/L。

中医诊断:狐惑,属湿热蕴毒,壅结脾胃。

西医诊断:白塞病。

治法:清热燥湿、解毒化浊。

方药:芩连平胃散合白虎汤加减。黄连10g,黄芩10g,苍术15g,厚朴10g,陈皮10g,藿香10g,防风10g,生石膏30g,知母10g,玄参30g,赤芍30g,竹叶10g,炒栀子10g,丹皮10g,生甘草10g。14剂,水煎服,2次/日。

二诊(2011年3月25日):患者病情好转,口腔溃疡明显减轻,已能进食,纳呆,二便调。舌红苔薄黄,脉滑数。方药:上方去生石膏,加白术10g,茯苓10g。28剂,水煎服,2次/日。

疗效:患者病情好转,口腔溃疡明显减轻,病情基本缓解。

按:本例患者为青壮年男性,以口腔溃疡、大便干结为主要特点,辨证为湿热蕴毒、壅结脾胃证。芩连平胃汤出自《医宗金鉴》,方中黄芩"其性清肃,所以除邪;味苦所以燥湿;阴寒所以胜热,故主诸热"(《本草经疏》);黄连,去中焦湿热而泻心火,且"诸痛痒疮,皆属于心,凡诸疮宜以黄连"(《脾胃论》);苍术辛香苦温、燥湿健脾,厚朴芳化苦燥、行气化湿,陈皮理气和胃、燥湿醒脾,甘草调和诸药,共奏清热燥湿、运脾和胃之功;配以白虎汤之生石膏、知母泄胃中久蕴热毒之邪;加用藿香芳香化浊,善理中州湿浊痰涎;玄参、赤芍、竹叶、炒栀子清热解毒、泄热凉血;犹在妙用防风,取其"火郁发之"之意。诸药合用,使湿浊化、热毒清而病自愈。

(整理:刘宏潇　审阅:冯兴华)

案二:清热利湿解毒、化瘀散结治疗狐惑

白塞病湿热下注、气血凝滞之狐惑,以清热利湿解毒、化瘀散结收效。

个人信息:张某,男,41岁。

初诊:2011年5月20日。

主诉:反复发作口腔溃疡10余年,伴下肢结节红斑反复发作4年,加重1个月。

现病史:就诊时患者下肢小腿处散在结节红斑,色鲜红,触痛,局部皮温高;伴舌面溃疡,乏力,下肢沉重;纳呆,眠安,二便调。

检查:舌红苔黄厚,脉细数。

中医诊断:狐惑,属湿热下注,气血凝滞。

西医诊断:白塞病。

治法:清热利湿解毒、化瘀散结。

方药:四妙勇安汤加味。玄参15g,金银花30g,当归15g,赤芍30g,川芎15g,红花10g,莪术9g,连翘15g,公英15g,炒栀子10g,丹参30g,牛膝15g,黄柏10g,生薏米30g,穿山甲10g,生甘草6g。28剂,水煎服,2次/日。

二诊(2011年6月30日):患者病情明显好转。下肢结节红斑明显减小,色黯,无新发,舌面溃疡已愈。仍感乏力,下肢沉重。方药:上方加生黄芪60g,玄参15g,夏枯草15g。28剂,水煎服,2次/日。

疗效:患者口腔溃疡愈合,下肢结节红斑减少,病情基本好转。

按:四妙勇安汤来源于《验方新编》,是清热解毒、活血养血、通络止痛之方剂,主治火毒内阻,血行不畅,瘀阻经脉之证。在四妙勇安汤的基础上加用赤芍、川芎、红花、莪术、丹参以活血通络,更加穿山甲,味淡性平,气腥而窜,"其走窜之性,无微不至,故能宣通脏腑,贯彻经络,透达关窍,凡血凝血聚为病,皆能开之"(《医学衷中参西录》)。加用连翘、公英、炒栀子以清热解毒,连翘亦能散结;黄柏、生薏米清热燥湿,牛膝引药下行。二诊时,重用生黄芪60g益气以散瘀,如《本草便读》中云,"(黄芪)之补,善达表益卫,温分肉,肥腠理,使阳气和利,充满流行,自然生津生血,故为外科家圣药,以营卫气血太和,自无瘀滞耳";并加用夏枯草,散结解热,"愈一切瘰疬湿痹"。三诊时,结节红斑已愈,给予四君子汤加味以健脾益气、扶正化浊,使中焦斡旋,升降得复,脾胃健运,湿郁得化,热毒得清,清气得升,中州健而邪自除。

(整理:刘宏潇　审阅:冯兴华)

3. 路志正医案（1则）

案一：养心肃肺、养血柔肝治疗百合病

白塞病心肝阴虚、肺失清肃之百合病，以养心肃肺、养血柔肝收效。

个人信息：伯某，男，33岁，汉族，技术员，原籍湖北，居住北京西郊浅巷，病历号：141063。

初诊：1983年10月21日。

主诉：口腔溃疡1年余，左半身偏瘫、左眼视物模糊、项强4个半月。

现病史：患者于1983年5月因精神刺激而失眠，口腔溃疡，经宣武医院及友谊医院诊断为"重症神经衰弱"。并于同年6月12日突发失语，左半身偏瘫，嚎叫，旋即送友谊医院就诊，腰椎穿刺及心电图检查正常，脑血管造影确诊为"中枢神经系统血管瘤"，复经首都医院CT等检查，考虑诊断"白塞病"。于友谊医院住院治疗，静脉用罂粟碱，口服昆明山海棠片、地塞米松30~40mg/日，病情稳定出院。刻下步履蹒跚，站立不稳，项强，左眼视物不清，畏光羞明，健忘，睡眠尚可，口腔溃烂，痰黏不易咯出，饮食尚可。既往史：口腔溃疡反复发作20余年，1978年曾有外生殖器溃疡，现已愈。家族成员体健，无类似疾病。

检查：面色微红，语謇不畅，口腔、唇、舌黏膜溃疡，舌体歪斜，前半部光红无苔、中部裂纹、后部黄腻苔，脉沉弦滑。

中医诊断：百合病，狐惑病，中风（痿痹）；属湿热内蕴、心肝阴虚、肺失清肃。

西医诊断：白塞病，脑卒中恢复期。

治法：养心阴，肃肺气，养血柔肝。

方药：沙参15g，麦冬9g，玉竹9g，炙枇杷叶12g，百合15g，生地12g，杏仁^{后下}9g，川贝粉^{分冲}3g，旋覆花^{布包}9g，白芍10g，山药15g，怀牛膝10g。5~10剂，水煎服。

二诊（1984年1月6日）：服上药一度缓解。近日头晕目眩，恶心欲吐，步履不稳，视力差，口腔溃疡再发作，纳食、二便如常，舌质正常、舌面溃疡、中有裂纹，舌苔黄而中部花剥，脉沉弦小数。治宗前法，上方去杏仁、川贝、旋覆花、玉竹，加炒枣仁、夜交藤、竹茹、半夏。10剂，水煎服。

三诊（1984年1月23日）：服上药后视物模糊已瘥，头目眩晕亦减，夜寐安，食纳佳，咽部偶有痰，咯之不爽，舌质如常、中有裂纹、舌边尖溃疡，中部苔花剥、后部苔白腻，脉细滑。近日已停用激素。继治宗前法，酌加调补肝肾，兼以化痰。沙参15g，麦冬9g，炙枇杷叶12g，百合15g，生地12g，杏仁^{后下}9g，川贝粉^{分冲}3g，旋覆花^{布包}9g，白芍15g，山药15g，枸杞子10g，黛蛤散^{分冲}6g。10剂，水煎服。

四诊（1984年2月17日）：服上药后步履渐趋稳健，语涩明显改善，尚有口腔溃疡、疼痛而碍于饮食，仍感头晕目眩，舌质正常、苔黄微腻，脉沉弦而细数。药中肯綮，仍宗前法，但当议多方治之。1. 汤剂：沙参15g，麦冬9g，生地12g，枸杞子12g，炒槐角9g，黄芩9g，藿香^{后下}10g，杏仁^{后下}9g，栀子6g，甘草6g，黛蛤散^{布包}6g，14剂，水煎服。2. 含漱方：银花30g，薄荷^{后下}10g，硼砂9g，甘草6g，水煎含漱。3. 外用散剂：珍珠粉1g，青黛1g，冰硼散1支，锡类散2瓶，共为细末混匀，漱口后敷于患处。

五诊（1984年3月5日）：采用上药后，口腔溃疡渐愈，尚感头晕，两目干涩，语言欠畅，

舌质红、苔花剥,脉弦滑微数。此系久病伤及肝肾,湿热标证渐除。当治以滋补肝肾、培本为主,佐以清肃肺气。①汤剂:沙参 15g,麦冬 9g,旱莲草 12g,女贞子 9g,枸杞子 12g,山药 15g,川楝子 9g,百合 12g,何首乌 10g,炒槐角 9g,生牡蛎[先煎]15g。14 剂,水煎服。②丸剂:知柏地黄丸,1 丸／次,2 次／日,白水送下。

六诊(1984 年 3 月 22 日):近日患者病情明显好转,面色润泽,神清气爽,步履稳健,谈吐流畅,尚感头晕目涩,舌质如常、苔微黄中部花剥,脉沉细,治拟补肝肾,佐以祛湿热。熟地[砂仁1g拌打]10g,山茱萸 12g,麦冬 9g,五味子 15g,陈皮 10g,远志 9g,肉苁蓉 15g,巴戟天 10g,苍术 10g,薏苡仁 15g,车前草 15g,醋香附 10g。12 剂,水煎服。

七诊(1984 年 4 月 11 日):患者病情稳步好转,诸证减轻,舌质正常、苔黄微剥,脉沉弦细。仍宗前法,滋补肝肾、培补本源,配合外治法以巩固疗效。①汤剂:熟地[砂仁1g拌打]10g,山茱萸 12g,麦冬 9g,五味子 1.5g,菖蒲 10g,远志 9g,肉苁蓉 15g,巴戟天 10g,淡附片[先煎]6g,苍术 10g,薏苡仁 15g,醋香附 10g。6 剂,水煎服。②外用:马鞭草 30g,苦参 15g,土茯苓 15g,黄柏 10g,甘草 6g。4 剂,水煎熏洗,2 次／日。

按:本案患者中年男性,因情志不畅,肝郁气滞,郁久化火,克伐脾胃,进而气机升降失司,聚湿蕴热,上下浸淫,而成百合病、狐惑病,长期反复口腔及生殖器溃疡,精神恍惚;再次精神刺激,诱发五志化火,湿热蕴痰,肺失清肃,心肝阴伤,阴虚风动,风痰阻络,蒙蔽心窍,并发中风(瘖痱),而致失语、偏瘫、步履蹒跚、站立不稳、项强、视物不清、畏光羞明、失眠、健忘、痰黏难咯等症;病久失治,心肝等五脏之阴俱伤,肝开窍于目,心主血脉及神明,故目视昏眇、神情恍惚;心脾肾阴虚、虚火上浮,则口舌糜烂、面色微红;肝肾亏虚、筋脉失养,加重中风(瘖痱);舌前半部光红无苔、中部裂纹、后部黄腻苔,脉沉弦滑,为心肺肝脾胃阴伤、湿热下流之征。路师指出,首拟养心阴、肃肺气(以肺之降而制肝之太过)、养血柔肝法,仿沙参麦冬汤、百合地黄汤意化裁。方中以沙参、麦冬、玉竹、百合、生地、白芍、山药、枸杞子、怀牛膝,养心润肺、养胃益脾、柔肝滋肾、引火下行;炙枇杷叶、川贝、杏仁、旋覆花、黛蛤散,清肃肝肺、降气化痰,以制肝木;以竹茹、半夏、炒枣仁、夜交藤,温胆化痰、交通心肾、养血安神。间断治疗 3 月余,诸症明显改善,并停用激素;继拟滋阴凉血、清肃肝肺、清宣郁热法,内服、含漱、外敷多方治之,多年口腔溃疡得瘳。续以沙参麦冬汤、百合地黄汤、二至丸、一贯煎、知柏地黄丸等化裁,滋补肝肾为主,佐以清肃肺气;最后仿地黄饮子合二妙丸意,补肾填精、开窍化痰,佐清化湿热余邪,配合清热利湿解毒之剂熏洗,内外兼施。共治疗半年,百合、狐惑并中风之顽疾向愈。从本案发病、演变及诊治过程,令人发思百合病、狐惑病、中风(瘖痱)之间内在联系,从中体味张仲景在《金匮要略》中将百合病、狐惑病、阴阳毒编纂一篇之蕴意,同时彰显路师掌握与运用仲景医学的大师风范。

(整理:杨凤珍　审阅:高荣林)

4. 庄曾渊医案(1则)

案一:清利肝经湿热法治疗狐惑病

白塞病肝经湿热之狐惑病,以清利肝经湿热收效。

个人信息:薛某,男,31 岁。

初诊:2010 年 9 月 21 日。

主诉:右眼视物模糊伴口腔溃疡 4 个月。

现病史:4 月前无明显诱因出现右眼视物模糊伴口腔溃疡,于外院诊断为"白塞病"。发病期间龟头溃疡 2 次。现右眼视物模糊伴口腔溃疡,双下肢皮肤红斑结节,口干口苦,纳食可,大便稀、色黑,时有胃部不适。

检查:舌边红,苔薄腻,脉细数。右眼视力 1.0。左眼视力 1.0。双角膜色素性 KP,闪光(-)浮游物(-),玻璃体混浊(+),眼底(-)。

中医诊断:狐惑病,属肝经湿热。

西医诊断:白塞病。

治法:清利肝经湿热。

方药:半夏泻心汤加减。党参 15g,姜半夏 10g,黄连 10g,黄芩 10g,炮姜 8g,炙甘草 10g,玄参 15g,双花 15g,当归 12g,徐长卿 10g,乌贼骨 15g,佛手 10g。7 剂,日 1 剂,水煎服。1%醋酸泼尼松龙片 2 片,3 次/日。

二诊(2010 年 10 月 19 日):患者右眼视物模糊。右眼闪光感,在当地医院就诊,右眼炎症复发,目前用甲泼尼龙 2 片/日。检查:右眼角膜 kp(+),下方细点状,房闪(±),浮游物(-),瞳孔中等散大,玻璃体混浊(+),视盘边清色红,盘斑间网膜皱褶,黄斑中心凹反光不见。左(-)。脉细,苔薄,口干口苦。拟清热利湿。银花 20g,玄参 20g,当归 10g,生甘草 10g,徐长卿 15g,百合 15g,山药 15g,薏苡仁 20g,白术 10g,乌贼草 15g,白蔻仁 8g,白芍 20g,柴胡 8g。

三诊(2010 年 10 月 26 日):患者口腔溃疡仍见。右眼视物模糊,右眼黄斑放射状皱褶,脉细数,苔薄,眠欠安。髋关节痛。原方去乌贼骨,加丹皮 10g,合欢皮 10g,14 剂。

四诊(2010 年 11 月 9 日):症状无改变,视力:右眼 1.0,左眼 1.0。口腔溃疡,髋关节痛,眼痛,角膜色素性 KP(+),左前房见少量浮游物,眼底(-)。脉弦滑数,苔薄,口腔溃疡疼痛,夜寝稍安。玄参 30g,双花 30g,当归 15g,生甘草 10g,徐长卿 15g,百合 15g,丹皮 10g,黄连 8g,白芍 20g,炒知母 10g,山药 20g,党参 10g,14 剂。停用口服激素,局部用药同前。

五诊(2010 年 12 月 6 日):眼部检查(-),黄斑水肿(-)。脉弦,苔薄,口腔溃疡,纳食正常。原方加丹参 10g,14 剂。

按:白塞病按其主症(眼、口腔、阴部和下肢红斑结节)、发病部位及发生时症状分析,基本病机是肝经湿热,可根据病势的演变而变化。处方以龙胆泻肝汤合四妙勇安汤和甘露饮为主,其病同证异,当随症加减。本案初诊,眼部症状处于稳定期,无活动性炎症。全身症状比较明显,尤以肠胃症状突出,见胃脘不适,口干口苦,大便稀、色黑,脉滑数,苔薄腻,寒热交错,升降失调。肠胃不和选用辛开苦降调治,方以半夏泻心汤加四妙勇安汤加减。

(整理:杨永升　审阅:庄曾渊)

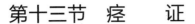

第十三节　痉　证

【概述】痉病是以项背强急,四肢抽搐,甚至口噤,角弓反张为主要表现的疾病。临床上常以筋肉拘急挛缩为其共同的证候特征,可表现为猝然口噤、四肢抽搐、角弓反张,亦可仅表现为某些或某个脏腑、经络的拘挛、强急。

名医案例

冯兴华医案(1则)

案一:滋补肝肾、化痰息风法治疗痉证

系统性红斑狼疮肝肾阴虚,虚风内动之痉证,以滋补肝肾、化痰息风收效。

个人信息:王某,女,25岁。内蒙古人。

初诊:2009年3月9日。

主诉:反复发热伴四肢抽搐1年。

现病史:1年前无明显诱因出现不能进食,食入恶心、呕吐,后逐渐出现四肢麻木、抽搐伴尿便失禁、发热。当地医院因条件有限,转至北京宣武医院神经科,经理化检查,诊断:系统性红斑狼疮,脱髓鞘病变。予甲基的松龙冲击治疗,配合苯妥英钠治疗,此后用醋酸泼尼松60mg/天,恶心好转,但仍有低热、抽搐不缓解。后转至协和医院免疫科随诊,仍用激素及免疫抑制剂治疗,同时配合鞘内注射(甲氨蝶呤、地塞米松),抽搐稍有缓解。刻下症:双手经常痉挛、抽搐,右臂不能抬起,右上肢抽搐痉挛重,双下肢已无抽搐,但无力站立,伴复视、时有头晕,坐轮椅进入诊室。现用药:醋酸泼尼松20mg/天,已用4个月,因症状改善不理想,不敢再减量,环磷酰胺50mg/天,氯硝西潘2mg,每日3次,加巴喷丁8片,一日3次;甲钴胺500μg,一日3次,维生素B:120mg,一日3次。病史中否认有口腔溃疡,无雷诺现象,无脱发。肛门、外阴处有尖锐湿疣。检查:神志清,语利,双眼水平眼震不持续,有复视,余脑神经(-),双上肢远端肌力5级,肩关节肌力4级,活动受限,双下肢肌力4级,四肢肌张力对称适中,肌腱反射阳性亢进,感觉系统未见异常,辅助状态能行走,双上肢时有痉挛发作。放射学检查:2008年11月协和医院,头颅MRI双枕叶长T1、长T2片状信号。颈部MRI:长T1、长T2片状信号。2009年2月协和医院,头颅MRI双枕叶长T1、长T2信号明显减少,只在左枕叶可见小片状信号。2009年2月16日协和医院化验:血尿常规正常,补体正常,ANA阳性,DNA阴性。血沉18mm/h,肝肾功能正常。舌淡红苔薄黄,脉沉细。

中医诊断:痉证。肝肾阴虚,虚风内动。

西医诊断:系统性红斑狼疮,狼疮脑病,脱髓鞘病变。

治法:滋补肝肾,化痰息风。

方药:自拟方。天麻12g,钩藤15g,全虫5g,蜈蚣2条,当归15g,白芍30g,熟地15g,山萸肉10g,生龙牡各30g,浙贝15g,半夏9g,木瓜10g,生地15g,陈皮10g,羌活10g,荆芥10g,生甘草10g。水煎服,每日一剂,14剂。

二诊(2009年3月30日):病史同前,仍有抽搐,前臂已可以旋转,口干纳差,二便调,舌偏红苔薄黄,脉细滑数。中药守方加黄芩10g、菊花10g。水煎服,每日一剂,30剂。

三诊(2009年5月25日):病史同前,抽搐减轻,双臂肌紧张症状好转,胃纳改善,干呕恶心,激素已减至15mg/天。加柴胡10g,秦艽10g。

2009年9月15日复诊,连续服用药后,上肢抽搐明显好转,左上肢已能活动自如,右上肢抬举困难,右眼视神经萎缩,睡眠差,胃脘部不适,恶心干呕,午后乏力、汗出,已能独立行走,上下楼梯。醋酸泼尼松减至10mg/天,月经来潮2个月。宗前法佐以疏肝理气明目之剂。处方:柴胡10g,香附10g,白术15g,茯苓15g,当归15g,赤白芍各15g,枳壳10g,陈皮10g,半夏10g,炒栀子10g,丹皮10g,黄芪30g,女贞子10,山萸肉10g,枸杞子10g,熟地10g,甘草10g。

四诊(2009年12月8日):手足抽搐消失,行走自如,日常生活已无障碍,余症消失。

按:本患者原发疾病为系统性红斑狼疮,本病可累及多个脏器。患者临床表现为SLE累及脑部血管病变所致。属中医痉病范畴。痉病系指由于筋脉失养所引起的以项背强直、四肢抽搐,甚则角弓反张为主要特征的疾病。中医对"痉病"的论述颇多。《素问·至真要大论》:"诸痉项强,皆属于湿";"诸暴强直,皆属于风"。《景岳全书·痉证》说:"凡属阴虚血少之辈,不能养荣筋脉,以致搐挛僵仆者,皆是此证。"《温热经纬·薛生白湿热病》说:"木旺由于水亏,故得引火生风,反焚其木,以致痉厥"。论述了痉病病因可因实虚致病。本患者反复发热,又大剂量应用糖皮质激素,内外邪热共同作用,邪热外而充斥经络,脉道闭阻失养,内则灼伤脏器,生化失司,热耗津伤,无以濡养筋脉,而致四肢痉挛、抽搐。肝主筋,体阴用阳,肝之阴血亏虚,筋脉失养则抽搐、痉挛;肝阴不足,肝风内动,则抽搐痉挛症状时有发作;肝血亏虚,清窍失养,则头晕、双目复视。治疗以急则柔肝息风,舒筋解痉以治其标,缓则扶正益损、补益肝肾以治其本。方中天麻、钩藤平肝息风;当归、白芍养血祛风止痉;《医宗金鉴》中荆芥四物汤治疗产后风。《中藏经》中愈风散的组成为荆芥单味药,曾有医家用荆芥、羌活治疗破伤风。故羌活、荆芥有祛风止痉之功;熟地、生地、山萸肉补益肾阴;浙贝、半夏、陈皮化痰通络;生龙骨、生牡蛎重镇安神;全虫、蜈蚣通络止痉。随病情好转,随证加重补益肝肾如女贞子、枸杞子等药。

(整理:马晓晶　审阅:冯兴华)

第九章　躯体经络疾病

第一节　头　痛

【概述】头痛是临床上常见的症状之一,通常是指局限于头颅上半部,包括眉弓、耳轮上缘和枕外隆突连线以上部位的疼痛。头痛的原因繁多,有外感与内伤两个方面,其中有些是严重的致命疾患。西医感染发热性疾病所致头痛、高血压头痛、血管性头痛、紧张性头痛、外伤性头痛等均属此范畴。

名医案例

1. 高普医案(1则)

案一:滋养胃阴、平肝潜阳治疗头痛

头痛胃阴虚兼肝阳上扰之阳明经头痛,以滋养胃阴、平肝潜阳收效。

个人信息:张某,男,66岁。

初诊:2013年5月13日。

主诉:前额头痛。

现病史:前额头痛,失眠,口干,心烦,大便稍干,小便正常。

检查:舌红,苔少,脉细数。

中医诊断:头痛,属胃阴虚,兼肝阳上扰。

西医诊断:头痛。

治法:平肝潜阳。

方药:天麻钩藤饮加味。天麻15g,钩藤12g,石决明12g,菊花20g,川芎10g,全蝎6g,石斛12g,生地黄15g,白芷10g,怀牛膝12g。7剂,水煎服,日一剂。

二诊(2013年5月21日):头痛著减,仍失眠,上方加珍珠母20克(先煎)续进。

三诊(2013年5月28日):头痛失眠基本缓解,上方续进,巩固。

按:所谓阳明经头痛,即头痛部位主要在阳明经脉循行处的前额处。《冷庐医话·头痛》:"属阳明者,上连目珠,痛在额前。"《兰室秘藏·头痛门》云:"阳明头痛……升麻,葛根,石膏,白芷为主。"即以葛根、白芷为引经药物。白芷善治各种头痛,尤其是对前头痛或眉棱骨处疼痛及牙痛有显著效果;葛根主入阳明,解肌热,升脾胃之阳,主头及项背强痛;病于上者,多责

肝风,如《内经》病机十九条讲"诸风掉眩,皆属于肝",天麻入肝经,善熄内风,有自内达外之功,并有祛痰作用,为治头痛之首药;川芎为治疗诸风要药,入少阳、厥阴,上行头目,下行血海,辛温走窜,走而不守,祛风止痛,活血化瘀,高师治疗头痛每用此天麻配川芎;全蝎息风止抽搐,能引各种风药直达病所;菊花清肝热,祛肝风,养肝明目,如《药性论》所载:"治头目风热,风眩倒地,脑骨疼痛",菊花既可上清头目,又能制约风药之温燥。此阳明经头痛,患者舌红苔少,属胃阴虚,阴虚则胃失和降,故高师加用石斛、生地黄滋补胃阴,胃阴充足,胃气自然下降,同时配合平肝潜阳之品,肝风、胃气同时下降,头痛自愈。

（整理:靳冰 审阅:宋芊）

2. 刘志明医案(2则)

案一:和解少阳、祛风散寒治疗头痛

血管神经性头痛少阳枢机不利之头痛,以和解少阳、祛风散寒收效。

个人信息:于某,男,34岁。医案编号:1006H0020。

初诊:1993年2月13日。

主诉:阵发性左侧偏头痛半个月。

现病史:患者于半月前因家用煤火,没通风,出现煤气中毒晕倒于地约10分钟,被家人发现,立即抬出门外,出现呕吐,当时无神志障碍,无大小便失禁,醒后出现头痛,以前额痛为主,3天后出现左侧偏头痛,呈阵发性发作,每次发作历时20分钟左右缓解,伴全身乏力、头晕。

检查:舌质红,苔黄厚腻,脉细弦滑。左眼睑下垂外斜,语言清晰洪亮,无呻吟,BP:105/70mmHg,心肺检查正常,面色无华。

中医诊断:头痛,属风寒外袭,少阳枢机不利。

西医诊断:血管神经性头痛。

治法:和解少阳,祛风散寒。

方药:小柴胡汤合川芎茶调散加减。柴胡12g,黄芩12g,荆芥穗10g,白芷15g,川芎10g,防风12g,羌活12g,赤芍12g,白芍12g,栀子9g,泽泻10g,甘草10g。4剂,水煎服,2次/日。

二诊(1993年2月22日):患者服上方头昏、头晕、头痛好转,痛晕很轻微,能忍受,发作次数明显减少,体力恢复,近日稍有鼻塞,食欲如常,两便如常,稍口干,本次精神较上次明显好转,自觉病情明显好转,已停服中药6天,没觉病加重。守方加当归12g,7剂,水煎服,2次/日。

三诊(1993年3月27日):患者服药已完,症状较二诊明显改善,头晕痛极轻微,仅有时发作,口干,鼻塞明显好转,饮食恢复正常,大小便如常,睡眠梦多。守方7剂继服后随访,头晕头痛基本消失。

按《普济方》曰:"风邪伤于阳经,入于脑中,则令人头痛也。"偏头痛病因有外感及内伤两部分。本例特点为病发冬季,家中生火致CO吸入过多,头晕昏仆,为家人抬出室外,风寒邪气乘虚而入。头为诸阳之会,邪入少阳,阻遏少阳枢机而致偏头痛。治疗应以和解少阳枢机为主,祛风散寒止痛为法。方用小柴胡汤合川芎茶调散加减:方中川芎行血中之气,祛血

中之风,上行头目,为止痛要药,柴胡和解少阳,调畅少阳枢机,荆芥穗、白芷、防风、羌活辛温升散上行,疏风散寒止痛,芍药、甘草缓急止痛,苔黄厚腻,显素有湿热之象,加入黄芩、栀子、泽泻以清热祛湿除烦,全方定位少阳枢机不利头痛,针对风、寒、湿、热邪气,兼顾气血,疗效显著。二诊因一诊方药效果较佳,故守原方,加当归以补血养血,助川芎行血祛风。用药20剂后患者偏头痛得到控制。

（整理：刘如秀　审阅：刘志明）

案二:滋阴潜阳、平肝息风治疗头痛

高血压病肝阳上亢之头痛,以滋阴潜阳、平肝息风之剂收效。

个人信息:沈某,女,64岁。医案编号:1006H0016。

初诊:1993年3月29日。

主诉:头痛、头晕,乏力10余年,加重1个月。

现病史:患者于1982年无明显诱因出现头晕,一直未予重视,间断测血压在150~160/90~100mmHg,近1个月因劳累生气后,出现全身乏力,口苦,头晕,头痛发作剧烈,口中异味重,腰酸,二便可。

检查:舌质红,苔薄黄,脉弦稍数。慢性病容,精神差,BP 200/105mmHg。

中医诊断:头痛,属肝阳上亢。

西医诊断:高血压病。

治法:滋阴潜阳,平肝息风。

处方:天麻钩藤饮加减。柴胡12g,钩藤12g,石决明18g,草决明18g,牛膝10g,黄芩10g,半夏10g,瓜蒌12g,栀子9g,杜仲12g,寄生15g,天麻10g,甘草6g。7剂,水煎服,2次/日。

二诊(1993年4月5日):患者服汤药后头痛、头晕、乏力、肢体麻木已愈,胸闷、口苦缓解,近日耳鸣,纳差,口中异味仍在。查:BP:180/80mmHg,舌质稍红,苔薄黄,脉弦。守方加焦三仙各9g,7剂,水煎服,2次/日。

三诊(1993年4月12日):服上方后头痛、头晕、肢体麻木未复发,口苦、胸闷、耳鸣基本消失,口中异味除。查:BP:165/90mmHg。舌尖红,苔薄黄干,关脉弦,寸尺脉弱。守方再进7剂,药后随访患者血压正常,头痛、头晕未再发作。

按:"诸风掉眩,皆属于肝",本案患者女性,64岁,肝肾不足,血压不稳定已经10年,未予以注意调整,本次劳累生气后肝阳上亢,头痛头晕剧烈发作,予滋阴潜阳,平肝息风之天麻钩藤饮加减,方用天麻、钩藤、石决明、草决明平肝潜阳,黄芩、半夏、瓜蒌、栀子清热化痰,牛膝、寄生滋补肝肾,《本草经疏》谓牛膝"走而能补,性善下行",刘老用之引血下行以折其上亢之阳。服药7剂后头痛、头晕、乏力、肢体麻木、胸闷、口苦诸症已有明显缓解,血压亦有所下降,但口中异味仍在,考虑肝脾不和,加用焦三仙后,口中异味消失,头痛、头晕诸症进一步减轻,经先后21剂治疗后,患者血压恢复正常,头晕、头痛等症状基本消失。

（整理：刘如秀　审阅：刘志明）

3. 吴幼卿医案（5则）

案一：活血化瘀通络治疗头痛

紧张性头痛气滞血瘀之头痛，以活血化瘀通络收效。

个人信息：郑某，女，78岁。医案编号：6372194。

初诊：2012年12月21日。

主诉：右颞刺痛5天。

现病史：患者于5天前因焦虑不安出现右颞刺痛，每日发作数次，每次3~5秒，痛处固定不移，发作以夜间居多，严重影响睡眠。饮食、二便均正常。

检查：舌质黯，尖红，舌底瘀，苔薄白，脉弦涩。右悬颅、悬厘穴处压痛，面色黯。血压138/88mmHg，头部CT示：颅内未见明显异常。

中医诊断：头痛，属气滞血瘀证。

西医诊断：紧张性头痛。

治法：活血化瘀通络。

方药：化瘀通窍汤（源自通窍活血汤加减化裁而成）。川芎10g，桃仁6g，红花6g，白芷15g，葛根12g，钩藤15g，大枣5枚，鲜生姜5片，葱白3寸，黄酒1两，丹参15g，赤芍15g。7剂，水煎，开锅后兑入葱姜酒，每晚睡前一小时顿服，日一剂。

二诊（2011年11月25日）：患者服药后精神好转，头痛减轻，睡眠改善，但精神尚紧张。原方续服7剂，日1剂。停药后随访，头痛消失未复发。

按：患者焦虑不安致肝气郁结，气滞血瘀，而气血不畅，瘀血内生，故右颞刺痛，每日发作数次，痛处固定不移，辨为瘀血头痛，予化瘀通窍汤原方治疗。本方源自通窍活血汤加减化裁而成，以桃仁、红花、川芎、赤芍活血化瘀，葛根解肌通络，钩藤镇静安神，白芷代替麝香，祛风除湿，为治头痛之要药，生姜、葱白、黄酒温经通络，大枣缓和药性，扶助正气，共奏活血化瘀，通窍止痛。服化瘀通窍汤14剂，头痛消失，取得显效。

（整理：熊云、郭楠楠 审阅：吴幼卿）

案二：活血化瘀通络治疗头痛

血管性头痛气滞血瘀之头痛，以活血化瘀通络收效。

个人信息：史某，男，68岁。医案号：6575509。

初诊：2013年2月27日。

主诉：头痛30余年，加重3个月。

现病史：患者于30年前因工作紧张出现左侧颞部疼痛，呈跳动性疼痛，左太阳穴处跳痛为甚。常伴失眠多梦，间断服用西药止痛药和中成药，效果时好时差，近三个月来左侧颞部疼痛明显加重，且入睡困难，易醒多梦，饮食减少。

检查：舌黯淡，苔白，脉弦细。头颅MRI示：颅内未见明显异常。

中医诊断：头痛，属气滞血瘀。

西医诊断:血管性头痛。

治法:活血化瘀通络,佐以益气健脾安神。

方药:化瘀通窍汤(源自通窍活血汤加减化裁而成)加减。川芎 10g,桃仁 6g,红花 6g,白芷 15g,葛根 12g,钩藤 15g,大枣 5 枚,鲜生姜 5 片,葱白 3 寸,黄酒 1 两,丹参 15g,赤芍 15g,党参 10g,白术 10g,远志 10g。7 剂,水煎,开锅后兑入葱姜酒,每晚睡前一小时顿服,日一剂。

二诊(2013 年 3 月 6 日):服药后患者病情:明显好转。头痛大减,睡眠明显改善。饮食增加,舌淡紫苔白腻,脉沉弦。原方续服 7 剂,日 1 剂,以巩固疗效。停药后随访,头痛消失,睡眠和饮食恢复正常。

按:因工作紧张头痛 30 余年,起初病因为肝气郁结,气滞血瘀,瘀血阻于脑络,不通则痛,而发为瘀血头痛。头痛日久,久病入络,瘀血更甚,故近三个月来左侧颞部疼痛明显加重。入睡困难,易醒多梦,饮食减少为心脾两虚之表现,予化瘀通窍汤加党参、白术、远志,治以活血化瘀通络,佐以益气健脾安神,共 2 周的治疗,瘀血祛除,则气血通畅,通则不痛,则头痛消失;益气健脾安神,则睡眠、饮食恢复正常。

（整理:熊云、郭楠楠　审阅:吴幼卿）

案三:活血化瘀通络治疗头痛

血管紧张性头痛气滞血瘀之头痛,以活血化瘀通络收效。

个人信息:裴某,女,28 岁。医案编号:1016Q0155。

初诊:2012 年 12 月 21 日。

主诉:头痛 10 年,加重 3 周。

现病史:患者于 10 年前因多梦出现脑内胀痛、刺痛,痛如锥刺,每月发作 1~2 天,多在午后发作,每次持续 6 小时左右,伴恶心,偶有呕吐,畏声、畏光,严重影响日常生活。曾于多家医院诊治,间断服用中药汤剂、中成药、西药,具体药物不详,效果不明显。近三周来因工作繁忙,头痛加重,每周 1~2 次,睡眠欠安,梦多。

检查:舌质紫黯,舌底瘀,苔白,脉细涩。3 周前头颅 CT 未见异常。

中医诊断:头痛,气滞血瘀。

西医诊断:血管紧张性头痛。

治法:活血化瘀通络,佐以疏肝解郁。

方药:化瘀通窍汤(源自通窍活血汤加减化裁而成)加减。川芎 10g,桃仁 6g,红花 6g,白芷 15g,葛根 12g,钩藤 15g,大枣 5 枚,鲜生姜 5 片,葱白 3 寸,黄酒 1 两,丹参 15g,赤芍 15g,柴胡 10g,郁金 10g。7 剂,水煎,开锅后兑入葱姜酒,每晚睡前一小时顿服,日一剂。

二诊(2012 年 12 月 29 日):服药后患者病情好转。脑内胀痛大幅减轻,上周发作 1 次,每次持续 2 小时左右,发作时未呕吐,仍有畏声。夜寐较前佳。原方续服 7 剂,日 1 剂。停药后随访,诸症消失,头痛未复发。

按:患者长期工作繁忙、精神紧张,情志不遂、肝失条达,而肝藏魂,肝气失调,肝藏魂功能下降,故睡眠欠安,夜梦多,日久致使肝气郁结、气滞血瘀,瘀血阻于脑络,不通则痛,而生头痛。服用化瘀通窍汤加柴胡、郁金2周后,活血化瘀通络,佐以疏肝解郁,病情明显好转,诸症消失。

(整理:郭楠楠、熊云　审阅:吴幼卿)

案四:活血化瘀通络治疗头痛

外伤性头痛气滞血瘀之头痛,以活血化瘀通络收效。

个人信息:孙某,男,59岁。医案编号:1016H0056。

初诊:2011年11月18日。

主诉:右侧头痛30年。

现病史:患者于30年前因不慎摔伤头部出现右侧头痛,呈阵发性疼痛,伴头晕,抑郁,睡眠差,二便调。曾先后服用止痛片、复方羊角颗粒、正天丸及针灸等治疗,未见好转。

检查:舌黯紫苔白腻,脉弦细涩。右太阳穴、悬颅穴压痛,面色发青,唇黯。近期检查头颅CT示:颅内未见明显异常。

中医诊断:头痛,属气滞血瘀。

西医诊断:外伤性头痛。

治法:活血化瘀通络。

方药:化瘀通窍汤(源自通窍活血汤加减化裁而成)。川芎10g,桃仁6g,红花6g,白芷15g,葛根12g,钩藤15g,大枣5枚,鲜生姜5片,葱白3寸,黄酒1两,丹参15g,赤芍15g。7剂,水煎,开锅后兑入葱姜酒,每晚睡前一小时顿服,日一剂。

二诊(2011年11月25日):患者服药后精神好转,头痛减轻,睡眠改善,但精神尚紧张,仍头晕。原方续服7剂,日1剂。

三诊(2012年12月10日):患者病情好转。近日家中琐事过多,入睡略困难,易醒,夜寐不安。仍时有头痛、头晕,但头痛、头晕程度明显减轻。原方加柴胡、郁金各10g,7剂,日1剂。停药后随访,诸症消失,头痛未复发。

按:头部外伤30年,病程日久,久病入络,瘀血阻于脑络,不通则痛,而发为瘀血头痛。头痛日久,思虑过度,情志不畅、肝郁气滞而现睡眠差,气滞血瘀,脑失所养而头晕,经前后服用化瘀通窍汤加减化裁,共三周的治疗,以行气活血、通络止痛为大法,头痛头晕消失,睡眠安。

(整理:郭楠楠、熊云　审阅:吴幼卿)

案五:活血化瘀通络治疗头痛

偏头痛血瘀之头痛,以活血化瘀通络收效。

个人信息:孙某,女,33岁。医案编号:1016Q0057。

初诊:2013年2月19日。

主诉:发作性头痛20余年,加重1天。

现病史:患者于 20 年前因学习紧张,工作压力大及受风受寒等出现间断头痛,右侧刺痛为主,头痛发作时恶心、呕吐,畏声、畏震动感。前两日外出感受风寒,昨日晨起右颞部疼痛,右太阳穴刺痛明显。

检查:舌黯红,苔白腻,脉弦紧。面色微青,两颧有黑斑,唇黯红;右太阳穴、右悬颅穴压痛明显,双风池穴有压痛。近期检查头颅 CT 示:颅内未见明显异常。

中医诊断:头痛,属血瘀。

西医诊断:偏头痛。

治法:活血化瘀通络。

方药:化瘀通窍汤(源自通窍活血汤加减化裁而成)。川芎 10g,桃仁 6g,红花 6g,白芷 15g,葛根 12g,钩藤 15g,大枣 5 枚,鲜生姜 5 片,葱白 3 寸,黄酒 1 两,丹参 15g,赤芍 15g。7 剂,水煎,开锅后兑入葱姜酒,每晚睡前一小时顿服,日一剂。

二诊(2013 年 2 月 26 日):服药后患者病情好转。头痛有所缓解,发作时仍有恶心,无呕吐。右太阳穴刺痛消失。原方续服 7 剂,日 1 剂。

三诊(2013 年 3 月 5 日):患者病情明显好转。头痛消失,心情舒畅,夜寐安。嘱其规律作息,减轻工作压力,条畅情志,慎避风寒。原方 7 剂,日 1 剂。停药后随访,诸症消失,头痛未复发。

按:患者自幼学习压力重,常情志不遂以致肝失条达、肝气郁结,加之成年后工作紧张,加重肝郁气滞,气滞血瘀,日久瘀血阻于脑络,经络气血不通,"不通则痛"则发为头痛。辨为瘀血头痛。前后 3 次诊治,通过服用化瘀通窍汤 21 剂,头痛症状消失,病已痊愈。

（整理:熊云、郭楠楠　审阅:吴幼卿）

4. 薛伯寿医案（1 则）

案一:柔肝和阳、调畅气血治疗厥阴头痛

神经性头痛心肝失调、寒热错杂之厥阴头痛,以柔肝和阳、调畅气血收效。

个人信息:郭某,女,43 岁。

初诊:1998 年 8 月 3 日。

主诉:头痛 10 年余。

现病史:苦头痛已 10 余年,曾经数家医院检查未见明显异常,诊断为"神经衰弱,神经性头痛"。头痛阵发性加剧而难忍,伴心烦失眠,心悸易惊,昼夜多汗,耳鸣目眩,颜面时有烘热,全身关节疼痛,腰背酸痛怕冷,稍受微寒小腹即痛,白带多,妇科检查有附件炎。

检查:舌苔薄白,脉沉细。

中医诊断:厥阴头痛,属心肝失调,寒热错杂,虚实互见。

西医诊断:神经性头痛。

治法:柔肝和阳,调畅气血。

方药:乌梅丸加减。乌梅 12g,花椒 6g,黄连 6g,干姜 4g,细辛 3g,黄柏 9g,制附片 6g,太子参 9g,肉桂 4g,川芎 5g,吴茱萸 2g,藁本 5g。9 剂。

二诊(1998年8月12日):药后头痛汗出减半,夜寐转佳,耳鸣已止,全身关节疼痛及腰背发凉均有好转,脉舌尚如前。原方去川芎、藁本加当归10g。

三诊(1998年8月19日):续服7剂,药后头痛已微,睡眠亦安,心悸心烦若失,汗出渐趋正常。舌苔薄白,脉沉细。病去十之八九,喜悦索方告归。嘱守方再服7剂后,再按此方制成丸剂以资巩固。

按:神经性头痛,血管性头痛等,辨证为厥阴头痛者,薛教授学习叶心清老中医善用乌梅汤,常获满意疗效。蒲辅周先生曾介绍一治验:"一患者剧烈头痛,吐清水,舌凉似冰,用吴茱萸汤,初未见效,再思为病重而药轻,吴茱萸用至一两,加红糖为引,而诸证若失"。薛教授受启发,本案使用乌梅汤治疗厥阴头痛,常加吴茱萸。吴茱萸入厥阴肝经,开郁散结,下气降逆,与黄连同用即合左金丸之意,加强泄肝和胃之力,往往能提高乌梅汤治疗有关头痛及胃脘疼痛的疗效。以川芎易当归,另加藁本者,取其香窜上行之力,痛缓则去之,防升散太过之弊。

(整理:陈劲松、薛燕星　审阅:薛伯寿)

5. 余瀛鳌医案(1则)

案一:调肝养血、祛风通络治疗头痛

血管神经性头痛肝郁血虚之头痛,以调肝养血、祛风通络收效。

个人信息:患者,女,31岁。

初诊:2013年12月15日。

主诉:头痛反复发作10余年。

现病史:患者头痛10余年,每于学习或工作紧张后头痛,以左侧及后脑为重,眠差、入睡困难,多梦易醒,耳鸣头晕时作,易疲劳,胸闷(急躁或劳累后加重),月经量少,大便干结。舌红、苔黄略厚,左脉细滑、右脉细弦。

中医诊断:头痛,辨证为肝郁血虚证。

西医诊断:血管神经性头痛。

治法:调肝养血,祛风通络,健脾肾,兼以宁神。

方药:柴胡10g,当归10g,川芎15g,蔓荆子10g,白芷10g,菊花12g,枸杞子12g,生地黄15g,熟地黄15g,莲子肉10g,瓜蒌10g,木香5g,香附10g,鸡血藤15g,酸枣仁20g。20剂,水煎服,每日1剂。

后随访患者,服上方7剂后,诸症悉减,尽剂后皆愈。

按:本例患者,余老师使用的是其治疗血管神经性头痛的经验方——柴芎蔓芷汤。本方脱胎于《兰室秘藏》的清空膏,《传信适用方》的杏芎散,《类证活人书》的柴胡半夏汤,《同寿录》的治头痛方,是此四方的方药予以综合思考、变化加减而成。患者如果是偏头痛,柴胡基本上是必用,合白芷、蔓荆子祛风开窍定痛;而方中的川芎用量比较大,重在活血通络止痛;当归、白芍养血柔肝,缓急止痛,体现了"治风先治血,血行风自灭";秦艽散十二经之风,且兼利湿邪,为风药中之润剂。全方治重调肝养血、祛风通络以止痛。此患者头痛每于学习或工作紧张后发作,故在经验方基础上加入调补肝肾、养心安神之品,同时注重心脾两虚的病机,兼以健脾,药证相合,故而获效。

(整理:李鸿涛　审阅:余瀛鳌)

第二节　痹　证

【概述】痹证是因感受风寒湿热之邪引起的以肢体关节疼痛、酸楚、麻木、重着以及活动障碍为主要症状的病证。痹证的病名,最早见于《内经》。病初邪在经脉,累及筋骨、肌肉、关节,日久耗伤气血,损伤肝肾,虚实相兼。西医学的风湿性关节炎、类风湿关节炎、骨关节炎、痛风、坐骨神经痛、肩关节周围炎等以关节疼痛为主要表现者,均属此范畴,可参考痹证进行辨证治疗。

名医案例

1. 陈鼎祺医案(1则)

案一:祛风除湿,散寒通络治疗痹证

类风湿关节炎风寒湿邪闭阻经络之痹证,以祛风除湿、散寒通络之剂收效。

个人信息:董某,女,69岁。

初诊:1998年11月9日初诊。

主诉:全身关节疼痛半年。

现病史:半年前感冒后出现发热,三天后热退,既而全身及四肢关节疼痛,夜间加剧不能入睡,关节周围出现环行红斑。曾在协和医院查血沉为100~130mm/h,类风湿因子阳性,诊断为类风湿关节炎。经服阿司匹林、激素类药物均无明显疗效,病情继续发展。现症见:四肢关节疼痛,变形僵硬,屈伸不利,行动困难,站立时发抖,遇寒加重,纳呆。

检查:舌红,苔薄白,脉弦细。面色萎黄,查血红蛋白:9.5g/L,血沉100mm/h。

中医诊断:痹证,属风寒湿邪闭阻经络。

西医诊断:类风湿关节炎。

治法:祛风除湿,散寒通络。

处方:陈氏"四草汤"化裁。豨莶草10g,伸筋草10g,透骨草10g,老鹳草10g,羌独活各10g,桑寄生10g,秦艽10g,川牛膝10g,威灵仙10g,猪茯苓各10g,防风6g,防己6g,炒三仙各6g,草豆蔻3g。10剂。并结合外治洗药:川芎5g,桃仁15g,王不留行15g,红花10g,煎洗关节局部,然后用外敷药热敷:麻黄90g、桂枝90g、生艾叶90g、生草乌150g、干姜60g,共研粗末,加葱白150g,捣烂和匀,分装布袋敷局部,外用热水袋加热,早、晚各敷1小时,每剂用两天后换新药。

二诊:经上述治疗后,关节疼痛有所减轻,但出现口干,大便干现象,舌红,苔薄黄,脉弦细。上方去猪茯苓,加知母15g、赤芍15g、玄参15g,继进10剂,外洗药及外敷药如前。

三诊:关节疼痛减轻,活动较前好转,遇风寒或阴天加重,面色萎黄,舌红,苔薄白,脉弦细。二诊方加生黄芪15g、当归12g,继服10剂。

如此内外合治近一年,关节疼痛明显好转,血红蛋白上升为11g/L,血沉降为25mm/h,遂停用中药汤剂,改服成药尪痹冲剂而收功。

按:"四草汤"乃陈师家传验方,用于治疗风寒湿三气杂至而成的痹证,可用于现代医学的类风湿关节炎、腰椎病、坐骨神经痛及部分脑卒中遗留半身不遂的病人,具有祛风除湿,散寒通络之功。此病人发病缘于感冒之后,汗出当风,"风为百病之长","风性善行而数变",风寒湿邪乘虚侵入人体,留注经络而成痹证;二诊有化热之趋势,遂在方中加入清热养阴之品,使邪去而阴不伤,温而不燥;三诊再加入益气养血之品,以扶正固本,体现了中医"急则治其标,缓则治其本"的辨证思想。加用外洗方、外敷方内外合治,双管齐下,使气血通,风湿祛,痹痛止。

(整理:徐淑文　审阅:陈鼎祺)

2. 房定亚医案(11则)

案一:清热泻火解毒、祛风除湿治疗痹证

成人斯蒂尔病热毒痹阻之痹证,以清热泻火、解毒凉血收效。

个人信息:刘某,女,45岁。医案编号:1028H0003。

初诊日期:2011年7月20日。

主诉:周身关节疼痛伴间断发热9年,皮疹1个月。

现病史:患者于9年前因无明显诱因出现关节疼痛伴间断发烧、淋巴结肿大。9年前出现关节疼痛伴间断发烧,之后反复发作。曾在外院怀疑类风湿关节炎。不规律服用成分不明药酒,有所缓解。近1个月病情加重,高热、关节疼痛、红色皮疹,加用醋酸泼尼松40mg,每日一次,关节疼痛有好转,但仍有反复发烧、皮疹。刻下症:反复上午发热,体温波动在38~38.5℃,寒战发热,关节疼痛,伴面部、颈部散在红色皮疹,尚可,饮食可,睡眠欠安,大小便正常。

过敏史:头孢类。

个人史:出生于河南,长期居住于原籍,居住环境可,无疫区接触史。否认烟酒嗜好。

月经婚育史:适龄结婚,育1女,家人体健。

检查:舌质黯红,苔黄腻少津略黑,脉滑数。体格检查:体温:38.5℃,呼吸:23次/分,脉搏:95次/分,血压:120/80mmHg。实验室检查:2011年7月18日,ESR:66mm/h,抗核抗体1:640,ALT 84.5U/L。

辨证分析:患者平素急躁易怒,日久肝郁化火,蕴久成毒,热毒炽盛,蕴结于少阳阳明,故见寒热往来、口干口苦、喜冷饮、大便略干。热盛伤血,故见红色皮疹。舌质黯红、苔黄腻少津略黑、脉滑数,故辨证为热毒炽盛。

中医诊断:痹证,内伤发热,属热毒痹阻。

西医诊断:成人斯蒂尔病。

治法:清热泻火,解毒凉血。

处方:小柴胡汤合白虎汤加减。柴胡 15g,黄芩 15g,党参 9g,生石膏 100g(先煎),桂枝 10g,知母 12g,清半夏 9g,生甘草 10g,生薏米 30g,水牛角 30g,白花蛇舌草 30g,生姜 10g,大枣 4 枚,生大黄 8g(后下)。7 剂,水煎服,日一剂。西药:醋酸泼尼松 40mg,1 次/日,口服;碳酸钙 2.25g,3 次/日,口服;奥美拉唑 40mg,2 次/日,口服;羟氯喹 0.4g,2 次/日。调摄护理:注意休息,避免劳累,忌食辛辣刺激食物。

二诊(2011 年 7 月 28 日):服药后发热明显好转,不恶寒,口干苦缓解,大便正常,小便黄。但仍有低热,午后明显,乏力,纳少,舌苔黄腻少津,为湿热内蕴之证。皮疹色红、咽痛充血,为血份热毒之象。实验室检查:2011 年 7 月 28 日,ALT 56.4u/L。2011 年 7 月 28 日,WBC 10.12×10^9/L。治法:清热化湿、凉血解毒。方药:三仁汤合犀角地黄汤加减。苦杏仁 10g,白蔻仁 6g,生薏米 30g,法半夏 10g,通草 6g,滑石 10g,竹叶 10g,水牛角 40g,生石膏 60g,板蓝根 15g,丹皮 10g,连翘 10g,羚羊角 3g,生地 30g。5 剂,水煎服,日一剂。西药:碳酸钙 2.25g,3 次/日,口服;羟氯喹 0.4g,2 次/日,口服;醋酸泼尼松片 40mg,1 次/日;奥美拉唑 40mg,2 次/日,口服。调摄护理:注意休息,避免劳累,减少站立、行走活动。忌食辛辣刺激、油腻食物。

三诊(2011 年 8 月 3 日):发热明显缓解,偶有低热,不恶寒,口干苦消失,皮疹色红、瘙痒,咳嗽,少量黄痰,大便正常。现症:发热明显缓解,偶有低热,不恶寒,伴皮疹色红瘙痒,咳嗽少量黄痰,精神可,饮食正常,眠可,大小便正常。实验室检查:2011 年 8 月 3 日,白细胞 9.3×10^9/L AST 36.7U/L,血沉 59mm/h。当归饮子合黛蛤散。生地 15g,赤芍 15g,当归 12g,川芎 10g,生首乌 15g,荆芥 10g,防风 10g,蒺藜 12,生黄芪 30g,生甘草 10g,黄芩 15g,青黛 4g,海蛤壳 10g(先煎)。7 剂,水煎服,日一剂。西药:醋酸泼尼松片 40mg,1 次/日,口服;碳酸钙 2.25g,3 次/日,口服;羟氯喹 0.4g,2 次/日,口服;奥美拉唑 40mg,2 次/日,口服。调摄护理:注意休息,避免劳累,减少站立、行走活动。忌食辛辣刺激、油腻食物。

按:本案是房老师以清热泻火、凉血解毒、祛风除湿法治疗成人斯蒂尔病的病案。患者以反复发作的发烧、皮疹、关节疼痛为主要特点,结合辅助检查,西医诊断为“成人斯蒂尔病”。中医诊断为“痹证”范畴。本患者为疑难病例。病程久,病势重,大量激素控制不佳,治疗颇为棘手,房师先予小柴胡汤合白虎汤,重用生石膏。热势减后,湿热内郁表现明显,并兼有红色皮疹,故以三仁汤合犀角地黄汤加减,清热化湿、凉血解毒,体温得到控制。之后患者皮疹明显,予当归饮子凉血活血,清热祛风,病情明显好转。

房师治疗各种原因发热,常常根据情况投以小柴胡汤、白虎汤、白虎加桂枝汤、三仁汤、犀角地黄汤等,效果甚佳。

一诊时患者寒热往来、口干口苦、喜冷饮、大便略干。红色皮疹。舌质黯红、苔黄腻少津略黑、脉滑数,为热毒炽盛之症候,予小柴胡汤合白虎汤治疗。小柴胡汤是和解退热、条理枢机的代表方剂,首见于张仲景的《伤寒论》,由柴胡、黄芩、半夏、生姜、人参、大枣、甘草 7 味药组成。该方初为邪在少阳半表半里而设。以柴胡、生姜解表,黄芩、半夏清里,人参、大枣、炙甘草补中。柴胡性苦、微寒,具有疏邪透热之功,使热自外散,透达于表。黄芩苦寒,善清少阳之胆热,使胆热从内而消,两药合用,散清结合,使半表之邪得以外透、半里之热得以内消。

人参、大枣、炙甘草三味补气血阴阳,稍补不会助邪,正气足能祛邪外出。现代药理研究证实小柴胡汤具有退热、抗炎、调节免疫等作用。其中柴胡治疗炎症主要成分是柴胡皂苷,对多种炎症过程,包括炎性渗出、炎症介质释放、白细胞游走和多种变态反应炎症均有显著抑制作用,具有良好的退烧、免疫调节作用。

白虎汤也是房师退热的常用方剂,其中生石膏是房师常用药物,遇高热常用至60~100g,甚至250g,有效安全。生石膏辛甘大寒,具有清热泻火退烧、除烦止渴之效。《本草别录》记载其"除时气头痛身热,三焦大热,皮肤热……解肌发汗,止渴,消烦逆。"生石膏主要成分为含水硫酸钙。此外,尚有少量硅酸、氢氧化铝、硫化物及微量的铁、镁等。现代研究证实,生石膏可抑制体温调节中枢、减轻骨骼肌的兴奋性、减少血管通透性,故有解热、镇痉、抗炎等作用。

二诊时,患者仍有低热,午后明显,乏力,纳少,舌苔黄腻少津,为湿热内蕴之证。皮疹色红、咽痛充血,为兼有血分热毒之象。予三仁汤加凉血解毒之药见效。三仁汤具有清利湿热,宣畅气机的功效,对湿热内阻型低热有可靠疗效。

（整理：李斌　审阅：房定亚）

案二：平补阴阳,清泄相火治疗痹证

风湿性多肌痛肾气不足、虚火上炎之痹证,以平补阴阳、清泄相火收效。

个人信息:王某,女,61岁。医案编号:1028Q0096。

初诊日期:2013年10月11日。

主诉:周身肌肉、关节疼痛20余天。

现病史:患者于20余天前因受凉后出现周身肌肉疼痛,累及双侧颈部肌肉、双下肢近端肌肉、骨盆带肌肉,晨僵,蹲起困难,伴双侧颞部、前额、枕部头痛,无皮疹、皮下结节,无发热。于朝阳区中医院查生化示CK 87U/L,CRP 17.5mg/L,甲功、肿标未见异常,未予治疗。14天前患者上述症状较前加重,累及双上肢近端肌肉、双侧肩胛带肌肉,伴腰痛,双侧掌指关节、近端指间关节、远端指间关节、双膝关节疼痛,就诊于朝阳医院查ESR 36mm/h,CRP 2.07mg/dl,自身抗体谱、CCP、RF未见异常,双髋关节正位片示骨质增生,诊断为"风湿性多肌痛? 骨关节病",予洛索洛芬钠60mg,每日3次抗炎止痛,雷公藤多苷20mg,每日3次抑制免疫等治疗,后症状较前有所缓解。3天前患者为求中医治疗就诊于我科门诊,予中药汤药治疗后症状有所减轻。

刻下症:周身肌肉疼痛,累及双侧颈部肌肉、双下肢近端肌肉、骨盆带肌肉、双上肢近端肌肉、双侧肩胛带肌肉,伴双侧掌指关节、近端指间关节、远端指间关节、双膝关节、双肩关节疼痛,晨僵,蹲起、穿衣及梳头困难,伴双侧颞部、前额、枕部头痛,伴视物模糊,伴乏力,偶有口腔溃疡,无皮疹、皮下结节,无发热,无雷诺现象,无眼炎,无嚼肌无力、吞咽困难、听力下降等,怕冷,纳可,眠可,二便可。

既往史:高血压病6年余,血压最高150/90mmHg,现规律服用苯磺酸氨氯地平5mg,日一次,酒石酸美托洛尔12.5mg,日一次,口服降压,平素血压控制在110~130/70~80mmHg;高脂血症病史6年余,现规律服用辛伐他汀分散片20mg,每晚一次降脂治疗;2型糖尿病病史

3 年余,现规律服用阿卡波糖 50mg,每日 3 次治疗,现空腹血糖在 6~7mmol/L,餐后血糖在 7~8mmol/L;16 年前因胆囊结石行胆囊切除术。

过敏史:否认药物食物过敏史。

个人史:原籍出生,无外地久居史,无血吸虫病、疫水接触史,无地方病或传染病流行区居住史,无毒物、粉尘及放射性物质接触史,生活较规律,无缺乏体力活动等不健康生活习惯,无吸烟史,无饮酒史。

月经婚育史:月经初潮 14 岁,经期 5~7 天,周期 28~30 天,51 岁绝经。34 岁结婚,育有 1 子,家庭和睦,配偶体健,儿子体健。

家族史:姐姐患有结节性红斑,父亲患有高血压、糖尿病。无其他家族性遗传病、传染病史。

检查:舌淡黯,苔薄白,中有裂纹,脉弦细。体格检查:双侧颈部肌肉、双下肢近端肌肉、骨盆带肌肉、双上肢近端肌肉、双侧肩胛带肌肉压痛,双侧掌指关节、近端指间关节、远端指间关节、双膝关节、双肩关节压痛,活动受限。

中医诊断:痹证,属肾气不足,虚火上炎。

西医诊断:风湿性多肌痛,重度骨关节炎,高血压。

治法:平补阴阳,清泄相火。

处方:二仙汤加减。仙灵脾 10g,巴戟天 10g,黄柏 10g,知母 10g,当归 10g,白芍 30g,生甘草 10g,黄连 9g,生地 15g,仙茅 10g。7 剂,水煎服,日 1 剂。调摄护理:避风寒,饮食清淡,适当活动。

二诊(2013 年 10 月 18 日):患者肌肉疼痛明显改善,全身怕冷好转,未再口腔溃疡,纳眠可,二便调。继用原方 7 剂,水煎服,日 1 剂。

按:本例为房师治疗风湿性多肌痛验案一则。风湿性多肌痛是一种以四肢及躯干近端肌肉疼痛为特点的临床综合征,表现为颈、肩胛带及骨盆带肌中 2 个或 2 个以上部位的疼痛及僵硬,常见于老年人,伴有血沉增快,小剂量激素有较好的疗效。其辨病属于中医"痹证"范畴,从病位来看为五体痹之一,可归属于"肌痹"、"肉痹"等。《素问·痹论》描述了五体痹曰:"痹在于骨则重,在于脉则血凝而不流,在于筋则屈不伸,在于肉则不仁,在于皮则寒。"本例患者天癸已竭,肾气不足,加之外感风寒之邪,入里化热,导致虚火上炎,出现关节肌肉疼痛等不适。房师借鉴西医采用小剂量激素治疗本病的思路,选用具备直接提高促肾上腺皮质激素释放激素的表达水平作用的效方"二仙汤"治疗风湿性多肌痛,每获良效。该方仙茅、仙灵脾温补肾阳,其中仙灵脾又名淫羊藿,性味辛甘、温,功能补肾壮阳,祛风除湿。《日华子本草》说它能"治一切冷风劳气,补腰膝,强心力"及"筋骨挛急,四肢不任等"。巴戟天辛甘温,既能补肾壮阳,又能补益精血。当归甘温养血,黄柏功效清热泻火,滋阴润燥,诸药合用,补泻兼施,刚柔相济,温润补虚无苦寒伤正之弊。本案中房老加用缓急止痛的良方芍药甘草汤,酸甘化阴,舒缓挛急,黄连清热泻心火,生地养血柔筋,诸药共奏平补阴阳,清热泻火之效。且黄连、生地二味还可降低血糖水平。

(整理:韩淑花　审阅:房定亚)

案三：疏风清热治疗痹证

复发风湿症风热内扰之痹证，以疏风清热收效。

个人信息：赵某，男，37岁。医案编号：1028Q0137。

初诊日期：2013年4月21日。

主诉：反复关节肿痛1年。

现病史：1年前外感后反复关节肿痛，累及膝、肘等关节，几天后可自行缓解。用过长效青霉素乐松治疗关节疼痛缓解，停药症状复发。刻下症：手指、膝肿痛时好时坏，纳可，寐安，二便调。

检查：舌淡红，苔白，脉沉弦。

中医诊断：痹证，属风热内扰。

西医诊断：复发风湿症。

治法：疏风清热。

方药：自拟方。玄参20g，银花30g，海风藤12g，蒺藜10g，制首乌12g，防风10g，川芎10g，赤芍15g，生甘草10g，当归30g，生黄芪30g。7剂，水煎服，日一剂。

二诊（2013年5月5日）：双手指间关节疼痛，自觉肿胀，晨僵1小时，纳可，寐安，二便调。舌淡红，苔白，脉沉弦。服上方后风热得去则诸症好转。该患者自觉肿胀，考虑湿邪内盛，因此在上方基础上加入老鹳草、豨莶草祛湿活络之品。7剂，水煎服，日一剂。

三诊（2013年5月26日）：无不适，神情，精神好，纳可，寐安，二便调。舌淡红，苔白，脉细。服上方后诸症好转。因此效不更方。7剂，水煎服，日一剂。

按：本案是房定亚教授当归饮子治疗复发风湿症的验案。复发性风湿症最为常见的表现是单关节的发作性肿胀性疼痛，症状可持续几小时、甚至几天，发作后不遗留关节功能影响等，滑膜病理一般表现为普通的滑膜炎症。可有频繁的自发缓解，考虑是变态反应性疾病。

房定亚教授认为本患者正气不足，感受外界风热之邪，入里化热，病机关键为气血不足、内蕴风热。故治疗以调补气血、疏散风热为主。以当归饮子加减。原方由四物汤合荆芥、防风、黄芪、白蒺藜、何首乌组成。四物、首乌滋阴养血，生黄芪，具益气托毒之功，荆芥、防风、白蒺藜疏散风热。现代药理证实本方有抗过敏的功效。对变态反应性疾病有效。此医案提示运用中药调节患者免疫状态，或许对复发风湿症的治疗有益，值得进一步研究。

（整理：潘峥　审阅：房定亚）

案四：补肝肾、理阴阳治疗痹证

更年期关节炎肝肾亏虚、气机不调之痹证，以补肝肾、理阴阳收效。

个人信息：辛某，女，47岁。医案编号：1028Q0149。

初诊日期：2014年2月14日。

主诉：周身关节疼痛1年。

现病史：患者1年来无明显诱因出现周身关节疼痛，累及双手、双肘、双膝、双髋及颈腰关节,曾查血常规、类风湿因子、C反应蛋白、抗CCP抗体、自身抗体ANA谱均正常。刻下症:周身多关节疼痛,烘热汗出,夜间热醒,急躁,失眠,小腹痛,大便稀,小便调。

检查:舌淡红,苔白厚腻,脉沉。

中医诊断:痹证,属肝肾亏虚,气机不调。

西医诊断:更年期关节炎。

治法:补肾养肝,燮理阴阳,调畅气机。

处方:二仙汤合四逆散。仙茅10g,仙灵脾10g,巴戟天10g,当归10g,知母10g,炙甘草10g,黄连10g,枳实10g,白芍20g,细辛3g,川椒4g,黄柏10g,柴胡10g。7剂,水煎服,日一剂。

调摄护理:注意休息,避免劳累。

二诊(2014年2月21日):关节疼痛减,烘热汗出、心烦症状明显减轻,腹痛减,腰痛怕凉,耳鸣,二便调。舌淡红,苔薄白,脉沉细。分析:肾阳亏虚,命门火衰,故腰部怕凉疼痛,肾开窍于耳,肾气亏虚,故耳鸣。治疗仍以燮理阴阳为法,以二仙汤为基本方,并加附子、肉桂以温补肾阳。葛根,钩藤解痉止痛,并能生发清阳,荣养清窍,平肝清热而治疗耳鸣。仙茅10g,仙灵脾10g,巴戟天10g,当归10g,知母10g,黄柏10g,黑附子6g,桂枝6g,川椒4g,葛根30g,钩藤15g。14剂,水煎服,日一剂。

三诊(2014年3月7日):关节疼痛减,腰部怕凉消失,后背发热,多汗,眠差,耳鸣,心烦。舌淡红,苔薄白,脉弦。药后效佳,停药后症状加重,仍以解痉舒督,清热祛湿解毒为法。二仙汤合四逆散加钩藤、豨莶草以加强解痉通络之效。14剂,水煎服,日一剂。

按:本案为房师治疗更年期关节炎的验案。房师认为,更年期关节炎属骨关节炎的一种,《素问·上古天真论》云:"七七任脉虚,太冲脉衰少,天癸竭,地道不通,故形坏而无子。"方选燮理阴阳、壮阳与滋阴并举的二仙汤。该方是房师治疗更年期综合征的专方,此方辛温与苦寒同用,壮阳与滋阴并举,不仅可治疗关节疼痛,而且对更年期妇女烘热汗出、乏力、心烦、失眠等临床表现均具有明显效果。

四逆散也是房师治疗情志疾病的常用方,四逆散出自《伤寒论》,仲景原用以治疗少阴气郁,阳遏于里,不能布达于外,以致四肢逆冷的"少阴病,四逆",房师认为其有和解散邪、疏肝清胆、健脾和胃、缓急止痛之功,将其作为治疗郁证的专方,且其对肝脾不和、气机失调所致的慢性肠炎,腹泻、便溏有效。方中炙甘草与黄连同用,有半夏泻心汤辛开苦降之意,以达到调和阴阳、调解寒热、调畅气机的作用,与本病阴阳失和,气机失调的病机相应。

(整理:马芳　审阅:房定亚)

案五:益气养阴、活血通痹治疗痹证

重度骨关节炎气虚湿阻、瘀血阻络之痹证,以益气养阴、活血通痹收效。

个人信息:刘某,男,80岁。医案编号:1028Q0161。

初诊日期:2013年10月28日。

主诉:左膝关节肿痛20天。

现病史:患者于20天前无明显诱因出现左膝关节针刺样疼痛,伴左下肢肿胀。患者前往外院骨科门诊就诊,左膝关节正侧位片示:左侧膝关节骨性关节炎。诊断为骨关节病,建议其口服风湿二十五味丸、骨龙胶囊及草木犀流浸液片,疼痛症状缓解不明显,2013年10月15日患者至我院风湿科门诊就诊,诊断为重度骨关节病、重度骨质疏松,给予骨化三醇胶丸,1粒,每日一次,洛索洛芬片1粒,每日3次,硫酸氨基葡萄糖2粒,每日3次,扎冲十三味丸1袋,每晚一次,口服及中药汤药治疗,疼痛有所缓解,肿胀有所消失。

刻下症:左膝关节肿痛,皮温高,屈伸不利,不能负重,下蹲及站立受限,活动后加重,口干眼干,食欲一般,眠可,夜尿1~2次,大便调。

既往史:有高血压病史、前列腺癌手术史否,认其他慢性病史。

检查:舌黯红,苔薄黄,脉弦滑。体格检查:左膝关节肿痛,皮温高,屈伸不利,骨摩擦音阳性(+)。

中医诊断:痹证,属气虚湿阻,瘀血阻络。

西医诊断:重度骨关节炎、高血压病。

治法:益气养阴、活血通痹。

方药:四神煎加减。生黄芪30g,石斛30g,金银花30g,川牛膝15g,远志8g,桃仁10g,红花10g,生薏米30g,蜈蚣2条,山慈菇10g,萆薢20g,续断10g,蜂房块10g,防己20g。7剂,水煎服,日一剂。调摄护理:注意休息,避免劳累。

二诊(2013年11月4日):左膝关节肿痛明显减轻,皮温不高,肤色略黯,屈伸不利,下蹲轻度受限,可行走,头晕,纳眠可,大便调。诉近日血压偏高。舌黯红,苔薄黄,脉弦滑。原方加减:生黄芪30g,石斛30g,金银花30g,川牛膝15g,远志8g,桃仁10g,红花10g,生薏米30g,蜈蚣2条,山慈菇10g,萆薢20g,续断10g,蜂房块10g,防己20g,菊花10g,钩藤10g。7剂,水煎服,日一剂。

按:本案为房师运用益气养阴、除湿通痹、清热平肝法治疗膝骨关节炎合并高血压的医案。

患者老年男性,以膝关节肿痛为主症,劳累及负重时明显,结合病史特点,膝骨关节炎诊断明确。患者素体肝肾不足,气虚湿阻,郁久化热,湿重于热,故膝关节肿胀明显,屈伸不利,伴有下肢浮肿;气虚无力推动血行,瘀血痹阻经络,不通则痛,可见膝关节疼痛部位固定,状如针刺,行动受限。结合舌脉,四诊合参,证属气虚湿阻,湿热内蕴,瘀血阻络,治以益气除湿、清热解毒、活血通痹。

房师予四神煎加味,四神煎主治鹤膝风,"两膝疼痛,膝肿粗大,大腿细,形似鹤膝,步履维艰……"此方能扶正养阴祛邪,清热解毒,活血通利关节。现代药理研究证实本方具有一定的免疫调节功能,因此其是房师治疗膝关节肿痛及自身免疫功能异常疾病的专方。房师根据临床病人特点加减组方,方中重用黄芪,味甘性温,为补气圣药,正气充足,邪自易除,重用黄芪扶助正气以蠲痹除湿,祛邪外出;气乃血帅,气虚血瘀,气行则血行;牛膝强健筋骨,祛瘀止痛,善治膝关节屈伸不利;石斛养阴生津清热;远志补益心肾,又能祛痰消痈肿;金银花甘寒,清热解毒,既可消除因瘀而化热的关节肿痛,且可制约黄芪温热之性。房师又加薏苡仁、萆薢、防己等除湿通痹,予蜈蚣、桃红等加强通络止痛。复诊时,患者膝关节肿痛已明显减轻,因血压偏高,考虑肝郁化热,肝阳上亢,上方加菊花、钩藤清热平肝。总观诸药相伍,扶正之功甚强,兼以祛邪,扶正不恋邪,祛邪不伤正。

（整理:王鑫 审阅:房定亚）

案六:益气活血、清热解毒治疗痹证

类风湿关节炎气虚血瘀、热毒内蕴之痹证,以益气活血、清热解毒收效。

个人信息:崔某,女,63岁。医案编号:1028Q0090。

初诊日期:2014年3月3日。

主诉:周身多关节疼痛2年余,加重1个月。

现病史:患者于2年前,无明显诱因出现双手近端指间关节、掌指关节肿痛,晨僵半小时。至积水潭医院就诊,查类风湿因子阳性,诊断考虑类风湿关节炎,予口服雷公藤片,2片,每日3次,其余药物不详,症状好转后出院,出院后,间断服药。1个月前无明显诱因出现关节肿痛加重,逐渐出现于双腕、双肘、双肩、双膝、双踝关节,遂至我院门诊诊治,为求系统治疗收入我病区。

刻下症:周身多关节疼痛,累及双手近端指关节、掌指关节和双腕、双肩、双膝、双踝关节,双肘关节活动受限,晨僵半小时,右膝肿痛,不能完全伸直。口干,无明显唾液、泪液减少,猖獗齿,存在光过敏,无发热、皮疹、口腔溃疡、腮腺肿大、眼炎。纳眠可,大便2天1次,夜尿1次。

检查:舌淡黯,苔薄黄腻,脉沉细。双手近端指关节、掌指关节、双腕、双肩、双膝、双踝关节压痛(+),双肘关节活动受限,右膝肿胀,皮温高,压痛(+),活动受限。

中医诊断:痹证,属气虚血瘀,热毒内蕴。

西医诊断:类风湿关节炎,2型糖尿病。

治法:益气活血,清热解毒。

方药:四神煎加减。金银花30g,生黄芪30g,川牛膝15g,远志10g,石斛30g,山慈菇9g,生甘草10g,白芍30g,蜈蚣2条,威灵仙15g,豨莶草30g,生地15g。7剂,水煎服,日1剂。

调摄护理:①饮食避免辛辣刺激食物,注意饮食均衡,补充优质蛋白;②生活起居避风寒,适当活动。

二诊(2014年3月10日):患者自觉双手晨僵,右膝肿痛减轻,不能完全伸直,纳眠可,大便秘结,小便调。舌黯红,苔黄腻,脉沉偏滑。治法:清热解毒、通络止痛。四妙消痹汤加减。金银花20g,当归20g,玄参20g,生甘草10g,白芍30g,威灵仙20g,白花蛇舌草20g,鹿衔草20g,青风藤30g,山慈菇9g,蜈蚣2条,蜂房块10g。14剂,水煎服,日一剂。

按:本案为房师治疗类风湿关节炎一例。类风湿关节炎辨病属于中医"痹证"范畴。《黄帝内经》中认为"风寒湿三气杂至,合而为痹也",认为痹证的产生因感受风寒湿邪而致,后世医家据此应用祛风寒湿的药物来治疗。房老一改之前的认识,考虑到类风湿关节炎的病理基础是滑膜炎,急性期发作时表现为红肿热痛,一派热毒明显之象,以清热解毒作为治疗类风湿关节炎急性期的指导思想。本案中首诊患者以右膝关节肿痛伴有屈伸不利、舌质黯淡,舌苔薄腻,考虑为老年患者久病气虚兼有瘀血热毒,房老选用治疗鹤膝风的效方四神煎加减。四神煎出自《医书效方》,方中仅有五味药:金银花、牛膝、石斛、远志、生黄芪,但组方严谨,照顾全面,重用黄芪用来扶助正气以统领诸药直达病所,蠲痹除滞,祛邪外出,牛膝味苦、酸、性平,益阴壮阳,强健筋骨,祛瘀止痛,善治膝关节屈伸不利;石斛味甘淡,性偏寒,养阴生津清热;远志味辛、苦微温,补益心肾,以杜绝邪气内传之路,先安未受邪之地,又能祛痰消肿;金银花甘寒,清热解毒之功颇佳,此可消除因瘀而化热的关节肿痛,且可制约黄芪温热之性。本案加用蜈蚣、威灵仙、豨莶草辅助祛风通络止痛,生地、白芍养血活血,血行风自灭,纵观诸药相伍,扶正之功甚强,祛邪之功亦具。二诊患者膝关节肿痛略有减轻,但晨僵及舌苔转为黄腻,考虑热毒内蕴明显,自拟四妙消痹汤加减,清热解毒、通络止痛。方中以治疗血管炎的四妙勇安汤为方剂主体,清热解毒的同时顾护阴血,并加用蜂房来祛风止痛,现代药理研究表明露蜂房水提取液能抑制急性和慢性炎症,且有镇痛的效果,蛇舌草、山慈菇清热解毒,均能提高免疫力,诸药合用,共奏清热解毒、通络止痛之效,治疗时扶正祛邪兼顾,从而明显改善患者症状。

（整理:韩淑花　审阅:房定亚）

案七:解痉舒督、清热化湿治疗筋痹

强直性脊柱炎督脉瘀滞、湿热内蕴之筋痹,以解痉舒督、清热化湿收效。

个人信息:马某,女,22岁。医案编号:1028Q0068。

初诊日期:2013年2月1日。

主诉:腰骶僵痛10年,加重2个月。

现病史:患者于2个月前无明显诱因出现双骶髂部疼痛,夜间加重,活动后减轻。

诊疗经过:6年前腰骶僵痛加重,活动受限,在北京协和医院就诊,查骶髂关节片,诊断强直性脊柱炎(AS),予甲氨蝶呤、叶酸、非甾体止痛药物服用,自行停用甲氨蝶呤及叶酸,不规律服用柳氮磺吡啶,目前服用1g,日两次。病情仍逐渐发展,出现颈腰椎强直、活动受限。2个月来病情加重,腰骶僵痛,左侧明显,影响休息和活动,为求中医治疗至我院诊治。

刻下症:腰骶疼痛,左侧较重,颈部僵痛,活动明显受限,影响休息和活动,纳可,眠可,大便偏干不畅。

检查:舌黯红,苔薄白腻,脉滑数。实验室检查:2013年1月24日,血沉53mm/h,PLT 378×10⁹/L。

中医诊断:筋痹,属督脉瘀滞,湿热内蕴。

西医诊断:强直性脊柱炎。

治法:解痉舒督,清热化湿。

处方:舒督解痉汤加减。葛根30g,白芍30g,生甘草10g,威灵仙20g,豨莶草20g,蜈蚣2条,山慈菇9g,桂枝10g,生黄芪30g,虎杖10g,钩藤15g,忍冬藤30g。7剂,水煎服,日一剂。

调摄护理:合理锻炼。

二诊(2013年2月8日):患者服上方颈部疼痛较前有所减轻,但自诉腰痛,便溏,故前方加温阳补肾止痛之药。

三诊(2013年2月23日):无足跟疼痛,纳可,眠可,二便正常。前方显效,效不更方。白芍20g,威灵仙15g,山慈菇9,蜈蚣2条,乌梢蛇15g,清半夏10g,制南星10g,鹿角片10g,豨莶草20g,石斛20g,杜仲10g,葛根30g。28剂,水煎服,每日2次。调摄护理:合理锻炼,按时服药。

按:患者青年女性,以腰背疼痛为主诉,查HLA-B27(+),考虑诊断强直性脊柱炎,本病的基本病理特点是肌腱附着点炎症。房师认为其属于"筋痹"范畴,治疗常用舒督解痉汤加减。其中葛根、白芍、甘草、威灵仙、蜈蚣、山慈菇等为常用药物,解痉止痛为治法重点。

患者一诊时腰背颈部疼痛,服舒督解痉汤,颈部僵痛加钩藤;疼痛明显,大便偏干不畅,脉滑数,血沉快,为湿热内蕴之象,属于疾病活动期,故加忍冬藤、虎杖,清热祛湿,抗炎止痛,有研究发现虎杖可以抗炎、改善微循环。忍冬藤为忍冬科植物忍冬干燥茎枝,化学成分及药理作用与金银花相似。其具有清热解毒,散结消肿、疏风通络的功效。《本草纲目》中说忍冬藤能治"一切风湿气……散热解毒"。房师常用其治疗湿毒痹阻的各种关节炎。

二诊时颈部疼痛缓解,腰痛便溏,关节强直,尺脉弱,故加杜仲、鹿角片温补肾阳,半夏、南星合用止痛燥湿。乌梢蛇、蜈蚣合用解痉祛风止痛。而由于方中白芍具有养肝生血、缓急止痛之效,石斛具有养阴清热生津,活血疗痹之功,使上述药物温补、祛风、燥湿而不伤阴血。制方之妙,可见一斑。

(整理:李斌　审阅:房定亚)

案八:清热利湿、通络止痛治疗膝痹

痛风性关节炎湿热内蕴之膝痹,以清热利湿、通络止痛收效。

个人信息:逄某,男,38岁。医案编号:1028Q0095。

初诊日期:2013年10月11日。

主诉:反复多关节疼痛5年,加重20天。

现病史:患者于2008年时因运动后出现右足第一跖趾关节疼痛,未予重视,后自行缓解;半个月后再次出现右足第一跖趾关节肿痛,就诊于当地医院,查尿酸>500μmol/L,诊断"痛风性关节炎",予别嘌醇口服3天后疼痛消失,自行停用。因患者饮食不节制,每年右足第一跖趾关节疼痛发作4~5次,2011年后患者出现双膝关节肿痛,服用依托考昔、秋水仙碱、碳酸氢钠片后缓解,20天前患者因吃鱼后再次出现右膝关节疼痛,逐渐累积右踝及左膝关节,服用依托考昔后疼痛略有改善,但仍有复发,为求进一步系统诊治,由门诊以"痛风性关节炎"收入我科。

刻下症:双膝关节疼痛,左膝关节肿胀,色不红,双膝关节皮温高,关节活动受限,无明显晨僵,无口腔溃疡,纳眠可,小便黄,大便调。

既往史:2011年查出血压偏高,最高145/90mmHg,未服药治疗;高脂血症6年,未系统诊治。

检查:舌淡黯,苔薄黄腻,脉沉细。体格检查:左膝关节红肿,皮温高,双膝关节不能伸直,双膝摩擦音(+)。

中医诊断:膝痹,属湿热内蕴。

西医诊断:痛风性关节炎,高血压1级,高脂血症,肝功能异常。

治法:清热利湿、通络止痛。

处方:痛风方加减。葛根30g,马齿苋30g,金钱草30g,豨莶草30g,萆薢30g,威灵仙15g,土茯苓30g,防己20g,赤芍20g,黄柏10g,苍术12g,忍冬藤20g。7剂,水煎服,日1剂。

调摄护理:多饮水,低嘌呤饮食,饮食清淡,避免负重运动,保持乐观情绪。

　　二诊(2013年10月21日):双膝关节疼痛改善,左膝关节肿胀减轻,双膝关节皮温稍高,关节活动受限,纳眠可,小便黄,大便调。痛风方加减。葛根30g,马齿苋30g,金钱草30g,豨莶草30g,萆薢20g,威灵仙15g,土茯苓30g,防己20g,忍冬藤30g,赤芍20g,黄柏10g,川牛膝15g,车前草30g。7剂,水煎服,日1剂。

　　按:本案为房师治疗痛风性关节炎一例。痛风性关节炎属于中医"痛风病"的范畴,多见于中老年男性,因嗜食肥甘厚味,导致湿热内生,脾气受困,运化失常,进一步水液输布不利,加重湿热,痹阻关节,不通则痛,故出现关节肿痛,导致痛风的发生。《医学入门·痛风》云:"痛多痰火,肿多风湿。"朱丹溪《格致余论》中也列痛风专篇,谓"痛风者,因血受热已自沸腾,其后或涉水或立湿地,寒凉外搏,热血得寒,寒浊凝滞,所以作痛,夜则痛甚,行于阳也"。房师自拟痛风方以清热利湿、通络止痛。方中以葛根为君药,取其芳香可醒脾,解诸毒而治诸痹,祛风胜湿、活血通经之效,臣药以马齿苋、金钱草、萆薢、威灵仙、土茯苓等清热利湿通络,佐以银花藤通络止痛,诸药合用共奏清热化湿、通络止痛之效。二诊房师在上方基础上加川牛膝、车前草增强利湿之效,并引药下行于关节。房师认为痛风性关节炎的病理基础是高尿酸血症,根据药理学研究,葛根、马齿苋、萆薢、土茯苓等有降尿酸的作用,银花藤有类激素作用,能使急性痛风性关节炎患者关节症状急速缓解,血尿酸下降,从而达到缓解关节疼痛的效果。

(整理:韩淑花　审阅:房定亚)

案九:补肾填精、益气健脾治疗痹证

抗合成酶抗体综合征脾肾亏虚之痹证,以补肾填精、益气健脾收效。

个人信息:庞某,女,31岁。医案编号:1028H0036。

初诊日期:2012年4月10日。

主诉:双手小关节疼痛半年,伴四肢肌无力2周,加重4天。

现病史:患者2011年6月无明显诱因出现发热、深呼吸时胸痛,后逐渐出现活动后气喘、胸闷、气短,遂至海淀医院诊治,拍胸片提示肺部感染,予抗感染、解痉平喘治疗后稍有好转。半年前出现双手小关节疼痛、肿胀,双手食指外侧缘粗糙,至海淀医院查肌酶升高,考虑肌炎不除外,建议至协和医院诊治,2011年12月于协和医院化验抗Jo-1抗体阳性,肌酶正常范围,肺CT示肺间质病变,诊断考虑抗合成酶抗体综合征,予醋酸泼尼松40mg/天(每周减一片,减至5片时患者自行停药)及环磷酰胺片100mg/天(服用一个月左右自行停药),症状有所好转,患者自行停药。2周前患者出现四肢肌痛、肌无力,遂至我院门诊诊治,为求系统治疗收入我病区。

刻下症:双手小关节疼痛、肿胀感,晨僵,活动后好转,肌痛,自觉乏力,蹲起稍觉费力,技工手,可疑雷诺现象,活动耐力下降,活动后有胸闷气短。时有咳嗽、憋气,无明显咳痰。无发热、皮疹、脱发、光过敏、口腔溃疡。纳眠可,二便调。

检查:舌黯红,苔薄黄,脉细。双手肿胀感,扪之不热,双手近端指间关节、掌指关节压痛,轻度肿胀,双膝关节骨摩擦音(−),4字试验(−)。四肢肌肉无明显压痛,肌力4级,肌张力正常。

中医诊断:痹证,属脾肾亏虚。

西医诊断:抗合成酶抗体综合征。

治法:补肾填精、益气健脾。

处方:地黄饮子加减。山萸肉10g,生地15g,石斛20g,麦冬10g,五味子10g,石菖蒲10g,远志10g,茯苓15g,附子4g,肉苁蓉10g,巴戟天10g,肉桂4g,生黄芪20g,紫河车10g。7剂,水煎服,日一剂。调摄护理:避风寒,适当锻炼。

二诊(2012年4月17日):仍双手小关节疼痛、肿胀感,肌痛不明显,时有咳嗽、憋气,无明显咳痰。可疑雷诺现象,纳眠可,二便调。舌黯红,舌体胖,苔薄白,脉细。地黄饮子加减。山萸肉10g,生地15g,石斛20g,麦冬10g,五味子10g,石菖蒲10g,远志10g,茯苓15g,附子4g(先煎),肉苁蓉10g,巴戟天10g,肉桂4g,生黄芪20g,紫河车10g。7剂,水煎服,日一剂。

按:抗合成酶抗体综合征属于肌炎的一个特殊类型,表现为发热、肌炎、雷诺现象、关节炎、"技工手"、肺间质病变、抗jo-1抗体阳性。其中关节炎为对称性多关节炎,常累及腕、掌指关节及近端指间关节,容易误诊为类风湿关节炎。至今发现的抗合成酶抗体中,抗Jo-1抗体在肌炎中是最常见的,阳性率为15%~30%。本例患者抗合成酶抗体综合征诊断明确。房师认为本病应分期论治,目前患者虽有肌无力、喘憋等表现,但患者炎症指标不高、无皮疹等表现,考虑病情活动不明显,处于恢复期,患者表现以虚象为主,故治疗从缓从补。

地黄饮子用于治疗喑痱证。"喑"指舌强不能言;"痱"指足废不能用。其证由下元虚衰,虚火上炎,痰浊上泛,堵塞窍道所致。肾藏精主骨,下元虚衰,包括肾之阴阳两虚,致使筋骨失养,故见筋骨痿软无力。方用熟地黄、山茱萸滋补肾阴,肉苁蓉、巴戟天温壮肾阳。配伍附子、肉桂之辛热,以助温养下元,摄纳浮阳,引火归原;石斛、麦冬、五味子滋养肺肾,金水相生,壮水以济火。石菖蒲与远志、茯苓合用,是开窍化痰,交通心肾的常用组合。在此方基础上,房师加入具有免疫调节作用的生黄芪及紫河车。综观全方,标本兼治;阴阳并补,滋阴药与温阳药的药味及用量相当,补阴与补阳并重,上下同治,而以治本治下为主。房师常用地黄饮子治疗肌炎或周围神经病变恢复期,旨在调补阴阳,使阴平阳秘,患体缓缓平复。

(整理:杜丽妍 审阅:房定亚)

案十:清热解毒、活血化瘀治疗痹证

银屑病关节炎湿热蕴毒、瘀血阻络之痹证,以清热解毒、活血化瘀收效。

个人信息:王某,男,50岁。医案编号:1028Q0119。

初诊日期:2013 年 12 月 30 日。

主诉:周身关节僵痛 7 年,伴红斑鳞屑疹 2 年。

现病史:患者于 7 年前因无明显诱因出现后背僵痛不舒,就诊于广安门中医院,诊断为"银屑病关节炎",予四妙丸、中药汤剂等治疗,病情未见明显缓解。后病情逐渐加重,主要表现为全身关节肌肉僵硬感,尤以颈椎后背僵痛感为重,活动受限。4 年前就诊于华都中医院,予中药汤剂(具体不详)治疗,病情缓解良好。2 年前患者开始出现红斑鳞屑疹,规律服用民间偏方(呈土黄色粉末状,具体成分不详),早晚各 1 包,服药后病情缓解良好。1 周前患者就诊于我院门诊,予汤药及痹祺胶囊,病情未见明显缓解,现为求进一步系统治疗而收入我病区。

刻下症:全身关节肌肉僵痛感,尤以颈椎后背僵痛感为重,活动受限,周身散在红斑鳞屑疹,分布于头部、躯干、四肢等部位,耳鸣、脱发,肛门阴囊瘙痒感,纳可眠佳,二便调。

检查:舌脉象:舌红,苔黄腻,脉细。体格检查:周身散在红斑鳞屑疹,表面有脱屑,未见皮下结节及溃疡,结膜无充血。脊柱正直,颈椎活动范围受限,胸椎无压痛,胸肋关节无压痛,双手近端及远端指间关节压痛,无明显肿胀,双手握力正常,骶髂关节无压痛,骨盆分离试验(-),4 字试验(-),双膝活动范围正常,双膝关节无明显肿胀,浮髌试验(-),骨摩擦音(-),四肢肌力、肌张力、肌容积正常。

中医诊断:痹证,属湿热蕴毒、瘀血阻络。

西医诊断:①银屑病关节炎;②高血压 2 级;③高尿酸血症。

治法:清热解毒、活血化瘀。

处方:四妙消痹方加减。银花 30g,当归 20g,玄参 20g,生甘草 10g,萆薢 20g,生地 30g,半边莲 15g,半枝莲 15g,白花蛇舌草 30g,石斛 20g,丹皮 12g,豨莶草 30g,麦冬 15g,土茯苓 30g,白鲜皮 15g。7 剂,水煎服,日一剂。调摄护理:注意休息,避免劳累。低嘌呤饮食,避免进食辛辣刺激食物。

二诊(2014 年 1 月 6 日):患者皮疹有所反复,面部弥漫性细小干燥鳞屑生成,自诉面部肿胀火辣感,腹股沟及后背部散在湿疹,仍有全身关节肌肉僵痛感,活动受限,周身散在红斑鳞屑疹,纳可眠佳,二便调。舌红,苔黄腻,脉细。治法:清热解毒、疏风活血。麻黄连翘赤小豆汤加减。麻黄 6g,荆芥 10g,防风 10g,当归 10g,赤芍 15g,连翘 12g,生地 20g,川芎 10g,丹皮 10g,黄芩 10g,制首乌 15g,蒺藜 12g,桑白皮 15g,赤小豆 30g。7 剂,水煎服,日一剂。

三诊(2014 年 1 月 13 日):患者面部肿胀火辣感消退,无明显脱屑,腹股沟及后背部散在陈旧湿疹,周身散在红斑鳞屑疹减轻,关节肌肉僵痛感好转,纳可眠佳,二便调。上方继服7 剂。

按:房师认为银屑病关节炎活动期病机为"热毒夹湿、血虚风燥"。本病有家族聚集倾向,考虑其发病可能与先天禀赋有关。一诊时患者以关节疼痛、皮疹为主要表现,患者既往应用偏方,结合患者体征,考虑药物中含有激素成分,但不确定具体量。对于银屑病关节炎临床不主张应用激素,因大部分患者停用激素后可出现皮疹暴发。本例患者,房师建议停用"偏方",加用免疫抑制剂及中药共同治疗。四妙消痹汤本为房师治疗类风湿关节炎活动期专方,房师认为对于以血管炎为病理基础的免疫病均可应用,故现灵活应用于类风湿关节炎、强直性脊柱炎、银屑病关节炎、混合性结缔组织病等。房师以四妙消痹汤加半边莲、半枝莲、白鲜皮清热解毒、利湿消肿,加丹皮、生地清热凉血解毒。二诊时患者停用"偏方",皮疹有所加重,房师考虑患者以皮疹为主,投以麻黄连翘赤小豆汤加减以疏风清热、活血利湿。方中麻黄辛温宣发、解表散邪;连翘、桑白皮、赤小豆、黄芩苦寒清热解毒;荆芥、防风祛风凉血;当归、首乌、赤芍养血活血;生地、丹皮凉血消斑;白蒺藜祛风止痒。全方共奏清热解毒、疏风活血之力。

(整理:杜丽妍　审阅:房定亚)

案十一:活血化瘀、和胃制酸治疗皮痹

系统性硬化症瘀血内阻、胃失和降之皮痹,以活血化瘀、和胃制酸收效。

个人信息:张某,男,57岁。医案编号:1028Q0075。

初诊时间:2012年10月24日。

主诉:双手皮肤变硬伴关节疼痛3年。

现病史:患者于2009年无明显诱因出现双手皮肤变硬,伴肢体肿胀、雷诺现象、双手多关节肿痛,一直未予重视,未诊治。病情逐渐加重,到我院门诊就诊,查ANA(着丝点型)1:160,抗着丝点蛋白B抗体(++),线粒体抗体(+),CRP:3.2mg/L,血沉4mm/h,考虑结缔组织病,后至北京协和医院复查ANA 1:160,抗线粒体抗体1:320(+),着丝点B抗体(+++)84,抗线粒体抗体M2(++)43,DNP乳胶凝集试验(+),为求系统治疗收入我区。

现症:双手皮肤发硬,雷诺现象,双手多近端指间关节疼痛,食管灼热感,反酸,胃胀痛,晨起头晕,无视物旋转,乏力,失眠,纳食可,口干眼干,大便偏干,夜尿2~3次/夜。

既往史:高血压病史8年余,最高血压200/150mmHg,现服用缬沙坦80mg,每日一次,酒石酸美托洛尔片,25mg,每日一次,控制良好。冠心病、陈旧心梗8年,先后行6次冠造,放置3根支架,服阿司匹林肠溶片0.1g,每日一次,糖尿病8年,诺和灵30R,皮下注射,早18U,晚16U,血脂康胶囊2粒,每日2次,前列腺增生5年,2个月前因胃痛在德胜门中医院查胃镜发现糜烂性胃窦炎,慢性浅表性胃炎。

检查:舌黯红,薄白苔;脉细弦。双手皮肤发硬,表情减少。实验室检查:2012年10月24日,hs-CRP 3.2mg/L,血沉4mm/h。

中医诊断:皮痹,属瘀血内阻,胃失和降。

西医诊断:结缔组织病-硬皮病?反流性食管炎,糜烂性胃窦炎,慢性浅表性胃炎,陈旧心肌梗死,高血压3级(极高危)。

治法:活血化瘀和胃制酸。

处方:血府逐瘀汤合乌贝散加减。柴胡10g,枳壳10g,生地10g,赤芍15g,川芎10g,当归10g,桃仁10g,红花10g,川牛膝15g,桔梗10g,乌贼骨30g,象贝母10g,黄连8g。7剂,水煎2次,各取汁200ml,两煎混合,日1剂,分2次服。西药:三七总皂苷450mg,1次/日,静注。中成药:大黄䗪虫丸6g,2次/日,口服。调摄护理:清淡饮食。

二诊(2012年10月31日):患者双手皮肤发硬感略好转,雷诺现象未发作,双手多近端指间关节疼痛,食管灼热感减轻,反酸好转,胃胀痛,晨起头晕,无视物旋转,乏力,失眠,纳食可,口干眼干,大便偏干,夜尿2~3次/夜。效不更方。14剂,水煎2次,各取汁200ml,两煎混合,日1剂,分2次服。西药:三七总皂苷450mg,1次/日,静注。中成药:大黄䗪虫丸6g,2次/日,口服。调摄护理:清淡饮食。

三诊(2012年11月14日):患者双手皮肤发硬好转,雷诺现象未发作,双手多近端指间关节疼痛缓解,眠可,纳食可,口干眼干减轻,二便正常。舌黯红,薄白苔,脉细弦。经活血化瘀、和胃制酸,病情好转,现加用补气药物,以增强推动之力。柴胡10g,枳壳10g,生地10g,赤芍15g,川芎10g,当归10g,桃仁10g,红花10g,川牛膝15g,桔梗10g,乌贼骨30g,象贝母10g,生黄芪20g。14剂,水煎2次,各取汁200ml,两煎混合,日1剂,分2次服。西药:三七总皂苷450mg,1次/日,静注。中成药:大黄䗪虫丸6g,2次/日,口服。调摄护理:清淡饮食。

随访(2013年6月10日):经向张志平门诊随访,病情转化:诸症减轻,可以行走。

按:硬皮病属弥漫性结缔组织病,以皮肤增厚和纤维化为特征。其皮肤血管可见炎症细胞浸润,血管内膜增生、管腔狭窄、皮肤纤维化。内脏损害病理表现为脏器间质纤维化,器官血管内皮细胞肿胀,管腔狭窄,灌注受损。活血化瘀是房师治疗本病的重要方法,常用血府逐瘀汤、大黄䗪虫丸等方药。

血府逐瘀汤出自清代王清任所著《医林改错》,具有疏肝理气,养血活血之效。现代研究证实其可改善血液流变性及微循环,有扩张血管、增加器官血流量的作用。大黄䗪虫丸是《金匮要略》中治疗虚劳干血、肌肤甲错的方剂,适用于久病体弱而兼有瘀血之病证,对于硬皮病患者皮肤紧硬症状尤为对证。本方具有抗血栓形成,降低全血黏度,提高血浆纤溶酶原活性的作用,并可改善肺纤维化。房师运用活血化瘀法同时重视补气药物的应用,常言血可破,气不可伤,所以临证时常加用黄芪、党参等药物,疗效可靠。所以在三诊时加用生黄芪20g。

本患者长期服用阿司匹林等药物,有明显的烧心反酸、胃胀痛,房师加用乌贝散以制酸和胃、保护消化道黏膜。乌贝散乃民间验方,最早被王药雨先生所著的《实用中药学》收载,由乌贼骨、象贝母组成,治疗胃酸过多、食管反流、胃、十二指肠溃疡等疾病。海螵蛸是乌贼科海洋动物无针乌贼或金乌贼的内壳,性咸、涩、微温,归肝、肾经,有固精止带、收敛止血、制酸止痛、收湿敛疮的功效。《本草纲目》记载,海螵蛸具有各种收敛作用,临床应用于治疗多种内外出血、胃十二指肠溃疡、部分慢性胃炎。海螵蛸主要含碳酸钙,尚含壳角质、黏液质、磷酸钙等。现代研究证实其具有较好的中和胃酸、保护黏膜、抗溃疡的作用。浙贝母苦、寒,具有清热散结、化痰止咳功能。现代研究发现其具有镇痛抗炎、抗溃疡、抗幽门螺旋杆菌的作用,并且其可以减少乌贼骨可能引起的便秘。两者合用可以快速起效,改善胃酸过多、胃食管反流、消化道溃疡等疾病。

(整理:李斌　审阅:房定亚)

3. 冯兴华医案（10则）

案一：益气清热利湿、活血通络治疗痹病

类风湿关节炎湿热痹阻、气阴两虚之痹病，以益气养阴、清热利湿、活血通络收效。

个人信息：李某，女，61岁。

初诊：2012年9月16日。

主诉：四肢多关节肿痛17年，加重1个月。

现病史：患者17年前无明显原因出现右手食指近端指间关节（PIP）肿痛，后逐渐累及双手近端指间关节肿痛，掌指间关节（MCP）肿痛，双腕关节，双肘关节肿痛，双肩关节疼痛，双膝关节肿痛，先后前往北京各大西医院治疗，服用甲氨蝶呤、来氟米特等。17年间，双手关节逐渐畸形，双腕关节活动明显受限，双肘屈曲不能伸直，双膝关节外翻畸形，坚持服用甲氨蝶呤10mg，每周一次。1个月前，双膝关节肿痛加重，站立困难，晨僵＞1小时，伴乏力，纳差，口干，眠差。

检查：舌黯红，苔少，脉弦滑。体格检查：双手纽扣花样畸形，关节压痛，双腕关节活动明显受限，背伸15°、掌屈不能，双膝关节浮髌试验阳性，关节局部皮温升高。实验室检查：Hb93g/L，WBC 5.0×10⁹/L，PLT 304×10⁹/L，ESR 98mm/h，CRP 64mg/L，RF 750U/ml，AKA（+），APF（−），CCP 1200RU/ml，ANA 1∶320，SSA（+）。

中医诊断：痹病，属湿热痹阻，气阴两虚。

西医诊断：类风湿关节炎。

治法：益气养阴，清热利湿，活血通络。

方药：四神煎合四妙丸加味。生黄芪60g，双花30g，石斛30g，远志15g，牛膝30g，苍术12g，黄柏10g，生薏米30g，土茯苓30g，萆薢15g，公英15g，当归12g，白芍15g，丹参30g，三棱12g，莪术12g，甘草6g。28剂，水煎服，2次/日。

二诊（2012年10月14日）：用药四周，患者膝关节肿痛明显减轻，关节局部皮温正常，晨僵减轻，行走不利明显改善。原方去公英，加红花12g，继服。

三诊（2012年1月6日）：上方加减继服2个月，复查ESR 22mm/h，CRP 5.6mg/L。患者关节诸症明显减轻，可下地行走，病情稳定。

诊疗结局：患者关节诸症明显减轻，关节功能改善，病情基本缓解。

按：该例老年女性患者，病程已有17年之久，关节肿大变形，此次病情反复，以双膝关节肿痛为甚，肌肉萎弱不用，下肢形如鹤膝之状，属中医"鹤膝风"。冯师认为，RA病情反复发作，晚期伤阴耗气，常形成寒热虚实错杂之病机，具有"虚、邪、瘀"的特点，即正气不足、阴液暗耗之"虚"，风寒湿热燥毒外邪侵袭及内生五邪久稽之"邪"，气血痰瘀痹阻之"瘀"，虚、邪、瘀胶着为患，病程缠绵难愈，终成顽疾。冯师常言，治疾如临阵布兵，敌强我弱，焉能攻之？顽疾非轻剂所能除，四神煎乃七方之大方范畴，冯师多用生黄芪60~100g，鼓舞气机，补气利水，化湿消肿，益气活血，使大气一转而诸邪自除；金银花、石斛、牛膝各30g，量大效宏，清热、养阴、除痹、活血各司其职，各就其位，攻守有道；加用四妙、萆薢祛其湿，土茯苓、公英攻其毒，归、芍养血护阴，丹参、莪术、三棱破其瘀滞。诸药合用，共奏扶正祛邪、攻补兼施之功。

四神煎深受岳美中等老一辈名老中医的推崇,被誉为治疗"鹤膝风"的专病专方。本病案应用四神煎治疗鹤膝风,充分体现了冯师临证治痹推崇专病专方的学术特色,亦是冯师应用重剂之典范。

(整理:刘宏潇　审阅:冯兴华)

案二:祛风清热利湿治疗痹病

类风湿关节炎风夹湿热、痹阻关节之痹病,以祛风清热利湿、益气活血通络收效。

个人信息:王某,女,47岁。

初诊:2010年8月13日。

主诉:肢多关节肿痛1年余,加重1个月。

现病史:患者1年前劳累、受凉后出现双手多关节肿痛,服用布洛芬后症状渐缓解。其后1年间,反复发作全身多关节肿痛,前往当地某医院诊治,诊断为"类风湿关节炎",给予甲氨蝶呤10mg,每周一次,及雷公藤多苷20mg,每日3次,服用三个月后出现肝损,因惧怕其副作用,自行停用所有药物,转氨酶转至正常。其后,关节肿痛反复发作,未予系统诊治。就诊时,患者双腕关节及双手近端指间关节、掌指关节肿痛,关节周围皮温高,右肘关节肿痛,屈曲不能伸直,晨僵>2h,乏力,纳呆。

检查:舌红苔黄厚,脉滑数。实验室检查:ESR 49mm/h,H-CRP 45.97mg/L,RF362U/ml,CCP 2978U/L。

中医诊断:痹病,属风夹湿热,痹阻关节。

西医诊断:类风湿关节炎。

治法:祛风清热利湿、益气养血、活血通络。

方药:身痛逐瘀汤加减。羌活10g,秦艽10g,防风10g,金银花30g,连翘15g,土茯苓30g,苍术12g,生薏米30g,当归12g,赤芍15g,丹参30g,红花10g,乌梢蛇15g,生黄芪45g,生甘草6g。28剂,水煎服,2次/日。

二诊(2010年9月20日):关节肿痛明显减轻,右肘关节已能伸直,晨僵<1小时,乏力减,口干,腰膝酸软,舌红苔薄黄,脉细数。仍守上方,减草薢、防己,加骨碎补15g,枸杞子10g以补益肝肾。

三诊(2010年11月2日):关节肿痛基本消失,右腕关节稍肿,余无关节肿痛,舌淡红苔薄,脉细数。化验室检查,ESR 27mm/h,H-CRP 7.2mg/L,血尿常规及肝肾功能均正常。上方继服30剂,以巩固疗效。

诊疗结局:患者关节诸症明显减轻,关节功能改善,病情基本缓解。

按:冯兴华精于类风湿关节炎(RA)诊治,尤擅用祛风法。风药祛风、风药胜湿、风药活血、风药解郁、风药通络。本病案患者表现为上肢关节肿痛为主,"伤于风者,上先受之",治疗以祛风为其大法。方中君以羌活、秦艽、防风冲锋陷阵,祛风除湿、舒筋活络,通行十二经脉而止痹痛;臣以金银花、连翘清热解毒逐风,且连翘"具升浮宣散之力,流通气血,治十二经血凝气聚";苍术、生薏米利湿消肿,使湿邪有出路;土茯苓解毒、除湿、利关节,"利湿去热,

400

能入络,搜剔湿热之蕴毒";佐以当归、赤芍、丹参、红花养血活血,所谓"治风先治血,血行风自灭";乌梢蛇走窜通络而祛风活血;生黄芪健脾化湿、利水消肿,鼓舞气机,使大气一转而诸邪自除;使以甘草,调和诸药。诸药合用,可使祛风除湿、清热利湿、益气养血、活血通络诸法融于一炉,使风邪去、湿热除、脾气充、气血和而筋骨关节痛诸证自除。

（整理：刘宏潇　审阅：冯兴华）

案三:清热利湿活血法治疗痹病

类风湿关节炎湿热痹阻之痹病,以清热利湿、活血通络收效。

张某,女,57岁。

初诊:2012年4月6日。

主诉:四肢多关节肿痛4年,加重2个月。

现病史:患者4年前无明显原因出现双手多关节肿痛,伴双腕关节,双肘关节肿痛,遂于我院诊治,诊断为"类风湿关节炎",给予雷公藤多苷20mg,每日3次,来氟米特10mg,每日一次及中成药治疗,近4年病情控制稳定。半年前患者自觉关节肿痛明显减轻,停用雷公藤多苷及来氟米特,坚持中成药治疗。近2个月,四肢多关节肿痛加重,双手多关节肿痛,触之热,伴双肘关节肿痛,双肩疼痛抬起困难,右踝关节肿痛,晨僵>1小时,乏力,纳差,口干,眠差,小便可,大便黏滞。

检查:舌红苔黄厚腻,脉弦滑。四肢多关节,双手多关节及右踝关节肿胀,关节周围皮温高。双肩关节抬起困难。实验室检查:WBC 3.6×10^9/L,Hb 9.7g/L,PLT 367×10^9/L,ESR 64mm/h,CRP 92mg/L,RF 1100U/L。

中医诊断:痹病,属湿热痹阻证。

西医诊断:类风湿关节炎。

治法:清热利湿,活血通络。

处方:当归拈痛汤加减。苦参15g,茵陈15g,苍术15g,生薏米30g,土茯苓30g,山慈菇15g,双花30g,连翘15g,泽泻15g,当归15g,丹参30g,白芍15g,三棱12g,莪术12g,生黄芪30g,生甘草6g。56剂,水煎服,2次/日。

二诊(2012年6月1日):用药8周,患者关节肿痛明显减轻,关节局部皮温正常,晨僵减轻,行走不利明显改善。上方继服4周,巩固疗效。

诊疗结局:患者关节诸症明显减轻,关节功能改善,病情基本缓解。

按:痹证是一个缠绵难愈之症。由于正气不足,感受风湿热邪,或素体阳盛或阴虚有热,感受寒湿之邪,易从热化,邪留经络关节,是形成湿热痹的原因。湿热之邪郁于经络、关节,气血郁滞不通,以致局部红肿灼热,关节疼痛不能屈伸。湿性重浊,留滞经络关节,致关节疼痛重着肿胀。湿性黏滞,胶着难解,故致病多反复发作,或时起时伏,缠绵难愈,病程较长。病机转化表现为由表入里,由浅入深,由筋骨到脏腑。本例类风湿关节炎活动期患者,以关节红肿热痛、舌红苔黄厚腻、脉滑数为主要特点,属湿热痹阻证,以清热利湿、疏风止痛、益气和血之当归拈痛汤治之,获良效。当归拈痛汤配伍甚是精妙,发散风湿与利湿清热相配,表里同治;苦燥渗湿佐以补益气血,祛邪与扶正兼顾。既使湿热之邪无藏身之所,无滋生之地;又使正气固护,经脉和畅;故能使邪去而正安矣。临床应用时可随症加减化裁。

（整理：刘宏潇　审阅：冯兴华）

案四：益气温阳、化痰祛瘀治疗痹证

系统性红斑狼疮（周围神经病变,足下垂）气虚寒凝、痰瘀互阻之痹证,以益气温阳、化痰祛瘀收效。

个人信息:曾某,女,20岁,学生。

初诊:2014年10月27日。

主诉:双下肢网状青斑10月,颊部红斑伴双下肢麻木、双足下垂5月余。

现病史:患者2014年1月无明显诱因出现双下肢网状青斑,位于小腿及踝部周围,遇冷时加重,温暖后消退,未予重视。5月下旬出现右侧腰部疼痛,疼痛沿大腿后侧、小腿后外侧及远端放射,伴有双下肢麻木,无乏力、肌痛等,未诊治。5月底患者腰部疼痛加重,站立时减轻,卧位时加重,常有双侧小腿、双足麻木及过电感;无规律发热,T_{max}38.4℃,可自行降至正常,无畏寒、寒战;伴双颊部红斑,不高出皮面,无瘙痒、脱屑。此后出现双手PIP肿痛、晨僵,持续数天,自行缓解;之后出现双下肢进行性乏力,步行困难。后于北京医院住院诊治,查:Hb 107g/L,ESR 60mm/h;ANA 1:1280, 抗 ds-DNA 1:40-80,RF 20.6U/ml;C3 37mg/dl,C4 3mg/dl;尿常规:Upro 0.3g/L,CAST 8.7/μl,BLD、RBC 正常。肌电图:双侧腓神经、左腓浅神经未测出,右胫神经 NCV 减慢,双下肢所查神经波幅极低:双下肢符合周围神经病变,轴索损害为主;诊断为"系统性红斑狼疮,格林巴利综合征不除外",予甲泼尼龙 80mg,每日一次,加丙种球蛋白 20g,每日一次,加拉氧头孢 2g,每日 2 次,静点 5 天,并予舒敏对症止痛治疗,患者发热、颊部红斑缓解,麻木症状改善、局限于双足。6月 27日转入北京协和医院进一步治疗,诊断为"系统性红斑狼疮（周围神经病变）",予甲泼尼龙 1g 冲击 3 天,足量激素治疗 1 个月序贯减量,目前甲泼尼龙 44mg,每日一次;环磷酰胺 0.4~0.8g/ 周;纷乐 0.2g,每日 2 次。泰勒宁、迭力、乐瑞卡、神经妥乐平、舒敏止痛,维生素营养神经、康复锻炼。并予补钙、抑酸、通便、护肝等对症支持治疗。至 7 月底出院时,患者双下肢肌力有所恢复,仍有双小腿、双足麻木疼痛,双足下垂。7月 21 日出院,出院后口服甲泼尼龙 44mg,每日一次,规律减量;羟氯喹 0.2g,每日 2 次;环磷酰胺 0.4g/ 周,静点(目前环磷酰胺累积量 2.4g);补钙治疗。为进一步治疗来诊。刻下症:四肢散在网状青斑,小腿及踝部周围明显,小腿发红,但局部扪之发凉,遇冷时加重,温暖后消退,双小腿、双足麻木疼痛,双足下垂,行走困难,双足需固定器维持,局部感觉减退。无发热,无口疮,无雷诺,无关节肿痛,无光敏。近一周因使用环磷酰胺恶心,食入即吐,用多种止吐药物无效。眠差,大便干。舌红,苔黄厚腻,脉弦滑。目前使用甲泼尼龙 20mg,每日一次,羟氯喹 0.2g,每日 2 次,其他支持治疗。

查体:四肢肌张力正常;双上肢肌力Ⅴ级;左下肢肌力Ⅳ级,右下肢肌力Ⅳ级,双足背伸力弱,跖屈力可,双足背针刺觉、温度觉减退。

实验室检查:血常规:PLT 278×10^9/L,WBC 9.19×10^9/L,NEUT% 68.0%,HGB 109g/L。

肝肾功：ALB33g/L，ALT 27U/L，Cr（E）53μmol/L，Ca 2.21mmol/L。ESR 12mm/h，hsCRP 1.08mg/L。补体：C4 0.039g/L，C3 0.676g/L。ANA谱3项：DNA-IF（+）1：320，DNA-ELISA 102IU/ml，ANA（+）H1：320。

中医诊断：①痹证，属气虚寒凝，痰瘀互阻。②呕吐，属胃热上逆。

西医诊断：系统性红斑狼疮（周围神经病变，足下垂），急性胃炎。

治法：急则治其标。清胃热，降逆止呕。

方药：大黄甘草汤和橘皮竹茹汤化裁。生大黄3g（包），黄连10g，竹茹10g，陈皮10g，太子参15g，白术10g，当归15g，木香10g，砂仁6g（后下），大枣15g，生甘草10g，生姜5片。7剂，水煎服，每日一剂。

二诊（2014年11月4日）：上方以大黄甘草汤及橘皮竹茹汤加减治疗患者呕吐，患者服完第1剂药后，呕吐即止，待7剂药后，患者无呕吐，可以正常饮食。双足下垂症状同前。

治以益气温阳，化痰祛瘀。方药：四君子汤、桃红四物汤和二陈汤化裁。炙黄芪60g，党参15g，当归15g，赤芍15g，牛膝15g，川芎15g，丹参15g，红花10g，桂枝10g，桃仁6g，陈皮10g，半夏9g，生薏米30g，细辛3g，丝瓜络12g，生甘草10g。14剂，水煎服，每日一剂。

三诊（2014年11月18日）：患者母亲于16日发来信息说前天晚上女儿"发现她的右脚背有点知觉了，能勾起来一些。"触之患者双足冰冷，平时需要热水袋保温。治疗在原方的基础上合阳和汤以加强温阳通脉的作用。炙黄芪60g，党参15g，当归15g，赤芍15g，牛膝15g，川芎15g，丹参15g，红花10g，桂枝12g，桃仁10g，麻黄3g，熟地15g，陈皮10g，半夏9g，细辛3g，鹿角霜10g，生薏米30g，丝瓜络12g，炮姜6g，生甘草10g。14剂，水煎服，每日一剂。

四诊（2014年12月16日）：右足下垂明显好转，可上抬至水平，左足可以左右活动，上抬仍无力。宗前法，用生晒参3g易党参，加制附子10g，去半夏；加痹琪胶囊，4粒，日3次，口服。

五诊（2015年2月9日）：双足活动自如，足冷消失，皮肤温度正常，可以正常行走。足下垂症基本恢复正常。宗前法继续服药，以巩固疗效。

按：该患者以呕吐、食入即吐为新发的症状，服用多种止吐药不效。饮食不能，必然影响药物服用，给治疗带来极大困难，因此本着"急则治其标，缓则治其本"的原则，先治疗其呕吐。从症状上看，食入即吐、大便干结，当是胃热积聚、胃气上逆之候，因此辨证为胃热上逆证。正如《金匮要略》云"食已即吐者，大黄甘草汤主之。"大黄甘草汤及橘皮竹茹汤是治疗胃热呕吐的良好方剂，大黄、竹茹泻热攻下，去肠腑积热，胃气得顺；人参、大枣、白术、甘草，顾护胃气，是攻下不伤正；方中佐以黄连清胃热，木香、当归畅通肠腑；生姜可以反佐药物之寒凉。上药攻补兼施，力专效宏。患者1剂后呕吐即缓，7剂后已能正常饮食。呕吐愈后，患者主要以下肢网状青斑、双足下垂、行走困难、双足冰凉且感觉减退为主要症状，经数月西药治疗后无明显缓解。患者双小腿发红，青斑，属于热证；但是皮肤扪之发凉，且温暖后症状减轻，又属于寒证；综合考虑，该患者属于寒多热少之证。寒凝导致血流不畅，瘀滞经络，经络失养，故废用不能。治疗当益气温阳、化痰祛瘀。本方以四君子汤、桃红四物汤和二陈汤化裁，治疗14天后，患者右脚知觉改善，能做轻微跖屈活动。可见上述方法具有较好的通络作用，且无副作用，加之双脚冰冷，故加强温阳通络治疗，在上述方剂基础上加用阳和汤。

《外科证治全生集》言"夫色之不明而散漫者,乃气血两虚也;患之不痛而平塌者。毒痰凝结也。治之之法,非麻黄不能开其腠理,非肉桂、炮姜不能解其寒凝,此三味虽酷暑不可缺一也。腠理一开,寒凝一解,气血乃行,毒亦随之消矣。"表明阳和汤是解寒凝、去痰淤的重要方剂之一。治疗1个月后,患者双足知觉及运动进一步恢复。宗前法,继续加强益气温阳通络,继续治疗2个月后,患者双足感觉、运动基本恢复正常。上述治疗过程充分体现了中医辨证论治的独特优势,同时也提示了个体化治疗的重要性。

（整理:刘本勇　审阅:冯兴华）

案五:温阳散寒、养血通络法治疗脉痹

混合性结缔组织病血虚寒凝之脉痹,以温经养血、行气活血通脉收效。

个人信息:李某,女,41岁。

初诊:2012年1月6日。

主诉:双手发胀,伴指端发凉1年余。

现病史:患者近1年来无明显诱因渐出现双手发胀,指端发凉,遇寒或紧张时手指变色,伴周身关节疼痛,畏寒肢冷,纳可,眠差,二便调。

检查:舌淡黯苔薄,脉细涩。实验室检查:血、尿常规正常,ANA 1:1000,RNP+++,ESR 47mm/h,CRP 32mg/L。

中医诊断:脉痹,属血虚寒凝证。

西医诊断:混合性结缔组织病。

治法:温经养血,行气活血通脉。

方药:当归四逆汤合四逆散加减。当归12g,桂枝6g,芍药15g,细辛3g,通草12g,柴胡12g,枳壳12g,郁金12g,香附12g,丹参30g,川芎12g,红花12g,元胡15g,穿山甲10g,制附片10g,甘草6g。28剂,水煎服,2次/日。

二诊(2012年2月5日):服用4周,患者自觉双手发胀减轻,雷诺现象减轻,仍有双手指端发凉,上方加用淫羊藿10g,肉苁蓉15g以温补肾阳,桂枝加至9g以增其温经通阳之功。

三诊(2012年4月6日):上方服用2个月,患者双手发胀减轻,雷诺现象减轻,双手指端发凉亦减。

疗效:患者双手发胀减轻,雷诺现象减轻,双手指端发凉亦减,病情基本缓解。

按:脉痹是以正气不足,六淫杂至,侵袭血脉,致血液瘀滞,脉道闭阻而引起的以肢体疼痛、皮肤不温、皮色改变、脉搏微弱或无脉为主要特点的一种痹病。多因阳气不足,虚寒内生,或气血亏虚,血运不畅,四末失养。而四肢又为诸阳之本,得阳气而温,今阳虚不达,四末失温。治疗当以温阳散寒,养血通络立法。本例证治中,在当归四逆基础上,配合四逆散之柴胡,其性轻清升散,助阳气外达四末;枳壳辛开苦降,行气散结、开郁而畅郁滞之气,使气行则血行,血脉通畅。方中加用穿山甲,《本草纲目》言"此物穴山而居,寓水而食,出阴入阳,能窜经络,达于病所故也","其走窜之性,无微不至,故能宣通脏腑贯彻经络,透达官窍,凡血凝血聚为本,皆能开之"(《医学衷中参西录》);制附片,温中散寒、通痹止痛。诸药合用,共奏温

经养血、行气活血通脉之功。

（整理：刘宏潇　审阅：冯兴华）

案六：调和营卫、通络解肌治疗血痹

关节风湿症营卫不和、血脉痹阻之血痹，以调和营卫、通络解肌收效。

个人信息：黄某，女，31岁。

初诊：2011年11月7日。

主诉：产后四肢多关节疼痛3个月。

现病史：患者3个月前顺产后，外出受风寒，出现四肢多关节疼痛，肢体麻木，怕风怕凉，伴周身肌肉酸痛，倦怠乏力，关节无红肿，无发热。

检查：舌淡黯苔白，脉沉细。实验室检查：血常规、ESR、CRP正常，RF、AKA、APF、ANA谱均阴性，CCP<25mg/L。

中医诊断：血痹，属营卫不和，血脉痹阻。

西医诊断：关节风湿症。

治法：调和营卫，通络解肌。

方药：黄芪桂枝五物汤合四君子汤加减。黄芪30g，桂枝9g，杭白芍15g，当归12g，丹参30g，秦艽12g，防风12g，香附12g，炒白术12g，茯苓15g，远志15g，合欢皮15g，鸡血藤30g，生甘草6g。28剂，水煎服，2次/日。

疗效：患者四肢疼痛缓解，怕冷、乏力等症状好转，病情基本稳定。

按：血痹是以肢体局部麻木为主要症状的一种疾病。岳美中认为：血痹以顽麻为特征，不似"风痹"顽麻疼痛均有；又不似"历节"唯疼痛而不顽麻。既为"血痹"，故不能从风痹治以表散，又不能从历节治以温通，治疗上主张补卫和营，继以和阳养阴，最后用养血补气。冯师主张治血痹以调和营卫、补助气血为要，使营卫和调，气行血畅，顽麻自除，不可专用消散。

"营气虚则不仁，卫气虚则不用，营卫俱虚则不仁且不用。"该例患者由于产后气血亏虚，筋脉失于濡养，而出现肢体酸楚麻木，关节不荣则痛。血虚不能上荣，故面色萎黄少华，神倦。产后百节空虚，卫外不固，风寒之邪乘虚而入客于血脉，凝涩不通，故周身疼痛，遇风冷则重，脉沉细涩。此病的产生是由于产后气血俱伤，元气受损，抵抗力减弱，风寒之邪乘虚而入引起。所以，治疗上以益气温经，祛风通络为大法。方中以黄芪桂枝五物汤益气温经，调和营卫。以四君子汤健脾益气，以资气血生化之源，正气盛则邪自去、以当归、丹参、秦艽、防风养血活血，祛风除邪，远志、合欢皮、鸡血藤除痹通络。诸药配伍扶正而不留邪，祛邪而不伤正。

（整理：刘宏潇　审阅：冯兴华）

案七：疏肝解郁、理气止痛治疗痹病

纤维肌痛综合征肝郁气滞、脉络阻滞之痹病，以疏肝解郁、理气止痛收效。

个人信息：姚某，女，50岁。

初诊:2008年11月3日。

主诉:全身关节肌肉疼痛6个月。

现病史:患者于患者6个月前无明显诱因出现双手指近端指间关节疼痛,后疼痛逐渐波散至全身,出现全身关节肌肉广泛性疼痛,呈酸痛或胀痛,双下肢麻木,伴烦躁、倦怠乏力、失眠多梦,口干咽燥。诊疗经过:曾用非甾体类抗炎药布洛芬、双氯芬酸钠及祛风散寒除湿中药治疗,疗效不显。

检查:舌淡红,苔薄,脉细滑。四肢关节无红肿,颈背等处有多个压痛点。实验室检查:白细胞3.67×10^9/L,血红蛋白142g/L,血小板180×10^9/L,血沉3mm/h,类风湿因子14U/L,免疫球蛋白M 0.86g/L,CRP 0.9mg/L。

中医诊断:痹病,属肝郁气滞,脉络阻滞。

西医诊断:纤维肌痛综合征。

治法:疏肝解郁,理气止痛。

方药:丹栀逍遥散加减。柴胡10g,香附10g,桂枝10g,当归10g,赤芍15g,炒白术10g,茯苓15g,丹皮10g,炒栀子10g,薄荷6g(后下),大枣15g,炙甘草10g,秦艽10g,生姜3片。14剂,水煎服,2次/日。

二诊(2008年11月20日):患者病情好转,双手指近端指间关节仍有疼痛,较前减轻。舌淡红,苔薄,脉细滑。方药:上方加炙黄芪30g。14剂,水煎服,2次/日。

三诊(2008年11月27日):患者病情好转,症状皆较前减轻。方药:上方加炒枳壳10g,防风10。75剂,水煎服,2次/日。

疗效:药后,诸症明显好转,各压痛点压痛基本消失,临床缓解。

按:纤维肌痛综合征是以全身广泛疼痛为其主要临床表现的疾病,属中医痹证之周痹、气痹。明代李梴在《医学入门》中进一步指出:"痹者,气闭塞不通流也……周身掣痛麻者,谓之周痹,乃肝气不行也。"论述了肝气郁结不行,气机不畅可导致周身掣痛麻木而发生痹证。《傅青主男科》中云:"手足心腹一身皆疼,将治手乎? 治足乎? 治肝为主,盖肝气一舒,诸痛自愈。不可头痛救头,足痛救足也……治一经而诸经无不愈也。"肝郁气滞,气血不畅,而致周身疼痛;肝郁化火,上扰心神,则心烦、眠差、汗出。肝郁气滞郁久伤肝则见疲乏无力。予丹栀逍遥散加减治疗,疏肝解郁,调和气血。肝气调达,气行血畅,气滞血瘀得解而诸症渐除。

(整理:何夏秀　审阅:冯兴华)

案八:清气凉血、泻火解毒治疗痛痹

痛风性关节炎热毒炽盛、气血两燔之痛痹,以清气凉血、泻火解毒收效。

个人信息:路某,男,67岁。

2011年3月11日收入我院风湿科病房。

主诉:发热,多关节肿热疼痛5天。

现病史:患者以往有慢性痛风性关节炎,5天前无明显诱因出现发热,多关节肿热疼痛,遂入院治疗。入院时双足、双手多关节及左膝、右肘关节红肿热痛,痛不可触,伴发热,T:

38~38.5℃,大便秘结,双手、双足多处痛风石形成,舌红苔黄厚,脉滑数。既往痛风 20 余年,糖尿病 7 年,长期饮酒,每日半斤。实验室检查:血常规:WBC $9.8×10^9$/L,血小板 $560×10^{12}$/L,尿常规:pH 5.5,蛋白 150mg/dl,生化血尿酸 682mmol/L,血糖 9.2mmol/L 血肌酐 170μmol/L,尿素氮 5.47mmol/L 甘油三酯 5.47mmol/L,总胆固醇 7.86mmol/L,血沉:86mm/h,CRP:72mg/L。诊断:痛风性关节炎急性发作。治疗:入院后先后予美洛昔康、洛索洛芬钠、吲哚美辛缓释片以抗炎退热,联合盐酸曲马多缓释片以镇痛,静脉滴注痰热清以清热解毒退热,及清热除湿、化瘀止痛中药治疗,但发热及关节肿痛均无明显改善;在积极控制血糖基础上,给予复方倍他米松 1ml 肌注,发热未退,关节肿痛稍减,3 天后再次加重,疼痛夜甚,难以入睡。遂请冯师会诊。

中医诊断:痛痹,属热毒炽盛、气血两燔。

西医诊断:痛风性关节炎。

治法:清气凉血、泻火解毒。

方药:清瘟败毒饮。生石膏 30g,生地 30g,水牛角粉 30g(包煎),黄连 12g,栀子 10g,黄芩 10g,桔梗 10g,知母 10g,赤芍 15g,玄参 15g,连翘 10g,丹皮 10g,竹叶 10g,生甘草 10g。水煎服,日一剂。

疗效:服用三天后,关节肿痛明显减轻,发热退。继服一周,巩固疗效,病情稳定,好转出院。

按:清瘟败毒饮出自《疫疹一得·疫疹诸方》:"治一切火热……不论始终,以此为主","此十二经泄火之药也"。该方由白虎汤、犀角地黄汤和黄连解毒汤组成。方中君以石膏直入胃经,清气分邪热,使其敷布于十二经,退其淫热;佐以黄连、水牛角、黄芩泄心、肺火于上焦;丹皮、栀子、连翘泄肝经之火;玄参、生地、赤芍清血分之热;知母抑阳扶阴,泄其亢甚之火而救欲绝之水;桔梗载药上行、竹叶导热下行;使以甘草和胃也。方中尤其"重用石膏,先平甚者,而诸经之火自无不平矣",石膏,性寒,大清胃热,味淡而薄,能解肌热;体沉而降,能泄实热,杀其炎势,"非石膏不足以取效耳"。该例患者为慢性痛风性关节炎,根据该阶段的发病特点,治当扶正祛邪、健脾益肾、化浊排毒,但入院时以关节红肿热痛、发热、大便干结、舌红苔黄厚,脉滑数为主要临床表现,急则治其标,给以清瘟败毒饮以清气凉血、泻火解毒,获良效。因此,临床诊治虽强调分期辨证施治,但亦需临证灵活变通,以免犯虚虚实实之戒。

(整理:刘宏潇 审阅:冯兴华)

案九:活血化瘀法治疗脊强

强直性脊柱炎瘀血痹阻之脊强,以逐瘀蠲痹、祛风除湿收效。

个人信息:刘某,男,26 岁。

初诊:2011 年 6 月 17 日。

主诉:下腰部疼痛伴双髋关节疼痛 4 年,加重 3 个月。

现病史:患者 4 年前无明显诱因渐出现下腰部及臀区疼痛,伴双髋关节痛,于当地医院诊治,未予明确诊断,自行间断服用双氯芬酸钠可缓解。4 年前,下腰痛加重,夜间痛甚,翻身困难,遂至解放军总医院诊治,诊断为"强直性脊柱炎",给予柳氮磺吡啶及英太青口服,坚持服用2年,效好,自行停药,近两年来,反复发作双髋关节疼痛及腰背部疼痛,未予系统治疗。3个月前,腰背部疼痛加重,夜间疼痛,可痛醒,伴颈部疼痛,左髋关节疼痛,晨僵,胸痛。

检查:舌黯苔白,脉细涩。实验室检查:HLA-B27阳性,ESR 89mm/h,CRP 80.9mg/L,RF 11.3IU/L,AKA、APF均为阴性,CCP<25,血常规:Hb 102g/L,WBC 3.85×10^9/L,PLT 532×10^9/L。CR显示:双侧骶髂关节致密,关节间隙变窄,双髋关节间隙变窄,股骨头未见明显坏死。

中医诊断:脊强,属瘀血痹。

西医诊断:强直性脊柱炎。

治法:逐瘀蠲痹、祛风除湿。

方药:身痛逐瘀汤加减。桃仁9g,红花12g,当归15g,赤芍15g,川芎15g,丹参15g,羌活10g,秦艽10g,防风10g,葛根15g,生苡米15g,制附子10g(先),细辛3g,黄芪30g,元胡10g,穿山龙15g,甘草6g。28剂,水煎服,2次/日。

二诊(2011年7月15日):用药4周,患者腰背疼痛减,夜间疼痛减,夜间无痛醒,双髋关节疼痛亦减。效不更方,原方加淫羊藿15g、杜仲炭15g以加强补肾壮督之功。

三诊(2011年9月10日):上方继服2个月后,腰背部及髋关节疼痛明显减轻,复查ESR 17mm/h,CRP 2.73mg/L。病情稳定,继服上方三个月以巩固疗效。

疗效:患者关节诸症明显减轻,关节功能改善,病情基本缓解。

按:强直性脊柱炎属中医"脊强"、"大偻"范畴,肾督亏虚为本,湿热痹阻为标,血瘀贯穿疾病始终。冯师临证擅用补肾壮督通络法及清热利湿通络两个基本治法治疗强直性脊柱炎。然本例患者,慢性病程,缠绵难愈,首诊时以腰痛、髋痛及颈痛为主要症状,夜间疼痛,舌黯苔薄,脉细涩为其突出特点,冯师辨为瘀血痹,久病入络,"疏其血气,令其调达,而致和平"(《素问·至真要大论》),采用身痛逐瘀汤,意在活血化瘀逐瘀,使瘀血去,结滞清,脉络通畅,痹痛可止。另外,冯师擅用制附子配合身痛逐瘀汤以加强活血通络止痛之功,冯师言"附子,本是辛温大热,其性善走,故为通行十二经纯阳之要药,外则达皮毛而除表寒,里则达下元而温痼冷"(《本草正义》),其温燥之性,加强身痛逐瘀汤之通行全身血脉之功。另外,黄芪配以身痛逐瘀汤中,黄芪补益元气,鼓舞一身气机,使气旺而血行,《名医别录》言黄芪能"逐五脏间恶血",本病例中配以黄芪,自能窥其用药之妙。

本病案应用王清任身痛逐瘀汤治疗痹病,体现了冯师倡"痹有瘀血,活血化瘀为治痹基本治法之一",亦体现了冯师治痹"异病同治"的学术观点。

(整理:刘宏潇　审阅:冯兴华)

案十:清热利湿活血法治疗脊强

强直性脊柱炎气虚湿热、瘀血痹阻之脊强,以清热利湿活血收效。

个人信息:陈某,男,20岁。

初诊:2011年5月12日。

主诉:右髋关节疼痛3年,伴右膝肿痛1年。

现病史:3 年前无明显原因出现右髋关节疼痛,症状时轻时重。近一年右膝关节肿胀明显,局部皮温高,活动受限,足跟痛,恶风怕冷,纳呆,乏力。

检查:舌红苔白厚腻,脉沉细。实验室检查:血沉:57mm/h,CRP:42mg/L,血常规、尿常规、肝肾功能正常。HLA-B27 阳性。辅助检查:骶髂关节 X 线片:双侧骶髂关节致密,关节面不光滑,关节间隙正常。符合 AS 二级改变。骨盆 X 线片:右髋关节间隙变窄。

中医诊断:脊强,属气虚湿热,瘀血痹阻证。

西医诊断:强直性脊柱炎。

治法:清热利湿,益气健脾,化瘀通络。

方药:自拟清热强脊汤。生黄芪 60g,苍术 15g,生薏米 15g,黄柏 10g,牛膝 15g,党参 15g,茯苓 15g,白术 15g,泽泻 30g,萆薢 15g,金银花 30g,连翘 15g,防己 15g,三棱 9g,莪术 9g,穿山龙 15g。56 剂,水煎服,2 次 / 日。

二诊(2011 年 7 月 16 日):服药 2 个月后,右膝关节肿胀明显减轻,有髋关节疼痛减轻,化验:ESR 27mm/h,CRP 8mg/L。上方加制附片 10g 以加强止痛之功。

疗效:患者关节诸症明显减轻,关节功能改善,病情基本缓解。

按:强直性脊柱炎多发于青年男性,先天禀赋不足,补肾壮督当为其关键。然该例患者自发病以来以下肢大关节受累为主要特点。青年男性,素禀属阳,感受寒湿之邪,从阳化热,或湿热之邪直中肌肤,两阳相合,化热化火,攻于骨节,留滞筋脉而发为湿热痹阻之证。急则治其标,清热利湿、活血通络为其治也。该例患者病程日久,湿热之邪久稽,湿浊中阻,脾失健运,久之则耗伤脾气,则出现纳呆、乏力之脾气亏虚之证。故本病治疗在四妙丸清利湿热、活血通路基础上,配以四君子汤益气健脾,扶正祛邪,使脾强则湿浊自化;方中重用生黄芪意在益气除湿消肿,配合泽泻、萆薢、防己以增其化湿消肿之功;金银花、连翘增其清热解毒之功,三棱、莪术破血逐瘀、通络止痛。冯师创制清热强脊汤即从四妙丸加味而来。

(整理:刘宏潇 审阅:冯兴华)

4. 胡荫奇医案(14 则)

案一:益气温阳、健脾利湿治疗尪痹

类风湿关节炎肝肾不足、痰瘀痹阻之尪痹,以益气温阳、健脾利湿收效。

个人信息:高某,男,68 岁。病案编号:20070511。

初诊:2007 年 5 月 9 日。

主诉:四肢多关节肿痛反复发作 40 余年。

现病史:患者于 40 余年前因受风寒后出现双手近指间关节、掌指关节肿痛,双膝关节时有疼痛,下肢乏力,晨僵 1 小时,阴雨天略加重,反复发作,纳眠可,二便调。

检查:舌黯红,苔薄白,脉弦紧。双手近指间关节、掌指关节肿胀,双手握力下降。

中医诊断:尪痹,属肝肾不足、痰瘀痹阻。

西医诊断:类风湿关节炎。

治法:益气温阳、健脾利湿。

方药:山萸肉 15g,怀山药 15g,骨碎补 10g,络石藤 15g,路路通 10g,川牛膝 10g,半枝莲 15g,炒白芥子 10g,车前子(包)10g,夏枯草 15g,地骨皮 15g,萆薢 15g,苍术 6g,炒白术 10g,茯苓 10g,芦根 10g。7 剂,水煎服,日 1 剂,分 2 次服。

二诊:(2007 年 5 月 16 日):双手近指间关节、掌指关节肿痛减轻,双膝关节时有疼痛,下肢乏力,晨僵 1 小时,阴雨天略加重,反复发作,纳眠可,二便调。舌黯红,苔薄白,少津,脉弦紧。双手近指间关节、掌指关节肿胀,双手握力下降。黄芩 10g,黄柏 10g,女贞子 15g,旱莲草 15g,鸡血藤 30g,山萸肉 15g,骨碎补 10g,络石藤 15g,半枝莲 15g,炒白芥子 10g,车前子(包)10g,地骨皮 15g,萆薢 15g,苍术 6g,茯苓 10g,芦根 10g。14 剂,水煎服,日 1 剂,分 2 次服。

三诊:(2007 年 5 月 23 日):双手近指间关节、掌指关节肿痛减轻,双膝关节疼痛减轻,下肢乏力,晨僵缩短,阴雨天略加重,反复发作,纳眠可,二便调。舌黯红,苔薄白,少津,脉弦紧。双手近指间关节、掌指关节肿胀消退,双手握力增强。黄芩 10g,黄柏 10g,女贞子 15g,旱莲草 15g,鸡血藤 30g,山萸肉 15g,骨碎补 10g,络石藤 15g,炒白芥子 10g,车前子(包)10g,地骨皮 15g,苍术 6g,茯苓 10g,芦根 10g,厚朴 6g,佩兰 10g。14 剂,水煎服,日 1 剂,分 2 次服。

四诊:(2007 年 6 月 6 日):患者病情明显好转。双手近指间关节、掌指关节肿痛明显减轻,双膝关节疼痛减轻,下肢乏力,晨僵明显缩短,阴雨天略加重,反复发作,纳眠可,二便调。舌黯红,苔薄白,脉弦。双手近指间关节、掌指关节肿胀消退,双手握力明显增强。阿胶 10g,太子参 10g,怀山药 10g,当归 10g,山萸肉 10g,骨碎补 10g,络石藤 15g,车前子(包)10g,地骨皮 15g,苍术 6g,茯苓 10g,黄芩 10g,黄柏 10g,女贞子 15g,旱莲草 15g,鸡血藤 30g,厚朴 6g,佩兰 10g。14 剂,水煎服,日 1 剂,分 2 次服。

五诊:(2007 年 6 月 20 日):双手近指间关节、掌指关节肿痛明显减轻,双膝关节疼痛明显减轻,下肢乏力,晨僵明显缩短,阴雨天略加重,反复发作,纳眠可,二便调。舌黯红,苔薄白,脉弦。双手近指间关节、掌指关节肿胀消退,双手握力明显增强。陈皮 10g,太子参 10g,怀山药 10g,当归 10g,山萸肉 10g,骨碎补 10g,络石藤 15g,车前子 10g,地骨皮 15g,苍术 6g,茯苓 10g,黄芩 10g,黄柏 10g,女贞子 15g,旱莲草 15g,鸡血藤 30g,厚朴 6g,佩兰 10g,焦神曲 30g,焦麦芽 30g,焦山楂 30g,清半夏 6g。14 剂,水煎服,日 1 剂,分 2 次服。

电话随访(2007 年 7 月 23 日):经向患者本人电话随访,病情稳定。关节肿痛已不明显,晨僵数分钟。

按:患者为典型类风湿关节炎表现,关节肿痛明显,痛苦难忍,畏寒肢冷,属寒湿内蕴,阳气难以温煦,病情缠绵难愈,本虚标实,故治疗初期以祛邪为主,适当佐以健脾益气之品,当收其效,随着风寒湿邪渐祛,渐增扶正之物,益气温阳健脾利湿,患者素体渐复,治疗得以巩固。

(整理:李征　审阅:胡荫奇、王义军)

案二:清热利湿通络治疗尪痹

类风湿关节炎湿热痹阻之尪痹,以清热除湿、活血通络收效。

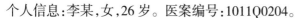

个人信息:李某,女,26 岁。医案编号:1011Q0204。

初诊:2013 年 11 月 5 日。

主诉:双腕、双手指间关节疼痛 2 年,加重 15 天。

现病史:2 年前无明显诱因出现双腕、双手指间关节疼痛,就诊于北京市人民医院,经检查诊断为类风湿关节炎,予口服甲氨蝶呤、柳氮磺砒啶、双环醇治疗,症状时有反复。服用 6 个月后自行停药。15 天前各关节疼痛加重,难以忍受,为求中医治疗来我院就诊。刻下症见:双腕、双手多个小关节疼痛,晨僵 1 小时。

检查:舌黯红,苔黄腻,脉滑。左腕关节肿胀,压痛明显,皮温略高,皮色正常,活动受限,余关节无肿胀,压痛不明显,活动度可。

中医诊断:尪痹,属湿热痹阻。

西医诊断:类风湿关节炎。

治法:清热除湿、活血通络。

方药:自拟清热通络方。土茯苓 15g,忍冬藤 30g,青风藤 15g,豨莶草 15g,土贝母 15g,穿山龙 30g,徐长卿 15g,生地 30g,莪术 15g,威灵仙 30g。水煎服,日一剂,连服 14 天。

二诊(2013 年 11 月 19 日):服药后关节疼痛变化不明显,左腕关节仍肿痛,左肘关节疼痛,双手指间关节略有疼痛,纳可,寐差,二便调。查 CRP 18g/L,ESR27mm/h,RF93.5。舌淡黯红,苔黄腻,脉滑细。上方忍冬藤加量为 45g,青风藤加量为 30g,加乌梢蛇 15g,蒲公英 15g,山慈菇 10g 加强通络止痛之力,14 剂,水煎服,日一剂。

三诊(2013 年 12 月 3 日):患者关节疼痛较前好转。左肘关节、左腕关节、双手小关节时感疼痛。舌淡红,苔薄黄腻,脉滑。土茯苓 30g,漏芦 10g,忍冬藤 45g,穿山龙 30g,苦参 10g,制南星 10g,桑寄生 20g,杜仲 15g,乌梢蛇 10g,徐长卿 15g,青风藤 15g,元胡 10g,威灵仙 30g,莪术 10g,土贝母 15g,当归 15g,伸筋草 15g。14 剂,水煎服,日一剂。配合风湿祛痛胶囊,0.9g,日三次,口服;风湿安颗粒,6g,日二次,口服。

四诊(2013 年 12 月 31 日):患者病情好转。左腕、左肘关节肿痛,皮温稍高,活动度尚可,右手食指间关节疼痛,略有肿胀,怕冷,鼻塞,口干口渴,乏力,纳眠可,二便调。查 ESR26mm/h,CRP 6g/L。舌黯红,苔黄腻,脉滑细。土茯苓 30g,漏芦 10g,忍冬藤 45g,苦参 10g,制南星 10g,桑寄生 20g,杜仲 15g,穿山龙 30g,乌梢蛇 10g,徐长卿 15g,青风藤 15g,元胡 10g,威灵仙 30g,莪术 10g,土贝母 15g,当归 15g,伸筋草 15g。14 剂,水煎服,日一剂。配合新癀片,1.28g,日三次,口服;风湿安颗粒,6g,日二次,口服。

五诊(2014 年 1 月 14 日):患者各关节疼痛变化不明显。左腕关节肿胀,右手食指近指间关节疼痛,左手臂麻木,怕冷,头痛,乏力,纳可,多梦易醒,二便调。舌淡红苔黄腻,脉滑细。予青风藤 15g,威灵仙 30g,桑寄生 30g,忍冬藤 45g,当归 10g,川芎 10g,伸筋草 10g,穿山龙 30g,姜黄 10g,天麻 15g,乌梢蛇 10g,连翘 10g,土茯苓 15g,土贝母 15g。

配合新癀片,1.28g,日三次,口服;风湿安颗粒,6g,日二次,口服。2 个月后随访患者关节疼痛减轻明显。

按:经辨证患者属于湿热痹阻之"尪痹",法当清热利湿、活血通络。药用土茯苓、土贝母、豨莶草、徐长卿、威灵仙、青风藤、忍冬藤等大队祛风湿之品,共奏清热解毒,祛风除湿,通络散结之功;用莪术破血行气止痛,正如《药品化义》云:莪术味辛性烈,专攻气中之血,主破积消坚,去积聚癥块,经闭血瘀,扑损疼痛。大剂穿山龙性善走窜,内达脏腑,外通经络,活血祛瘀消肿,通经络,利关节。二药效专力宏。生地为佐,功在清热凉血,防热与血结;同时养阴生津,防诸辛温走窜之药伤阴之虞。诸药共奏清热利湿、活血通络之功,则热清湿去,气血通畅,疼痛自止。

(整理:李光宇 审阅:胡荫奇、王义军)

案三:补益肝肾、化痰通络治疗尪痹

类风湿关节炎肝肾不足、痰瘀痹阻之尪痹,以补益肝肾、化痰通络收效。

个人信息:苏某,女,69 岁。医案编号:1011Q0270。

初诊:2014 年 2 月 11 日。

主诉:全身多关节疼痛 2 年。

现病史:患者 2 年前无明显诱因出现右膝关节肿痛,于当地县医院就诊,诊断为"RA"(具体治疗不详)。3 个月前于广安门医院住院治疗,症状缓解后出院。此后关节疼痛反复发作。现口服雷公藤 20mg,每日 2 次,塞来昔布 0.2g,每日 2 次,风湿安胶囊 6g,每日 3 次。2014 年 1 月 20 日查 ESR83mm/h,CRP 109.4mg/L。

检查:舌黯红,苔薄,脉弦。双手掌指关节、近端指间关节压痛,双足背、踝关节肿胀,压痛。

中医诊断:尪痹,属肝肾不足、痰瘀痹阻。

西医诊断:类风湿关节炎。

治法:补益肝肾、活血化痰、通络止痛。

方药:自拟化痰通络方。益母草 15g,莪术 15g,土贝母 15g,土茯苓 30g,生黄芪 30g,山慈菇 10g,生地 30g,丹皮 15g,当归 10g,生苡米 15g,防己 10g,伸筋草 15g,青风藤 15g,忍冬藤 45g,石斛 15g,元胡 15g。水煎服,日一剂,连服 14 天。

二诊(2014 年 3 月 4 日):服药后关节疼痛较前略好转。双手小关节疼痛较前减轻,仍有腕关节、踝关节肿痛,纳眠可,二便调。舌黯红,苔白,脉弦。上方加生地榆 30g。14 剂,水煎服,日一剂。

三诊(2014 年 3 月 25 日):双腕关节、双手小关节疼痛较前减轻,双膝关节、双踝关节微肿。3 月 17 日查 ESR 50mm/h。舌黯红,苔白腻,脉滑数。上方加枳实 15g,乌蛇 10g 加强行气通络止痛之力。14 剂,水煎服,日一剂。

四诊(2014 年 4 月 15 日):患者各关节疼痛明显缓解,自觉左小腿及脚面浮肿,午后甚指压凹陷。近一周出汗着凉后,咽痛,纳眠可,大便干,小便调。查体:左侧扁桃体肿大,咽后壁充血。舌淡红,苔薄白,脉沉细滑。防己 15g,生黄芪 30g,茯苓 30g,白术 15g,牛蒡子 10g,辛夷 15g,生地榆 30g,乌蛇 10g,青风藤 15g,土茯苓 30g,生苡米 15g,土贝母 15g,益母草 15g,石斛 15g,车前子 10g。14 剂,水煎服,日一剂。配合复方倍他米松;风湿安颗粒,6g,每日 2 次;新癀片,1.28g,每日 3 次。

　　五诊(2014年5月6日)：患者各关节疼痛减轻，已无咽痛，纳眠可，二便调。舌黯红，苔白，脉沉弦。首诊方减莪术、山慈菇、青风藤、元胡，土茯苓减量为15g，加枳实15g。嘱其间断口服1月余，随访患者关节疼痛减轻明显。

　　按：本案辨证属于肝肾不足、痰瘀痹阻证。治宜补益肝肾，活血化痰，通络止痛为法。药以生黄芪、生地、石斛益气养阴，以土贝母、土茯苓、薏米、丹皮、益母草清热利湿，以防己、伸筋草、青风藤、忍冬藤祛风湿、通络止痛，以当归、莪术、玄胡养血活血止痛。胡老师在临床治疗类风湿关节炎时，主张辨证与辨病相结合，强调在符合中医辨证论治原则的前提下，选用一些经现代药理研究证实对类风湿关节炎具有针对性治疗作用的药物，如现代药理研究表明有些中药如青风藤、穿山龙、莪术、土贝母等具有免疫抑制作用；许多清热凉血和清热解毒药可以有效降低类风湿关节炎的炎性指标。如在临床观察中发现生地榆、侧柏叶、丹皮、土贝母、土茯苓、蒲公英、漏芦、连翘等具有一定的降低血沉(ESR)及C-反应蛋白(CRP)的作用；而部分补肾活血及祛风湿药如山萸肉、莪术、赤芍、土贝母、老鹳草、豨莶草等则可以有效降低类风湿因子滴度；而清热利湿药如萆薢、木瓜、猪苓等具有降低血浆免疫球蛋白水平的作用。

（整理：李光宇　审阅：胡荫奇、王义军）

案四：祛风除湿通络治疗尪痹

　　类风湿关节炎肝肾亏虚、风湿痹阻证之尪痹，以祛风除湿通络收效。

　　个人信息：李某，女，30岁。医案编号：1011Q0266。

　　初诊：2014年1月21日。

　　主诉：周身多关节疼痛肿胀3年余。

　　现病史：现右手第5掌指关节、第2远端指间关节、右腕关节、双肘关节、双膝关节疼痛，尤以抓握活动时明显，未见明显红肿，自觉怕风怕凉，晨起时有小关节晨僵，活动约1小时后减轻，纳寐可，二便调。

　　检查：舌淡红，苔白腻，脉细。RF151.6IU/L，CRP24.8mg/L。

　　中医诊断：尪痹，属肝肾亏虚、风湿痹阻。

　　西医诊断：类风湿关节炎。

　　治法：补益肝肾、祛风除湿通络。

　　方药：经验方。僵蚕10g，辛夷15g，青风藤15g，羌活10g，忍冬藤30g，土贝母15g，伸筋草10g，穿山龙30g，徐长卿15g，赤芍15g，当归15g，乌梢蛇10g，生地30g，地榆30g。水煎服，日一剂，连服7天。

　　二诊(2014年1月28日)：服药后双手关节疼痛减轻，双腕关节偶有疼痛，晨僵，约30分钟左右，活动后可稍好转。自觉膝关节活动时腘窝有牵拉痛，怕风怕冷，口干，时有干咳。上方生地加量至45g，加山萸肉15g，莪术15g，牛蒡子10g，再进7剂。

　　三诊(2014年2月5日)：服药后自觉症状减轻，现晨起双手关节发胀、不适感，无明显晨僵，双膝、双肩、双腕偶有疼痛，畏寒，口干。上方去徐长卿、赤芍、当归、牛蒡子、地榆，穿山龙减量至 15g,加姜黄 15g、桑枝 30g、土茯苓 15g。嘱其间断续服 30 剂。

随访:停药关节诸症减轻,遂嘱避风寒,注意保暖,防止复发。化验复查 RF70.6IU/L,CRP2.2mg/L。

按:患者青年女性,先天禀赋不足,肝肾亏虚,筋骨失养,故见周身多关节疼痛,晨僵。起居不节,不慎外感风寒湿邪,痹阻经络关节,不通则痛,故可见关节疼痛,畏风寒。故治宜祛风除湿通络治其标,补益肝肾治其本。予羌活、青风藤、辛夷、穿山龙、徐长卿祛风除湿,患者以上半身痛为主,羌活善治上半身风湿痹痛,辛夷辛散温通、芳香走窜,可祛风除湿,善通九窍,可用于上半身尤以头面为主的风湿痹痛。青风藤、穿山龙为胡教授常用之要药良对,两者配伍辛开苦泄相须为用,可起到祛风除湿、化痰祛瘀通络作用,对肢节疼痛及缓解晨僵有良效,青风藤所含青藤碱具有镇痛、抗炎、抗风湿作用,但其能促进组胺释放,易出现皮疹、面部潮红、恶心等不良反应,穿山龙所含有效成分薯蓣皂苷元为糖皮质激素合成前体,具有一定类肾上腺糖皮质激素样作用,两者相须为用可以减毒增效。又恐其风盛,草木药力所不能及,予僵蚕、乌梢蛇搜剔经络,以助其效。予赤芍、当归活血通络,生地、生地榆养阴清热凉血,以防诸药过于温燥。二诊患者出现口干、干咳,又怕风怕凉,故予生地加量至 45g,取其清热养阴生津之效。又予牛蒡子疏散风热、解毒消肿,防范风热袭表,热邪初起。三诊患者双手发胀,双腕、肩均有疼痛不适感,加姜黄行气活血,通经止痛,使气行则血行,血行则经络通,尤长于行肢臂而除痹痛,常配羌活、桑枝等药用,治疗上半身、尤其肩臂疼痛功效尤佳。

(整理:王宏莉　审阅:胡荫奇、王义军)

案五:补肝肾活血治疗尪痹

类风湿关节炎肝肾阴虚、瘀血痹阻之尪痹,以补肝肾活血、益精填髓通络收效。

个人信息:武某,女,32 岁。医案编号:1011Q0241。

初诊:2013 年 12 月 24 日。

主诉:周身多关节疼痛肿胀半年余。

现病史:时有双手小关节疼痛肿胀,晨僵 10 余分钟,活动后可减轻,稍畏风寒,四肢多关节游走性疼痛,无明显关节活动受限,关节疼痛与天气变化无明显关系,自觉腰酸腰痛,乏力,心悸烦热,纳可,寐差,二便调。

检查:舌黯红苔白腻,脉滑细。右手 PIP3.5,左手 PIP2.5,MCP2.3 关节稍有肿胀,伴压痛,皮温略高,皮色正常。余关节无肿胀,压痛不明显,活动度可。RF160U/L,CCP(+),CRP19.6mg/L,ESR77mm/h。

中医诊断:尪痹,属肝肾阴虚、瘀血痹阻。

西医诊断:类风湿关节炎。

治法:补益肝肾、活血化瘀。

方药:经验方。鹿角胶 15g,老鹳草 15g,鸡血藤 30g,羌活 15g,白芍 30g,乌梢蛇 10g,土茯苓 35g,路路通 10g,威灵仙 30g,川芎 10g,当归 15g,穿山龙 30g,生黄芪 15g,白芷 10g。水

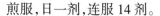

煎服,日一剂,连服 14 剂。

二诊(2014 年 1 月 7 日):服药后周身关节疼痛未见明显减轻,自觉双手多个近端指间关节肿胀疼痛,晨僵半小时余,不能握固,畏风寒,时有潮热,活动后易汗出,纳可,夜间入寐困难,二便调。上方去老鹳草、土茯苓、路路通、白芷,生黄芪加量至 30g,加防己 5g,忍冬藤 45g,青风藤 30g,地骨皮 15g,柏子仁 10g,麻黄根 15g。再进 14 剂。

三诊(2014 年 1 月 21 日):患者服药后病情好转,双手小关节肿痛稍减,晨僵好转,四肢大关节游走性疼痛,肩背不适,乏力明显,畏风寒,心悸汗出。经验方加玉屏风散加减。麦冬 10g,桂枝 10g,麻黄根 15g,防己 10g,山慈菇 10g,浮小麦 30g,柏子仁 10g,鹿角胶 12g,鹿衔草 15g,青风藤 15g,葛根 30g,红景天 10g,生黄芪 15g,防风 10g,白术 10g,穿山龙 15g。水煎服,日一剂,再进 7 天。

四诊(2014 年 1 月 28 日):患者药后关节疼痛肿胀减轻,行走活动时关节稍有疼痛,但自觉周身关节处皮肤瘙痒,抓挠后皮肤发红,无皮疹,心悸汗出好转,五心烦热,眼干眼痒,眠差,多梦,大便干结,小便调。经验方再进 14 剂。鹿衔草 10g,鹿角镑 10g,山慈菇 10g,威灵仙 30g,松节 10g,忍冬藤 15g,穿山龙 30g,徐长卿 15g,生黄芪 15g,秦艽 10g,生地 30g,麦冬 10g,乌梢蛇 10g,豨莶草 15g,老鹳草 15g。

五诊(2014 年 2 月 12 日):患者现双手小关节疼痛肿胀已明显缓解,晨僵活动 5 分钟左右即可好转,四肢关节游走性疼痛亦较前明显减轻,稍畏风寒,自觉潮热,伴汗出,身痒,心悸,二便调。经验方续服 14 剂。银柴胡 10g,地骨皮 15g,知母 10g,五味子 10g,桂枝 10g,白芍 30g,伸筋草 15g,连翘 10g,秦艽 10g,豨莶草 15g,忍冬藤 30g,生地 30g,防风 15g,穿山龙 30g,麦冬 10g,生黄芪 30g。

随访:诸症已有好转,未再反复。

按:患者青年起病,先天禀赋不足,肝肾精血亏虚,筋骨失于濡养,故见关节疼痛,晨僵,活动不利。肾为一身之根本,肾元不足则正虚体弱,卫外不固,风寒湿邪趁虚侵袭,痹阻经络关节,气血运行不畅,不通则痛,加之风性游走不定,故见关节游走性疼痛。患者素体肝肾精血不足,加之久病复又耗伤气阴,不能濡养四肢九窍,故见五心烦热,心悸,皮肤瘙痒,眼干。治宜补益肝肾,滋阴养血,活血通络为主。方用鹿角胶、白芍补益肝肾、滋阴养血;老鹳草、羌活、威灵仙、路路通、穿山龙祛风湿、通经络、止痹痛;其中威灵仙祛风除湿,善通行于十二经络,配伍鸡血藤、川芎、当归养血活血,使风湿得祛、瘀血自除,又恐病邪深入,草木之药力所难达,又予乌蛇走窜搜剔经络;加之重用穿山龙,现代药理研究认为其有效成分薯蓣皂苷元为糖皮质激素合成前体,具有一定类糖皮质激素作用,可以减轻炎症反应,对实验动物关节肿胀有效。加之黄芪益气扶正,土茯苓清热解毒、利湿消肿、通利关节。二诊患者服药后未见著效,考虑病邪久痹经络而湿热内生,予忍冬藤清热消肿、通络止痛,防己清热利湿消肿,青风藤祛风除湿、通经活络,兼能行痰,现代药理证实青风藤主要成分为青藤碱,具有镇痛、抗炎、抗风湿作用,与具有类肾上腺皮质激素作用之穿山龙配伍,可以增强其疗效,药后收效。此后各诊随症加减,辨证精当,病情亦随之改善。

(整理:王宏莉　审阅:胡荫奇、王义军)

案六：补益肝肾、清热利湿治疗尪痹

类风湿关节炎肝肾不足、湿热痹阻之尪痹，以补益肝肾、清热利湿收效。

个人信息：王某，女，71岁。医案编号：060811。

初诊：2009年8月3日。

主诉：四肢浮肿半月，双手小关节疼痛2天。

现病史：患者于2009年7月出现四肢浮肿，双下肢指凹性肿胀明显，自觉双手胀，指间关节晨起有僵硬感，约1小时余，活动后缓解，乏力，双手握拳困难。至华信医院查血小板增高，RF阴性，CRP 141.4mg/L，ESR 40mm/h。现：自觉双手多个小关节疼痛，活动时疼痛明显。晨僵约1小时。双手及双下肢浮肿。

检查：舌淡红，边有齿痕，苔白腻，脉弦滑。双手指间关节、掌指关节稍有肿胀，双手近端及远端指间关节、掌指关节压痛(+)，双腕稍肿，活动略有受限。双肘、肩活动尚可。双膝肿胀，表面皮温高，浮髌征(−)，双足背指凹性水肿，双下肢触觉、痛觉、温度觉正常存在。右侧足背动脉搏动可，左侧足背动脉搏动减弱。握力：左30mmHg，右30mmHg。

中医诊断：痹病，属肝肾亏虚、湿热痹阻。

西医诊断：缓和的血清阴性对称性滑膜炎伴凹陷性水肿综合征（RS3PE）。

治法：清热利湿、活血利水。

方药：四妙散加减。苍术12g，黄柏12g，薏苡仁20g，川牛膝15g，萆薢15g，桑枝30g，莪术15g，猪苓12g，鸡血藤30g，丹皮15g，川芎15g，赤芍15g，路路通15g。7剂，水煎服，日一剂。

二诊（2009年8月10日）：患者双手多个小关节仍有疼痛，活动时疼痛明显。双手指时有胀感。晨僵约1小时。双膝关节肿痛。双手及双下肢浮肿有所减轻。检查：双手指间关节、掌指关节肿胀渐消，双手近端及远端指间关节、掌指关节压痛(+)，双腕稍肿，活动略有受限。双膝肿胀，表面皮温高，浮髌征(−)，双足背指凹性水肿较前减轻。握力差。舌淡红，边有齿痕，苔薄黄腻，脉弦滑。上方加减。薏苡仁30g，川牛膝15g，萆薢15g，桑枝30g，莪术15g，猪苓12g，鸡血藤30g，丹皮15g，川芎10g，赤芍15g，路路通15g，泽兰15g，黄柏12g。7剂，水煎服，日一剂。

三诊（2009年8月18日）：现患者仍有双踝关节以下肿胀，但较前减轻，足背肿胀呈指凹性，双手轻度肿胀，双手背稍有指凹性水肿，自觉晨起双手发胀，晨僵约1小时余，掌指、指间关节疼痛，无明显干咳，胃纳可，二便调，夜寐可。查：双手近端及远端指间关节、掌指关节压痛(+)，双腕稍肿，活动略有受限。双膝肿胀，表面皮温高，浮髌征(−)，双足背指凹性水肿较前减轻。舌淡红，苔薄黄腻，脉弦滑。上方继续加减服用。黄柏12g，薏苡仁20g，川牛膝15g，萆薢15g，桑枝30g，莪术15g，猪苓12g，鸡血藤20g，丹皮15g，川芎10g，赤芍15g，路路通15g，葶苈子15g，桑白皮30g，穿山龙20g，白术15g，川断15g。14剂，水煎服，日一剂。

四诊（2009年9月14日）：因服药后症状缓解，患者依上方服用近30剂，现手背肿消。双手关节疼痛不甚，劳累后疼痛加重，休息后缓解。双足不肿。舌淡红，苔薄黄，脉弦滑。上方加减，继续服用2周后停药，症状缓解。

按：本病属类风湿关节炎特殊类型。西医无特殊治疗。然患者关节疼痛、肢体水肿明显，痛苦异常。而中医的特色在于辨证论治,有是证用是药。结合四诊所得,给予辨证为湿热痹阻,其中湿大于热。遂治疗以清热利水为原则,因年过七旬,病久伤正,遂酌加补肾健脾,益气活血之品,以扶正祛邪。本病例彰显出了中医治病优势。

（整理:刘燊亿　审阅:胡荫奇、王义军）

案七:清热利湿法治疗尪痹

类风湿关节炎湿热痹阻之尪痹,以清热利湿、苦寒清热收效。

个人信息:付某,女,29岁。病历号:060801。

初诊:2008年10月13日。

主诉:左膝关节肿痛伴小关节对称性疼痛2年。

现病史:患者于2006年无明显诱因出现左膝关节肿痛,症状持续不缓解。负重久后症状加重。当地某医院诊断为"类风湿关节炎",口服醋酸泼尼松后症状无缓解。2008年7月至中山大学附属第一医院住院治疗,入院诊断为:类风湿关节炎,予甲氨蝶呤20mg/半月注射,症状无缓解。遂至我院求助。现:双膝关节肿痛,左膝为重。双腕关节、左肘关节、双足跖趾关节肿痛,活动时关节疼痛加重。晨僵持续约1小时,活动后减轻。时有周身乏力倦怠。患者无发热,无胸闷胸痛,无心慌气短,食纳可,夜寐欠安,二便调。

检查:舌质红,苔薄黄腻,脉滑细数。双腕关节轻度肿胀,活动受限,压痛阳性,局部皮温不高。左手第二、三、四、五掌指关节压痛,关节局部皮色不红,局部皮温不高。右手第一、二、五指近端指间关节、第二、三、四、五指掌指关节压痛,关节局部皮色不红,局部皮温不高。右手第一、二、五指近端指间关节肿胀。左膝关节髌下压痛,双膝关节浮髌(+),屈伸时可及骨摩擦音。双肩活动度可。握力:左70mmHg、右62mmHg。

中医诊断:痹病,属湿热痹阻。

西医诊断:类风湿关节炎。

治法:清热利湿、除痹通络。

方药:清热利湿除痹方加减。伸筋草10g,白芥子6g,穿山龙15g,徐长卿15g,莪术15g,土贝母15g,忍冬藤30g,萆薢20g,秦皮10g,虎杖15g,车前子10g(包煎),木瓜15g,丹皮15g,益母草20g,青风藤15g。水煎服,日一剂,连服14天。

二诊(2008年10月23日):各关节肿痛减轻。晨僵约半小时,活动后减轻。食纳可,夜寐欠安,二便调。舌质淡红,苔薄黄,脉滑细。调整处方如下:木瓜15g,青风藤15g,萆薢15g,丹皮15g,生侧柏叶12g,莪术15g,车前子10g(包煎),路路通10g,益母草20g,皂刺10g,山慈菇15g(先煎),苡仁20g,黄柏12g,苍术12g,穿山龙15g。水煎服,日一剂,连服30天。

三诊(2008年11月30):患者各关节肿痛减轻明显,可正常工作生活。以上方加减继服一个月以巩固疗效。

按:本患者常年在深圳工作生活,工作强度大,且居住之地湿热偏盛。于体虚之时复感湿热之邪,胶结痹阻于经络关节,而见关节肿痛明显。湿阻气机,且湿性沉重,则见乏力倦怠。可见此例患者湿重于热。治疗时着重使用苍术、木瓜、萆薢、车前子、薏苡仁等祛湿,配伍使用忍冬藤、伸筋草、路路通、丹皮等以清热。湿邪为病,黏腻难除,遂于处方中加入穿山龙、徐长卿、青风藤等祛风湿,通经络之品,既可止痛,又助除湿。湿邪痹阻日久易成痰瘀,故选用白芥子、山慈菇、皂刺、莪术等以豁痰通瘀。本病例选方精当,诸药配合,湿热痰瘀尽散,而收良效。

(整理:刘燊亿　审阅:胡荫奇、王义军)

案八:补益肝肾、化痰祛瘀法治疗大偻

强直性脊柱炎肝肾不足、痰瘀痹阻之大偻,以补益肝肾、化痰祛瘀收效。

个人信息:贾某,女,39 岁。医案编号:060814。

初诊:2010 年 11 月 12 日。

主诉:腰骶部疼痛反复发作 6 年余。

现病史:患者于 2004 年出现腰骶部疼痛,时轻时重,间断服用阿司匹林、双氯芬酸钠缓释片治疗。先后于当地医院及北大医院就诊,诊断为"强直性脊柱炎"。现症:腰骶部疼痛,翻身及坐起困难,夜间较重,伴胸骨部疼痛,晨僵(+),约持续 10 分钟,活动后缓解,右腕关节及左足踝部冷痛,畏风怕冷,咽痛,胃脘部冷痛,体倦乏力,纳眠可,小便调,大便 3~4 天一行。

检查:舌淡黯,苔薄白腻,脉弦细滑。腰椎前屈、后伸、左右侧屈稍受限,指地距 20cm,枕墙距 0cm,胸廓活动度 4cm。Schober 试验(-),双 4 字征(+),双侧直腿抬高试验(-),骨盆挤压、分离试验(-),第二、三胸椎压痛,第十二胸椎、第一腰椎压痛阳性,双下肢无水肿。

中医诊断:痹病,属肝肾不足、痰瘀痹阻。

西医诊断:强直性脊柱炎。

治法:补益肝肾、化痰通络。

方药:补肾祛瘀汤加减。乌蛇 10g,夏枯草 10g,牛蒡子 15g,檀香 10g,乌药 10g,元胡 15g,伸筋草 15g,鸡血藤 30g,穿山甲 6g(先煎),葛根 30g,狗脊 15g,蜈蚣 2g,威灵仙 15g,白芍 30g,徐长卿 10g,僵蚕 10g。7 剂,水煎服,日一剂。

二诊(2010 年 11 月 19 日):患者腰骶部疼痛,翻身及坐起困难,夜间较重,伴胸骨部疼痛。晨僵(+),活动后缓解。右腕关节及左足踝部冷痛减轻。畏风怕冷,咽痛减轻,胃脘部冷痛,体倦乏力,纳眠可,二便调。舌淡黯,苔薄白腻,脉弦细滑。上方加檀香、草薢。7 剂,水煎服,日一剂。

三诊(2010 年 11 月 26 日):患者后背部及胸骨处疼痛、右腕关节及左足踝部冷痛较前减轻,腰骶部疼痛不明显,翻身及坐起困难较前缓解,晨僵不明显,胃脘部冷痛及体倦乏力好转,仍有畏风怕冷,时咳嗽,吐少量白黏痰,纳眠可,小便调,大便可。舌淡黯,苔薄白腻,脉弦细滑。继以上方加减。皂刺 10g,丹皮 15g,生地 30g,熟地 30g,檀香 10g,乌药 10g,元胡 10g,鸡血藤 30g,蜈蚣 3g,僵蚕 10g,葛根 30g,威灵仙 15g,夏枯草 10g,穿山甲 6g(先煎),鳖甲 30g(先煎),制南星 10g。14 剂,水煎服,日一剂。

四诊(2010 年 12 月 17 日):以上方服用 3 周,患者病情明显好转。现疼痛不明显,晨起腰背僵硬感,活动后即可缓解。晨起时有咳嗽,咯少量白黏痰。畏寒喜暖。纳寐可,二便调。

舌淡黯,苔薄白,脉弦细滑。改为口服健步强身丸 60 粒,口服,2 次/日;白芍总苷胶囊 0.6g 口服,3 次/日,巩固疗效。

按:本案辨证属痰瘀痹阻。故治疗以化痰通瘀、祛邪除痹为原则。方用狗脊、徐长卿以补肝肾、祛风湿、除痹痛;以皂刺、南星、山慈菇、僵蚕、夏枯草、牛蒡子化痰散结通络;元胡行气以助通痹;考虑痰瘀痹久易生热灼津,故给予萆薢等清热利湿,白芍、生熟地、丹皮等以养阴清热;鸡血藤、伸筋草配伍白芍又可养阴柔筋,缓解筋脉拘急。痰瘀乃有形之邪,故加用僵蚕、炮山甲、蜈蚣等以搜络剔邪,加强通络祛邪止痛之功效。以上诸药,配伍得当,遂临床效果显著

(整理:刘燊亿　审阅:胡荫奇、王义军)

案九:清热利湿法治疗痹证

强直性脊柱炎湿热痹阻之大偻,以清热利湿、活血通络收效。

个人信息:刘某,男,36 岁。医案编号:0608007。

初诊:2000 年 5 月 10 日。

主诉:腰背疼痛反复发作 1 年。

现病史:患者于 1999 年因受寒后出现腰背疼痛,夜间翻身困难。于积水潭医院诊断为:AS。给予柳氮磺吡啶、双氯芬酸钠口服。症状时有缓解。每于天气变化及劳累后加重。现症:腰骶部疼痛,两侧跟腱部疼痛,活动后可缓解,畏风,怕冷,晨僵约 20 分钟,阴雨天加重,纳寐可,大便干,1~2 日一行。

检查:舌黯红,苔黄腻,脉细滑。颈椎活动度良好,指地距 14cm,枕墙距 0cm,胸阔活动度 3cm。Schober 试验(−),双髋关节活动度正常,右侧"4"字试验(±),双膝关节不肿,活动度正常。双跟腱轻度肿胀,压痛(+)。

中医诊断:痹证,属湿热痹阻。

西医诊断:强直性脊柱炎。

治法:清热利湿、除痹通络。

方药:生地 15g,生侧柏 10g,丹皮 10g,黄柏 15g,地榆 15g,葛根 30g,穿山龙 15g,忍冬藤 15g,威灵仙 15g,茯苓 15g,伸筋草 15g,法半夏 10g,枳实 10g。7 剂,水煎服,日一剂。

二诊(2000 年 5 月 17 日):患者腰骶部疼痛减轻,阴雨天加重。两足跟腱部疼痛,活动后可缓解,畏风,怕冷,晨僵,活动后缓解。纳寐可,二便调。查体:颈椎活动度良好,指地距 8cm,枕墙距 0cm,胸阔活动度 3.5cm。舌黯红,苔薄黄腻,脉细滑。以上方加减服用。生地 15g,忍冬藤 15g,地榆 15g,丹皮 10g,侧柏叶 15g,黄柏 10g,萆薢 15g,法半夏 10g,枳实 10g,葛根 30g,威灵仙 15g,伸筋草 15g,夏枯草 10g,蜈蚣 3g。7 剂,水煎服,日一剂。

三诊(2000 年 5 月 24 日):患者腰骶部疼痛减轻,跟腱部疼痛减轻。腰背晨僵,活动后可缓解,畏风,怕冷,纳寐可,二便调。查体:各关节活动无受限。双 4 字试验阴性。舌黯,苔薄黄,脉滑细。依上方加减。生地 20g,伸筋草 15g,夏枯草 10g,地榆片 10g,蜈蚣 3g,川牛膝 15g,丹皮 10g,穿山龙 15g,葛根 30g,茯苓 15g,陈皮 10g,枳实 10g,黄柏 10g,法半夏 9g。7 剂,

水煎服,日一剂。

四诊(2000 年 5 月 31 日):患者病情好转。腰骶部疼痛减轻,肩关节活动改善,跟腱部无疼痛,纳寐可,二便调。查体:指地距 4cm,枕墙距 0cm,胸阔活动度 4cm。舌黯,苔薄白,脉细滑。生地 15g,半枝莲 10g,白花蛇舌草 15g,伸筋草 10g,法半夏 10g,枳实 10g,丹皮 10g,蜈蚣 3g,穿山龙 15g,威灵仙 15g,葛根 30g,川牛膝 15g。服用 14 剂,以巩固疗效。

按:强直性脊柱炎属中医痹证范畴,其中医治疗多从补益肝肾、散寒温阳通络之法着手。然本患者年轻体壮,且形体偏胖,多痰多湿,外邪与痰湿互结,郁久生热。故治疗从清热利湿,活血通络之法着手。酌配清热凉血之剂。待标热得清后,可逐渐转为补益肝肾,强督通络之法。

(整理:刘燊亿　审阅:胡荫奇、王义军)

案十:益气养阴、清热利湿法治疗热痹

成人斯蒂尔病气阴两虚、湿热痹阻之热痹,以益气养阴、清热利湿收效。

个人信息:王某,女,22 岁。医案编号:060822。

初诊:2009 年 5 月 12 日。

主诉:反复发热、咽痛、周身关节疼痛 1 月余。

现病史:患者于 2009 年 4 月因外感后出现发热,咽痛,周身酸痛。以发热原因待查入住当地医院呼吸内科。考虑为:变应性亚败血症。入院后予抗感染(先后应用左氧氟沙星 1 天、阿奇霉素 7 天、阿米卡星 3 天)对症、支持治疗,应用一次地塞米松 5mg,效果好(体温下降,皮疹消退)。出院后患者体温不稳定,皮疹时隐时现,发热时明显。患者随后于北京 301 医院的血液科、风湿科门诊就诊,经检查最后确诊为成人 Still 病。现:间歇性高热反复出现,以下午为著,随发热出现皮疹,偶有皮肤瘙痒,伴有四肢关节肌肉酸痛,体倦乏力。纳呆,寐差,小便黄,大便调。

检查:舌黯红,苔薄黄腻,脉滑细数。各关节不肿,未见皮疹。

中医诊断:痹病,属气阴两虚、湿热瘀阻。

西医诊断:成人斯蒂尔病。

治法:益气养阴、清热利湿。

方药:青蒿鳖甲汤加减。青蒿 20g,鳖甲 15g(先煎),生地 15g,知母 10g,丹皮 15g,白薇 30g,半枝莲 15g,生芪 30g,当归 10g,淡竹叶 10g,白茅根 30g,葛根 30g,土茯苓 30g,地骨皮 20g,元胡 10g,蝉衣 12g。14 剂,水煎服,日一剂。

二诊(2009 年 5 月 26 日):服药后患者病情明显好转。体温降至正常,皮疹、皮肤瘙痒、肌肉酸痛已明显减轻。舌黯红,苔薄黄,脉滑细。青蒿 20g,鳖甲 15g(先煎),生地 20g,知母 10g,丹皮 15g,半枝莲 15g,生芪 30g,当归 10g,葛根 20g,土茯苓 15g,地骨皮 15g,生地榆 10g。14 剂,水煎服,日一剂。

三诊(2009 年 6 月 11 日):患者已无发热。皮肤瘙痒、肌肉酸痛已明显减轻。舌黯红,苔薄黄,脉滑细。以上方加减服药 2 月余,无发热出现。后停中药汤剂,改服白芍总苷胶囊、

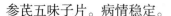

参芪五味子片。病情稳定。

按：成人斯蒂尔病发生的病因病机乃伏热内蕴，复感湿热病邪，引动伏邪合而为病。正气亏虚是疾病发生的内在病因，湿热内伏为其病机转化关键，外邪相引是发病的必要条件，气阴两虚、湿热互结是病情反复发作之源。所以益气养阴，清热利湿乃本病之治疗大法。青蒿鳖甲汤出自《温病条辨》，是治疗温热病后期邪伏阴分，余邪未尽，阴液亏耗的虚热以及骨蒸劳热等病症的典型方剂。本病例以青蒿鳖甲汤益气养阴，配合白薇、地骨皮清虚热；半枝莲、生地榆、土茯苓、淡竹叶、白茅根清利湿热；葛根升清以助津液运化；蝉衣解表透热；生芪配伍当归益气养血，同时当归、葛根生津养血，以防苦寒伤阴。元胡理气止痛。方中穿山龙还有类激素样作用。诸药合用共奏益气养阴、清利湿热之功。

（整理：刘燊亿　审阅：胡荫奇、王义军）

案十一：清热利湿、益气养阴治疗热痹

成人斯蒂尔病气阴两虚、湿热痹阻之热痹，以益气养阴、利湿清热收效。

个人信息：王某，男，51岁。病案编号：20070743。

初诊：2007年7月11日。

主诉：间歇性发热伴关节疼痛2年。

现病史：患者于2年前无明显诱因出现发热伴关节疼痛，颈部、双肩部僵硬疼痛，左腕痛，晨僵，与天气无关，纳眠可，二便调。

检查：舌黯红，有裂纹，苔黄厚腻，脉弦滑。左腕、双肩关节压痛，颈3-7棘突压痛，T37.5℃。

中医诊断：热痹，属气阴两虚、湿热痹阻。

西医诊断：成人斯蒂尔病。

治法：清热利湿、益气养阴。

方药：秦艽10g，苍术9g，黄柏10g，川牛膝10g，薏苡仁30g，土茯苓15g，土贝母10g，千年健10g，白鲜皮10g，赤芍10g，鬼箭羽10g，伸筋草10g，乌药10g，枳壳10g，天麻10g，葛根30g，元胡20g，络石藤15g。7剂，水煎服，日1剂，分2次服。

二诊（2007年7月18日）：患者病情好转。发热伴关节疼痛，颈部、双肩部僵硬疼痛，左腕痛，晨僵，与天气无关，纳眠可，二便调。舌黯红，有裂纹，苔黄厚腻，脉弦滑。左腕、双肩关节压痛，颈3-7棘突压痛，T37.0℃。秦艽10g，苍术9g，黄柏10g，川牛膝10g，薏苡仁30g，土茯苓15g，土贝母10g，千年健10g，白鲜皮10g，赤芍10g，鬼箭羽10g，伸筋草10g，乌药10g，枳壳10g，天麻10g，葛根30g，元胡20g，络石藤15g，地骨皮10g，知母10g。14剂，水煎服，日1剂，分2次服。

三诊（2007年8月1日）：患者病情好转。发热消失，关节疼痛减轻，颈部、双肩部僵硬疼痛减轻，左腕痛，晨僵，与天气无关，纳眠可，二便调。舌黯红，有裂纹，苔黄腻，脉弦滑。左腕、双肩关节压痛，颈3-7棘突压痛，T36.8℃。秦艽10g，川牛膝10g，薏苡仁30g，土茯苓15g，土贝母10g，千年健10g，白鲜皮10g，赤芍10g，鬼箭羽10g，伸筋草10g，乌药10g，枳壳10g，天

麻 10g,葛根 15g,元胡 20g,络石藤 30g,地骨皮 10g。14 剂,水煎服,日 1 剂,分 2 次服。

四诊(2007 年 8 月 15 日):患者病情明显好转。发热消失,关节疼痛明显减轻,颈部、双肩部僵硬疼痛明显减轻,晨僵减轻,与天气无关,纳眠可,二便调。舌黯红,苔薄黄,有裂纹,脉滑。左腕、双肩关节压痛阴性,颈 3-7 棘突压痛,T36.5℃。鹿衔草 10g,地骨皮 10g,秦艽 10g,川牛膝 10g,薏苡仁 30g,土茯苓 15g,土贝母 10g,千年健 10g,白鲜皮 10g,赤芍 10g,鬼箭羽 10g,伸筋草 10g,乌药 10g,枳壳 10g,天麻 10g,葛根 15g,元胡 20g,络石藤 30g。14 剂,水煎服,日 1 剂,分 2 次服。

五诊(2007 年 8 月 29 日):患者病情明显好转。发热消失,关节疼痛明显减轻,颈部、双肩部僵硬疼痛明显减轻,晨僵明显减轻,与天气无关,纳眠可,二便调。舌黯红,有裂纹,苔薄黄,脉滑。左腕、双肩关节压痛阴性,颈 3-7 棘突压痛阴性,T36.6℃。夏枯草 15g,鹿衔草 10g,地骨皮 9g,秦艽 10g,川牛膝 10g,薏苡仁 30g,土茯苓 15g,土贝母 10g,千年健 10g,白鲜皮 10g,赤芍 10g,鬼箭羽 10g,伸筋草 10g,乌药 10g,枳壳 10g,天麻 10g,葛根 15g,络石藤 30g。14 剂,水煎服,日 1 剂,分 2 次服。

随访(2007 年 9 月 28 日):经向患者本人电话随访,病情转化:病情稳定,正常工作。无发热及关节痛,病情稳定。

按:本病以高热、皮疹、关节炎(痛)、白细胞明显增高等为主要特征。其发生的病因病机乃伏热内蕴,复感温热病邪,引动伏邪合而为病。正气亏虚是疾病发生的内在病因,湿热内伏为其病机转化关键,外邪相引是发病的必要条件,气阴两虚、湿热互结是病情反复发作之源。所以益气养阴,清热利湿乃本病之治疗大法。

(整理:李征　审阅:胡荫奇、王义军)

案十二:清热利湿通络治疗痹证

痛风性关节炎湿热痹阻之痹证,以清热利湿通络收效。

个人信息:李某,男,51 岁。医案编号:1011Q0340。

初诊:2014 年 4 月 22 日。

主诉:四肢多关节反复肿痛 3 年余,加重 1 周。

现病史:右手第四近端指间关节、右肘关节肿胀疼痛,自觉关节表面有热感,以夜间疼痛为重,第四近端指间关节局部膨大,纳可,多食易饥,自觉小便不畅,淋沥涩痛,尿赤,大便日一行,质略干结。

检查:舌黯红苔根部黄腻,脉弦滑。右手第四指近端指间关节"痛风石"形成。近查 UA 示 560μmol/L,CRP24mg/L。腹部彩超:双肾可见多发结石。

中医诊断:痹证,属湿热痹阻。

西医诊断:痛风性关节炎。

治法:清热利湿通络。

方药:取三金排石汤之意加减。百合 30g,徐长卿 30g,土茯苓 30g,地龙 10g,炙鳖甲 30g,海金沙 10g,鸡内金 10g,郁金 10g,金钱草 30g,威灵仙 30g,秦皮 15g,萆薢 30g,车前子

10g,桃仁 10g。水煎服,日 1 剂,连服 7 天。

二诊(2014 年 4 月 29 日):服药后右手第四近端指间关节、右肘关节肿痛均有好转,关节处稍有热感,关节局部仍膨大可见米粒大小质硬结节。上方加连翘 10g、公英 30g,续服 7 剂,水煎服,日一剂。

三诊(2014 年 5 月 6 日):服药后右手第四近端指间关节、右肘关节已无明显红肿,关节压之稍痛,关节表面无明显热感,关节局部仍可见米粒大小质硬结节。予上方去地龙,加忍冬藤 30g、山慈菇 10g、虎杖 15g,再进 7 剂。

四诊(2014 年 5 月 13 日):现四肢关节无肿痛,无压痛,关节活动可,第四近端指间关节处可见质硬结节,复查 UA302μmol/L,CRP0.5mg/L。上方百合减量为 15g,去炙鳖甲、海金沙、鸡内金、公英,加黄柏 15g、穿山龙 10g、夏枯草 10g,继服 7 剂。

五诊(2014 年 5 月 20 日):服药后现无明显关节痛。嘱上方间断再进 1 月余,停药后亦未见关节症状反复。

按:本患者年近五旬,肝肾已虚,加之过食肥甘厚味,脾失运化,致湿浊内生,加之久痹化热,湿热下注可见小便淋沥,加之平素喜进食羊肉等大辛大热之品,湿热壅盛,故亦可见到上肢关节肿痛,关节表面发红,皮温升高。夜间阳气潜藏,气血流通缓慢,湿浊热毒聚于经脉关节,故症状以夜间为重。故治宜清热利湿通络为主,方用三金排石汤清利下焦湿热通淋。胡教授认为急性期可多加山慈菇、百合、徐长卿等现代药理研究表明含有秋水仙碱样物质或具有抗炎止痛作用的中药,亦可加用车前子、泽泻、秦皮等促进尿酸排泄作用的中药,而急性期症见红肿热痛者亦可加用连翘、忍冬藤、蒲公英等具有清热解毒消肿作用中药。土茯苓利湿去热,能入络,搜剔湿热之蕴毒,现代药理研究表明,土茯苓具有增加尿酸排泄、抗痛风的作用,并有消除蛋白尿、促进肾功能恢复的作用。

(整理:王宏莉　审阅:胡荫奇、王义军)

案十三:清热利湿、通络止痛治疗痹证

痛风性关节炎湿热痹阻之痹证,以清热利湿、通络止痛收效。

个人信息:杨某,男,34 岁。医案编号:1011Q0271。

初诊:2013 年 2 月 26 日。

主诉:双足第一跖趾关节肿痛,足踝疼痛 3 天。

现病史:患者 3 天前饮酒后出现双足第一跖趾关节肿痛,足踝疼痛。外院查 UA550μmol/L。

检查:舌红,苔黄腻,脉弦。双足第一跖趾关节肿胀,压痛(+),局部皮温高。

中医诊断:痹证,属湿热痹阻。

西医诊断:痛风性关节炎。

治法:清热利湿、通络止痛。

方药:自拟清热止痛方。百合 15g,秦皮 15g,穿山龙 15g,蒲公英 15g,黄柏 15g,金银花 15g,山慈菇 10g,猪苓 15g,泽泻 10g,白术 15g,土茯苓 30g,徐长卿 30g,威灵仙 30g。14 剂,水煎服,日一剂。西药予苯溴马隆片,1 片,每日一次,口服;碳酸氢钠片,2 片,每日 3 次,口服。

二诊(2013年3月19日):双足第一跖趾关节、踝关节疼痛较前明显减轻,纳眠可,二便调。舌红,苔黄腻,脉弦。土茯苓30g,徐长卿30g,威灵仙30g,秦皮15g,穿山龙15g,蒲公英15g,黄柏15g,金银花15g,山慈菇10g,猪苓15g,泽泻10g,白术15g。14剂,水煎服,日一剂。

三诊(2013年6月25日):右足踝外侧微肿,余无不适,近日查UA650μmol/L左右。查体:右侧踝关节肿胀,皮温稍高,压痛(+)。舌红,苔白腻,脉滑细。上方减蒲公英、金银花、山慈菇、猪苓、泽泻、白术,加萆薢15g,车前子10g,地龙10g,金钱草10g,制首乌15g加强利湿通络之力。14剂,水煎服,日一剂。配合四妙丸,6g,每日2次,口服。

四诊(2013年7月30日):患者右足疼痛消失,自查UA正常。舌嫩红,苔白,脉弦滑。上方减穿山龙,加防己15g加强利水渗湿之力,14剂,水煎服,日一剂。继服四妙丸,6g,每日2次,口服。

五诊(2013年9月17日):患者已无关节疼痛,查:UA639μmol/L。舌嫩红,苔白,脉滑细。上方加蒲公英30g,枸杞10g加强补肝肾、清湿热之力。继服苯溴马隆片,1片,每日一次,口服;碳酸氢钠片,2片,每日3次,口服;四妙丸,6g,每日2次,口服。

按:本案患者乃湿热痹阻之证;治以清热利湿,通络止痛为法。药以土茯苓、泽泻、猪苓清热利湿为主,辅以黄柏、秦皮清热燥湿,更以白术健中焦脾胃,以绝生湿之源,标本相合,湿热自去。又以徐长卿、威灵仙、穿山龙通络止痛,以银花、蒲公英清热解毒,而公英又兼清热利湿之能。以百合养阴清热,防诸药之燥烈伤阴。诸药共奏清热祛湿,通络止痛之功。全方标本兼顾,清热与祛湿并行,则湿热自去。

(整理:李光宇　审阅:胡荫奇、王义军)

案十四:清热健脾利湿治疗痹证

痛风湿热痹阻之痹证,以清热健脾利湿收效。

个人信息:夏某,男,35岁。病案编号:20060991。

初诊:2006年10月11日。

主诉:左踝部肿痛3天。

现病史:患者于3天前无明显诱因出现左踝关节肿痛,局部发热,疼痛剧烈。

检查:舌红,苔黄厚腻,脉弦数。查UA604mmol/L,CRP32.6mg/dl。

中医诊断:痹证,属湿热痹阻。

西医诊断:痛风。

治法:清热健脾利湿。

方药:土茯苓30g,土贝母10g,萆薢15g,虎杖15g,忍冬藤30g,车前子10g,威灵仙15g,百合10g,泽兰10g,栀子10g,丹皮10g,川牛膝15g,生石膏15g,知母10g。7剂,水煎服,日1剂,分2次服。

二诊(2006年10月18日):患者病情明显好转。左踝关节明显肿胀消退,局部皮温略高,皮色正常。舌红,苔黄腻,脉弦略数。土茯苓30g,土贝母10g,萆薢30g,忍冬藤15g,车前子15g,苍术10g,炒白术15g,威灵仙15g,泽兰10g,栀子10g,丹皮10g,川牛膝15g,路路通 10g,泽泻 15g。7 剂,水煎服,日 1 剂,分 2 次服。

三诊(2006 年 10 月 25 日):左踝关节明显肿胀消退,局部皮温正常,皮色正常。舌红,苔黄腻,脉弦。土茯苓 30g,土贝母 10g,忍冬藤 15g,萆薢 15g,夏枯草 15g,车前子 15g,威灵仙 15g,泽兰 10g,泽泻 15g,路路通 10g,苍术 10g,炒白术 15g。7 剂,水煎服,日 1 剂,分 2 次服。

四诊(2006 年 11 月 8 日):左踝关节明显肿胀消退,局部皮温正常,皮色正常。舌红,苔薄黄,脉弦。土茯苓 15g,土贝母 10g,萆薢 30g,车前子 15g,威灵仙 15g,泽兰 10g,栀子 10g,丹皮 10g,川牛膝 15g,泽泻 15g,路路通 10g,苍术 10g,黄柏 10g,赤芍 10g。14 剂,水煎服,日 1 剂,分 2 次服。

五诊(2006 年 11 月 22 日):左踝关节明显肿胀消退,局部皮温正常,皮色正常。舌红,苔薄黄,脉略弦。苍术 10g,黄柏 10g,赤芍 10g,路路通 10g,车前子 15g,泽泻 15g,泽兰 10g,猪苓 15g,夏枯草 15g,萆薢 30g,怀山药 15g,茯苓 15g,川牛膝 15g,栀子 10g。14 剂,水煎服,日 1 剂,分 2 次服。

随访(2007 年 1 月 8 日):经向患者本人电话随访,病情稳定,患者饮食控制较好,未再发作。

按:患者为痛风,中医属痛风病范畴。痛风为患者饮食失节,嗜酒肥甘,脾失健运,脾虚湿困,郁久化热。故胡老初期重用清热解毒燥湿之品,患者症状得以迅速缓解,后期逐渐加强健脾之力,重用利水消肿之药,以促进尿酸排出,病证结合治疗,标本兼治,取得良好效果。

(整理:李征 审阅:胡荫奇、王义军)

5. 孔令诩医案(1 则)

案一:清热利湿、活血通络治疗膝痹

创伤性关节炎湿瘀阻络之膝痹,以清热利湿、活血通络止痛收效。

个人信息:高某,男,53 岁。医案编号:1017Q0054。

初诊:2013 年 8 月 28 日。

主诉:左膝关节麻痛半年余。

现病史:左膝关节麻痛半年余,月余来新增腰髋部作痛,左膝曾有外伤而查无异常。

检查:舌红苔黄偏干厚稍腻,脉滑。

中医诊断:膝痹,属湿瘀阻络。

西医诊断:创伤性关节炎。

治法:清热利湿,活血通络止痛。

方药:四妙丸加减。桑枝 15g,桑寄生 15g,生薏仁 30g,猪苓 15g,秦艽 15g,川萆薢 15g,宣木瓜 15g,五加皮 10g,红藤 10g,土茯苓 25g,土虫 5g,炒黄柏 10g,川牛膝 15g,藁本 10g,防风 10g,路路通 10g。14 剂,每日 1 剂,水煎服,早晚分服。

二诊(2013 年 9 月 11 日):服药后膝关节麻痛减,腰髋部痛在。舌红苔黄厚稍腻,脉滑。方药对症,原方加通络之品。桂枝 10g,羌活 10g,独活 10g,乌药 10g,桑枝 15g,桑寄生 15g,猪苓 15g,秦艽 15g,川萆薢 15g,木瓜 15g,五加皮 10g,土茯苓 25g,土虫 5g,炒黄柏 10g,川牛膝 15g,藁本 10g,防风 10g,路路通 10g。14 剂,每日 1 剂,水煎服,早晚分服。

三诊(2013 年 10 月 16 日):膝关节麻痛止,仍有腰痛,近日视物昏花,劳累后心慌。舌红苔薄黄而腻,脉弦滑而数。结合舌脉,辨证为肝家痰热。方药:黄芩 10g,白蒺藜 15g,青葙子 10g,炒栀子 10g,郁金 15g,杭芍 12g,橘络 15g,藕节 15g,丹皮 10g,知母 5g,黄柏 5g,钩藤 10g(后下),茯苓 15g,石菖蒲 10g,远志 10g,夏枯草 15g,生石决 30g(先煎)。14 剂,每日 1 剂,水煎服,早晚分服。

按:左膝关节痛,舌红苔黄偏干厚稍腻,脉滑,结合舌脉是湿热阻络,久病入络,久病必瘀。用四妙丸去苍术加生薏仁、猪苓、川草薢、土茯苓清热利湿不伤阴。桑寄生补肾,宣木瓜柔筋,桑枝、秦艽、土虫、路路通通络。风能胜湿,藁本、防风祛风胜湿通经。

(整理:李娟　审阅:徐世杰)

6. 刘志明医案(1 则)

案一:祛风除湿、益气活血治疗痹证

系统性红斑狼疮湿热痹阻、气虚血瘀之痹证,以祛风除湿,益气活血之剂收效。

个人信息:刘某,女,28 岁。医案编号:1006H0069。

初诊:1993 年 2 月 17 日。

主诉:反复高热,全身关节,肌肉疼痛 12 年余,加重半月。

现病史:患者于 1980 年 11 月无明显诱因出现高热,体温 40℃以上,持续不退,伴全身关节肌肉痛难忍,心悸气促,浮肿,神志不清。于北京铁路总医院住院半月,体温不降,转北京医院经抗核抗体及狼疮免疫学等检查,结合临床有多系统损害,确诊为"系统性红斑狼疮"。经用大量激素静滴及对症处理,病情好转出院;1981 年 5 月及 1982 年 2 月两次昏迷高热住北京医学院附三医院,当时复查抗核抗体滴度为 1:2560 以上,尿糖(++++),尿蛋白(++++),诊断"系统性红斑狼疮脑损害",用大量激素静滴,体温下降正常,住院数月,病情好转出院。出院后一直坚持服激素治疗。于 1992 年 10 月,因重感冒旧病加重,高热达 40℃ +,又于北京医院附三医院急诊室,复查抗核抗体 1:1260 以上,并每日静注醋酸泼尼松龙 160mg,连用 38 天,体温才基本恢复正常,其后将激素改为口服,逐渐减量,至今仍每日口服醋酸泼尼松龙 25mg,先后激素治疗 12 年余,疗效甚微。全身关节疼痛难忍,活动明显受限,生活不能自理,关节僵硬、松脱,十指、趾卷曲,肌肉萎缩,四肢无力,口干,心烦,嗜冷贪凉,关节痛,晨加重,受凉、遇冷亦加重,自汗,大便稀,4~6 次 / 日,睡眠欠佳。右手背及肘部明显肿胀,局部有瘀血。

检查:舌质稍红,可见裂缝,苔薄白黄,脉细弦滑。右手背及肘部明显肿胀,局部有瘀血。

中医诊断:痹证,属湿热痹阻,气虚血瘀。

西医诊断:系统性红斑狼疮。

治法:祛风除湿,益气活血。

方药:防己黄芪汤加减。葛根 15g,桂枝 9g,白芍 9g,麻黄 6g,甘草 9g,防风 15g,防己 12g,生地 18g,生薏米 24g,苦杏仁 9g,忍冬藤 18g,当归 12g,生黄芪 18g。水煎服,日 1 剂,连服 6 剂。

二诊(1993 年 2 月 23 日):服药后关节肌肉疼痛缓解,右手肿胀消失,食欲增加,精神好转,原方续服 3 剂,日一剂。

三诊(1993 年 2 月 26 日):自觉受凉,发热,体温 38.9℃左右,全身关节疼痛加剧,只能卧床不动,生活完全不能自理,伴头痛,喉痛,大便稀,有时水样,纳呆。咽充血。舌质红,苔黄腻,脉细弦滑数。守前方加连翘 15g,滑石 15g(包煎)。3 剂,日 1 剂。

四诊(1993 年 3 月 1 日):服药体温下降为 36.5℃,能起床活动,关节痛缓解,头痛,喉痛除,但偶有午间低热 37.2~37.3℃,食欲、大便如常。

按:痹证发病主要取决于患者体质和感受外邪两大因素,本案西医诊断系统性红斑狼疮,目前多应用免疫抑制剂控制病情发展,无法根治。《古今医案按》指出"湿热与风寒乃痹证两大纲。"刘老综合病情,首诊以祛邪为主兼以扶正,综合应用葛根汤和麻杏薏甘汤、防己黄芪汤加减,方中麻黄、桂枝、葛根、防风祛风通络,杏仁、薏苡仁、防己宣肺健脾祛湿,生黄芪、当归益气养血活血,忍冬藤、生地补肾阴,清热解毒通络,全方以清热祛湿、祛风通络、调理气血、兼补肝肾为法,三诊患者喉痛,咽充血,大便稀,纳呆,湿热之象较为明显,更加连翘、滑石合宣痹汤之意,加强解毒清热祛湿之力,终于服药 12 剂后使病情得到缓解控制。

(整理:刘如秀　审阅:刘志明)

7. 孙树椿医案(2 则)

案一:行气凉血活血治疗痹证

左髋关节骨化性肌炎气滞血瘀之痹证,以行气凉血活血收效。

个人信息:王某,男,73 岁。

初诊:2013 年 6 月 12 日。

主诉:左髋关节疼痛活动受限半年。

现病史:患者于 10 年前因摔伤致左股骨颈骨折,当时在人民医院行左髋关节全髋置换术,术后症状稳定;近半年来,逐渐出现左髋关节肿胀、发热、疼痛,不能负重;在人民医院就诊,血沉 109mm/h,C- 反应蛋白 89mg/dl,考虑为左髋关节骨化性肌炎、左髋关节感染,建议手术治疗。患者拒绝,故于今日来我院就诊(求医)。

检查:左髋关节僵直、活动丧失;局部肿胀。皮温较对侧增高;肌力对称,肌张力较对侧增高。

中医诊断:痹证,气滞血瘀。

西医诊断:左髋关节骨化性肌炎。

治法:行气凉血活血。

方药:清营汤。生地 15g,元参 9g,水牛角 30g,淡竹叶 3g,麦冬 9g,丹参 6g,黄连 5g,银花 9g,连翘 6g。7 剂,水煎服,日一剂,早晚分服。

二诊(2013 年 6 月 19 日):服药后左髋关节疼痛好转,但关节活动度仍感僵硬,改善不明显。查体见:皮温两侧对称无异常。左髋关节屈曲5°,伸直0°。考虑效果不明显,建议患者前往康复门诊治疗。

按:创伤性骨化性肌炎的病因及发病机制尚不明确,与下列因素有关:①需有刺激因素,一般为创伤,其可导致局部的血肿。有时创伤可能非常小,仅有一小部分肌组织和胶原纤维撕裂。②损伤部位的信号,这种信号很可能是损伤组织细胞或到达损伤组织周围的反应性炎症细胞分泌的蛋白。③要有未定型的间充质细胞,给予适当的信号,这些细胞可以诱发合成骨或软骨,分化成成骨细胞或成软骨细胞。④必须存在一个合适的环境以促进异位骨化的不断形成。

诊断标准:①有明确创伤或手术史;②局部疼痛,受累关节僵硬、挛缩、畸形功能受限;③X线征软组织内不规则棉絮样或云雾环形模糊阴影,边缘较光滑的骨密度阴影呈骨小梁结构者。

创伤性骨化性肌炎的重点应放在预防:尽量减少手术创伤,在康复治疗中不要应用暴力,以免造成肌肉组织损伤,形成骨化性肌炎。一旦出现异位骨化,强力的手法可使骨化加重。早期诊断,消除危险因素是防治创伤性骨化性肌炎的有效方法。传统观点认为一旦怀疑骨化性肌炎,应尽量减少主、被动活动,因为活动有可能加重局部的充血水肿,使骨化加重。可是过于严格的制动会诱发许多骨化性肌炎并发症,如关节僵硬、压疮、下肢深静脉血栓、尿路感染等。规律、适当的关节活动可以保持关节囊柔软,防止肌肉挛缩及其他并发症而有利于骨化性肌炎患者的康复,但动作切忌粗暴,活动应限制在无痛范围内。

(整理:王尚全　审阅:孙树椿)

案二:补益肝肾、通经活络治疗痹证

腰椎骨性关节炎肝肾亏虚、气滞血瘀之痹证,以补益肝肾、通经活络收效。

个人信息:周某,女,59岁。

初诊:2013年8月9日。

主诉:左下肢发凉、胀痛1个月。

现病史:于1个月前无明显诱因出现左下肢发凉、胀痛,尤以下地及行走后加重,站立可缓解。既往有高血压病、糖尿病病史。

检查:舌绛苔厚,脉沉。腰椎活动轻度受限,左下肢小腿皮温较对侧降低,左足背动脉搏动减弱,肌力、肌张力未见异常。

中医诊断:痹证(肝肾亏虚、气滞血瘀)。

西医诊断:①腰椎骨性关节炎;②左下肢动脉硬化。

治疗:补益肝肾、通经活络。

方药:独活寄生汤加减。红花10g,怀牛膝15g,苍术10g,香附15g,苏木15g,独活12g,桑寄生15g,牛膝10g,杜仲12g,党参12g,细辛3g,威灵仙15g,黄柏15g,秦艽10g,防风6g,桂枝6g,茯苓9g,甘草6g。七剂,水煎服,日一剂,早晚分服。

随访(2013 年 8 月 17 日):经向患者门诊随访,病情转化:无明显变化。双下肢动静脉彩超汇报:动脉硬化,肌间静脉增宽。建议患者转血管科诊治。

按:必须鉴别神经源性间歇性跛行和血管源性间歇性跛行,后者主要是由于大动脉的狭窄导致下肢血运障碍造成。血管源性间歇性跛行也是由行走诱发,尤其是上坡。站立缓解症状,而卧位加重症状。神经源性间歇性跛行通常先引起腰疼然后疼痛向下到下肢。血管源性间歇性跛行通常先引起下肢疼痛然后再向下腰部扩展,详细的病史可以鉴别这两种不同类型的间歇性跛行,但在老年病人这两种跛行可以同时出现。

（整理:王尚全　审阅:孙树椿）

8. 吴幼卿医案(5 则)

案一:散寒除湿、活络止痛治疗痹证

类风湿关节炎寒湿痹阻、瘀血阻络之痹证,以散寒除湿、活络止痛收效。

个人信息:刘某,女,73 岁。医案编号:1016Q0098。

初诊:2013 年 5 月 4 日。

主诉:双手近端关节肿胀疼痛伴右膝疼痛 3 个月。

现病史:患者于 3 个月前因多次冷水洗衣服,双手指指关节胀痛发僵,晨起为重,且右膝及右小腿疼痛。饮食、二便均可。曾服西药治疗,疗效不显。3 个月前外院查类风湿(+),血沉 50mm/h。

检查:舌质黯,苔薄白腻,脉沉弦滑。血压:140/90mmHg;双手近端关节肿胀压痛,右膝压痛。

中医诊断:痹证,属寒湿痹阻,瘀血阻络。

西医诊断:类风湿关节炎。

治法:散寒除湿,活络止痛。

方药:祛风除湿通痹汤。老鹳草 30g,羌活 10g,独活 10g,秦艽 12g,桑寄生 15g,防风 10g,威灵仙 15g,川牛膝 15g,茯苓 20g,赤芍 15g。14 剂,水煎 2 次,各取汁 200ml,两煎混合,日 1 剂,分 2 次服。

二诊(2013 年 5 月 18 日):服药后患者双手指指关节胀痛发僵减轻,右膝及右小腿疼痛好转。患者未诉其他不适,原方续服 7 剂,日 1 剂。

三诊(2013 年 5 月 25 日):患者双手指指关节胀痛发僵减轻明显减轻,精神状态可,右小腿疼痛不明显,右膝上台阶时略觉疼痛,食纳可,二便调,夜眠可。舌淡红,苔白,脉沉弦细。原方加桂枝 10g,续服 14 剂,日 1 剂。嘱患者避风寒及冷水刺激,避免右膝承重过多。停药后随访,诸症消失,各关节疼痛消失,未复发。

按:患者老年女性,劳累后发病,气虚卫外不固,感受寒湿,寒主收引,其性凝滞,湿性重着,寒湿阻滞经络,不通则痛,则患者双手指指关节胀痛发僵,晨起为重,且右膝及右小腿疼痛。舌质黯,苔薄白腻,脉沉弦滑为风寒湿痹阻之证。辨病为痹病,辨证属风寒湿痹阻之证。予祛风除湿通痹汤以祛风除湿通络止痛,先后共用 35 剂后,患者症状消失,未复发。方中重

用老鹳草。老鹳草性平,味辛、苦,归肝、肾、脾经,可祛风湿,通经络,止泻利,用于风湿痹痛,麻木拘挛,筋骨酸痛。另外,方中用独活、桑寄生祛风除湿,养血和营,活络通痹为主药;当归、芍药补血活血;茯苓益气扶脾,有助于祛除风湿;又以秦艽、防风祛周身风寒湿邪,三诊加桂枝以温通经络,巩固疗效。

（整理:郭楠楠　审阅:吴幼卿）

案二:祛风除湿、补益肝肾治疗痹证

双膝骨性关节炎肝肾亏虚、瘀血阻络之痹病,以祛风除湿、补益肝肾收效。

个人信息:许某,女,73 岁。医案编号:6590155。

初诊:2013 年 3 月 4 日。

主诉:双膝关节疼痛反复发作 10 年。

现病史:患者于 10 年前因劳累过度,受凉出现双膝肿胀疼痛,伴胃脘胀满,头晕头痛,伴耳鸣,乏力,记忆力减退,眠差,大便次数多,不成形,下利清谷,日 5~6 行,小便频数。既往双膝骨性关节炎、颅内动脉粥样硬化、高脂血症、脑萎缩、二三尖瓣关闭不全。2008 年 6 月 18 日北京大学第三医院胃镜:慢性浅表性胃炎,胃小弯异常。2013 年 2 月 9 日本院生化:CHO 6.02mmol/L,CRP 25.40mg/L。

检查:舌黯红,苔白,脉弦紧。双膝正侧位示:双膝骨性关节炎。

中医诊断:痹病,属肝肾亏虚,瘀血阻络。

西医诊断:双膝骨性关节炎。

治法:祛风通络,除湿止痛,兼补益肝肾。

方药:祛风除湿通痹汤(源自于《备急千金方》独活寄生汤)。老鹳草 30g,羌活 10g,独活 10g,秦艽 12g,桑寄生 15g,防风 10g,威灵仙 15g,川牛膝 15g,茯苓 20g,赤芍 15g。7 剂,水煎 2 次,各取汁 200ml,两煎混合,日 1 剂,分 2 次服。

二诊(2013 年 3 月 11 日):服药后患者病情好转。双膝肿胀疼痛有所好转,仍胃脘胀满,头晕头痛,耳鸣,乏力,记忆力减退,眠一般,大便成形,日 1~2 行,小便频好转。舌黯红,苔腻,脉沉弦。原方加陈皮 10g,苍术 10g、白术 10g,续服 7 剂,日 1 剂。

三诊(2013 年 3 月 18 日):患者病情明显好转。双膝肿胀疼痛明显好转,胃脘胀满明显减轻,头晕头痛消失,仍有轻度耳鸣,乏力,记忆力减退,眠可,大便成形,日 1 行,小便正常。望闻体诊:舌黯红,苔白微腻,脉沉弦。守前方 7 剂,日 1 剂,以巩固疗效。并嘱患者慎上下楼,勿登高负重。停药后随访,诸症消失明显好转。

按:患者老年女性,发病时劳累过度,气虚卫外不固,感受寒凉,寒主收引,其性凝滞,阻滞经络,不通则痛。患者发病日久,且患者高龄,肝脾肾亏虚,以肝肾亏虚为主。肝主筋、藏血,肾主骨、生髓,肝肾亏虚则骨髓失充,筋骨失养,造成筋挛骨痹,局部经络不通,气血瘀滞,血行不畅。经脉不通,故不通则痛。舌质黯红,苔白腻,脉沉弦为肝肾亏虚之证。肝肾亏虚,故见失眠、乏力、二便失调,综合四诊,辨病为痹病,辨证属肝肾亏虚,气滞血瘀之证。予祛风除湿通痹汤加减 21 剂,以祛风通络,除湿止痛。因病情复杂,兼症较多,年老体弱,治疗在活血祛湿过程中需注意顾护脾胃,调和阴阳。经治疗后关节痛明显好转,余症亦有所缓解。

(整理:郭楠楠 审阅:吴幼卿)

案三:祛风除湿、活血止痛治疗痹证

双膝骨性关节炎风寒湿痹之痹证,以祛风除湿、活血止痛收效。

个人信息:黄某,男,71岁。医案编号:1016Q0100。

初诊:2013年5月18日。

主诉:双膝疼痛3年。

现病史:患者于3年前因感受寒凉出现双膝发凉僵硬疼痛,每逢天气变化加重,中距离行走后双踝肿胀,休息后缓解。曾服中西药治疗,效果不佳。

检查:舌黯红,苔白,脉弦。双膝关节变形,无红肿,有压痛。双膝X线正侧位示双膝骨性关节炎。

中医诊断:痹证,属风寒湿痹。

西医诊断:双膝骨性关节炎。

治法:祛风除湿,活血止痛。

方药:祛风除湿通痹汤。老鹳草30g,羌活10g,独活10g,秦艽12g,桑寄生15g,防风10g,威灵仙15g,川牛膝15g,茯苓20g,赤芍15g。7剂,水煎2次,各取汁200ml,两煎混合,日1剂,分2次服。

二诊(2013年5月24日):服药后患者病情好转。双膝发凉僵硬疼痛减轻,双踝肿胀减轻。舌黯红苔白,脉弦。原方14剂,日1剂。嘱患者注意双膝保暖,慎上下楼,勿爬山登高。停药后随访,患者双膝关节疼痛减轻,活动较前明显好转。

按:患者高龄,发病日久,肝肾亏虚。肝主筋、藏血,肾主骨、生髓,肝肾亏虚则骨髓失充,筋骨失养,造成筋挛骨痹,局部经络不通,气血瘀滞,血行不畅。经脉不通,不通则痛,筋挛骨痹则关节活动不利。舌质黯红,苔薄白,脉弦为气滞血瘀之证。综合四诊,辨病为风寒湿痹病,辨证属肝肾亏虚,气滞血瘀之证,为本虚标实之证。治疗先后予祛风除湿通痹止痛汤药21剂,疗效较好。

(整理:郭楠楠 审阅:吴幼卿)

案四:活血化瘀通络治疗痹证

骨性关节炎风寒湿痹之痹证,以活血化瘀通络收效。

个人信息:王某,男,53岁。医案编号:1016Q0141。

初诊:2013年3月28日。

主诉:双膝关节疼痛反复发作10年。

现病史:患者于2010年因重体力劳动后出现双膝关节肿痛,后浮肿消失,活动时关节疼痛。

· 431 ·

检查:舌黯红,苔白腻,脉沉细。

中医诊断:痹证,属风寒湿痹。

西医诊断:骨性关节炎。

治法:活血化瘀通络。

方药:祛风除湿通痹汤。老鹳草30g,羌活10g,独活10g,秦艽12g,桑寄生15g,防风10g,威灵仙15g,川牛膝15g,茯苓20g,赤芍15g。7剂,水煎服,日1剂,分两次服。

二诊(2013年4月12日):服药后患者病情好转。双膝关节浮肿消失。舌淡红,苔白,脉沉细。续服7剂,日1剂。

三诊(2013年4月20日):膝关节基本不肿。患者双膝关节疼痛基本缓解,不能长时间行走,局部无压痛,食纳可,二便调,夜眠可。原方7剂,口服,日一剂分两次。疗效:显效。停药后随访,诸症明显缓解,未加重。

按:患者体型壮硕,双膝关节负重过重,劳累后关节局部气血运行不畅,复受风寒湿邪,而发此病。辨证为风寒湿痹,治疗以重用老鹳草祛风除湿,通痹止痛,羌独活理伏风、祛下焦与筋骨间风寒湿邪,防风祛风邪以胜湿,秦艽除风湿而舒筋;寄生、威灵仙、川牛膝祛风湿兼补肝肾,茯苓健脾利湿,赤芍活血化瘀。服用祛风除湿通痹汤3诊后,患者症状明显缓解,未加重。

(整理:郭楠楠　审阅:吴幼卿)

案五:祛风除湿通痹治疗痹证

左膝骨性关节炎风寒痛痹之痹证,以祛风除湿通痹收效。

个人信息:张某,女,65岁。医案编号:1016Q0088。

初诊:2013年3月9日。

主诉:左膝及左踝疼痛一年余。

现病史:患者于1年前受凉后出现左膝关节及左踝部疼痛。曾于骨科就诊,骨科保守治疗后症状减轻。刻下症:患者左膝及左踝疼痛,活动时明显,受凉时症状亦有加重,无其他不适,食纳可,二便调,夜眠可。

检查:舌白苔腻,脉弦紧。左膝及左踝压痛。查膝关节X线片示双膝关节退变,左膝关节髁间棘增生。

中医诊断:痹证,属风寒痛痹。

西医诊断:左膝骨性关节炎。

治法:祛风除湿通痹。

方药:祛风除湿通痹汤。独活10g,秦艽12g,桑寄生15g,威灵仙15g,川牛膝15g,茯苓20g,赤芍15g,老鹳草30g,制附子15g,甘草6g。7剂,水煎服,日1剂,分2次服。

二诊(2013年3月19日):服药后患者病情明显好转。患者左膝及左踝疼痛减轻,无其他明显不适。原方加乳香3g,没药3g,续服14剂,日1剂。停药后随访,左膝及左踝疼痛明显减轻,嘱慎上下楼,勿爬山登高,勿负重,避风寒。

按:患者年轻时从事重体力劳动,劳则伤筋,高龄后患者气血不足,肝肾亏虚,筋脉失养,感受风寒湿邪后膝关节疼痛明显。治以祛风除湿,温经散寒,予祛风除湿通痹汤加乳香、没药,治疗3周后左膝及左踝疼痛明显减轻。

(整理:郭楠楠　审阅:吴幼卿)

9. 薛伯寿医案(1则)

案一:宣痹解毒、升清降浊治疗痹证

多发性肌炎邪毒郁闭、邪气尚甚而正气已衰之痹证,以宣痹解毒、升清降浊收效。

个人信息:蔡某,女,57岁。

初诊:1998年8月25日。

主诉:肌肉酸痛1年,发烧不退5个月。

现病史:患者一年前感寒后出现恶寒,头身疼痛,轻咳,自服感冒药而缓解。其后渐感四肢倦怠,肌肉酸痛,间断性咳嗽,其间因咳嗽加重在某医院拟诊为"肺炎",予抗生素、激素等药物治疗,病情一度减轻。自今年3月份,上述症状加重,并出现持续性发热,体温波动在37.3~38.8℃之间,偶高达39~40.5℃,四肢极度酸软,于5月6日住入北京某医院诊治,经血清酶学,血沉,肌电图,24小时尿肌酸及皮肤肌肉活检等多项有关检查,并经协和医院会诊,确诊为"多发性肌炎、肺间质纤维化、出血渗出性胃炎、泌尿系感染、双下肺炎、完全性右束支传导阻滞、左前分支传导阻滞",遂经大量皮质类固醇激素,免疫抑制剂(环磷酰胺等)抗炎,营养支持和对症等综合治疗3月余,病情日趋严重,体力日渐衰竭,热势有增无减,自动出院而请中医诊治。

患者慢性衰竭貌,精神萎靡,体倦懒言,语声低微,近半月体温波动在38~39.8℃之间,声音嘶哑,自汗盗汗,心慌,胸闷,呼吸微弱,口唇紫黯,咳嗽,夜间尤重,上肢抬举屈伸困难,下肢软弱不能站立,呻吟不止,难受不可名状,虚烦昼夜不能眠,纳呆厌食,形体消瘦,持续发热,已达5个月。

检查:舌质黯红,苔薄微黄腻,脉沉弦微滑。体温39.2℃。

中医诊断:痹证,属邪毒郁闭,邪气尚甚而正气已衰。

西医诊断:多发性肌炎。

治法:扶正宣痹,透邪解毒,内外分消,升清降浊。

方药:四妙勇安汤合黄芪赤风汤加减。银花30g,玄参18g,当归15g,生甘草15g,炮穿山甲8g,全蝎4g,生黄芪18g,防风10g,赤芍10g,蝉衣5g,僵蚕10g,桔梗10g,浙贝母10g,杏仁10g,厚朴8g,栀子10g。5剂。

二诊(1998年8月30日):服上方3剂后热退,近两日体温平稳,咳嗽、胸闷略有改善,能进少量清淡饮食,精神已有好转,并能自诉病情且有信心,但仍感胸闷,咳痰黏滞不爽,故守方加全瓜蒌15g。6剂。

三诊(1998年9月5日):药后上述诸症均有所改善,体温已平稳,近日仅晨起咳少量白色泡沫痰,便溏,每日5~6次,小腹不适,尿道微有灼热感,胸脘痞闷,口中黏腻,舌质黯红,苔

白而垢腻,脉细数而滑。转用四妙勇安汤合柴胡达原饮加减。银花 18g,玄参 15g,当归 12g,炮穿山甲 8g,全蝎 4g,柴胡 12g,厚朴 8g,槟榔 8g,草果 6g,蝉衣 5g,僵蚕 8g,栀子 10g,六一散 10g(包煎),连翘 12g,杏仁 10g,土茯苓 15g。5 剂。

四诊(1998 年 9 月 10 日):体温平稳,小便灼热感消失,咳嗽、胸闷、气短均减,食欲增加,出汗较前亦减,大便每日 5~6 次,尚不成形,舌质如前,而腻苔大减。上方去栀子,加黄连 6g。7 剂。

五诊(1998 年 9 月 17 日):精神好转,自汗盗汗减轻,自感四肢较前有力,能在屋内自己行走,睡眠转安,大便尚不成形,次数偏多,泻下黄色稀便,时感腹部隐痛,舌质黯红,苔薄白腻,脉细数。上方去杏仁,加焦山楂 15g。5 剂。

六诊(1998 年 10 月 22 日):体温平稳,身有微汗,全身酸楚疼痛已轻,咳嗽胸闷大减,已能安睡,纳食增加,大便次数仍偏多而欠爽,阴部散在有数个小疖肿,用四妙勇安汤合四妙丸加防风、全蝎、土茯苓巩固治疗。

按:本例已经西医明确诊断为"多发性肌炎",住院综合治疗已达数月有余,病情日趋恶化,高热 5 个月,持续不已,精气日衰,精神萎靡,病已垂危,本院职工介绍求薛教授诊治,运用上述中药治疗,不仅使顽热速退,且诸症随之皆获明显改善,现病情渐趋稳定。可见,无论是外感热病,还是内伤杂病;不论是西医易治之病,还是西医较为棘手的少见疑难病证,只要辨证准确,投药得当,都能获得满意疗效,显示了中医在治疗危急重症中的广阔前景。

(整理:陈劲松、薛燕星 审阅:薛伯寿)

10. 周文泉医案(2 则)

案一:祛风利湿止痛治疗痹证

风湿性关节炎风湿蕴阻之痹证,以祛风利湿止痛收效。

个人信息:刘某,女,65 岁。

初诊:2014 年 2 月 10 日。

主诉:关节肿痛数年。

现病史:患者自述关节肿痛多年,须服"布洛芬"以缓解。刻下症见:关节肿痛,纳食不香,盗汗,夜间口干,不怕冷,咳嗽则小便出,大便次数多,头皮疼,足下如踩水泡感,咳嗽有痰,痰出则好,夜尿 2 次。

检查:舌红黯体胖,苔微黄腻。脉沉弦。

中医诊断:痹证,属风湿蕴阻。

西医诊断:风湿性关节炎。

治法:祛风湿,利关节,止痹痛。

方药:防风 12g,薏苡仁 15g,滑石 30g,枳壳 12g,蚕砂 12g,半夏 10g,杏仁 12g,桂枝 12g,白芍 15g,知母 15g,生地 15g,石楠藤 15g,鸡血藤 15g,络石藤 15g,骨碎补 12g。水煎服,日一剂。

二诊(2014年2月17日):精神好转,腿肿减轻,盗汗、口干减轻,大便次数多,3~4次/日,小便可,纳食好转,夜尿减少,晚上口干,无腹胀,心慌,有早搏。舌黯红,苔根黄略腻。脉弦滑。此为心气不足证。方药如下:党参30g,麦冬12g,五味子10g,丹参30g,砂仁10g,木香12g,甘松12g,柏子仁15g,鸡血藤15g,络石藤15g,酸枣仁20g,陈皮12g,合欢皮30g。水煎服,日一剂。

按:本案患者初诊时关节痛、肿、头皮疼、足下如踩水泡,为湿阻于关节经络,大便次数多,结合舌红黯体胖,苔微黄腻,为脾虚有湿,因此,辨证为风湿蕴阻。治疗以中焦宣痹汤合桂枝芍药知母汤加减,以祛湿通络,夜间口干,加生地,关节肿痛加石楠藤、鸡血藤、络石藤、骨碎补以祛风养血,补肝肾通经络。

中焦宣痹汤来源于《温病条辨·湿温篇》第六十五条:湿聚热蒸,蕴于经络,寒战热炽,骨骱烦疼,舌色灰滞,面目萎黄,病名湿痹,宣痹汤主之。此条以舌灰目黄,知其为湿中生热,寒战热炽,知其在经络,骨骱疼痛,知其为痹证。若泛用治湿之药,而不知循经入络,则罔效矣。故以防己急走经络之湿,杏仁开肺中之气,连翘清气分之湿热,赤豆清血分之湿热,滑石利窍而清热中之湿,山栀肃肺而泻湿中之热,薏苡淡渗而主挛痹,半夏辛平而主寒热,蚕砂化浊道中清气。痛甚加片子姜黄、海桐皮者,所以宣络而止痛也。临床见湿热内盛、经络阻滞、瘀热亢盛者均可用该方加减治疗。二诊时因患者出现心慌、早搏等情况,而腿痛、腿肿、关节痛明显好转,因此此诊重点在心慌,辨证为心气不足。处方以生脉饮丹参饮加甘松、柏子仁益气养血,活血理气治疗心慌、早搏,酌加鸡血藤、络石藤养血祛风通络巩固关节经络。

（整理:韦云）

案二:祛湿通络治疗痹证

高尿酸血症络脉失利之痹证,以祛湿通络收效。

个人信息:梁某,男,47岁。

初诊:2012年4月9日。

主诉:尿酸升高5年余。

现病史:患者既往有高尿酸血症,痛风性关节炎病史。今年体检时发现尿酸高达500μmol/L,年轻时受潮湿后曾后背痛,服中药后治愈。刻下症见:左腿膝盖疼痛,纳可,尿急,大便不成形,眠可,不怕冷。

检查:舌质红边有齿痕,苔薄白。脉弦滑。

中医诊断:痹证,属络脉失利。

西医诊断:高尿酸血症。

治法:祛湿通络。

方药:木瓜12g,防己12g,车前草15g,川怀牛膝各12g,茯苓30g,泽泻15g,丹皮12g,石楠藤15g,狗脊12g,鸡血藤15g,络石藤15g,桑寄生15g,芡实12g,炒二芽各15g。日一剂,水煎服。

二诊(2012年4月23日):患者症状好转,膝关节不痛,口气重,大便不成形,乏力,易困,纳可,小便可,耳鸣。舌质红边有齿痕,苔薄腻。脉弦滑。方药如下:白豆蔻12g,杏仁12g,炒薏米12g,厚朴12g,防己12g,木瓜12g,车前草15g,川怀牛膝^各12g,鸡血藤15g,络石藤15g,石楠藤15g,狗脊12g,黄精15g,黄芪15g。日一剂,水煎服。

三诊:(2012年5月14日):患者症状好转,无口干口渴,后背稍疼,纳可,咳嗽,痰多色白,二便可,眠可,易过敏,皮肤抓痕红肿。舌胖大,边有齿痕,质红,苔白。脉弦滑。方药如下:茯苓15g,法半夏10g,陈皮12g,竹茹12g,枳实12g,党参30g,炒白术12g,桔梗12g,杏仁12g,浙贝母12g,冬花15g,防风12g,地肤子12g,黄芪30g,合欢皮30g。日一剂,水煎服。

按:"痛风"一词最早见于梁代陶弘景《名医别录》:"独活,微温,无毒。主治诸贼风,百节痛风无久新者"。后世金元四大家之一的朱丹溪创立"痛风"病名,其归属中医学"痹证"范畴。周师认为本病为本虚标实,本虚多是人体正气不足、脾肾功能失调,标实为饮食劳倦,七情所伤,感受外邪,内外合邪,湿热内生,闭阻经络,气血不通,湿热痰瘀流注关节,导致络道阻塞。治疗时根据病情轻重缓急,急性发作时以清热解毒、祛湿通络为法,以四妙丸加减,可加萆薢祛风,利湿治疗风湿痹痛;疼痛重者可加鸡血藤或络石藤舒筋通络止痛;湿热盛者可加滑石导湿热从小便而去,黄柏清利下焦湿热;待症状基本缓解,病情相对稳定时,以健脾补肾为主,少佐祛湿通络。一诊时患者痛风性关节炎不处于急性期,故标本兼治。以木瓜祛湿舒筋,防己祛湿止痛,车前草清热利尿,凉血解毒,茯苓健脾利水渗湿,泽泻清热利湿,石楠藤补肾活血通络,狗脊祛风湿,补肝肾,坚筋骨,鸡血藤、络石藤舒筋活血,通络止痛,桑寄生补肝肾,强筋骨,祛风湿。其大便不成形,脾胃亏虚,以芡实补脾固肾,炒二芽健脾和胃。二诊时患者症状减轻,乏力,易困,大便不成形等为脾虚湿蕴之象,故在石楠藤、鸡血藤、络石藤、木瓜、防己等通络祛湿药物基础上以三仁汤加减健脾行气化湿,宣畅三焦之湿,此外加强扶正力量,加黄精健脾益肾,黄芪健脾益气。三诊时患者疼痛症状轻微,但有出现咳嗽咯痰,考虑脾虚水液运化失常,痰湿内蕴,痰浊蕴肺,肺失宣降,故咳嗽咯痰,痰多。治疗以健脾益气,化痰止咳,六君子汤加减,竹茹清热化痰,桔梗清热利咽,杏仁降气止咳,浙贝母清热化痰止咳,冬花润肺化痰止咳,其易过敏,加玉屏风散以益气固表。待咳嗽缓解后,之后可以健脾化湿为主进行长期调理。

(整理:韦云)

11. 朱云龙医案(4则)

案一:健脾除湿治疗痹证

颈椎病风寒湿痹之痹证,以祛风散寒、健脾除湿收效。

个人信息:张某,女,45岁。医案编号:02。

初诊:1996年6月7日。

主诉:全身多关节疼痛、沉重2年。

现病史:2年来患者关节酸痛,沉重遍及周身,疼痛部位不移,以两肩关节为著,经某医院检查,血沉43mm/h,白细胞11×10^9/L,X线检查显示:双手掌指关节间隙狭窄,关节滑膜肿;双肩关节无骨质改变,滑膜肿胀。当地医院确诊为类风湿关节炎。西医治疗给予醋酸泼尼松及雷公藤片等药物治疗未见明显好转,近日天气阴霾多雨,症状加重,来我院就诊。现双肩关节酸痛加剧,周身困重,恶风寒而无汗出,自觉气短,纳呆气短。

检查:舌淡红,苔白腻,脉濡而小数。

中医诊断:痹证,属风寒湿痹。

西医诊断:颈椎病(椎动脉型)。

治法:祛风散寒,健脾除湿。

方药:麻黄加术汤合麻杏薏甘汤加减。麻黄 3g,桂枝 9g,杏仁 9g,羌活 9g,白术 9g,薏苡仁 12g,陈皮 6g,半夏 9g,甘草 3g。4 剂,水煎服,每日一剂。

二诊(1996 年 6 月 11 日):服药后患者微汗出,恶寒除,而疼痛稍减。但患病两载,脾虚湿困,气血已衰,非补益则脾虚不复,弃温燥则寒湿莫除,即以健脾益气为主,兼以祛风散寒除湿。六君子汤化裁。党参 12g,茯苓 9g,炒白术 9g,陈皮 6g,半夏 12g,怀山药 12g,秦艽 9g,羌活 9g,独活 9g,制川乌(先煎)6g,制草乌(先煎)6g,薏苡仁 15g,甘草 30g。6 剂,水煎服,每日一剂。

三诊(1996 年 6 月 17 日):服药后患者关节疼痛大减,气力有增,而大便偏干,小便短赤,舌尖边略红,苔微黄而腻,脉弦细而数。此寒湿欲解而有化热之势,遂更方以健脾除湿,清热通络为法。生石膏(先煎)30g,白术 10g,薏苡仁 15g,秦艽 10g,豨莶草 15g,甘草 3g,生姜 3 片,大枣 7 枚。4 剂,水煎服每日一剂。

四诊(1996 年 6 月 21 日):患者热势已除,苔白腻,脉濡缓。仍以健脾益气为主,略减散寒除湿之力,用二诊方去草乌、羌活、独活,加苍术 9g,防风 9g,守方进药 23 剂,至 8 月 10 日,患者关节疼痛消失,查血沉 19mm/h,白细胞 9×10^9/L。

按:朱老治疗类风湿关节炎的经验先分急缓,除病程长短、轻重可分,X 线表现如果滑膜反应严重则为急,关节萎缩脱位则为缓。次分虚实,实证分清风寒湿热,虚证注意保护脾胃。三则寒热并治,类风湿关节炎多寒热并见,朱老多大寒、大热药物并用,不循常规。本案辨证为湿痹,关节疼痛部位不移,肢体重着酸楚,甚则麻木。治疗当以利湿为主,兼以祛风散寒,健脾益气之法。盖脾主运化,喜燥恶湿,若脾气健运,则湿邪自祛也。脾主肌肉,以营四维。脾虚不运,则湿邪内生,内外合邪,则四肢沉重酸痛。治疗本例患者,朱老始终注重脾胃。二诊及四诊尤以健脾益气为主以治其本,脾气健而寒湿易除,故患者治疗月余,而疾病霍然若失。

(整理:蒋科卫、朱光宇 审阅:朱云龙)

案二:清热温阳、补益肝肾治疗痹证

类风湿关节炎寒热夹杂之痹证,以清热温阳、补益肝肾收效。

个人信息:钱某,男,57 岁。医案编号:13。

初诊:2012 年 10 月 29 日。

主诉:全身多关节,肌肉疼痛两年。

现病史:两年前,出现全身疼痛,无法翻身,伴晨僵,主要以肘腕关节疼痛为主。曾于协和医院就诊,诊断为类风湿关节炎,口服泼尼松15mg,每日一次,来氟米特2片,每日一次,硫酸羟氯喹片。于协和医院检查RF:2000。平素无恶寒,不怕冷,怕热,不能热敷。不能泡温泉。

检查:舌红少津,脉洪大。骨科查体:手部关节无变形,双膝屈曲畸形,无法下蹲,全身肌肉萎缩,双腕肿痛。辅助检查:ESR67mm/h,RF514,CA50(-),血常规:PLT319×10^9,C4、C3(-),IgA49g/L,IgM、IgG(-),CRP41.62mg/L,AKA(+),APF(+),CCP:1320μ/ml。ANCA:(-)。

中医诊断:痹证,属寒热夹杂。

西医诊断:类风湿关节炎。

治法:清热温阳,补益肝肾。

方药:熟地10g,山萸肉15g,枸杞子15g,当归15g,云苓30g,泽泻30g,川芎15g,生石膏30g(先煎),桂枝10g,知母30g,赤芍15g,丹皮15g,桃仁10g,三棱10g,莪术10g,羌活10g,独活10g,白芷20g,元胡10g,生黄芪30g,党参30g,五味子15g,炙甘草20g,炙麻黄3g,防风10g,黑附子6g(先煎),洋火叶10g,仙茅10g,公英30g,地丁30g,薏米30g,生姜3片,大枣6枚。14剂,水煎服。

二诊(2012年11月20日):怕热症状有所改善,继续用药。

方药:熟地10g,山萸肉15g,枸杞子15g,当归15g,茯苓30g,泽泻30g,川芎30g,生石膏30g,桂枝10g,知母30g,赤芍15g,丹皮15g,桃仁10g,三棱10g,莪术10g,羌活10g,独活10g,白芷20g,元胡10g,生黄芪30g,党参20g,五味子15g,炙甘草20g,炙麻黄6g,防风10g,黑附子(先煎)6g,洋火叶10g,仙茅10g,公英30g,地丁30g,炒薏米30g。14剂,水煎服。

复诊后连续服药2周,指尖关节晨僵减轻,腕关节活动改善,疼痛减轻。双足肿消退,全身疼痛消失,双腕关节肿消退。

按:类风湿关节炎的成因目前仍然不清楚,有感染学说、遗传学说、环境复合基因缺陷学说,多数类风湿关节炎的病人没有家族病史,在个人史,尤其是工作环境的温度湿度的恶劣条件下,远期容易出现症状,即"正气不足,外感风寒"。

类风湿关节炎的治疗也是没有根治的方法,即使使用激素、免疫抑制剂、抗肿瘤坏死因子抑制剂也不能完全消除症状,类风湿关节炎目前仍然是终身疾病,所以对于类风湿关节炎病人来讲,长期使用西药带来的副作用是病人无法承受的,因此长期使用中药,根据疾病的不同阶段进行辨证论治是合理的、有效的。

朱老治疗类风湿关节炎的典型方剂是寒热药物并用,即清热的石膏和温阳的附子并用,临床使用有效,尤其使用于急性期和亚急性期的治疗,退热和缓解周身疼痛十分有效。

(整理:蒋科卫、朱光宇 审阅:朱云龙)

案三:利水消肿、祛瘀散结治疗痹证

左膝半月板损伤气滞血瘀之痹证,以利水消肿、祛瘀散结收效。

个人信息:周某,男,49岁。医案编号:17。

初诊:2013年6月。

主诉:左膝关节外伤后疼痛肿胀伴活动受限9个月。

现病史:患者9个月前因不慎摔伤跌扑至左膝关节扭伤,当时疼痛剧烈。自行休息后疼痛基本消失。后逐渐出现疼痛加重,肿胀明显。蹲起活动受限。左膝关节内偶有弹响。2个月前,曾至当地医院抽取关节积液,并予患者中成药、止痛药口服。抽取积液后疼痛及活动受限症状明显缓解,但2周后症状反复。患者随后就诊我院骨科门诊,行左膝核磁检查提示,左膝内侧半月板损伤,左膝后交叉韧带屈曲。患者为系统治疗,门诊以"左膝半月板损伤"收入院。

检查:四诊:舌红胖,边有齿痕,苔厚腻,脉沉濡。专科情况:步入病房,跛行,左膝关节无内外翻等畸形,左膝关节肿胀明显,髌上囊肿胀至髌上15cm,皮色不红,皮温不高。左膝关节髌下脂肪垫压痛(+),左膝外侧间隙疼痛(+),内侧关节间隙压痛(−),左膝内外侧麦氏征(+),左膝关节活动度:0°~120°,左膝鸭步试验(+),左膝髌研试验(+),浮髌试验(+),左半月板研磨试验(+),LACHMAN(−),抽屉试验(−),左膝内外侧副韧带侧方紧张试验(−)。

辅助检查:左膝核磁检查提示(2013年6月21日顺义区医院):左膝内侧半月板后角2级信号,左膝后交叉韧带纤曲,左膝关节积液,腘窝囊肿。左膝关节X线:左膝关节胫骨平台关节面硬化,髁间嵴增生变尖。左膝关节髌骨面增生硬化,左膝关节退行性变。

关节镜下所见:关节内滑膜充血,呈团块状,尤其是髌上囊严重。

病理结果:色素沉着绒毛结节性滑膜炎。

术后及出院后左膝髌上囊一直肿胀,给予中药治疗。

中医诊断:痹证,气滞血瘀。

西医诊断:左膝半月板损伤;左膝骨性关节炎;高血压病(2级);左膝色素沉着绒毛结节性滑膜炎。

治法:利水消肿,祛瘀散结。

一诊:方药:丹皮30g,茯苓30g,泽泻30g,山慈菇15g,赤芍30g,白花蛇舌草15g,皂角刺15g,半枝莲15g,三棱15g,莪术15g,桃仁10g,红花10g,当归10g,川芎10g,海藻10g,昆布10g。14剂,水煎服。

二诊:服药后髌上囊变软,但是肿胀消除不明显。

方药:丹皮30g,茯苓30g,泽泻30g,山慈菇15g,赤芍30g,白花蛇舌草15g,皂角刺15g,半枝莲15,三棱15g,莪术15g,桃仁10g,红花10g,当归10g,川芎10g,海藻10g,昆布10g,地龙5g,全蝎5g,三七粉4g。28剂,水煎服。

三诊:服药后髌上囊明显消肿,髌上囊皮肤松弛,方药:熟地30g,山茱萸30g,山药30g,丹皮30g,泽泻15g,茯苓15g,牛膝30g,杜仲15g,菟丝子10g,龙骨15g,牡蛎15g,赤芍30g,栀子15g,淡竹叶30g,三棱10g,莪术10g。28剂,水煎服。

服药后膝关节完全恢复,一年内未复发。

按:色素沉着绒毛结节性滑膜炎(PVNS)是一种类肿瘤样的滑膜炎,好发于膝关节,但是也可见于髋关节,甚至跟腱,有复发的特点,目前治疗主要是关节镜下彻底切除病变滑膜,然后进行关节内放疗,但是仍然存在很高的复发率。朱老曾经成功治疗了一例膝关节和跟腱PVNS,均是使用加减六味地黄汤,经过长期随访,可以有效预防复发。

此案病例是蒋科卫医师手术后病理检查确诊为PVNS后,按照朱老的利水化瘀散结的思路进行治疗的,使用丹皮、赤芍、云苓、泽泻凉血散瘀,桃仁、红花、三棱、莪术散结止痛,辅以海藻、昆布、皂角刺等破瘀散结之品,山慈菇、白花蛇舌草、半枝莲等抗肿瘤药物,局部红肿热痛的用凉血散瘀法。一诊消肿效果不明显,二诊加地龙、全蝎、三七粉加大活血化瘀力量后消肿明显,坚持服用后观察一年未见复发。

(整理:蒋科卫、朱光宇　审阅:朱云龙)

案四:寒热并用治疗痹证

类风湿关节炎寒热夹杂、湿阻中焦、阴虚火旺之痹证,以清热散寒、温阳止痛收效。

个人信息:王某,女,70岁。医案编号:08。

初诊:1997年10月。

主诉:四肢关节肿胀疼痛伴畸形20年加重1个月。

现病史:20年来患者全身多关节酸痛,包括手部小关节、腕关节、肘关节、膝关节,反复发作,曾经使用激素治疗,长期口服消炎止痛药物。沉重遍及周身,每次发作持续4周左右。曾经在美国某医院检查治疗,诊断为类风湿关节炎。西医治疗未见明显好转,近一个月症状加重,来我院就诊。现全身多关节疼痛,周身困重,消瘦,发热,面带妆红,恶风寒而无汗出为风寒客表,自觉气短,纳呆,喜饮冷饮。

检查:舌红少苔,脉濡而小数。实验室检查:血沉98mm/h,白细胞14.6×10^9/L,HGB75g/L。

中医诊断:痹证,属寒热夹杂,湿阻中焦,阴虚火旺。

西医诊断:类风湿关节炎。

治法:清热散寒,温阳止痛。

方药:生石膏30g(先煎),制附片10g(先煎),制川乌9g,羌活15g,独活15g,防风10g,秦艽10g,桂枝10g,苍术10g,白术10g,黄柏10g,炙甘草30g,生地30g,熟地30g,白芍30g,生黄芪60g,党参30g,地龙10g,茯苓10g,知母30g。5剂,水煎服,每日一剂。

二诊:5剂后症状明显缓解,疼痛减轻,进食改善。服药后患者微汗出,恶寒除,热退,而疼痛稍减。但患病二十年,脾虚湿困,气血已衰,非补益则脾虚不复,弃温燥则寒湿莫除,即以健脾益气为主,兼以祛风散寒除湿。党参12g,茯苓9g,炒白术9g,陈皮6g,半夏12g,怀山药12g,秦艽9g,羌活9g,独活9g,制川乌(先煎)6g,制草乌(先煎)6g,薏苡仁15g,甘草3g。12剂,水煎服,每日一剂。

三诊:服药后患者关节疼痛减轻,气力有增,而大便偏干,小便短赤,舌尖边略红,苔微黄而腻,脉弦细而数。此寒湿已解而内热未解之势,遂更方以健脾除湿,滋阴清热为法。党参12g,茯苓9g,炒白术9g,陈皮6g,半夏12g,怀山药12g,秦艽9g,羌活9g,独活9g,薏苡仁15g,玄参30g,生地30g,麦冬30g,沙参30g,甘草6g。12剂,水煎服,每日一剂。

四诊:患者热势已除,疼痛完全消失,面色苍白,行走动则汗出,舌淡红苔白腻,脉细弱。仍以健脾益气为主,稍加散寒除痹之品。以独活寄生汤加减。桑寄生15g,独活9g,羌活9g,杜仲15g,牛膝15g,党参15g,茯苓9g,炒白术9g,当归15g,生地10g,赤芍9g,苍术9g,麦冬

30g,沙参30g,甘草6g。21剂,水煎服,每日一剂。

至11月底,患者关节疼痛消失,查血沉16mm/h,白细胞7.3×10^9/L,HGB86g/L。

按:痹证,关节疼痛屈伸不利,现代很多疾病属于其范畴。类风湿关节炎属于痹证范畴,但是其病情复杂,反复发作,发作期有发热,病程长,会出现贫血。所以在疾病的不同分期辨证差别很大,不能简单地以祛风散寒除湿治疗。一诊患者情况紧急,发热,其他药物治疗无效,患者为寒热夹杂之证,单以白虎汤清热,或以参附汤温阳均不易奏效,在大家怀疑的观察中,朱老寒热药物并举,似自相矛盾,却各司其职,5剂即行退热之功。

二诊热退,即行健脾益气,兼顾除湿之法。盖脾主运化,喜燥恶湿,若脾气健运,则湿邪自祛也。脾主肌肉,以营四维。脾虚不运,则湿邪内生,内外合邪,则四肢沉重酸痛。二诊以后治疗,始终注重脾胃,只二诊在一诊的基础上继续祛风散寒除湿,三诊余热未清,以滋阴清热之品清除余热,四诊尤以健脾益气为主以治其本,脾气健而寒湿易除,故患者治疗月余,而疾病霍然若失。

类风湿关节炎发作时可能同时存在发热,但是病人同时存在恶寒。发热属于西医学的体征,通过退热药物可以解决;而恶寒属于主观感受,西药不能解决。朱老根据寒热辨证,以白虎汤加减退热,同时以参附汤散寒,同时奏效,说明这两类中药并不冲突。中药治疗类风湿关节炎的急性期反应有独特的疗效。朱老治疗多例重度类风湿关节炎均用此法奏效。

(整理:蒋科卫、朱光宇　审阅:朱云龙)

第三节　痿　　证

【概述】痿证是指肢体筋脉弛缓软弱无力,日久而致肌肉萎缩的一种病证。以下肢多见。也有单独见于一肢或四肢皆病者。表现为患肢运动障碍、肌肉痿软、感觉迟钝麻木等,痿证又可细分为"筋痿"、"脉痿"、"骨痿"等。

❀ 名医案例

1. 魏子孝医案(1则)

案一:健脾益气、化痰通络治疗痿证

重症肌无力脾胃亏虚、痰湿阻络之痿证,以益气健脾、化痰通络收效。

个人信息:胡某,男,50岁。

初诊:2014年7月24日。

主诉:双眼睑下垂2个月。

现病史:患者2个月前无明显诱因出现双眼睑下垂,睁眼困难,休息后略有缓解,症状逐渐加重,10天前患者自行前往当地某解放军医院就诊,胸腹胸腺CT、脑CT未见明显异常。腹部超声示:脂肪肝。诊断为重症肌无力,给予嗅吡斯的明120mg-60mg-60mg(早、中、晚)口服,症状略有减轻,为求进一步诊治,入我院就诊。刻下症见:右眼主动睁开不能,左眼主动

睁开困难,症状时轻时重,无视物模糊,无眼部痛痒,四肢麻木发凉,纳眠可,二便调。

糖尿病史 5 年,目前格华止 0.5g,每日 2 次,降糖治疗,血糖控制可;高血压病史 5 年,服用缬沙坦胶囊 80mg、氨氯地平 5mg,每日一次降压治疗,血压控制尚可。白内障手术 2 年。

检查:BP:130/70mmHg,BMI:32.3kg/m²,双眼呈半睁开状,四肢肌力肌张力正常。舌质嫩,略黯红,边有齿痕,舌苔薄白微腻,脉沉细稍数。辅助检查:肝肾功能未见异常,HBA1C:6.4%。

中医诊断:痿证,脾胃亏虚、痰湿阻络证。

西医诊断:重症肌无力。

治法:益气健脾、化痰通络。

方剂:补中益气汤加减:生黄芪 50g、陈皮 10g、党参 15g、生白术 12g、当归 15g、升麻 12g、柴胡 12g、枳壳 40g、柏子仁 15g、丹参 15g、葛根 15g、石菖蒲 15g、炙甘草 6g,水煎服,日一剂,7 剂。配合降糖、降压、针灸治疗及西药嗅吡斯的明口服。

二诊(2014 年 7 月 31 日):患者自述眼睑下垂稍好转,休息后双眼可全睁开,但易反复,8am 到 10am 及 1pm 至 4pm 症状较重,眼睑上抬困难。舌质嫩,略黯红,边有齿痕,舌苔薄白,脉沉细稍数。原方生白术增加至 15g,加川芎 12g,水煎服,日一剂,14 剂。配合针灸治疗,日一次。药后眼睑下垂明显好转,休息后双眼可全睁开,继服补中益气汤丸调理善后。

按:重症肌无力属于中医“痿证”范畴,《素问·太阴阳明论》指出:“四肢皆禀气于胃,而不得至经,必因于脾乃得禀也。今脾病不能为胃行其津液,四肢不得禀水谷之气,气日以衰,脉道不利,筋骨肌肉皆无以生,故不用焉”。“痿证”主要病机由于脾胃虚弱,受纳、运化、输布的功能失常,气血津液生化之源不足,无以濡养五脏、运行气血,以致筋骨失养,关节不利,肌肉瘦削,而产生肢体痿弱不用。本患者主要表现为眼睑下垂,眼睑在《内经》中称为“目窠”、“约束”,与脾和脾的精气密切相关。《灵枢·大惑论》曰:“五脏六腑之精,皆上注与于目而为之精……（其窠）肌肉（脾）之精为约束……”治宜健脾益气升阳为主,气足则肌有力,“气虚宜掣引之”,故魏教授选用补中益气汤加味,“以辛甘温之剂,补其中而升其阳,甘寒以泻其火”。方中重用生黄芪 50g,意在补中益气、升阳举陷;重用枳壳 40g,配用陈皮,一则行气,防止黄芪量大壅滞脾胃,二则理气,一升一降,调畅气机,现代中药药理研究枳壳具有兴奋肌肉作用;配合川芎、丹参、葛根行气活血化瘀,选用石菖蒲、柏子仁化痰安神。

（整理:余欢欢、张广德　审阅:魏子孝）

2. **周绍华医案**(1 则)

案一:温补肾阳治疗痿证

多系统萎缩肾阳虚之痿证,以温补肾阳收效。

个人信息:肖某,女,56 岁。医案编号:1024Q0081。

初诊:2012 年 8 月 14 日初诊。

主诉:双下肢力弱 1 年。

现病史:患者于 1 年前因无明显诱因出现双下肢力弱,活动后头晕加重,视物模糊,饮水

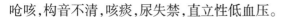

呛咳,构音不清,咳痰,尿失禁,直立性低血压。

检查:舌尖红苔黄,脉沉细。

中医诊断:痿症,属肾阳虚证。

西医诊断:多系统萎缩。

治法:温补肾阳。

方药:右归丸加减。红参10g,鹿茸粉1g(冲服),炙黄芪30g,制附子10g(先煎),桂枝10g,生地15g,茯苓30g,杜仲12g,怀牛膝15g,牡丹皮10g,葛根30g,炒苍术12g,黄柏10g,石菖蒲10g,郁金10g,枇杷叶10g,益智仁12g,枸杞子10g,桑螵蛸10g,胡芦巴10g,山茱萸10g。30剂,口服,日1剂,分2次服。

二诊(2012年9月18日):患者病情好转,舌尖红苔黄,脉沉细。炙黄芪30g,红参10g,附子10g(先煎),肉桂6g,熟地30g,山药15g,山茱萸10g,鹿茸2g(另煎兑服),茯神30g,杜仲12g,怀牛膝15g,续断12g,木瓜10g,阿胶10g(烊化),怀山药12g,牡丹皮10g,地龙10g,天麻30g,白芍15g,麻黄6g,益智仁12g,桑螵蛸10g,锁阳10g,炙甘草10g。30剂,口服,日1剂,分2次服。

三诊(2012年10月16日):双下肢力弱,头晕活动后加重,视物模糊,饮水呛咳,构音不清,手抖好转,走路翻身困难,尿失禁,直立性低血压,怕冷,急躁。舌边尖红苔黄,脉沉细。制附子10g,肉桂6g,蜜麻黄12g,杜仲12g,炒苍术12g,黄柏10g,熟地30g,山药12g,熟地30g,茯神30g,牛膝15g,木瓜12g,鹿角胶12g(烊化),红参10g,炙黄芪30g,益智仁12g,桑螵蛸10g,胡芦巴10g,五味子6g,麦冬12g。14剂,口服,日1剂,分2次服。

按:《临证指南医案》中指出"痿症之旨,不外乎肝、肾、肺、胃四经之病。"筋骨失养,体虚久病,精血耗伤,或梦遗耗精,日久不愈等,导致肝肾亏损。肝藏血,主筋,为罢极之本;肾藏精,主骨,为作强之官;肝肾既亏,精血俱损,不能灌溉筋骨,而阴虚生内热,复能灼液伤津,致成痿症。张景岳所谓"拜伤元气者亦有之",即是指此而言。故临床多采用"滋补肝肾"法治疗。患者中年女性,先天禀赋不足,脾肾不足,气血不能濡养筋脉,筋脉失养,导致走路不稳,双下肢力弱等症状,气血不足,清窍失养故见头晕,视物模糊,肾司二便,主开合,肾阳虚,则小便失禁。首诊时患者抑郁情绪较重,治疗在温补肾阳基础上加用石菖蒲、郁金等清心除烦之品改善情绪,方中佐以桑螵蛸、胡芦巴等固精缩尿,有急则治标之意思,用药全面,二诊时无菖蒲、郁金、缩尿药加用续断、木瓜、山药等注重补益脾气。三诊时患者症状明显好转,舌边尖红苔黄,脉沉细考虑存在气阴两虚之证,予麦冬、五味子益气养阴。

(整理:洪霞　审阅:毛丽军)

第四节　腰　　痛

【概述】腰痛是指因外感、内伤或挫闪导致腰部气血运行不畅,或失于濡养,引起腰脊或脊旁部位疼痛为主要症状的一种病证。

❤ 名医案例

1. 胡荫奇医案（5则）

案一：补益肝肾治疗大偻

强直性脊柱炎肝肾亏虚之大偻，以补益肝肾、活血通络收效。

个人信息：闫某，女，46岁。医案编号：1011Q0240。

初诊：2013年11月13日。

主诉：间断下腰部疼痛15年。

现病史：腰背部酸痛，晨起疼痛明显，伴有僵硬感，活动后减轻，时有胃脘部不适及小腹胀满，四肢关节无肿痛，久站久行乏力明显，夜间翻身尚可，无明显畏风寒，纳眠可，二便调。

检查：舌黯红，苔白腻，脉滑细。骶髂关节CT示：双侧骶髂关节面骨质破坏，间隙变窄。HLA-B27：161，CRP：9.2mg/L。

中医诊断：大偻，属肝肾亏虚。

西医诊断：强直性脊柱炎。

治法：补益肝肾、通络止痛。

方药：经验方。葛根30g，蜈蚣3条，桑寄生30g，杜仲15g，川牛膝15g，鸡血藤30g，乌梢蛇10g，续断15g，木瓜14g，黄柏15g，连翘10g，熟地15g，元胡15g，伸筋草15g，金毛狗脊15g。水煎服，日一剂，连服14天。

二诊（2013年11月27日）：患者服药后腰背部疼痛明显减轻，僵硬亦有显著改善，夜间翻身可，周身余关节无疼痛，诉胃胀不舒，嗳气，时有恶心。加旋覆花10g，姜半夏10g，厚朴10g。再进14剂。

三诊（2013年12月12日）：患者腰背疼痛已有明显减轻，久站久立及劳累后出现腰酸，胃脘胀满较前亦有缓解，无明显恶心呕吐。去旋覆花、姜半夏、厚朴，加五味子10g，乌药10g，继服14剂。

四诊（2014年2月5日）：患者诉服药后好转，遂自行停药1月余，现自觉腰部僵痛较前加重，腰酸不适，左肩臂冷痛怕风，白日劳累后易出汗，胃脘不适，食后胃脘胀痛，稍有反酸，双手指遇冷水疼痛，二便调。经验方，加强疏风散寒作用。乌药10g，鸡血藤30g，徐长卿15g，姜黄10g，桑寄生20g，秦艽10g，防风10g，细辛3g，川芎10g，熟地30g，生杜仲24g，生黄芪30g，姜半夏10g，白及15g，厚朴10g，淫羊藿15g。服用14剂。

五诊（2014年3月19日）：患者病情好转。现夜间腰背疼痛，乏力，腰部活动尚可，无明显翻身困难，稍有畏风寒，纳眠可，二便调。上方去姜黄、秦艽、淫羊藿，加续断15g，蜈蚣2条。再进14剂。此后随访患者诉症状减轻，畏风寒好转，主积极进行关节功能锻炼，避风寒。

按：患者年逾四旬，天癸将竭，肝肾渐亏，加之肾主督脉，督脉空虚，故见腰背疼痛、僵硬。复因不慎外感风寒湿邪，痹阻经络，气血不通，湿邪困脾，脾失健运，故见胃脘不适及腹胀。

且湿邪凝滞,正虚邪恋,故病情缠绵难愈。故治宜补益肝肾为主。方中用桑寄生、杜仲、川牛膝、续断、淫羊藿等补益肝肾、强壮筋骨之品。狗脊、葛根、秦艽、徐长卿功善祛风除湿,狗脊、葛根可用治肾虚腰痛及脊柱强痛。又恐病久病邪深入骨骱,草木之药力弱,不能直达病所,故用蜈蚣、乌蛇搜剔通络,祛除病邪;胡教授认为诸虫之中以蜈蚣祛风散寒、散结止痛之效最强,然其性温燥,用量不宜过大,需中病即止,遵循"邪去而不伤正,效捷而不猛悍"的原则;又配伍黄柏、连翘以制其温,熟地以润其燥。兼之伍以桂枝、鸡血藤疏通经络,伸筋草、木瓜舒筋活络、改善僵硬症状,元胡行气止痛,使气行则血行,从而经络自通。此后各诊随症加减,其效益彰。

（整理:王宏莉　审阅:胡荫奇、王义军）

案二:清热利湿通络治疗大偻

强直性脊柱炎湿热痹阻之大偻,以清热利湿收效。

个人信息:于某,男,22岁。医案编号:1011Q0126。

初诊:2012年7月31日。

主诉:下腰部疼痛伴活动受限2年。

现病史:下腰部酸沉疼痛,自觉夜间翻身尚可,晨起腰背僵硬感,约持续10分钟,活动后缓解,双下肢酸沉困重,自觉乏力,无畏风怕冷,口干喜冷饮,夜间时有潮热汗出,纳可,眠可,小便略黄,大便偏干。

检查:舌嫩红苔白腻,脉滑细。骶髂关节CT示:骶髂关节炎改变。

中医诊断:大偻,属肝肾亏虚,湿热痹阻。

西医诊断:强直性脊柱炎。

治法:补益肝肾、利湿通络。

方药:经验方。天花粉20g,炙鳖甲15g,太子参15g,地榆30g,土茯苓30g,生地30g,熟地30g,漏芦10g,萆薢15g,苦参10g,土贝母15g,乌药10g,巴戟天10g,穿山龙30g,羌活15g,鸡血藤30g。水煎服,日一剂,连服14天。

二诊(2012年8月14日):患者病情好转,腰背部疼痛较前减轻,夜间长时间休息不活动则自觉腰背部僵痛不适,翻身尚可,晨起腰背僵硬感约持续10分钟,活动后可缓解,夜间汗出,夜眠欠佳,难以入眠。上方加蜈蚣3条,元胡10g,檀香10g,再进7剂。

三诊(2012年8月21日):患者近日不慎外感风寒,鼻流清涕,咳嗽伴咳少量白痰,现腰骶部疼痛较前减轻。晨僵亦较前好转。稍有畏风,无明显怕冷。上方去太子参、地榆、苦参,加威灵仙30g,黄芪30g,防风10g,白术15g。续服14剂。

四诊(2012年9月5日):患者病情好转。现久坐久卧时下腰部偶有疼痛,晨起无明显晨僵,乏力亦较前明显减轻,较前稍有畏风,夜间汗出减少。经验方:炙鳖甲30g,玄参30g,漏芦10g,乌梢蛇10g,地榆30g,土茯苓15g,鸡血藤30g,杜仲15g,川牛膝10g,桑寄生15g,骨碎补10g,羌活15g,三七面3g,莪术10g,山慈菇10g。再进14剂。

五诊(2012年9月19日):患者近日不慎外出遇寒,自觉腰骶部仍有疼痛,于傍晚至晨起症状加重,活动后减轻,自觉畏寒怕风。上方加生熟地各 30g,半枝莲 10g,细辛 3g,续服 14 剂。

六诊(2013 年 10 月 8 日):患者病情减轻,现自觉腰骶部僵硬不适,遇风寒时有加重,疼痛不明显。经验方:淫羊藿 10g,熟地 30g,杜仲 15g,独活 10g,土茯苓 30g,生地 30g,地榆 30g,细辛 3g,半枝莲 10g,乌梢蛇 10g,僵蚕 10g,鸡血藤 30g,威灵仙 30g,狗脊 15g,蜈蚣 2 条,莪术 10g,葛根 30g,元胡 10g。嘱其间断续服 30 剂,停药后随访症状未见明显反复,嘱积极进行关节功能锻炼。

按:本患者因先天禀赋不足,加之起居不节,不慎外感风寒湿热之邪,湿性缠绵,易袭下位,故见双下肢困重,乏力,病情缠绵日久不愈。治宜清热利湿通络为主。其曾多方求医未见明显收效,故除治其标外亦要注重补益肝肾精血固其本,不主张一味温补肾阳,根据阴阳互根互用原则,提倡阴阳双补。予天花粉、太子参、生地、熟地滋阴养血,炙鳖甲滋补肾阴,巴戟天补肾温阳,胡教授认为炙鳖甲有滋阴潜阳、软坚散结的作用,现代研究认为可增加胶原降解,有抑制动物结缔组织增生的作用,可用于强直性脊柱炎早期,防止出现椎体韧带钙化,控制病情进展。予土茯苓、漏芦、萆薢、苦参、生地榆清热利湿,凉血解毒,又予乌药、羌活、穿山龙、鸡血藤祛风除湿,行气活血,通络止痛。患者不慎外感风寒后出现畏风寒表现,考虑风寒客于经络,予加用祛风散寒之品,如细辛、蜈蚣、乌梢蛇。虫类药其搜风剔络效强,若脊背部疼痛可配合使用元胡、檀香、乌药等理气通络之品。

(整理:王宏莉 审阅:胡荫奇、王义军)

案三:补肾强督、清热利湿治疗大偻

强直性脊柱炎肾虚湿热之大偻,以补肾强督、清热利湿收效。

个人信息:郭某,男,19 岁。医案编号:1011Q0193。

初诊:2012 年 9 月 18 日。

主诉:臀部、双膝关节疼痛反复发作 1 年余。

现病史:患者于 1 年前无明显诱因出现臀部、双膝关节疼痛反复发作。于沧州市第二医院就诊,查 HLA-B27 呈弱阳性,腰椎 CR 示:隐性骶裂,不除外强直性脊柱炎;骶髂关节 CT 示:左侧骶髂关节炎Ⅱ~Ⅲ级,右侧骶髂关节炎。给予中成药口服治疗(具体用药不详),治疗效果不佳。刻下症:双侧臀部及双膝关节疼痛,无肿胀,无明显夜间翻身困难。

检查:舌红,苔白腻,脉弦滑细。颈椎前屈 45°、后伸 45°,左旋 60°、右旋 60°,左侧屈 15°、右侧屈 15°,腰椎前屈 85°、后伸 35°、侧屈 35°。胸腰椎棘突无压痛,无叩击痛、放射痛。枕墙距 2cm,指地距 3cm,双侧 4 字试验(+),骨盆挤压试验(−),胸廓活动度:4cm。

中医诊断:大偻,属肾虚湿热。

西医诊断:强直性脊柱炎。

治法:补肾强督、清热利湿。

方药::自拟清热通络方。鸡血藤 30g,白芍 30g,天麻 15g,莪术 9g,夏枯草 10g,炙鳖甲 15g,松节 10g,川牛膝 10g,杜仲 15g,桑寄生 30g,续断 15g,蜈蚣 2g,伸筋草 15g,威灵仙 15g,黄柏 15g,萆薢 20g,葛根 30g。水煎服,日一剂,连服 1 个月。配合四妙丸,6g,日二次,口服。

二诊(2012年10月9日):患者双侧臀部疼痛,偶有膝关节疼痛。查CRP 8.5mg/L,ESR 18mm/h。舌淡红,苔白腻,脉沉细。上方加僵蚕10g、丹皮10g、地榆15g、蒲公英15g加强清热通络止痛之力。28剂,水煎服,日一剂。

三诊(2012年11月6日):患者双臀部疼痛较前减轻,略感腰部活动受限,久坐后出现腰痛,活动后无明显减轻。大便时稀,排便时无腹痛,日行1~2次,小便调。舌淡红,边有齿痕,苔白,脉弦沉细。上方减夏枯草、丹皮、地榆,加元胡10g、乌药10g、木瓜15g、骨碎补10g加强行气止痛之力。14剂,水煎服,日一剂。配合四妙丸,6g,日三次,口服。

四诊(2012年11月20日):患者关节疼痛僵硬较前略减轻。舌淡红边有齿痕,苔白腻,脉滑细。炙鳖甲15g、续断15g、杜仲15g、怀牛膝10g、桑寄生15g、葛根30g、蜈蚣3g、元胡10g、鸡血藤30g、骨碎补10g、伸筋草10g、薏苡仁15g、萆薢15g、木瓜10g、淫羊藿15g。14剂,水煎服,日一剂。配合风湿祛痛胶囊,0.9g,日三次,口服。

五诊(2012年12月4日):患者双侧臀部疼痛减轻,仍有久坐后腰部疼痛,屈伸旋转如常,无翻身困难。查ESR 15mm/h,CRP 8mg/L(0-8),HLA-B27(-)。舌淡黯红,苔白滑,脉滑细。萆薢15g、木瓜15g、土茯苓30g、炙鳖甲30g、三七6g、蜈蚣6g、鸡血藤30g、骨碎补10g、天麻15g、夏枯草15g、薏苡仁10g、乌药10g、巴戟天10g、续断15g、川牛膝15g、杜仲15g、穿山龙15g、制南星10g、淫羊藿10g、熟地30g、龟甲胶24g、威灵仙30g、乌梢蛇10g。

六诊(2013年3月12日):患者腰背部僵痛,活动后缓解,劳累后双臀部疼痛,时有双膝关节内侧疼痛,无夜间翻身困难,无足跟痛,纳差,时有胃脘部胀闷不适,大便质稀,日行1次,小便调。舌淡红,边有齿痕,苔白厚腻,脉滑细。上方萆薢加量至30g,三七加量至12g,淫羊藿加量至20g,加鹿角胶24g,全蝎6g,僵蚕10g,炮山甲10g,山慈菇10g。嘱其自治成丸药,坚持服药2个月,后随访腰背部疼痛僵硬缓解。

按:经辨证患者属于肾虚湿热之证。故治疗上当以清热利湿、活血通络为主,因大偻多因禀赋不足,故应辅以补益肝肾阴血之法。药用黄柏、萆薢、夏枯草清热利湿,配以成药四妙丸清下焦湿热;伸筋草、威灵仙、天麻、松节、蜈蚣通络止痛;川牛膝、炙鳖甲、桑寄生、杜仲、续断补益肝肾,健筋骨;葛根舒筋活络,白芍、炙鳖甲、鸡血藤滋养阴血,以防温燥太过;瘀血内阻,故以莪术、鸡血藤活血化瘀。患者三诊之时,热象已不显,胡老随去性寒之黄柏、夏枯草、丹皮等,而转以补益肝肾,祛风除湿为要。六诊之时,患者下腰部偶有疼痛,病情已趋稳定,随配以丸药,以图缓治。

(整理:李光宇　审阅:胡荫奇、王义军)

案四:补肾强督、化痰通络治疗大偻

强直性脊柱炎肝肾亏虚、痰瘀痹阻之大偻,以补肾强督、化痰通络收效。

个人信息:张某,男,21岁。医案编号:1011Q0214。

初诊:2014年1月15日。

主诉:下腰及双下肢疼痛5年。

现病史:患者5年前无明显诱因出现下腰痛,伴双下肢疼痛,未予重视,后疼痛反复发作,2月前于北大三院就诊,查 HLA-B27(+),骶髂关节 CT 示:骶髂关节炎改变 Ⅱ~Ⅲ 期,诊断为"强直性脊柱炎",给予口服甲氨蝶呤,症状无缓解。

检查:舌淡红苔白,脉滑。颈椎前屈 45°、后伸 45°、左旋 60°、右旋 60°、左侧屈 15°、右侧屈 15°,腰椎前屈 80°、后伸 30°、侧屈 35°,枕墙距 1cm,指地距 1cm,双侧 4 字试验(+),直腿抬高试验(+),骨盆挤压试验(-),胸廓活动度:4cm。

中医诊断:大偻,属肝肾亏虚、痰瘀痹阻。

西医诊断:强直性脊柱炎。

治法:补益肝肾、化痰通络。

方药:自拟化痰通络方。葛根 30g,鸡血藤 45g,蜈蚣 3g,杜仲 15g,续断 15g,川牛膝 15g,土贝母 15g,山慈菇 10g,细辛 3g,半枝莲 10g,乌梢蛇 10g,乌药 10g,元胡 15g。28 剂,水煎服,日一剂。配合益肾蠲痹丸,8g,日二次,口服。

二诊(2014 年 3 月 5 日):患者服上方后效果显著,现无腰痛,略有髋关节疼痛。近日口腔溃疡,自诉遇强光后眼睛不适,眼睛易疲劳。舌偏红,苔薄白,脉弦。上方加桑寄生 20g,穿山龙 15g,土茯苓 30g,徐长卿 15g 加强补肝肾、通经络之力。28 剂,水煎服,日一剂。继服益肾蠲痹丸,8g,日三次,口服。

三诊(2014 年 4 月 2 日):患者病情好转。偶有腰、髋疼痛,舌淡红,苔薄白,脉弦缓。上方减山慈菇、细辛,加菟丝子 10g,枸杞 10g,菊花 10g,五味子 10g 加强补肾明目之力。14 剂,水煎服,日一剂。

按:本案患者以肝肾亏虚为本,痰瘀痹阻为标,故治以补益肝肾、化痰消瘀、通络止痛,标本兼治为法。药用续断、杜仲补益肝肾;妙以细辛配半枝莲,相互取性而用,细辛挥其祛风通络止痛之功,而其辛温燥烈之性,得半枝莲制之,半枝莲施其"消炎,散瘀,止血"(《广西药植图志》)之用,其苦寒之性,有细辛制之。又以葛根入足太阳之经而舒经活络;以山慈菇、土贝母化痰散结;以乌药、玄胡行气活血,气血同治;以川牛膝、鸡血藤活血通络,川牛膝又能引诸药下达病处,鸡血藤又兼养血扶正之能。以乌梢蛇、蜈蚣入络止痛,而合久病入络之机。诸药合用,标本兼治。

(整理:李光宇 审阅:胡荫奇、王义军)

案五:补益肝肾、化痰祛瘀治疗大偻

强直性脊柱炎肝肾不足、痰瘀痹阻之大偻,以补益肝肾、化痰祛瘀收效。

个人信息:张某,男,34 岁。病案编号:20070473。

初诊:2007 年 6 月 6 日。

主诉:双髋部疼痛僵硬反复发作 25 年。

现病史:患者于 25 年前无诱因出现双髋部疼痛僵硬,左膝时有疼痛,活动后加重,阴雨天加重,盗汗,畏风寒,纳可,眠较差,大便略稀,小便调。

检查:舌红,苔薄黄,脉沉弦。枕墙距 10cm,指地距 45cm,胸廓活动度 4.0cm。

中医诊断:大偻,属肝肾不足、痰瘀痹阻。

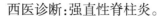

西医诊断:强直性脊柱炎。

治法:补益肝肾、化痰祛瘀。

方药:杜仲 15g,骨碎补 15g,萆薢 30g,补骨脂 10g,半枝莲 15g,炒白芥子 10g,僵蚕 10g,胆南星 10g,三七面 3g,络石藤 30g,土鳖虫 15g,土贝母 10g,土茯苓 15g,蝉蜕 3g,地肤子 10g,白鲜皮 10g,威灵仙 15g,川牛膝 15g。7 剂,水煎服,日 1 剂,分 2 次服。

二诊(2007 年 6 月 13 日):患者病情好转。双髋部疼痛僵硬,左膝时有疼痛,活动后加重,阴雨天加重,盗汗,畏风寒,纳可,眠较差,大便略稀,小便调。舌红,苔薄黄,脉沉弦。枕墙距 10cm,指地距 40cm,胸廓活动度 4.0cm。白芍 10g,桑寄生 15g,生地 15g,山萸肉 15g,杜仲 15g,骨碎补 15g,补骨脂 10g,炒白芥子 10g,僵蚕 10g,胆南星 10g,络石藤 30g,土鳖虫 15g,土贝母 10g,土茯苓 15g,蝉蜕 3g,地肤子 10g,白鲜皮 10g,威灵仙 15g,川牛膝 15g。14 剂,水煎服,日 1 剂,分 2 次服。

三诊(2007 年 6 月 20 日):患者病情好转。双髋部疼痛僵硬,左膝时有疼痛,活动后加重,阴雨天加重,盗汗,畏风寒,纳可,眠较差,大便略稀,小便调。舌红,苔薄黄,脉沉弦。枕墙距 9.10cm,指地距 30cm,胸廓活动度 5.0cm。白芍 10g,生地 15g,山萸肉 15g,金毛狗脊 10g,杜仲 15g,骨碎补 15g,补骨脂 10g,炒白芥子 10g,僵蚕 10g,胆南星 10g,络石藤 30g,土鳖虫 15g,土贝母 10g,土茯苓 15g,蝉蜕 3g,地肤子 10g,白鲜皮 10g,威灵仙 15g,川牛膝 15g。14 剂,水煎服,日 1 剂,分 2 次服。

四诊(2007 年 7 月 4 日):患者病情好转。双髋部疼痛僵硬,左膝时有疼痛,活动后加重,阴雨天加重,盗汗,畏风寒,纳可,眠较差,大便略稀,小便调。舌红,苔薄黄,脉沉弦。枕墙距 8cm,指地距 25cm,胸廓活动度 5.0cm。木瓜 15g,怀山药 15g,金毛狗脊 10g,白芍 10g,生地 15g,山萸肉 15g,杜仲 15g,骨碎补 15g,补骨脂 10g,炒白芥子 10g,僵蚕 10g,胆南星 10g,络石藤 30g,土鳖虫 15g,土贝母 10g,土茯苓 15g,蝉蜕 3g,地肤子 10g,白鲜皮 10g,威灵仙 15g,川牛膝 15g。14 剂,水煎服,日 1 剂,分 2 次服。

五诊(2007 年 7 月 18 日):患者病情好转。双髋部疼痛僵硬,左膝时有疼痛,活动后加重,阴雨天加重,盗汗,畏风寒,纳可,眠较差,大便略稀,小便调。舌红,苔薄黄,脉沉弦。枕墙距 8cm,指地距 20cm,胸廓活动度 5.0cm。赤芍 10g,木瓜 15g,怀山药 15g,金毛狗脊 10g,白芍 10g,生地 15g,山萸肉 15g,杜仲 15g,骨碎补 15g,补骨脂 10g,炒白芥子 10g,僵蚕 10g,胆南星 10g,络石藤 30g,土鳖虫 15g,土贝母 10g,土茯苓 15g,蝉蜕 6g,地肤子 10g,白鲜皮 10g,威灵仙 15g,川牛膝 15g。14 剂,水煎服,日 1 剂,分 2 次服。

随访(2007 年 8 月 20 日):经向患者本人电话随访随访,病情稳定,腰骶部疼痛僵硬不明显。

按:患者以肝肾亏虚、瘀血痹阻而见诸症,治疗当以补益肝肾、活血化瘀、通络止痛为原则。首诊以土鳖虫为君药,以血肉有情之品大补肾阳,臣以骨碎补、杜仲、补骨脂滋补肝肾,以三七粉、络石藤伸筋活血;佐以白芥子、川牛膝活血通络,以威灵仙、僵蚕等祛风除湿通络。诸药合用,扶正兼有祛邪,邪去正安,诸症可减。

(整理:李征　审阅:胡荫奇、王义军)

2. 刘志明医案（1则）

案一：益气养血补肾治疗腰痛

特发性水肿气血两亏兼肾虚之腰痛，以益气养血补肾之剂收效。

个人信息：蔡某，女，39岁。医案编号：1006H0010。

初诊：1993年3月30日。

主诉：间断腰酸痛、腹痛伴浮肿3年。

现病史：患者于3年前无诱因出现腰酸痛、腹痛，以晚上睡觉时为甚，有时晚上酸痛被迫坐位或立位才稍有缓解，痛与气候改变没有关系，同时伴面部及双下肢浮肿，以行经时尤甚，经后可缓解。起病以来无尿频、尿急、尿痛。

检查：舌体胖淡，苔薄白微黄，脉细弦。精神稍差，面色白，声音稍低沉。曾在本地医院多次尿常规检查，及其他肾功能检查，无异常发现。

中医诊断：腰痛，属气血亏虚，肾阴阳两虚。

西医诊断：特发性水肿。

治法：气血双补，滋阴补肾。

方药：八珍汤合六味地黄丸加减。太子参12g，当归10g，白术10g，茯苓12g，甘草6g，生黄芪18g，香附10g，夜交藤12g，生地12g，山萸肉15g，桑椹12g，黄柏10g，泽泻10g，赤芍12g。7剂，水煎服，日一剂，早晚分服，2次/日。

二诊（1993年4月19日）：患者服药后水肿明显减轻，本次月经前及经期出现腰酸痛，双下肢肿，服成药无效。故又复诊，起病以来汗多，失眠，经量少。处方：归脾汤加减：白术10g，当归12g，茯苓12g，黄柏12g（烊化），生黄芪18g，甘草6g，益母草10g，茯神10g，酸枣仁10g，香附12g，太子参12g，阿胶15g（烊化）。7剂，水煎服，日一剂，早晚分服，2次/日。

三诊（1993年4月26日）：患者服药后浮肿明显减轻，但仍腰痛，白带多，色稍黄，失眠。治以补益气血，温经通络。处方：温经汤加减：太子参18g，党参12g，当归15g，茯苓12g，生地15g，甘草6g，阿胶12g（烊化），黄柏9g，香附9g，桂枝8g，杜仲15g，牛膝12g，白术10g。7剂，水煎服，日一剂，早晚分服，2次/日。药后随访患者腰痛基本控制，水肿消退。

按："腰痛"一病多因肾精亏虚，腰府失养，或因外邪侵袭，或因瘀血阻滞腰府，瘀血内阻，阻滞腰府经脉，故可见腰痛。本案特点在于患者腹痛与月经有关，月经与冲任二脉有关，冲任又附于肾府。故该病为肾精亏虚，经血亏虚，腰府失养所致，肾阴虚累及肾阳，致气化不利，故见水肿，经期加重。故治疗以健脾益气，填补肾精养血为主，健脾以培补后天之本，以养先天，益气为主，旨在养血。兼加补血之药。气血双补，首诊方用八珍汤和六味地黄汤加减，用生黄芪、太子参、白术健脾益气，当归、芍药、茯苓、炒枣仁养血安神，生地、山萸肉、桑椹滋阴补肾，香附疏达肝气以利脾土之化，黄柏泻肾火，坚肾阴，泽泻泻肾利水，以补为主，兼以祛邪。二诊腰痛减轻，水肿已退，以汗出、失眠、经少为主，辨证心脾不足，方用归脾汤加入阿胶、益母草养血调经之品，该患者虚症腰痛水肿，三诊仍以益气健脾补肾为主，合温经汤以止带调经。服药 21 剂病情得到控制。

（整理：刘如秀　审阅：刘志明）

3. 蒋位庄医案（1 则）

案一：活血化瘀治疗腰痛病

腰椎软骨板破裂症血瘀气滞之腰痛病，以活血化瘀、行气止痛收效。

个人信息：王某，男，19 岁，无业。

初诊：2004 年 8 月 2 日。

主诉：腰痛 1 月余。

现病史：患者 1 月前高处坠落后出现腰痛伴活动受限，经口服药物及针灸等治疗后未见明显好转，为求进一步诊治来我院诊治，刻下见：腰痛，无明显双下肢麻木、疼痛，无间歇性跛行，发病来，神清，纳可，睡眠可，二便调。

检查：舌红，苔白，脉弦。腰椎前屈后伸活动度差，双下肢直腿抬高试验：左侧 70°（-），右侧 60°（-），腰椎 X 线示：腰椎顺列，L_{4-5} 椎间隙稍窄。MRI 示：L_4 椎体软骨板有损伤性压迹，硬膜囊受压。

中医诊断：腰痛病，属血瘀气滞。

西医诊断：腰椎软骨板破裂症。

治法：活血化瘀，行气止痛。

方药：三七 4g，川芎 10g，郁金 10g，五灵脂 9g，桃仁 9g，红花 6g，当归 15g，赤芍 10g，乳香 10g，没药 10g，鸡血藤 12g，香附 10g，枳实 12g，茯苓 10g，泽泻 10g。水煎煮，日 1 剂，连服 7 天。

二诊（2004 年 8 月 9 日）：服药后腰痛减轻，并活动受限缓解，食欲稍差，原方去三七、鸡血藤、乳香、没药续服 7 剂，日一剂，分两次服。

三诊（2004 年 8 月 16 日）：服药后腰痛明显好转，嘱其注意休息，增加腰背肌锻炼，避免剧烈运动。

按：本案患者剧烈运动腰部扭闪伤后，局部气血涩滞，经络不通，肌肉拘急，"不通则痛"。治疗则应使壅滞的气血得以消散，"通则不痛"，而疾病缓解。蒋主任发现此病类多见于青少年外伤后，在骨骼迅速发育的同时，腰肌和韧带结构相对薄弱，当突然的旋转应力作用于下腰部时，腰椎后关节失稳，使椎体末端尚未骨化的软骨板部分撕裂，此时期呈现急性后关节损伤的症状，出现急性腰痛、腰肌痉挛、一侧或双侧后关节压痛等。如果此时期有足够的卧床休息时间，给撕脱的软骨板与骨缘以修复机会，可避免以后发生的继发性椎间盘突出。故治疗以活血化瘀中药以活血化瘀、行气止痛，本方以桃红四物汤为基础方，方中以破血之品桃仁、红花为君药，力主活血化瘀，去瘀生新。另赤芍凉血止痛，川芎、当归、三七活血调经，行气止痛。乳香配合没药破宿血，消肿止痛。茯苓泽泻利水渗湿消肿。共为臣药。全方共奏活血化瘀、行气止痛之效。

（整理：靳蛟　审阅：张世民）

4. 朱云龙医案（1则）

案一：补益肝肾治疗腰痛

腰椎滑脱症肝肾不足之腰痛，以补益肝肾，强筋健骨收效。

个人信息：倪某，女，80岁。医案编号：10。

初诊：2012年7月14日。

主诉：腰部疼痛伴间歇性跛行及下肢放射痛4年余。

现病史：患者4年前出现腰痛，初期活动后疼痛，行走距离在1000米左右，其后症状逐渐加重，出现右下肢放射痛。腰部疼痛在床上翻身出现加重，行走距离逐渐缩短，近期只能行走50米。严重影响日常生活。前往北京军区总院就诊行X线和MRI检查，诊断为腰椎滑脱症，建议手术治疗，患者由于高龄身体条件不好，遂来门诊部就诊。

检查：舌脉：舌淡胖，苔白滑。骨科查体：前屈时L_{4-5}节段可见明显"杯口状"凹陷，可触及明显台阶感，L_{4-5}椎间隙压痛（+），叩击痛（+），下肢放射痛（+），右侧直腿抬高试验（+）。辅助检查：腰椎X线：腰椎严重退变侧弯，普遍骨质疏松，L_4以上椎体向前滑脱，腰椎退行性变，严重椎管狭窄。

中医诊断：腰痛，属肝肾不足。

西医诊断：腰椎滑脱症；骨质疏松症。

治法：补益肝肾，强筋健骨。

方药：山萸肉10g，女贞子15g，云苓30g，炒白术15g，苍术15g，泽泻30g，赤芍15g，丹皮15g，桃仁10g，丹参20g，三棱10g，莪术10g，当归15g，熟地10g，元胡10g，菖蒲10g，川芎15g，炙黄芪30g，党参30g，五味子15g，独活10g，白芷20g，麦冬30g，羌活10g，郁金10g，炙甘草20g。7剂，水煎服，日一剂。

二诊（2012年7月21日）：腰痛减轻，夜间睡眠改善，行走有力。熟地10g，山萸肉10g，女贞子15g，茯苓30g，泽泻30g，苍术15g，炒白术15g，赤芍15g，丹皮15g，桃仁10g，丹参20g，三棱10g，莪术10g，当归15g，川芎15g，炙黄芪30g，羌活10g，独活10g，白芷20g，元胡10g，菖蒲10g，党参30g，五味子15g，麦冬30g，郁金10g，炙甘草20g，公英30g，地丁30g。30剂，水煎服，日二剂。

按：高龄患者的腰椎滑脱继发的椎管狭窄的治疗是一个很棘手的问题，原因有几个：①老年人基础疾病较多，手术禁忌多；②腰椎严重变形，广泛椎管狭窄，责任节段难以确定；③诊断不清，某些症状容易和骨质疏松和老年性骨性关节炎混淆。本例病人的症状和体征就是多种疾病的混合表现，病人的所有症状不能以单一疾病来解释，而且症状未必和影像学表现吻合，中医整体辨证论治是最佳选择。

肝藏血主筋，肾主骨生髓。患者高龄，命门火衰，肝肾不足，肝血亏虚则无以荣筋，筋不束骨，无以任物，行走无力；肾精亏虚则骨髓空虚，腰膝酸软；腰为肾之府，肾气不足则腰痛。肾阳不足，阳不入阴，夜寐难安；阳虚水泛，症见舌淡胖，苔白滑。朱老方中以六味地黄丸为基本方，补益肝肾之阴，同时佐以补益肾精、温补肾阳、益气养血之品；但朱老治疗老年病人时都会加用菖蒲、郁金等醒神开窍之品，有未雨绸缪之功；根据以前的研究经验，腰椎患者会使用利水化瘀之品,可以消除脊髓神经根水肿。

(整理:蒋科卫、朱光宇　审阅:朱云龙)

第五节　瘰　疬

【概述】指发生于颈部、腋下等处淋巴结之慢性感染疾患者。亦名鼠瘘、鼠疮、老鼠疮、九子疮、鼠疬、走鼠疮、蝼蛄疬、延珠瘰、野瘰、串疮等。该病多因肺肾阴虚,肝气久郁,虚火内灼,炼液为痰,或受风火邪毒侵扰,痰火结于颈、项、腋、胯之间而成。其中小者为瘰,大者为疬,统称瘰疬。

💬 名医案例

1. 邓成珊医案(1则)

案一:益气健脾、化痰散结治疗瘰疬

慢性淋巴细胞白血病痰瘀互结之瘰疬,以益气健脾、化痰散结收效。

个人信息:张某,男性,57岁。

初诊:2011年9月28日。

主诉:发现颈部及颌下淋巴结肿大半年。

现病史:半年前患者因咽部不适触诊发现颈部及颌下多发黄豆至花生大小的结节,2011年4月6日至当地医院查血常规:WBC15.63×10^9/L、Hb 156g/L、PLT 190×10^9/L,L 61.2%,计数 9.57×10^9/L,骨穿示增生明显活跃,G 45.5%、E 20.5%,淋巴细胞占30%,巨核细胞136个;颌下淋巴结活检示:小淋巴细胞灶性分布,组化示 CD20+、CD19+、CD5+、CD3 散在 +、CD23+、MP0 散在 +,CD10 阴性;白血病免疫类型示 68.2% 表达 CD19、CD5、CD23、CD20、CD38、CD25、Lamda,CD22 弱表达,CD11C 部分表达,FMCT 阴性,明确诊断为"CLL",为求中医治疗来我院门诊。刻下症:一般情况可,无发热、盗汗,但眠差,既往体健。否认药物及食物过敏史。

检查:舌质黯,舌苔薄黄,脉弦。查体:双颌下及颈部可触及数枚花生大小肿大的淋巴结,无压痛;肝脾不大。辅助检查:今日血常规:WBC13.41×10^9/L、Hb 145g/L、PLT 171×10^9/L,L 63.6%,计数 8.53×10^9/L。

中医诊断:瘰疬,属痰瘀互结。

西医诊断:慢性淋巴细胞白血病(Ⅰ期)。

治法:益气健脾、化痰散结、解毒抗癌。

方药:清半夏10g,茯苓12g,陈皮10g,生甘草10g,金银花15g,土茯苓15g,山慈菇10g,炒薏仁15g,龙葵30g,苦参15g,蛇舌草30g,炒白术15g,猪苓15g,白英15g,酸枣仁15g 每日1剂,水煎,分2次服。

二诊(2011年10月26日):耳鸣,舌红苔薄黄,脉弦数。血常规:WBC14.58×10^9/L、Hb

453

140g/L、PLT 166×10⁹/L,L 63%,计数 9.18×10⁹/L。原方去酸枣仁。

三诊(2011 年 11 月 23 日):耳鸣减轻,舌红苔薄黄,脉弦。血常规:WBC13.59×10⁹/L、L 65%。原方加半枝莲 30g。

四诊(2011 年 12 月 21 日):病情稳定,但多汗,舌胖苔薄白,脉弦滑。血常规: WBC13.07×10⁹/L、L 64.8%。原方加茯苓至 15g,加浙贝母 15g。

五诊(2012 年 4 月 18 日):一般情况可,无明显不适。血常规:WBC14.5×10⁹/L、Hb144g/L、PLT 168×10⁹/L,L 67.1%,计数 9.76×10⁹/L。清半夏 10g,茯苓 12g,陈皮 10g,生甘草 10g,浙贝母 15g,半枝莲 30g,白英 15g,白花蛇舌草 30g,苦参 15g,山慈菇 10g,龙葵 40g。每日 1 剂,水煎,分 2 次服。

六诊(2012 年 6 月 13 日):复查血常规:WBC13.18×10⁹/L、Hb 136g/L、PLT 137×10⁹/L,L 68.7%,N 27.8%。原方加龙葵至 45g,加土茯苓 15g、夏枯草 10g。颈部淋巴结减少,缩小至黄豆大小。

按:慢性淋巴细胞白血病为惰性淋巴瘤,多发于老年人,内虚是病之根本,因虚致病,痰瘀内生,属于中医"瘰疬"、"癥积"范畴。脾为后天之本,气血生化之源,主运化水湿,脾虚则痰湿内生,日久成瘀,痰瘀癌毒互结,变生诸症。邓老治疗本病以二陈汤为主方加减,二陈汤益气健脾、燥湿化痰,加金银花、土茯苓、山慈菇、龙葵、苦参、白花蛇舌草、半枝莲、炒薏仁等解毒化湿,现代药理证实该类药物有解毒抗癌的作用,酌加夏枯草、浙贝母等清热散结。临证多年观察,能有效改善患者临床症状,延长生存期,延缓疾病进展。

（整理:肖海燕　审阅:邓成珊）

2. 薛伯寿医案(1 则)

案一:清营解毒、透邪分消治疗急性瘰疬

坏死性淋巴结炎邪毒深伏营分、蕴而化热之急性瘰疬,以清营解毒、透邪分消收效。

个人信息:魏某,男,26 岁。

初诊:1994 年 2 月 25 日。

主诉:反复发烧伴淋巴结肿大 3 年,复作 10 余天。

现病史:患者于 1991 年 2 月 13 日发烧、咽痛、颈淋巴结肿大,用西药 20 天发烧不退,体温高达 39℃。经检查:血白细胞 2.3~5.8×10⁹/L,血沉 25~40mm/h,免疫球蛋白增高,B 超示脾肿大,淋巴活检确诊为"坏死性淋巴结炎"。用多种抗生素无效,后加服"醋酸泼尼松",体温降至正常而出院。迄今 3 年中,反复发病 6 次,多于春秋季节,每次发病发烧迁延 30~40 余天。第 3 次发病时,面颊及肘、膝、踝关节处出现红色斑块,周围皮肤瘙痒,轻度压痛,渐次泛发全身。此次发病体温高达 40℃,以"双氯芬酸钠"等西药治疗 10 天,体温仍徘徊在 38~40℃之间,颈部淋巴结肿大,压痛,咽痛,烦躁,肢体酸痛,全身泛发红色斑疹,咽部充血红肿,大便不爽,神疲乏力。

检查:舌质红绛、苔黄腻,脉滑数。

中医诊断:急性瘰疬,属邪毒深伏营分,蕴而化热。

西医诊断:坏死性淋巴结炎。

治法:清营解毒,透邪分消。

方药:银花 30g,玄参 15g,赤芍 15g,甘草 12g,焦大黄 5g,蝉衣 5g,僵蚕 10g,露蜂房 8g,姜黄 10g,黄连 6g,连翘 12g,炒栀子 10g,白花蛇舌草 15g,豆豉 15g,天花粉 15g。3 剂。

二诊(1994 年 2 月 28 日):药后体温降至正常,肢体痛楚缓解,精神好转,皮肤瘙痒明显减轻,皮疹红斑变淡,舌质绛,苔腻减,脉数。营分邪热,分消透达,病已大减。守方继服 7 剂。

三诊(1994 年 3 月 7 日):药后未再发烧,皮疹斑块已退,淋巴结已小,精神渐好,咽稍充血,有汗微烦,口渴欲饮,舌质红,苔薄黄少津,清解余邪。方用四妙勇安汤合竹叶石膏汤化裁。银花 15g,玄参 12g,赤芍 10g,生甘草 8g,竹叶 6g,生石膏 15g(先煎),沙参 12g,麦冬 12g,天花粉 12g,浙贝母 10g。

随访:服 5 剂后诸症消失。1995 年 8 月复发,依法单服中药,很快就康复。

按:此坏死性淋巴结炎案,证属毒火内蕴,潜伏难净,屡次犯病,高烧咽痛,身发红色斑块,先用四妙勇安汤、升降散合大黄黄连泻心汤加味,服 3 剂烧退。余热阴伤,则用四妙勇安汤减轻用量合竹叶石膏汤而效。第二年复发,服首诊方 3 剂即愈,多年追访未复发。

(整理:陈劲松、薛燕星 审阅:薛伯寿)

第六节 颈　　痈

【概述】颈痈是指发生在颈部的两侧,包括颌下、耳下、颏下等部位的痈证。痈是指发生在皮肉之间的急性化脓性疾病,发病迅速,红肿热痛,多伴有恶寒、发热等全身症状。多因感受风温、风热或肝胃火毒上攻所致。

名医案例

魏子孝医案(1 则)

案一:清热解毒、软坚散结止痛治疗颈痈

颈部蜂窝组织炎热毒蕴结之颈痈,以清热解毒、软坚散结止痛收效。

个人信息:张某,男,80 岁,住院号:0160235。

初诊:2015 年 7 月 9 日。

主诉:枕部疱疹伴疼痛 7 天,发热 4 天。

现病史:患者糖尿病史 20 余年,现予口服降糖药治疗,血糖控制较好。7 天前出现后枕部疱疹,于外院就诊,考虑为"带状疱疹",予泛昔洛韦 250mg,每日 3 次,口服,腺苷钴胺 1.5mg,每日一次,肌注,效果不佳,并逐渐疼痛;4 天前出现发热,最高达 38.0℃,今日就诊于我院门诊,查血常规:WBC 21.56×10^9/L,中性粒细胞百分比 85.4%,遂收入院。刻下症见:精神差,神疲乏力,发热,38.9℃,眼睑浮肿,后枕部 10cm × 10cm 红肿区,皮温高,皮肤张力大,有脓头,触痛明显,影响睡眠,口干口渴,纳差,小便频,大便可。

检查:舌胖略黯淡红苔黄腻脉弦滑。入院后查血常规:WBC 19.82×10⁹/L,中性粒细胞百分比 86.20%。皮肤软组织彩超:头颈部软组织增厚,未探及明显液化区。

中医诊断:颈痈,热毒蕴结证。

西医诊断:颈部蜂窝组织炎,2 型糖尿病。

治法:清热解毒、软坚散结止痛。

方药:取五味消毒饮之意加减。金银花 15g,蒲公英 20g,地丁 20g,白花蛇舌草 30g,皂角刺 12g,野菊花 12g,土贝母 15g,败酱草 20g,生薏仁 30g,苦参 10g,黄芩 10g,莪术 12g,牛蒡子 12g,青蒿 15g,青黛 12g。水煎服,日一剂,连服 7 天。配合西医抗感染、降糖治疗。

二诊(2015 年 7 月 16 日):患处脓头增多,刺破后有脓液流出,疼痛减轻,瘙痒感,眼睑浮肿消退,食欲好转,大便 2~3 次/日,舌淡红苔薄黄腻脉弦滑。原方基础上去地丁、野菊花以减清热解毒之力,加白芷 10g,桔梗 10g 散结排脓。水煎服,日一剂,连服 7 天。

三诊(2015 年 7 月 23 日):患处多处脓头溃破后结痂,皮色紫黯,轻微疼痛,瘙痒感,纳眠可,二便正常,舌淡红苔薄黄腻脉弦滑。复查血常规正常;复查彩超:头枕部局部软组织增厚并不均质改变(炎性改变可能)。原方基础上去青蒿、青黛、生薏仁,加土茯苓 30g 解湿毒。继服 7 剂,带药出院调理。

按:糖尿病容易发生皮肤软组织感染,且难以治愈,二者互相影响,形成恶性循环。从中医角度来讲,消渴基本病机为阴虚燥热,水亏火炽,肌肤失去濡润和荣养;病久则更耗气伤阴,气虚无力推动血行,加之阴血亏虚,血液稠滞成瘀,瘀血进一步阻碍血行,加重血瘀,如此形成恶性循环。诸多病机波及皮肤,错综复杂,迁延难愈。皮肤软组织感染分类较多,中医治疗辨明寒热虚实最关键,而所用方药有一定规律可循。疮疡肿毒是其中常见的一种皮肤感染,以红、肿、热、痛、脓为特点,病位局限,病名虽然不同,治疗大同小异,无非消散与排脓两方面。早期消散对于遏制糖尿病的加重非常有意义。而消散则必以疏通气血为前提,因此应着眼于有形之邪,并据证配合祛湿、化痰、行瘀诸法。治疗过程中保持大便通畅至关重要,以使邪有出路。

该患者诊断为颈痈或发,中医外科病名繁多,治疗重在辨证,方选五味消毒饮加减。该方出自《医宗金鉴》,以清热解毒为主要功效,涉及外科、内科、妇科、眼科、皮肤科等。在应用时,随病情发展适当加减,各有侧重。早期重在清热解毒、散结止痛,脓成后减清热解毒之力,重散结排脓。其中用到一味土茯苓,虽药性平淡,祛湿毒效果最佳,配用可促进解毒、敛疮之功。若顽固难愈,还可配伍虫类药,取"以毒攻毒"之意。

(整理:程相稳、邹本良　审阅:魏子孝)

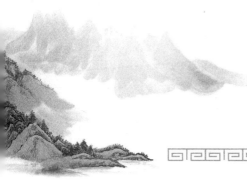

西医索引

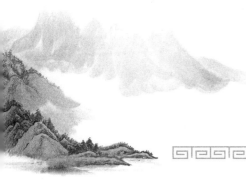

中医索引